新编心血管
内科疾病诊断与治疗

（上）

范晓涌等◎主编

吉林科学技术出版社

图书在版编目（CIP）数据

新编心血管内科疾病诊断与治疗/范晓涌等主编
. -- 长春：吉林科学技术出版社，2016.6
ISBN 978-7-5578-0777-1

Ⅰ. ①新… Ⅱ. ①范… Ⅲ. ①心脏血管疾病—诊疗
Ⅳ. ①R54

中国版本图书馆CIP数据核字(2016) 第133660号

新编心血管内科疾病诊断与治疗
Xinbian xinxueguan neike jibing zhenduan yu zhiliao

主　　编　　范晓涌　刘　波　郭　攀　荆素敏　闫奎坡　李　伟
副 主 编　　尚晓峰　范　影　段　浩　李　艳
　　　　　　杨　虹　刘建飞　池　豪　王　俊
出 版 人　　李　梁
责任编辑　　张　凌　张　卓
封面设计　　长春创意广告图文制作有限责任公司
制　　版　　长春创意广告图文制作有限责任公司
开　　本　　787mm×1092mm　1/16
字　　数　　1028千字
印　　张　　42
版　　次　　2016年6月第1版
印　　次　　2017年6月第1版第2次印刷

出　　版　　吉林科学技术出版社
发　　行　　吉林科学技术出版社
地　　址　　长春市人民大街4646号
邮　　编　　130021
发行部电话/传真　　0431-85635177　85651759　85651628
　　　　　　　　　　　　85652585　85635176
储运部电话　　0431-86059116
编辑部电话　　0431-86037565
网　　址　　www.jlstp.net
印　　刷　　虎彩印艺股份有限公司

书　　号　　ISBN 978-7-5578-0777-1
定　　价　　165.00元

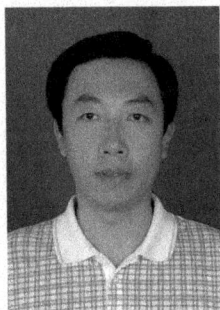

范晓涌

1973年出生。兰州市第一人民医院副主任医师，心血管内科主任。从事心血管内科工作18年。先后于首都医科大学附属朝阳医院心脏中心、中国武警医学院附属医院心脏中心进修心脏病的介入治疗；2011年赴新加坡现代管理学院学习，2013年赴澳大利亚墨尔本St. vsent医院学习。对心内科各种疾病的诊治有较深的造诣。先后在国内各级医疗刊物发表论文10余篇，主持及参与完成多项科研课题。兰州市"151"人才工程，兰州市卫生系统优秀学科带头人。现任职：世药联介入心脏病专业委员会理事，兰州医学会心血管专业委员会主任委员，兰州市心血管疾病介入质控中心主任。

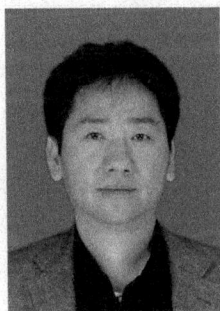

刘 波

1964年出生。定西市人民医院心内科副主任医师。1989年毕业于兰州医学院临床医学系，后一直从事于心内科临床工作。1994年和2003年分别在兰州大学第一医院心内科和北京协和医院心血管内科进修学习1年。2002年获得心血管内科硕士学位。发表论文8篇，参与完成市级科研获奖项目2项，参编著作2部。擅长于高血压、冠心病、心肌病、心律失常、心力衰竭等疾病的诊治。

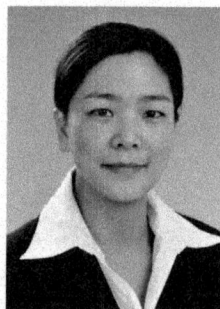

郭 攀

　　1977年出生。副主任医师，硕士学位，毕业于郑州大学心血管内科专业。从事心血管内科及重症医学工作16年，在危重症患者的抢救中积累了丰富的临床经验。尤其擅长重度心衰、心肌炎、急性心梗、恶性心律失常、心源性休克、呼衰、肾衰、感染性休克、各种危象、多脏器功能不全等的抢救和治疗。承担省级科研项目1项，区级科研项目1项，在国家级学术期刊发表论文9篇，出版专著2本。

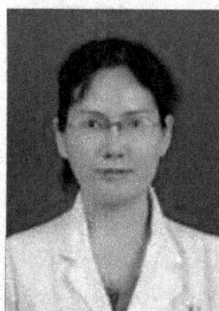

荆素敏

　　1972年出生。郑州大学医院主治医师。1998年毕业于新乡医学院本科，从事临床内科。于2004年晋升主治医师，心血管内科。2010年郑州大学第一临床医学院心内科研究生毕业，研究方向冠心病介入研究。至今发表论著13篇，其中双核心期刊3篇，第一作者1篇。擅长高血压病、冠心病、心肌炎、心肌病、瓣膜病、心律失常、心功能不全诊断治疗以及急危重症的抢救。曾单独作CAG术多台，参与RFCA术、TCD术、VSD、ASD封堵术、起搏器置入术多台。

编 委 会

主 编　范晓涌　刘　波　郭　攀
　　　　　荆素敏　闫奎坡　李　伟

副主编　尚晓峰　范　影　段　浩　李　艳
　　　　　杨　虹　刘建飞　池　豪　王　俊

编 委　<small>(按姓氏笔画排序)</small>
　　　　　王　俊　青岛市第八人民医院
　　　　　方春梅　青岛市第八人民医院
　　　　　叶科峰　中国人民解放军第四五四医院
　　　　　冯艳丽　山东曹县人民医院
　　　　　宁静静　邢台医学高等专科学校
　　　　　刘　波　定西市人民医院
　　　　　刘建飞　襄阳市中心医院
　　　　　　　　　（湖北文理学院附属医院）
　　　　　闫奎坡　河南中医学院第一附属医院
　　　　　池　豪　郑州大学附属郑州中心医院
　　　　　杜言辉　长春中医药大学附属医院
　　　　　李　伟　平顶山市第二人民医院
　　　　　李　艳　郑州大学附属郑州中心医院
　　　　　杨　虹　昆明市中医医院
　　　　　　　　　（云南中医学院第三附属医院）
　　　　　范　影　内蒙古自治区人民医院

范晓涌　兰州市第一人民医院
尚晓峰　河西学院附属张掖人民医院
荆素敏　郑州大学医院
南景龙　内蒙古自治区人民医院
段　浩　洛阳市第一中医院
昝春辉　四川绵阳市第三人民医院
郭　攀　郑州大学附属郑州中心医院

前言

心脏病作为一类常见病和多发病，患者的病情变化快，危险程度高，心脏的监护技术和治疗方法尤为重要。经过实践证明，开展心脏集中监护，明显提高了心脏病患者的抢救成功率。心脏病患者不同个体间存在差异，广大医务工作者要不断提高心血管疾病的治疗水平，在遵循心血管疾病普遍规律的同时要注意个体的特殊性，熟练应用临床监护设备，将心血管的理论知识灵活应用于临床，更好的为广大患者提供优质服务。

本书首先论述了心血管疾病基础内容，包括心电图、防治新策略、常用药物、置入技术等；然后介绍了心内科常见疾病的治疗，包括常见的急危重症、急慢性心力衰竭、高血压、冠心病、心律失常、心肌病等；接着介绍了心血管系统常见的介入治疗方法，如先天性心脏病的介入治疗、冠状动脉支架介入治疗等；最后论述了常见疾病的护理。

由于编者精力有限，虽经多次校稿，但书中疏漏在所难免，恳请广大读者提出宝贵意见和建议，以便修订。

编　者

2016 年 6 月

目　录

第一章

心电图

第一节 心电图基础

1. 心电图的临床应用 心脏机械收缩之前，先产生电激动，心房和心室的电激动可经人体组织传导至体表。心电图（electro - cardiogram，ECG）是利用心电图机从体表记录心脏每一心动周期所产生电活动变化的曲线图形。

心电图主要反映心脏激动的电学活动，心律失常是心脏激动的起源异常和（或）传导异常的结果，因此心律失常发作时的心电图记录对其诊断分析具有肯定价值，是判断心律失常的金标准。由于心肌梗死具有特征性的心电图改变和演变过程，因此心电图成为诊断心肌梗死快速、简单、可靠而实用的方法。在诊断和指导治疗遗传性心律失常（例如：先天性长 QT 间期综合征、Brugada 综合征、儿茶酚胺敏感型多形性室性心动过速等）方面，心电图发挥着重要作用。房室肥大、药物和电解质紊乱都可引起一定的心电图变化，通过心电图检查有助于诊断。此外，心电图对心包炎、心肌病、心肌炎、肺栓塞、慢性肺源性心脏病、各种先天性心脏病等也都有其特定的诊断价值。心脏电生理检查时，常需要与体表心电图进行同步描记，帮助判断电生理现象和辅助诊断。对于瓣膜活动、心音变化、心肌功能状态等，心电图虽不能提供直接判断，但作为心动周期的时相标记，是这些检查的重要辅助手段。除了循环系统疾病之外，心电图也广泛应用于各种危重患者的抢救，手术麻醉，用药观察，航天、登山运动的心电监测等。

2. 心电图的导联和导联轴 在人体不同部位放置电极，并通过导联线与心电图机电流计的正负极相连，这种记录心电图的电路连接方法称为心电图导联。由于电极位置和连接方法不同，可组成不同的导联。目前临床广泛应用的是国际通用导联体系（lead system），即常规 12 导联体系，这一导联体系早在 1905 年由 Einthoven 建立 3 个标准导联，以后 Wilson 进一步研究增加了 3 个单极肢体导联和 6 个胸导联（有时由于临床工作需要，胸导联可适当增加），一直沿用至今。

（1）肢体导联（limb leads）：包括标准导联Ⅰ、Ⅱ、Ⅲ及加压单极肢体导联 aVR、aVL、aVF。标准导联为双极导联，测量两个电极所在部位之间的电位差。加压单极肢体导联属于单极导联，基本上代表检测部位的局部心肌的电位变化。肢体导联电极主要放置于右臂（R）、左臂（L）、左腿（F），连接此三点即成为所谓 Einthoven 三角（图 1 - 1A、B）。

在每一个标准导联正负极间均可画出一条假想的直线，称为导联轴。将三个标准导联（Ⅰ、

Ⅱ、Ⅲ导联）与三个加压单极肢体导联（aVR、aVL、aVF 导联）的轴线保持方向和角度不变，统一绘制在同一个坐标图的轴中心点，构成额面六轴系统（hexaxialsystem）（图 1 - 1C），又称 Bailey 六轴系统。此坐标系统采用 ±180°的角度标志。以左侧为 0°，顺钟向的角度为正，逆钟向者为负。每个导联轴从中心点被分为正负两半，相邻导联间的夹角为 30°。

肢体各导联的电极位置和正负极连接方式见图 1 - 2 和图 1 - 3。

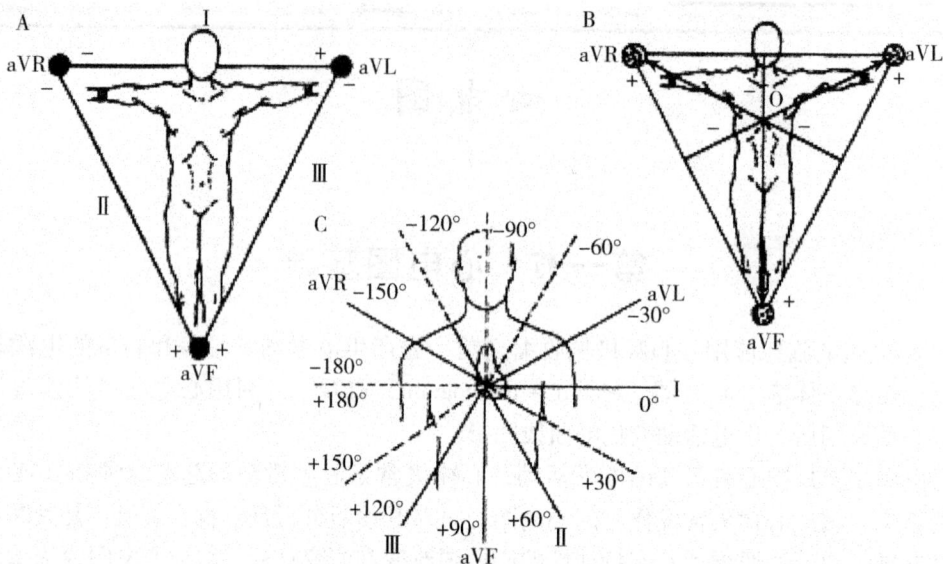

图 1 - 1　A. 标准导联的导联轴；B. 加压单极肢体导联的导联轴；C. 肢体导联额面六轴系统

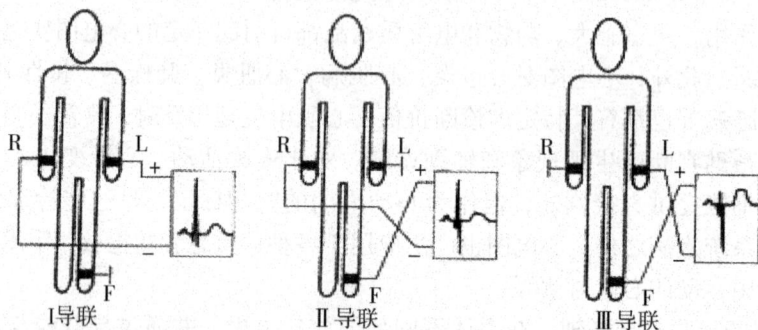

图 1 - 2　肢体标准导联的电极位置和正负极连接方式

Ⅰ导联：左臂（正极），右臂（负极）；Ⅱ导联：左腿（正极），右臂（负极）；Ⅲ导联：左腿（正极），左臂（负极）。L：左臂；R：右臂；F：左腿

（2）胸导联（chest leads）：属于单极导联，包括 $V_1 \sim V_6$ 导联。正电极为安放于胸壁特定部位的探查电极，负电极为中心电端（central terminal），它是由肢体导联 3 个电极分别通过 5kΩ 电阻与负极连接构成的，这种连接方式可使中心电端电位接近零电位且较稳定（图 1 - 4）。具体胸导联电极安放的位置为：V_1 位于胸骨右缘第 4 肋间；V_2 位于胸骨左缘第 4 肋间；V_3 位于 V_2 与 V_4 两点连线的中点；V_4 位于左锁骨中线与第 5 肋间相交处；V_5 位于左腋前线与 V_4 同一水平处；V_6 位于左腋中线与 V_4 同一水平处。临床上诊断急性冠脉综合征或其他特殊临床情况（小儿心电图或诊断右心病变）时，需加做 $V_7 \sim V_9$ 导联及 $V_{3R} \sim V_{5R}$ 导

联，具体探查电极位置为：V_7 位于左腋后线 V_4 水平处；V_8 位于左肩胛线 V_4 水平处；V_9 位于左脊柱旁线 V_4 水平处。$V_{3R} \sim V_{5R}$ 导联电极放置在右胸部与 $V_3 \sim V_5$ 对称处。

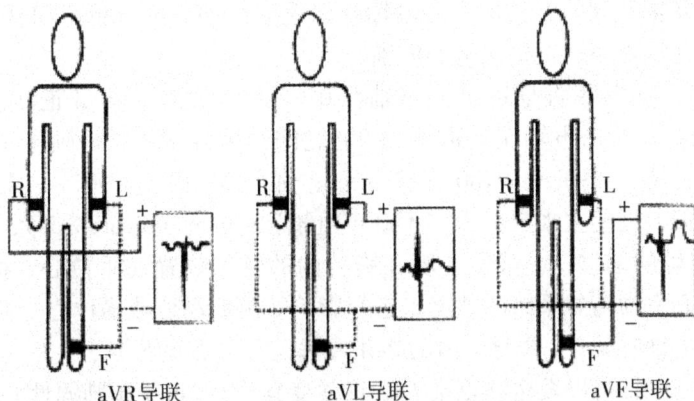

图1-3 肢体加压单极导联的电极位置和正负极连接方式

实线表示 aVR、aVL、aVF 导联检测电极与正极连接，虚线表示其余二肢体电极同时与负极连接构成中心电端

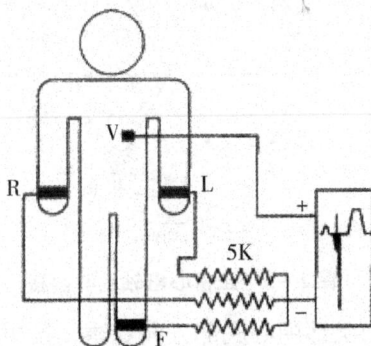

图1-4 胸导联的电极位置和正负极连接方式

V 表示胸导联检测电极并与正极连接，3 个肢体导联电极分别通过 5K 电阻与负极连接构成中心电端

（3）平均心电轴

1）心电轴概念：一般指的是额面上平均 QRS 波电轴（mean QRS axis），它是心室除极过程中全部瞬时向量的综合（平均 QRS 波向量），代表心室除极过程这一总时间内的平均电势方向和强度。通常可用任何两个肢体导联的 QRS 波群的电压或面积计算出心电轴。一般采用心电轴与Ⅰ导联正（左）侧段之间的夹角表示平均心电轴的偏移方向。除测定 QRS 波群电轴外，P 波和 T 波电轴也可采用同样方法测定，但 P 波振幅小，不便测量，而且引起 T 波改变的因素太多，意义不够明确。

2）测定方法：估测电轴是否发生偏移的方法有目测法、振幅法及查表法。其中最简单的方法是目测法：即观察Ⅰ和Ⅲ导联 QRS 波群的主波方向，若Ⅰ和Ⅲ导联的 QRS 主波均为正向波，可推断电轴不偏；若Ⅰ导联出现较深的负向波，Ⅲ导联主波为正向波，则属于电轴右偏；若Ⅲ导联出现较深的负向波，Ⅰ导联主波为正向波，则属于电轴左偏。精确的方法为振幅法：分别测算Ⅰ和Ⅲ导联的QRS波群振幅的代数和，然后将这两个数值分别在Ⅰ导联及Ⅲ导联上画出垂直线，求得两垂直线的交叉点。该交叉点与电偶中心0点相连即为心电轴，该轴与Ⅰ导联轴正侧的夹角即为心电轴的角度。另外，也可将Ⅰ和Ⅲ导联QRS波群振幅代数和的数值通过查表法直接求得心电轴。

3）临床意义：正常额面QRS波心电轴在0°～+90°之间，少数正常人可有轻度左偏，但一般不超过-30°，故心电轴在-30°～+90°之间为大致正常；电轴位于-30°～-90°范围为心电轴左偏；位于+90°～+180°范围为心电轴右偏；位于-90°～-180°范围，传统上称为电轴极度右偏，近年主张定义为"不确定电轴"（indeterminate axis），又称无人区电轴（图1-5）。心电轴的偏移，一般受心脏在胸腔内的解剖位置（垂位心、横位心）、左右心室的质量比例、心室内传导系统的功能状态等影响。膈肌高位或横位心、左室肥厚、左前分支阻滞等可使心电轴左偏；6个月以内的婴儿或垂位心、右室肥厚、左后分支阻滞等可使心电轴右偏；不确定电轴可以发生在正常人（正常变异），亦可见于肺源性心脏病（肺心病）、冠心病、高血压等某些病理情况。

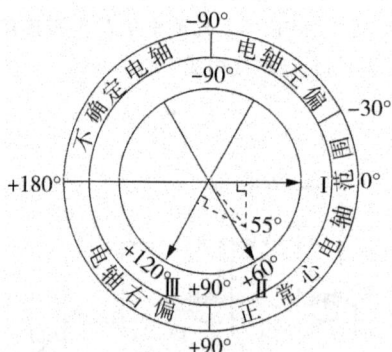

图1-5　正常心电轴及其偏移

4）心脏循长轴转位：自心尖部朝心底部方向观察，设想心脏可循其长轴做顺钟向或逆钟向转位。正常时V₃或V₄导联R/S=1，为左、右心室过渡区波形。顺钟向转位（clockwise rotation）指的是V₅、V₆导联上出现V₃或V₄导联的波形。逆钟向转位（counterclockwise rotation）则表现V₁、V₂导联上出现V₃或V₄导联的波形。顺钟向转位可见于右室肥厚，而逆钟向转位可见于左室肥厚。但需要注意这种转位图形在正常人亦常可见到，提示此种图形改变有时为心电位的变化，而非由心脏在解剖上转位所致。

3. 心电图的波形特点和正常值　心电图波形示意图见图1-6。

（1）P波代表左右心房除极的电位变化

1）形态：一般在大部分导联上呈钝圆形，有时可出现小的切迹。心房激动起源于窦房结，以辐射状在心房内传导，因此心房除极的综合向量指向左、前、下，所以P波方向在Ⅰ、Ⅱ、aVF、V₄～V₆导联向上，aVR导联向下，其余导联呈双向、倒置或低平均可。

2）时间：正常人一般小于0.12s，如P波有切迹，切迹的两个波峰之间不超过0.03s。

3）振幅：肢体导联一般小于0.25mV，胸导联一般小于0.2mV。

（2）PR间期：从P波的起点至QRS波群的起始部，反映心房开始除极至心室开始除极的时间。心率在正常范围内时，PR间期为0.12～0.20s。在幼儿及心动过速的情况下，PR间期相应缩短。在老年人及心动过缓的情况下，PR间期可略延长，但一般不超过0.22s。

（3）QRS 波群：代表心室肌除极的电位变化。

1）时间：正常成年人 QRS 波时限小于 0.12s，多数在 0.06 ~ 0.10s。

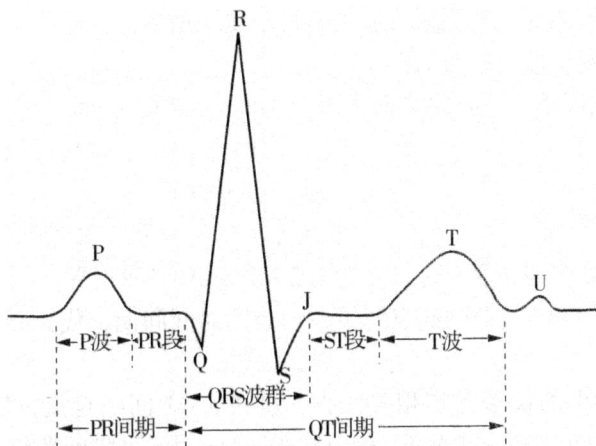

图 1-6 心电图波形的示意图

2）形态和振幅：在胸导联，正常人从 V_1 至 V_6 导联 R 波振幅逐渐增高，S 波逐渐减小，V_1 的 R/S 小于 1，V_3 或 V_4 的 R/S 等于 1，V_5 的 R/S 大于 1。即正常人 V_1、V_2 导联多呈 rS 型，V_1 导联的 R 波一般不超过 1.0mV。V_5、V_6 导联 QRS 波群可呈 qR、qRs、Rs 或 R 型，且 R 波一般不超过 2.5mV。在肢体导联，Ⅰ、Ⅱ导联的 QRS 波群主波一般向上，Ⅲ导联的 QRS 波群主波方向多变。aVR 导联的 QRS 波群主波向下，可呈 QS、rS、rSr′或 Qr 型。aVL 与 aVF 导联的 QRS 波群可呈 qR、Rs 或 R 型，也可呈 rS 型。正常人 aVR 导联的 R 波一般小于 0.5mV，Ⅰ导联的 R 波小于 1.5mV，aVL 导联的 R 波小于 1.2mV，aVF 导联的 R 波小于 2.0mV。

6 个肢体导联的 QRS 波群振幅（正向波与负向波振幅的绝对值之和）一般不应都小于 0.5mV，6 个胸导联的 QRS 波群振幅（正向波与负向波振幅的绝对值之和）一般不应都小于 0.8mV，否则称为低电压。

3）R 峰时间（R peak time）：过去称为室壁激动时间或类本位曲折时间，指 QRS 波起点至 R 波顶端垂直线的时间间期。如有 R 波，则应测量至 R 波波峰；如 R 峰有切迹，应测量至切迹第二峰。正常成人 R 峰时间在 V_1、V_2 导联不超过 0.04s，在 V_5、V_6 导联不超过 0.05s。

4）Q 波：除Ⅲ和 aVR 导联外，正常人的 Q 波时间一般不超过 0.03s（Ⅲ导联 Q 波的宽度可达 0.04s），Q 波深度不超过同导联中 R 波的 1/4。约 75% 的正常人在左胸导联上可有 q 波，而 V_1、V_2 导联不应出现 Q 波，但偶尔可呈 QS 波。

（4）J 点：QRS 波群的终末与 ST 段起始之交接点称为 J 点。

J 点大多位于等电位线上，通常随 ST 段的偏移而发生移位。有时可因心室除极尚未完全结束，部分心肌已开始复极致使 J 点上移。还可由于心动过速等原因，导致心房复极波（Ta 波）重叠于 QRS 波群的后段，从而发生 J 点下移。

（5）ST 段：QRS 波群的终点至 T 波开始的线段，代表心室缓慢复极的过程。

正常的 ST 段多为一等电位线，有时亦可有轻微的偏移，但在任一导联，ST 段下移一般不超过 0.05mV。成人 ST 段抬高在 V_2 和 V_3 导联较明显，可达 0.2mV 或更高（一般 V_2 导联不超过 0.3mV，V_3 导联不超过 0.5mV），且男性抬高程度一般大于女性。在 V_4 ~ V_6 导联及肢体导联不超过 0.1mV。对于部分正常人（尤其是年轻人）出现在 $V_2 \sim V_5$ 导联及 Ⅱ、Ⅲ、aVF 导联 J 点上抬、ST 段呈现凹面向上型抬高的心电图表现，通常称之为早期复极，大多属于正常变异，可能为局部心外膜区心肌细胞提前复极所致。

（6）T 波代表心室快速复极时的电位变化

1）形态：正常情况下，T 波的方向大多与 QRS 主波的方向一致。T 波方向在 Ⅰ、Ⅱ、$V_4 \sim V_6$ 导联向上，aVR 导联向下，Ⅲ、aVL、aVF、$V_1 \sim V_3$ 导联可以向上、双向或向下。若 V_1 导联的 T 波方向向上，则 $V_2 \sim V_6$ 导联就不应再向下。

2）振幅：除 Ⅲ、aVL、aVF、$V_1 \sim V_3$ 导联外，其他导联 T 波振幅一般不应低于同导联 R 波振幅的 1/10。T 波在胸导联有时可高达 $1.2 \sim 1.5$mV 尚属正常。

（7）QT 间期：指 QRS 波群的起点至 T 波终点的时间间期，代表心室肌除极和复极全过程所需的时间。

QT 间期长短与心率的快慢密切相关，心率越快，QT 间期越短，反之则越长。心率在 $60 \sim 100$ 次/分时，QT 间期的正常范围为 $0.32 \sim 0.44$s。由于 QT 间期受心率的影响很大，所以常用校正的 QT 间期（QTc），通常采用 Bazett 公式计算：$QTc = QT / \sqrt{RR}$。QTc 就是 RR 间期为 1s 时的 QT 间期。传统的 QTc 的正常上限值设定为 0.44s，超过此时限即认为 QT 间期延长。一般女性的 QT 间期较男性略长：男性 QTc 间期 ≥0.45s，女性 QTc≥0.46s。

QT 间期另一个特点是不同导联之间 QT 间期存在一定的差异，正常人不同导联间 QT 间期差异最大可达 50ms，以 V_2、V_3 导联 QT 间期最长。

（8）U 波：在 T 波之后 $0.02 \sim 0.04$s 出现的振幅很低小的波称为 U 波，代表心室后继电位，其产生机制目前仍未完全清楚。近年研究认为可能与心肌中层细胞（M 细胞）长动作电位、浦肯野纤维的复极化或心室肌舒张的机械作用有关。U 波方向大体与 T 波相一致。U 波在胸导联较易见到，以 $V_2 \sim V_3$ 导联较为明显。U 波明显增高常见于低血钾。U 波倒置可见于高血压和冠心病。

（刘　波）

第二节　心房肥大和心室肥厚

（一）心房肥大

心房肥大的病理改变多表现为心房的扩大而较少表现为心房肌肥厚。心房扩大引起心房肌纤维增长、增粗，以及房间传导束被牵拉和损伤，影响整个心房肌除极的综合向量。心电图上主要表现为 P 波振幅增高、除极时间延长及电轴偏移。P 波代表左右心房除极的电位变化，起始 30ms 代表右心房除极，中间 $30 \sim 80$ms 代表左右心房共同除极，终末 20ms 代表左心房单独除极。

1. 右房肥大　正常情况下右心房先除极，左心房后除极。当右房肥大（right atrial enlargement）时，右房除极时间延长，往往与稍后除极的左房时间重叠，故总的心房除极时间并未延长，心电图主要表现为 P 波振幅增高（图 1-7）。

（1）P 波振幅增高：Ⅱ、Ⅲ、aVF 导联出现尖而高耸的 P 波，其振幅 ≥0.25mV，V_1 导联 P 波直立时，振幅 ≥0.15mV，如 P 波呈双向时，其振幅的算术和 ≥0.20mV。心电图显示异常高尖的 P 波，又称"肺型 P 波"。

（2）P波时间：一般不超过 0.10s。

（3）P波电轴：右偏超过 −75°～ +90°。

（4）心房复极波异常改变：由于右心房除极向量增大，心房复极波（Ta波）也随之增大，其方向与P波相反，表现为 PR 段轻度下移。

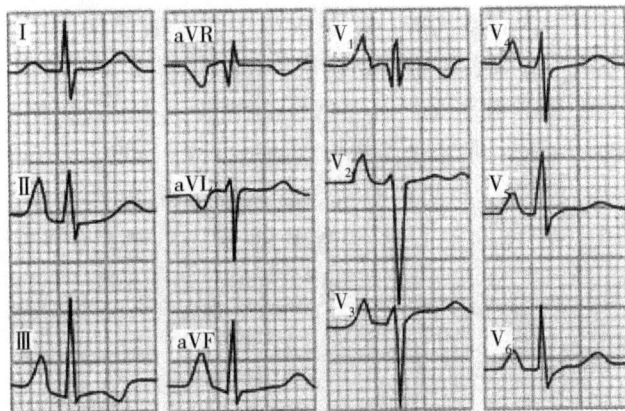

图 1-7 右房肥大

需要指出的是上述所谓"肺型P波"并非慢性肺心病所特有，临床上右心房的压力或容量负荷过重、右房内传导阻滞、低血钾等亦可出现，需要结合临床进行鉴别。

2. 左房肥大 正常情况下由于左房最后除极，当左房肥大（left atrial enlargement）时，心电图主要表现为P波时限延长（图1-8）。

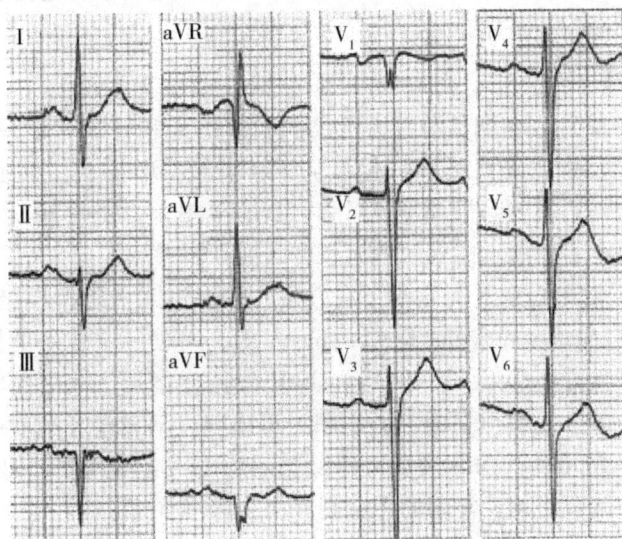

图 1-8 左房肥大

（1）P波增宽：时限≥0.12s，P波常呈双峰型，两峰间距≥0.04s，以 I、II、aVL 导联明显，又称"二尖瓣型P波"。

（2）PR段缩短：P波时间与 PR 段时间之比 >1.6（P/PR 段比值 >1.6）。

（3）PtfV_1绝对值增大：V_1 导联上P波常表现先正而后出现深宽的负向波。将 V_1 导联负向P波的时间乘以负向P波振幅，称为P波终末电势（P - wave terminal force，Ptf）。左房肥大时，PtfV$_1$（绝对值）≥0.04mm·s。

同样上述"二尖瓣型 P 波"，也并非二尖瓣疾病所特有，心房内传导阻滞、各种原因引起的左心房负荷过重、心房梗死也可出现 P 波双峰和 P 波时限≥0.12s 的心电图改变。

3. 双心房肥大 双心房肥大（biatrial enlargement）的心电图表现为（图 1-9）：

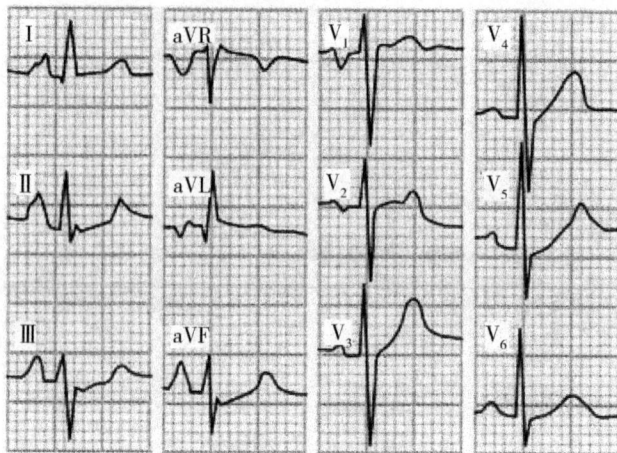

图 1-9 双房肥大

（1）P 波增宽：时限≥0.12s，一般在 I、II、aVR、V$_3$～V$_6$ 导联增宽明显。

（2）P 波增高：振幅≥0.25mV，V$_1$ 导联 P 波高大双向，上下振幅均超过正常范围。

需要指出的是，心电图诊断双心房肥大除必须具备上述两条心电图改变外，临床也必须有引起双心房肥大的病因及证据。

（二）心室肥厚

心室舒张期和（或）收缩期负荷过重所致的心室扩大和（或）肥厚，是器质性心脏病的常见后果，心室扩大和（或）肥厚引起心肌纤维增粗、增长，心肌细胞变性，以及心肌供血不足，都会影响到心肌的除极和复极过程，其心电图主要表现为：心室肌除极产生的电压增高；心电轴偏移；心肌激动的总时程延长和 ST-T 改变。

1. 左室肥厚 正常左心室壁明显厚于右心室，故心室除极综合向量表现为左心室占优势的特征。左室肥厚（left ventricular hypertrophy）时，可使左室优势的情况显得更为突出，引起面向左室的导联（I、aVL、V$_5$ 和 V$_6$）其 R 波振幅增加，而面向右室的导联（V$_1$ 和 V$_2$）则出现较深的 S 波。左室肥厚时，心电图上可出现以下表现（图 1-10）：

（1）QRS 波群电压增高，QRS 波群电压除与心室壁厚度有关外，还受年龄、性别、体型及心脏在胸腔中的位置影响。常用的左室肥厚电压标准如下：

胸导联：Rv$_5$ 或 Rv$_6$>2.5mV；Rv$_5$+Sv$_1$>4.0mV（男性）或>3.5mV（女性）。

肢体导联：R$_I$>1.5mV；R$_{aVL}$>1.2mV；R$_{aVF}$>2.0mV；R$_I$+S$_{III}$>2.5mV。

Cornell 标准：R$_{aVL}$+S$_{V_3}$>2.8mV（男性）或>2.0mV（女性）。

（2）额面 QRS 波心电轴左偏：一般不超过 -30°。

（3）QRS 波时间延长：QRS 波时间可轻度延长到 0.10～0.11s，但一般仍<0.12s。

（4）继发性 ST-T 改变：在以 R 波为主的导联，其 ST 段可呈下斜型压低达 0.05mV 以上，T 波低平、双向或倒置。在以 S 波为主的导联（如 V$_1$ 导联）则反而可见直立的 T 波。

左室肥厚出现的 ST – T 改变多为继发性改变，亦可能同时伴有心肌缺血。当 QRS 波电压增高同时伴有 ST – T 改变者，传统上称左室肥厚伴劳损。

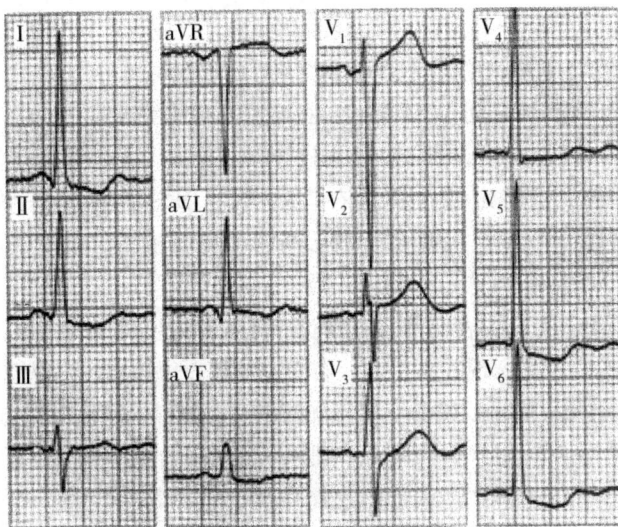

图 1 – 10 左室肥厚

临床心电图诊断左室肥厚时需注意：由于心电图电压标准诊断左室肥厚的敏感性通常较低（<50%），而特异性较高（85% ~ 90%），因此在符合一项或几项 QRS 波电压增高标准的基础上，需结合其他阳性指标诊断左室肥厚，且符合条件越多，诊断可靠性越大。如仅有 QRS 波电压增高，而无其他任何阳性指标者，诊断左室肥大应慎重。

2. 右室肥厚 右室壁厚度仅有左室壁的 1/3，只有当右室壁的厚度达到相当程度时，才会使综合向量由左室优势转向为右室优势，并导致位于右室面导联（V_1、aVR）的 R 波增高，而位于左室面导联（Ⅰ、aVL、V_5）的 S 波变深。右室肥厚（right ventricular hypertrophy）的心电图表现（图 1 – 11）如下：

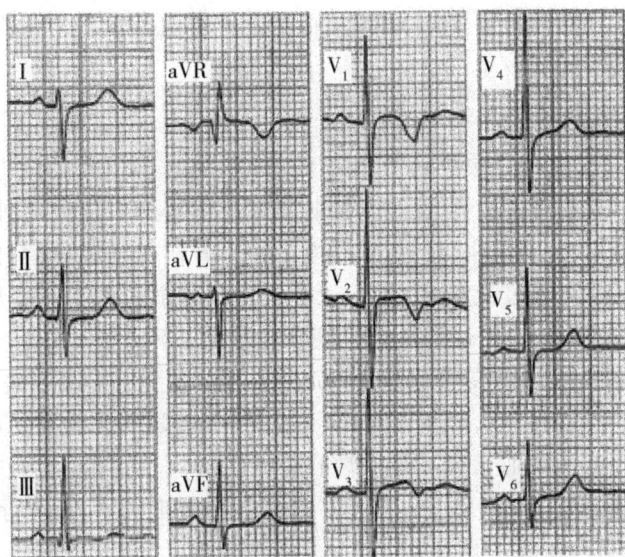

图 1 – 11 右室肥厚

（1）QRS 波群电压：右胸前导联 R 波增高，V_1 导联 $R/S \geq 1$，呈 R 型或 Rs 型，重度右室肥厚可使 V_1 导联呈 qR 型（除外心肌梗死）；V_5 导联 $R/S \leq 1$ 或 S 波比正常加深；aVR 导联以 R 波为主，R/q 或 $R/S \geq 1$。$R_{V_1} + S_{V_5} > 1.05mV$（重症 $> 1.2mV$）；$R_{aVR} > 0.5mV$。

（2）额面 QRS 波心电轴：心电轴右偏 $\geq +90°$。重症可 $> +110°$。

（3）右心室"室壁激动时间"（VAT）：右心室室壁激动时间可 $>0.03s$。

（4）继发性 ST - T 改变：常同时伴有右胸导联（V_1、V_2）ST 段压低及 T 波倒置。

临床诊断右室肥厚，有时定性诊断（依据 V_1 导联 QRS 波形态及电轴右偏等）比定量诊断更有价值。一般来说，阳性指标愈多，则诊断的可靠性越高。虽然心电图对诊断明显的右室肥厚准确性较高，但敏感性较低。

3. 双心室肥厚　由于心电图表现是心室激动综合向量相互抵消的结果，双心室肥厚（biventricular hypertrophy）的心电图表现并不是左、右心室异常表现相加，心电图可出现下列情况：

（1）大致正常心电图：由于双侧心室电压同时增高，增加的除极向量方向相反，互相抵消。

（2）单侧心室肥厚心电图：只表现出一侧心室肥厚，而另一侧心室肥厚的图形被掩盖。

（3）双侧心室肥厚心电图：既表现右室肥厚的心电图特征（如 V_1 导联 R 波为主，电轴右偏等），又存在左室肥厚的某些征象（如 V_5 导联 $R/S > 1$，R 波振幅增高等）。

因此，临床做出心室肥厚诊断时，需结合临床资料以及其他的检查结果，通过综合分析，才能得出正确结论。

（刘　波）

第三节　心肌缺血心电图

心肌缺血（myocardial ischemia）是冠状动脉血流量相对或绝对减少，不能满足心肌代谢需要，90% 是由于冠状动脉粥样硬化所致。当心肌某一部分缺血时，将影响到心室复极的正常进行，并可使缺血区相关导联发生 ST 段偏移、T 波改变、U 波改变、QT 间期延长等复极异常的心电图变化，有时也可影响 QRS 波群变化。心肌缺血的心电图改变类型取决于缺血的严重程度、持续时间和发生部位。

（一）心电图主要表现

1. 缺血型心电图改变　正常情况下，由于心肌收缩时心内膜的压力高于心外膜，心外膜温度较心内膜高，且心外膜处的动作电位时程较心内膜短，因此心外膜较心内膜更易复极，心外膜完成复极早于心内膜，心室肌复极过程可看作是从心外膜开始向心内膜方向进行。发生心肌缺血时，复极过程发生改变，心电图上出现缺血性 T 波变化。

（1）若心内膜下心肌缺血，这部分心肌复极时间较正常时更加延迟，复极仍由心外膜向心内膜进行，致使面向心外膜的导联出现 T 波高大。例如下壁心内膜下缺血，下壁导联 II、III、aVF 导联可出现高大直立的 T 波；前壁心内膜下缺血，胸导联可出现高耸直立的 T 波。

（2）若心外膜下心肌缺血（包括透壁性心肌缺血），心外膜动作电位时程比正常时明显延长，引起心肌复极顺序的逆转，即复极方向由心内膜向心外膜进行，复极时电穴在前（缺血的心外膜心肌尚未复极，膜外电位仍呈相对的负性），电源在后（心内膜开始先复极，膜外电位为正），于是出现与正常方向相反的 T 波向量。此时面向心外膜的导联出现倒置深尖、双肢对称的 T 波（称之为冠状 T 波）。例如下壁心外膜下缺血，下壁导联Ⅱ、Ⅲ、aVF 导联可出现 T 波倒置；前壁心外膜下缺血，胸导联可出现倒置的 T 波。

2. 损伤型心电图改变　心肌缺血引起的复极异常除了缺血性 T 波改变外，还可表现损伤型 ST 段改变。损伤型 ST 段偏移分为 ST 段压低及 ST 段抬高两种类型。

心肌损伤（myocardial injury）时，ST 段向量从正常心肌指向损伤心肌。心内膜下心肌损伤时，ST 段向量背离心外膜面指向心内膜，使位于心外膜面的导联出现 ST 段压低；心外膜下心肌损伤时（包括透壁性心肌缺血），ST 段向量指向心外膜面导联，引起 ST 段抬高。发生损伤型 ST 段改变时，对侧部位的导联常可记录到相反的 ST 段改变。

（二）临床意义和鉴别

心电图是诊断心肌缺血的重要方法，并且可提供预后信息。心肌缺血的心电图可表现为 ST 段改变和（或）T 波改变。临床上可发现约 50% 的冠心病患者未发作心绞痛时，心电图可以正常，而仅于心绞痛发作时记录到 ST - T 动态改变。因此争取在心肌缺血发作时进行心电图检查，缓解后立即复查，ST - T 动态变化是心肌缺血最可靠的心电图表现。约 10% 的冠心病患者在心肌缺血发作时心电图可以正常或仅有轻度 ST - T 变化。

典型的心肌缺血发作时，面向缺血部位的 2 个或更多的相邻导联常显示缺血型 ST 段压低（水平型或下斜型下移≥0.1mV）和（或）T 波倒置（图 1 - 12）。有些冠心病患者心电图可呈持续性 ST 段改变（水平型或下斜型下移≥0.05mV）和（或）T 波低平、负正双向和倒置，而于心绞痛发作时出现 ST - T 改变加重或"伪性改善"（发作时原来倒置的 T 波转为直立，发作后 T 波恢复原倒置状态）。心电图表现典型的冠状 T 波，可反映心外膜下心肌缺血或有透壁性心肌缺血，这种 T 波改变亦见于心肌梗死患者；心电图表现暂时性 ST 段抬高并常伴有高耸 T 波和对应导联的 ST 段下移，临床见于变异型心绞痛，是由于冠状动脉痉挛所致，这是急性严重心肌缺血表现；如心电图表现 ST 段持续抬高，提示发生心肌梗死的可能。

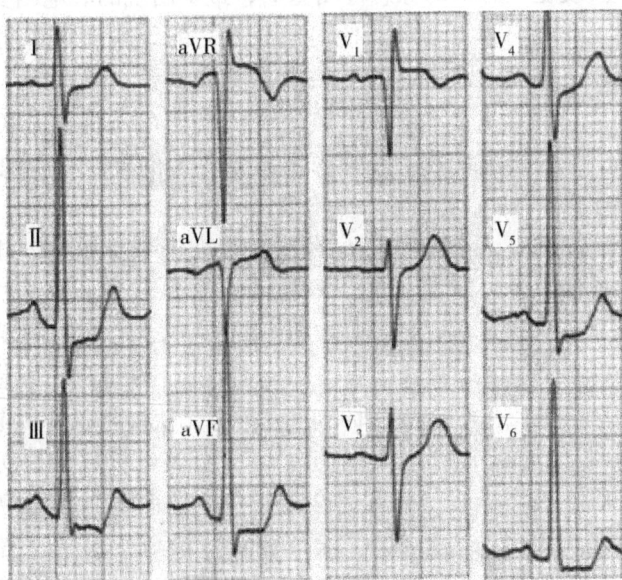

图 1 - 12　心肌缺血

（三）鉴别诊断

心肌缺血的主要心电图表现为 ST 段偏移和 T 波变化，但这些 ST - T 改变并非心肌缺血所特有，心电图上 ST - T 改变只是非特异性心肌复极异常的共同表现，临床上其他生理、病理、药物或电解质等因素也直接影响心室复极过程而产生 ST - T 改变（原发性 ST - T），并且当心室除极顺序异常时（如心室肥厚、束支传导阻滞、预激综合征等）也常伴有复极异常的 ST - T 改变（继发性 ST - T 改变）。因此在做出心肌缺血或"冠状动脉供血不足"所致的原发性 ST - T 改变之前，必须结合临床资料进行鉴别诊断。

除冠心病外，其他引起原发性 ST - T 改变的疾病包括心肌病、心肌炎、瓣膜病、心包炎、脑血管意外（尤其是颅内出血）等。低钾、高钾等电解质紊乱，药物（洋地黄、奎尼丁等）影响以及自主神经调节障碍也可引起非特异性 ST - T 改变。

（方春梅）

第四节　心肌梗死心电图

绝大多数心肌梗死（myocardial infarction）是在冠状动脉病变的基础上发生冠状动脉血供急剧减少或中断，使相应的心肌严重而持久地急性缺血所致。除了临床表现及心脏生化标志物（最好是肌钙蛋白）增高外，心电图的特征性改变及其演变规律是确定心肌梗死诊断和判断病情的重要依据，同时心电图又是目前急性心肌梗死分类的重要依据。

（一）基本心电图改变

冠状动脉发生闭塞后，随着时间的推移在心电图上可先后出现缺血、损伤和坏死 3 种类型的图形。心电图显示的特征性变化是梗死后心肌多种心电变化综合的结果。

1. "缺血型" T 波改变　冠状动脉急性闭塞后，最早出现的心电图变化是缺血型 T 波改变。通常缺血最早出现在心内膜下肌层，使对向缺血区的导联出现高而直立的 T 波。若缺血发生在心外膜下肌层，则面向缺血区的导联出现 T 波倒置。缺血型 T 波的形态有以下几个特点：双肢对称；顶端尖耸呈箭头状；T 波改变仅出现在心肌缺血区导联；随心肌再灌注，T 波可明显变化，在几分钟或数十分钟内由直立变为倒置。心肌缺血导致复极 3 相延缓，引起 QT 间期延长。

2. "损伤型" ST 段改变　心肌缺血时间延长、程度进一步加重，可出现心肌损伤。心电图主要表现为面向损伤心肌的导联出现 ST 段抬高。关于 ST 段抬高的机制，目前有三种解释：①"舒张期损伤电流学说"：认为心肌发生严重损害时，心肌细胞膜的电阻降低，在复极后的静息期，损伤区心室肌细胞膜外仍有一部分正电荷不断地进入细胞内，使细胞膜外正电荷分布较少而呈相对负电位，而正常心肌由于充分极化使细胞膜外正电荷分布较多而呈相对正电位，二者之间因有电位差而产生"损伤电流"。如将电极放于损伤区，即描记出低电位的基线。当全部心肌除极完毕时，此区完全处于负电位而不产生电位差，于是等电位的 ST 段就高于除极前低电位的基线，形成 ST 段"相对"抬高。②"收缩期损伤电流学说"：受损心肌细胞不能进行正常除极，正常心肌细胞除极完毕之后，受损区心肌细胞膜外仍有一部分正电荷，与邻近的正常心肌相比，其电位较高，因而有损伤电流形成，此损伤电流向量方向是自正常心肌指向受损心肌，因而是指向探查电极的，使面向损伤区的导联上 ST 段抬

· 12 ·

高。③"除极波受阻现象"：当部分心肌受损时，产生保护性除极受阻，即大部分正常心肌除极后呈负电位时，而损伤心肌不除极，仍为正电位，结果出现电位差，产生从正常心肌指向损伤心肌的 ST 段向量，使面向损伤区的导联出现 ST 段抬高。ST 段明显抬高可形成单向曲线（mono - phasic curve）。一般来说，损伤不会持久，要么恢复，要么进一步发生坏死。

3. "坏死型" Q 波形成 若心肌缺血程度继续加重则导致细胞变性、坏死。心电图表现坏死性 Q 波形成。目前关于 Q 波形成机制多用"综合向量学说"解释，即坏死的心肌细胞丧失了电活动，该部位心肌不再除极，而正常健康心肌仍照常除极，致使产生一个与梗死部位相反的综合向量。由于大多数心肌梗死发生于室间隔或左室壁心肌，往往引起起始 0.03 ~ 0.04s 除极向量背离坏死区，位于心肌坏死部位的电极于心室除极时记录到的初始向量指向坏死部位相反的方向，所以常规心电图上表现为面向坏死区的导联出现异常 Q 波（时间≥0.04s，振幅≥1/4R 波）或者呈 QS 波，且 Q 波大小与此时综合向量的幅度有关。一般认为：梗死的心肌直径 >20 ~ 30mm 或厚度 >5mm 可产生病理性 Q 波。

临床上，当冠状动脉某一分支发生闭塞，则受损伤心肌组织表现为中心部分坏死（心电图记录到异常 Q 波或 QS 波），近坏死区周边组织明显损伤（心电图记录到 ST 段抬高），损伤区外周组织心肌缺血（心电图记录到冠状 T 波）。由于体表电极离心肌较远，它所反映的室壁面积较宽，因此，体表心电图导联可同时记录到心肌缺血、损伤和坏死的图形改变。若上述 3 种改变同时存在，则急性心肌梗死的诊断基本确立。

（二）演变及分期

急性心肌梗死发生后，心电图的变化随着心肌缺血、损伤、坏死的发展和恢复而呈现 QRS - ST - T 的特征性的演变规律。根据心电图图形的演变过程和演变时间可分为超急性期、急性期、亚急性期（近期）和陈旧期（图 1 - 13）。

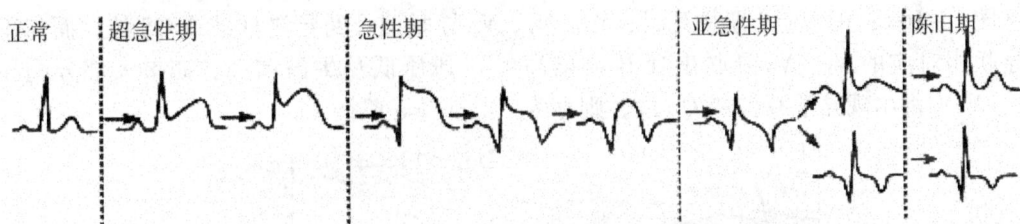

图 1 - 13 典型的急性心肌梗死的图形演变过程及分期

1. 超急性期 亦称超急性损伤期，在心肌梗死的数分钟至数小时内发生，一般在 24h 内消失。急性心肌梗死发生数分钟后，首先出现短暂的心内膜下心肌缺血，心电图上产生巨大高耸、双肢对称的 T 波，以后迅速出现 ST 段呈斜型抬高，与高耸直立 T 波相连。由于急性损伤的心肌组织存在传导延迟（急性损伤性阻滞），可见 QRS 波振幅增高，并轻度增宽，但尚未出现异常 Q 波。这些表现仅持续数小时，临床上多因持续时间太短而不易记录到。由于此期心肌处于可逆阶段，若及时发现并有效治疗，则可能避免发展为心肌梗死或缩小梗死范围。

2. 急性期 又称充分发展期，此期开始于梗死后数小时或数日，可持续到数周，心肌为透壁性缺血、损伤合并坏死改变。心电图呈现一个动态演变过程：ST 段呈弓背向上抬高，抬高显著者可与 T 波前肢融合形成单向曲线，随着心肌坏死导致面向坏死区导联的 R 波振幅降低或丢失，出现异常 Q 波或 QS 波，ST 段继而逐渐下降恢复至等电位线，同时伴有 T 波由直立开始倒置，并逐渐加深。坏死型的 Q 波、损伤型的 ST 段抬高和缺血型的 T 波倒置在此期可同时并存。

3. 亚急性期　亦称近期，出现于梗死后数周至数月，此期以坏死及缺血图形为主要特征。抬高的 ST 段恢复至基线，缺血型 T 波由倒置较深逐渐变浅，坏死型 Q 波持续存在。

4. 陈旧期　又称愈合期，常出现在急性心肌梗死 3~6 个月之后或更久，ST 段和 T 波恢复正常或 T 波持续倒置、低平，趋于恒定不变，可遗留病理性 Q 波。理论上异常 Q 波将持续终身。但随着瘢痕组织的缩小和周围心肌的代偿性肥大，其 Q 波可能变得很不典型，甚至消失。

需要指出：近年来，急性心肌梗死的检测水平、诊断手段及治疗技术已取得突破性进展。通过对急性心肌梗死患者早期实施有效再灌注治疗（溶栓、抗栓或介入性治疗等），已显著缩短整个病程，使得急性心肌梗死的心电图表现可不再呈现上述典型的演变过程。

（三）定位和梗死相关动脉分析

冠状动脉闭塞致心肌梗死。各部分心肌接受不同冠状动脉分支的血液供应，因此心电图图形改变常具有明显的区域特点。心肌梗死的部位主要依据异常 Q 波出现在代表心脏不同部位的相应导联上来做出判断，当异常 Q 波未出现时，也可根据 ST 段抬高或压低，以及 T 波增高或深倒置出现在哪些导联来判断。心电图的定位基本上与病理一致。前间壁梗死时，V_1~V_3 导联出现异常 Q 波或 QS 波（图 1-14）；前壁心肌梗死时，异常 Q 波或 QS 波主要出现在 V_3、V_4（V_5）导联；侧壁心肌梗死时在 Ⅰ、aVL、V_5、V_6 导联出现异常 Q 波；如异常 Q 波仅出现在 V_5、V_6 导联称为前侧壁心肌梗死，如果异常 Q 波仅出现在 Ⅰ、aVL 导联称为高侧壁心肌梗死（图 1-15）；下壁心肌梗死时，在 Ⅱ、Ⅲ、aVF 导联出现异常 Q 波或 QS 波（图 1-16）；正后壁心肌梗死时，V_7、V_8、V_9 导联记录到异常 Q 波或 QS 波，而与正后壁导联相对应的 V_1、V_2 导联出现 R 波增高、ST 段压低及 T 波增高。如果大部分胸导联（V_1~V_5）都出现异常 Q 波或 QS 波，则称为广泛前壁心肌梗死。

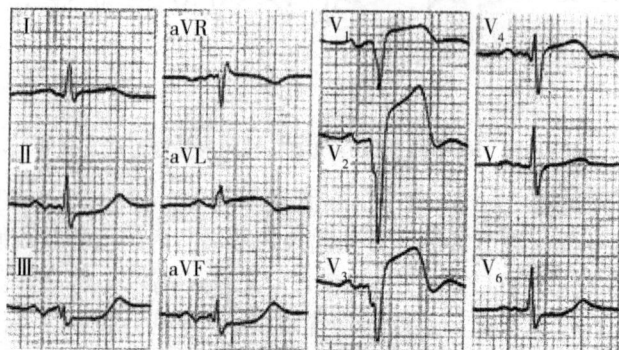

图 1-14　急性前间壁心肌梗死

由于心肌梗死的范围基本上与冠状动脉的分布一致，因此心电图确定的梗死部位可大致确定梗死相关动脉。通常情况下，前间壁或前壁心肌梗死常为左前降支（LAD）闭塞，侧壁和后壁同时梗死多为左回旋支（LCX）发生闭塞，下壁梗死多为右冠状动脉（RCA）闭塞，少数为回旋支闭塞所致；下壁梗死合并右心室梗死，往往是右冠状动脉近端发生闭塞。在超急性期，若 Ⅰ、aVL、V_1~V_4 导联 ST 段抬高，Ⅱ、Ⅲ、aVF 导联 ST 段压低，提示 LAD

近端病变；$V_3 \sim V_6$ 导联 ST 段抬高，Ⅱ、Ⅲ、aVF 导联 ST 段无压低，提示 LAD 中远段病变；Ⅱ、Ⅲ、aVF 导联 ST 段抬高，Ⅰ、aVL 导联 ST 段压低，提示 RCA 远端病变，若同时伴 V_{3R}、V_{4R} 导联 ST 段抬高，提示 RCA 近端病变；8 个或 8 个以上导联 ST 段压低 $\geq 0.1mV$，同时伴有 aVR 和（或）V_1 导联 ST 段抬高，提示左主干或多支冠状动脉病变。

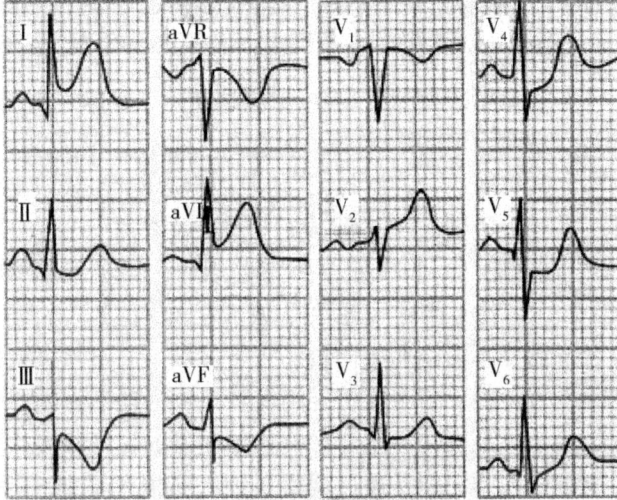

图 1-15 急性高侧壁心肌梗死

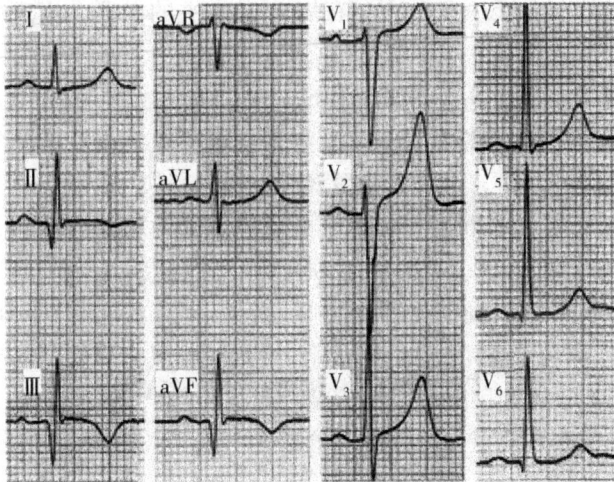

图 1-16 陈旧下壁心肌梗死

（四）分类和鉴别诊断

1. Q 波型和非 Q 波型心肌梗死 非 Q 波型心肌梗死过去称为"非透壁性心肌梗死"或"心内膜下心肌梗死"。在心电图上主要表现为 ST 段抬高或压低及 T 波倒置，ST-T 改变可呈规律性演变，但 QRS 波群变化不明显，不出现异常 Q 波，或有等位性 Q 波变化（是指心肌发生梗死，但因某种原因未形成典型的病理性 Q 波，而产生各种特征性 QRS 波群的形态变化）。需要根据临床表现及其他检查指标明确诊断。近年研究发现：非 Q 波型梗死既可是非透壁性，亦可是透壁性。与典型的 Q 波型心肌梗死比较，此种不典型的心肌梗死较多见于多支冠状动脉病变，且有多次梗死的倾向。此外，多部位梗死（不同部位的梗死向量相互作用发生抵消）、梗死区位于心电图常规导联记录的盲区（如右心室、基底部、孤立正后壁梗死等）均可产生不典型的心肌梗死图形，表现为等位性 Q 波。

2. ST 段抬高和非 ST 段抬高型心肌梗死　由于急性心肌梗死的诊治技术已取得突破性进展，及早再灌注治疗成为改善心肌梗死患者预后的最重要措施。为了最大程度地改善心肌梗死患者预后，近年提出把急性心肌梗死分类为 ST 段抬高和非 ST 段抬高型梗死，并且与不稳定型心绞痛一起统称为急性冠状动脉综合征。以 ST 段改变对急性心肌梗死进行分类突出了早期干预的重要性。另外，ST 段抬高型梗死和非 ST 段抬高型梗死二者的干预对策是不同的，可以根据心电图 ST 段是否抬高而选择正确和合理的治疗方案。在做出 ST 段抬高或非 ST 段抬高型心肌梗死诊断时，应该结合临床病史并注意排除其他原因引起的 ST 段改变。临床研究发现：ST 段抬高型心肌梗死可以不出现 Q 波，而非 ST 段抬高型梗死有的可出现 Q 波。

3. 心肌梗死合并其他病变　心肌梗死合并室壁瘤时，可见抬高的 ST 段持续数月以上（ST 段抬高幅度常 ≥0.2mV，同时伴有病理性 Q 波或呈 QS 型）。心肌梗死合并右束支传导阻滞时，由于右束支传导阻滞不影响初始向量的正常除极，心室除极初始向量因此可表现出心肌梗死特征，而终末向量反映出右束支传导阻滞特点，一般不影响二者的诊断。心肌梗死合并左束支传导阻滞，由于左束支传导阻滞影响初始向量的正常除极，因此梗死图形常被掩盖，按原标准进行诊断比较困难。但是通过观察急性心肌梗死早期 ST 段的变化，仍可做出是否合并急性心肌缺血或心肌梗死的诊断。若以 R 波为主的导联，出现 ST 段抬高 ≥0.1mV；在 $V_1 \sim V_3$ 导联出现 ST 段压低 ≥0.1mV；在以 S 波为主的导联，出现 ST 段抬高 ≥0.5mV，均提示左束支传导阻滞合并急性心肌缺血或心肌梗死。

4. 心肌梗死的鉴别诊断　Q 波的出现及 ST－T 的变化虽然是诊断心肌梗死的重要依据，但单纯的 ST 段抬高还可见于急性心包炎、变异型心绞痛、早期复极综合征等；异常 Q 波也可发生于感染或脑血管意外时，但缺乏典型演变过程，很快可以恢复正常；由于心脏横位可导致Ⅲ导联出现 Q 波，但Ⅱ导联通常正常；顺钟向转位、左室肥厚及左束支传导阻滞时，V_1、V_2 导联可出现 QS 波，但并非前间壁心肌梗死；预激综合征在某些导联上可因 δ 波的存在而酷似"Q"或"QS"波；此外，右室肥厚、心肌病、心肌炎等也可出现异常 Q 波；当异常的 Q 波、抬高的 ST 段以及倒置的 T 波同时出现，并具有一定的演变规律，这样特征性改变才可考虑急性心肌梗死。因此心电图诊断心肌梗死需结合其他临床及实验室资料，进行认真分析，根据不同的鉴别要点做出正确的诊断。

（方春梅）

第五节　其他衍生心电图

一、心室晚电位

心室晚电位（ventricular late potential，VLP）是指出现在 QRS 终末部和 ST 段上的高频、低振幅的碎裂电活动，是由于局部心肌延迟除极所致，是碎裂电活动在体表上的反映，常与心室折返性心动过速有关，多见于冠心病和致心律失常性右心室心肌病，尤其是心肌梗死后患者，是一项可以进行危险性分级和判断预后的无创性技术。

（一）记录方法

目前临床上主要采用无创性体表记录方法，其基本技术包括：高分辨率放大器，主要用于放大心电信号；滤波技术，一般多采用 25 ~ 250Hz 带通滤波及双向滤波技术；信号平均（叠加）技术，是从体表记录微弱晚电位信号最重要的方法，常用时间信号平均方法。检测方法多采用时域法和频域法，其中时域分析开展较久，积累了一定的经验，重复性较好，目前在临床上已常规应用，而频域分析尚待总结经验。

（二）导联系统

近年多采用 Simson 倡导的 X、Y、Z 双极正交导联系统。X 轴正、负极分别置于第 4 肋间左腋中线和右腋中线；Y 轴正、负极分别位于左下肢和胸骨柄处；Z 轴正、负极分别置于 V_2 和后背之 V_2 相对应的位置。无关电极放置在右下肢。

（三）诊断参数、正常值和阳性标准

1. QRS 总时限　指滤波后综合导联心电图上 QRS 波起点至高频低振幅信号幅值下降至基础噪声 3 倍处的时间。正常值 < 120ms。

2. QRS 终末 40ms 内振幅　指滤波后综合导联心电图上 QRS 波终末 40ms 均方根电压。正常值 > 25μV。

3. VLP 时限　即 QRS 终末振幅低于 40μV 的时限，指滤波后综合导联心电图上从 QRS 波终点逆向测量至振幅为 40μV 处所经历的时间，正常值 < 39ms。

VLP 的阳性标准至今尚未统一，目前多采用 Simson 标准，即上述 3 项指标中有任何 2 项异常，即为 VLP 阳性。在 VLP 记录中可于 QRS 波后可见一低振幅的棘波，多见于致心律失常性右心室心肌病，系发育不良病变处心肌延迟除极所致，又称为 Epsilon 波，以体表心电图 V_1 ~ V_3 导联最明显。

（四）主要临床意义

（1）VLP 阳性与恶性室性心律失常，尤其是心肌梗死后室性心动过速密切相关，可作为冠心病高危人群的预测指标之一，应注意随访。

（2）VLP 阳性者，提示室性心律失常为折返机制。

（3）VLP 阳性不是预测心脏性猝死的独立危险因素。

二、监测心电图

监测心电图（monitoring electrocardiogram，MECG）主要指心电监护，是利用心电监护仪器连续监测患者的心电活动参数，包括心率、心律、传导、ST - T 改变等，并对患者的瞬间心电变化及时进行分析、诊断并采取相应的医疗措施。目前使用最多的是床边心电监护，它在抢救危重心脏病患者、降低住院死亡率方面具有重要价值。近年来随着电子技术的飞速发展，又开发出遥测心电图和电话传输心电图，因此实现了床边监护、院内监护和院外监护多种监护系统。床边心电图监护一般使用模拟双极胸导联，即通过心电监测仪上的胸三极、四极或五极导联线中的两个电极显示双极心电图。常用的有普通监测导联（MⅠ、MⅡ、MⅢ）和一些改良监测导联，其中 MⅡ 导联图形近似于 V_5 导联，所得心电图波幅较大，干扰较小，是病房监测心律失常的常用导联之一。普通监测导联的连接方法见表 1 - 1。

表1-1 普通监测导联的连接方法

监测导联	左手（正极）	右手（负极）	右足（地线）
MⅠ	左锁骨下外 1/4	右锁骨下外 1/4	右腋前线肋缘处
MⅡ	左胸大肌下缘或左腋前线肋缘处	右锁骨下外 1/4	右腋前线肋缘处
MⅢ	左胸大肌下缘或左腋前线肋缘外	左锁骨下外 1/4	右腋前线肋缘处

三、起搏心电图

配戴人工心脏起搏器患者的心电图称为起搏心电图。因此，起搏心电图由患者自主心律与起搏器心律共同组成。分析起搏器心电图必须首先确定患者自身主导节律、存在的心电图异常及心律失常。而后在分析自主心律的基础上，通过分析起搏心电图判断起搏器的功能是否正常。起搏心电图如何，主要取决于起搏器的工作模式。心脏起搏器常见的基本工作模式有 AAI、VVI、DDD、VAT。此处简要介绍上列不同起搏模式的起搏心电图特征（图1-17）。

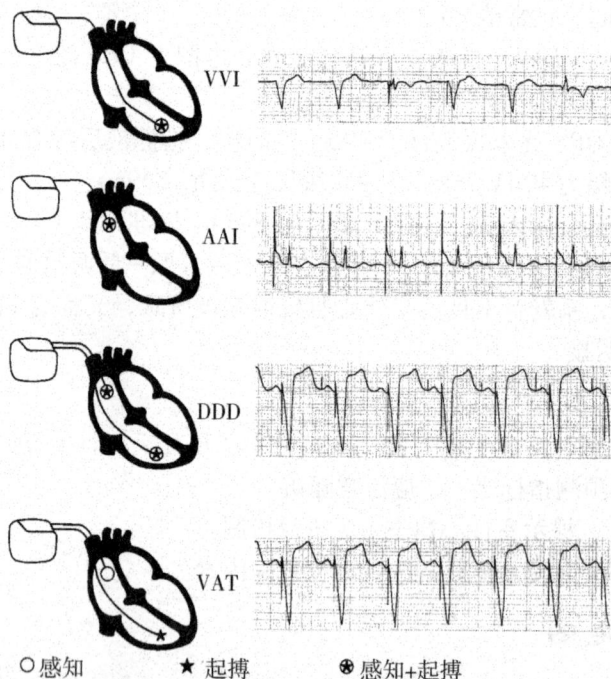

○感知　★起搏　⊗感知+起搏

图1-17 常见起搏器工作模式示意图

（一）心室抑制型起搏

心室抑制型起搏（ventricular inhibited pacing，VVI），其电极位于右心室，起搏和感知心室，与心房无关。每个钉样信号后面紧跟一个起搏的 QRS 波，通常呈宽大畸形，与 P 波无固定关系，起搏的 QRS 波不同于自身的 QRS 波，呈不典型左束支传导阻滞图形。右心室电极既可放在心尖部，也可放在高位室间隔。心室电极越靠近心尖部，QRS 波宽大畸形越明显；相反，心室电极越接近高位室间隔，QRS 波越接近正常。心电图上的排列顺序为钉样信号→起搏的 QRS 波，两者与自身的 P 波无固定关系。

（二）心房抑制型起搏

心房抑制型起搏（atrial inhibited pacing，AAI），其电极位于右心房，起搏和感知心房，电脉冲激动心房后经自身正常的房室结下传激动心室，因此每个钉样信号后面紧跟一个与自身 P 相似的起搏 P 波和一个自身 QRS 波。心电图上的排列顺序为钉样信号→起搏的 P 波→自身的 QRS 波。

（三）全自动双腔起搏

全自动双腔起搏（fully automatic dual chamber pacing，DDD），其右心房和右心室均起搏，有 2 个间期固定的钉样信号。心电图上的排列顺序为钉样信号→起搏的 P 波→钉样信号→起搏的 QRS 波。QRS 波的形态类似于 VVI。

（四）心房同步心室起搏

心房同步心室起搏（atrial synchronous ventricular pacing，VAT）感知心房，起搏右心室，每个钉样信号前面有一个自身的 P 波，后面紧跟一个起搏的 QRS 波，QRS 波的形态类似于 VVI。心电图上的排列顺序为自身 P 波→钉样信号→起搏的 QRS 波。

（五）双心室三腔起搏器

在右心房和右心室电极基础上，经冠状静脉窦再放一根电极到左心室心外膜下同时起搏左心室，心电图类似于 DDD，QRS 波会更窄一些甚至接近正常，使不同步的左、右心室尽量同步收缩，以纠正由于心电活动异常所导致的血流动力学异常，可改善慢性心功能不全。目前主要用于左、右心室收缩不同步的、EF<35%～40%的慢性心力衰竭患者。

近年来随着电子元器件的不断优化升级，计算机功能及遥控技术的发展，依据不同类型患者的要求，起搏器功能设置也日益增多且智能化自动化水平也不断提高，不同类型起搏器的起搏心电图肯定也不同。同一类型起搏器工作模式不同或所设置的参数不同，其起搏心电图亦有差别。因此，在分析起搏心电图以前必须首先了解起搏器的类型、工作模式及各种不同的参数。

（方春梅）

第二章

心血管疾病防治新策略

近年来，对心血管疾病发病机制和防治措施的研究有很大的进展。但是，仍然有许多问题未能得到解决。例如，有些药物虽然能降低血压，但不一定能阻止高血压靶器官的损伤，最终不能阻止高血压并发症的发生；大多数抗心律失常药能有效地消除室性心律失常，但长期使用对伴有室性心律失常的心肌梗死患者的预后并无改善，甚至恶化；强心药能改善心力衰竭患者的心脏功能，但不能改善心力衰竭患者的预后，即不能降低死亡率。这些问题的存在，说明以往心血管疾病的治疗策略尚需要改进，需要找出新的危险因素、提出新的防治策略。

第一节　降低血压波动性

一、血压波动性的基本概念

早在 18 世纪，人们就已经意识到血压不是恒定的，而是在一定范围内波动的。由于技术上的限制，对血压的波动情况缺乏深入的了解。1969 年，英国 Bevan 等首次运用动脉内插管技术对人的血压进行了连续监测。从此，人们对血压的自发性波动有所了解。并且在 80 年代初期逐渐形成了血压波动性（bloodpressure variability，BPV）的概念。BPV 的高低反映血压波动的程度。国内的一些临床书刊把 BPV 翻译成"血压变异性"。BPV 的测定要求血压是连续记录的。测定的时间长短可以根据研究目的而定，长至 24 小时，短至 30 分钟。BPV 的量化指标通常以一段时间内血压均数的标准差（SD）来表示。因为血压有收缩压（SBP）、舒张压（DBP）和平均动脉压（MAP）之分，BPV 也相应地有 SBPV、DBPV 和 MAPV 之分。在没有特别指出时，BPV 一般是指 SBPV。

在 80 年代初形成 BPV 概念的同时，发现高血压患者的 BPV 是高的。换言之，高血压患者不仅血压水平高，而且 BPV 也高。1987 年国际高血压联盟主席意大利学者 Mancia 和他的同事 Parati 报告了 BPV 与高血压患者的靶器官损伤有关。这项报告所显示的 BPV 的临床意义，促使更多的学者对 BPV 研究感兴趣。

但是，动脉内插管技术属于创伤性研究，这使人体的 BPV 研究受到一定的限制。至于用动物来研究 BPV，难度较大。这是因为 BPV 的研究需要动物在清醒状态下连续、长时间地记录血压，这有赖于一项先进技术——计算机化清醒大鼠血压连续监测技术。这项技术的优点是动物清醒不麻醉，接近生理状态；动物可以在有限的范围内活动，避免捆绑制动引起的应激反应；可以长时间连续记录血压；全部数据由计算机处理。这项技术至今仍然是最先进、最实用的技术之一。1988 年，我们在上海建立了计算机化清醒大鼠血压连续监测技术，并立即开始了 BPV 的研究。在 90 年代初期，主要研究了 BPV 的神经体液调控机制。从 1993 年开始，我们将重点放在研究 BPV 与高血压靶器官损伤的关系上。近几年来，我们研究了药物降低 BPV 与器官损伤的关系，提出了把降低 BPV 作为高血压治疗的新策略。本文叙述的有关 BPV 动物实验内容都是我们实验室近几年的研究结果。

二、高血压性靶器官损伤

高血压病的并发症包括脑卒中、心力衰竭、肾衰竭等。近年来，把冠心病也看作是高血压的并发症。这些并发症可以致死或致残。但是，从高血压病的开始到并发症的发生，这个过程是漫长的。在这个过程中，除了高血压本身的小动脉硬化外，机体还发生了许多适应性的变化。例如，为了克服增高的射血阻力、左心室逐渐肥厚等。这些变化，不管起因如何，最终对机体都是不利的，我们把它称为"靶器官损伤"，现在更多的人称为"终末器官损伤"。高血压的靶器官损伤包括左心室肥厚、左心室重构、全身血管重构、肾小球萎缩和肾功能受损等。

高血压的治疗主要是降低血压。据我国的一些临床观察发现，血压（收缩压/舒张压）每降低 9/4mmHg，可以使脑卒中减少 36%、冠心病减少 3%、人群总的主要心血管事件减少 34%，降压治疗的效果是显著的。很明显，这些效果的取得是由于长期的抗高血压药物治疗减轻、阻止或逆转了高血压的靶器官损伤（即器官保护作用）。由于高血压病病因不明，因此我们不可能治根（对因治疗），而只能对症治疗。但是，我们可以这样理解：降压是治标，减轻或阻止靶器官损伤是治本。高血压病如果治疗得当，预后良好。现在有 3 个问题：①在临床实践中是否所有能降低血压的药物都有器官保护作用？②在理论上除了血压水平是靶器官损伤的决定因素外，还有什么因素影响靶器官损伤？③如果有其他因素影响靶器官损伤，干预这些因素是否可以作为高血压病的治疗措施之一？对第一个问题的回答是否定的。血压波动性的研究将回答第二和第三个问题。

三、血压波动性与靶器官损伤

（一）血压不稳定导致器官损伤的直接证据

1987 年意大利学者报道了 BPV 与高血压患者靶器官损伤有关，这使 BPV 的研究具有重要的临床意义。然而，临床研究有一定的局限性。例如靶器官的损伤只能依靠间接指标（心电图、眼底观察等）来判定。我们采用自发性高血压大鼠（SHR）作为研究对象，直接取动物器官作分析，克服了临床研究中采用间接指标判定靶器官损伤的局限性。SHR 养到 60 周（接近老年），在麻醉下插动脉导管和静脉导管。两天后，将动物连到计算机化清醒自由活动大鼠血流动力学监测系统，在动物清醒的状态下，记录 24 小时的血压，计算出 BPV。然后，处死动物，取出动物的心脏、肾脏、主动脉、脑等进行大体观察和显微镜下观察，给出器官损伤的半定量指标——靶器官损伤评分，对 RPV 与靶器官损伤的关系进行分析。在较大样本（n = 50）的 SHR 中，我们发现 BPV 与靶器官损伤的关系最为密切（相关系数达 0.6 以上）。而血压水平与靶器官损伤虽然也相关，但相关系数只有 0.3 左右。

（二）单纯性的 BPV 增高也可导致器官损伤

以上证明 BPV 与靶器官损伤的关系是在高血压的背景下进行的。如果没有高血压的背景，单纯性 BPV 增高是否能引起器官损伤？为回答这个问题，有学者以 SAD 大鼠作为研究对象，用计算机化清醒大鼠血压连续监测技术和形态学计算机图像定量测定法进行研究。SAD 是去窦弓神经（sinoaortic denervation）的缩写。动脉压力感受性反射是维持血压稳定最重要的机制，SAD 就是破坏该反射。SAD 后，动物的血压变得极不稳定，即 BPV 极度增高，而 24 小时的平均血压并不增高。因此，SAD 可被视作单纯 BPV 增高的动物模型。从我们所得到的大量研究结果中发现，单纯性 BPV 增高也可以导致器官损伤。例如 SAD 可导致心肌组织损伤、血管重构、肾损伤等。

（三）BPV 增高在器官损伤中的相对重要性

与血压水平增高引起的器官损伤比较，BPV 增高引起的器官损伤的相对重要性如何？是同样重要，还是不太重要？在我们以往发表的 4 项研究结果中，有 3 项显示 BPV 更重要，另一项显示血压更重要。最近，我们设计了两项实验。一是将 SHR 分两组，一组做 SAD 手术，另一组做假手术；同时将正常血压的 WKY 大鼠也分两组，分别做 SAD 手术与假手术。这样使动物的血压水平和 BPV 在 4 个组间形成不同的层次。血压水平不受 SAD 影响，两组 SHR 明显高于两组 WKY 大鼠；BPV 的高低是 WKY（假手术）＜ WKY（SAD）＝ SHR（假手术）＜ SHR（SAD）。最后，靶器官损伤的评分由低到高依次是：WKY（假手术）＜ WKY（SAD）＜ SHR（假手术）＜ SHR（SAD）。将 4 组动物合在一起做相关性分析，发现 BPV 对器官损伤的贡献高于血压水平。另外一个实验是把 SHR 和正常血压的 SD 大鼠杂交，研究其后代的血压、BPV 和器官损伤。相关性分析的结果显示，与器官损伤的相关系数 BPV 高于血压水平。这些结果显示 BPV 在器官损伤中的重要性不亚于血压水平。

（四）BPV 增高引起的器官损伤的特点

总体上 BPV 增高引起的器官损伤与高血压引起的器官损伤相似，例如心肌肥厚、心肌组织纤维化、血管重构、肾功能受损等。然而，结合时间进程等进行进一步的分析，发现 BPV 增高以引起主动脉肥厚为主要特征，而血压升高以引起左心室肥厚为特征。

（五）血压不稳定导致器官损伤的机制研究

根据我们实验室的工作积累，我们提出了四大机制：①BPV 增高的直接损伤作用，表现为对组织的灌注时高时低，并造成血管内皮细胞的损伤。我们的研究发现，SAD 动物的血管平滑肌的内皮细胞功能确实下降，同时，形态学检查也见到内皮细胞损伤；②体液调节系统被激活，其中肾素血管紧张素系统（RAS）最为重要。我们的研究发现 SAD 大鼠血中血管紧张素 II 浓度正常，但主动脉、心、肾等组织中有升高趋势。用 RT - PCR 技术研究发现，SAD 后 16 周左心室和主动脉的 AT_1 受体的 mRNA 上调；③心肌细胞凋亡增加。我们的研究发现，SAD 大鼠心肌细胞凋亡指数明显增加，与调节凋亡有关的蛋白及其基因的表达发生改变，如 bcl2 降低、Fas、Fas - L、Bas 增高。这些改变从 SAD 后 4～32 周持续存在。正常的心肌细胞死亡有利于心肌纤维化的形成；④炎症反应。我们发现 SAD 大鼠的血浆和组织中一些与炎症有关的因子增高，如 TNF - α、TXB_2、IL - 1 等。用吲哚美辛治疗，使这些炎症因子下降，同时也能部分地阻止 SAD 后的器官损伤。以上四大机制并非相互平行，而是并联与串联的混合。

四、BPV 与高血压的药物治疗

（一） 抗高血压药物对 BPV 的影响

高血压患者或高血压动物表现为血压高同时伴有 BPV 高。常用的抗高血压药物对 BPV 的影响如何，临床研究不多。国外有些报道，用 24 小时动态血压，即每 15 分钟或 20 分钟测一次血压，然后计算 BPV，用来研究药物对 BPV 的影响。这样的方法用于研究 BPV，其准确性不够，不是本文讨论的内容。在急性实验中，我们观察到酮色林、尼群地平、氨氯地平、阿替洛尔、坎地沙坦，以及某些复方制剂均能不同程度地降低 BPV。我们研究较多的是酮色林，一个新型的抗高血压药，具有 $5-HT_2$ 受体阻断作用和轻度的 α_1 受体阻断作用。我们证实它能降低 SHR 的 BPV。在随后的一系列研究中，发现它对 BPV 的影响主要是中枢作用，阻断 $5-HT_2$ 受体，而与 α_1 受体关系不大。在慢性实验中，除了观察药物对 BPV 的影响之外，还观察对器官损伤的影响，见下述。

（二） 抗高血压药物对 BPV 的影响与器官损伤的关系

给成年 SHR 用抗高血压药物治疗 4 个月，然后在清醒状态下记录 24 小时的血压，计算 BPV，并测量 ABR 功能。然后取动物的各主要器官做病理学检查，做出器官损伤的评分。这是研究药物降低 BPV 与器官保护作用关系的最佳研究方法，在患者身上无法进行类似的研究。动物上仅有的几项研究均由本实验室完成：①尼群地平长期治疗降低 SHR 的 BPV，减轻器官损伤。与此相反，肼屈嗪虽然降低血压的程度与尼群地平相仿，但它不降低 BPV（在某些急性实验中甚至增高 BPV），对器官损伤无保护作用；②小剂量的酮色林长期治疗，不降低血压，但显著降低 SHR 的 BPV，明显地改善器官损伤；③尼群地平与阿替洛尔联用，具有明显的器官保护作用，这种作用与其降低 BPV 密切相关；④氨氯地平与阿替洛尔在降低 SHR 的血压和 BPV 上有明显的协同作用，在器官保护方面也有非常明显的协同作用；⑤坎地沙坦能显著地降低 SAD 大鼠的 BPV，具有明显的器官保护作用。这些结果表明降低 BPV 可以作为高血压治疗的新策略。

（三） 降低 BPV 的方法

根据我们的研究结果可以将降低 BPV 的方法归纳为以下三点：①提倡使用长效的抗高血压药物。并不是说所有的长效抗高血压药物都能降低 BPV，因为我们还不知道。但是，有一点是知道的，即短效药物有可能引起药源性血压不稳定。例如一天服用 3～4 次的短效药物，由于血药浓度的变化，可以导致血压的波动；②研究本身能稳定血压的抗高血压药物，如酮色林等；③提倡联合用药，特别是作用机制不一致的两种或多种药物联用可明显地增强稳定血压的效应。如尼群地平和阿替洛尔合用、氨氯地平和阿替洛尔合用、复方氢氯噻嗪等，均能非常明显地降低 BPV。我们对这三种措施的评价是以联合用药为最佳方案，联合用药不但在降低血压方面具备协同作用，而且在稳定血压（降低 BPV）、减轻靶器官损伤等方面也有协同作用。

（池 豪）

第二节　恢复受损的 ABR 功能

一、背景

动脉压力感受性反射（arterial baroreflex，ABR）是心血管活动最重要的调节机制。早期对 ABR 的研究多集中在生理学范畴。近年来，ABR 功能异常与心血管疾病的关系受到了人们的重视。对 ABR 功能异常在心血管疾病中重要性的认识，可粗略地划分为三个阶段。第一阶段：1980 年以前，认为 ABR 功能异常参与高血压的发病机制，人们对 ABR 的研究热情很高。在高血压的病理模型中，其中有一种高血压模型叫"神经源性高血压"，方法就是切断 ABR 的传入神经——去除主动脉神经和颈动脉窦神经（SAD）。第二阶段：80 年代初到 90 年代中期，研究证明 SAD 不引起持续性的高血压。这是由于清醒大鼠和清醒犬 24 小时血压连续监测技术的发展，人们发现，SAD 后 24 小时的血压平均值并不升高，只是血压变得不稳定，亦即 BPV 增高。以前人们测到的高血压，只是反映了动物在血压测量时应激状态下的血压高峰值。因此，神经源性高血压动物模型被取消，但 SAD 方法仍然有用，我们把它作为研究 BPV 的动物模型。这一阶段，ABR 在心血管疾病中的重要性有所下降。第三阶段：90 年代中期至今，对 ABR 功能异常的临床意义的重新认识。

早在 1988 年，意大利学者 La Rovere 等在 78 名男性心肌梗死患者第一次发作后 4 周测量了 ABR 的功能（baroreflex sensitivity，BRS）。经 24 个月的随访，有 6 名死亡。结果发现死亡者的 BRS 明显低于幸存者。如果将患者按 ABR 功能高低来划分，则发现 BRS 高于 3ms/mmHg 的患者死亡率是 3%，而 BRS 低于 3ms/mmHg 的患者的死亡率是 40%。动物实验中也获得类似的结果。同一实验室的 Schwartz 等将 192 条狗的冠脉前降支结扎以引起前壁心肌梗死，于梗死后 4~5 周测量 BRS。随后再短暂地阻断冠脉旋支，其中有 106 条狗产生室颤。它们的 BRS 明显低于不产生室颤的狗。而且易发生室颤的狗，其 BRS 在前降支结扎前就比其他动物的低。时过 10 年，La Rovere 等于 1998 年又报道了他们组织的一次更大规模的多中心研究，观察了 1 284 名患者，得到了类似的结果。

ABR 功能与心力衰竭的预后也有密切关系。经过两年的随访观察，发现反射功能大于 3ms/mmHg，它的死亡率是 27%；如果小于 1.3ms/mmHg，死亡率高达 58%。说明动脉压力感受性反射功能与心力衰竭的预后密切相关。

我们用计算机化清醒大鼠血压连续监测系统研究了自发性高血压大鼠（SHR）的 ABR 功能与器官损伤的关系。研究用 50 周龄的 SHR，在连续记录 24 小时的血压并测定反射功能之后，处死动物，取心、肾、脑、主动脉等作大体检测和病理学检查。结果发现 ABR 功能与器官损伤的关系最为密切。

如果我们直接破坏动脉压力感受性反射（SAD）将对机体产生什么样的影响呢？从 1995 年开始，我们实验室对 SAD 后产生的器官损伤进行了一系列的研究。我们发现，SAD 大鼠可以出现心肌肥厚、肾小球损伤、血管重构等一系列器官损伤的表现。随后又对 SAD 引起的器官损伤的机制进行了研究，发现 SAD 后的器官损伤与下列因素有关：血压波动性升高、肾素－血管紧张素系统激活、心肌细胞凋亡增加以及炎症参与。可见 ABR 功能低下在心血管疾病中非常重要。

二、近期研究成果

(一) ABR 功能与心律失常的关系

在正常血压的 SD 大鼠，用 SAD 的方法破坏 ABR 功能。结果发现，ABR 功能缺陷的大鼠对乌头碱的敏感性增加，室性心律失常容易发生。在 SHR 和里昂株高血压大鼠（LH），与它们相应的对照鼠比较，更容易发生心律失常。心律失常的易发性与 ABR 功能低下有关。

(二) ABR 功能与脑卒中的关系

实验采用有脑卒中倾向的自发性高血压大鼠（SHR－SP）。该动物全部死于脑卒中，雄性动物活 9 个月，雌性动物活 13 个月。在 5～6 个月龄时测 ABR 功能（压力感受性反射敏感性，BRS），然后观察动物的死亡时间。研究发现，以 BRS 0.3ms/mmHg 为界将动物分成两组，两组的生存时间有非常大的差异。在 BRS 测定后 120 天，BRS 在 0.3ms/mmHg 以上的动物的死亡率是 20%，而 BRS 在 0.3ms/mmHg 以下动物的死亡率为 64%。进一步的分析发现 BRS 对脑卒中发生的预测作用超过血压水平的预测作用。

(三) ABR 功能与动脉粥样硬化关系的研究

研究发现，SD 大鼠动脉粥样硬化的发生与 BRS 的高低呈显著的负相关；SAD 动物容易发生动脉粥样硬化，病变的程度比假手术动物显著严重。与假手术动物比较，SAD 动物在喂高脂后，血脂、载脂蛋白等均无改变，而 ICAM－1、VCAM－1 和 C－反应蛋白的表达明显增加。这些变化提示炎症反应是 ABR 功能缺陷导致动脉粥样硬化易发生的机制之一。

此外，还研究了 ABR 功能与休克的关系；ABR 功能与应激性胃溃疡的关系；ABR 功能低下导致血压波动性增高；ABR 功能低下导致心血管疾病预后不良的机制；改善 SHR－SP 的 BRS 的药物等。

三、ABR 功能受损导致心血管疾病预后不良的机制研究

自 1988 年报道 ABR 功能低下与心肌梗死的预后不良有关以来，二十多年过去。已经证明 ABR 功能受损导致心血管疾病的预后不良，但是机制不清楚。我们知道，ABR 反射弧的传出神经是交感神经和迷走神经。当交感神经失调控，BPV 增高，而高 BPV 对机体组织器官的损伤是明显的。用 SAD 手术进行 ABR 功能研究时，这一作用必须考虑。但是，通常人的研究是测定 BRS，我们在动物实验中，BRS 测定是很常用的方法。BRS 所测定的 ABR 功能主要是反射对心率的控制，在这个控制中，80% 以上是迷走神经的作用。早期的研究证明，高血压、糖尿病、心力衰竭、衰老等发生的 ABR 功能减退主要是迷走成分减退，而交感成分往往是正常的。神经活动分反射性活动与紧张性活动，以往的研究已经证明当 ABR 功能缺陷时，迷走神经的反射性活动降低。测定迷走神经的紧张性活动，通常采用阿托品试验。我们发现，正常大鼠注射阿托品后出现很明显的心率加快，而高血压大鼠（ABR 功能低下）或者 SAD（ABR 功能缺失）大鼠这种反应很弱。说明当 ABR 功能缺陷时，迷走神经的紧张性活动也降低。

迷走神经末梢释放的神经递质是乙酰胆碱。通常测定乙酰胆碱转运体以反映有功能的乙酰胆碱。乙酰胆碱除了作为神经递质外，在组织局部也可以合成乙酰胆碱及其转运体。我们的研究发现，当 ABR 功能缺陷时，大脑、心脏、主动脉、下肢血管等组织的乙酰胆碱转运体明显

降低。乙酰胆碱作用于两类受体——M 型受体和 N 型受体。N 是尼古丁的缩写。尼古丁的作用非常广泛，包括抗炎、抗凋亡、抗氧化应激和促进血管新生。其中有些作用是在肿瘤的研究中发现的。根据我们的实验结果，结合文献，上述作用基本上都是由尼古丁 α_7 受体介导的。尼古丁 α_7 受体是 N 型受体的一个亚型，由 5 个 α 亚单位构成。最近，我们重点研究了 ABR 功能与脑卒中关系中的细胞凋亡机制、ABR 功能与心肌梗死关系中的血管新生机制。初步的结果表明，α_7 受体功能不足是解释 ABR 功能低下导致许多心血管疾病预后不良的主要机制。

四、恢复 ABR 功能防治心血管疾病

抗高血压药物酮色林（ketanserin）是一种 $5-HT_{2A}$ 受体阻断剂，兼有轻度的肾上腺素 α_1 受体阻断作用。我们对许多药物进行了研究，发现改善 BRS，酮色林的作用最强。对其作用机制也进行了许多研究，可以表述为：①酮色林的作用是通过阻断 $5-HT_{2A}$ 受体，而非阻断肾上腺素 α_1 受体；②酮色林的作用是直接作用，而非通过降低血压而改善 BRS。因为不降压的小剂量酮色林即可改善 BRS；③酮色林的作用是中枢作用，而非外周作用。因为不能通过血脑屏障的 ritanserin 外周给药无作用，而脑室内给药有效。我们用小剂量的酮色林给 SHR - SP 大鼠终生服用，结果发现，小剂量酮色林可以显著延缓脑卒中的发生。因此，提出把改善 ABR 功能作为脑卒中预防的新策略。

（池　豪）

第三节　炎症与心血管疾病

流行病学研究和动物实验研究均表明，炎症在心血管病（CVD）的发生和发展中起着重要作用。限于篇幅，本文仅就炎症在高血压中的作用和抗炎治疗对心血管疾病的影响作些论述。

一、炎症与高血压

（一）临床研究

大规模前瞻性临床研究发现，高血压患者的血循环中炎症相关因子水平升高，而且这些因子的水平可预测高血压的发生。有研究发现，与正常血压者相比，原发性高血压患者血浆中炎症标记物（如 C - 反应蛋白）、细胞因子（如 TNF - α、IL - 6）、黏附分子（如 P - selectin、sICAM - 1）、趋化因子（如单核细胞趋化蛋白）等水平升高。另外，在临界高血压（120～139/80～90mmHg）患者身上也发现了类似的现象，与对照组比较，他们的血浆 C - 反应蛋白、TNF - α、淀粉状蛋白 - A、同型半胱氨酸水平和白细胞计数均偏高。为了确定这种低度（low - grade）慢性炎症是否可以预测高血压的发生和发展，抑或这种炎症状态是血压升高所造成的结果，研究人员开展了许多前瞻性研究。Engstrom 等的研究涉及 1 796 位没有高血压的正常人，他们发现血浆纤维蛋白素原、α_1 - 抗胰蛋白酶、铜蓝蛋白和 α - 酸性黏蛋白水平偏高的人，后来发展成高血压的危险性也明显偏高。特别是那些同时有三种或以上蛋白水平偏高的人，后来发展成高血压的危险性高于只有一种蛋白水平偏高的人。最近，Sesso 等在一项随访 7.8 年、涉及 20 525 人妇女健康研究中发现，高敏感性 C - 反应蛋白

（hs－CRP）水平可以预测高血压的发生，而且这种现象是不依赖于基础收缩压和舒张压水平的，在那些初始血压水平很低的人身上也能观察到。Niskanen 等在一项随访 11 年的研究也得到了类似结果，他们发现 hs－CRP 水平大于 3.0mg/L 的中年男人发生高血压的危险性高于 hs－CRP 水平小于 1.0mg/L 者。令人感兴趣的是，在这些研究中排除了代谢综合征的因素之后，这种低度炎症状态与高血压发生之间的关系依然具有统计学上的显著意义。

（二）基础研究

依传统观点，高血压作为内皮功能障碍和血管损伤的一个重要决定因素，可促进内皮细胞的炎症激活和动脉壁炎症细胞的募集。确实在研究中发现高血压动物模型的动脉中可出现炎症反应，其特征为细胞因子（IL－6、IL－1、TNF－α）、趋化因子（MCP－1）及黏附分子（ICAM－1、VCAM－1）的表达增加，而且该现象与核因子－kappa B（nuclear factor－kappa B，NF－κB）系统的激活有关。导致这种炎症反应的机制尚不明确，可能与动脉壁的机械应激和体液因子（如 AngⅡ）的促炎症作用有关。众多的基础和临床研究显示，AngⅡ除了调节血管张力之外，在血管壁上还有促炎症反应的功能。AngⅡ可促使 NF－KB 激活，进而触发炎症因子的产生；促进 NADPH 氧化酶激活，释放超氧阴离子等活性氧离子；减少 NO 产生，损害内皮依赖性血管舒张。研究显示，采用 AngⅡ受体阻滞剂（ARB）治疗高血压模型动物可逆转 AngⅡ对内皮功能的大多数有害效应，并减轻血管中的炎症激活水平。这些基础研究结果最近得到了临床研究的印证，临床上采用 ARB 治疗可降低循环血中某些炎症介质（如 IL－6、TNF－α、MCP－1 和 C－反应蛋白）的水平。

最近的一些流行病学研究显示，全身性低度炎症状态在原发性高血压发病之前就已出现。那么炎症是否可以促进高血压的产生？目前，尚不能确定炎症本身是否可导致血管壁功能和结构的变化，并进而触发高血压的产生。但有研究发现某些循环血中炎症因子可能在血管调节中起着一定作用。比如，C－反应蛋白本身就可导致血管内皮功能失常。此外，C－反应蛋白还可与脂蛋白相互作用，促进单核细胞、血管平滑肌细胞和内皮细胞的炎症激活，触发血栓性并发症的产生，可能参与动脉粥样硬化的形成。细胞因子和趋化因子也可参与调节血管平滑肌细胞的增殖和迁移。

收缩压升高、舒张压降低（即脉压加大）被认为是中央动脉硬化的一种表现，硬化动脉的结构变化包括弹性纤维断裂、胶原增生和钙沉积。一般认为，动脉弹性降低是高血压造成的结果，但近来的一些研究显示，动脉硬化的出现可能早于高血压的产生。最近的研究发现，脉搏波速度（大血管扩张性的指标）与循环血中的某些炎症因子（如 C－反应蛋白、IL－6 和 TNF－α）水平密切相关，可见炎症可能参与动脉硬化的形成。

研究表明，自发性高血压大鼠（SHR）的肾脏损伤伴随有肾脏的巨噬细胞和淋巴细胞浸润，这种肾小管间质性炎症在年幼动物中即可观察到，似乎要早于高血压的产生。另有研究显示，阻断 NF－κB 激活可防止 SHR 肾脏中免疫细胞的募集，同时阻止了该动物高血压的发生。所以肾间质免疫细胞浸润有可能在高血压的发生和发展中扮演一定的病理角色。

（三）治疗学意义

目前越来越多的证据表明炎症与高血压及高血压器官损伤密切相关，只是对其中机制还不是非常了解。进一步研究高血压的炎症机制，无疑将有助于探索高血压治疗的新靶点、提出新的治疗策略，以减轻高血压患者的靶器官损伤，减少高血压的发病率和死亡率。最近，我们发现尼古丁 α_7 受体在高血压的器官损伤中起重要作用。该受体的激动剂有可能用于阻止高血压的器官损伤，从而预防并发症的发生。

二、抗炎治疗对心血管疾病的影响

（一）他汀类

他汀类除了有降脂作用外，还可通过抑制巨噬细胞功能产生有效的抗炎作用。他汀类是目前抑制血管炎症最有效的药物。在家兔动脉粥样硬化模型中，阿伐他汀可降低新生内膜炎症和动脉巨噬细胞浸润。

PRINCE（pravastatin inflammation/CRP evaluation）研究是一个前瞻性的一级预防双盲临床研究，涉及 1 702 名没有心血管疾病史的患者，其目的是确定普伐他汀是否有抗炎作用（以 C - 反应蛋白水平为炎症指标）。24 周后，药物治疗组患者的 C - 反应蛋白水平下降 16.9%（$P < 0.001$），而安慰剂组患者的 C - 反应蛋白水平没有变化。其实在药物治疗 12 周后 C - 反应蛋白水平就已显著下降（$P < 0.001$），而且该效应所有亚组中均可观察到，与患者的年龄、是否吸烟、体重指数、基础血脂水平、是否患糖尿病、是否服用阿司匹林等无关。无论在研究开始前还是在研究结束时，C - 反应蛋白水平与 LDL - C 水平之间均不存在相关关系。在一个涉及 1 182 名患者的二级预防研究中，也观察到类似的 C - 反应蛋白水平下降。可见普伐他汀具有不依赖于 LDL - C 水平的抗炎作用。

为期 5 年、涉及 5 742 名患者的 AFCAPS - TexCAPS（air force/texas coronar atherosclerosis prevention study）研究，评价了洛伐他汀在一级预防中是否可预防急性冠状动脉事件。结果显示，C - 反应蛋白水平高的患者，其急性冠状动脉事件发生率也明显偏高。采用洛伐他汀治疗可降低 C - 反应蛋白水平达 14.8%（$P < 0.001$），该效应无法用患者血脂状态的变化进行解释。更重要的是，洛伐他汀可有效预防 C - 反应蛋白水平偏高患者的急性冠状动脉事件，而与患者的基础 LDL - C 水平和 TC：HDL - C 比率无关。还发现，与 C - 反应蛋白水平较低而 LDL - C 水平较高的患者相比较，那些 C - 反应蛋白水平较高而 LDL - C 水平较低患者的急性冠状动脉事件发生率要明显偏高。另外，在 C - 反应蛋白水平偏高的患者中，洛伐他汀的预防急性冠状动脉事件作用也更为明显。

（二）COX - 2 抑制剂

环加氧酶（COX）可将花生四烯酸转化为前列腺素。COX 有两种亚型。COX - 2 在动脉粥样硬化斑块中表达上调，该酶通过诱导金属蛋白酶可能在动脉粥样硬化形成早期起作用。动物实验显示，选择性抑制 COX - 2 可减轻血管的炎症反应．抑制单核细胞浸润，提高粥样硬化斑块的稳定性。在 NUT - 2（the nonsterodal antilnflammatory drugs in unstable angina treatment）研究中，对于无 ST 段抬高的急性冠状动脉综合征患者，美洛昔康（选择性 COX - 2 抑制剂）可降低心绞痛的发生和血管形成术的需要。但 COX - 2 抑制剂无显著的抗血小板活性，而且有些研究显示，COX - 2 抑制剂可能具有一些损害作用。所以，还需要大规模临床研究来进一步阐明 COX - 2 抑制剂在预防心血管疾病中可能具有的风险和益处。

（三）PPAR - γ 激动剂

过氧化物酶体增殖体激活受体 γ（PPAR - γ）是脂蛋白代谢的一个主要调节者，协调着巨噬细胞对 ox－LDL 的摄取和对胆固醇的加工处理。PPAR－γ 在巨噬细胞和泡沫细胞中高度表达。在体外实验中，PPAR－γ 激动剂可抑制内皮细胞因子的生成和黏附分子的表达，也可降低金属蛋白酶的生成并防止该酶结合到动脉粥样硬化斑块上。研究显示，选择性 PPAR－γ 激动剂可促进动脉粥样硬化家兔中粥样硬化斑块的消退和稳定。另有研究发现，PPAR－γ 激动剂可降低 2 型糖尿病患者的 C－反应蛋白水平，而且该药的使用与患者纤溶酶原活化因子抑制剂－1 水平的降低有关，可能会降低心血管疾病的风险。

（郭　攀）

第三章

抗心律失常药

随着射频消融技术的迅速发展，部分心律失常可获根治，但大多数心律失常患者仍以药物治疗为主，因此心律失常的药物治疗依然是临床心律失常预防和治疗的主要措施。

第一节　抗心律失常药物的分类

目前临床广为采用的是改良的 Vaugham Williams 分类法，依据药物的电生理效应将抗心律失常药物分为四大类，其中 I 类可再分为 3 个亚类。

I 类药物：通过阻滞快 Na^+ 通道，降低动作电位 0 相最大上升速率，减慢传导。 I_A 类药物，增加心室不应期和延长 Q-T 间期，包括奎尼丁、普鲁卡因胺和丙吡胺。 I_B 类药物，具中度 Na^+ 通道阻滞作用，缩短动作电位时程和不应期，对 P-R、QRS 和 Q-T 间期影响很小，包括利多卡因、美西律等。 I_C 类药物，为强 Na^+ 通道阻滞剂，减慢传导，延长 P-R 和 QRS 间期，但对 Q-T 间期影响小，包括普罗帕酮、氟卡尼等。

II 类药物：β 受体阻滞剂，对交感活性过度增强的室上性心律失常和室速有效。尽管确切机制尚不清楚，但对于预防心肌梗死后患者的心脏性猝死，β 受体阻滞剂是唯一有效的药物。

III 类药物：主要作用是延长动作电位时程和不应期。包括胺碘酮、索他洛尔、依布利特和多非利特等。

IV 类药物：钙拮抗剂，目前仅维拉帕米和地尔硫䓬具抗心律失常作用。

Vaugham Williams 分类法的不足之处在于：分类过于简化，不能表达同一种药物具有的多种作用；分类不完善，未包括洋地黄、腺苷等药物。Sicilian Gambit 分类法按照药物作用于细胞膜通道、受体与泵的不同加以区分（表 3-1），根据特定的心律失常的发生机制及其薄弱环节，便于选用抗心律失常药物。由于临床上许多心律失常的发生机制可能是推测性的，而且一种心律失常的发生可有多种机制参与，故 SicilianGambit 分类法尚难以在实际中应用。

表 3-1　抗心律失常药物分类表

Vaugham Williams 分类	药物	通道					受体		临床作用			
		Na^+	Ca^{2+}	K^+	α	β	乙酰胆碱能	腺苷能	促心律失常作用	左心室功能	心率	心脏外副作用
I 类　A	奎尼丁	+ +		+ + +	+			+ +		+ + +		+ +
	普鲁卡因胺	+ +		+ +						+ +		+ + +

续　表

Vaugham Williams 分类		药物	通道			受体				临床作用			
			Na$^+$	Ca^{2+}	K$^+$	α	β	乙酰胆碱能	腺苷能	促心律失常作用	左心室功能	心率	心脏外副作用
		丙吡胺	++		++			++		+	↓↓		++
	B	利多卡因	+							+			++
		美西律	+							+			++
	C	普罗帕酮	+++				+			++	↓↓	↓	
		氟卡尼	+++							+++	↓↓		+
Ⅱ类		β受体阻滞剂					+					↓↓	
Ⅲ类		胺碘酮	+	+	+++	+++	++			+		↓	+++
		索他洛尔			+++		+++			+++		↓	+
		依布利特	▲		+++					+++			+
Ⅳ类		维拉帕米		+++							↓↓	↓	+
		地尔硫䓬		++							↓	↓	+
其他		腺苷							▲	+			

注：+、++、+++表示强度力弱、中、强；▲表示激动剂。

（刘　波）

第二节　抗心律失常药物的特点与临床应用

一、Ⅰ类药物

（一）Ⅰ$_A$类药物

1. 奎尼丁

（1）临床应用：奎尼丁为广谱抗心律失常药物，可用于多种室上性与室性心律失常，包括房颤、房扑和室上速的转复，以及室早和室速的治疗。奎尼丁可使心房率减慢，并由于其抗迷走神经作用，可加速房室传导，从而导致心室率增快。房颤患者在应用奎尼丁前应先用洋地黄、普萘洛尔或维拉帕米控制心室率。6个安慰剂对照研究的荟萃分析表明，奎尼丁治疗的房颤患者死亡率略有增加。新近有小样本研究报道，奎尼丁可预防 Brugada 综合征患者室颤再发。由于奎尼丁的毒副作用较大，故现已不再作为室上性和室性心律失常的首选药物。

（2）临床药理学：奎尼丁的口服生物利用度约70%，半衰期为3～19h。50%～90%经肝脏代谢，10%～30%经肾脏排泄。体内可有多种具有活性的代谢产物。

（3）剂量和用法：硫酸奎尼丁的常规有效剂量是800～2 400mg/d，推荐的单次最大剂量为600mg。有效血药浓度为0.7～5.5μg/ml，应根据血药浓度调整奎尼丁的剂量。老年患者由于分布容积减少和清除率降低，应减少药物用量。在肝肾疾病患者，奎尼丁的起始剂量无须调整，但在肝功能障碍患者，由于奎尼丁的蛋白结合率降低，在较低剂量时即可出现毒副作用。静注奎尼丁具有潜在的危险，现已很少应用。

应用奎尼丁转复房颤或房扑时，首剂 0.1g，观察 2h 如无不良反应，可以两种方法进行复律：①0.2g，每 8h 1 次，连续 3d，约 30% 患者可转复窦律。②首日 0.2g，每 2h 1 次，共 5 次；次日 0.3g，每 2h 1 次，共 5 次；第 3 日 0.4g，每 2h 1 次，共 5 次。每次给药前测血压和 Q – T 间期。复律成功后，以有效单次剂量作为维持量，每 6 ~ 8h 给药 1 次。对新近发生的房颤，奎尼丁转复窦律的成功率为 70% ~ 80%。

先天性长 Q – T 间期综合征、低钾血症及既往有尖端扭转型室速（Tdp）发作的患者均禁用奎尼丁，因其可增加 Tdp 复发危险。对于心力衰竭患者，奎尼丁有促心律失常作用，并可诱发洋地黄毒性反应，应从小剂量开始应用。与强心苷合用时，强心苷要减小剂量并进行浓度监测，同时血钾浓度应维持在 4mmol/L 以上。奎尼丁的直接负性肌力作用常为其扩血管作用所抵消，故心功能不全或心力衰竭患者常能耐受口服奎尼丁。然而，心力衰竭患者如同时伴心动过缓或低钾、低镁，奎尼丁具有诱发 Tdp 的潜在危险。

（4）毒副作用：显著的 Q – T 间期延长可出现在常规剂量甚或较低剂量时，此时发生 Tdp 的危险明显增加。Tdp 是奎尼丁晕厥的原因，可发生于 5% ~ 10% 的患者，并出现于奎尼丁治疗的第 1 日，Tdp 亦是诱发猝死的原因。发生 Tdp 时，心脏起搏或异丙肾上腺素治疗有效。静注硫酸镁也被推荐为起始治疗，但缺乏对照研究资料。

奎尼丁通过阻滞 α 受体产生扩血管作用，故可导致低血压，尤其是在合用硝酸酯或其他扩血管药物的患者。其他副作用包括腹泻、呕吐、耳鸣，个别患者血小板减少；既往有传导系统疾病患者可发生传导阻滞。房扑患者应用奎尼丁，如未先用洋地黄减慢房室传导，奎尼丁的抗迷走神经作用可导致房室传导突然加速使心室率增快。

（5）药物相互作用：西咪替丁可抑制奎尼丁的代谢，而苯巴比妥、镇静催眠药和利福平可加速其代谢。联合应用地高辛与奎尼丁的患者中 20% ~ 40% 出现地高辛中毒。

2. 普鲁卡因胺

（1）临床应用：普鲁卡因胺与奎尼丁相似，对室上性和室性心律失常均有效。尽管两种药物电生理作用相似，但临床疗效却不同，一种药物无效时另一种药物可能有效。普鲁卡因胺可用于急诊控制预激综合征患者的房室折返性心动过速、房颤和房扑，静注可用于转复血流动力学稳定的持续性室速。由于其负荷剂量需在 20min 内缓慢注入，当患者病情危急时其应用受到限制。

（2）作用机制：普鲁卡因胺减慢传导，降低心房肌、心室肌和浦肯野纤维的自律性和兴奋性。由于对 K^+ 通道的作用，它也延长动作电位时程和不应期。与奎尼丁相比，普鲁卡因胺较少引起 Q – T 间期延长。它的代谢产物 N – 乙酰普鲁卡因胺（NAPA）有明显Ⅲ类抗心律失常药物活性，可延长心房肌、心室肌的动作电位时程和不应期，延长 Q – T 间期。

（3）临床药理学：普鲁卡因胺口服吸收迅速，生物利用度为 100%。约 15% 与血浆蛋白结合。在肾功能正常者，普鲁卡因胺的半衰期为 2 ~ 4h，需每 3 ~ 6h 给药 1 次。普鲁卡因胺的有效血浓度为 4 ~ 8μg/ml，NAPA 的有效血浓度为 7 ~ 15μg/ml。应进行血浆浓度监测以决定治疗顺应性和防止毒副作用发生。

（4）剂量和用法：静脉应用时，3min 以上注入 100mg，每隔 5min 1 次，以达总量 1g；或将 1g 加入 5% 葡萄糖液 100ml 中持续静滴 1h。如能耐受负荷剂量而不出现低血压，且 QRS 波群增宽和 Q – T 间期延长均 < 25%，可维持静滴 20 ~ 60μg/（kg·min）（依肾功能变

化而浓度不同)。

当肾功能和心功能正常时,推荐的起始口服剂量是 50μg/ (kg·d),每 6~8h 给药 1 次。由于普鲁卡因胺与 NAPA 的电生理特性不同,应用普鲁卡因胺的患者应监测普鲁卡因胺和 NAPA 的血浓度。肾功能受损患者 NAPA 可能很快即达很高的血浓度,应监测以维持 NA-PA 浓度 <20μg/ml。当肾功能不全或心功能减退时,常用剂量的普鲁卡因胺和 NAPA 有蓄积中毒的危险。

(5) 副作用:40% 患者在开始应用的 6h 内可能因副作用 (包括心律失常加重及发生 Tdp 等) 而停药。普鲁卡因胺禁用于长 Q-T 间期综合征、有 Tdp 史者或低血压的患者。长期服用的患者,15%~20% 发生狼疮样综合征,停药后消退。普鲁卡因胺可致粒细胞缺乏症,用药开始 3 个月内应每 2 周检测血白细胞。长期口服普鲁卡因胺的方法现已很少应用。

(6) 药物相互作用:与奎尼丁不同,普鲁卡因胺不增加地高辛血浓度。西咪替丁和雷尼替丁抑制肾小管分泌,致普鲁卡因胺的清除率降低 10%~15%。

3. 丙吡胺

(1) 临床应用:丙吡胺是广谱抗室上性和室性心律失常药物,抗心律失常特性类似于奎尼丁和普鲁卡因胺。负性肌力作用和抗胆碱作用常限制了其使用。

(2) 剂量和用法:由于可出现心力衰竭和抗胆碱副作用,不推荐使用负荷剂量。有效剂量通常是 100~400mg,每日 2~4 次,每日最大剂量 800mg。

(二) I$_B$ 类药物

1. 利多卡因

(1) 临床应用:利多卡因仍是控制室性心律失常的常用药物。尽管并未降低总死亡率,但利多卡因降低了非急性心肌梗死患者的原发性室颤。然而,急性心肌梗死合并室性心律失常患者,与交感神经阻滞剂 (β 受体阻滞剂或左侧星状神经阻滞) 相比,利多卡因增加死亡率。利多卡因现已不再用作急性心肌梗死患者室性心律失常的预防用药。由于利多卡因复杂的药代动力学,必须对其疗效和毒副作用进行监测。

(2) 作用机制:利多卡因降低 0 相最大上升速度,正常浦肯野纤维的动作电位时程缩短或无改变。利多卡因对正常传导系统作用很小,对异常的传导系统具有多种多样的作用。

(3) 临床药理学:与原药相比,利多卡因的代谢产物较少抗心律失常活性,但与其中枢神经系统副作用有关。利多卡因的抗心律失常作用与药物血浓度相关。正常个体达到稳态血浓度需 8~10h,在心力衰竭与肝脏疾病患者需 20~24h。

(4) 剂量与用法:利多卡因用于快速控制室性心律失常。单剂静注仅具短暂的治疗作用,因为药物很快分布于血浆和心肌之外。对于一个稳定的患者,总的负荷剂量是 3~4mg/kg,在 20~30min 内给予。起始剂量为 1mg/kg,2min 以上注入;8~10min 内可缓慢给予 3 次负荷注射剂量,每次 50mg,2min 以上注入,同时严密观察,以防副作用出现。在给予负荷剂量的同时,开始持续静滴,通常 20~60μg/ (kg·min),以达到所需的 3~5μg/ml 的血浆药物浓度。

即使正常个体,血浆峰值浓度也有很大差异。在给予负荷量时,必须对患者的心电图、血药浓度和精神状态进行监测;一旦出现利多卡因过量表现 (常是短暂的中枢神经系统反应),应立即停止负荷给药。当利多卡因已应用足够剂量,而患者心律失常仍持续存在,或出现明显副作用,或血药浓度在 5~7μg/ml 以上,应使用其他抗心律失常药物。当利多卡

因浓度 <1.5μg/ml 时，治疗作用很小；当浓度 >5μg/ml 时，出现副作用的危险增加。病情稳定后逐渐停用利多卡因，血药浓度在 8~10h 后开始降低。

在肾脏或肝脏疾病患者，利多卡因不需调整起始负荷剂量，然而维持剂量应降低。在肝脏疾病患者，分布容积改变很小，清除半衰期延长 >5h。机械通气情况下，心排血量和肝脏血流量降低，利多卡因剂量应减小。在心力衰竭患者，利多卡因清除率减半，血药浓度可为正常人的 2 倍，故负荷剂量和维持量应减少 50%。

心肌梗死后的患者静脉应用利多卡因 24h 以上，清除半衰期增加 50%，此时应减量应用，并进行监测，以防毒副作用出现。

（5）副作用：中枢神经系统症状最常见。随浓度的逐渐增加，可出现感觉异常、定向障碍、视力模糊、眩晕与嗜睡。快速注射可导致惊厥。利多卡因可抑制心功能，亦可引起窦房结功能障碍、房室传导阻滞与低血压。

（6）药物相互作用：与其他抗心律失常药物合用，可出现对心肌功能与心脏传导的协同抑制作用。与普萘洛尔合用可致利多卡因血药浓度升高。西咪替丁降低肝脏和其他内脏的血流量，降低利多卡因的分布容积，抑制利多卡因经肝酶代谢。

2. 美西律

（1）临床应用：美西律用于治疗室性心律失常，成功率为 6%~60%，但常 <20%。美西律不延长 Q-T 间期，对于有 Tdp 史或长 Q-T 间期综合征的患者，当奎尼丁、索他洛尔、普鲁卡因胺和丙吡胺禁忌时，可应用美西律。

（2）临床药理学：美西律 1 相代谢很少，主要在肝脏代谢，10%~15% 以原形经肾排泄。半衰期为 8~20h（健康个体为 9~12h）。需 1~3d 达稳态血浓度。

（3）剂量和用法：美西律的有效血浓度与毒性血浓度接近，因此剂量不应过大。应从小剂量开始，每隔 2~3d 增加剂量，直到有效或出现副作用，如震颤或中枢神经系统症状。肾功能正常者推荐的起始剂量为 150mg，每 6~8h 1 次。

人群中的清除率差异很大，约 7% 的白人缺乏代谢美西律的 CYP2D6。肾衰竭患者应减量，尤其是肝脏缺乏 CYP2D6 的患者依赖肾脏排泄。在心功能不全和肝功能障碍的患者，半衰期和清除率降低，也应减量。

（4）副作用：美西律的副作用常是剂量相关性的，包括震颤、视觉模糊、眩晕、烦躁、恶心等，常出现血小板减少和抗核抗体阳性。高浓度时窦房结功能障碍患者可出现严重的心动过缓，也可加重心脏传导阻滞。常规口服剂量对心功能无抑制作用，不加重心力衰竭。

（5）药物相互作用：苯巴比妥、苯妥英钠和利福平可增加肝脏对美西律的代谢，从而降低其疗效。美西律降低茶碱的清除率。奎尼丁抑制美西律代谢酶 CYP2D6。

（三）Ic 类药物

1. 普罗帕酮

（1）临床应用：普罗帕酮对多种类型心律失常有效，包括室性和室上性心律失常，如控制室早的有效率为 60%~70%，对室速的有效率约 50%，房颤转复率为 40%~60%，并可有效控制房早及室上速，包括预激综合征患者的房室折返性心动过速等。

（2）临床药理学：普罗帕酮具有强的 Na^+ 通道阻滞作用，同时由于结构上与普萘洛尔相似，可产生具临床意义的 β 肾上腺素能阻滞。口服吸收 >90%，1~2h 起效，3~4h 后血浆浓度达高峰，生物利用度低，个体差异大。剂量增加，生物利用度也增加，因而呈非线性的剂量依赖的药代动力学。有效血浓度为 0.5~2.0μg/ml。主要在肝脏代谢，主要的代谢产物 5-羟基普罗帕酮具抗心律失常效应。缺乏 CYP2D6 的患者清除率降低。在肝脏疾病患者，剂量应减少 70%~80%。

（3）剂量和用法：每日口服剂量为 300~900mg，分 2~4 次给予。静脉用药为 70mg，于 5~10min 内注射，20min 后可重复 1 次，显效后可以 0.5~1.0mg/min 静滴。

（4）副作用：主要副作用为加重心力衰竭、低血压、心动过缓和传导阻滞。其他有头晕、恶心、呕吐、视力模糊、哮喘等。禁用于病态窦房结综合征、高度房室传导阻滞、严重心力衰竭、心源性休克及哮喘患者。普罗帕酮有促心律失常作用，如可发生多形性室速、室颤等。

（5）药物相互作用：奎尼丁、西咪替丁致普罗帕酮浓度增高。苯妥英钠、苯巴比妥、利福平均加强其代谢。普罗帕酮降低华法林的排泄。与 β 受体阻滞剂合用时应谨慎。

2. 氟卡尼

（1）临床应用：氟卡尼对多种室上性和室性心律失常有效。由于氟卡尼增加缺血性心脏病患者的死亡率，故限用于无器质性心脏病患者的室上性心律失常。负性肌力作用限制了其在心功能减退患者中的应用。

（2）临床药理学：主要被肝脏 CYP2D6 代谢为无药理活性的产物。由于有相当一部分氟卡尼被肾脏清除，因此肝酶缺乏对其药代动力学影响较小，除非患者有肾功能不全。

（3）剂量和用法：室上速患者，起始剂量 50mg，每 12h 1 次；4d 后根据临床反应，可调整剂量为 100~150mg，每 12h 1 次。由于白人中约 7% 缺乏 CYP2D6，因此所有肾功能不全患者均应从小剂量开始，小心增加剂量。

（4）副作用：即使在推荐剂量内，氟卡尼也能产生促心律失常作用，尤其是在严重心脏病患者中。氟卡尼可致多数患者的左心室功能降低；在窦房结病变患者，氟卡尼可加重窦房结功能障碍；氟卡尼也延长 QRS 间期和 P-R 间期。氟卡尼使起搏阈值增加 200%，在依赖起搏器的患者需慎用；也增加 ICD 患者的除颤阈值。

（5）药物相互作用：西咪替丁降低氟卡尼的清除半衰期。地高辛、普萘洛尔和胺碘酮使其血药浓度升高。

二、Ⅱ类药物（β受体阻滞剂）

1. 作用特点　β 受体阻滞剂通过拮抗 β 受体阻滞肾上腺素能。很少有对比研究以评价不同 β 受体阻滞剂抗心律失常的相对剂量。通常认为它们对过度交感刺激（如嗜铬细胞瘤）所致的心律失常，或对运动或急性心肌梗死相关的心律失常有效。β 受体阻滞剂通过 2 种作用发挥抗心律失常效应：阻滞突触后心脏受体和膜稳定作用。在离体实验中直接的膜稳定作用使动作电位缩短，但这需远高于临床所能达到的浓度。

2. 临床应用　β 受体阻滞剂如普萘洛尔、阿替洛尔和美托洛尔通常对室上性心律失常有效，例如房室结折返性心动过速、房颤和房扑。艾司洛尔为超短效 β 受体阻滞剂，半衰期仅 9min，对暂时减慢房颤或房扑心室率有效（如手术后）。

在大多数先天性长 Q-T 间期综合征患者，β 受体阻滞剂可有效预防危及生命的心律失常，尤其是那些症状与肾上腺素能刺激有关的患者。

在持续性室速患者，尽管通常认为 β 受体阻滞剂是无效或禁忌的，然而临床上常证实其可有效地防止室速再发，尤其是与其他药物合用时。对于控制室早，尽管它们并不总是有效，但常能减轻心悸症状。更为重要的是，β受体阻滞剂可降低心肌梗死患者的猝死危险。

3. 剂量和用法　β受体阻滞剂治疗心律失常的剂量通常与治疗高血压、心绞痛的剂量相仿。口服起始剂量为：美托洛尔 25mg，每日 2 次；普萘洛尔 10mg，每日 3 次；阿替洛尔 12.5～20mg，每日 2～3 次。根据治疗反应和心率增减剂量。在某些患者，需要大剂量以抑制室性心律失常（相当于普萘洛尔 >320mg/d），但此种剂量常导致疲乏和严重抑郁。艾司洛尔为静注剂，主要用于房颤或房扑时紧急控制心室率，负荷量为 0.5mg/kg，1min 内静注，继以 0.05mg/（kg·min）静滴 4min，如 5min 内未获有效反应，重复负荷剂量后继以 0.1mg/（kg·min）静滴 4min。每重复 1 次，维持量增加 0.05mg，但不应 >0.2mg/（kg·min），连续静滴不超过 48h。

4. 副作用　主要为负性肌力作用，可诱发和加重心力衰竭，以及引起与剂量相关的心动过缓、传导阻滞和低血压，诱发支气管痉挛或哮喘，增加外周血管阻力。其他副作用有疲劳、抑郁、失眠、多梦和幻觉。禁用于高度房室传导阻滞、哮喘和阻塞性肺疾病以及有低血糖反应的患者。不宜与维拉帕米合用。

三、Ⅲ类药物

1. 胺碘酮

（1）临床应用：美国 FDA 仅批准胺碘酮用于其他治疗无效的危及生命的室性心律失常。然而，众多研究表明，对于房颤时的复律和（或）减慢心室率、房室结折返性心动过速和预激综合征并发的心动过速等，胺碘酮是有效的。对胺碘酮应用加以限制的主要原因在于，胺碘酮可能导致致死性并发症，难以确定其起效时间，而且胺碘酮与多种药物存在危险的相互作用。陈旧性心肌梗死或心力衰竭患者口服胺碘酮的大规模临床研究结果或为阴性，或猝死率降低，但总死亡率无降低。与Ⅰc类药物不同，胺碘酮不增加这些患者的死亡率。静注胺碘酮可用于危及生命的室速或室颤，低血压是主要的副作用。对于院外心搏骤停患者，胺碘酮增加住院期间存活率而出院存活率无增加。

（2）临床药代动力学：胺碘酮通过胃肠道缓慢吸收，生物利用度可相差 4 倍。胺碘酮主要代谢物为去乙基胺碘酮（DEA），很少以原形从尿液排泄。DEA 的抗心律失常作用与胺碘酮相当或更强，血药浓度为胺碘酮的 0.4～2 倍。静注后血浆半衰期为 4.8～68.2h。由于药物自脂肪和肌肉组织缓慢释放，致血浆清除率缓慢及个体差异性很大，半衰期为 13～103d。

（3）剂量：如不用负荷剂量，胺碘酮需数周至数月才能达到抗心律失常作用。静注或口服负荷剂量能加速达到治疗作用。静脉负荷剂量为 150mg（3～5mg/kg），10min 注入，10～15min 后可重复，随后 1～1.5mg/min 静滴 6h，以后根据病情逐渐减量至 0.5mg/min 维持。24h 总量不超过 1.2g。要注意注射速度及监测血压，并建议进行血浆药物浓度监测。对于在药物浓度下降时室速或室颤再发者，可再次给予 150mg 静注 10min。对于无脉性室速或室颤，可将 300mg 加入 20～30ml 生理盐水或葡萄糖液中静滴，必要时可追加 150mg。常规口服负荷剂量为 0.2g，每日 3 次，共 5～7d；再用 0.2g，每日 2 次，共 5～7d；然后 0.2g（0.1～0.3g），每日 1 次维持。口服治疗时胺碘酮的有效血药浓度通常为 1～2.5μg/ml。如血药浓度长时间在 3～4μg/ml 以上，与毒副作用发生率增高有关。

（4）副作用：胺碘酮静注量 >5mg/kg 时将会降低心肌收缩力和末梢血管阻力，对严重心力衰竭和心脏明显扩大患者，尤其要注意缓慢注射、监测血压。服药期间 Q-T 间期均有不同程度延长，一般不是停药指征。对老年人或窦房结功能低下者，胺碘酮可进一步抑制窦房结，窦性心律 <50 次/min 者宜减量或暂停用药。

胺碘酮的安全性是有争议的。早期报道和长期研究发现其耐受性良好，但美国的经验表明不能耐受者的发生率高，有时是致死性反应。最严重的副作用是致死性间质性肺炎，既往有肺部疾病的患者更为常见，但如果能早期发现，则是可逆的。因此必须注意监测，如每3个月拍摄一次胸片可能有用，系列肺功能测试价值很小。此外，甲亢或甲减见于4%的患者。长期治疗时几乎均可发生角膜色素沉积，可进展至影响视力。一些白人患者可在皮肤暴露部位出现青灰色或蓝色。30%或更多患者可肝脏转氨酶异常升高，少数可进展至黄疸或肝硬化。

（5）药物相互作用：胺碘酮可干扰多种药物的清除，如地高辛、华法林、奎尼丁、普鲁卡因胺、丙吡胺、美西律和普罗帕酮，应摸索这些药物的最小有效剂量。

2. 索他洛尔

（1）临床应用和药理学：索他洛尔阻滞 β 受体，并通过阻滞 IKr 而延长 Q-T 间期和不应期，此两种特性的结合使得索他洛尔可有效控制多种室上性和室性心律失常；然而，索他洛尔增加心肌梗死后室性心律失常患者的电不稳定性。单次给药后峰值浓度出现于 2.5 ~ 4h。半衰期约 12h，以原形从肾脏排泄。

（2）剂量和用法：推荐剂量为 40 ~ 80mg，每 12h 1 次。在肾功能正常者，2 ~ 3d 后可达稳态。如患者无反应而 Q-T 间期 <500ms，可将剂量增加为 80 ~ 160mg，每日 2 次。

索他洛尔以原形经肾脏排泄，如肌酐清除率（Ccr）为 30 ~ 60ml/min，给药间期应延长至 24h；如 Ccr 为 10 ~ 30ml/min，给药间期应延长至 36 ~ 48h。由于存在 Tdp 和心力衰竭加重的可能，心功能减退的患者应减量并严密监测。

（3）副作用：索他洛尔治疗的主要问题是 Tdp，总发生率接近 2%。在女性，心力衰竭和有过持续性室速的患者更为多见（7%）。仔细识别与处理 Tdp 诱发因素（如心动过缓、基础 Q-T 间期延长、心肌缺血、严重心肌病变和低血钾等）可降低 Tdp 发生率。从 80mg/d 开始，逐步小心地增加剂量，监测 Q-T 间期，使其延长不超过 550ms。此外，本药出现心力衰竭或原有心力衰竭恶化的发生率约为 3%。其他还有一些与 β 受体阻滞剂相关的副作用。

（4）药物相互作用：索他洛尔与延长 Q-T 间期的药物合用有增加 Tdp 的危险。

3. 伊布利特

（1）临床应用：可用于快速转复近期发作的房颤或房扑。尚缺乏在其他心律失常或长期（>90d）房颤或房扑的应用研究。不应用于低钾、低镁或 Q-Tc >440ms 的患者。在应用研究中，依布利特首剂 1mg，而后再追加 0.5mg 或 1mg，在 5 ~ 88min 内终止 44% 的心律失常。约 20% 患者对首剂有反应，近 25% 患者对首剂无反应，而对第 2 次注射有反应。

（2）临床药理学：10min 以上静注，半衰期为 2 ~ 12h（平均 6h）。在肝脏经氧化代谢排泄，自循环中快速清除。

（3）剂量和用法：体重 ≥60kg 患者的推荐剂量是 1mg；对于体重 <60kg 的患者，推荐剂量为 0.01mg/kg。10min 后如心律失常未转复，可追加一次相同剂量。

（4）副作用：最严重的副作用是 Tdp，发生率为 1.7%。在女性以及心功能减退或电解质紊乱患者，发生 Tdp 的危险性增加。

4. 多非立特

（1）临床应用：口服多非立特对于转复房颤作用有限，而可有效转复房扑。对于复律后维持窦性心律的作用似乎更大。

（2）临床药理学：口服完全吸收，生物利用度为75%～100%。在肝脏和肾脏等量清除。口服后半衰期为8～10h。在女性清除率下降12%～18%。多非立特主要通过肝脏CYP3A4代谢。静注后对Q-T间期的最大作用滞后于血药浓度峰值9min。

（3）剂量和用法：复律时应根据Ccr口服给药，当Ccr>60ml/min、40～60ml/min、20～40ml/min时，可分别给予0.5mg每日2次、0.25mg每日2次、0.120mg每日2次。Ccr<20ml/min时禁用。维持窦性心律则为0.1～0.5mg，每日2次。用药同时需监测Q-T间期，当Q-Tc>500ms或较基础值延长>15%时，应减量或停用。

（4）副作用：Tdp发生率约3%。

（5）药物相互作用：不宜与酮康唑、维拉帕米、西咪替丁或氢氯噻嗪等联合应用，尤其当患者肾功能减退时，将使多非立特的血药浓度升高。

5. 阿奇利特

（1）临床应用：阿奇利特显著降低房颤和室上速的发生率，显著延长房颤和房扑的复发时间，并减轻房颤再发时的症状，这些作用均呈剂量依赖性。在急性心肌梗死猝死高危患者（左心室射血分数15%～35%，心率变异指数≤20），阿奇利特对总死亡率的影响是中性的，但显著降低1年后房颤的发生率。

（2）临床药理学：为第3代Ⅲ类抗心律失常药物，同时阻滞IKr和IKs而延长心肌动作电位时程和有效不应期，促心律失常作用低于其他抗心律失常药物。口服吸收完全，峰浓度出现于服药后约7h，与蛋白结合率约94%，半衰期为4d。大部分通过肝脏代谢，约10%经肾脏清除。

（3）剂量和用法：常用给药方法是100～125mg/d，1次顿服。

（4）副作用：偶见室早和室速，个别患者发生Tdp。心外不良反应最常见的是头痛，其次为疲乏、呼吸困难。

（5）药物相互作用：使地高辛的吸收率和清除率轻度升高，但无临床意义，无须调整剂量。与华法林合用时，也未见明显药代动力学改变。

四、钙拮抗剂

维拉帕米和地尔硫草对室上性心律失常有效，用于房颤和房扑以减慢心室率，以及用于治疗和预防房室结折返性心动过速。静注地尔硫草可用于暂时减慢房颤或房扑时的快速心室率，但在临床对照研究中其复律作用并不高于安慰剂。维拉帕米禁用于预激综合征合并房颤和房扑的患者。维拉帕米还可有效终止儿茶酚胺敏感性室速。维拉帕米急诊应用的常规剂量为2.5～5mg，5min内静注；如需要，10～30min后可追加1～2剂，最大剂量20mg。地尔硫草常以0.25～0.35mg/kg，10min内静注，随后5～15mg/h静滴，持续24h。

五、其他抗心律失常药物

1. 腺苷

（1）临床应用和药理学：通过直接减慢房室结传导，腺苷可有效终止房室结折返性心动过速。腺苷选择性作用于房室结的作用短暂，可用于作为窄或宽 QRS 波群心动过速的鉴别诊断工具。然而，最好在应用任何药物前做出正确诊断，以避免药物副作用。

快速静注的半衰期是 1.5~10s。腺苷在血浆和细胞内快速代谢为肌苷和一磷酸腺苷。最大的药物作用出现在给药后 10~20s。

（2）剂量和用法：腺苷应通过大静脉快速注射。对于成人，首剂 3~6mg，1~2s 内注入。如心律失常持续，可再次以 6~12mg 在 1~2s 内注入。每次剂量不宜 >15mg。

（3）副作用：腺苷作用时间短，无负性肌力作用，尤在伴结构性心脏病时更应作为首选药物。但腺苷可抑制窦房结自律性，快速静注后可由于明显窦缓、窦性停搏和窦房传导阻滞或暂时性房室传导阻滞甚至室早、短阵室速，而使患者胸闷、头晕，心悸、低血压，应予注意。其他少见副作用包括恶心、头痛、出汗和视力模糊等。所幸由于腺苷清除快，注射后 30~60s 内这些症状即消失，大多无须特殊处理。本药禁用于病态窦房结综合征、Ⅱ度或Ⅲ度房室传导阻滞，除非患者已置入心脏起搏器。

（4）药物相互作用：双嘧达莫（潘生丁）可增强腺苷的作用，可能由于阻断细胞对腺苷的摄取，遂使血浆浓度增高。咖啡因和茶碱则拮抗腺苷的作用。

2. 洋地黄类

（1）临床药理学和临床应用：一般治疗剂量时可抑制心脏传导系统，对房室交界区的抑制最为明显。大剂量时因抑制心脏传导系统和兴奋异位节律点可发生各种心律失常，低血钾时更易发生多种快速性心律失常。另外，洋地黄可直接兴奋迷走神经，减慢房室传导。常用的洋地黄制剂为毛花苷 C（西地兰）、地高辛。

毛花苷 C（西地兰）为静注制剂，尤其适用于心力衰竭患者发生快速心室率的房扑和房颤时。每次 0.2~0.4mg，稀释后静注，10min 后起效，1~2h 后达高峰。如必要，可在 2h 后再追加 1 次。

地高辛 0.125~0.25mg/d，口服后经胃肠道快速吸收，吸收率为 50%~80%，2~3h 后达血药浓度高峰，4~8h 后达最大效应。85% 由肾脏排泄，10%~15% 经肝胆排泄，半衰期为 1.6d。地高辛对于控制房颤患者静息时心室率效果较好，常需合用 β 受体阻滞剂或钙拮抗剂以控制活动时的心室率。有报道洋地黄制剂可缩短房颤时的旁道不应期，故禁用于预激综合征患者并发的房颤和房扑。

（2）副作用：洋地黄的治疗剂量与中毒剂量接近，且个体差异很大，用药应个体化。心肌缺血、缺氧、电解质紊乱尤其是低血钾是引起洋地黄中毒的常见原因。

洋地黄中毒的症状包括恶心、呕吐、厌食、头痛、视力模糊、黄视等。洋地黄中毒可引起各种心律失常，最常见者为室早，多表现为二联律，此时可静脉补充钾镁制剂。但肾功能不全、高钾血症和重度房室传导阻滞患者不宜用钾盐。洋地黄引起房室传导阻滞、窦性心动过缓、窦性停搏时，可静脉注射阿托品。

（3）药物相互作用：洋地黄制剂禁与钙剂合用。新霉素、对氨水杨酸会减少地高辛的吸收。红霉素、奎尼丁、维拉帕米、胺碘酮则使地高辛的血浓度升高。

（刘 波）

第三节　抗心律失常药物的促心律失常作用

抗心律失常药物治疗导致新的心律失常或使原有心律失常加重，称为促心律失常作用。所用药物的剂量低于药物过量或中毒，从而区别于药物中毒或过量导致的心律失常。

促心律失常作用的发生率为 5%～10%。各种抗心律失常药物的发生机制不同，与复极延长、早期后除极导致 Tdp 或减慢心室内传导、易化折返等有关。心力衰竭、已应用洋地黄和利尿剂以及 Q-T 间期延长患者更易发生促心律失常作用。促心律失常作用可表现为快速性心律失常，也可有缓慢性心律失常。促心律失常作用多发生在开始用药后 24～48h，若使用易于发生促心律失常的药物（如奎尼丁、Ⅰc 类药物、索他洛尔等），尤其是在心脏、肝脏功能障碍或有诱因的患者，应严格掌握适应证，并在住院观察下开始给药。

发生促心律失常作用时应及时停药，并按具体心律失常处理，必要时心室起搏，严重血流动力学障碍时可电复律。

（刘　波）

第四章

抗高血压药

第一节　利尿药

利尿药（diuretics）除有利尿作用外，尚有降压作用。利尿药价廉；在小剂量应用时不良反应少，较为安全；对多数高血压患者有效，且不易产生耐药性；可单独应用作为首选药治疗轻度高血压，也可与其他抗高血压药合用治疗中度及重度高血压，因此利尿药仍是目前最常用的抗高血压药。

各种利尿药中以噻嗪类利尿药为最常用。

一、噻嗪类及噻嗪样作用利尿药

1. 氢氯噻嗪（HCTZ）

（1）抗高血压作用：噻嗪类利尿药的抗高血压作用较弱，一般使收缩压、舒张压平均降低约10%，多数患者在用药后2～4周内见效，少数患者需更长时间才出现最大降压作用。对正常人通常无降压作用，对严重高血压患者也常不能达到满意的降压效果，但与其他抗高血压药物合用，能协同或增强其他抗高血压药的降压作用，且可克服这些药物引起的水钠潴留等不良反应。大规模临床试验证明，利尿药可降低高血压并发症如脑卒中、心力衰竭的发病率与死亡率。

（2）应用：利尿药从20世纪50年代后期，就已用于治疗高血压，当时所用剂量较大（HCTZ，25mg，bid），不良反应较多，至90年代初期其应用曾一度下降，以后，其抗高血压应用又回升，主要原因有三个：①通过大量临床观察证明，应用比以往剂量较小的利尿药（氢氯噻嗪12.5～25mg/d）仍具有良好的抗高血压作用，且不良反应较少。噻嗪类的剂量－降压效应曲线坡度较平坦，而其剂量－不良反应曲线坡度较陡，氢氯噻嗪每日剂量在大于50mg时，并不能使降压作用进一步加强，而不良反应却明显增加；②多中心、随机、双盲临床试验证明，以小剂量利尿药作为基础的抗高血压治疗，可使老年高血压患者心血管事件的发生率与死亡率降低；③利尿药使有效血容量减少，这对良好控制高血压具有重要治疗意义。利尿药可单用或与其他抗高血压药如β受体阻断药、ACE抑制剂、钙通道阻滞剂、直接舒张血管药合用治疗各期高血压。老年高血压或合并心衰、单纯收缩期高血压患者、黑色人种（常具有低血浆肾素活性）、肥胖（细胞外液容积常较高）高血压患者，对利尿药的降压反应较好。常用氢氯噻嗪口服，12.5～25mg/次，1次/日，对肾功能正常的高血压患者能产生良好的降压作用，且较少产生低血钾及其他代谢方面（如对脂质代谢及葡萄糖耐受性的影响等）的不良反应。噻嗪类的降压作用高峰出现较缓慢，故给药后需耐心观察。

同类药物苄氟噻嗪（bcndrofluazide）的作用比氢氯噻嗪强 10 倍，1.25mg 相当于氢氯噻嗪 12.5mg。环戊噻嗪（cyclopenthiazide）的作用更强，125μg 的作用相当于氢氯噻嗪 10mg。

（3）不良反应：大剂量利尿药可引起低血钾、低血镁、高血糖、高尿酸血症，并引起血浆脂质代谢的改变：总胆固醇（TC）、低密度脂蛋白胆固醇（LDL－C）、极低密度脂蛋白胆固醇（VLDL－C）、三酰甘油（TG）增高，勃起功能障碍（阳痿）等，但现在临床上用于抗高血压的利尿药剂量较小（如氢氯噻嗪 12.5～25mg/次，1 次/日），因此，一般无明显上述不良反应。高脂血症及有痛风病史者忌用。

2. 氯噻酮　为非噻嗪类结构药，但其药理作用与噻嗪类相似，口服 12.5mg/次，1 次/日，也能达降压效果，并可用于老年收缩期高血压患者，其降压作用和不良反应与 HCTZ 相似。

3. 吲达帕胺　吲达帕胺的化学结构与氯酞酮相似，为二氢吲哚衍生物而无噻嗪环。

（1）药理作用：吲达帕胺在肾脏的作用部位与氢氯噻嗪相似，作用于髓袢升支粗段皮质部和始段远曲小管，抑制 Na^+、Cl^-、水的再吸收，其利尿作用比氢氯噻嗪强。对血管平滑肌有直接松弛作用，在离体血管平滑肌标本上，吲达帕胺能抑制 NE、血管紧张素 II（Ang II）所致收缩反应。其扩管作用机制可能与其抑制血管平滑肌细胞外钙离子内流，减少细胞内钙离子，或使血管内皮细胞产生 EDRF 等作用有关。吲达帕胺对高血压患者有良好降压作用，高血压患者口服吲达帕胺（2.5mg/d），在降低血压时，对心脏指数、肾血流量和肾小球滤过率均无明显改变，对脂质代谢与糖代谢也均无不良影响。还有报道吲达帕胺可使 HDL－C 增加，对 TC 及 LDL－C 则不增加，而使 LDL/HDL 比值下降。长期应用有逆转左室肥厚的作用。

（2）应用：适用于轻度及中度高血压，疗效达 69%，不良反应较氢氯噻嗪轻。少数患者用药后，因血中尿酸升高，而诱发痛风发作。治疗高血压，口服 2.5mg/次，1 次/日，也可用其缓释剂（1.5mg/次，1 次/日）。其缓释剂的血药浓度波动较小，易达稳态。吲达帕胺缓释剂 1.5mg/d 的降压疗效与吲达帕胺片剂 2.5mg/d、氨氯地平 5mg/d 的降压疗效相似。吲达帕胺缓释剂较少引起低血钾不良反应。

二、髓袢利尿药

对肾功能正常的高血压患者，髓袢利尿药如呋塞米（furosemide，呋喃苯胺酸）、布美他尼（bumetanide）的抗高血压作用并不比噻嗪类利尿药强，这可能是由于髓袢利尿的作用时间较短，一次给药不足使体内钠负平衡保持 24 小时。但即使一日两次给药，其抗高血压作用仍不如氢氯噻嗪，且产生强烈的利尿作用而不良反应增加。因此髓袢利尿药主要用于高血压危象，在这种情况下静注呋塞米降压作用出现快；也可用于氮质血症的肾功能不全高血压患者。

【托拉塞米】

是一新的髓袢利尿药，可用于治疗心衰及高血压，口服生物利用度＞80%，其消除 $t_{1/2}$ 较长（3～4 小时），在用低于利尿剂量时（口服，2.5mg/次，1 次/日），可治疗轻度至中度原发性高血压，也可与其他抗高血压药合用，其降压疗效与氢氯噻嗪（25mg/d）相似，且不良反应较少。主要不良反应为眩晕、头痛、胃肠道反应、低血压、疲乏等，较少引起低血钾不良反应，对糖及脂质代谢、尿酸排泄也无明显影响。

三、留钾利尿药

留钾利尿药如螺内酯（spironolactone，安体舒通）可用于醛固酮增多症引起的高血压，近年研究还发现，醛固酮可使Ⅰ、Ⅱ型胶原的基因表达增强，胶原合成增多，使心肌间质纤维化及血管壁重构。螺内酯可阻止Ⅰ、Ⅲ型胶原生成，预防和逆转心肌间质纤维化及血管壁重构。氨苯蝶啶（triamterene）、阿米洛利（amiloride）也可与噻嗪类利尿药合用以减少低钾血症的发生。服用钾盐或肾功能不全者禁用留钾利尿药，以防止血钾过高。

（闫奎坡）

第二节　血管紧张素转化酶抑制剂和血管紧张素Ⅱ受体阻断药

肾素血管紧张素系统（renin angiotensin system，RAS）是调节心血管生理功能的重要体液系统，在高血压的病因学中占有重要地位。RAS主要由肾素、血管紧张素及其受体构成。肾素转化血管紧张素原为血管紧张素Ⅰ（Ang Ⅰ），Ang Ⅰ被ACE转化为AngⅡ。AngⅡ作用于AT_1受体，产生收缩血管与促进醛固酮释放等作用，导致血压升高，与高血压发病有关；且与心血管重构、心力衰竭、动脉粥样硬化与肾小球硬化等心血管病的发病有关。

一、血管紧张素转化酶抑制剂

1965年Ferreira等从巴西毒蛇的毒素中发现一种能增强缓激肽作用的肽类物质，称其为缓激肽增强因子，它对降解缓激肽的酶（激肽酶Ⅱ）有抑制作用。以后发现此肽类也能抑制ACE转化Ang Ⅰ为AngⅡ，并证明ACE与激肽酶Ⅱ是同一物质。卡托普利（captopril）是第一个口服有效、用于临床的ACE抑制剂。自1981年卡托普利用于临床以来，ACE抑制剂类药物的发展很快，现已批准在国内、外上市的药物有10余种，正在研制中的有80余种，ACE抑制剂已成为临床上治疗高血压、慢性心功能不全等的重要药物。

1. 卡托普利

（1）药理作用：卡托普利对实验性高血压动物（肾性高血压大鼠、犬，肾素转基因高血压大鼠及自发性高血压大鼠）及高血压患者都有降压作用。卡托普利的降压作用与体内钠盐平衡状态有关，对低钠高肾素活性者，其降压作用较为明显。卡托普利使高血压患者的收缩压、舒张压均降低，在降压早期，血压下降的程度与给药前血浆肾素活性水平、AngⅡ的浓度及给药后血中AngⅡ浓度的降低呈正相关。在连续用药时，血压有较大程度的下降，与给药前血浆肾素活性水平较少相关或甚至并不相关，而与血管中ACE的抑制程度相平行。卡托普利还可减弱因刺激交感神经或注射NE而引起的升压反应。卡托普利的降压作用是由于外周血管扩张、总外周阻力降低所致，心排出量不变或稍增加，降压时不伴有反射性心率加快，可能是取消了AngⅡ对交感神经传递的易化作用所致。肾血管对AngⅡ的收缩反应尤为敏感，因此应用卡托普利后，肾血管阻力降低，肾血流量增加，一般不影响肾小球滤过率，但对低钠、高血浆肾素活性者，则增加其肾小球滤过率。长期应用时脑血管阻力也降低，脑及冠状血管的血流量一般仍能保持。卡托普利能增加大血管的顺应性，有利于其降低高血压患者的收缩压。在降压时，卡托普利使血中 Ang Ⅱ 浓度降低，醛固酮分泌减少。并由于取消了 Ang Ⅱ 对肾素释放的负反馈抑制，血浆肾素活性一般均增高，Ang Ⅱ 的浓度也增高，血清钾浓度可轻度升高，是由于醛固酮分泌减少所致。卡托普利对脂质代谢及血中尿酸均无明显影响。

卡托普利还能逆转高血压左室心肌肥厚和抑制血管平滑肌细胞的肥大和增生，减少细胞外基质，抑制心血管组织重构。在各类抗高血压药物中，ACE 抑制剂逆转左室心肌肥厚的作用最为显著。

卡托普利还能推迟或防止糖尿病性肾病（diabetic nephropathy）的进展，高血压患者常合并糖尿病，出现尿蛋白和肾功能降低。卡托普利能降低肾小球对蛋白的通透性，改善胰岛素依赖性糖尿病的肾脏病变，使尿蛋白减少、肾功能改善。动物实验证明在糖尿病性肾病动物，卡托普利能扩张肾脏出球小动脉，使肾小球囊内压降低，但仍能保持肾血流量，从而改善肾小球损害。

卡托普利能改善慢性心功能不全患者心脏泵血功能，增加心排出量。并通过减轻心脏负荷、扩张冠状血管等作用，降低实验动物急性心肌梗死后梗死面积的扩展及左室的扩大，提高动物存活率。

（2）应用：可单独应用作为抗高血压药的首选药，治疗轻度、中度原发性或肾性高血压，也可与其他抗高血压药物如利尿药、钙通道阻滞剂、α_1 受体阻断药等联合应用。单用时其降压疗效为 50% ~ 60%，在与其他抗高血压药合用时其降压疗效可增至 80% ~ 90%。利尿药使高血压患者的血压呈肾素依赖性，从而与 ACE 抑制剂合用时能明显增强 ACE 抑制剂的降压作用。卡托普利用于高血压，不仅能降低高血压患者的血压，且对高血压的靶器官损害也有保护作用，能逆转高血压左室肥厚和抑制血管平滑肌细胞肥大、增生与重构。老年高血压患者或高血压合并糖尿病患者，服用 ACE 抑制剂比钙通道阻滞剂较少发生心肌梗死与心衰。卡托普利还对肾脏有保护作用，能防止或延缓高血压并发糖尿病性肾病的进展。其他优点有无中枢不良反应；不影响性功能；无水钠潴留作用；不致直立性低血压；连续长期用药不产生耐受性；停药无反跳现象；能改善高血压患者的生活质量等。

用于高血压治疗，先口服小剂量卡托普利（6.25 ~ 12.5mg/次），以免血压陡降，以后 25mg/次，2 ~ 3 次/日。因食物能影响其吸收，因此需在进餐前 1 小时服用。

（3）不良反应：主要不良反应为长期用药时出现的干咳，其发生率为 5% ~ 20%，发生于女性患者中较多。可能与缓激肽、P 物质、前列腺素等在体内的蓄积有关。常发生在给药后 1 周 ~ 6 个月内，对少数不能耐受者可致用药中断，一般在停药后 4 天内干咳消失。其他常见不良反应有皮疹、瘙痒、嗜酸性粒细胞增多、味觉缺失等，但都较短暂，可自行消失。少数患者用药后出现中性粒细胞减少（其发生率约为 0.02%），在肾有实质性病变时较易发生蛋白尿。少数患者（0.1% ~ 0.2%）在服用卡托普利后出现血管神经性水肿，表现为咽喉、唇、口腔等部位急性水肿，常发生于用药后最初几小时内，但停药后症状常会迅速减轻或消失，必要时可用肾上腺素、抗组按药、皮质激素对症治疗。心衰或重度高血压患者，在应用利尿药基础上，首次应用卡托普利时可引起血压陡降，应予注意。卡托普利禁用于双侧肾动脉狭窄患者，因肾动脉狭窄患者依靠 Ang Ⅱ 收缩肾出球小动脉而保持肾小球的滤过率，卡托普利减少 Ang Ⅱ 的生成，取消了这一适应性自动调节机制，可使肾小球滤过率显著降低而致肾衰竭。心衰患者应用大量利尿药时，服用卡托普利也可使肾小球滤过率降低。卡托普利用于肾功能不全患者应适当调整剂量，并在用药后经常检查患者的血液和尿液。一般不会引起血钾过高，但给患者服用补钾或留钾利尿药时应予以注意。卡托普利对胎儿（妊娠中期及末期）有损害，因此，孕妇禁用卡托普利。

2. 依那普利　口服后在肝酯酶作用下，生成二羧酸活性代谢物依那普利拉（enalapril，MK422），对 ACE 的抑制作用比卡托普利强约 10 倍。作用出现较缓慢，口服后 4 ~ 6 小时其作用达高峰，作用维持时间较长，可达 24 小时以上，因此可 1 日给药 1 次。降压时外周血管阻力降低，心率和心排出量则无明显改变，肾血管阻力也降低，肾血流量增加，对肾小球滤过率无明显影响。在长期应用时，能逆转左室肥厚和改善大动脉的顺应性。依那普利对血糖和脂质代谢影响很小。用于抗高血压开始应用剂量为 5mg/d，以后可根据病情，递增至 10 ~ 20mg/次，1 次/日。必要时可与利尿药、β 受体阻断药、钙通道阻滞剂联合应用，肾功能不全者或与利尿药合用时剂量应适当减少。不良反应较少。少数患者用药后出现干咳、头痛、头晕、乏力、腹泻、皮疹、味觉缺失、蛋白尿、白细胞减少、血管神经性水肿等。肾动脉狭窄患者及孕妇禁用。

3. 雷米普利　口服吸收后在肝内代谢成其活性代谢物雷米普利拉（ramiprilat），对 ACE 产生抑制作用，体外试验抑制 ACE 的作用强度与贝那普利拉、喹那普利拉相似。降压作用起效较依那普利快，抑制 ACE 作用时间超过 24 小时。雷米普利对多种实验性高血压动物均有显著持久的降压作用，降低外周血管及肾血管阻力，增加肾血流量。用于轻度至中度高血压患者，口服，2.5 ~ 20mg/次，1 次/日，也可用于慢性心功能不全患者。

4. 赖诺普利　是依那普利的赖氨酸衍生物，是含羧基 ACE 抑制剂。体外试验证明赖诺普利抑制 ACE 的作用稍强于依那普利拉。$t_{1/2}$ 为 12 小时，对 ACE 的抑制作用时间可达 12 ~ 24 小时。主要通过肾清除。治疗高血压常用量为口服 2.5 ~ 20mg/次，1 次/日。

5. 培哚普利（Perindopril）　在体内转化成其活性代谢物培哚普利拉，后者对 ACE 的抑制作用稍强于赖诺普利，降压作用持效时间可达 24 小时以上。治疗高血压，口服，4 ~ 8mg/次，1 次/日。

6. 贝那普利　在体内转化成其活性代谢物贝那普利拉（benazeprilat），为一强效、长效 ACE 抑制剂。体外试验其抑制 ACE 的作用比卡托普利、依那普利拉、赖诺普利及培哚普利拉强。其降压作用在给药后 2 ~ 6 小时达峰值，持效 24 小时以上。用于高血压，口服，10 ~ 20mg/次，1 次/日。

7. 福辛普利（Fosinopril）　在体内转化成其活性代谢物福辛普利拉（fosinoprilat），对 ACE 的抑制作用比卡托普利强，但比其他 ACE 作用弱。消除 $t_{1/2}$ 为 12 小时，经肝及肾消除的量几乎相等。用于治疗高血压，口服，10 ~ 20mg/次，1 次/日。

8. 咪达普利（Imidapril）　在肝内转化为活性代谢物咪达普利拉；其降压作用比卡托普利强，而与依那普利的作用强度相似，降压作用时间也比卡托普利长。长期应用尚可减轻慢性心衰患者的运动能力和 1 型糖尿病患者尿蛋白排出率。消除 $t_{1/2}$ 为 8 小时，主要经肾排泄。用于治疗高血压，口服，5 ~ 10mg/次，1 次/日。

其他 ACE 抑制剂如群多普利（trandopril）、西拉普利（cilazapril，抑平舒，一平苏，inhibace）、喹那普利（quinapril，accupril）、地拉普利（delapril，压得克，adecut）、阿拉普利（alacepril）等也可用于高血压治疗。

二、血管紧张素Ⅱ受体阻断药

1971 年发现血管紧张素肽类似物沙拉新（saralasin）能有效拮抗 AngⅡ的作用，但口服时生物利用度低，必须静脉注射给药，半衰期短，且有内在活性，对血管紧张素受体是一部分激动剂，因此其临床应用受限制。1982 年，非肽类血管紧张素受体（AT）阻断药的化学合成研究工作取得重要进展，发现先导化合物咪唑 - 5 - 乙酸衍生物（S - 8307、S - 8308）在大鼠能拮抗 AngⅡ的升压作用，虽其作用较弱，但对 AT 受体具有高度特异性，且无内在活性。以后在此基础上，化学合成了第一个可供口服的非肽类血管紧张素受体阻断药氯沙坦（losartan），并在 1995 年被批准用于临床。随后有一批"沙坦"类（ - sartan）药物相继上市，如缬沙坦（valsartan）、厄贝沙坦（irbesartan）、坎地沙坦（candesartan）、依普罗沙坦（eprosartan）、替米沙坦（telmisartan）等。

血管紧张素Ⅱ受体可分为 AT_1 及 AT_2 两种亚型受体。AT_1 受体对氯沙坦（losartan）、缬沙坦（valsartan）的亲和力高（Ki≤50nmol/L）；AT_2 受体对 PD123319 的亲和力高（Ki < 10nmol/L）。AngⅡ的绝大多数作用是由 AT_1 受体介导的，而有关 AT_2 受体介导的生理功能至今还未全阐明。目前临床上用于治疗高血压的药物是 AT_1 受体阻断药。

1. 氯沙坦

（1）药理作用：氯沙坦对 AT_1 受体有选择性阻断作用，对 AT_1 受体的亲和力比其对 AT_2 受体的亲和力高 20 000 ~ 30 000 倍。放射配体结合试验测定，氯沙坦抑制 $[^{125}I]$ AngⅡ与 AT_2 受体结合的 IC = 20.8nmol/L。在离体家兔主动脉条氯沙坦以竞争性拮抗方式抑制 AngⅡ引起的收缩反应，pA_2 = 8.48。EXP3174 是氯沙坦的活性代谢物，其阻断 AT_1 受体作用比氯沙坦强 10 ~ 40 倍，在离体家兔主动脉条以非竞争性拮抗作用方式抑制 AngⅡ引起的收缩反应，pA_2 = 10.09。在肾性高血压大鼠或清醒自发性高血压大鼠，灌胃给药或静脉注射氯沙坦均有降压作用。在肾素转基因大鼠 $[TGR（mREN_2）27]$ 给予氯沙坦 10mg/（kg·d）口服，连续 1 个月，在使血压下降的同时，血浆中肾素活性及 AngⅡ浓度升高。给麻醉的自发性高血压大鼠静脉注射氯沙坦 10mg/kg，使血压下降而对心率及心排出量均无影响。健康志愿者口服氯沙坦 40mg，耐受性良好，且能抑制静脉注射外源性 Ang Ⅰ 或 AngⅡ所致升压反应。氯沙坦（口服，50mg/次，1 次/日）用于高血压患者其抗高血压疗效与依那普利（口服，20mg 次，1 次/日）相似，给药后 3 ~ 6 小时达最大降压作用，可持效 24 小时。高血压患者每日口服氯沙坦 54mg，降压谷/峰比值可达 60%。利尿药氢氯噻嗪与氯沙坦合用有协同作用，能增强氯沙坦的降压作用。在自发性高血压大鼠，氯沙坦长期用药还能抑制左室心肌肥厚和血管壁增厚。

氯沙坦对肾脏血流动力学的影响与 ACE 抑制剂相似，氯沙坦能拮抗 AngⅡ对肾脏入球小动脉与出球小动脉的收缩作用。在肾素活性增高的大鼠，氯沙坦增加肾血流量与肾小球滤过率，并减少近曲小管对水分与 NaCl 的再吸收。氯沙坦对高血压、糖尿病合并肾功能不全患者也有保护作用。氯沙坦对肾脏还有促进尿酸的排泄作用，这对高血压患者应用利尿药有可能引起高尿酸血症者是有利的。

（2）应用：可用于高血压的治疗。单用时其降压疗效与利尿药、β 受体阻断药、钙通道阻滞剂、ACE 抑制剂相似，有效率可达 50% ~ 60%；在与利尿药合用时，其有效率增至 80%。氯沙坦也可用作抗高血压药的首选药物，或用于服用 ACE 抑制剂出现剧烈干咳而不能耐受的高血压患者。

氯沙坦用于抗高血压的常用量为口服，50mg/次，1～2次/日。将一日剂量增加至100mg以上，并不相应增加其降压作用。如未达到满意的降压效果（140/90mmHg以下），可合用氢氯噻嗪（12.5mg/d），或改用其他作用类型的抗高血压药。对已用大剂量利尿药或血容量减少者，应适当减少氯沙坦的剂量（25mg/次，1次/日）。禁用于孕妇、哺乳妇女及肾动脉狭窄者。低血压、严重肾功能不全及肝病患者慎用。本药应避免与补钾或留钾利尿药合用。

（3）不良反应：氯沙坦耐受性良好，不良反应较少。可引起头晕以及剂量相关性体位性低血压。罕见皮疹、荨麻疹、血管神经性水肿〔包括面、唇和（或）舌肿胀〕、腹泻及偏头痛，偶有高血钾，罕见ALT升高。低血压及电解质/体液平衡失调血管容量不足的患者（例如应用大剂量利尿药治疗的患者）可发生症状性低血压。

2. 缬沙坦

（1）药理作用：在离体兔主动脉条，缬沙坦剂量依赖性抑制AngⅡ引起的收缩反应，IC50值为1.4nmol/L。放射配体结合试验证明，缬沙坦对AT_1受体有高度亲和力，缬沙坦阻断〔^{125}I〕标记的AngⅡ与大鼠主动脉平滑肌细胞AT_1受体的结合的K值为2.4nmol/L，对AT_1受体的亲和力比其对AT_2受体的亲和力强24 000倍。给清醒肾性高血压大鼠灌胃给药，缬沙坦使血压下降30mmHg（ED30）的剂量为1.4mg/kg，灌胃给药后4小时达最大降压值，降压持续时间超过24小时，对心率则无明显影响。原发性高血压患者口服缬沙坦80mg，在给药后4～6小时获最大降压效果，亦可持续24小时，且不改变收缩压与舒张压的正常昼夜变化节律，降压的谷/峰比值达69%。随机双盲临床试验比较缬沙坦80mg（1次/日）和氨氯地平5mg（1次/日）的降压疗效相似。动物实验表明，缬沙坦长期给药也能逆转左室肥厚和血管壁增厚。原发性高血压合并左室肥厚患者服用缬沙坦80mg/d，连续8个月，超声心动图检查证实可使左室重量指数（LVMI）下降。

（2）应用：轻度、中度原发性高血压口服缬沙坦80mg/d，其降压疗效与依那普利20mg/d、氨氯地平5mg/d的疗效相似。缬沙坦口服，80mg/次，1次/日。如降压疗效不满意，可将剂量增至160mg/次，1次/日，或合用其他降压药（如氢氯噻嗪）。缬沙坦与氢氯噻嗪的复方制剂含缬沙坦80mg，氢氯噻嗪12.5mg或缬沙坦160mg，氢氯噻嗪12.5mg。

（3）不良反应：不良反应发生率较低，主要有头痛、头晕、疲劳等，咳嗽与安慰剂组相似，且不引起首剂低血压反应。低钠或血容量不足、肾动脉狭窄、严重肾功能不全、胆汁性肝硬化或胆道梗阻患者，服用缬沙坦有可能引起低血压的危险。用药期应慎用留钾利尿药与补钾药。妊娠与哺乳妇女禁用。

3. 厄贝沙坦 厄贝沙坦是一强效、长效的AT_1受体阻断药。放射配体结合试验测定厄贝沙坦抑制〔^{125}I〕AngⅡ与AT_1受体结合的IC_{50}为1.7nmol/L + 0.6nmol/L，对AT_1受体的选择性比AT_2受体高8 500～10 000倍。厄贝沙坦对AT_1受体的亲和力比氯沙坦强约10倍，而比氯沙坦的活性代谢物EXP3174作用稍强。在离体家兔主动脉条，厄贝沙坦拮抗AngⅡ引起的收缩反应呈非竞争性拮抗方式。健康志愿者分别口服厄贝沙坦150mg、缬沙坦80mg、氯沙坦50mg，在给药后4小时均能抑制静脉注射AngⅡ的升压反应，但厄贝沙坦的抑制作用强于氯沙坦、缬沙坦，其作用时间也较长（>24小时）。原发性高血压患者一次口服厄贝沙坦150mg，给药后3～4小时降压作用达峰值，持效24小时以上。24小时动态血压检测，厄贝沙坦的降压谷/峰比值，收缩压为68%，舒张压为76%。厄贝沙坦还能抑制AngⅡ对离体血管平滑肌细胞的促增生作用，并能逆转高血压动物的左室肥厚。厄贝沙坦能舒张肾血管，但不降低肾小球滤过率。对实验性肾衰竭大鼠，厄贝沙坦能改善肾小球硬化与减少尿蛋白排出。

口服易吸收，生物利用度为60%~80%，其吸收不受食物的影响，给药后1.5~2小时血浆药物浓度达峰值。厄贝沙坦不需经体内转化为活性代谢物，血浆蛋白结合率为90%，消除半衰期为11~15小时。在体内主要经肝脏细胞色素P450（CYP）2C9氧化代谢，部分药物随尿及粪便排出体外。

可用于各期高血压的治疗，可单用或与其他抗高血压药物合用。其降压疗效与ACE抑制剂依那普利相似，氢氯噻嗪能增强其降压作用。厄贝沙坦用于高血压合并糖尿病性肾病患者，能减轻肾损害，减少尿蛋白，加肌酐清除率。

厄贝沙坦用于抗高血压的常用量为口服，150mg/次，1次/日，最高剂量为300mg/d。对因使用利尿药或血液透析而引起低钠与低血容量者，初用量应降为75mg/次，1次/日。如降压疗效不满意，可合用氢氯噻嗪（12.5mg/d）。对老年人及轻度肝、肾功能不良者一般不必调整剂量。

4. 坎地沙坦　坎地沙坦是坎地沙坦酯（candesartan cilexetil）的活性代谢物，对AT_1受体具有强效、长效、选择性较高等特点。它对AT_1受体的亲和力比氯沙坦强50~80倍。在离体家兔主动脉条以非竞争性拮抗方式抑制Ang II引起的收缩反应。高血压患者口服坎地沙坦酯4~16mg/次，1次/日，使收缩压、舒张压剂量依赖性下降，其降压效果可持续24小时以上。降压谷/峰比值超过80%。坎地沙坦与氯沙坦比较，氯沙坦的剂量–降压效应曲线较为平坦，在超过50mg/d时其剂量依赖性降压作用关系表现较差。长期治疗能逆转左室肥厚，对肾脏也有保护作用，对肾功能损害大鼠，能减少尿蛋白和改善肾功能。

口服生物利用度为42%，食物不影响其吸收。血浆蛋白结合率为99.5%。口服后在体内迅速水解为其活性代谢物坎地沙坦，后者的血浆半衰期为3~11小时。坎地沙坦经肾及胆汁排出体外。

可用于高血压的治疗，坎地沙坦酯8mg/d的降压疗效与依那普利20mg/d、氯沙坦50mg/d、氨氯地平5mg/d、氢氯噻嗪25mg/d的疗效相似。坎地沙坦酯与氨氯地平（5mg/d）或利尿药氢氯噻嗪（12.5~25mg/d）合用，有协同降压作用。

用于抗高血压的常用量为口服，坎地沙坦酯片剂8~16mg/次，1次/日。中度或重度肝、肾功能不全者应适当调整给药剂量。禁忌证同其他AT_1受体阻断药。

不良反应较少，头痛、眩晕、疲乏等不良反应的发生率与安慰剂组相似，咳嗽的发生率也显著低于服用依那普利组患者。

（范　影）

第三节　钙通道阻滞药

钙通道阻滞药（calcium channel blocker）又称钙拮抗剂（calcium antagonists），是一组在化学结构上可有很大不同的药物，但它们均能选择性阻滞电压依赖性钙通道的跨膜Ca^{2+}内流。现广泛用于治疗高血压、心绞痛、心律失常等疾病。

一、钙通道阻滞药概述

（1）药理作用：钙通道阻滞药作用于 L 型钙通道的 α_1 亚单位，后者（分子量为 16.5 万）已克隆，具有电压敏感区与离子通道功能。α_1 亚单位含有钙通道阻滞药的特异性结合部位。钙通道阻滞药能阻滞胞外 Ca^{2+} 经钙通道的跨膜内流，降低血管平滑肌细胞内游离 Ca^{2+}，从而使血管平滑肌松弛。在离体血管平滑肌标本实验中，钙通道阻滞药能抑制高钾去极化引起的收缩反应，一般认为高钾去极化引起的收缩反应是依赖于胞外 Ca^{2+} 的跨膜内流。用膜片钳实验方法也可证明钙通道阻滞药能抑制慢内向电流 I_{Ca}。其扩张血管作用主要发生于阻力血管（小动脉），钙通道阻滞药对骨骼肌血管及冠状动脉有明显扩张血管作用，对胃肠道、脑、肾等内脏的血管也有扩张作用。虽然二氢吡啶类药物可引起脸部皮肤潮红不良反应，但钙通道阻滞药对皮肤血管一般仅有轻度扩张作用。钙通道阻滞药不仅有扩张血管作用，并能减弱血管收缩物质如 NE 及 Ang II 的升压反应，拮抗内皮素对血管平滑肌的收缩反应；增加大血管的顺应性。钙通道阻滞药对静脉系统无扩张作用，此可解释其用于临床治疗高血压时，无明显直立性低血压不良反应。钙拮抗剂对实验性高血压动物及高血压患者均有降压作用，其抗高血压作用主要是由于扩张小动脉、降低外周血管阻力所致。从血流动力学角度分析，原发性高血压患者主要表现为外周血管阻力增加，并在长期病程中，使心排出量降低，钙通道阻滞药能扩张小动脉，降低外周阻力，因此，用于高血压治疗有其合理性。速效、短效的二氢吡啶类钙通道阻滞药如硝苯地平（nifedipine）的片剂或胶囊，口服后降压作用出现快，作用维持时间短，在降压时常伴有反射性心率增快，引起心悸。一些新的二氢吡啶类钙通道阻滞药如氨氯地平、拉西地平等对血管平滑肌的选择性较高，而对心肌收缩性及房室传导功能的影响较小。氨氯地平、拉西地平及硝苯地平的缓释剂或控释剂（硝苯地平 GITS）口服，也有良好降压效果，且具有缓效、长效作用，降压作用起效较慢，引起反射性心率增快反应也相应减少，降压作用维持时间较长。维拉帕米、地尔硫䓬由于其对心脏的直接负性作用较强，在降压时不引起反射性心率增快作用，而使心率与房室传导减慢。钙通道阻滞药一般在降低血压同时，并不降低重要器官如心、脑、肾的血流量，有时甚至改善之。尼莫地平及尼索地平分别对脑血管及冠状血管有较高的选择性扩张作用，增加脑血管及冠状动脉的血流量。马尼地平（manidipine）则对肾血管有选择性扩张作用。

钙通道阻滞药在用药第 1 周有利尿作用，可累积丢失 8～10g 钠盐（不伴有钾的排泄增加）。在大鼠离体肾脏灌流标本上，在有血管收缩剂如去甲肾上腺素存在时，硝苯地平能抑制肾小管细胞对 Na^+ 的再吸收，并能选择性扩张肾脏入球小动脉，增加肾小球滤过率，具有"内在性利尿作用"。因此钙通道阻滞药与血管舒张药如米诺地尔、肼屈嗪不同，在降压时不引起水钠潴留。钙通道阻滞药一般不引起脂质代谢、血中尿酸及葡萄糖耐受性的改变，长期应用可逆转高血压患者的心肌肥厚和抑制血管壁重构，但这一作用不如卡托普利显著。在动物实验中还发现钙通道阻滞药能减少动脉粥样硬化病灶。

（2）应用：钙通道阻滞药不仅能降低高血压患者的血压水平，还能使脑卒中、心血管事件的发生率与死亡率降低。钙通道阻滞药可单独应用作为一线抗高血压药，也可与其他抗高血压药（利尿药、β 受体阻断药、ACE 抑制剂）合用。已有一系列具有不同药效学及药动学特征的钙通道阻滞药及其缓释剂或控释剂可供临床应用治疗高血压（表 4 - 1）。

表 4 - 1　选择性钙通道阻滞药的分类

药物（药物选择性）	第一代	第二代		第三代
		新制剂	新化学结构	
二氢吡啶类*	硝苯地平（nifedipine）	硝苯地平 SR	伊拉地平（isradipine）	氨氯地平（amlodipine）
（动脉＞心脏）	尼卡地平（nicardipine）	硝苯地平 GITS	马尼地平（manidipine）	拉西地平（lacidipine）
		非洛地平	尼瓦地平（nilvadipine）	乐卡地平（lercanidipine）
		尼卡地平 SR	尼莫地平（nimodipine）	
			尼索地平（nisodipine）	
			尼群地平（nitrendipine）	
苯烷胺类	维拉帕米（verapamil）	维拉帕米 SR		
（动脉≤心脏）				
地尔硫䓬类	地尔硫䓬（diltiazem）	地尔硫䓬 SR		
（动脉＝心脏）				

注：ER：延缓释放；SR：持续释放；GITS：控制释放。

*二氢吡啶类钙通道阻滞药对血管的选择性作用强度依次为：尼索地平＞尼卡地平、依拉地平、非洛地平＞硝苯地平、氨氯地平。

　　钙通道阻滞药一般对老年人、单纯收缩期高血压、黑色人种、低肾素活性的高血压患者疗效较好，且不影响血糖与脂质代谢，不良反应也较少，对靶器官（心、肾、血管）可能还有保护作用。老年单纯收缩期高血压患者服用钙通道阻滞药较少发生脑卒中。高血压合并冠心病患者应避免过度降压与引起反射性心率增快，因此不应使用短效钙通道阻滞药。对应用β受体阻断药无效或有β受体阻断药禁忌证的患者，可选用维拉帕米或地尔硫䓬。钙通道阻滞药也可用于高血压合并糖尿病患者，因其对糖、脂质代谢及肾功能均无不良影响。维拉帕米或地尔硫䓬可用于高血压伴有窦性或室上性心动过速患者。钙通道阻滞药还可用于由环孢素（cyclosporin）引起的高血压及高血压合并雷诺氏症或偏头痛患者。

　　钙通道阻滞药的另一适应证为蛛网膜下出血，蛛网膜下出血可引起脑血管痉挛，并有发展为脑梗死的危险，可应用尼莫地平解除脑血管痉挛。钙通道阻滞药对难治性高血压也有良好的降压作用，硝苯地平也可用于高血压危象，但开始应用时，口服一次剂量不宜超过 5mg，以免血压急剧下降，引起脑缺血，尤其是对老年高血压患者。

　　钙通道阻滞药与β受体阻断药合用时，β受体阻断药可减弱硝苯地平等药物引起的反射性心率增快作用，而硝苯地平可减少β受体阻断药引起的雷诺氏症发作。钙通道阻滞药与ACE 抑制剂合用，降压效力加强，可用于中度或重度高血压。维拉帕米与β受体阻断药合用时对心脏的抑制有协同作用，并使房室传导时间显著延长，故禁用。

　　（3）不良反应：钙通道阻滞药的不良反应主要与其过度血管扩张有关，如硝苯地平可引起反射性心率增快、头痛、脸部潮红、踝部水肿（毛细血管前血管扩张而不是水钠潴留所致）。短效、速效二氢吡啶类钙通道阻滞药不宜用于高血压合并冠心病患者，也不宜应用大剂量治疗原发性高血压患者。维拉帕米可抑制心脏传导系统和引起便秘（可能与维拉帕米引起多种受体包括 5 - HT 受体的阻断作用有关）。还有报道钙通道阻滞药长期应用可引起牙龈增生，故应用时需注意口腔卫生。

二、常见钙通道阻滞药

1. 硝苯地平 硝苯地平是作用较强的速效、短效钙通道阻滞药，作用于细胞膜 L 型钙通道外侧入口处，减少通道开放数目，阻滞胞外 Ca^{2+} 内流，降低胞内游离 Ca^{2+} 的浓度而使血管平滑肌松弛、血压下降。对高血压实验动物及轻度、中度高血压患者均有降压作用，对严重高血压也有效。高血压患者口服或舌下含服硝苯地平片剂 10mg，于给药后 20~30 分钟（口服）及 3~15 分钟（舌下给药）出现最大降压作用，血管阻力降低（前臂血流量增加）、心率增快。硝苯地平片剂口服易吸收，且较完全，首过效应显著，生物利用度为 65%，血浆蛋白结合率为 92%~95%，表观分布容积（Vd）为 1.32L/kg，$t_{1/2}$ 为 2.5 小时。主要在肝内代谢，其代谢物可随尿排出体外，仅少量原形药物由肾排泄。给药后血药浓度及血压波动较大，易反射性兴奋交感神经引起心率增快、心悸不良反应，因此除少数急需降压者外，一般已不用，现常用者为硝苯地平的缓释剂或控释剂。硝苯地平缓释剂——硝苯地平缓释片（nifedipine retard，伲福达，艾可地平，nifuda，ecodipine）；或硝苯地平控释剂——硝苯地平控释片（拜新同控释片，adalat GITS）口服吸收较慢，血中药物浓度达峰值时间（t_{max}）分别为 2.5~5 及 6 小时，而一般制剂 tmax 为 0.5 小时。服用硝苯地平的缓释片剂 20mg/次，2 次/日，或硝苯地平的控释剂、硝苯地平 GITS（gastrointestinal therapeutic system），30mg/次，1 次/日，也可使高血压患者的血压下降，且由于硝苯地平缓释剂或控释剂口服吸收及起效较慢、血中药物浓度峰值较低，引起心率增快等不良反应较少。

2. 氨氯地平 氨氯地平也是一作用较强的钙通道阻滞药，口服后起效较慢，降压作用维持时间较长。一次口服 5mg，血药峰值浓度为 3ng/ml。给药后 6~12 小时血药浓度达高峰，表观分布容积为 21L/kg，消除半衰期为 35~45 小时。每日给药一次，连续给药 7~8 日后血药浓度达稳态。主要在肝内代谢，仅约 5% 原形药物由尿液排出。肝功能不良者慎用。氨氯地平也可用于心绞痛患者。

3. 粉防己碱 粉防己碱是防己科植物粉防己根中的主要生物碱，属双苄基异喹啉类化合物。

粉防己碱主要用于治疗早期轻度高血压，亦可用于重症高血压及高血压危象。对正常麻醉动物及清醒实验性高血压动物均有明显降压作用。粉防己碱口服 100mg/次，3 次/日，有良好的降压效果。对重度及高血压危象可静脉注射，120~180mg/次，2 次/日。口服粉防己碱治疗高血压不良反应较轻、较少，少数患者服药后有嗜睡、乏力、恶心及上腹部不适等。个别人服后大便次数增加，停药后症状可缓解。静脉注射部位可能发生疼痛或静脉，而且速度宜慢，以免血压剧降。

（范 影）

第四节 肾上腺素受体阻断药

肾上腺素受体阻断药包括 β 受体阻断药、α_1 受体阻断药及 α、β 受体阻断药，其中以 β 受体阻断药较为常用，且可用做抗高血压的首选药。α_1 受体阻断药适用于高血压合并前列腺肥大患者。

一、β 受体阻断药

(一) β 受体阻断药概述

β 受体阻断药除用于治疗心绞痛及心律失常外，也常用于治疗高血压。β 受体阻断药治疗高血压价廉安全、有效，大规模临床试验证明其亦能降低心血管并发症（脑卒中与心肌梗死）的发生率和死亡率，因此，仍是目前常用的抗高血压药。

（1）抗高血压作用：其降压作用强度与噻嗪类利尿药相似。无内在拟交感活性（intrinsic sympathomimetic activity，ISA）的 β 受体阻断药如普萘洛尔在用药初期，使心率减慢、心排出量降低，外周血管阻力增加。后者可能是由于对血管 β_2 受体的阻断作用，加上心脏功能受到抑制反射性兴奋交感神经、激动血管 α_1 受体的结果。血压不变或略降，除脑外多数器官的血流量（包括冠状动脉的总血流量）均降低，肾血流量及肾小球滤过率也轻度降低。在长期用药时外周血管阻力减低，心排出量仍降低而未恢复到给药前水平，因此收缩压及舒张压均下降。具有 ISA 的 β 受体阻断药如吲哚洛尔对静息心率的影响较小，心排出量降低的程度也较少，可能通过激动外周血管 β_2 受体而使血管舒张，血压下降与外周血管阻力的降低呈相应关系。

（2）降压作用机制：各种 β 受体阻断药均具有抗高血压作用，一般认为 β 受体阻断药的抗高血压作用主要与其 β 受体阻断作用有关。但关于其降压的确切作用机制仍未取得一致意见，可能是通过多种作用途径而产生降压作用，现摘要介绍如下：

1）降低心排出量：β 受体阻断药（除某些具有 ISA 的 β 受体阻断药外）抑制心肌收缩性，减慢心率，使心排出量减少因而降低血压。但给药后这一作用出现较迅速，而降压作用出现较缓慢，心排出量的降低与降压作用的时程及程度并无相应关系。

2）抑制肾素的释放：β 受体阻断药通过其 β 受体阻断作用抑制肾素释放，阻碍肾素－血管紧张素－醛固酮系统对血压的调节而发挥其抗高血压作用，但吲哚洛尔能降低血压而对血浆肾素活性影响很少。

3）中枢作用：动物实验证明脑室内注射微量 β 受体阻断药引起血压下降、心率减慢与外周交感神经冲动发放减少，因而认为 β 受体阻断药通过改变中枢性血压调节机制而产生降压作用。但一些脂溶性低而难以通过血脑屏障的 β 受体阻断药如索他洛尔、阿替洛尔等口服时也有良好的降压作用。

4）阻断突触前膜 β 受体：一般认为突触前膜 β 受体属 β_2 亚型，对突触前膜 β 受体的阻断作用使交感神经末梢释放去甲肾上腺素减少。

（3）应用：β 受体阻断药常用于原发性高血压，可单独应用作为抗高血压的首选药，也可与其他抗高血压药如利尿药、ACE 抑制剂、钙通道阻滞剂、α_1 受体阻断药合用；对年轻高血压患者、心排出量及肾素活性偏高者疗效较好，心肌梗死后患者、高血压伴有心绞痛、偏头痛、焦虑也是应用 β 受体阻断药的适应证。与其他抗高血压药物相比，其优点为不引起直立性低血压，较少引起头痛和心悸，且与利尿药合用时对多数高血压患者有效。但对黑色人种高血压患者的疗效较差，高血压合并有变异型心绞痛患者也不用 β 受体阻断药。高血压患者选用何种 β 受体阻断药为宜，取决于 β 受体阻断药的药效及药代动力学特性及高血压患者的具体情况如有无其他并发症等。常用于抗高血压的 β 受体阻断药有普萘洛尔、美托洛尔、阿替洛尔、比索洛尔、倍他洛尔、纳多洛尔等。

(4) 不良反应：普萘洛尔可使血浆 TG 中度升高，HDL - C 降低，但不改变血浆 TC。具有 ISA 的 β 受体阻断药及拉贝洛尔（兼有 α 受体阻断作用）对血脂代谢无显著影响，高血压伴有高血脂者应慎用无 ISA 的 β 受体阻断药。

高血压合并糖尿病的患者，应用非选择性 β 受体阻断药在发生胰岛素低血糖反应时，血糖恢复至正常水平的速率延缓。选择性 β_1 受体阻断药及具有 ISA 的 β 受体阻断药对低血糖反应的代偿机制影响较小。

高血压患者长期应用 β 受体阻断药，骤然停药，可使心绞痛加剧，甚至诱发急性心肌梗死，血压升高甚至超过给药前水平。因此，高血压患者长期应用 β 受体阻断药停药时必须逐渐减量（减药过程 10 ~ 14 天）。

普萘洛尔降低肾血流量及肾小球滤过率，故高血压伴有肾病患者应用普萘洛尔时需注意定期测定肌酐及尿素氮水平。纳多洛尔可能通过其多巴胺样作用在降低心排出量的同时仍能保持肾脏血流量。

（二）常见 β 受体阻断药

1. 普萘洛尔　普萘洛尔对 β_1 及 β_2 受体有相等的亲和力，缺乏 ISA。口服吸收完全，肝脏首关效应显著，且个体差异较大，因此口服后血中药物浓度个体差异可达 20 倍。虽 $t_{1/2}$ 较短（约为 4 小时），但降压作用持续时间较长，因此可一日给药两次。普萘洛尔用于高血压开始应用小剂量，口服 20mg/d，以后可根据病情逐渐增量，直到出现满意疗效为止，国内普萘洛尔治疗高血压最高剂量为 80 ~ 160mg/d（分 2 ~ 3 次给药）。普萘洛尔最大降压作用出现较晚，常需数周时间。

2. 美托洛尔　对 β_1 受体有选择性阻断作用，但缺乏 ISA。口服易吸收，治疗高血压开始用药剂量，口服酒石酸美托洛尔片剂，50mg/次，1 次/日，维持量为 100mg/d（分两次给药）。美托洛尔的控释剂能有效地控制 24 小时血中药物浓度于恒定水平，可一日给药一次（50 ~ 100mg/次），且不良反应较少。

3. 阿替洛尔　也是一选择性 β_1 受体阻断药，缺乏 ISA。治疗高血压剂量为开始口服 12.5mg/次，1 ~ 2 次/日，以后可逐渐增加剂量至 50mg/次，2 次/日。老年高血压患者及肾功能不良者，应适当减少用量。

4. 比索洛尔　对 β_1 受体的选择性比阿替洛尔高，缺乏 ISA。口服易吸收，治疗高血压可口服富马酸比索洛尔（片剂），常用剂量为 2.5 ~ 10mg/次，1 次/日，最高剂量不超过 20mg/d。虽对 β_1 受体选择性较高，但哮喘患者仍需慎用。

5. 倍他洛尔　为作用较强与长时作用的 β 受体阻断药，对 β_1 受体的选择性比阿替洛尔、美托洛尔高；其 β 受体阻断作用强度也比普萘洛尔高，缺乏 ISA。消除 $t_{1/2}$ 较长（13 ~ 24 小时）。治疗高血压，常用剂量为 5 ~ 20mg/次，1 次/日，口服。

6. 纳多洛尔（Nadolol）　纳多洛尔对 β_1 及 β_2 受体的亲和力近似，缺乏膜稳定作用及 ISA，其特点为 $t_{1/2}$ 较长（17 ~ 24 小时），是一长时作用的 β_1 受体阻断药。治疗高血压初用剂量为口服，40mg/d，以后可根据病情适当增加剂量（一般治疗量为 40 ~ 80mg/d），可一日给药一次，肾功能不全时药物在体内蓄积，故剂量应适当减少。

二、α_1 受体阻断药

酚妥拉明及酚苄明曾用于治疗高血压，但因其对 α_1 及 α_2 受体的选择性差，常引起心率

加速等不良反应，因此目前除用于治疗嗜铬细胞瘤及充血性心力衰竭外，已不作为抗高血压药。仅 α_1 受体阻断药哌唑嗪、多沙唑嗪、特拉唑嗪等能选择性阻断血管平滑肌突触后膜 α_1 受体，用于治疗高血压，不良反应较少。

1. 哌唑嗪　哌唑嗪是喹唑啉衍生物，为选择性 α_1 受体阻断药。

（1）药理作用：哌唑嗪对小动脉及静脉血管均有舒张作用，高血压患者服用哌唑嗪在降压时使外周血管阻力降低，心排出量略升或不变，对肾血流量及肾小球滤过率无明显影响。长期应用时能改善脂质代谢，降低 TC、TG、LDL－C，升高 HDL－C；对糖代谢无影响。膀胱颈、前列腺包膜和腺体、尿道均有 α 受体，哌唑嗪可通过阻断 α 受体而使前列腺增生患者排尿困难症状减轻。

（2）应用：哌唑嗪可单独应用治疗轻度至中度原发性高血压或肾性高血压。对妊娠、肾功能不良或合并有糖尿病、呼吸系统疾病的高血压患者均无不良影响，对高血压合并前列腺肥大的老年患者，哌唑嗪在降压同时，能改善排尿困难症状。治疗高血压开始应用剂量为 0.5~1mg/次，2~3 次/日（首剂为 0.5mg，睡前服），连用两周，然后逐渐增加剂量，一般治疗量为 2~20mg/d（分为一日 2~3 次服用），大多数患者超过 20mg/d，并不相应增加疗效。对于重度高血压哌唑嗪常与利尿药、β 受体阻断药合用，以增强降压效果。哌唑嗪与利尿药合用时，剂量应适当减小，对肝病患者也应适当减小剂量。

（3）不良反应：主要不良反应为首次应用时出现的所谓"首剂现象"，表现为严重的直立性低血压、眩晕、晕厥、心悸等，在首次给药后 30~90 分钟出现。这可能是由于阻滞内脏交感神经的收缩血管作用，使静脉舒张、回心血量减少所引起的。低钠饮食与合用 β 受体阻断药的患者较易发生。如果将首次剂量改为 0.5mg 临睡前服用，一般可防止或减轻这种不良反应。在给哌唑嗪前一天停止使用利尿药，也可减轻"首剂现象"。其他不良反应如头痛、嗜睡、心悸、口干、鼻塞、性功能障碍、乏力等，常在连续用药过程中自行减少。

2. 特拉唑嗪　特拉唑嗪的化学结构与哌唑嗪相似，对血管平滑肌突触后 α_1 受体有选择性阻断作用，但作用强度比哌唑嗪稍弱，其特点是消除 $t_{1/2}$ 较长，约为 12 小时，因此可一日给药 1 次。口服吸收完全，生物利用度约为 90%，因此易于控制用药剂量。给药后 1~2 小时血中药物浓度达峰值，主要经肝脏代谢，并随胆汁排泄。可单独应用或与其他抗高血压药如利尿药、β 受体阻断药合用，治疗轻度至中度高血压患者。在降压时对心率并无显著影响，长期应用也能改善血中脂质代谢。特拉唑嗪也可通过阻断膀胱颈、前列腺包膜、尿道 α 受体，改善前列腺肥大患者排尿困难症状。用于抗高血压开始用药剂量为口服 1mg/次，1 次/日，以后随血压水平，可逐渐增加剂量，一般剂量为 2~20mg/次，1 次/日。用于良性前列腺肥大患者，初始剂量为 1mg/d，睡前服用，可渐增至 5~10mg/d。不良反应主要为眩晕、头痛、乏力、鼻黏膜充血等，首剂反应较为少见。

3. 多沙唑嗪　多沙唑嗪对血管平滑肌突触后膜 α_1 受体的阻断作用强度仅为哌唑嗪的 1/2，但作用时间较长。多沙唑嗪通过其扩张血管、降低外周血管阻力而使高血压患者的站位及卧位血压下降，对心率及心排出量均无明显影响，并能增加肾血流量和改善血中脂质代谢。口服易吸收，生物利用度为 62%~69%。口服 1mg 血中药物浓度在 3.6 小时达峰值，主要在肝中经甲基化及羟化代谢，其代谢物可随胆汁排泄，$t_{1/2}$ 为 22 小时。可用于治疗轻度及中度高血压，口服 1~16mg/次，1 次/日，平均维持量为 2~4mg/d，主要不良反应为眩晕、头痛、嗜睡、体位性眩晕等。

4. 曲马唑嗪　曲马唑嗪除对血管平滑肌突触后膜 α_1 受体有选择性阻断作用外，还有直接舒张血管作用。降压作用主要是由于外周血管扩张所致，并能使肾血管阻力降低，对心率无显著影响。口服易吸收，生物利用度为 61%，口服给药后 50～90 分钟血中药物浓度达峰值，消除 $t_{1/2}$ 为 2.7 小时，在体内转运与分布符合二室模型，主要经肝脏代谢，其代谢物及部分原形药物经肾排出。高血压患者口服曲马唑嗪后，降低站位血压较卧位血压更显著，开始用量口服 50mg/次，2 次/日，以后可根据血压水平逐渐增加剂量，一般有效量为 200～350mg/d，引起直立性低血压较为少见。

三、α 受体与 β 受体阻断药

1. 拉贝洛尔　为非选择性 β 受体阻断药，兼有 α_1 受体阻断作用。其异构体地来洛尔（dilevalol）对外周 β_2 受体有 ISA。拉贝洛尔口服或静注对高血压患者都有降压作用，在降低血压和外周阻力时，并不减慢静息时的心率，对心排出量影响也较小。治疗高血压初用剂量为口服，100mg/次，2 次/日，以后可每隔 2～3 天增加 100mg/次，2 次/日，一般维持量为 200～400mg/次，2 次/日。拉贝洛尔也可用于妊娠高血压患者，用于高血压危象，在严密监测血压情况下，静注 20mg（在几分钟内缓慢注射完），以后可视病情适当加量 40～80mg。大剂量可致直立性低血压，但心功能不全及支气管哮喘等不良反应并不常见，少数患者用药后可引起疲乏、眩晕、上腹部不适等症状。

2. 卡维地洛　卡维地洛兼有 α 和 β 受体阻断及钙拮抗作用。临床证实它是新的抗高血压药物，并对心绞痛和慢性充血性心力衰竭有明显疗效。高血压患者口服卡维地洛后，血压下降主要是外周血管阻力降低所致，对心排出量及心率影响较小。其疗效好，不良反应较少，可引起皮疹、眩晕、疲乏等，对患者的血糖、血脂无明显影响。卡维地洛用于治疗轻度及中度高血压，或伴有肾功能不全、糖尿病的高血压患者。开始用药剂量为口服 12.5mg/次，1 次/日，以后可增至 25mg/次，1 次/日，但最高剂量不超过 50mg/d。老年高血压患者应适当减少剂量（12.5mg/d），肝功能不全者忌用。

（段　浩）

第五节　交感神经抑制药

一、主要作用于中枢部位的抗高血压药（中枢性降压药）

1. 可乐定　可乐定是二氯苯胺咪唑啉化合物，曾用做鼻黏膜血管收缩剂，后发现其有明显的降压作用而用做抗高血压药。

（1）药理作用：可乐定的降压作用中等偏强，口服后 30 分钟起效，2～4 小时作用达高峰，持效 12 小时，并能抑制胃肠的分泌与运动，适用于兼有溃疡病的高血压患者。对中枢神经系统有明显的镇静作用。给麻醉动物静脉注射可乐定引起血压双相变化，先出现短暂的升压作用，随后为持久的降压作用，并伴有心率减慢。在口服时则无早期的升压作用而仅有降压作用，降压时心率减慢和心脏每分钟排出量减少，外周血管阻力降低。肾血管阻力可降低，但对肾血流量及肾小球滤过率一般无显著影响。

（2）应用：可用于中度高血压。常用量：口服，最初剂量为 0.075mg/次，2 次/日，以

后递增 0.075mg，一般中度高血压患者用量为 0.2～0.6mg/d，用于重度高血压患者其剂量为 0.6mg/d。可乐定与利尿药合用有协同作用。可乐定不宜用于中枢神经系统处于抑制状态的患者，也不能用于需高度集中注意力的工作者如司机、驾驶员等。肾功能不良患者，药物在体内的消除速度减慢，应适当减少剂量，除用于抗高血压外，可乐定还可用于：

1）减少阿片类药物戒断症状：能减少激动、自主神经系统与心血管系统症状，可乐定的最高剂量可用至 1 200μg/d，但在治疗过程中会出现低血压等不良反应。

2）诊断嗜铬细胞瘤：可乐定能抑制交感神经元 NE 的释放，但不影响肾上腺髓质嗜铬细胞释放儿茶酚胺类物质。原发性高血压或肾上腺嗜铬细胞瘤患者，在口服可乐定 0.3mg 后 3 小时，若血中 NE 浓度未降至 500pg/ml 以下者，提示其可能患有肾上腺嗜铬细胞瘤。

（3）不良反应：常见不良反应有口干、嗜睡、眩晕、便秘等。口干可能是由于激动胆碱能神经突触前膜 α_2 受体使乙酰胆碱释放减少所致。少数患者用药后出现腮腺疼痛，其原因不明。久用可引起水钠潴留，是降压后引起肾血流量及肾小球滤过减少的结果，这使可乐定的降压作用减弱，合用利尿药能避免此缺点。长期服用可乐定突然停药时，可出现短时间的交感神经功能亢进现象，如心悸、出汗、头痛、精神激动、血压突然升高等，血及尿中儿茶酚胺量增加，产生这种停药反应的作用机制目前还不清楚，可能是由于长期服用可乐定后，突触前膜 α_2 受体的敏感性降低，负反馈减弱，突然停药后，NE 释放过多所致。在产生停药反应时可再用可乐定或用 α 受体阻断药酚妥拉明。

（4）药物相互作用：三环类化合物如丙米嗪、去甲丙米嗪及吩噻嗪类药物可在中枢部位通过竞争性拮抗作用，而取消可乐定的降压作用，因此不宜与可乐定合用。

2. 甲基多巴

（1）药理作用：甲基多巴的降压作用与可乐定相似，属中等偏强。可单用或与利尿药合用，对多数高血压患者均有降压效果。降压时伴有心率减慢、心排出量减少和外周血管阻力降低，其中肾血管阻力降低尤为明显。甲基多巴在降压时并不减少肾血流量或肾小球滤过率，因此特别适用于治疗肾功能不良的高血压患者。长期用药时还可逆转左室心肌肥厚。

（2）应用：甲基多巴主要用于中度高血压，尤适用于兼有肾功能不良的患者，常与噻嗪类利尿药合用，也可与其他抗高血压药合用治疗重度高血压。开始应用时，口服 0.25g/次，2 次/日，以后可递增 0.25g，但最高剂量不应超过 3g/d。甲基多巴也可用于妊娠高血压患者。

（3）不良反应：常见不良反应有嗜睡、眩晕、口干、鼻塞、腹泻、性功能障碍等，长期应用时（1 年），有 100%～200% 患者出现 Coomb 试验阳性反应，这是一种自身免疫性反应，其中少数患者出现溶血性贫血，需立即停药，停药后可缓慢恢复。肝细胞损害也可出现在长期用药过程中，但常发生于用药初期（两个月内），其症状类似于病毒性肝炎，如疲乏、畏食、血中转氨酶升高等，停药后可恢复，肝病患者忌用。

（4）药物相互作用：甲基多巴与三环类抗抑郁药合用，将失去其降压作用。与氟烷合用时应注意两者都对肝脏有毒性。甲基多巴具有增强氟哌啶醇的抗精神失常作用。甲基多巴尚可拮抗左旋多巴的治疗作用。

3. 胍法辛　胍法辛口服易吸收，其降压作用强度较可乐定为弱，其剂量比可乐定大 7～10 倍，但因其 $t_{1/2}$ 较长（21 小时），降压作用持续时间比可乐定长，可一日给药一次。适用于治疗中度高血压患者，尤其是老年高血压患者，可单用或与利尿药合用。其不良反应与可乐定相似，但停药反应较少。

胍那苄口服也易吸收，肝脏首过效应较为显著，血药浓度在口服后 2～5 小时达峰值，在体内迅速被代谢，羟化和葡萄糖酸结合是其主要代谢途径，$t_{1/2}$ 为 4～6 小时，其代谢物主要经肾脏排泄。可用于治疗轻度至中度高血压。一般初用剂量为 4mg/次，2 次/日，可每 1～2 周增加 4～8mg，最高剂量为 64mg/d。不良反应与可乐定相似，但停药反应较少，不引起水钠潴留，胍那苄作用于肾脏 α_2 受体，抑制肾小管细胞对 Na^+ 及水的再吸收，并抑制抗利尿素的分泌而有利尿作用，长期用药时可使高血压患者体重轻度降低。对脂质代谢无不良影响，甚至轻度降低血中胆固醇。对肝肾功能一般也无明显影响。

4. 莫索尼定　莫索尼定属第二代中枢性降压药，选择性作用于中枢 RVLM I_1 咪唑啉受体。同类药物尚有雷美尼定（rilmenidine），但后者对 I_1 咪唑啉受体的选择性及作用强度均不及莫索尼定。

（1）药理作用：莫索尼定对 I_1 咪唑啉受体有高度选择性和亲和力。在放射配体结合试验中根据所采用的组织标本、动物种类与放射配体的不同，莫索尼定对 I_1 咪唑啉受体的亲和力比其对 α_2 受体的亲和力强 40～600 倍。

给 SD 大鼠 RVLM 部位微量注射莫索尼定，其降压强度与莫索尼定对 RVLM I_1 咪唑啉受体的亲和力呈正相关。莫索尼定可通过激动 RVLM I_1 咪唑啉受体而使外周交感神经活性降低、血管扩张和血压下降。给自发性高血压大鼠 RVLM 区域注射微量（50pmol）莫索尼定也可引起显著降压作用，并可被预先使用 I_1 咪唑啉受体阻断药 efaroxan 所拮抗，α_2 受体阻断药 SK&F86466 的拮抗作用则较弱。

高血压患者一次口服 0.2～0.4mg 莫索尼定，在给药后 2～4 小时血压下降达最低值，可使收缩压、舒张压分别降低 10%～15% 及 10%～18%，持效 24 小时。血压下降主要是由于外周血管阻力降低所致，对心率、心排出量、搏出量及肺动脉压均无明显影响。在血压降低时，血中 NE、肾上腺素浓度、肾素活性也下降。莫索尼定对脂质代谢无不良影响，且可改善胰岛素抗性及对血糖的控制。莫索尼定还可通过其作用于肾脏 I_1 咪唑啉受体而产生排钠利尿作用。长期用药时（6 个月以上）能逆转高血压患者左室心肌肥厚。用于慢性心功能不全，可降低后负荷、改善心搏出量。

（2）应用：可用于治疗轻度至中度高血压患者。口服 0.2mg/次，1～2 次/日，其降压疗效与可乐定 0.2mg/次，1～2 次/日，或硝苯地平缓释剂 20mg/次，1～2 次/日，阿替洛尔 50～100mg/d，依那普利 10～20mg/d 的疗效相等，剂量增加 1 倍时（0.4mg/d），有效率可达 80%。

（3）不良反应：对高血压患者莫索尼定的抗高血压作用强度与可乐定相似，但由于莫索尼定对中枢及外周 α_2 受体的作用较弱，因此嗜睡、口干等不良反应比可乐定少见。长期用药突然停药时，也未见停药反应。少数患者用药后，出现眩晕、消化道不适症状。

二、交感神经末梢抑制药

交感神经末梢抑制药作用于去甲肾上腺素能神经末梢部位，耗竭其递质 NE，阻滞外周去甲肾上腺素能神经对血管平滑肌的收缩作用，从而降低血压。

1. 利血平　利血平是夹竹桃科萝芙木根中的一种生物碱。中国萝芙木（Rauwoljia vertcillata）生长于云南、广东、广西及海南岛等地，根中含有生物碱利血平、阿马利新

（ajmalicine）、阿马林（ajmaline）、萝芙碱（raunescine）、育亨宾（yohimbine）等。中国萝芙木所含的总生物碱制剂称"降压灵"，降压灵（verticilum）的降压作用较利血平为弱，不良反应较少，可用于早期轻度高血压。

（1）药理作用：利血平有轻度降压作用。作用缓慢而持久，口服治疗量约经 1 周才开始出现降压作用，2~3 周达最高效应，停药后尚能持效 3~4 周，肌内注射 4 小时后作用达高峰，静脉注射因能直接舒张小动脉，作用较快，约 1 小时后见效。利血平降压时伴有心率减慢，阿托品可取消利血平减慢心率的作用，但并不影响利血平的降压作用。用药后心排出量及外周血管阻力都降低。利血平每日 0.5mg 已达最大效应，超过此剂量并不能使降压效应进一步加强，只能延长其降压作用时间与增加副作用。对中枢神经系统有镇静、安定作用，类似氯丙嗪而较弱，但不用于精神病的治疗。

（2）应用：利血平对轻度高血压有效，可与利尿药合用。常用量为口服 0.05~0.1mg/次；极量为口服，0.25mg/次，1 次/日。

由于利血平的不良反应较多，现已少用。

（3）不良反应：常见不良反应有鼻塞、乏力、体重增加、心率减慢、嗜睡、胃酸分泌增多、胃肠运动增加和大便次数增多等。这些反应多数是由交感神经功能降低而副交感神经功能相对占优势所引起的。对胃、十二指肠溃疡病患者，能使溃疡病复发或上消化道出血。长期用药后偶见精神抑郁。有溃疡病和精神抑郁病史者忌用利血平。

2. 胍乙啶 胍乙啶的降压作用强而持久，口服后起效较慢，给药后 3~4 日降压作用达高峰，停药后可维持 1~2 周。降压时伴有心率减慢，肾、脑血流量均减少。胍乙啶不易透过血脑屏障，因此无中枢镇静作用。口服吸收慢而不规则，首关效应显著，生物利用度为3%~50%，$t_{1/2}$ 为 5 日，约有 50% 的药物在体内被代谢，其余部分以原形自肾排出。用于治疗舒张压较高的重度高血压患者，开始用量 10mg，1~2 次/日，每 1~2 周随血压水平可增10mg，直至见效（一般为 20~60mg/d），也可用于其他抗高血压药无效的严重高血压病例。胍乙啶的不良反应较多，常见的不良反应为直立性低血压，可致眩晕或晕厥。伴有严重动脉粥样硬化及心、脑、肾供血不足的高血压患者不宜应用，以免降压过甚时引起这些器官的严重供血不足。其他不良反应有头晕、乏力、鼻塞、呕吐、腹泻、男性患者射精困难、水钠潴留等。

三、神经节阻滞剂

神经节阻滞剂阻滞神经冲动在交感神经节中传导，从而产生降压作用，由于舒张动脉及静脉血管使外周阻力降低，回心血量和心排出量减少。因不良反应多且较严重，现已少用，仅短期用于主动脉壁间动脉瘤及外科手术时作控制性降压。可用樟磺咪芬（trimetaphan camsilate，三甲噻吩，阿方那特，arfonad），静脉滴注 0.3~5mg/min，给药后 5 分钟内即降压，停药后 15 分钟内作用即消失，可产生视力模糊、口干、肠麻痹、排尿障碍等不良反应，大剂量时可引起呼吸停止，故静滴剂量不应超过 5mg/min。

（段 浩）

第六节　血管舒张药

一、直接舒张血管药

1. 肼屈嗪

（1）药理作用：能直接松弛小动脉平滑肌，使外周阻力降低和血压下降，对静脉血管的影响较弱。降压时能反射性兴奋交感神经系统，而使心率增加、心收缩力增强，并增加血浆肾素活性与体液潴留，所有这些作用减弱其抗高血压作用。对脑动脉、冠脉、肾动脉也有扩管作用，使肾血流与肾小球滤过率略为增加，而对皮肤血管作用较小。

（2）应用：对中度原发性高血压，合并应用利尿药和β受体阻断药可获得良好疗效。但该药不宜单独应用，老年患者应用此药时须特别注意。合并冠心病患者因可致心肌缺血，亦宜慎用。肼屈嗪可用于妊娠期高血压，但妊娠早期则须慎用，因可与 DNA 结合导致 Ames 试验阳性。有主动脉瘤和心肌缺血患者应视为禁忌证。肼屈嗪口服剂量为 25mg/次，2 次/日。以后按需要可增至 50mg/次，2 次/日。

双肼屈嗪用于高血压口服 12.5～25mg/次，2 次/日。常制成复方制剂应用，如安达血平（阿达芬，adelserpine）、复方降压片、降压静等。

（3）不良反应：口服双肼屈嗪后有两类不良反应。一类与药理作用相关，包括头痛、恶心、脸部潮红、低血压、心悸、心动过速、眩晕与心绞痛等，在单独应用时可致水钠潴留及充血性心力衰竭的发展。当合并应用β受体阻断药与利尿药时，则双肼屈嗪可良好耐受。第二种类型不良反应乃免疫反应所致，长期大量应用可引起红斑性狼疮样综合征，多见于慢乙酰化型女性患者。双肼屈嗪药理作用与肼屈嗪相同，但不良反应较少。

2. 硝普钠

（1）药理作用：硝普钠也是一个直接作用的血管舒张药，且易分解，静脉给药时，立刻产生收缩压与舒张压下降，前后负荷减轻。给药后的血流动力学反应乃由于静脉与动脉阻力减少的合并作用所致。当患者左室功能正常时，静脉淤血对心排出量的影响超过后负荷减轻，于是心排出量倾向下降。相反，若患者左室功能严重受损，而心室舒张性扩张时，硝普钠通过降低动脉阻抗而使心排出量增加。

硝普钠是一个无选择性血管舒张药，对血流的区域分布影响较小。一般而言，肾血流与肾小球滤过率维持不变，血浆肾素活性增加。与其他血管舒张药如肼屈嗪、二氮嗪等不同，硝普钠只轻微增加心率，而心肌氧耗量明显降低。

（2）应用：本药用于高血压急症及高血压危象、高血压脑病、恶性高血压等，以及高血压合并急性心肌梗死或冠状动脉功能不全者。因能减低前负荷与后负荷，使心肌耗氧量下降，从而使心肌缺血减轻，对高血压伴有心衰者亦甚适宜。硝普钠亦常用于麻醉时产生控制性低血压。常用粉针剂，每瓶 50mg，临用前用 5% 葡萄糖液 3～5ml 溶解，再用 500ml 葡萄糖液稀释，在避光输液瓶中静脉滴注。静滴剂量按每分钟 1μg/kg 速度输入，一般不超过每分钟 3μg/kg。配制时间超过 4 小时的溶液不宜使用。

（3）不良反应：常见不良反应有呕吐、出汗、不安、头痛、心悸等。多数是滴注速度过快引起血压下降过低所致，停止给药或减量后可消退。当本药使用时间过长、用量过大，或肾功能减退时，可造成体内硫氰酸盐浓度过高，产生乏力、畏食、恶心、耳鸣、肌痉挛、定向障碍、精神变态、癫痫发作、昏迷等中毒症状。长期使用可导致甲状腺功能减退，同时给予硫代硫酸钠可预防氰化物的蓄积，而药物的效力不受影响。

二、钾通道开放剂

由于实验技术及方法学改进如膜片钳实验方法的建立，发现一些动物毒素如蜂毒明肽（apamin）、卡利多毒素（蝎毒，charybdotoxin）具有特异性阻滞钾通道作用，导致对钾通道开放剂（potassium channel openers）的研究有迅速进展。吡那地尔（pinacidil）、克罗卡林（cromakalim）、尼可地尔（nicorandil）为第一代钾通道开放剂，并正在发展新的钾通道开放剂米诺地尔（minoxidil）及二氮嗪（diazoxide）也有促进血管平滑肌细胞膜钾通道开放作用。

1. 米诺地尔

（1）药理作用：米诺地尔舒张小动脉，降低外周阻力，从而使血压降低，对容量血管无明显作用。其降压作用比肼屈嗪强而持久。降压时也能反射性引起交感神经兴奋，而使心率加快、心收缩力和心排出量增加。血浆肾素分泌也增加，水钠潴留主要是由于肾脏灌流压降低和肾小管对 Na^+ 及水的再吸收增加所致。用药后皮肤、骨骼肌、消化道、心脏等部位的血流量都增加。

关于其降压作用机制，可能是由于米诺地尔在体内代谢为米诺地尔 $N-O$ 硫酸盐，后者激活 ATP 敏感钾通道，使钾通道开放，促进胞内 K^+ 外流，引起血管平滑细胞膜超极化，从而使血管平滑松弛和血压下降。

（2）应用：用于重度原发性和肾性高血压，在应用其他降压药无效时加用本品。治疗高血压开始口服 2.5mg/次，1~2 次/日，逐渐增至 5~10mg/次，1~2 次/日，一般不超过40mg/d。

（3）不良反应：米诺地尔的不良反应较少，有水钠潴留、心率加速等，每日用量 10mg 以上，连用数月 80% 患者出现多毛症（开始于面部，可扩展至外耳道、背部、四肢等部位），其机制未明，可能与皮肤血流增多有关。

2. 二氮嗪　化学结构与噻嗪类利尿药相似，静脉注射降压作用出现快而强，但无利尿作用。

（1）药理作用：主要影响小动脉，对静脉系统并无作用，通过激活血管平滑肌 ATP 敏感 K^+ 通道，促进胞内 K^+ 外流，使血管平滑肌细胞膜超极化，从而使血管平滑肌松弛、外周阻力降低和血压下降。降压时也反射性兴奋交感神经，使心率加快、心排出量增加、肾素分泌增多、水钠潴留。

（2）应用：用于治疗高血压危象或高血压脑病，静脉注射后 1 分钟内见效，3~5 分钟降压作用最明显，一次静注 300mg 有时可引起血压下降过低与心脑缺血，改为每 10~15 分钟小量静注 50~100mg 二氮嗪，则较少产生低血压症。

（3）不良反应：静注可致静脉炎引起静脉疼痛。也可引起水钠潴留，心率加快。禁用于急性肺水肿、缺血性心肌病患者。二氮嗪能抑制胰岛 β 细胞分泌胰岛素而使血糖升高，这也可能与其激活 ATP 敏感的 K^+ 通道有关。在连续数日用药时，应测定血糖。

3. 吡那地尔

（1）药理作用：吡那地尔开放血管平滑肌细胞膜钾通道，使胞内 K^+ 外流，血管平滑肌细胞膜超极化，细胞膜电位更负，电压依赖性 Ca^{2+} 通道不易开放，减少胞内 Ca^{2+}，从而使血管平滑肌松弛和血压下降。

高血压患者口服吡那地尔后，外周血管阻力降低，收缩压和舒张压均下降，心率反射性加快。服用其片剂在给药后 1~3 小时血压下降达最低值，但持效较短（6 小时内）；如服用其控释胶囊制剂，降压作用可延长至 8~12 小时，因此可 1 日给药两次。吡那地尔尚可改善脂质代谢，降低血中 TC、TG、LDL，增加 HDL，并能逆转高血压左室心肌肥厚。

（2）应用：用于轻度至中度原发性高血压。与利尿药、β 受体阻断药合用，能提高其抗高血压疗效和减轻其水肿与心率加快等不良反应。开始应用口服 12.5mg/次，2 次/日，一般维持量为 12.5~25mg/次，2 次/日。老年、肝肾功能不良或合用 β 受体阻断药、利尿药的高血压患者，吡那地尔的剂量应适当减少。

（3）不良反应：常见不良反应有头痛、心悸、嗜睡等，有 25%~50% 患者出现水肿；其他不良反应包括体重增加、多毛症、心电图示无症状的 T 波改变、疲乏、直立性低血压、脸部潮红、鼻黏膜充血等。

三、其他血管舒张药

【乌拉地尔】

（1）药理作用：乌拉地尔能舒张小动脉、降低外周阻力，使平均动脉压、收缩压及舒张压均明显降低，降压幅度与剂量相关，其降压作用无耐受性。乌拉地尔可改善血循环，降压同时也降低肾血管阻力，增加肾脏血流量，由于外周阻力降低，故减轻了心脏负荷，对心率影响极小，不降低心排出量，不干扰血糖和血脂质代谢，不影响心、脑、肾的血液供应，不引起水钠潴留。

乌拉地尔具有外周和中枢降压双重作用机制，外周扩张血管主要为阻断突触后 α_1 受体，降低外周阻力而降压。中枢作用则主要通过激动 $5-HT_{1A}$ 受体，降低心血管中枢的交感反馈调节而起降压作用，同时抑制反射性心率增快。

（2）应用：口服缓释胶囊适用于各期高血压治疗，60mg/次，2 次/日，维持量 60mg/次，1 次/日。针剂静注可用于各种高血压急症及手术中作控制性降压使用，首次静注 25mg。

（3）不良反应：偶见头晕、恶心、疲劳、瘙痒及失眠等。

（段　浩）

第七节　其他抗高血压药

一、肾素抑制剂

肾素在肾素，血管紧张素系统的生化反应中是始动成分，作用于其底物血管紧张素原，使后者水解，并产生 Ang Ⅰ。肾素是一种限速与专一性很强的蛋白水解酶，因此，寻找有效与安全的肾素抑制剂也是一重要研究方向。但由于肾素的种属特异性高，研究人的肾素抑制剂只能用灵长类动物，而其高血压模型难以得到，因此研究颇受限制。

目前研究较多的肾素抑制为雷米克林（remikiren）、依那克林（enalkiren）和阿利克仑

（aliskiren）。阿利克仑 2007 年上市，这是 FDA 批准的第一种肾素抑制剂类高血压治疗药物，可以单独或与其他降压药联用治疗高血压。

1. 雷来克林　雷米克林是口服有效的肾素抑制剂。作用较强，体外试验抑制人肾素活性的 IC_{50} 值为 0.7nmol/L。在以人血管紧张素原转基因大鼠［TGR（hAOGEN）1623］并用微型泵输注入肾素（40ng/h）而形成的实验性高血压大鼠模型上，灌胃给予雷米克林能降低动物血压。在以人肾素及人血管紧张素原双重转基因而形成的实验性高血压大鼠模型上，给予雷米克林也能使动物血压降低。高血压患者给予低钠饮食并口服雷米克林（600mg/d），能降低血浆肾素活性、AngⅡ浓度及动脉血压，对心率、心肌收缩力均无影响，在降压时不伴有反射性心率加速，但可剂量依赖性、反馈性促进体内肾素分泌。长期应用尚未发现产生耐受性。

2. 依那克林（Enalkiren）　是二肽类肾素抑制剂。在用利尿药治疗的患者，静脉注射依那克林能剂量依赖性降低血压和血浆肾素活性。但其主要缺点是口服生物利用度低，因此其应用受到限制。

3. 阿利克仑（Aliskiren）　是非肽类肾素抑制剂，除了与肾素 S1/S3 区结合外，还与肾素独立亚区 – S3（sp）作用，该亚区从肾素的 S3 结合位点延伸至疏水核心，结合该亚区将提高药物结合的稳定性。男性健康受试者给予阿利克仑口服后 2~4 小时内血浆浓度达到峰值，重复给药的平均终末半衰期在 23~36 小时。阿利克仑在体内主要以非代谢药物的形式通过胆道系统排泄，只有不到 1% 通过尿液排出。

分别给予缺钠诱导 RAS 激活的猕猴模型 1 和 3mg/kg 阿利克仑，可各自持续完全抑制血浆肾素活性达 6 和 24 小时，单剂量口服（1~30mg）阿利克仑，剂量依赖性降低血压。阿利克仑 3mg/kg 口服后平均动脉压最大降幅为 30mmHg，降压作用持续 24 小时以上。阿利克仑不仅可以降低血压，对慢性心力衰竭、心肌梗死以及糖尿病肾病都有效。

二、内皮素受体阻断药

内皮素（endothelins，ETs）是一类具有很强血管收缩作用的多肽，1988 年由日本学者首次从猪主动脉内皮细胞培养液中分离提纯，含有 21 个氨基酸。人 ET 有 ET – 1、ET – 2、ET – 3 三种，其中 ET – 1 分布最广。内皮素受体有两种亚型受体：ETA 和 ETB 受体，现均已能克隆。ETA 受体与 ET – 1 及 ET – 2 有高度亲和力，但与 ET – 3 亲和力较低；ETB 受体对三种内皮素（ET – 1、ET – 2、ET – 3）的亲和力强度相似。ETA 受体主要分布于心肌、血管平滑肌（动、静脉）、肺、脑；ETB 受体分布于脑、血管内皮细胞、血管平滑肌、肺、小肠及肾等部位。ET – 1 与血管平滑肌细胞 ETA、ETB 受体结合可引起血管收缩；ET – 1 与血管内皮细胞 ETB 受体结合促进 NO 及前列环素释放。内皮素受体阻断药可根据其选择性不同，分为选择性与非选择性内皮素受体阻断药。已经上市的内皮素受体拮抗剂有波生坦、替唑生坦、恩拉生坦、西他生坦、阿曲生坦及安贝生坦，在治疗高血压、肺动脉高压、肿瘤、糖尿病并发症、心肌梗死及脑血管痉挛等方面取得很好效果。

【波生坦】

于 2001 年上市，是第一个可口服的非肽类、非选择性 ETA/ETB 受体阻断药，用于治疗肺动脉高压、充血性心力衰竭。在动物实验中，波生坦灌胃给药对 DOCA 盐敏感性高血压大鼠的降压作用最为显著；对 Dahl 盐敏感性高血压大鼠、自发性高血压大鼠、易卒中型自发性高血压大鼠（SHRsp）的降压作用较弱；双肾一侧肾动脉钳夹（2K1C）的肾性高血压大鼠，即使应用大剂量波生坦也无明显降压作用。波生坦在降压时不伴有心率增快。在DOCA 盐敏感性高血压大鼠长期给予波生坦［100mg/（kg·d），p.o.］可阻止心肌肥厚、血管周围及心内膜下纤维化的进展，也能防止易卒中型自发性高血压大鼠的脑血管病变。波生坦与 ACE 抑制剂、AT_1 受体阻断药合用对高血压大鼠有协同降压作用。在临床上，轻度或中度原发性高血压患者口服波生坦 500 或 1 000mg/d，其降压疗效与依那普利（20mg/d，口服）相似，且降压时并不激活交感神经系统及肾素 - 血管紧张素系统。还有报道长期应用波生坦对实验性糖尿病性血管病变具有良好治疗作用。

三、血管肽酶抑制剂

钠利尿肽主要包括心房钠尿肽、脑钠尿肽、C 型钠尿肽，它们可通过与心房、心室、血管平滑肌等部位的受体结合，产生血管舒张、抑制交感活性、降低醛固酮水平、促进尿钠排泄、利尿、抗细胞增殖及抑制 RAAS 等作用。钠利尿肽主要被内皮细胞表面的锌金属肽酶即中性内肽酶（neutral endopeptidase，NEP）降解，另外，NEP 还参与缓激肽的代谢过程。血管肽酶抑制剂（vasopeptidase inhibition，VPI）为 ACE/NEP 双重抑制剂，既可抑制 ACE，减少导致血管收缩的 Ang Ⅱ 生成，又可以抑制缓激肽的降解从而升高缓激肽水平而具有血管扩张作用；此外，VPI 也同时抑制 NEP，减少钠利尿肽的失活，抵消 ACE 被抑制引起的体内钠利尿肽水平降低。这种双重抑制的结果是协同减少血管收缩和增强血管扩张，从而更有效地降低血压。并且 VPI 加强了缓激肽和肾上腺髓质素（AM，肾上腺髓质产生的舒血管活性物质）对心血管系统的调节作用，延缓心衰进程，利尿排钠，降低血浆肾素活性及通过调节神经激素保护内皮的作用。

近年，国外制药公司曾对多个 VPI 进行开发，如有奥马曲拉（omapatrilat，BMS - 186716）、sampatrilat、fasidotril 和 gemopatrilat 等。奥马曲拉的药物研究剂量为 1 日 10 ~ 80mg。奥马曲拉对高血压患者的降压作用呈剂量依赖性，一日 5、12.5、30 及 75mg 分别使血压（收缩压/舒张压）降低 8.7/5.6mmHg、12.9/7.8mmHg、13.4/8.1mmHg 及 16.0/9.1mmHg（基础血压 > 151.9/100.8mmHg）。研究显示，奥马曲拉 80mg 一日 1 次口服，71% Ⅰ 级高血压和 40% Ⅱ 级高血压患者恢复正常。奥马曲拉口服吸收迅速，0.5 ~ 24 小时达峰浓度，血浆清除半衰期为 14 ~ 19 小时，3 ~ 4 日即达稳态血药浓度，绝对口服生物利用度为 31%。奥马曲拉主要通过肝脏代谢清除，代谢产物大部分由肾脏排泄。虽然奥马曲拉已显示出有效的降压作用，但因为Ⅲ期临床研究中的不良反应（严重的血管性水肿）增加而被美国 FDA 暂停。其他多个药物也均终止开发。随着研究的深入，对 VPI 疗效和安全性更全面的评价，期待 VPI 能成为 21 世纪一类新型的高血压和心衰治疗药物。

四、醛固酮受体拮抗药

大量动物实验和临床研究证明，醛固酮受体拮抗药能阻断醛固酮升高血压及其对心、脑、肾、血管等靶器官的损伤。醛固酮是 RAS 的一个重要成分，除肾上腺皮质球状带外，心、脑、肾、肺等器官及血管都能合成分泌醛固酮。它的受体也遍布全身，除肾脏外，还分布于心、脑、结肠、唾液腺、汗腺、血管壁。醛固酮作用于肾小管上皮细胞，增加钠和水的重吸收，增加钾离子的排出；在醛固酮会损害血管内皮功能，减少 NO 的生成，降低血管对乙酰胆碱的反应性，使血管壁的顺应性降低，并抑制纤维蛋白溶解系统，加重动脉粥样硬化的病变进展；醛固酮可诱导心脏心肌肥厚、纤维化和坏死，参与心肌重塑；对神经系统，醛固酮通过抑制组织对去甲肾上腺素的再摄取，降低交感神经张力，提高副交感神经张力等。长期使用 ACE 抑制剂治疗高血压和慢性心功能不全，存在"醛固酮逃逸"现象，即 ACE 抑制剂会使血清钾离子浓度升高，而血清钾离子浓度升高可强效促进醛固酮的合成和分泌。

　　非选择性醛固酮受体拮抗药螺内酯（安体舒通）在临床高血压的治疗中，主要用于原发性醛固酮增多症的治疗。但螺内酯除与盐皮质激素受体（MR）结合外，还与雄激素受体、黄体酮受体结合，引起男性乳房发育、勃起功能障碍和女性月经紊乱等不良反应。2002年，美国 FDA 批准的依普利酮（eplerenone）是一种选择性醛固酮受体拮抗药，虽然其拮抗 MR 的效力弱于螺内酯，但具有特异性阻断醛固酮的作用，耐受性良好，且其降压作用及改善心功能、逆转心肌肥厚、抗动脉粥样硬化的靶器官保护作用已得到大量研究的证实。一项对比依普利酮与氯沙坦降压效果的研究显示，对于高肾素患者，依普利酮降低收缩压和舒张压的作用与氯沙坦相似，而低肾素患者，其降压作用强于氯沙坦。依普利酮常用的降压剂量为 50～200mg/d，在此剂量范围内，单药治疗的血压达标率可达44.8%，并且高钾血症的发生率与用药剂量无明显的相关性。依普利酮主要由细胞色素 P450（CYP）3A4 代谢，口服1.5 小时达峰值，半衰期为 4～6 小时，血药浓度 5 日达稳态。吸收不受食物影响，32% 随粪便排泄，67% 由尿液排泄，仅不到 5% 以原形随尿或粪排出。其血浆峰浓度和药时曲线下面积与口服剂量成正比。本品禁忌证包括：①血钾大于 5.5mmol/L；②血肌酐（Cr）男性大于2.0mg/dl、女性大于1.8mg/dl；③肌酐清除率（Ccr）小于50ml/min；④正在应用钾制剂、保钾利尿药（阿米洛利、螺内酯或氨苯蝶啶）或 CYP3 A4 抑制剂（酮康唑、伊曲康唑等）。

（刘　波）

第八节　抗高血压药应用中需注意的问题

一、抗高血压药逆转左室肥厚与血管重构

　　1. 抗高血压药逆转左室肥厚　现认为左室肥厚（left ventricular hypertrophy，LVH）本身就是一个独立的危险因素，LVH 可导致心律失常、心肌缺血、心衰甚至猝死。左室肥厚时左室呈病理性生长，心肌细胞体积增大和间质组织增生，左室重量及左室壁厚度增加，而心脏的收缩及舒张功能、电生理学特性及冠脉灌注出现障碍。高血压是引起 LVH 最常见的原因，高血压患者常并发 LVH。LVH 是心脏对压力、容积长期超负荷的适应性结构改变，神经内分泌系统在此过程中起重要作用。一些体内、体外及基因实验的研究结果表明，LVH 的发生或逆转不单纯与血流动力学影响有关，而且与体内一些神经递质、内分泌激素、生长因子如儿茶酚胺、肾上腺素、NE、AngⅡ、醛固酮、甲状腺素、内皮素、胰岛素样生长因子 -1 等及受体（如 α 受体、β 受体、AT 受体等）的变化有密切关系。LVH 根据其形态几何学特性不同，可分为同心（concentric）圆型肥厚与偏心（eccentric）圆型肥厚两种类型，前者危险程度大于后者。虽然目前常用的抗高血压药物均能降低高血压患者的血压，但不同作用类型的抗高血压药阻止或逆转 LVH 的效果不尽相同。

（1）动物实验：很多抗高血压药在动物模型（如自发性高血压大鼠、部分缩窄大鼠主动脉致左室肥厚模型）上，可阻止 LVH 进展。一般来说抗高血压药在降压时不引起交感神经系统兴奋及肾素－血管紧张素系统激活者能有效阻止或逆转 LVH。中枢性降压药 α－甲基多巴、莫索尼定、雷美尼定可阻止自发性高血压大鼠 LVH 进展，而可乐定的作用较弱或无效。提示交感神经系统抑制在阻止或逆转 LVH 过程中是一重要作用机制，但对可乐定在动物实验中未能阻止 LVH 的原因尚不明了。β 受体阻断药美托洛尔、α_1 受体阻断药布那唑嗪（bunazosin）也均能阻止高血压动物 LVH 进展。已证实直接舒张血管药肼屈嗪、米诺地尔在抗高血压剂量时对高血压动物〔SHR 或转基因（mREN2）$_{27}$ 高血压大鼠〕，不具有阻止或减轻 LVH 作用，甚至使 LVH 加剧，可能与其反射性兴奋交感神经系统及激活肾素－血管紧张素－醛固酮系统作用有关。在动物实验中，利尿药阻止或逆转 LVH 的作用较弱或无效。钙通道阻滞剂硝苯地平、氨氯地平、拉西地平、维拉帕米、地尔硫䓬等均有阻止或逆转 LVH 作用。有较多报道证实 ACE 抑制剂能在多种动物模型上阻止或逆转 LVH。已有初步报道 AT_1 受体阻断药氯沙坦等也能阻止或减轻 LVH，提示 AT_1 受体阻断药可能通过阻断 AT_1 受体及使血浆中 Ang Ⅱ 浓度升高，激动 AT_2 受体而发挥其抗细胞增生与逆转 LVH 作用。

（2）临床研究：Dahlof（1992）对 109 个临床试验研究报告中 2 357 高血压病例进行荟萃分析，比较各类抗高血压药的逆转 LVH 作用，虽然降压程度相似，但在降低左室重量方面差别较大，ACE 抑制剂作用最为显著，降低 LVH 平均达 17%，α－甲基多巴为 10%，利尿药、β 受体阻断药、钙通道阻滞剂分别降低 9.7%、8.7% 及 7.5%。超声心动图结果提示，利尿药逆转 LVH 主要表现为左室腔容积减小，但对左室壁厚度的影响比其他抗高血压药物小。Schmieder（1996）对 71 个随机、双盲临床试验研究报告中 1 205 高血压病例（连续用药 25 周）进行荟萃分析，ACE 抑制剂的降低左室重量指数（LVMI）平均为 13.5%，利尿药、钙通道阻滞剂、β 受体阻断药分别为 7.8%、7.4% 及 6.3%。

近年来，一些前瞻性、随机、双盲对照、大规模临床试验已经完成或正在进行中，如 LIVE 试验、TOMHS 试验、VAS 试验等结果表明利尿药吲达帕胺及 ACE 抑制剂有良好逆转 LVH 作用。PRESERVE 试验及 LIFE 试验将用较长时（3～4 年）分别比较依那普利与硝苯地平及氯沙坦与阿替洛尔的逆转 LVH 作用。

迄今为止，虽然动物实验及临床研究已证明抗高血压药可逆转 LVH，但有关抗高血压药逆转 LVH 对高血压预后的影响，尚需更多的研究。

2. 抗高血压药逆转血管重构　高血压时外周血管阻力升高是由于小动脉收缩反应增强和血管发生病理性重构（remodeling）。血管重构是对血压升高的一种适应性结构改变，表现为中层平滑肌细胞增生、肥大，细胞层次增加，细胞外基质增多等，从而使血管壁增厚、血管壁/管腔比值增大，并使血管对血管活性物质的收缩反应增强。影响血管重构的重要因素包括血管腔内压力及刺激血管壁增厚的各种生长因子如血管紧张素Ⅱ、内皮素、NE、血小板生长因子、血管内皮生长因子等。

（1）血管紧张素转化酶抑制剂及 AT_1 受体阻断药：ACE 抑制剂能逆转血管重构，但这一方面作用不如其逆转左室肥厚显著，所需时间更长。血管紧张素转化酶抑制剂可通过减少 Ang Ⅱ 的生成与减慢缓激肽的降解及增强 NO 作用，降低血压和抑制 Ang Ⅱ 对血管平滑肌细胞的促增生作用，从而发挥其逆转血管壁增厚和重构作用。除 ACE 抑制剂外，有报道血管紧张素Ⅱ受体阻断药氯沙坦、坎地沙坦等也具有抑制血管平滑肌细胞增生作用。

（2）内皮素受体阻断药：给予内皮素受体阻断药不仅使动物血压下降，还能逆转重构。ETA 受体阻断药波生坦，长期灌胃给药能防止易卒中型自发性高血压大鼠脑血管增厚和血管重构。

（3）钙通道阻滞剂：维拉帕米在临床治疗浓度时能抑制血小板生长因子对冠状血管平滑细胞的促生长作用。在自发性高血压大鼠长期应用硝苯地平、伊拉地平能改善乙酰胆碱的内皮依赖性血管舒张反应。用测定人前臂血流方法，观察到给人体动脉内注射维拉帕米或硝苯地平能拮抗动脉内注射内皮素（ET-1）引起的血管收缩反应；在原发性高血压患者，拉西地平也能恢复缓激肽的内皮依赖性血管舒张反应，提示钙通道阻滞剂能改善高血压患者的受损血管内皮功能。钙通道阻滞剂可通过减少胞外钙内流而抑制 ET-1 的收缩血管反应，在内皮功能失调 ET-1 释放过多时发挥其治疗作用，并能增强 NO 的扩管作用。实验还证明钙通道阻滞剂有抗氧化作用，对血管内皮细胞有保护作用，使其免受氧自由基的损伤。原发性高血压患者长期（1 年）服用硝苯地平 GITS（30mg/d），能使小动脉（取自臀部皮下小动脉进行活检）血管的功能及结构恢复趋向正常。

二、抗高血压药对脂质代谢的影响

高血压与高血脂均是心血管疾病的危险因素，一般认为高血压对动脉粥样硬化有促进作用，高血压患者也常并发高脂血症。

大剂量利尿药用于抗高血压，可使血浆中 TC、TG、LDL 及 VLDL 增高，HDL 及载脂蛋白 A-1、A-2（apoprotein A-1、A-2）的平均值无显著变化，因此，LDL/HDL-C 及 TC/HDL 的比值增大。髓袢利尿药如呋塞米（furosemide）也有使上述比值增高的趋势。吲达帕胺（indapamide）的化学结构与氯噻酮相似，有利尿、扩管作用，在 2.5mg/d 剂量时，对脂质代谢无不利影响。利尿药引起脂质代谢改变的作用机制仍不清楚。大剂量利尿药轻度增加交感神经活性，并使血中 NE 水平升高，可促进脂肪分解、肝脏合成胆固醇和增加血中 VLDL、TC、LDL。噻嗪类及髓袢利尿药也能降低胰岛素的敏感性，后者已知与高脂血症有关。

β 受体阻断药一般并不显著改变 TC 及 LDL 胆固醇，但某些 β 受体阻断药如非选择性 β 受体阻断药及无 ISA 者（普萘洛尔等）可使 TG 增加，HDL 胆固醇降低选择性 β_1 受体阻断药如阿替洛尔、美托洛尔对脂质代谢的影响较普萘洛尔小；具有 ISA 的 β 受体阻断药，如吲哚洛尔或 α、β 受体阻断药拉贝洛尔对脂质代谢无不利影响或影响较小。塞利洛尔（celiprolol）有选择性 β_1 受体阻断作用及 ISA 作用、激动 β_2 受体及阻断 α_2 受体作用，可使 TG 降低、HDL 胆固醇升高。高血压伴有高脂血症者应慎用无 ISA 的 β 受体阻断药。β 受体阻断药影响脂质代谢的作用机制尚待阐明。阻断 β 受体使 α 受体介导的效应相对增强，后者可使脂蛋白酶活性降低，富含 TG 的脂蛋白分解减少，VLDL 酯解减少，因此使 HDL 降低；β 受体阻断药也使胰岛素抗性增加。

α_1 受体阻断药如哌唑嗪、特拉唑嗪、多沙唑嗪等降低 TG、TC 及 LDL，增高 HDL；也可能与其阻断 α 受体及改善胰岛素的敏感性等因素有关。利血平、可乐定、甲基多巴、乌拉地尔等药物及钙通道阻滞剂如维拉帕米、硝苯地平、尼群地平、地尔硫䓬对脂质代谢无不利影响。

转化酶抑制剂对脂质代谢也无明显影响。

直接扩管药如双肼屈嗪在临床常用剂量时（100～150mg/d）对血脂质无影响，但在大剂量时（300～800mg/d）使 TC 降低。

目前有关抗高血压药物对脂质及脂蛋白的研究，多数限于测定血中脂质含量，而影响脂质与血管细胞的结合、脂质在血管细胞内代谢等方面的工作尚待深入研究。

三、平稳降压及抗高血压药的联合应用

1. 平稳降压　采用动态血压监测（ambulatory blood pressure monitoring，ABPM）方法测量血压正常者或高血压患者 24 小时的血压，可观察到血压呈明显的昼夜波动性，白昼血压较高，夜间血压较低，清晨血压急骤上升。高血压患者的血压昼夜波动曲线与正常血压者的昼夜波动曲线相类似，但整体水平较高，波动幅度增大。ABPM 比偶测血压（office blood pressure，CRP）重复性好，误差减少，且可除外一些干扰因素。近年来许多随机、双盲、安慰剂对照、大规模的抗高血压药临床试验常采用动态血压监测的数据来评价抗高血压药物的疗效，应用动态血压监测还可计算抗高血压药物的降压谷/峰比值。

抗高血压药物的降压谷/峰比值（trough：peak ratio）：依据各类抗高血压药的药理特性不同，口服抗高血压药物常在给药后 2～8 小时出现最大降压效应（峰效应，peak effect），并达稳态（steady state），此后，因药物从体内清除而降压效应的幅度逐渐减少，谷效应（rough effect）则是在给药末期所剩余的降压效应。抗高血压药物的降压谷/峰比值定义可简化为：抗高血压药物前一作用终末，下一剂量使用以前的血压降低值（谷值）与药物峰效应时测得的血压降低值（峰值）的比值（%）。

1988 年美国食品及药物管理局（Food and Drug Administration，FDA）在其拟定的新抗高血压药物临床试验评价指南中，要求计算抗高血压药的降压谷/峰比值，并提出经安慰剂校正后的降压谷/峰比值需大于 0.5。应用降压谷/峰比值能较好地评价抗高血压药物控制 24 小时血压水平情况。谷/峰比值接近于 1 者，说明该药物有一较平稳的降压效应。

平稳地控制血压是抗高血压治疗中的一个重要目标。血压的波动性（blood pressure variability，BPV）表示一定时间内血压波动的程度。1987 年意大利学者 Mancia 实验室报道，在 24 小时血压水平基本相同的几组高血压患者，BPV 高者，其靶器官损害严重。第二军医大学苏定冯等报道，在动物实验中采用自发性高血压大鼠或去窦弓神经（sinoaortic denervation，SAD）大鼠作为研究对象，并应用计算机化清醒大鼠血压连续监测技术和计算机图像定量测定法，及直接取动物器官进行分析，观察 BVP 与靶器官损害的关系，实验结果也证明 BVP 与靶器官损害有密切关系（相关系数达 0.6 以上）。大鼠 SAD 后，BVP 增高，可导致心肌肥厚、血管重构、肾损伤等器官损害。

鉴于上述情况，血压不稳定可导致器官损害，因此抗高血压治疗必须在降低血压的同时使血压平稳。为避免药物引起的血压不稳定，提倡使用长效抗高血压药物，要求药物的降压谷/峰值 >50%，药物的半衰期要长，使其能良好控制高血压患者 24 小时血压水平。

2. 抗高血压药的联合应用　在临床上单用一种抗高血压药治疗高血压，其有效率仅为 40%～60%。在 HOT 试验（hypertension optimal treatment）中，70% 的高血压患者需联合应用两种抗高血压药才能有效控制血压。因此为了达到控制血压的目的需要联合用药，其目的是：①增加抗高血压疗效；②增加对靶器官的保护；③减少不良反应，增加患者顺从性。

联合用药一般应从小剂量开始并采用降压作用机制不同的药物。抗高血压药联合应用，

可使有效率升高至80%~90%。合用不同降压作用机制的抗高血压药能产生协同作用，使降压作用增强，可减弱因降压而产生的代偿性反应，如兴奋交感神经系统及激活肾素－血管紧张素系统所致的心率加速、心肌收缩力增强、水钠潴留等作用。如利尿药能拮抗血管扩张剂和中枢抗高血压药引起的水钠潴留；β受体阻断药可拮抗血管扩张剂引起的心率加快和心收缩力加强，ACE抑制剂能部分减轻利尿药的低血钾、高血糖和高尿酸血症等。二氢吡啶类钙拮抗剂常引起踝部血管性水肿，加用ACE抑制剂后，水肿减轻。血管扩张剂能减轻β受体阻断药对气管和外周血管的收缩作用。

抗高血压药的有效配伍用药有多种方式，可以用两种或多种抗高血压药，但药物种类不宜过多，特别在初诊时，根据血压情况开始用1~2种，以后根据病情调整品种和剂量。比较合理的配伍为：①ACE抑制剂或AT_1受体阻断药和利尿药；②钙拮抗制与β受体阻断药；③ACE抑制剂与钙拮抗剂；④利尿剂与β受体阻断药；⑤α受体阻断药与β受体阻断药。合理的配方还应考虑各药作用时间的一致性，另一种是采用固定配比的复方。我国早期市售的复方主要由利血平、肼屈嗪和利尿药（均为低剂量）组成，如复方降压片、降压静、北京降压0号。20世纪90年代生产了一些由ACE抑制剂和不同剂量利尿药组成的复方。固定复方抗高血压疗效可靠，其优点是应用方便、价廉、患者顺从性较好；缺点是不能根据病情调整药物。抗高血压药联合应用还可减少药物的不良反应。因此，抗高血压药的联合应用也是高血压治疗中的一个重要原则。

四、抗高血压药对肾脏的保护作用

在血压升高、肾小球滤过率的自动调节（autoregulation）功能正常时，机体可通过增加入球小动脉阻力而使肾小球流体静压、肾单元的血流量及肾小球滤过率不发生显著变化。高血压是引起肾损害的主要原因之一，在合并糖尿病及肾病时，肾小球滤过率的自动调节机制受损，增高的血压可下行传递至肾小球，而使肾小球内压力增加；肾脏局部产生的Ang Ⅱ收缩出球小动脉，而使病变进一步加剧。高血压肾病时，还可因肾小球内压力增加的机械损害、肾小球肥大使足状突细胞覆盖肾小球表面积不完全、免疫反应物质或毒素的损害等多种因素，而改变肾小球基底膜的通透性及选择性，产生蛋白尿。实验资料表明，蛋白尿既可作为检测肾损害严重程度的指标，也可因其使肾小球系膜细胞及肾小管蛋白超负荷及损害上皮细胞而加剧肾硬化。糖尿病还促进肾小球肥大。上述病变使肾小球毛细血管壁压力增加，并使肾小球受损或发生肾小球硬化。

抗高血压药对肾脏的保护作用主要通过两种作用机制：①降低血压，这是各类抗高血压药的基本作用；②肾内作用（intrarenal actions）。抗高血压药主要通过扩张出球小动脉而降低肾小球内压力的增加，抑制肾小球肥大，减少蛋白尿，抑制肾小球系膜细胞增生，减少肾小球系膜间质生成，调整内皮功能失调等作用机制而发挥其对肾脏的保护作用。

有关各类抗高血压药物对肾脏的保护作用，现分述于下：

（1）利尿药：有关利尿药对高血压肾病的影响报道较少。在动物实验中利尿药不能改善高血压肾病模型的肾功能，也不减少尿蛋白及肾小球硬化，甚至有报道利尿药可使高血压肾病恶化，如在自发性高血压大鼠，用NO合酶抑制剂L-NAME造成肾小球硬化，给予利尿药使尿蛋白增加，肾小球病变加重。用微穿刺技术对肾单元进行研究，发现较长期（3周）给予利尿药，使肾小球流体静压、出球小动脉阻力增加，而入球小动脉阻力及肾单元血流量降低。已有报道的少数临床试验也不能证实利尿药对高血压肾病有改善作用。

（2）β受体阻断药：有关β受体阻断药对高血压肾病的肾功能及病理形态的影响报道也较少。动物实验及临床研究表明，单用β受体阻断药在有效控制血压时，一般并不增加肾小球的滤过率与血流量，也不减少肾衰竭时的尿蛋白；不能延缓高血压肾病进程。

（3）直接舒张血管药：有关直接舒张血管药如肼屈嗪等对高血压肾病的保护作用报道更少。曾有报道肼屈嗪不能延缓高血压肾病进程；直接舒张血管药与其他抗高血压药（如噻嗪类利尿药、利血平或β受体阻断药等）联合应用对高血压肾病的影响报道结果也不甚一致。

（4）钙通道阻滞剂：已有较多动物实验及临床试验报道钙通道阻滞剂对高血压肾病有保护作用。但其结果随所用实验动物模型、钙通道阻滞剂的品种、剂量，对肾脏微循环影响的不同而呈差异。多数二氢吡啶类钙通道阻滞剂主要扩张入球小动脉，少数药物（如马尼地平）扩张出球小动脉，因此，给药后可表现为增加、减少或不改变肾小球流体静压。有些学者认为钙通道阻滞剂的降压作用有利于其发挥对肾脏的保护作用，而肾小球流体静压的增加则不利于其肾脏保护作用，各种钙通道阻滞剂对肾脏的保护作用最终将取决于其降压作用与其对肾小球流体静压影响之间的净平衡。钙通道阻滞剂非洛地平对入球小动脉及出球小动脉均有扩张作用，能降低肾小球流体静压，对用 L－NAME 引起自发性高血压大鼠的肾小球硬化有保护作用。还有些学者则认为，钙通道阻滞剂对肾脏的保护作用可能与其抑制肾小球肥大作用有关。临床研究报道，钙通道阻滞剂能延缓高血压肾病进程。尚未发现应用钙通道阻滞剂对高血压肾病患者的肾功能产生不利影响。

（5）ACE 抑制剂：ACE 抑制剂对高血压肾病有保护作用。在动物实验中 ACE 抑制剂使高血压肾病动物模型的蛋白尿减少，防止或减轻肾小球硬化，改善肾小球滤过率及肾功能。其保护高血压肾病的主要作用机制可能与其降低肾小球流体静压有关，后者是由于出球小动脉及入球小动脉阻力降低所致。因此，ACE 抑制剂虽使血压降低，但并不减少肾血流量。ACE 抑制剂还能增加肾小球毛细血管超滤系数，所以，即使肾小球压力降低，肾单元的肾小球滤过率仍能保持。除上述肾内血流动力学有利影响外，ACE 抑制剂还通过降低肾小球系膜对大分子化合物的通透性，改变肾小球基底膜的通透选择性；通过缓激肽促进 NO 的合成、抑制肾小球系膜细胞的增生、减少细胞外间质胶原及纤维粘连蛋白的量等机制发挥对高血压肾病的保护作用。

许多临床试验也证实 ACE 抑制剂对高血压肾病患者能延缓肾病末期进程，减少尿蛋白，改善肾功能及肾小球滤过率。临床试验与动物实验结果不同处是，在动物实验中 ACE 抑制剂能阻止甚至逆转高血压肾病，而在临床上，ACE 抑制剂仅能延缓肾病末期进程。虽目前对糖尿病的病因治疗仍未解决，但 ACE 抑制剂可使糖尿病性肾病患者尿蛋白减少、肾小球滤过率改善、延缓糖尿病患者肾病进展。

（6）AT_1 受体阻断药：已有初步报道，AT_1 受体阻断药对高血压肾病患者及糖尿病性肾病患者具有与 ACE 抑制剂相类似的保护肾脏作用。但还需进一步研究与证实。

总之，在各类抗高血压药物中，ACE 抑制剂和 AT_1 受体阻断药对高血压肾病及糖尿病性肾病有良好保护作用。

五、特殊人群的降压治疗

1. 老年高血压　欧美国家以 65 岁作为老年界限，我国的老年界限为 60 岁。收缩压随年龄升高，老年人由于大动脉的弹性减弱，顺应性降低，以致收缩压高而舒张压相对较低。收缩压与心肌和血管肥厚、肾功能及动脉顺应的改变之间呈正相关。老年人的收缩压升高而舒张压正常或偏低，此种老年单纯收缩期高血压的发病率很高，需要积极治疗。

有证据说明常用降压药均有益。对于合并前列腺肥大者可优先使用 α 阻滞剂。老年人多有危险因素、靶器官损害和心血管病，须结合考虑选用药物，常需多药合用。将收缩压降至 140mmHg 以下较困难，舒张压降至 70mmHg 以下可能不利。建议老年人高血压的收缩压降压目标为 <150mmHg。老年高血压患者不宜用中枢抗高血压药，因其不良反应（忧郁、多梦等）较多。

2. 妊娠高血压　妊娠高血压是早产和围生期死亡的主要原因，占产妇死亡的 1/3 ~ 1/5，是发展中国家的一个重要问题。凡妊娠后期有高血压、蛋白尿的母亲所产婴儿常较小，较常发生死产，新生儿死亡率较高。高血压合并有预痫或子痫和血压升高 >170/110mmHg 时，应积极抗高血压，以防卒中及子痫发生。由于患者舒张压升高较为突出，抗高血压治疗时应选用降舒张压为主的药物。常用于急性抗高血压的药物有硝苯地平、拉贝洛尔、肼屈嗪。常用的缓慢抗高血压药物有甲基多巴、肼屈嗪和 β 受体阻断药，但长期使用 β 受体阻断药可使胎儿心率减慢，有引起胎儿生长迟缓的可能。

此外，α_1 受体阻断药（如哌唑嗪）和钙拮抗剂也可应用。不宜使用 ACE 抑制剂和 AT_1 受体阻断药。因可引起胎儿发育迟缓，羊水过少，或新生儿肾衰，并可引起胎儿畸形。也不宜用利尿药，因它可进一步减少血容量，使胎儿缺氧加重。

3. 高血压合并糖尿病　糖尿病患者中约 50% 合并高血压，二者都是冠心病、脑卒中和肾衰竭的重要危险因子。高血压和糖尿病都是多基因遗传性疾病，且受环境因素影响，可能胰岛素低是其共同的病理生理基础。为避免肾和心血管的损害，要求将血压降至 130/80mmHg 以下，因此常需联合用药。首选 ACE 抑制剂或 AT_1 受体阻断剂，必要时用钙拮抗剂、噻嗪类利尿剂、β 阻滞剂。ACE 抑制剂对 1 型糖尿病防止肾损害有益。

4. 合并肾损伤　原发性高血压及合并有糖尿病的患者，由于肾小球内压力升高，肾血流降低，出现肾功能障碍，最终导致肾衰。降低血压可推迟肾衰进程。每天排出尿蛋白超过 1g 的患者，血压应下降到 125/75mmHg；尿蛋白较少者，目标血压设定在 130/80mmHg。

ACE 抑制剂减少尿蛋白和改善肾功能的疗效优于其他抗高血压药。钙拮抗剂对糖代谢无不良影响，对肾脏也有保护作用，但减少尿蛋白的作用较弱。

（范晓涌）

第五章

埋藏式心脏复律除颤器置入术

第一节 概述

近 20 年来的大量临床实践以及多个前瞻性随机多中心试验（MADIT，AVID，CASH，CIDS，MADIT Ⅱ）结果证实：埋藏式心脏复律除颤器（implantable cardioverter - defibrillator，ICD）降低恶性室性心律失常患者死亡率的效果明显优于抗心律失常药物，因此，ICD 已作为治疗恶性室性心律失常的首选方法。由于恶性室性心律失常发生率的差别和经济条件的限制，我国植入 ICD 的数量还比较少，虽然近年来有了较快的发展，也积累了一定的经验，但熟悉和掌握这项技术的医院和医生还不多。

ICD 植入术与起搏器埋置技术基本相同，但有两点主要区别：一是术中要诱发室颤，测定除颤阈值（defibrillation threshold，DFT）；二是需要设置和输入 ICD 的工作参数。

植入 ICD 是为了治疗室速、室颤和预防心源性猝死，但由于 ICD 用抗心动过速起搏（antitachycardiac pacing，ATP）或电击的方法治疗室速时存在加速心律失常使其恶化为室颤的可能，因此对所有的 ICD 患者术中都要测定 DFT。ICD 能否有效终止室速和室颤，取决于它能否准确地识别室速和室颤以及终止程序的设置是否得当，而要合理地设置 ICD 工作参数，就要熟练掌握 ICD 的结构和功能，特别是 ICD 诊断心律失常治疗室速/室颤的基本原理和方法。

ICD 是由脉冲发生器和导线两部分组成的。

一、脉冲发生器

脉冲发生器主要包括电池、起搏与感知线路和电容器，其体积的大小主要取决于电容器和电池。ICD 电池寿命因以下情况而缩短：电容器充电次数频繁；起搏频率；输出以及脉宽增加；起搏阻抗降低；起搏/感知比增加；储存心电图时间过长。在到达 ICD 更换指征后，起搏输出下降，接着是抗心动过缓失效，最后抗心动过速治疗失效。由于最大电击能量（30~42J）的要求，限制了目前 ICD 中所用的介电电容器体积的进一步减小，这是 ICD 小型化的障碍所在。

二、电极

早期的电极为心外膜电极，需开胸安置，以后改进为皮下电极，现在进展为经静脉电极，避免了开胸手术，大大简化了埋置技术，减小了患者的手术创伤。一般经静脉电极先端为起搏感知电极，其后约 1cm 处为长约 8cm 的线圈电击（除颤与复律）电极，电击在该电极与 ICD 机壳间或与另一经静脉电极（多用上腔静脉 - 锁骨下静脉电极）间进行。有的经静脉电极有二个电击电极，电击就在这二个电极间进行。当经静脉电极的 DFT 过高时可加用皮下片状电极（patch）或皮下导线阵列（lead array）。

（李　艳）

第二节　ICD 植入适应证和禁忌证

最初 ICD 主要适用于以下两种情况：①发生过非急性心肌梗死所致心脏猝死经体外电击而挽救生命的患者；②反复发生血流动力学不稳定的室速，药物治疗无效或患者不能耐受药物治疗。由于 ICD 临床应用经验的不断积累和前述几个多中心随机试验研究结果表明 ICD 降低恶性室性心律失常患者死亡率的效果明显优于抗心律失常药物，目前 ICD 适应证明显拓宽，尤其是 MADITⅡ试验的结果表明，ICD 能明显降低 LVEF≤30% 的陈旧性心肌梗死患者的死亡率，使这样的患者安置 ICD 成为Ⅱa 类适应证，ICD 一级预防的临床应用前景广阔。

ICD 的治疗目的是及时终止患者发生的恶性室性心律失常，预防心脏性猝死。因此，应该用于已经发生过恶性室性心律失常（二级预防）和有高度发生恶性室性心律失常风险（一级预防）的患者。

一、二级预防主要见于以下临床情况

（1）患者发生过心脏骤停：有证据表明心脏骤停系非一过性、不可逆性或无法治愈的原因（如急性心肌梗死、电解质紊乱、药物或外伤）引起的恶性室性心律失常所致；或者推测心脏骤停系室颤或持续性室速所致，由于某些临床情况而不能进行电生理检查。

（2）伴有器质性心脏病的自发性持续性室速，这样的患者发生心脏性猝死的风险很高。无器质性心脏病患者的自发性持续性室速采用过其他方法治疗而无效。

（3）晕厥患者：有严重的器质性心脏病；或明确为 Brugada 综合征；或电生理检查能诱发有血流动力学障碍的持续性室速或室颤。

二、一级预防适应证

（1）冠心病患者有心功能不全、非持续性室速，电生理检查能诱发有血流动力学障碍的持续性室速或室颤。

（2）冠状动脉搭桥术或介入治疗后 3 个月以上，或急性心肌梗死至少 1 个月的冠心病患者 LVEF≤30%。

（3）有发生致命性室性心律失常高度风险的家族性或遗传性疾病，如肥厚型心肌病或长 QT 综合征。

（4）Brugada 综合征患者有不明原因的心脏性猝死的家族史。

附【ACC/AHA2002 年 ICD 应用指南】

Ⅰ类：适应证

（1）非一过性或非可逆性原因所致室颤/室速引起的心脏骤停（A）。

（2）伴发于器质性心脏病的自发性持续性室速（B）。

（3）原因不明的晕厥，电生理检查能诱发出有血流动力学障碍的持续性室速/室颤，药物治疗无效/不可取/患者不能耐受（B）。

（4）伴发于冠心病，陈旧性心肌梗死和左心功能不全的非持续性室速，电生理检查能诱发出持续性室速/室颤，不能被一类抗心律失常药所抑制（B）。

（5）自发性持续性室速、无器质性心脏病、其他治疗方法无效或不合适（B）。

Ⅱ类：适应证

Ⅱa：急性心肌梗死后1个月或冠状动脉血管再通后3个月以上的患者、LVEF≤30%（B）。

Ⅱb：

（1）推测心跳骤停是室颤所致，因其他临床情况不能进行电生理检查者（C）。

（2）等待心脏移植过程中有归咎于持续性室性心律失常的严重症状（C）。

（3）有发生致命性室性心律失常高度危险的家族性或遗传性疾病，如长QT间期综合征、肥厚型心肌病等（B）。

（4）伴发于冠心病，陈旧性心肌梗死，左心功能不全的非持续室性，电生理检查可诱发持续性室速/室颤（C）。

（5）反复发作的原因不明性晕厥，伴有心功能不全，电生理检查能诱发持续室速/室颤，可以排除其他病因者（C）。

（6）有典型或不典型右束支阻滞及ST段抬高（Brugada综合征）的患者发生不明原因的晕厥或有不能解释的心脏性猝死家族史（C）。

（7）伴有严重器质性心脏病的晕厥，无创和有创性检查均不能确定原因者（C）。

Ⅲ类：适应证（禁忌证）

（1）没有器质性心脏病、不明原因的晕厥，不能诱发快速室性心律失常（C）。

（2）不断发作性（incessant）室速或室颤（C）。

（3）可被外科手术或导管消融根治的心律失常引发的室颤或室速，如预激综合征伴发的房性心律失常引起的室速或室颤，右室流出道室速，特发性左室室速或分支性室速（C）。

（4）一过性或可逆性因素（如急性心肌梗死，电解质紊乱，药物，创伤等）所致的快速室性心律失常（C），纠正这些原因是可行的并且实际上能减少心律失常发生的危险。

（5）有明显的精神病，置入ICD可能加重病情或无法按计划随访（C）。

（6）预计寿命不超过半年的终末期患者（C）。

（7）有左室功能不全、QRS增宽、但无自发或诱发的持续或非持续室速、准备接受冠状动脉搭桥术的患者（B）。

（8）心功能Ⅳ级、药物难治性心力衰竭的非心脏移植术候选者（C）。

由于ICD价格昂贵，电池寿命较短，手术和随访医生需要有较丰富的起搏器埋置技术与随访经验以及扎实的电生理基础，鉴于我国的具体国情，目前应主要选择第一类适应证，对第二类适应证的选择要特别慎重，从严掌握，切不可盲目应用，尤其注意不能给第三类（非适应证）患者安置ICD，以免给患者带来不良后果。

在我国，有器质性心脏病的室性心动过速远较西方国家为少，相反，特发性室性心动过速较多，这类室速绝大多数可以用射频消融的方法根治，不宜首选ICD。对于冠心病伴发的室速/室颤首先要排除急性心肌梗死所致，另一方面，对于非急性心肌梗死冠心病患者发生的持续室速/室颤，也不要以为做了介入治疗或冠状动脉搭桥手术就能完全预防室性心律失常，从而不需要 ICD，因为这些治疗都不是根治性的，尤其是陈旧性心肌梗死的病灶依然存在，即折返的病理基础并未因血运重建而消失，因此室速/室颤还可能发生。

总之，有明确适应证的患者发生心脏猝死的危险性比较大，ICD 治疗的益处是肯定的，医生和患者都应该采取积极的态度。对于非适应证或禁忌证的患者，使用 ICD 是无益甚至有害的，绝对不能滥用。对于相对适应证，要慎重选择。

（李　艳）

第三节　ICD 植入的术前准备和操作步骤

一、患者准备

检查电解质、出血时间、凝血时间、停用Ⅰ类抗心律失常药至少 5 个半衰期（Ⅰ类抗心律失常药明确影响 DFT）。索他洛尔不影响 DFT，不必停药。胺碘酮对 DFT 有一定影响，但通常不影响实际应用，一般也不必停药。停用抗凝药物三天。双颈、胸部备皮。进入导管室之前开通静脉通道。

二、设备准备

检查 X 线机器、起搏器分析仪、ICD 程控仪、除颤器，确保其功能正常。除颤器最好使用有非手持除颤功能者，预先贴好除颤电极片，以便术中一旦使用，操作迅速、从容，又不破坏无菌条件，除颤后可以继续手术。

三、操作人员准备

手术需术者、助手各 1 名，术者应熟练掌握起搏器植入技术、有比较好的临床电生理基础以及对 ICD 功能的充分了解。术者应了解患者的快速心律失常特点，以便合理设置 ICD 工作参数。护士 1 名，负责术前器械和抢救药品准备及术中台下巡回。放射技术员 1 名，负责放射线机器术前检查和术中维护。

四、ICD 埋置技术

ICD 埋置术由以下几个操作步骤组成：囊袋制作，导线置入，导线测试，缝合切口，设定并输入工作参数。这些步骤与起搏器埋置术大体相同，但每一步都有其特殊之处。

（一）囊袋制作

对于不用机壳做除颤电极者，囊袋做在左胸或右胸均可；ICD 作为一个除颤电极者，以左胸为好，这样除颤电流覆盖心脏面积较大，不过现也有经验认为这种 ICD 埋在右胸也不影响电击功能。

根据 ICD 体积的大小和患者的胖瘦程度决定做皮下囊袋还是胸大肌下囊袋。皮下囊袋的做法与起搏器囊袋做法相同。目前，ICD 体积已经明显缩小，一般都可置于皮下，只有少数瘦弱患者需要胸大肌下埋置。制作胸大肌下囊袋操作步骤如下：

局麻下，在锁骨下约2cm处做约10cm长的横切口，切口方向与胸大肌纤维走向平行。切开皮下组织，钝性分离胸大肌胸骨部与锁骨部，切口内侧的一组神经血管如果影响囊袋入口，则须细心分离后轻轻推开，必要时可结扎血管，用手指轻轻分离胸大肌与胸小肌之间的疏松结缔组织，使囊袋容积为ICD的1.5倍左右，放入1~2块纱布压迫止血，在植入ICD脉冲发生器时取出。

（二）导线置入

在切口内穿刺锁骨下静脉（或切开头静脉），送入ICD导线，操作方法与安放起搏器导线相同。导线先端至右室心尖部，使其远端弹簧电极在右室腔内的部分尽量长些，以便电击时电流较多地覆盖心肌，提高疗效。电极放妥后进行测试。双腔ICD的心房导线即双腔起搏器的心房导线，二者置入方法相同。

（三）导线测试

导线测试包括R波振幅、起搏阈值、电击阻抗和DFT，双腔ICD还需测定P波及心房导线起搏阈值。R波振幅要求5mV以上，起搏阈值要求小于1.0V，对于多次调整导线位置而R波振幅仍达不到要求者需加用或换用心室螺旋导线，以免漏诊室颤，起搏阈值达不到要求的时候较少，如果R波符合要求，高于1.0V小于1.5V的起搏阈值也可接受，不必因此而加用或换用螺旋电极。

R波及起搏阈值符合要求后即可连接导线与脉冲发生器，将脉冲发生器置入囊袋后，皮下缝合数针，以免其滑出。然后开始测定电击阻抗及DFT。

旧型号的ICD电击阻抗需要小能量电击的方法测试，在静脉麻醉后进行，正常阻抗范围是30~130Ω。目前临床中实际使用的ICD都可以通过无痛性起搏的方法测试电击阻抗，其正常范围一般比电击法低，具体数值与所采用具体导线系统有关。如果电击阻抗测试结果高于正常范围，要仔细检查ICD系统连接是否不佳，并进行相应处理。电击阻抗低于正常范围时有可能发生除颤电极间短路，损伤ICD，需要重新调整导线位置。有学者一组20例观察，低能量电击法的电击阻抗为41~67（53.7±7.6）Ω。电击阻抗符合要求表明ICD系统连接及电极位置合适，可以开始DFT测定。

DFT是指最小的除颤能量，如再降低能量，则除颤无效，在术中逐步降低能量测定这样的DFT显然是不现实的，因诱发室颤的次数越多，对患者心脏的损伤越大，越增加术中风险。实际上只要用比ICD最大电击能量小10J除颤成功2~3次即符合要求，因此ICD术中所测的DFT并非真正的除颤阈值。目前多数ICD最大电击能量为34J，所以DFT 24J即符合要求。诱发室颤前，要设置并输入ICD的诊断和治疗程序。室颤诊断标准一般设置频率在180次/分或200次/分以上，持续时间为16个心动周期。治疗设置2次，第一次通常为15J，如果患者心功能较差，也可设20J，第二次用ICD最大电击能量，以确保患者安全。如果第二次除颤不成功，使用体外除颤器。

将所设置的室颤程序输入ICD后即可诱发室颤。诱发室颤要在诱导麻醉或静脉麻醉后进行。可用安定或咪唑安定，剂量以患者能熟睡而不抑制呼吸为度，一般用地西泮10~30mg，咪达唑仑5mg左右。静脉推注地西泮或咪达唑仑时，可让患者出声倒计数，待其数错时即可停止用药，并开始诱发室颤，也可以请麻醉科医生协助。

诱发室颤通常有三种方法，都是通过程控仪进行。一种是低能T波同步电击，该方法诱发室颤的成功率80%以上，安全性较大；另一种是用50Hz频率快速起搏，起搏时，患者心跳及呼吸停止，对患者损伤大，虽诱发室颤但成功率比T波电击的方法高。圣犹达公司的产品可以用直流电刺激的方法诱发室颤，既安全，成功率又高。具体采用哪种方法要根据产品型号及作者的经验。T波同步电击诱发成功率与电击能量及其落在T波的位置有关，一般从0.6J开始，不成功时的增能量，电击位置在T波顶点附近最易成功。在心室起搏的情况下电击T波比感知自主心律电击的成功率高，有学者一组16例首选起搏后同步电击T波的方法诱发室颤，100%成功。而在8例用R波感知确定T波电击位置者，成功率只有50%。

诱发室颤后，ICD设置的首次能量如果≤15J，除颤成功即可结束测试。首次能量除颤不成功者需要增加能量再测。第二次诱发室颤要待患者血压正常，距第一次诱发室颤后5~10min再进行。低于所用ICD最大除颤能量10J也不成功时，交换电击极性，有时是有效的。一组20例测定结果DFT为（18.4±4.7）J。如果阈值不符合要求，而前述措施又无效的话，也可加用皮下片状电极或电极阵列。

药物可能影响室颤诱发成功率和DFT，一类抗心律失常药明确地升高DFT，术前一定要停药。索他洛尔可以降低DFT。胺碘酮对DFT的影响文献报道结果不一，有学者在25例ICD埋置术中发现24例术前服用胺碘酮而未停药者有2例DFT超过24J，一例交换电击极性、一例加用上腔静脉电极后DFT符合要求。由于没有对比研究，例数又较少，这两例DFT升高是由于胺碘酮的影响抑或患者自身心脏状况所致尚且难以定论，但这些有限的资料至少表明胺碘酮对ICD植入术中DFT测试影响不大。

（四）缝合切口

DFT符合要求后即可缝合切口。用缝线穿过ICD上缘的小圆孔将其固定于囊袋上缘的胸大肌上，以免移位。然后逐层缝合皮下组织和皮肤。缝合前需关闭ICD，以免缝合时发生肌电感知，引起误放电。

（五）设定并输入工作参数

切口缝合完毕需重新设定并输入ICD工作参数，大体步骤如下：

1. 设置工作区　根据患者快速心律失常发作及治疗特点设2~3个工作区（1个VF区，1~2个VT区）。临床室速发作频率范围较大或明确有二种频率者，设二个VT工作区，否则只设一个工作区。

2. 设置快速心律失常诊断程序

（1）设置每个工作区的频率阈值：VF区一般为200~220次/分，VT的频率阈值要比临床发作频率低10~20次/分，2个VT区的频率差别至少20次/分。

（2）设置VF及VT的持续时间：VF初始识别时间设12/16个心动周期或5秒以内为宜，通常设VT持续时间16~20个心动周期或5秒以内，血流动力学稳定的室速也可适当延长持续时间标准。在Jewel系列ICD中，VF识别标准中允许25%的感知不足，而VT诊断记数中只要有一个心动周期不符合标准即清零，重新开始，要求严格，所以VT持续时间的设置有时反比VF短。

（3）易发生窦性心动过速者加设突发性，有心房颤动的患者加用稳定性、QRS宽度或QRS形态。

（4）设置再识别标准，心律失常持续时间应短于初始识别时间。

3. 设置快速心律失常治疗程序

（1）VF 只能电击复律，第一次电击能量比 DFT 高 10J，为安全起见，由第 2 次开始即用最大能量，最后 1~2 次可对调电击极性。现在趋向于从第一次即使用最大能量，因争取时间尽快除颤成功比节约几个焦耳的能量更重要，如果第一次除颤不成功，需第二次或更多次除颤，也就不省电了，而且延误了除颤时间，增加了除颤难度。

（2）VT 一般选用 ATP－低能电击－高能电击的阶梯法治疗。

ATP：180 次/分以下的 VT 采用 ATP 方式终止成功率较高，可先用短阵快速刺激，起搏周长从心动过速周长的 80% 左右开始，每阵 6~10 个脉冲，阵间递减 10ms，限定最小周长 200ms，共设 3~4 阵。第 2 套 ATP 程序可选用周长递减的起搏方式，起搏周长从心动过速周长 90% 以上开始，每阵 3~4 个脉冲，共设 3~4 阵，阵内阵间均可递减 10ms。

电击：程序排在 ATP 之后，首次能量 1~10J，第 2 次增加 5~10J，第 3 次开始可用最大能量。

4. 设置心动过缓起搏工作参数。

5. 设置信息储存工作参数　心电图储存耗电较多，储存记录量大时影响 ICD 寿命（注意程控仪中的提示），但至少应存储每次快速心律失常发作前、发作过程以及终止过程的心电图，以便分析发作规律和调整工作参数。为了节约电能可以选择时间较短的储存程序。

（李　艳）

第四节　特殊注意事项

（1）术中测定 DFT 时，VF 终止程序中的电击次数不宜超过两次，第 2 次选用最大能量，两次都无效立即体外电击复律，以策安全。

（2）ICD 工作参数要根据随访结果及时调整。每次程控后打印结果，要确认工作参数无误。

（3）抗心律失常药物的应用：绝大多数 ICD 患者术前都服用抗心律失常药，以减少或减轻室速/室颤的发作，对于室速/室颤发作频度较小的患者，如果未发生 ICD 埋置后心律失常"风暴"（postimplantation arrhythmic storm），术后不一定要合并应用抗心律失常药，但这类患者不多。更多的患者需继续使用抗心律失常药，其目的主要有二个：一是控制患者术后依然存在的早搏及其他快速心律失常如心房颤动，减少室速/室颤的发生次数，以避免或减少不必要放电；二是抗心律失常药也可减慢室速频率，提高 ATP 的成功率，这样可以减少电击治疗、节约电能、延长 ICD 寿命。索他洛尔、胺碘酮是较常用的药物。索他洛尔能降低 DFT，但发生尖端扭转型室速副作用的机会比胺碘酮多；胺碘酮对室颤阈值的影响观察结果不一，有学者一组 25 例 ICD 患者中 24 例术前服用胺碘酮未停药，有 1 例埋藏时不能诱发而于次日诱发室颤，其余患者均未影响室颤诱发，DFT 亦均合要求。术后 24 例继续用药者，没有影响电击复律的效果，由于还没有术后发生真正室颤的记录，尚且无法判断其对术后 DFT 的影响。一类抗心律失常药已被证实是升高 DFT 的，而且对心功能的影响也比较大，ICD 患者又多是有器质性心脏病者，易发生心功能不全，应尽量避免使用。

（4）ICD 与起搏器的联合应用：在临床实际工作中，我们常常会遇到 ICD 患者同时有持续性心动过缓而起搏依赖的情况，现代的 ICD 虽然都具有抗心动过缓起搏的功能，但由于持续性起搏会明显减少 ICD 寿命，所以对于不愿频繁更换 ICD 或经济困难的患者，需要同时安装起搏器。起搏器与 ICD 合用时有可能发生一些不良的相互作用，因此如何有效地预防这些可能的副作用是二者安全合用的重要前提。

起搏器与 ICD 合用时可能发生以下的不良相互作用：①起搏器起搏时，ICD 既感知起搏脉冲也感知起搏的 QRS，即发生所谓双感知，从而误判发生心动过速，导致误放电。②患者发生室颤时，起搏器不能感知低振幅的颤动波而照常起搏，这时 ICD 可能只感知起搏脉冲而误认为正常心律，不启动治疗。③ICD 电击后心肌起搏阈值增高导致起搏器起搏无效。④ICD 电击后起搏器的程控参数被改变。

起搏器双极起搏时，脉冲较小，若起搏器电极与 ICD 感知电极保持适当距离则一般可避免 ICD 对起搏脉冲的感知，一般要求二者相距 2~3cm 以上。而单极起搏时，脉冲较大，容易被 ICD 所感知。因此，如果 ICD 患者需要另行埋置起搏器时，一般选用双极起搏器。对于先有单极起搏器在身以后又需 ICD 的起搏器患者，常规的做法是取出起搏器，依靠 ICD 的抗心动过缓起搏；或更换为双极起搏器，而且该起搏器不能被高能电击重设为单极工作方式。前已叙及，依靠 ICD 持续起搏，会明显缩短其寿命。如果更换为双极导线，患者心腔内的导线数目增加，这样会增加患者血栓形成及心功能受损的机会。无论采取上述何种方法，患者都要经受更多的创伤并且蒙受经济损失，同时也造成资源浪费。因此，如果能保留患者原单极起搏器并能避免其副作用有重要的临床意义和社会意义。

有学者为一单极起搏器患者成功地合用了 ICD，随访二年，ICD 与起搏器工作均正常。该患者患扩张型心肌病，因三度房室传导阻滞安置单极起搏器（Prevail 5985，Medtronic）7个月后发生室速/室颤，经 6 次电击而挽救生命，接受 ICD（Micro Jewel）治疗。Prevail 5985 是单极起搏器，我们在术中观察了起搏器对 ICD 的影响：将起搏器的输出及脉宽调至最大值，分别为 8.0V 及 1.55ms，观察 ICD 在感知灵敏度为 0.3mV 时的感知标记，未发现 ICD 对起搏脉冲及起搏除极的双感知。置磁铁于起搏器脉冲发生器上使其为 VOO 工作方式，先后二次诱发室颤，ICD 感知灵敏度 1.2mV，均及时感知室颤并除颤成功，说明起搏器没有引起 ICD 对室颤的感知不足。ICD 术前患者经历 6 次电击，电击后起搏器工作参数转为"重设"状态，起搏、感知功能正常，未发现起搏阈值升高至起搏失灵的程度，患者术后的 3次 FVT 电击也没有影响起搏器的功能。由于 ICD 电击后的起搏输出可以区别于一般抗心动过缓起搏输出而单独程控（最高可至 8V），即使电击后起搏阈值升高致起搏器起搏失灵，尚有 ICD 起搏的保驾。因此，前述的起搏器与 ICD 合用时可能发生的四种相互作用中，ICD 对起搏器的二种影响对患者的危害一般不大。

我们仔细观察术中测定的感知标记可以发现本例 ICD 所感知的是起搏脉冲而不是 R 波。Epstein 等注意到当起搏脉冲与其后的 R 波时距大于 150~160ms 时易出现双感知，本例起搏脉冲至 R 波的时距小于 120ms，Micro Jewel 有感知后 120ms 空白期的设计，所以 ICD 感知起搏脉冲后不再感知 R 波。另外 Micro Jewel 感知灵敏度的自动调节有利于避免只感知起搏脉冲而漏感颤动波，即或发生少许这样的情况，也不易漏诊室颤，因为室颤的 NID 允许 25%的感知不足。

由于 ICD 与起搏器合用时可能发生前述的不良相互作用，因此二者合用时应非常谨慎，能避免时尽量避免。ICD 与单极起搏器合用目前仍被列为禁忌，迄今国外只有一组 3 例的初步成功的合用经验，前述的例子也仅为 Micro Jewel 与 Prevail 合用的初步经验，是否适合其他型号的 ICD 或起搏器尚需积累更多的资料。

（郭　攀）

第五节　并发症及其处理

一、导线脱位

在心电图上出现起搏和（或）感知不良。较大幅度的导线脱位在心脏 X 线上可见电极与手术完毕时位置明显不同，而位置变化轻微的所谓微脱位靠 X 线诊断困难。一旦出现电极脱位应立即打开囊袋，重新放置电极。

二、囊袋感染

早期囊袋局部皮肤红、肿、热、痛是主要表现，全身症状不明显。一旦怀疑有囊袋感染要立即静脉应用大剂量抗生素，早期治疗有可能控制感染。如果囊袋化脓，出现波动感，就需要囊袋切开，取出 ICD，清创处理。ICD 消毒后在对侧胸部重新埋置。由于目前国内使用的 ICD 体积还偏大，多需胸大肌下埋置，一旦感染，处理起来要比皮下难度要大，早期发现也困难，为了避免感染，手术中最好用抗生素冲洗囊袋。

三、导线断裂

如果导线完全断裂，ICD 不能发放起搏信号，X 线检查可以发现断裂部位；部分断裂时会出现起搏和感知失灵，用程控仪可以发现导线阻抗明显升高。导线断裂一经确诊即应予以更换。

四、导线绝缘破坏

导线绝缘破坏时，发生漏电，因此到达心脏的电流减少，导致起搏失灵。X 线检查一般可以发现绝缘破坏的部位。处理方法：更换导线。

ICD 应用中除可能发生上述与起搏器相似的合并症外，还可能遇到如误治疗等问题。

五、误治疗

所谓误治疗是指 ICD 在没有发生持续室速/室颤的时候发放电治疗，其发生率高达 22% ~ 24%，常见的诱因有心房颤动、室上性心动过速（以下简称室上速）、窦速和非持续性室速等。当这几种心律失常的频率和持续时间满足所设定的室速/室颤识别标准时，ICD 即判定发生室速/室颤，因而发放治疗。

（1）心房颤动的心室律不整齐，而室速一般节律规整，在心动过速诊断程序中增加稳定性标准可以区别二者，避免误放电。

（2）窦速一般有心率逐渐加快的特点，而室速则突发突止，加用突发性诊断标准可有效地鉴别之。但如果设有 SRD，当快速心率达到频率阈值且持续时间满足 SRD，则 ICD 在

SRD 终末仍会启动治疗程序。有学者在研究时有 2 例 ICD 患者发生了窦速引起误放电的情况。例 1 发生窦速时，突发性 16%，并未达到 19% 的设定标准，却触发了 ATP 及电击，这是因为设定 SRD 为 30min，窦速频率在 30min 内持续超过 110 次/分之频率阈值的缘故。在提高频率阈值为 120 次/分，突发性增为 22%，加用氨酰心安，将 SRD 延长至 60min 以后，未再发生误放电。例 2 最初程序中无突发性标准，储存资料显示患者室速的联律间期都比其前的窦性心律周长短 22% 以上，据此增设突发性标准为 19%，以后未再发生误放电。

（3）室上速从突发性、频率阈值、SRD 以及稳定性几个方面都无法与室速鉴别，但 ATP 易于终止其发作，抗心动过速起搏器本来也是治疗室上速的有效方法，合理设定 ATP 参数可以二者兼治，一般地说终止室速的 ATP 程序都能终止室上速。室上速发作频繁者应作射频消融后再装 ICD。EGM 宽度或 QRS 形态标准也可以鉴别室上速和室速。

六、ICD 埋藏后心律失常"风暴"

有些患者 ICD 术后数月内室性心律失常发作次数较术前显著增加，这种现象被称为埋藏后心律失常"风暴"，其发生的原因还不十分清楚，可能与术后疼痛、焦虑、心力衰竭以及术后停用抗心律失常药等因素有关。常需加用或调整原来使用的抗心律失常药才能控制。我们一组 25 例 ICD 患者中，8 例发生了埋置后心律失常"风暴"，术后 2~3 个月内室速发作显著较术前频繁。这些患者从准备接受 ICD 治疗起即处于精神紧张状态，可能与"风暴"的发生有关，其中 3 例与术后停用胺碘酮有直接关系，重新应用胺碘酮后室性早搏消失，室速发作次数明显减少。埋藏后心律失常"风暴"是一个很常见也很重要的现象，目前对其发生机制所知甚少，颇值进一步观察与研究。

七、患者的心理障碍

Luderitz 等调查了 95 位 ICD 患者的生活质量，结果表明：60% 的患者认为 ICD 改善了他们的生活质量。患者接受 ICD 需要一段心理适应过程，大部分患者术后对 ICD 的存在感觉不适，这种情况随着时间的延长而减少，术后 12 个月还有 20% 的患者感觉不适。恐惧电击是 ICD 患者的常见心理障碍。我们的一组 25 例 ICD 患者中 6 例经历了电击，电击时均伴胸痛、闪光、恐惧感，因此造成了紧张心理。对于这些患者，在调整 ICD 工作参数及辅以药物治疗，尽量减少电击的同时要进行相应的心理治疗，因为电击是他们必须面对的现实，只有跨越这种心理障碍才能提高他们术后的生活质量。

（郭　攀）

第六节　患者的术后管理和随访

术后患者一般卧床 24h 后可以翻身或下地，尽量避免右侧翻身，体位改变时动作要轻，避免导线脱位。沙袋压迫囊袋时间取决于术者于术中对止血彻底程度，一般 2~6h 即可。每天注意观察有无切口出血或囊袋血肿。术后是否需要使用抗菌素视导管室条件和手术医师习惯而定。

ICD 患者的随访包括两个方面：

1. ICD 的工作情况　了解患者室速/室颤的发生次数、周长、时间、终止方式、工作参数以及效果，了解电池以及电容器充放电情况。这些情况的了解都需要使用程控仪，可以显示在屏幕上，也可以打印出来。

　　一般地说，在患者出院之前应该进行一次随访，如果术后发生过室速或室颤，视其发现及终止的满意程度决定是否需要调整工作参数，若未发生过心律失常则应诱发室速及室颤，确认 ICD 诱发、识别及终止有效。以后可每 3 个月随访一次，如果患者有不适感，随时进行检查。

　　正确分析 ICD 存储资料报告是正确评价 ICD 工作程序有效性的基础，而能否正确分析存储资料报告又依赖于我们对 ICD 处理心律失常工作原理的正确理解，因此要想正确使用 ICD 必须熟练掌握 ICD 的基本结构和功能。

　　2. 有无发生与 ICD 有关的合并症　如感染、导线断裂、绝缘破坏、电极脱位等。

（郭　攀）

第六章

心脏起搏技术

第一节　概述

心脏起搏器是一种植入人体内的电子治疗仪器，通过人工心脏起搏器发放的脉冲电流刺激心脏，代替心脏的起搏点，引起心脏搏动的一种治疗和诊断方法。主要应用于治疗致命性心动过缓，也可用于药物治疗无效，不宜行射频治疗，超速起搏治疗有效的异位性快速心律失常如超速抑制治疗室性心动过速。近年，起搏器用途进一步拓展，如通过左右心室同步起搏治疗左束支传导阻滞相关的心力衰竭等。

人工心脏起搏器自1952年由Zoll首先应用于临床后，各种类型的起搏器陆续问世。随着电子工程技术的发展，电池和电极的不断改进，起搏器的体积逐渐缩小，质量不断提高，功能增多，使用寿命延长。临床应用范围也逐渐扩大，对延长患者生命和提高生活质量起了重要作用。

1. 起搏器的构成　由脉冲发生器、电源、电极及其导线3个部分组成。脉冲发生器是起搏器的主体，故又将脉冲发生器单独称为起搏器，而将所有3个组成部分合称为人工心脏起搏系统。

（1）脉冲发生器：作用是形成和发放脉冲，并感知心电活动或其他生理反应，根据患者生理参数的变化自动调整起搏频率和起搏方式等。有些起搏器还具有信息存储功能，如心律失常事件选择性记录，治疗过程的记录。现代起搏器实现了小型化、程控化、多功能化及智能化。临床应用范围也逐渐扩大，脉冲发生器的类型也不断增加，功能更复杂和贴近临床治疗需要。

（2）电源：主要应用体积小、容量大、自放电少和电流稳定而耐用的化学能电池。固态锂电池应用较广。使用寿命10～12年。脉冲发生器和电池一起密封在金属外套内，呈长方形或椭圆形，边缘圆钝，重量18～135g不等。

（3）电极和导线：使脉冲发生器发放的起搏脉冲传到心肌，同时又将心腔内心电图信号从心脏传递到起搏器。电极和导线与体液接触，且随心脏的搏动而不断摆动，要求有高度的耐腐蚀性，生物相容性和耐屈折。目前电极多用铂、铂铱合金或爱尔近合金及极化性能较优的热解碳制成。导线的金属材料要求电阻率小，强度高，选用的材料有不锈钢丝和银丝、镍合金丝和银丝拧合以及碳。导线的外绝缘材料多用硅胶。根据手术途径和要求的不同，电极可分为心外膜电极，心肌电极和心内膜电极三类。目前多用心内膜电极。心内膜电极又分单极和双极。双极起搏可避免胸肌刺激。另外，为了防止或减少电极移位及术后阈值升高等并发症的发生，制成了多种特殊结构的心内膜电极，主要分为：主动电极和被动电极。主动电极，其前端可旋入心肌内，操作简便，不易发生脱位。另外，右室间隔部希氏束和浦氏纤维或希氏束起搏可保留正常的心室激动顺序，改善血流动力学，右室流出道间隔部起搏时，电极位置接近希氏束和浦氏纤维系统，因而较右室心尖部起搏可取得更好的血流动力学效果。由于流出道的部位被动电极不可能固定，故近年来螺旋电极应用增多。被动电极主要通过电极头端的特殊设计，如倒叉状，伞状。为预防阈值升高设计的有多孔型电极、碳电极、及类固醇激素洗涤电极。用于心房内膜起搏的 J 形电极，以便使电极易放置在右心耳内。

2. 起搏方式

（1）胸外起搏：系经胸壁放置特制的圆形或长方形的大面积的起搏电极进行起搏。1 个电极放置在左肩胛与脊柱之间，另一电极放置在相当于 V_2 导联的部位或心前区。脉冲幅度为 25～150V，脉宽 2～3ms。需用大功率特殊的起搏器。输出电流从 20mA 开始，并以 10mA 递增，直至夺获心室。因电流大，多引起胸痛和明显的胸壁肌肉收缩，患者不易耐受。一般应用于心脏骤停的急救。

（2）经食管起搏：将双极食道起搏电极导管涂上石蜡油，经鼻将电极送入食道。深度约 30～40cm 即达心房中部水平，记录食道导联心电图显示 P 波呈正负双相，且振幅最大处为起搏最佳位置，然后接上起搏器，脉宽在 1.5～5.0ms，输出电压 15～40V，频率 70 次/min，进行起搏。如需心室起搏，将电极插入深达 40～55cm 处，食道导联心电图显示正相 P 波，QRS 呈 qR 型，T 波直立，即可起搏心室。

（3）直接心脏起搏：电脉冲直接发放到心脏，起搏稳定、可靠。应用最多的是经心内膜起搏。有时根据需要采用心外膜起搏和心肌起搏。

1）心外膜起搏：开胸，切开心包，将盘状电极与心外膜缝合。电极固定可靠，但手术创伤大，术后电极周围结缔组织增生，电阻增大，需提高脉冲的幅度。另一种心外膜的临时起搏是为防止心脏手术后发生的传导阻滞或心律失常。在关胸前将金属导线缝扎在心外膜上，待病情稳定，不需起搏保护时将导线拉出。

2）心肌起搏：将电极埋入心肌。电极有柱状、环状、螺旋状等。经剑突下上腹切口或经胸膜外前纵向切口，暴露心包，并纵行切开，在右心室壁无血管区用电极旋入器将电极旋入心肌。心肌起搏也容易发生阈值升高，主要用于静脉途径不宜送入电极的患者。目前也应用于同步化起搏中，冠状静脉窦静脉无合适血管分支时，可选择经胸放置左心室起搏电极。

3）心内膜起搏：临时经静脉心内膜起搏时，可选用贵要静脉、锁骨下静脉、颈内、外静脉和股静脉。因上肢活动较多，易造成电极移位，使起搏失败。作为抢救或保护性起搏，一般多选用颈内静脉和股静脉。颈内静脉和股静脉穿刺安全，电极到位后，固定导管电极对患者的活动限制较小。紧急时，在心电图监护下盲目插入电极。确定电极达右心室的方法有：①监护心腔内心电图，当出现 rS，ST 段呈弓背形抬高，P 波极小时，说明电极已接触心内膜；②电极导线与起搏器相连接，使起搏器处于工作状态，插电极过程中监护心电图，出现右室起搏图形时提示电极已到位。

导管电极分单极和双极。单极导管的特点是对 QRS 波的感知比较灵敏，按需功能好；在体表心电图上脉冲信号较大，易于识别；耗电省；起搏阈值稍高。适用于永久起搏。双极导管的特点是对 QRS 感知的敏感度差，按需功能差；在体表心电图上脉冲信号较小，有时不易识别；耗电较多；起搏阈值稍低；不需另安无关电极。但抗肌电干扰的能力较强。

4）冠状静脉窦内起搏，目前应用于再同步化起搏的患者。冠状静脉分支内起搏实际上是左心室起搏，有可能优于右心室尖部起搏。

（荆素敏）

第二节　永久人工心脏起搏器

一、永久人工心脏起搏器的适应证

植入型心脏起搏器治疗的适应证主要是"症状性心动过缓"。所谓"症状性心动过缓"是指直接由于心率过于缓慢，导致心排出量下降，重要脏器及组织尤其大脑供血不足而产生一系列症状，如晕厥、近似晕厥、黑矇等；长期心动过缓也可引起全身性症状，如乏力、运动耐量下降及充血性心力衰竭等。2008 年美国 ACC/AHA/HRS 将植入型心脏起搏器治疗的适应证分为 3 类：Ⅰ类适应证：根据病情，有明确证据或专家一致认为起搏器治疗对患者有益、有用或有效。相当于绝对适应证；Ⅱ类适应证：根据病情，起搏器治疗给患者带来的益处和效果证据不足或专家意见有分歧。又分Ⅱa 类（倾向于支持）和Ⅱb 类（意见有分歧）。是相对适应证；Ⅲ类适应证：根据病情，专家一致认为起搏器治疗无效，甚至在某些情况下对患者有害，因此不需要或不应该置入心脏起搏器。也即非适应证。

1. 病窦综合征（sick sinus syndrome，SSS）

（1）Ⅰ类：SSS 表现为症状性心动过缓；或必须使用某些类型和剂量的药物进行治疗，而这些药物又可引起或加重心动过缓并产生症状者；因窦房结变时性不良而引起症状者。

（2）Ⅱa 类：自发或药物诱发的窦房结功能不良，心率 <40 次/min，虽有心动过缓的症状，但未证实与所发生的心动过缓有关；不明原因晕厥，若合并窦房结功能不良或经电生理检查发现有窦房结功能不良。

（3）Ⅱb 类：清醒状态下心率长期低于 40 次/min，但症状轻微。

（4）Ⅲ类：无症状的患者，包括长期应用药物所致的窦性心动过缓（心率 <40 次/min）。虽有类似心动过缓的症状，也已证实该症状并不来自窦性心动过缓；非必须应用的药物引起的症状性心动过缓。

2. 成人获得性房室传导阻滞

（1）Ⅰ类：任何阻滞部位的Ⅲ度 AVB 伴下列情况之一者：①有 AVB 所致的症状性心动过缓（包括心力衰竭）；②需要药物治疗其他心律失常或其他疾病，而所用药物可导致症状性心动过缓；③虽无临床症状，但也已证实心室停搏 ≥3s 或清醒状态时逸搏心率 ≤40 次/min；④射频消融房室交界区导致的Ⅲ度 AVB；⑤心脏外科手术后发生的不可逆性 AVB；⑥神经肌源性疾病（如肌发育不良等）伴发的 AVB、无论是否有症状均列为Ⅰ类适应证，因为 AVB 随时会加重。

（2）Ⅱa 类：无症状的Ⅲ度 AVB，清醒时平均心室率 ≥40 次/min，尤其合并心肌病和左心室功能不全；无症状的Ⅱ度Ⅱ型 AVB，心电图表现为窄 QRS 波。如为宽 QRS 波则为Ⅰ类适应证；无症状性Ⅱ度Ⅰ型 AVB，因其他情况行电生理检查发现阻滞部位在希氏束内或以下水平；Ⅰ度或Ⅱ度AVB伴有类似起搏器综合征的临床表现。

（3）Ⅱb类：合并有左心室功能不全或充血性心力衰竭症状的显著Ⅰ度AVB（PR间期＞300ms），缩短AV间期可能降低左心房充盈压而改善心力衰竭症状者；神经肌源性疾病（肌发育不良等）伴发的任何程度的AVB，无论是否有症状，因为传导阻滞随时会加重。

（4）Ⅲ类：无症状的Ⅰ度AVB；发生于希氏束以上及未确定阻滞部位是在希氏束内或以下的Ⅱ度Ⅰ型AVB；预期可以恢复且不再复发的AVB。

3. 慢性双分支和三分支阻滞

（1）Ⅰ类：双分支或三分支阻滞伴间歇性Ⅲ度AVB；双分支或三分支阻滞伴Ⅱ度Ⅱ型AVB；交替性双束支阻滞。

（2）Ⅱa类：虽未证实晕厥由AVB引起，但可排除由其他原因（尤其是室性心动过速）引起的晕厥；虽无临床症状，但电生理检查发现HV间期≥100ms；电生理检查时，由心房起搏诱发的希氏束以下非生理性阻滞。

（3）Ⅱb类：神经肌源性疾病（肌发育不良等）伴发的任何程度的分支阻滞，无论是否有症状，因为传导阻滞随时会加重。

（4）Ⅲ类：分支阻滞无症状或不伴有AVB；分支阻滞伴有Ⅰ度AVB，但无临床症状。

二、永久人工心脏起搏器的类别及性能

起搏器命名代码为适应描述起搏器功能和起搏方式命名的需要，1987年北美起搏电生理学会（NASPE）和英国起搏电生理专业组（BPEG）推荐五字母命名代码，简称NBG编码（表6-1）。

表6-1 NBG起搏器编码表

		编码排列		
Ⅰ	Ⅱ	Ⅲ	Ⅳ	Ⅴ
起搏心腔	感知心腔	反应方式	程控、遥测、频率应答	抗快速心律失常作用
V	V	T	P	P
A	A	I	M	S
编码字母 D	D	D	C	D
O	O	O	R	O
S	S	S		

Ⅰ起搏心腔：A = 心房起搏，V = 心室起搏，D = 心房、心室顺序起搏；S = 特定的心房或心室起搏，O = 不起搏。

Ⅱ感知心腔：A = 心房感知，V = 心室感知，D = 心房和心室双腔感知，S = 特定的心房或心室感知，O = 不感知。

Ⅲ反应方式：T = 感知后触发，I = 感知后抑制，D = 触发 + 抑制，O = 不感知。

Ⅳ体外程控、遥测、频率应答方式：P = 单一程控方式，M = 多程控功能，R = 频率应答功能，C = 遥测功能。

Ⅴ抗心动过速功能：P = 起搏抗心动过速，S = 电击，D = P + S，O = 无。

三、起搏器的类型

2001年4月，对NASPE/BPEG起搏器编码进行修订（表6-2）。

表6-2 修订后的NASPE/BPEG起搏器编码注释

编码	意义
VOO，VOOO，VOOOO	非同步心室起搏，无感知、无频率应答或心室多部位起搏
VVIRV	心室抑制型起搏，有频率应答和多部位心室起搏（双室起搏或单室多部位起搏）
AAI，AAIO，AATOO	可感知同步心房除极的心房起搏，无频率应答或多部位起搏
AAT，AATO，AATOO	有触发功能的心房起搏，在心房警觉期感知时不延迟，无频率应答和多部位起搏
AATOA	有触发功能的心房起搏，在心房警觉期感知时不延迟，无频率应答。但有多部位起搏（双房起搏或者单房多部位起搏）
DDD，DDO，DDDOOO	双腔起搏（在V-A间期内房、室感知后有正常的抑制，在A-V间期内可感知心室的信号，在程控的P-V间期后、V-A间期感知到P后可触发心室起搏），无频率应答及多部位起搏

1. 非同步型起搏器（AOO、VOO） 亦称固定频率起搏器。以固定频率发放起搏脉冲，不受患者自发心搏的影响而变动。故在治疗过程中，当出现较快的自发心搏时，起搏脉冲与自主节律发生竞争。如起搏脉冲落在自发心搏的易损期中，可引起严重的室性心律失常而威胁患者生命。因此，本型起搏器仅适用于Ⅲ度AVB而无室性期前收缩患者，或作超速起搏治疗异位快速心律失常。临床上基本不用。

2. 同步型起搏器

（1）心房按需型起搏器（AAI）：为单腔起搏器，通过放置在心房的电极，起搏器可感知自发心搏的变化并自动调整起搏脉冲的发放，与自发心搏取得同步，因而不致发生竞争心律。临床上用于明显的窦性心动过缓或窦性静止、窦房阻滞，而房室传导功能正常的患者。

（2）心房同步、心室触发型起搏器（VAT）：实际为房室双腔起搏。在心房内的电极只感知心房的电活动，称为感知电极。在心室内的电极只发放起搏脉冲，激动心室，称为刺激电极。当心房的电活动（P波）经心房内电极传入起搏器时，经过0.12~0.20s延迟后，起搏器通过心室电极发放起搏脉冲激动心室。本型起搏器有400~500ms的不应期，使之只能感知频率在125~150次/min内的P波，从而将起搏的心室率限制在此范围内，避免由于患者发生室上性快速心律失常时引起相应的快速心室率。反之，当患者出现窦性心动过缓或窦性静止时，起搏器将自动转为60次/min的频率起搏心室。此种起搏器比较符合生理过程，最适用于AVB而窦房结功能良好的患者。

（3）心室同步型起搏器（VVT、VVI）：此型起搏器可根据患者自发心搏的变化而自动调整起搏脉冲的发放，与自发心搏取得同步，因而不致发生竞争心律。这类起搏器又分为：①R波触发型：如有自身心搏的QRS波出现，并超过起搏器的频率或自发心搏提前出现时，都将触发起搏器提前发放起搏脉冲，使之落在患者自发心搏的绝对不应期中，成为无效刺激，并重新安排起搏脉冲的释放，因而避免发生竞争心律。如无自身心搏发生，则起搏器发放脉冲，激动心脏。本型起搏器的主要缺点是耗电较多，故较少应用。②R波抑制型：当有自身心搏的QRS波出现时，经起搏感知，取消下一个预定刺激脉冲的释放，而从自身心搏的 QRS 波开始重新安排刺激脉冲的周期。在此 QRS 波后的规定时间内，无自身心搏发生时，起搏器将等待预定的一段时间（逸搏间期）再发放脉冲。当自身心搏频率超过起搏器频率时，起搏器不发放脉冲。而当自身心率慢于起搏频率时，起搏器又发放脉冲，因此又称按需型起搏器。这种起搏器不发生竞争性心律，比 R 波触发型起搏器耗电少。临床应用较广泛。

（4）房室顺序型起搏器（DVI、VDD、DDD）：DVI 适用于窦性心动过缓的患者。需放置心房和心室电极。心房电极无感知功能，仅能按固定频率释放脉冲至心房。心室电极具有感知和发放脉冲的功能。在正常工作时，起搏器经心房电极发放脉冲使心房激动，经120～200ms 延迟后，经心室电极发放起搏脉冲使心室激动，心房和心室按先后顺序收缩，保持接近正常的血流动力学效果。当患者自发激动下传引起心室激动或有自发心室激动时，起搏器则抑制经心室电极发放的起搏脉冲。由于无心房感知功能，故可出现心房节律的竞争，体力活动时不能自动改变起搏频率。VDD 适用Ⅲ度 AVB 而窦性频率稳定的患者：起搏器正常工作时，心房电极感知心房电活动（P波），经过一段时间的延迟后，经心室电极发放起搏脉冲，激动心室。此种起搏器能保证心房、心室顺序收缩，并且使心室率随窦性频率变化而改变。DDD 起搏器称为全功能起搏器。具有双腔起搏，双腔感知，具有抑制或触发两种功能，为多个起搏器功能的组合。DDD 与 VDD 的主要差别是 DDD 能起搏心房。目前应用的 DDD 起搏器能按照需要进行自动起搏模式的转换，如 AAI、VVI、VOO、DDI、VDD、DVI 等。

（5）程控起搏器：是可在体外遥控调节起搏参数的埋藏式起搏器，由程控器和起搏器2个部分配合工作。体外程控器根据临床需要编排程控参数，使用时将程控器放在囊袋处的皮肤上，按下程控启动按钮，向起搏器发放指令，起搏器接受后立即进行相应改变。

只能调节 2 个以下参数的称为简单程控，调节参数在 2 个以上的称为多功能程控。一般可对下列参数进行程控调节：①起搏频率：大多数起搏器的频率可调范围在 45～120 次/min。可据患者需要适当调节，如外科手术、心力衰竭时可提高起搏频率，以适应暂时性生理情况的变化。而有时患者在心室起搏时有不适感，或出现不良的血流动力学作用，调低起搏频率以保持患者的窦性心律。当然减慢起搏频率也可以延长起搏器的使用寿命。②输出强度和脉冲宽度的程控：起搏器的总能量输出是电压和脉宽的函数。大多数起搏器的输出是可以在2～10V范围内调节。输出电压调低，有助于延长电池寿命。此外，当起搏阈值升高时，可增加电压输出到 7～10V。降低脉宽输出也能延长电池寿命。但脉宽降低至 0.3ms 以下时需要较高的刺激电压，故脉宽一般选择 0.5ms。③感知灵敏度：大多数起搏器对 R 波感知范围在 1.25～5mV（感知越低表示灵敏度越高）。对 P 波的感知范围在 0.3～2.5mV。这项参数程控有助于解决感知不良和过度感知，避免再次电极定位。④不应期：起搏器的不应期是指感知起搏脉冲发出后的一段时间，在这段时间内，起搏器不能感知任何电活动。这项参数程控主要防止对 T 波的感知，在 AAI 型起搏器中，预防对远场（farfield）R 波的感知。⑤滞后：通常以低于程控心率的每分钟脉冲发放数表示。换句话说就是起搏器的逸搏间期要比起搏间期或自主心律的间期长。一个程控频率为 60 次/min、滞后 20 次/min 的起搏器，当自身心率 >40 次/min 时，起搏器不发放起搏脉冲。自身心率 <40 次/min 时，起搏器发放脉冲。这样可使患者有较多机会维持窦性心律。一旦起搏器夺获心室，自身心率需快于起搏频率才能抑制起搏器发放脉冲。⑥起搏方式可根据临床需要转换起搏方式。DDD 起搏器可根据需要自动进行模式转换，如 DDD 转换为 AAI，VVI，DDI 等。

（6）抗心动过速起搏器：这一类型起搏器多属于双重按需类型。在心动过速时释放短阵刺激脉冲，或扫描刺激脉冲终止之，而心率过缓时又能释放起搏脉冲起搏心室。可以是自动识别室上性心动过速，自动释放短阵或扫描刺激脉冲。也可由医生或患者在体外控制脉冲的释放方式和扫描时间，以终止过速型心律失常。目前此种功能主要应用在 ICD 中，采用抗心动过速功能，可减少除颤放电，延长起搏器的寿命。

（7）频率应答式起搏器：这类起搏器通过心电图或生物感知器感知人体信息变化，如血液酸碱度、氧和二氧化碳含量、体温、血压、心腔容量、每分通气量、呼吸频率及人体运动等，自动改变其脉冲输出频率，增加心排出量，以适应人体代谢增加的需要。对间歇性出现窦性心律的患者，在心室刺激时，可发生室房逆传，可能抵消频率改变增加心排出量的好处。

（8）自动阈值测定和自动夺获起搏器：为克服起搏器植入后起搏电压设置的盲目性，此型起搏器中增加了自动起搏阈值测定功能（vario 功能）和自动夺获功能。在测出起搏阈值后，起搏器可自动调节输出电压，以最大限度地减少电能消耗。同时为了保证可靠的起搏，该起搏器同时增加了自动夺获的功能。自动夺获功能包括四个方面：①起搏夺获的自动确认功能：起搏器刺激信号发出后，判定是否跟随着心脏的除极反应。自动夺获型起搏器增加了心脏刺激除极波（EvokedResponse，ER）感知系统，当起搏器发放刺激信号时，自动使心脏自发除极波感知系统关闭，直到心肌兴奋，有效不应期过后，才再次开放。ER 感知系统为了避免将电刺激发出后引出的电极头极化作用产生的电位误为心脏刺激除极波，也在刺激信号后暂时关闭 15ms。15ms 后 ER 检出系统立即开放。如果检出窗口 47.5ms 中不能检出 ER 信号，连同前 15ms，总共 62.5ms 即刺激信号发出后 62.5ms 内，不能检出 ER 信号，则认为未能夺获，随之则发出电压 4.5V，脉宽 0.49ms 的保护性起搏刺激保证有效的起搏。②自动保护性起搏：在起搏器工作期间，凡是起搏信号后 62.5ms 内，ER 感知系统未能检出心脏刺激波时，则确定为未能夺获，起搏器立即发出高能有效的脉冲信号夺获心脏。③刺激阈值的自动确定：自动确定刺激阈值在两种情况时发生，第一种情况，是在起搏器稳定起搏工作了 8h 后，自动确定一次，稳定起搏时的刺激电压为基础电压，自动确定时在其基础电压减 0.3V 所得值开始起搏，如果连续夺获两次，则再减 0.3V 继续起搏，如果仍能连续夺获 2 次，则可再减 0.3V，直到不能有效夺获两次，则认为该起搏电压值为阈值下刺激，即在此值基础上加 0.3V 起搏，如果能稳定起搏，则认为该值为起搏阈值，在所测阈值基础上再加 0.3V 作为此后 8h 实际起搏电压。第二种情况是在每 8h 规律起搏中间遇到起搏阈值突然升高，原起搏电压不能有效起搏时。这种情况下的起搏阈值自动确定是用原来起搏电压为基础值，先加 0.3V 起搏，直至稳定有效起搏为止，该值为起搏阈值，再加 0.3V 为下一阶段的实际起搏值。④起搏电压的自动调节及确定：如上所述应用类似 vario 功能测定稳定有效的起搏电压后，该值则为起搏阈值，在此基础上，起搏器能够自动加上 0.3V 作为下一阶段的实际起搏电压。因此，具有自动阈值管理的起搏器使用寿命长，安全可靠，随访简化、省时等。

（9）预防阵发性房颤起搏治疗的程序：目前许多起搏器针对房颤或房性心律失常发生的电生理机制应用了预防阵发性房颤的起搏程序，常用的起搏程序工作模式有如下 5 种：①持续或动态超速起搏；②干预短 - 长心动周期或心室反应性起搏；③超速抑制房性期前收缩后心房电活动；④窦性心律转复后的超速抑制起搏；⑤预防运动后不相称性的心率下降。

四、起搏器的选择

在选择起搏器时，要根据不同的心律及患者的年龄、心功能、活动要求、原发心脏病史、经济承受能力及其他并发症等来综合考虑，如条件允许应首选仿生理型起搏器，对年轻患者，心房变时性不良者应选用频率应答式起搏器。

1. 完全性或高度房室传导阻滞　要根据心房的变时性反应、有否合并心房颤动、心房扑动及阵发室上性心动过速，以及是否有巨大的右心房、心房麻痹（P 波极小）等。

（1）心房变时性正常者：最好选用 VDD 或 DDD，一般也可用 VVI。

（2）心房变时性不良者：应选用 VVIR，也可用 DDDR，一般仍可用 VVI。

（3）伴有持续的心房颤动、心房扑动或频发室上性心动过速或巨大右心房者：可选用 VVIR。年龄大、体力活动少，亦可用 VVI。

2. 病态窦房结综合征

（1）窦房阻滞、窦性静止，窦性心律基本正常，房室传导功能正常（房室结文氏点 > 130 次/min），既往无 AVB，在颈动脉窦按摩时无 AVB，左心房直径 <50mm，左室 EF > 40% 者，选用 AAI。如合并 AVB，则用 DDD 或 VDD。

（2）严重窦性心动过缓、窦房阻滞、窦性静止而房室传导功能正常者应选用 AAIR 或 DDDR。若伴 AVB，则选用 DDDR 或 VVIR。

（3）病态窦房结综合征表现持续、心室率很慢的心房颤动、心房扑动或频发室上性心动过速及巨大右心房者应选用 VVIR。

（4）心动过缓与心动过速交替发作，心动过速为快速心房颤动或室上性心动过速者可选用 DDI 或 DVI，可以用 VVI。

（5）房室结或心室逸搏节律者可用 DVI、DVIR 或 DDDR。

五、永久起搏器的安置

目前对适合安装永久心脏起搏器的患者，均选用经静脉心内膜导管起搏。可供选择的静脉途径有头静脉、锁骨下静脉、颈内、外静脉。头静脉切开术是常用的血管途径，头静脉解剖位置恒定，体表标志明确，位置较深且固定，导线不易因肢体活动牵拉而脱位。但也有缺点，如 10%~15% 患者血管较细、畸形、严重扭曲、狭窄或缺如。遇到上述情况，只能改用其他血管途径。锁骨下穿刺途径应用方便、切口小、快捷，是最常用的血管途径。但锁骨下静脉穿刺可出现并发症，以及电极导管被锁骨和肋骨磨损，导致起搏失败。

1. 头静脉途径　左、右头静脉均可选用

（1）患者仰卧在 X 线检查床上，常规消毒颈部和胸部皮肤，铺消毒巾。

（2）1% 利多卡因作局部浸润麻醉，在右锁骨中外 1/3 交界下方 2cm 处作 4~5cm 长横切口，逐层分离皮下组织，达胸大肌肌膜，沿胸大肌找出胸大肌与三角肌之间的肌间沟，顺此沟向下分离脂肪层，即可暴露出其内的头静脉，分离出 2~3cm 长。结扎头静脉远端。

（3）用眼科手术剪刀剪开头静脉口径约为头静脉的 1/3 或 1/2，将电极头轻轻插入。

（4）在 X 线透视下将电极由头静脉送入锁骨下静脉、无名静脉、上腔静脉、右心房，再利用远端呈弯曲弧形的导向钢丝使电极进入右心室尖部，嵌在心肌小梁内。通过胸透、心腔内心电图及起搏阈值确定电极位置。

（5）定位：X线透视下，平卧位时电极头端指向心尖，吸气时应在横膈上，侧位透视导管头端应指向前胸壁，几乎与前胸壁相贴。心腔内心电图呈 rS 型，r 波振幅变动不超过 1.5mV。ST 段明显抬高，看不到 P 波或 P 波很低，深呼吸，体位改变心腔内心电图无改变。测起搏阈值在 0.5~1.0V（脉宽 0.5ms 时），起搏心电图呈 R_I、S_{II}、S_{III}、V_I 呈 rS 型。符合上述条件才能确定起搏导管头端已嵌入右心室心尖部。

（6）主动电极的植入：先用头端形成 180°的弯钢丝将电极送入右室流出道，撤出钢丝，继而对直钢丝进行塑形并送至电极头端，在后前位投照体位下逐渐回撤到达室间隔。在左前斜 45°投照体位下确认电极头端垂直指向室间隔，此时电极头必须垂直指向脊柱，也就是垂直指向室间隔，这样可保证电极指向室间隔。心电图 QRS 综合波无相对宽大畸形，心电图 II、III、aVF 导联 QRS 波群直立，电轴不偏。测定起搏阈值、阻抗、R 波振幅，达到要求后（阈值<1.0V，阻抗 500~2 000Ω，R 波>5.0mV），后将螺旋电极旋入心内膜下。一般旋出电极以 8~10 圈为宜，透视中看到电极头端旋出标志分离即可，不要旋转电极过多。再次复测各项参数。测试满意后，经深呼吸、咳嗽等动作观察电极是否脱位，然后调整导线张力，缝扎固定电极。

（7）心房电极的植入：起搏心房用的 J 型电极进入右心房后，在下腔静脉口附近退出钢丝 10cm 左右，使远端呈自然 J 型弯曲，在右前斜位 45°透视下，旋转导管，使电极指向前方（胸骨），再轻轻回撤导管，使电极头端进入右心耳内。进入右心耳的标志是透视下见导管顶端指向左前上，正位透视下见电极头端随心搏向右沿纵轴明显摆动。测心房起搏阈值应<1.5V，心腔内心电图显示 PR 段明显抬高。

（8）透视下调整电极导管在心腔内的屈曲度。然后结扎头静脉近端，使电极导管固定。

（9）1%利多卡因浸润麻醉将要埋入起搏器处的皮肤。

（10）可用同一切口或再作一切口制作囊袋。囊袋的位置在锁骨中外 1/3 交界下方第二前肋间向下的部位。钝性分离皮下组织至胸大肌肌膜上，胸壁很薄的患者，囊袋可在胸大肌前筋膜内。囊袋要稍大于起搏器，故放入的起搏器应离囊袋口 2cm 左右，以免张力过大不易缝合及张力过大引起皮肤压迫坏死。

（11）将电极导管尾端与起搏器上的插孔相接，然后拧紧固定螺丝。

（12）将起搏器放入皮下囊袋内，调整电极导管的位置，将多余的导线近肌肉面放置，避免形成锐角。起搏器有字一面朝外放入囊袋内。再记录起搏心电图，X 线透视电极导管的位置。

（13）逐层缝合皮下组织及皮肤，囊袋内彻底止血，如有渗血，可于囊袋底部放置橡皮片引流条一根。也有应用凝血酶处理囊袋内出血。为了减少术后感染，一般不放置引流条。手术完毕，切口用敷料覆盖，及时放置沙袋压迫止血。

2. 颈外静脉途径　如头静脉太细或走行异常，可选用颈外静脉。该血管暴露好，手术操作方便。手术方法：仰卧位，不用枕头，头转向左，常规消毒皮肤，铺手术巾。右颈静脉切口取位于右锁骨中点上方 2~3cm 处，作 2~3cm 长横切口，切开皮肤，浅筋膜和颈阔肌，暴露颈外静脉。结扎远端，近端切开，插入起搏电极导管。起搏器囊袋仍制作在前胸部，电极导管经皮下隧道达囊袋处。电极导管可以经锁骨上或下穿过，在锁骨下穿过易损伤血管。经锁骨上穿过时，皮下隧道应尽量靠内侧。因为锁骨的胸骨头活动幅度小，可减少对电极导管的牵拉。其他步骤与头静脉途径相同。此途径不美观，患者不易接受，故应尽可能选择其他途径。

3. 锁骨下静脉途径　一般认为锁骨下静脉途径比颈外静脉途径好，最适合作生理性双腔起搏，但有可能出现气胸、出血等并发症。具体操作过程：取仰卧位，穿刺侧肩部略垫起，头转向对侧。常规消毒皮肤。铺手术巾。选择锁骨中内1/3交界下方约2cm处为穿刺点，先用1%利多卡因麻醉，切开皮肤约1cm，用血管钳分离切口深部皮下组织和肌肉。然后用尾部接有生理盐水的5ml注射器的穿刺针，抽吸成负压，针头斜面向下，进针方向为向上向内，指向胸骨上窝和甲状软骨之间，针超过锁骨的后缘后，基本与胸壁保持平行，不宜过深，以免穿破胸膜或损伤神经与动脉。当阻力突然消失，见有静脉回血时，固定穿刺针，取下注射器，插入导引钢丝，并在X线下将其软头送达右心房，退出穿刺针，沿导引钢丝插入可纵行撕开的外套管与扩张管。退出扩张管和导引钢丝。迅速将起搏电极导管通过外套管插入右心房中下部，然后退出外套管，并将其与电极鞘管脱离。其他步骤与头静脉途径相同。如需同时放置两根电极导管，可经鞘管放置两根导引钢丝至上腔静脉，退出鞘管，再先后分别经导引钢丝插入扩张管和鞘管，退出导引钢丝和扩张管，经鞘管送入电极导管。

4. 腋静脉途径　锁骨下途径植入电极可以出现电极磨损断裂并发症，故为了保证起搏安全，可选择穿刺腋静脉途径放置起搏电极。选锁骨中点下缘1.5cm为A点，锁骨中点内侧2.5cm为B点，A点与B点连线的反向延长线距A点2cm为穿刺进针点（C点），朝锁骨A点方向进针，穿刺针与胸壁成30°~45°穿刺，进针2~4cm即可到血管。也可根据解剖定位、静脉造影定位和超声定位。

六、安置起搏器患者的术后护理

（1）术后记录12导联体表心电图。
（2）术毕摄正、侧位胸片，观察电极位置及导线系统，以便随访参考。
（3）进监护室进行心电监护，观察起搏效果，按需功能等。
（4）术后卧位，少活动，特别是囊袋侧上肢应避免大幅度活动，以免电极脱位。
（5）术后24h左右拔除橡皮片引流条，及时更换敷料，用抗菌素3d。
（6）治疗原发病，纠正电解质紊乱及其他心律失常。
（7）详细填写手术记录单。填写安置起搏器患者随身携带的登记卡，包括患者姓名、住址、安置起搏器的医院、医生及其联系电话号码，安置起搏器的日期、起搏器型号，以备随访和发生意外时处理。
（8）术后7d拆线。
（9）切口应用黏合剂的患者，可以不更换敷料，可在术后3d出院。

七、安置人工心脏起搏器的并发症及其处理

人工心脏起搏器的并发症可分为：手术并发症、伤口并发症和后期并发症（表6-3）和起搏功能障碍。随着起搏器质量的提高和手术经验的积累，这些并发症已很少见。

表 6-3 安置起搏器的并发症

分类	并发症
手术并发症	胸血管损伤、空气栓塞、心脏穿孔、心包填塞、电极移位、神经损伤（膈神经和喉返神经损伤）、囊袋内积气
伤口并发症	血肿、感染、皮肤破溃、起搏器移位、骨骼肌抽搐
后期并发症	静脉血栓、肺栓塞、Twidder 综合征、缩窄性心包炎、三尖瓣关闭不全、起搏器综合征

1. 手术并发症 当电极进入心室腔、安放心外膜或心肌电极时，由于机械性刺激，可引起室早、室速、室颤，或心室停顿。因此，在手术前必须作好一切准备，必要时在安置永久起搏电极之前先行临时性起搏保护。

采用锁骨下静脉途径，可并发气胸、血管损伤、气栓及起搏器囊袋内积气。囊袋积气可继发于气胸，或在囊袋关闭时留有空隙。电极导管经颈内静脉可引起膈神经和喉返神经损伤。各种途径插入的电极都可引起心肌穿孔。因此，术中定位时要求 ST 段抬高不应超过 8mV，过分抬高可能发生心肌穿孔。发生心肌穿孔时，一般只需在 X 线透视下将电极稍退回心脏重新安置即可，多数不需要外科手术。心肌穿孔时很少发生心包内积血及心包填塞，如出现心包积血、压塞表现，应考虑心包穿刺引流，或心脏修补。电极脱位多发生在术后 1 月内，发生率为 5% 左右，术中仔细定位，以及让患者深呼吸、咳嗽试验，可减少电极脱位的危险。因电极移位导致起搏失效时，应立即重新调整电极的位置。

此外，冠状静脉窦内放置电极可并发冠状静脉穿孔，夹层等，以及心包压塞。

2. 伤口并发症 最常见的伤口并发症是血肿形成。因此，术中需认真止血，术后应用沙袋压迫止血。如血肿较大，可开放切口，取出血凝块。更换起搏器的患者应去除多余的囊壁，以防止无菌性浆液瘤形成。伤口感染是少见的并发症。严格无菌操作和术前、术中及术后预防性应用抗菌素可避免发生。通常一旦发生感染应取出起搏器和电极导管，静脉注射抗生素，必要时安置临时心脏起搏器，待感染完全消除后，再从对侧静脉途径重新植入起搏器。皮肤坏死为起搏系统埋置浅，引起局部皮肤缺血所致，常见于消瘦的患者。故对消瘦的患者，应将起搏器埋入皮下组织较深的部位或埋入胸大肌下。起搏器常发生向胸外侧面移位，此时可发生皮肤压迫坏死，将靠近起搏器的电极导管缝扎在深筋膜上可防止移位发生。当发现皮肤受压变色时，应及时更换起搏器的位置。

3. 后期并发症 不常见的并发症有上腔静脉血栓形成，引起上腔静脉综合征，以及颅内静脉窦血栓及右心房、室血栓形成。在低心排出量并有右心房或右心室有血栓的患者可发生肺栓塞。有报道经静脉途径或经胸放置电极的患者发生缩窄性心包炎。三尖瓣关闭不全是非常少见的并发症，可继发于电极导管的置入或去除后。起搏器在囊袋内可发生旋转移位（Twidder 综合征）。心室起搏的患者，由于心房和心室收缩的不同步，可使心室充盈量减少，而致心搏量减少，血压降低，脉搏减弱，可伴有相应的症状，称为人工心脏起搏器综合征，发生率可达 15% 左右，如症状明显需换用心房同步或房室顺序起搏或左右心室同步化起搏。

4. 起搏器功能障碍 生物医学工程技术的发展已使起搏器寿命延长，质量非常可靠。但是，起搏器功能障碍仍有发生。因此，对安置起搏器的患者行适当的长期随访。起搏器功能障碍可表现为预置起搏频率的改变（加速或减慢）、不规则起搏、感知失灵。这几种表现可单独存在，或并存。起搏频率突然加速称奔放，可引起室性心动过速；或室颤，导致患者死亡，故需紧急处理。可行电极复律，切断电极导管，然后重新安置新的起搏器。心率变慢是起搏器功能障碍最常见的表现，多为电池耗竭。不规则起搏也多见电池临近耗竭时，可伴有起搏频率加快或变慢。也可见于电极导管间歇断裂、电极移位、穿孔或阈值升高。感知功能失灵可单独出现，但也可伴有起搏脉冲不能心室夺获。不能感知的原因有信号太小，电极移位，电池不足、电路故障。当感知电路故障时，按需型起搏器仅作为固定频率起搏器工作。起搏脉冲不能心室夺获，表现为持续性、或间歇性出现。最常见的原因是电极移位或导管断裂。电极移位多发生在起搏器植入后1个月内。而在后期可能是电极周围纤维化、心脏原发病变的发展、严重高血钾或低血钾，以及药物中毒，尤其是奎尼丁和普鲁卡因胺。如不存在以上因素可能是起搏器本身的故障。骨骼肌电位有时抑制单极起搏系统的按需型起搏器。由深吸气，用力或咳嗽产生的膈肌收缩也可暂时抑制按需型起搏器功能。电离辐射也能引起新一代程控起搏器故障，应避免接触。与固定频率起搏器相比，按需型起搏器产生室颤的可能性很小，但它更易受各种电磁源如雷达的干扰，应避开高能量的电磁源，以免生意外。新型的起搏器基本上克服了受外界磁场的干扰。目前市场上已经有可以接受磁共振检查的起搏器，即强磁场不影响的起搏器的功能。

八、安置人工心脏起搏器患者的随访

使用永久起搏器的患者，经常随访检查是确保患者安全和起搏长期有效的重要措施。出院前向患者及其家属介绍有关起搏器的知识和注意事项。嘱患者每晨醒后检查自己的脉搏并随时记录，发现心率改变及时与医生联系。根据起搏器厂家的警告，告知患者相关的注意事项，如避免进入有电磁场的环境，以防起搏器电路受干扰而引起的起搏或感知失常。

出院后2个月内应每2~3周随访1次，2个月至1年内每1~2个月随访1次。1年后每3~6个月随访1次。在起搏器预期寿命到达前半年，增加随访次数至每3个月或每月1次。发现电池有耗竭倾向时，宜每周随访1次，直至更换新的起搏器。随访检查的主要项目如下。

1. 心电图　通过心电图记录，可观察起搏器的按需功能和起搏功能。如脉冲频率下降10%，应更换起搏器。必要时行动态心电图检查。

2. 起搏阈值测定　术后6周左右进行。测定方法因起搏器类型和厂家的不同而异。一些起搏器通过缩短脉宽逐渐降低输出强度，而另一些起搏器通过降低输出电压来降低输出强度，通过观察夺获丧失点，确定起搏阈值。还有一些起搏器通过将磁铁放在起搏器的上方，该起搏器便自动开始递减其输出强度的周期，从心电图上观察其起搏失败的起始脉冲，从而可推算出起搏阈值。由于在术后开始几周内，起搏阈值可能上升，故在4~6周内不应降低输出强度。6周后，为延长电池使用寿命，可降低输出强度，但应维持输出强度是起搏阈值的2倍，以策安全。

3. 胸部X线拍片　摄正、侧位胸片以了解电极位置是否良好，有无移位或电极有无断裂。

4. 起搏脉冲图检查　用脉冲分析仪测量脉冲周期和脉冲宽度，根据脉冲周期计算脉冲频率。方法简单、直观。或通过示波器作类似心电图标准导联Ⅱ或Ⅰ的连接，观察起搏脉冲的波形、频率和脉宽，并与该起搏器原来的参数比较。如脉宽增加15%，脉冲幅度下降

20%，提示电池临近耗竭，需更换起搏器。但是，目前已经基本不用。但在无程控仪的条件下，仍可作为评价起搏功能的一种方法。

（荆素敏）

第三节　临时心脏起搏器

临时心脏起搏为非永久性置入起搏电极的一种起搏方式。起搏电极一般放置 1～2 周，患者心动过缓恢复正常或引起心动过缓的原因去除后，就可终止临床起搏器的应用。

一、临时心脏起搏的适应证

（1）AMI 伴有Ⅲ度或高度 AVB 者或下壁 AMI 伴有Ⅲ度或高度 AVB 经药物治疗无效者。

（2）急性心肌炎或心肌病伴阿斯综合征者。

（3）药物中毒引起阿斯综合征发作者。

（4）心脏手术后发生Ⅲ度 AVB 者。

（5）电解质紊乱（如高血钾）引起高度 AVB 者。

（6）超速抑制以诊断及治疗其他方法不能终止的室上性心动过速或室性心动过速。

（7）预防性应用于更换或安置永久型起搏器、冠状动脉造影、电击复律及外科手术治疗。

二、临时起搏器置入术

1. 静脉途径　包括锁骨下静脉，颈内、外静脉，股静脉和肱静脉。其中股静脉、颈内静脉及锁骨下静脉是最常用的静脉入路。

2. 电极定位　临床心脏起搏通常采用单腔按需起搏器，即 VVI，在体表心电图指引下应用漂浮导管电极，不需 X 线指导。心腔内心电图可指导电极的定位：电极到达右房时呈现巨大 P 波，进入右心室时记录到巨大 QRS 波，电极接触到心内膜时 ST 段呈弓背向上抬高 1.5～3.0mV 是重要的定位指标。

右心室心尖部起搏时体表心电图呈左束支传导阻滞及左前分支阻滞样图形，心电轴显著左偏 -30°～90°，V_5、V_6 导联 QRS 波形态可表现为以 S 波为主的宽阔波。右心室流出道起搏时 QRS 波群呈类似左束支传导阻滞样图形，Ⅱ、Ⅲ、aVF 导联的主波向上，心电轴正常或右偏。

3. 并发症　并发症的发生与术者技术水平、起搏器电极的留置时间及术后护理状况密切相关。最常见的并发症是导管移位，其次是穿刺并发症、心律失常、膈肌刺激、感染、导管断裂、心肌穿孔等。

（荆素敏）

第四节　心脏的再同步化治疗

心脏的再同步化治疗（cardiac resynchronization therapy，CRT）是通过双心室起搏的方式治疗心室收缩不同步的心力衰竭患者。理论上讲，左右心室同步起搏可恢复正常的左右心室及心室内的同步激动，减轻二尖瓣反流，从而增加心输出量。

一、CRT 适应证

CRT 适应证详见表 6-4。

表 6-4　CRT 治疗适应证（2010 年 ESC《心力衰竭患者器械治疗指南》）

CRT-D 或 CRT-P 置入推荐	患者人群	推荐级别和证据水平
推荐降低患病率/病死率	心功能 NYHA Ⅲ 级或可走动的 Ⅳ 级、LVEF≤35%、QRS 宽度≥120ms、窦性心律且接受了最佳的药物治疗	Ⅰ A
推荐降低患病率，预防疾病进展	心功能 NYHA Ⅱ 级；LVEF≤35%、QRS 宽度≥150ms、窦性心律且接受了最佳的药物治疗	Ⅰ A
可考虑用于降低患病率	永久性房颤房室结消融后起搏器依赖者、心功能 NYHA Ⅲ~Ⅳ级、LVEF≤35%、QRS 宽度≥130ms	Ⅱ A, B
可考虑用于降低患病率	永久性房颤伴缓慢心室率且起搏比率≥95%者、心功能 NYHA Ⅲ~Ⅳ级、LVEF≤35%、QRS 宽度≥130ms 并接受了最佳的药物治疗	Ⅱ A, C
推荐降低患病率	Ⅰ级起搏器植入适应证、心功能 NYHA Ⅲ~Ⅳ级、LVEF≤35%、QRS 宽度≥120ms	Ⅰ B
可考虑用于降低患病率	Ⅰ级起搏器植入适应证、心功能 NYHA Ⅲ~Ⅳ级、LVEF≤35%、QRS 宽度<120ms	Ⅱ A, C
可考虑用于降低患病率	Ⅰ级起搏器植入适应证、心功能 NYHA Ⅱ级、LVEF≤35%、QRS 宽度<120ms	Ⅱ B, C

二、CRT 置入技术

除常规右心房、右心室起搏部位外，CRT 还需要进行左心室起搏。目前左心室起搏的主要途径是经冠状静脉窦将起搏电极送至心脏静脉起搏左心室。

冠状静脉窦电极导线的置入方法如下。

1. 冠状静脉窦插管　一般选择左锁骨下静脉穿刺或分离头静脉送入导引钢丝，然后将特殊设计的冠状静脉窦长鞘送入冠状静脉窦。

2. 逆行冠状静脉窦造影　在置入冠状静脉窦电极导线前，首先应进行逆行冠状静脉窦造影，了解冠状静脉窦及其分支血管的走形。

3. 冠状静脉窦电极导线置入　冠状静脉窦逆行造影后，撤出造影导管，再沿静脉鞘将电极导线送入心脏静脉，最好选择左室侧或后静脉，也可选择其他血管。

4. 心室起搏阈值测定　因为是心外膜起搏，因此左心室起搏阈值较高。记录左心室心电图及体表心电图。最后再将右心房、右心室电极导线置入，分别测试右心房、右心室及双心室起搏阈值。

三、并发症及处理

除了与常规起搏器植入类似的并发症外，CRT 独特的并发症主要与冠状静脉窦和左室起搏导线有关。与导线有关的常见并发症：①左室起搏导线置入未成功：左室导线的置入是CRT 的关键环节。目前认为最佳的起搏点通常是在左室侧静脉或侧后静脉。据报道左室起搏导线置入失败率为5% ~13%；②冠状静脉窦夹层、穿孔，发生率为2% ~4%。一般夹层仅表现为造影剂在局部潴留，只需密切观察病情进展。如夹层严重影响冠状静脉窦血液回流，并向心包腔内弥散，应及时终止手术并采取相应措施；③心肌穿孔、心脏压塞：预防的关键在于轻柔操作，遇到阻力适当回撤导线。大部分穿孔在导线撤出后自行愈合，较少发生心脏压塞。一旦发生心脏压塞要严密观察，立即进行心包穿刺和引流；④膈肌刺激：膈肌刺激主要表现为随起搏出现的呃逆或腹肌抽动，发生率为1.6% ~3%。术中导线固定后应行高电压刺激试验，观察是否有上述现象。如有发生需要调整导线位置。

（荆素敏）

第七章

冠状动脉造影术

第一节 概述

冠状动脉造影可选择性地完成左冠状动脉和右冠状动脉影像学检查，是确定有无冠状动脉狭窄性病变的"金标准"，可为冠心病患者进行药物治疗、介入治疗或外科治疗提供可靠的依据。最早的冠状动脉造影采用的是主动脉根部造影，造影时左右冠状动脉同时显影，称为非选择性冠状动脉造影，随后改进为主动脉窦内造影，使左右冠状动脉分别显影，称为半选择性冠状动脉造影，非选择性和半选择性冠状动脉造影因为显像清晰度较差，难以满足临床的需要。1959年，Sones用特制的尖端呈弧形的造影导管，经肱动脉逆行进入主动脉根部，并将导管尖端分别置入左右冠状动脉开口，成功地完成了选择性冠状动脉造影术。此后，Amplatz（1966年）和Judkins（1967年）等对导管尖端的形状和弧度以及导管插入技术做了很多改进，尤其是经皮股动脉穿刺技术（Sedinger，1953）的应用，使选择性冠状动脉造影术得到了广泛应用。现在所说的冠状动脉造影即指选择性冠状动脉造影，非选择性冠状动脉造影或主动脉窦造影只是在显示开口病变或因冠状动脉畸形无法进入冠状动脉开口时才偶尔使用。现在冠状动脉造影技术又有了巨大的进步，不同于以前的较大的厚壁导管，现在所用的导管为较小6号或5号高流量造影导管，并且导管类型非常丰富，一般通过股动脉或桡动脉完成，部分患者可以当天完成造影后起床行走并出院。我国最早于1973年进行冠状动脉造影术检查，由中山医院和阜外医院完成，现在我国大多数大型医院已能完成冠状动脉造影术。

（李　伟）

第二节 冠状动脉造影的术前准备

一、冠状动脉造影的适应证及禁忌证

冠状动脉造影的目的在于确定有无冠状动脉狭窄或闭塞，以便确定治疗方案、判断预后，也用于评估药物治疗、介入治疗和手术治疗后的疗效。ACC/AHA已发表有关冠状动脉造影的指南性文件，其中冠状动脉造影主要包括如下主要适应证。

（一）稳定型心绞痛

严重稳定型心绞痛（CCSⅢ~Ⅳ）或症状虽轻或无症状但非侵入性检查显示有高危标准

的患者。高危标准表现包括：负荷心电图显示 ST 段压低 >0.1～0.2mV 伴运动耐量降低，或诱发的左心功能不全或低血压；负荷显像显示一个中等的或大片的灌注缺损（尤其是前壁）、多个缺损、一大片固定的灌注缺损伴有左心室扩张或肺摄入增加，或加大负荷或多巴酚丁胺诱发的室壁运动异常等；从心脏性猝死复苏后仍有室性心律失常的患者。

（二）不稳定型心绞痛

尽管内科治疗仍反复发生症状的不稳定型心绞痛患者，或表现为高危或中危的不稳定型心绞痛患者。高危不稳定型心绞痛包括：长时间持续的胸痛（>20min）；或心绞痛伴有肺水肿、二尖瓣反流或低血压；或心绞痛伴有 ST 段抬高。中危患者包括：新近发作的心绞痛（2 周内）；或心绞痛伴有动态 T 波演变、ST 段压低或有多导联病理性 Q 波。

（三）急性心肌梗死

ST 段抬高型急性心肌梗死和无 ST 段抬高型急性心肌梗死的患者；心肌梗死伴有心力衰竭、血流动力学不稳定、心脏骤停、二尖瓣反流或室间隔穿孔；心肌梗死后心绞痛或负荷下产生缺血的患者。

（四）血运重建术后

血运重建后发生心肌缺血或无创检查提示高危的患者。包括介入治疗后怀疑突然血管闭塞或亚急性血栓形成；介入治疗后 9 个月内或冠状动脉搭桥术后 1 年内发生心绞痛或无创检查提示高危的患者。

（五）胸痛待查患者

不能明确原因的胸痛或胸部不适患者，怀疑或不排除冠心病的可能，也是冠状动脉造影的适应证。

（六）其他情况

某些高危职业（如飞机驾驶员等），或瓣膜性心脏病患者在瓣膜置换术前也行冠状动脉造影，以明确是否同时存在冠状动脉病变。

冠状动脉造影的禁忌证：冠状动脉造影检查无绝对禁忌证。相对禁忌证包括：活动感染或发热、活动性出血或严重出血倾向、肾功能不全、严重心力衰竭、严重电解质紊乱、造影剂过敏等。

二、冠状动脉造影的术前准备

由于多数患者对冠状动脉造影在思想上存在担心（包括操作危险性及冠状动脉病变严重性），因此医师应向患者做适当的解释，包括简要说明冠状动脉造影的操作过程，以及患者在造影检查过程中如何配合医师。当患者进入造影室内，技术员和护士应安慰患者，使其感到舒适、精神放松。

应对受检者仔细询问病史、体格检查和必要的实验室检查（包括血常规、肝肾功能化验、心电图、胸片、心脏超声）。乙肝、丙肝、艾滋病、梅毒等血清标志物亦应术前检查。确定有无不适宜冠状动脉造影的指征，如严重肾功能不全、出血倾向、活动性感染等。

所有患者均应做造影剂过敏试验，如果仅表现恶心或某些不适，则并非对造影剂过敏。对既往应用造影剂后有皮疹、血压降低表现者，在造影前 12～18h 口服泼尼松 40mg，每 8h

1 次，并做好抗过敏性休克的准备。对这些患者可在股动脉插管后，自血管鞘内注入 1ml 稀释的造影剂，再次行造影剂过敏试验。

患者正在服用的药物无需停止。准备同时行介入治疗的患者，需术前一天使用负荷剂量的阿司匹林和氯吡格雷。对肾功能不良或易于发生造影剂肾病的患者，术前 12h 开始应给予水化治疗，约 100 ~ 150ml/h 持续输入，术后继续水化治疗，促使造影剂尽快排出。

严重高血压（收缩压 > 200mmHg）可引起造影检查术中脑血管意外并发症及术后止血困难，故需在术前或术中舌下含服硝酸甘油或硝苯地平，将血压控制到适当水平。下肢间歇性跛行或足背动脉搏动异常的患者，应选择股动脉搏动尚佳一侧进行插管。如双侧股动脉均存在严重狭窄时，可选择肱动脉或桡动脉插管进路。

冠状动脉造影过程中，均需有清晰的心电图监测和血压监测。造影需在无菌操作下进行。

（荆素敏）

第三节　冠状动脉造影术

一、穿刺技术

（一）股动脉穿刺术

应用 Seldinger 技术行股动脉插管是传统冠状动脉造影的入路。操作时，首先确定右侧腹股沟韧带，并触摸股动脉搏动最明显处，用左手中指置于该点，示指在腹股沟韧带下方触摸到股动脉。穿刺点一般选择在腹股沟韧带下方约2cm的股动脉搏动处（图 7 - 1）。穿刺针与皮肤的角度为 30° ~ 45°；如穿刺针过直（即 > 45°）进针，可能使以后的插管困难。当穿刺针进入动脉后，即可见动脉血液呈搏动性喷出。假如股动脉后壁被穿透，则稍稍后撤穿刺针，待针尖进入管腔后血液即可喷出。此时，用左手示指和拇指捏住穿刺针，右手将0.9mm 肝素膜 J 形头导引钢丝插入穿刺针内 15 ~ 20cm。必须注意导引钢丝应很顺利地插入，如遇到阻力，应在 X 线透视下推进导引钢丝。切忌强行插入，以免误将导引钢丝插至股动脉后壁。如髂动脉扭曲、狭窄，导引钢丝推送困难，则可改用 Terumo 超滑导引钢丝，并在透视下观察导引钢丝的走行。待导引钢丝插入合适位置后，拔出穿刺针，沿导引钢丝插入动脉鞘和扩张管。操作者用右手握动脉鞘和扩张管，边左右转动边插入动脉（图 7 - 2）。然后拔去扩张管和导引钢丝，动脉鞘留于股动脉内。用肝素盐水清洗动脉鞘内腔。

应该指出，正确的动脉穿刺对减少血管并发症十分重要，尤其是在冠状动脉介入治疗时，通常需用较大剂量肝素。若反复试穿股动脉将明显增加局部出血或血肿形成的可能性。

此外，股动脉穿刺点不宜选择太高，不宜穿破股动脉后壁，以减少腹膜后出血的并发症。如冠状动脉造影后同时行血管穿刺点封堵术，穿刺点可适当略高，可以透视下选择股骨头中下 1/3 处为股动脉进针点。腹膜后出血通常发生较为隐匿和缓慢，故早期难以识别，严重时可危及生命，应加以防范。

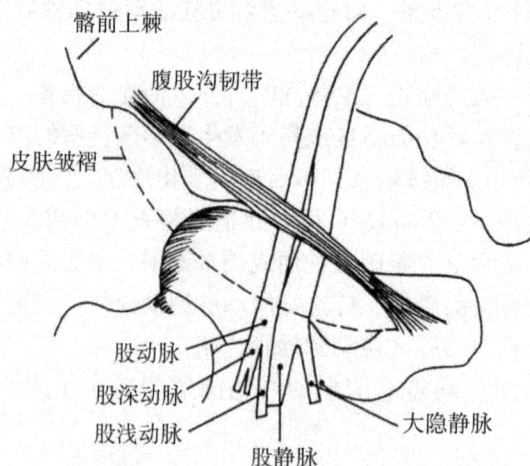

髂前上棘
腹股沟韧带
皮肤皱褶
股动脉
股深动脉
股浅动脉
股静脉
大隐静脉

图 7-1　腹股沟区解剖模式图

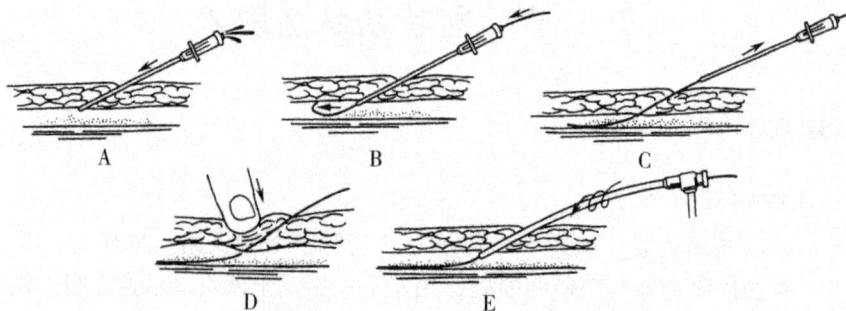

A　　B　　C　　D　　E

图 7-2　Seldinger 法插管术

A. 穿刺针进入动脉，血液搏动性喷出；B. 进入导引钢丝；C. 撤出穿刺针；
D. 压迫穿刺处股动脉；E. 沿钢丝边转动边进入动脉鞘和扩张管

（二）桡动脉穿刺术

股动脉穿刺置管尽管是最常用的造影途径，但现在越来越多的医院选择使用经桡动脉途径。其主要优点有：①因手部有双重供血，桡动脉途径术后发生局部缺血并发症的可能性低，发生神经损伤的可能性也很低；②术后无需卧床，患者感觉更舒适，对有背痛、呼吸困难不能平卧和肥胖的患者尤为适宜，且术后发生下肢深静脉血栓形成的可能性几乎没有。③对髂股动脉有动脉粥样硬化性狭窄和闭塞、髂股动脉或降主动脉夹层以及髂动脉严重迂曲的患者通过上肢途径是最好的方法。其主要缺点是桡动脉细小，易于痉挛，穿刺和置管较为困难；部分复杂病变的介入治疗，尤其是需要 7 号以上指引导管操作的病变处理有一定困难；有时还可发生桡动脉闭塞。

但如患者 Allen 试验阴性，或存在上肢动脉狭窄或闭塞病变，或先天发育畸形，或因肾透析行动静脉造瘘的患者，不能采用经桡动脉途径。对桡动脉细小的轻体重老年女性，以及脉搏细弱或估计使用大鞘管者也不要使用经桡动脉途径。

桡动脉穿刺前应先行 Allen 试验。操作如下：压迫患者桡尺动脉 30～60 秒，患者反复握拳和张开手指 5～7 次至手掌变白，松开拳头解除尺动脉压迫，如手掌在 10 秒内变红，为正常双重血运，Allen 试验阳性。如 10 秒内仍为白色，为 Allen 试验阴性，不能行经桡动脉操作。

桡动脉穿刺点为桡骨茎突近端桡动脉搏动最强点（腕横纹近端 2～3cm 处），少量药物局麻后行顺皮纹 2mm 左右切口，20 号穿刺针 30°～45°快速进针 2cm 左右穿透桡动脉，放松桡动脉压迫，十分缓慢退针，直至针尾血液涌出，轻柔地送入导丝，沿导丝送入 23cm 亲水鞘管，完成 Seldinger 穿刺。穿刺前口含硝酸甘油预防痉挛，置动脉鞘前再注入硝酸甘油 400μg 并利多卡因 10mg 或维拉帕米 200μg 或地尔硫䓬 1mg 以防痉挛，此剂量也可加倍。注入肝素 5 000U 以防术后桡动脉闭塞。

二、冠状动脉造影的导管操作技术

虽然最先成熟的冠状动脉造影方法，是采用经肱动脉切开途径，使用 Sones 导管完成，但现在已几乎不再使用。本文主要介绍最为常用的经股动脉穿刺和经桡动脉穿刺 Judkins 导管法冠状动脉造影术，顺便提及其他导管操作方法。

（一）Judkins 导管法冠状动脉造影

1. 导管的选择　Judkins 导管法冠状动脉造影是最常用的冠状动脉造影术。插管前需根据患者心脏位置及升主动脉情况选择号码大小适当的 Judkins 导管，对操作的顺利进行和成功均十分重要。左冠状动脉造影时，如果升主动脉正常，则可选用 4 号左冠状动脉造影导管，绝大多数患者可获得成功。如果升主动脉增宽，且向左突出（多见老年、高血压或主动脉瓣狭窄后轻度主动脉扩张患者），此时导管第一弯度"固定点"与左冠状动脉开口之间的距离增大，则应选用 5 号左冠状动脉造影导管。重度主动脉瓣狭窄伴明显狭窄后升主动脉扩张时，应选用 6 号左冠状动脉造影导管。右冠状动脉造影时，3.5 号、4 号右冠状动脉造影导管适用于正常或轻度扩张的升主动脉，5 号导管适用于升主动脉明显增宽或主动脉弓延长时（图 7 - 3）。

2. 造影导管连接及插入　将 0.9mm 导引钢丝在体外预先插入冠状动脉造影导管至其顶端，然后插入动脉鞘内。首先推进导引钢丝，然后沿导引钢丝将冠状动脉造影导管插至主动脉窦部，拔出导引钢丝后，回抽导管排气，用肝素盐水冲洗管腔，并将导管与测压装置连接。然后轻轻回撤导管，左 Judkins 导管多可自动插入左冠状动脉开口，右 Judkins 导管需顺时针方向旋转才能插入右冠状动脉开口。冠状动脉造影时常采用三联三通串联开关装置以便旋转导管、监测压力、注射造影剂及冲洗导管，其优点是使整个管道系统呈密闭的状态，可以避免空气漏入，同时压力监测可及时发现导管嵌顿冠状动脉开口的情况。多数医院使用三联三通进行冠状动脉造影，也有医院直接将导管与一般注射器连接，操作更为简便，只要操作熟练，一般也不会注入气泡，导管嵌顿也多可从造影剂反流和造影剂滞留等影像特征及时识别。当髂动脉严重扭曲时，可先选用 Judkins 右冠状动脉造影导管，在 J 形导引钢丝或超滑导丝支持下，在 X 线透视下耐心推送，多可跨越狭窄部位。极度迂曲的髂动脉选用超滑导丝成功率高。绝对不能在遇到阻力时，盲目强力推送导管或导引钢丝，以免引起动脉损伤。

3. 左冠状动脉造影　造影前，先透视观察冠状动脉钙化情况。通常先取后前位，以便清晰显示左冠状动脉主干情况，增加操作的安全性。将左冠状动脉造影导管缓慢地推入升主动脉根部，管尖一般自然进入左冠窦。此时，应把导管稍稍后撤，使其成功地插入左冠状动脉开口。如果由于导管型号不匹配致使导管顶端难以插入左冠状动脉开口时，则需更换适当的左冠状动脉造影导管。例如，当左冠状动脉开口位置较高时，通常需改用 Amplatz 左冠状动脉造影导管。

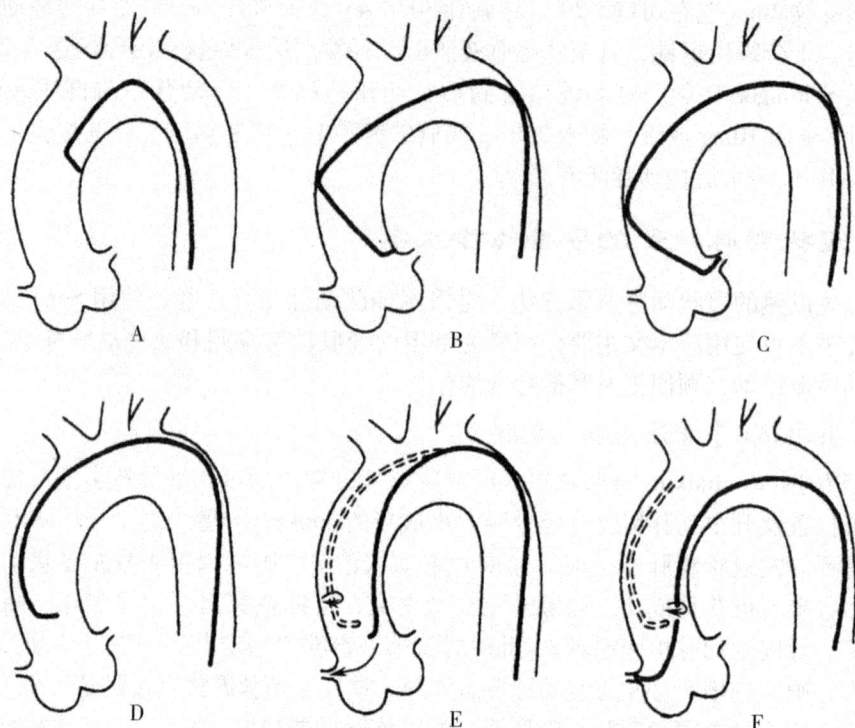

图7-3 冠状动脉造影插管方法
A～C. 左冠状动脉造影插管；D～F. 右冠状动脉造影插管

少数情况下，由于患者升主动脉或主动脉窦的变形或异常，Judkins 导管进入升主动脉后脉管尖可能落在右冠窦内，右冠窦位于左冠窦前方，顺时针方向旋转可把管尖转向后进入左冠窦。Judkins 导管进入升主动脉后管尖也可能落在无冠窦，无冠窦在左冠窦后方，逆时针方向旋转可把管尖转向前进入左冠窦。正位易于判断管尖落在哪一个冠窦内。高血压及高龄患者，左冠口偏向后上方，通常先稍微回撤逆时针转动左 Judkins 导管，然后一边推送一边顺时针方向转动，进入冠状动脉开口。

有时，左冠状动脉造影时，仅左前降支或左回旋支－支血管显影，常由于左冠状动脉主干较短，导管进入某一血管开口内所致。此时，轻轻后撤导管，再注射少量造影剂，可确定导管顶端在左冠状动脉开口处的正确位置，此操作在左前斜足位下较为清楚。部分患者左主干极短，几乎是前降支和回旋支分别开口，也可分别对每支血管做选择性造影，一般是稍顺旋进入前降支，稍逆旋进入回旋支。偶尔，左冠状动脉仅有前降支显影，则应怀疑回旋支起源于右冠状动脉或右冠窦。

如果导管插入冠状动脉内过深，在注射造影剂时有损伤动脉内膜的危险。任何时候，均应首先做试验性注射造影剂（冒烟），以了解导管顶端与左冠状动脉主干开口的位置及其关系，然后做左冠状动脉造影。推注造影剂的速度应以充分显影冠状动脉为宜，如冠状动脉管径粗、分支多或心动过速时，应快速注入造影剂；反之，则适当减慢。一般每次注入造影剂

4~8ml，使左冠状动脉在 2 秒内完全显影。注入造影剂后应迅速观察血压和心电图变化，必要时将导管从冠状动脉开口内拔出。如心率明显减慢、血压降低，则可嘱患者咳嗽数次，促使其迅速恢复。

4. 右冠状动脉造影　取左前斜位，首先将右冠状动脉造影导管插至主动脉瓣上方约 2cm 处。然后，顺时针方向转动导管（此时可见导管顶端下移），并稍稍后撤和继续转动导管，利用主动脉搏动使其顶端逐渐转至右前方的右冠状动脉开口。当导管顶端进入右冠状动脉开口内时，可见到导管很快向右移动数毫米距离，且位置固定。注射试验性造影剂可以证实导管顶端的正确位置。

假如右冠状动脉插管过深（其顶端触及主动脉瓣），此时即使转动导管，其顶端也不会正常下移（<1cm）或转动，甚至可滑入左心室内。同样，如最初右冠状动脉造影导管顶端位置过高，在转动导管时，其顶端也不能正常下移，而经常向上。在右冠状动脉插管时，应避免过度转动导管，同时必须密切注视 X 线透视屏上导管转动的情况。如果过度转动，但导管顶端不动，则提示导管在髂动脉内打圈，后者在髂动脉扭曲的老年高血压患者或在使用较细的导管时容易发生。当导管顶端进入右冠状动脉开口时，假如压力曲线显示阻尼增大，即嵌顿，则可先向导管内注入少量造影剂，以明确下列造成压力曲线阻尼增大的原因：①导管顶端进入右冠状动脉的圆锥支，应立即拔出，重新插管；或更换较正在使用的导管小一号的右冠状动脉造影导管，以避开该血管开口。②右冠状动脉近端严重狭窄，导管嵌顿狭窄部位，或阻塞一细小的右冠状动脉。此时应首先做好造影准备，然后将导管插入右冠状动脉开口，造影后立即拔出导管。③导管顶端接触右冠状动脉侧壁，此时应更换顶端较短的右冠状动脉造影导管（其顶端长度为 5~6mm）。右冠状动脉的粗细变异较大，因此不可能预先决定适当显影该血管的造影剂剂量。因此，在造影时应快速注入造影剂，在显影血管后立即停止注射，一般每次注射量为 2~6ml。

部分患者右冠开口位置有一定变异，常规操作有一定困难，需要耐心调整导管高低和旋转程度，有时推送并逆时针方向旋转导管可将 JR 导管塑形为 Amplatz 形状，可能达到右冠状动脉口。必要时更换 3DRC、Amplatz、MP 或其他导管。

（二）Amplatz 导管法冠状动脉造影

当冠状动脉开口位置较高、插管困难或在冠心病介入治疗时，为了获得很好的后坐力（尤其是右冠状动脉或静脉桥血管），通常可使用 Amplatz 导管法冠状动脉造影。

1. Amplatz 导管及其选择　Amplatz 导管的形状与 Jud-kins 导管不同。左冠状动脉 Amplatz 导管有 AL1~AL4，右冠状动脉 Amplatz 导管有 AR1 和 AR2。绝大多数患者选用 AL1 或 AL2（左冠状动脉）或 AR1（右冠状动脉）即可，而对升主动脉弓或主动脉根部明显扩张者，需选用 AL3 或 AL4 及 AR2 方可将导管插入左、右冠状动脉开口。对高位开口的右冠状动脉造影或介入治疗时，常常使用 AL1 或 AL2 导管。

2. 左冠状动脉造影　根据升主动脉及根部的大小选择适当型号的 Amplatz 左冠状动脉造影导管。取后前位或右前斜位，首先沿导引钢丝将导管插至主动脉瓣上方，并使其顶端指向左冠窦。拔出导引钢丝并用肝素盐水冲洗导管腔及连接测压装置。继续推送导管，使导管顶端向左上翘起，注射少量造影剂。如导管顶端已超越左冠状动脉开口，则缓慢回撤导管，其顶端下移，直至进入左冠状动脉开口。

3. 右冠状动脉造影　与左冠状动脉造影时一样，根据升主动脉及根部大小选择适当型号的 Amplatz 右或左冠状动脉造影导管。取左前斜位 45°，首先沿导引钢丝将导管插至主动脉瓣上方 2~3cm。拔出导引钢丝并用肝素盐水冲洗导管腔及连接测压装置。顺时针方向转动导管，使其顶端指向右前方，导管顶端即可进入右冠状动脉开口。

值得注意的是，在用 Amplatz 导管行冠状动脉造影时，当结束操作拔管前，应先推送并转动导管，使其顶端离开冠状动脉开口，然后拔出。而不能直接拔出，以免导管顶端插入冠状动脉过深，引起血管内膜损伤。

（三）其他导管法冠状动脉造影

由于部分患者主动脉根部、主动脉窦及冠状动脉开口解剖有变异，常规导管法难以到位，有时需要特殊的导管才能顺利完成。经桡动脉途径造影虽然大多数患者可以使用常规的 Judkins 导管，但现在发展的一些新型导管使其操作更为简便。总体来说，这些导管的操作与经典的 Judkins 导管操作无本质差异，只要稍加熟悉，多数可顺利完成。

右冠状动脉开口变异较多，常规右 Judkins 导管有时难以到位，其中开口略偏前偏上最为常见，此时可用 3DRC 造影导管，导管进入右冠窦后只需轻微回撤并轻微顺时针方向旋转即可进入。部分右冠状动脉异位至左冠窦，此时 RAO 右冠状动脉发自主动脉前方，使用 AL1 多易进入。对于开口朝下的右冠状动脉，有时 MP 导管易于进入。

对于较难操作的左冠状动脉，尽管多数 Amplatz 导管可以进入，但有时还是有困难，这时可考虑使用 VL、XB、EBU 等指引导管，到位后轻微逆旋或顺旋，轻微回撤或推送，多可顺利进入。

使用桡动脉途径造影时，右侧桡动脉多需使用 JL3.5 行左冠造影，JR5 行右冠造影，而左侧桡动脉途径选择同经股动脉途径。AL1 导管较适合于左冠造影，也可用于右冠造影。专门用于经桡动脉操作的导管有：Tig，Kimny，Long - tip，MP（右冠开口下斜 MPA，右冠开口水平或上斜 MPB），Barbeau（改良的 MPA，尤其是右冠状动脉），Fajadet Left/Right，MUTA Left/Right，HS，El Camal。

对于其他难以进入的冠状动脉造影，需要仔细分析判断和选择其解剖特征，进一步选用其他冠状动脉介入治疗中使用的各类指引导管，或导管的大小。几乎不会出现无法进入冠状动脉的可能，若实在未能进入时，可将导管置入相应左冠窦或右冠窦，行非选择性造影，或以猪尾导管行主动脉根部造影。

（四）冠状动脉旁路血管造影术

冠状动脉旁路移植术（搭桥术）已成为治疗冠心病的重要手段，旁路血管主要有内乳动脉和大隐静脉。

1. 内乳动脉造影　内乳动脉开口位于左锁骨下动脉的前下侧。内乳动脉造影一般选用右 Judkins 导管，也可使用 IMA 专用导管，后者与右冠状动脉造影导管相似，但第一弯曲 < 90°，顶端长度为 1.5~2cm。内乳动脉越粗，则导管顶端长度应越长。插管时，首先将导管插至主动脉弓中部，然后做逆时针方向转动使导管顶端进入左锁骨下动脉内。自导管内插入导引钢丝至左锁骨下动脉远端，同时推送导管使其顶端越过内乳动脉开口，撤去导引钢丝。然后一边逐渐后撤导管，一边自导管内注入造影剂，以发现内乳动脉开口。一旦导管进入内乳动脉开口，必须仔细观察血压。如位置合适，则向导管内注入造影剂，以达到充分显影为止。尽量用最小的造影剂剂量，以免产生胸痛和其他不适症状。

2. 大隐静脉桥血管造影 一般在用大隐静脉做冠状动脉旁路移植术时，移植血管在主动脉壁上的吻合口常位于右冠状动脉开口上方 2～3cm，然后向中、上方斜行排列第二和第三根移植血管，以下叙述其造影方法。

左前降支移植血管：取左前斜位 30°～60°，将左前降支移植血管造影导管（或普通右冠状动脉造影导管、AL1 和 AL2 导管）插至升主动脉一定高度，然后转动导管向前且超过升主动脉的中点，其顶端稳定地向左，可望插入桥血管。

回旋支移植血管：其开口通常位于左前降支移植血管开口的左上方，回旋支移植血管的造影导管及操作方法与左前降支移植血管造影时相同。

右冠状动脉移植血管：取左前斜位 60°将右冠状动脉移植血管造影导管（或右冠状动脉造影导管和多功能导管）插至升主动脉，用右冠状动脉造影时相似的方法顺时针向转动导管，但位置较高一些，直至其顶端位于可能的移植血管开口的上方，然后将导管顶端沿主动脉壁推送至移植血管开口内。但也可先将导管顶端位于移植血管开口稍下方，然后逆时针方向转动并缓慢后撤。

三、冠状动脉造影投照体位及冠状动脉造影时操作床移动方法

由于冠状动脉解剖和空间走行的复杂性，单一体位无法全面显示冠状动脉的形态，需在冠状动脉造影时取一定的投照体位，才能清晰显示各冠状动脉节段。投照体位的描述是以 X 线机影像增强器与患者的角度命名的，具体来说，有如下名称：①正位（AP），影像增强器位于患者前胸；②左前斜位（LAO），影像增强器位于患者左前胸；③右前斜位（RAO），影像增强器位于患者右前胸；④头倾（CRAN）：影像增强器向患者头部倾斜；⑤足倾（CAUD）：影像增强器向患者足部倾斜。具体角度是向左右前后倾斜的度数。

左冠状动脉起始至分叉前为左主干，可分为开口、干段及分叉三段，通常将左前降支分为近段（左前降支开口至第一间隔支或第一对角支）、中段（第一间隔支至第二对角支）和远段（第二对角支以后的前降支节段）；右冠状动脉分为近段（右冠状动脉开口至右心室支）、中段（右心室支至锐缘支）和远段（锐缘支以后的右冠节段，包括后降支或后侧支等）；将回旋支分为近段（回旋支开口至第一钝缘支）和远段（第一钝缘支以后）。清晰显示各段及其主要分支血管的投照体位有较大差异，不同患者的冠状动脉解剖特征和心脏横垂体位也有很大差异，需要根据实际情况灵活掌握具体体位的差异。

1. 左主干 正位、右或左前斜位 10°～15°是显示左主干近端或中段的最佳位置，最适合对左主干长度的测量。右前斜＋足位多可显示主干干段及末端分叉情况，左主干远端分叉的情况一般在左前斜位＋足位（即蜘蛛位）或正位＋足位更易观察到。

2. 左前降支及其分支 左前降支近端在右前斜位 15°～30°（有时需加少许足位）暴露清晰，但常与对角支有重叠。左前斜位时，左前降支近端缩短。右前斜位＋头位（即右肩位）有时也能显示左前降支近端的情况。当心脏横位及左前降支近端向头部时，则左前斜位＋足位（蜘蛛位）较左前斜位＋头位显影更佳。后前位＋头位或左前斜位＋头位能充分暴露左前降支中远段，且血管长度不缩短。因此，这些是冠状动脉介入治疗时常用的造影方位。

对角支和室间隔穿支为左前降支的主要分支。对角支行走于左心室表面。如对角支在左前降支起始部发出，则也称为中间支。后前位＋足位对暴露中间支较为有用。左前斜位

40°~60°+头位30°时，左前降支与对角支充分展开，且血管长度不缩短。

间隔穿支由左前降支垂直发出，供血室间隔。右前斜位或右肩位能清晰显示数支室间隔穿支，其影像学特征如扫帚样。

3. 回旋支 回旋支近端通常在右前斜位+足位（即肝位）或后前位+足位（左回旋支近端朝向足）或左前斜位+足位时清晰显影，且此时血管不缩短。回旋支的远段在头位显示更开展，如正位+头位或左前斜+头位。

4. 右冠状动脉 右冠状动脉最难显示的部位为其开口处（当开口位于主动脉前）、远端右冠状动脉、后降支起始部或左心室后支起始部（当心脏横位时），右冠状动脉在左前斜位时充分展开，尤其是中段。有时，为了进一步显示右冠状动脉远端，常做左前斜位+头位，可使右冠状动脉远端的血管分叉充分展开，并进一步暴露后降支或后侧支。

冠状动脉造影时，通常应用6英寸或4.5英寸图像增强器，以对冠状动脉及其分支放大，有利于目测或定量测定冠状动脉病变的严重性。为了使一次造影剂注射能较全面地了解冠状动脉病变及侧支循环的情况，造影时应对操作床做适当的移动。造影时，首先在透视下将导管的顶端置于屏幕上缘下1cm，然后注射造影剂并记录图像。此时，应根据不同的冠状动脉，适当地移动操作床以明确冠状动脉远端血管情况、冠状动脉侧支循环、造影剂清除后的近端冠状动脉情况、注射造影剂后导管顶端的位置。移动操作床应平稳进行，不宜过快或跳跃式移动，以免影响图像质量。

（冯艳丽）

第四节 冠状动脉造影结果分析

一、正常冠状动脉及优势分型

冠状动脉造影是显示冠状动脉正常与病变的影像学方法，并不能完全代表冠状动脉的病理改变，但冠状动脉造影反映血管正常与否较各种非侵入性检查更为直观和准确。冠状动脉造影所说的正常冠状动脉是指冠状动脉主干及各分支清晰可辨，由粗自然变细，管壁光滑、圆润、均匀，无狭窄、变形、钙化及其他异常，无血管缺失，血流通畅迅速，无显影延迟、逆行显影及侧支循环等异常显影情况。

各主要冠状动脉及其主要分支包括：前降支：前降支主支；分支：对角支、间隔支、右室前支及左圆锥支；回旋支：回旋支主支；分支：钝缘支、左室后支及房室结支、左房支及窦房结支、左房旋支、左室前支；右冠状动：右冠主支；分支：后降支、左室后支及房室结支、锐缘支、右室前支及右圆锥支、右房支及窦房结支、Kugel动脉。其中前降支主要供血前壁、心尖部、前侧壁以及室间隔前2/3，回旋支主要供血侧壁、后壁，右冠主要供血右心室、下壁、室间隔后1/3等部位，但具体供血范围决定于其血管分布类型。传导系统主要由左右冠状动脉的分支供血，其中房室结主要由房室结支、Kugel动脉和左房后支供血，房室结支90%起自右冠，10%起自回旋支；窦房结主要由窦房结支供血，窦房结支60%起自右冠，40%起自回旋支。左束支由前间隔支、房室结支和后间隔支供血；右束支主要由前间隔支供血。

人类冠状动脉除左主干、左前降支、回旋支近段1/3、右冠状动脉近段1/2为比较固定的分支外，其余部分冠状动脉分支存在许多的正常变异，这突出表现在冠状动脉优势类型的不同上。一般来说，如果某支血管粗大，与此相关的另一只冠状动脉就可能很细小，如有冠状动脉发育优势者其回旋支就细小，反之亦然；前降支发育较长时其后降支发育就较小，实际上，整个冠状动脉血管树的分布是均衡的，在正常情况下，没有任何一块心肌没有血液供应，也没有一块心肌完全是由双重血管供血的。根据冠状动脉发育的异同，可将冠状动脉分为右优势型、均衡型、左优势型、右冠超优势型、回旋支优势型五型。

右优势型指右冠贯穿右房室沟，分支形成后降支和左室后支，供血左心室膈面（下壁）和后壁。左优势型指右冠在右房室沟内走行不远，最后延续为锐缘支，不分出左室后支和后降支，不供血膈面和后壁心肌，亦即右冠不供血左心室。由回旋支分出左室后支和后降支，供血膈面和后壁心肌。均衡型指右冠走行于右房室沟全部，末端到达心后十字分出后降支，但无左室后支，而由回旋支分出左室后支，供血后下壁心肌。右冠超优势型指右冠分出多支左室后支，不仅供血膈面、后壁，还供血侧壁，此时回旋支非常细小。回旋支超优势型指回旋支不仅分出左室后支和后降支供血膈面、后壁心肌，还供血对角支分布的区域，此时对角支细小。右优势型占85%，均衡型占10%，左优势型5%占。右冠优势型中约5%为右冠超优势。回旋支优势型较少。

二、冠状动脉畸形

冠状动脉畸形包括冠状动脉起源和分布异常、冠状动脉的支数异常、冠状动静脉瘘等，发生率在0.6%～1.6%，多为在冠状动脉造影时偶然发现。如果在冠状动脉造影时发觉动脉缺失，应首先考虑冠状动脉畸形的可能，有时可能被误诊为某一支冠状动脉完全闭塞。冠状动脉畸形也可以合并心绞痛、心肌梗死、心律失常、心力衰竭、晕厥和心脏骤停。

Yamanaka 和 Hobbs 回顾了 126 595 例冠状动脉造影，为迄今病例数最多的报告。冠状动脉畸形的发生率为1.3%，其中87%为冠状动脉起源和分布异常，余为冠状动静脉瘘。根据发病率的高低，最常见的畸形类型包括：回旋支独立开口于左冠窦；回旋支起自右冠窦或右冠；右冠开口于升主动脉或右窦上方；右冠开口于左窦/左右冠对侧开口；左冠开口于右窦/左右冠对侧开口；冠状动脉瘘；单一冠状动脉；冠状动脉起自于肺动脉。

冠状动脉畸形可以分为对心肌灌注没有影响，相对比较良性的畸形，对心肌灌注有潜在影响和有一定危险性的畸形。

可能影响灌注的冠状动脉畸形：这些冠状动脉畸形的临床意义多与冠状动脉的走行有关。左主干可起源于 RCA、右侧冠状窦，RCA 可起源于左冠状窦。如果左主干走行在室间隔内，或在主动脉后绕行都不会造成临床问题。但如果左主干穿行于主动脉和肺动脉之间，则可能由于两大血管的挤压而导致心绞痛、急性心肌梗死、心律失常，甚至猝死。

RCA 起源于左冠状窦也有同样的问题，但由于畸形 RCA 无例外地走行在主动脉和肺动脉之间，因此问题更严重。如果伴有症状或非侵入性检查发现心肌缺血应行外科手术治疗。4%的 Fallot 四联症 LAD 起源于 RCA，如果术前不认识则可能在术中切断此冠状动脉。

冠状动脉起自肺动脉是非常严重的冠状动脉畸形。患者常发生心绞痛、急性心肌梗死和心力衰竭，90%在婴儿期死亡，极少在成年期发现。单冠状动脉也是严重的冠状动脉畸形。

不影响灌注的良性冠状动脉畸形：绝大多数的冠状动脉畸形是良性的，占80%，这一类冠状动脉畸形的主要临床意义是诊断困难或误诊。LAD 和 LCX 双开口的发生率为

0.41%，占冠状动脉畸形的30.4%。冠状动脉造影时导管很容易选择性地进入 LAD 或 LCX，由于只能显示其中一支血管，术者常误认为 LAD 或 LCX 完全闭塞。这种"闭塞"常见不到断端，此时应尽量将导管回撤，借返回的造影剂充盈缺如的血管。或是适当转动导管使之对准缺如的血管，如 LAD 缺如应逆时针转动导管，如 LCX 缺如应顺时针转动导管。占第二位的是回旋支起自右冠状动脉，发生率为 0.37%，占冠状动脉畸形 27.7%。反之亦然，较大的 LCX 也可以发出 RCA。在大多数情况下诊断不会有问题，但如果 RCA 很大，LCX 较小，术者有可能将异位的 LCX 误认为是 RCA 的一个较大的分支。另外，如果术者注射造影剂力量不够，LCX 也可能充盈不好导致术者认为是 LCX 完全闭塞。如果畸形的 LCX 从主动脉后穿过，心血管外科医师在置换二尖瓣或主动脉瓣时有可能损伤畸形的动脉。在更少的情况下，LCX 非常小以致完全缺如，整个后侧壁全部由 RCA 支配。三个冠状动脉均起自左或右冠状窦，但均有分别的开口。

冠状动-静脉瘘的主要问题是左向右分流，一般不造成严重的心肌缺血，诊断比较容易。冠状动脉-心室瘘也是先天性冠状动脉畸形的一种，临床症状较少。分流量较小的冠状动脉-肺动脉瘘不会引起明显的临床症状，但如果分流大量同可导致肺动脉高压、心力衰竭等。

三、冠状动脉病变

冠状动脉病变是指在冠状动脉造影时所看到的影像学改变，并不能完全代表冠状动脉的病理改变。但冠状动脉造影所提示的病变可满足大多数冠心病诊断和冠状动脉介入治疗的要求，因而是冠状动脉造影分析的核心内容。以下简述其主要内容。

（一）狭窄病变

1. 狭窄的程度 狭窄是冠状动脉造影最容易看到的现象，一般人很容易把狭窄看成一段变细的血管，但实际上血管并没有变细，而是因为粥样硬化斑块或其他物质突入到了血管腔内，只有冠状动脉痉挛才是真正血管一过性变细。冠状动脉狭窄程度是指有粥样硬化斑块突入的病变血管段直径与"正常"血管段直径的比值，如"正常"血管段的直径是 3mm，病变血管段的直径是 1.5mm，狭窄程度便是 50%。狭窄的本意是用来代表病变的程度。但用狭窄的概念来代表冠状动脉病变是很粗糙的。首先，所谓的正常血管并不一定没有粥样硬化性病变；其次，如果粥样硬化很广泛累及到全程血管，则无狭窄而言。但由于目前还没有一种方法比冠状动脉造影更优越（冠状动脉内超声、冠状动脉内血管镜检查有一定优越性，但费用高、操作难度大，尚未广泛开展），因此冠状动脉造影仍然是目前最准确的诊断方法。

有临床意义的冠状动脉狭窄是很难定义的。一般认为，直径 >50% 的狭窄和面积 >75% 的狭窄通常可引起运动时血流下降，心肌缺血；直径狭窄 >85% 则可引起休息时血流下降。如果在一条血管有数个程度相同的狭窄，对血流产生累加的影响。如在 LAD 只有 1 个 50% 的狭窄则无太大的临床意义，但如果有 2 个以上 50% 的狭窄，其临床意义应与 90% 的狭窄相同。在一条血管有数个程度不同的狭窄，应以最重的狭窄为准。如果狭窄程度相同，长管状病变对血流的影响大于孤立的狭窄。

在临床上，主要采用目测或计算机定量测定血管直径及病变狭窄程度，目测法更为便捷，只要比较动脉的粗细和已知的导管直径便可。如 6 号的导引导管的直径为 2mm，稍大于指引导管的血管一般为 2.5mm，大于指引导管的血管为 3mm，明显大于指引导管的为 3.5mm。但目测毕竟比较粗糙，计算机测量较为准确，计算机测量的原理是以指引导管为已知的直径，求出 X 线的放大系数，用放大系数校正血管测量值，但对有经验的介入医师而言，两者比较并无多大差异。随着冠状动脉介入治疗的快速发展，仅仅靠肉眼估计冠状动脉的直径或狭窄程度是不够的。冠状动脉介入治疗术者需要非常准确地确定冠状动脉以置入合适的支架，或应用合适的球囊扩张病变。造影机测量狭窄程度主要的方法有两种：一种是几何法，分别比较正常段和病变段的直径，这种方法需要计算机将冠状动脉的边缘描出；另一种是密度法，计算机只需比较正常段和病变段的 X 线密度，对冠状动脉边缘的清晰度要求不高。对冠状动脉介入治疗而言，最小冠状动脉内径可能比相对性的指标更有用，因为最小动脉内径对血流的影响比狭窄程度大。

2. 狭窄程度对血流的影响及其评价　冠状动脉发生狭窄甚至闭塞时，狭窄远端血流可经自身血管前向灌注、通过侧支逆行灌注或通过桥血管灌注，影响前向血流的因素包括狭窄病变的严重程度和复杂程度以及为血管床状态。现在最为常用的评价冠状动脉前向血流的方法是 TIMI 分级法。分为如下四级：0 级：无灌注，无造影剂通过；1 级：造影剂穿过伴微量灌注，虽有造影剂穿过，但不能使远端血管完全显影；2 级：部分灌注，虽能使远端血管显影，但较正常部位造影剂通过缓慢或造影剂排空延迟；3 级：正常灌注，造影剂通过及排空正常。一般狭窄病变，冠状动脉血流所受影响不大，狭窄达到 99% 时，造影剂通过缓慢或仅能使远端血管部分显影，如造影剂完全不能通过，即为完全闭塞病变。

3. 狭窄的形态　狭窄的形态很多，有向心狭窄、偏心狭窄、局限狭窄、管状狭窄、弥漫狭窄、不规则狭窄等。向心狭窄和偏心狭窄是根据斑块居于冠状动脉管壁的均匀程度而定。病变 <10mm 的狭窄为局限狭窄，介于 10~20mm 的狭窄称为管状狭窄，弥漫狭窄指狭窄长度超过 20mm 的病变，狭窄程度 <25% 的弥漫性病变称为不规则狭窄。如果能够跳出狭窄的概念，而设想狭窄之外斑块的形状和负荷，不仅对诊断，而且对预后和治疗的计划大有帮助。冠状动脉造影显示的只是腔，看不到周围斑块。至于周围的斑块是什么样子，完全靠医师自己的想象力，有经验的医师能够从冠状动脉造影有限的信息判断周围斑块的情况，诸如判断软斑块、硬斑块、血栓、钙化，甚至介入治疗后斑块移动的方向。

4. 狭窄的部位　发生于不同部位的狭窄病变，其临床意义以及介入治疗的风险、难易度和策略也有很大的差异，如开口狭窄，分叉处狭窄、成角狭窄等。开口病变尤其是左主干开口是严重威胁患者生命的病变，右冠开口、前降支开口、回旋支开口、桥血管开口也很重要，因为开口病变可导致大面积心肌受累，且病变处理的难度较大。

狭窄累及分叉较为常见，也是介入治疗难度较大的病变类型，根据分叉病变的特征，可分为如下分叉病变类型：①Ⅰ型：冠状动脉主干血管狭窄处分出一较大分支，分支开口也有狭窄，为真正分叉病变；②Ⅱ型：冠状动脉主干血管狭窄处分出一较大分支，分支开口无狭窄；③Ⅲ型：冠状动脉主干血管狭窄贴近处分出一较大分支，分支开口也有狭窄；④Ⅳ型：冠状动脉主干血管狭窄贴近处分出一较大分支，分支开口无狭窄；⑤Ⅴ型：冠状动脉主干血管正常，分支血管开口处存在狭窄。不同类型的分叉病变介入治疗的难度和风险性不同，病变穿越主支和分支开口狭窄者介入治疗时易于累及分支，导致狭窄加重甚至闭塞。

成角狭窄指狭窄处冠状动脉弯曲度 >45°，成角狭窄也增加介入治疗的难度和风险。

下列一些情况容易误认为是粥样硬化性狭窄，在分析冠状动脉造影图像时应注意鉴别，以免作出错误的诊断和治疗选择。①血管弯曲：血管迂曲可影响冠状动脉造影结果的判断，弯曲血管各段的放大率不同，靠近影像增强器的血管段放大较小，因此较细，而远离影像增强器的血管段放大较大，因此较粗，这样就出现了一细一粗的狭窄。较硬的导丝，强行将弯曲的血管拉直会出现所谓的袖套征，非常容易被误认为是夹层，血栓或是残余狭窄而置入支架。此时只要将导丝的柔软：部分拉回到弯曲段，"狭窄"就会自动消失，从而证实为袖套征。②冠状动脉痉挛：物理刺激是冠状动脉痉挛的常见原因，右冠状动脉开口是最容易发生的痉挛的部位。球囊扩张和置入支架后也经常见到冠状动脉痉挛，偶尔也能遇到自发痉挛。③心肌桥：与固定性狭窄不同，心肌桥导致的狭窄与心脏的舒缩有明显的关系，表现为心脏收缩时可见狭窄或闭塞，而舒张期狭窄消失。④自然逐渐弯细：冠状动脉树由近端至远端血管直径逐渐变细，此为正常现象，切不可将自然逐渐变细当作狭窄处理。

（二）冠状动脉闭塞

指冠状动脉完全闭塞，血流中断，造影显示冠状动脉在某一部位突然截断，无造影剂通过。一般的闭塞病变指闭塞远段血流完全中断，即 TIMI 0 级，如狭窄程度达到 99%，病变远段血流 TIMI 1/2 级，称为功能性闭塞。病变管腔闭塞可发生在冠状动脉的任何位置，如在近中段闭塞较易发现，如在较远段闭塞则较难发现，尤其是在分叉处发生的闭塞。如临床上高度怀疑心肌梗死，但冠状动脉造影未见异常时，应注意有无闭塞的血管未被发现。以下几点有参考意义：①左室造影有无运动明显减弱或消失的节段，如有则极可能此部位的供血血管闭塞。②有无侧支循环，如有侧支循环，应努力寻找有无血管闭塞。③多体位造影，有助于寻找闭塞血管断端。冠状动脉闭塞可以是急性闭塞（<12h）、亚急性闭塞（<1 个月）或慢性闭塞（>1 个月）。急性闭塞多表现为急性心肌梗死，介入治疗易于通过，而慢性闭塞，尤其是超过 3 个月的慢性闭塞介入治疗困难。冠状动脉造影还用于评价闭塞病变的其他特征，如根据闭塞部位的形态分为齐头闭塞、鼠尾状闭塞等。超过 2 个月的慢性闭塞病变，其闭塞端多可出现桥状侧支循环，桥状侧支循环形成水母样改变时，介入治疗尤为困难。

（三）其他冠状动脉病变类型

在分析冠状动脉造影结果时，不仅要会判断狭窄，而且应通过造影图像判断其他病变的特点，多数其他病变特征与狭窄病变同时存在。

1. 钙化病变　冠状动脉钙化可在 X 透视下观察到，一般为沿血管行走的条状影，其亮度和大小反映了钙化的严重程度。观察钙化对判断病变的性质和部位很有帮助，如狭窄处有钙化说明病变比较硬，单纯球囊扩张可能效果不好，可以选择旋磨加球囊扩张。如果左主干有钙化说明左主干有病变，在导管操作时要十分小心避免损伤左主干。钙化病变的发现对介入治疗策略的选择十分重要，在行冠状动脉造影时应注意不要过早注射造影剂，应采集无造影剂的"空白"图像，以便对钙化病变作出正确的诊断，避免漏诊。

2. 溃疡病变　冠状动脉造影为血管壁上的龛影，类似于消化道钡餐造影时所见的溃疡病变。溃疡病变是高度不稳定病变的重要特征，发生冠状动脉事件的可能性很大，需要积极治疗。

3. 瘤样扩张　冠状动脉瘤样扩张与狭窄一样也是动脉粥样硬化的结果，在冠状动脉造影所见为动脉扩张。

4. 原发夹层　自发的冠状动脉夹层较少见，多为冠状动脉介入治疗的并发症，单纯冠状动脉造影偶可见到原发的夹层病变，夹层病变是严重的不稳定型病变类型，易于形成血栓并导致冠状动脉闭塞。根据夹层的形态和严重程度可以分为 A、B、C、D、E 及 F 六种类型。A 型夹层是在管腔内出现轻微的线状透光，没有造影剂滞留；B 型夹层是在冠腔内出现明显的平行透光道，没有造影剂存留；C 型夹层是在管腔之外造影剂滞留；D 型夹层是螺旋型夹层；E 型夹层是在管腔内出现新的充盈缺损；F 型夹层是夹层导致完全闭塞。A、B 型夹层预后较好，很少发生急性闭塞，C、D、E 型夹层的预后较差，不仅术后心肌缺血事件较多而且残余狭窄重，回弹明显，远期再狭窄的发生率也较高。

5. 血栓病变　冠状动脉造影显示为管腔内的虫蚀样或不规则充盈缺损影。含血栓病变最常见于急性心肌梗死的病变血管，是急性冠状动脉综合征的重要特征，需要积极的行介入治疗和抗栓治疗。

6. 冠状动脉瘤　可见于动脉硬化患者或川崎病，局部的冠状动脉明显扩张，结构破坏，易发生造影剂滞留。

（四）冠状动脉的侧支循环

冠状动脉之间的吻合在出生后即存在，以后可以长大到 $200 \sim 300\mu m$，理论上可在冠状动脉造影时观察到。但这些冠状动脉侧支通常是关闭的，只有在冠状动脉高度狭窄或闭塞才会开放，并可发育成 $1 \sim 2mm$ 直径的血管。侧支循环可分为如下几级：① I 级侧支循环：可见供血血管与受血血管间为小的血管或分支沟通，但受血血管主干未显影。② II 级侧支循环：造影见供血血管与受血血管间形成交通，受血血管主干显影，但造影剂密度低于供血血管。③ III 级侧支循环：造影见供血血管与受血血管间形成交通，且受血血管造影剂密度与供血血管相似。此外，同一支冠状动脉闭塞近端和远端之间也可有微小的血管构成交通，形成桥侧支。

依据冠状动脉闭塞病变的不同和侧支循环构成的不同，可将侧支循环分成不同的类型。如冠状动脉内侧支与冠状动脉间侧支。如下部位易于形成侧支循环：前间隔支与后间隔支在室间隔；前降支与后降支在心尖部位；右冠及回旋支之左室后支、后降支、心房支在后部及膈面；两侧右室前支、圆锥支在右前部；钝缘支与对角支在侧面等。

观察和确定冠状动脉侧支循环有很重要的临床意义，尤其是在制订冠状动脉介入治疗的方案时。如果要扩张的血管有侧支循环供应，发生急性闭塞的严重性就较没有侧支供应的血管明显减轻。在多支血管病变时，应先扩张受侧支供血的血管，避免先扩张提供侧支的血管，否则一旦发生急性血管闭塞不仅影响侧支提供血管，还要影响侧支受供血管，后果将非常严重。在判断预后方面，有广泛侧支循环的患者不易发生大面积的心肌梗死。

（五）介入治疗后再狭窄及冠状动脉搭桥术后桥血管病变

冠状动脉介入治疗后可发生再次狭窄，内膜增生是主要机制，支架后再狭窄可根据其形态分为支架内或边缘局限性再狭窄、支架内弥漫性再狭窄、弥漫增生性再狭窄、完全闭塞性再狭窄。在狭窄多发生在术后 $1 \sim 6$ 个月期间，主动脉开口病变、弥漫长病变、慢性闭塞病变、小血管病变易于再狭窄。再狭窄的处理与一般冠状动脉狭窄相似，药物洗脱支架可有效减少再狭窄。

桥血管也可发生病变，其性质可以为近端或远端吻合口狭窄、血栓形成和动脉粥样硬化，静脉桥血管发生闭塞的常见原因包括：急性血栓（＜30天）；吻合口狭窄和（或）内膜增生（1～12个月）；不同程度的动脉粥样硬化（1～3年）动脉粥样硬化及血栓形成（＞3年）。左乳内动脉远端吻合口处闭塞乳内动脉较少发生动脉硬化狭窄病变，但有时吻合口处可发生狭窄，可能与手术操作有一定关系。

（刘建飞）

第五节　冠状动脉造影的并发症及处理

一、死亡

以往绝大多数的报道指出，冠状动脉造影总的死亡率极低（约0.1%）。冠状动脉严重病变（特别是左主干狭窄）、左室功能减退和临床病程不稳定（如不稳定型心绞痛、心源性休克）患者，其冠状动脉造影死亡率有所增高。死亡常由严重冠状动脉痉挛、冠状动脉开口夹层、冠状动脉血栓形成、圆锥支嵌顿、严重造影剂过敏、脑栓塞、肺栓塞等因素导致，如能及时识别并处理得当，多能挽救。

二、心源性休克

常为冠状动脉造影的致命性并发症。尸检发现，这些患者常常有左冠状动脉主干和三支血管严重狭窄性病变。注射造影剂引起低血压，减低冠状动脉灌注，导致进行性和广泛左室心肌缺血，进一步加重低血压，形成一恶性循环。心源性休克的治疗包括应用儿茶酚胺类药物、主动脉内气囊泵反搏术或急诊导管介入治疗或外科手术。

三、急性心肌梗死

发生率约为0.34%，这些患者常有严重的心绞痛症状，提示存在严重冠状动脉病变。术前必须加强抗心绞痛和抗血小板及抗凝治疗。如果术中发生冠状动脉夹层、血栓、痉挛、栓塞或分支累及，也可发生急性心肌梗死。部分患者需要急诊导管介入治疗或外科手术。

四、急性左心衰竭

如术前患者准备适当，冠状动脉造影期间急性肺水肿发生罕见。后者的发生常由于多个因素的综合作用，包括严重高血压，血管内容量急性增高，造影剂的负性变力作用，局部心肌缺血和（或）乳头肌功能不全引起的二尖瓣反流。治疗措施主要包括吸氧、强心、控制高血压和降低左室容量。对严重患者尚需应用硝普钠降低后负荷或主动脉内气囊泵反搏术。

五、心律失常

（一）缓慢型心律失常

冠状动脉造影时，常常引起明显的心动过缓和低血压。其主要原因为血管迷走反射。对冠状动脉造影时严重持久的心动过缓的治疗，包括静脉注射阿托品1～2mg和临时起搏。如发生血管迷走神经反射引起心动过缓和血压减低时，立即推注多巴胺10mg非常有效。下列情况时冠状动脉造影前插置预防性临时起搏导管：病态窦房结综合征、完全性或一过性房室传导阻滞、三束支传导病变、可疑性阿－斯综合征。应该指出，临时起搏可以预防冠状动脉造影期间心动过缓，但不能防止胆碱能引起的低血压，而阿托品则能达到双重的预防作用。

（二）快速型心律失常

冠状动脉造影时，心室颤动发生率为 0.3% ~ 0.5%。需立即作直流电除颤，在电击前的短暂准备阶段应嘱患者强烈咳嗽或作体外心脏按压，以暂时维持前向血流量。电击复律后通常可以继续进行冠状动脉造影。心室颤动的发生常常是由于在一较长时间内或在前次注射造影剂后不久即注入过量的造影剂引起。心室颤动容易发生于有活动性心肌缺一血或心肌梗死患者，但也见于冠状动脉造影正常者。导管嵌顿圆锥支导致急性窦房结缺血时易于导致室颤发作，一旦发现嵌顿，应立即退出并嘱患者大声咳嗽。

六、造影剂过敏

所有行冠状动脉造影的患者均应在术前作造影剂过敏试验。造影剂过敏反应包括：①轻度反应：荨麻疹、瘙痒、恶心、呕吐、烧灼感；可观察、冷却，偶需茶苯海明治疗。②中度反应：血管水肿、喉头水肿、气管痉挛、重度荨麻疹、寒战、剧烈呕吐、短暂昏迷；可予以茶苯海明 50mg 及氢化可的松 100mg 静脉推注，必要时肾上腺素 0.1 ~ 0.5mg 皮下注射，每 5 ~ 15min 重复，舒喘灵 2.5mg 每 1 ~ 2h 吸入对气管痉挛有益。③重度反应（过敏样反应）：严重低血压循环衰竭、重度呼吸困难呼吸衰竭、心跳呼吸停止心血管崩溃；可立即给予肾上腺素 1 ~ 5mg 静脉推注，每 5min 1 次，氢化可的松 100mg 及茶苯海明 50mg 静脉推注，需要时行气管插管、心肺复苏。

七、造影剂肾病

造影剂肾病表现为术后 2 ~ 5 天尿量减少和肌酐升高。一般定义为肌酐升高 > 25% 或 0.5mg/dl。易于导致造影剂肾病的危险因素有：①肌酐 > 1.5mg/dl（135μmol/L），如 > 2mg/dl（180μmol/L），发生的危险性很高；②糖尿病肾病；③心功能不全（Ⅲ ~ Ⅳ级）；④容量不足；⑤造影剂用量大（安全用量为 5ml × 体重/肌酐 mg/dl，最大 300ml）；⑥以前曾有造影剂肾病。对高危患者进行水化治疗是预防造影剂肾病的主要方法，一般于术前 8 ~ 12h 给予 100 ~ 150ml/h 盐水滴注，造影使用非离子型造影剂并尽可能少量。非诺多巴和N－乙酰半胱氨酸可能有益。

八、动脉穿刺部位并发症

冠状动脉造影结束后，通常即可拔出导管。少数情况下（如严重动脉粥样硬化），为了防止主动脉壁粥样硬化斑块脱落引起体循环栓塞，可以重新插入导引钢丝，使导管顶端变直，然后拔出导管。适当压迫止血即在压迫穿刺点处既无出血或血肿形成，又保持良好的远端动脉（如足背动脉）搏动。这在动脉较细或血流量较低时（如心肌病、二尖瓣狭窄）尤其重要。过度压迫动脉可导致血栓形成。压迫止血一般需 10 ~ 15min，如无出血，则在穿刺点上放置纱布并加压包扎，最后用砂袋压迫 4 ~ 6h。患者应平卧数小时并保持大腿伸直。

（一）股动脉血肿

血肿形成是股动脉穿刺部位最多见的并发症，可能由于冠状动脉造影时血液从血管鞘周围漏出或拔管后压迫股动脉不适当，血液外漏所致。有些血肿形成则与患者过早移动下肢或沙袋移位有关。如股动脉穿刺点过高，则出血位于后腹膜，此时患者可有下腹部或中腹部不适、贫血或低血压。血肿通常无需外科切开，巨大血肿也常可经内科处理后好转。

（二）假性动脉瘤

假性动脉瘤即血肿与动脉交通。多与拔管后压迫不当有关。假性动脉瘤通常无需手术修补，可在超声引导下重新压迫，使假性动脉瘤消失。严重者可外科修补。

（三）股动脉阻塞

常由于血栓形成所致，见于0.1%的患者，且几乎均见于股动脉较细的女性患者，有时可能由于导管插入股浅动脉引起。如果在拔管后足背动脉搏动消失，确定为血栓性阻塞，则穿刺对侧股动脉并插管至患侧髂总动脉，对阻塞处行球囊导管扩张术，并缓慢滴注溶栓药物，使其保持通畅，恢复肢体的血供。

（四）外周血管夹层

部分患者外周血管严重迂曲或动脉粥样硬化，如操作不当，可导致股髂动脉甚至主动脉夹层，多数经保守治疗后可恢复。

（刘建飞）

第八章

心内科常见急危重症

第一节　急性心肌梗死

一、概述

急性心肌梗死（acute myocardial infarction，AMI）是指因持续而严重的心肌缺血所致的部分心肌急性坏死。在临床上常表现为胸痛、急性循环功能障碍，以及反映心肌急性损伤、缺血和坏死一系列特征性心电图演变。AMI 是危害人类健康的世界范围性问题。

二、病因和发病机制

基本病因是冠状动脉粥样硬化（偶为冠状动脉栓塞、炎症、先天性畸形、痉挛和冠状动脉口阻塞所致），造成一支或多支血管管腔狭窄和心肌血供不足，而侧支循环未充分建立。在此基础上，一旦血供急剧减少或中断，使心肌严重而持久地急性缺血达 1h 以上，即可发生心肌梗死。心肌梗死绝大多数的是由于不稳定的粥样斑块破溃，继而出血和管腔内血栓形成，而使管腔闭塞；少数情况下粥样斑块内或其下发生出血或血管持续痉挛，也可使冠状动脉完全闭塞。

促使斑块破裂出血及血栓形成的诱因有：

（1）晨起 6 时至 12 时交感神经活动增加，机体应激反应性增强，心肌收缩力、心率、血压增高，冠状动脉张力增高。

（2）在饱餐特别是进食多量脂肪后，血脂增高，血黏稠度增高。

（3）重体力活动、情绪过分激动、血压剧升或用力大便时，致左心室负荷明显加重。

（4）休克、脱水、出血、外科手术或严重心律失常，致心排血量骤降，冠状动脉灌流量锐减。

心肌梗死可发生在频发心绞痛的患者，也可发生在原来从无症状者中。心肌梗死后发生的严重心律失常、休克或心力衰竭，均可使冠状动脉灌流量进一步降低，心肌坏死范围扩大。

三、病理

冠状动脉病变绝大多数心肌梗死患者冠脉内均可见在粥样斑块的基础上有血栓形成使管

腔闭塞，但是由冠状动脉痉挛引起管腔闭塞者中，个别患者可无明显粥样硬化病变。此外，梗死的发生与原来冠状动脉受粥样硬化病变累及的支数及其所造成管腔狭窄程度之间未必呈平行关系。

心肌病变冠状动脉闭塞后 20～30min，受其供血的心肌即有少数坏死，开始了急性心肌梗死的病理过程。1～2h 之间绝大部分心肌呈凝固性坏死，心肌间质则充血、水肿，伴多量炎症细胞浸润。以后，坏死的心肌纤维逐渐溶解，形成肌溶灶，随后渐有肉芽组织形成。大块的心肌梗死累及心室壁的全层或大部分者常见，心电图上相继出现 ST 段抬高和 T 波倒置、Q 波，称为 Q 波性心肌梗死。它可波及心包引起心包炎症；波及心内膜诱致心室腔内附壁血栓形成。心电图上不出现 Q 波的称为非 Q 波性心肌梗死，较少见。它包括冠状动脉闭塞不完全或自行再通形成小范围心肌梗死呈灶性分布，但急性期心电图上仍有 ST 段抬高者；缺血坏死仅累及心室壁的内层，不到心室壁厚度的一半伴有 ST 段压低，过去称为心内膜下心肌梗死者；范围更小的心肌梗死可无 ST 段变化，而只有动态的 T 波变化。

如上所述，过去将 AMI 分为 Q 波心梗和非 Q 波心梗是一种回顾性分类，已不适合临床工作的需要，目前强调以 ST 段是否抬高进行分类。因心电图上 Q 波形成已是心肌坏死的表现。而从心肌急性缺血到坏死其中有一个发展过程。实际上当心肌缺血心电图上出现相应区域 ST 段抬高时，已表明此时对应的冠脉已经闭塞而导致心肌全层损伤，伴有心肌坏死标记物升高，临床上诊断为 ST 段抬高性心梗（STEMI）。此类患者绝大多数进展为较大面积心肌 Q 波心梗。胸痛如不伴有 ST 段抬高，常提示相应的冠状动脉尚未完全闭塞，心肌缺血损伤尚未波及心肌全层，心电图可表现为 ST 段下移及或 T 波倒置等。此类患者如同时有血中心肌标记物或心肌酶升高，仍说明有心肌坏死，只是范围较小尚未波及心肌全层，临床上列为非 ST 段抬高性心梗（NSTEMI）。此类心梗如果处置不当，也可进展为 ST 段抬高性心梗，为了将透壁性心梗的干预性再灌注治疗得以尽早实施，以争取更多的心肌存活；也为了防止非透壁心梗进一步恶化，目前在临床上一般视 ST 段抬高性心梗等同于 Q 波心梗，而无 ST 段抬高者因处理方案上不同于 Q 波心梗，而类似于不稳定型心绞痛而专列为 NSTEMI。

继发性病理变化在心腔内压力的作用下，坏死心壁向外膨出，可产生心脏破裂（心室游离壁破裂、心室间隔穿孔或乳头肌断裂）或逐渐形成心室壁瘤。坏死组织 1～2 周后开始吸收，并逐渐纤维化，在 6～8 周形成瘢痕愈合，称为陈旧性或愈合性心肌梗死（OMI 或 HMI）。

四、病理生理

主要出现左心室舒张和收缩功能障碍的一些血流动力学变化，其严重度和持续时间取决于梗死的部位、程度和范围。心脏收缩力减弱、顺应性减低、心肌收缩不协调，左心室压力曲线最大上升速度（dp/dt）减低，左心室舒张末期压增高、舒张和收缩末期容量增多。射血分数减低，心搏量和心排血量下降，心率增快或有心律失常，血压下降，动脉血氧含量降低。心肌重塑出现心脏扩大或心力衰竭（先左心衰竭然后全心衰竭），可发生心源性休克。右心室梗死在心肌梗死患者中少见，其主要病理生理改变是右心衰竭的血流动力学变化，右心房压力增高，高于左心室舒张末期压，心排血量减低，血压下降。

急性心肌梗死引起的心力衰竭称为泵衰竭，按 Killip 分级法可分为：Ⅰ级尚无明显心力衰竭；Ⅱ级有左心衰竭，肺部啰音＜50％肺野；Ⅲ级有急性肺水肿，全肺大、小、干、湿啰音；IV级有心源性休克等不同程度或阶段的血流动力学变化。心源性休克是泵衰竭的严重阶段。但如兼有肺水肿和心源性休克则情况最严重。

心室重塑（remodeling）作为心肌梗死的后续改变，左心室体积增大、形状改变及梗死节段心肌变薄和非梗死节段心肌的增厚，对心室的收缩效应及电活动均有持续不断的影响，在心肌梗死急性期后的治疗中不应忽视对心室重塑的干预。

五、临床表现

与梗死的大小、部位、侧支循环情况密切有关。

（一）先兆

50%~81.2%患者在发病前数日有乏力，胸部不适，活动时心悸、气急、烦躁、心绞痛等前驱症状，其中以新发生心绞痛（初发型心绞痛）或原有心绞痛加重（恶化型心绞痛）为最突出。心绞痛发作较以往频繁、性质较剧、持续较久、硝酸甘油疗效差、诱发因素不明显。同时心电图示ST段一时性明显抬高（变异型心绞痛）或压低，T波倒置或增高（"假性正常化"）即前述不稳定型心绞痛情况，如及时住院处理，可使部分患者避免发生心肌梗死。

（二）症状

1. 疼痛 是最先出现的症状，多发生于清晨，疼痛部位和性质与心绞痛相同，但诱因多不明显，且常发生于安静时，程度较重，持续时间较长，可达数小时或更长，休息和含用硝酸甘油片多不能缓解。患者常烦躁不安、出汗、恐惧，或有濒死感。少数患者无疼痛，一开始即表现为休克或急性心力衰竭。部分患者疼痛位于上腹部，被误认为胃穿孔、急性胰腺炎等急腹症；部分患者疼痛放射至下颌、颈部、背部上方，被误认为骨关节痛。

2. 全身症状 有发热、心动过速、白细胞增高和红细胞沉降率增快等，由坏死物质吸收所引起。一般在疼痛发生后24~48h出现，程度与梗死范围常呈正相关，体温一般在38℃左右，很少超过39℃，持续约一周。

3. 胃肠道症状 疼痛剧烈时常伴有频繁的恶心、呕吐和上腹胀痛，与迷走神经受坏死心肌刺激和心排血量降低组织灌注不足等有关。肠胀气亦不少见。重症者可发生呃逆。

4. 心律失常 见于75%~95%的患者，多发生在起病1~2天，而以24h内最多见，可伴乏力、头晕、晕厥等症状。各种心律失常中以室性心律失常最多，尤其是室性期前收缩，如室性期前收缩频发（>5次/min），成对出现或呈短阵室性心动过速，多源性或落在前一心搏的易损期时（R在T波上），常为心室颤动的先兆。室颤是急性心肌梗死早期，特别是入院前主要的死因。房室传导阻滞和束支传导阻滞也较多见，室上性心律失常则较少，多发生在心力衰竭者中。前壁心肌梗死如发生房室传导阻滞表明梗死范围广泛，情况严重。

5. 低血压和休克 疼痛期中血压下降常见，未必是休克。如疼痛缓解而收缩压仍低于80mmHg，有烦躁不安、面色苍白、皮肤湿冷、脉细而快、大汗淋漓、尿量减少（<20ml/h）、神志迟钝，甚至晕厥者，则为休克表现。休克多在起病后数小时至1周内发生，见于约20%的患者，主要是心源性，为心肌广泛（40%以上）坏死，心排血量急剧下降所致，神经反射引起的周围血管扩张属次要，有些患者尚有血容量不足的因素参与。

6. 心力衰竭 主要是急性左心衰竭，可在起病最初几天内发生，或在疼痛、休克好转阶段出现，为梗死后心脏舒缩力显著减弱或不协调所致，发生率约为32%～48%。出现呼吸困难、咳嗽、发绀、烦躁等症状，严重者可发生肺水肿，随后可发生颈静脉怒张、肝大、水肿等右心衰竭表现。右心室心肌梗死者可一开始即出现右心衰竭表现，伴血压下降。

（三）体征

1. 心脏体征　心脏浊音界可正常也可轻度至中度增大；心率多增快，少数也可减慢；心尖区第一心音减弱；可出现第四心音（心房性）奔马律，少数有第三心音（心室性）奔马律；10%～20%患者在起病第2～3天出现心包摩擦音，为反应性纤维性心包炎所致；心尖区可出现粗糙的收缩期杂音或伴收缩中晚期喀喇音，为二尖瓣乳头肌功能失调或断裂所致；可有各种心律失常。

2. 血压　除极早期血压可增高外，几乎所有患者都有血压降低。起病前有高血压者，血压可降至正常；起病前无高血压者，血压可降至正常以下，且可能不再恢复到起病前的水平。

3. 其他　可有与心律失常、休克或心力衰竭有关的其他体征。

六、实验室和其他检查

心电图常有进行性的改变。对心肌梗死的诊断、定位、定范围、估计病情演变和预后都有帮助。

（一）心电图

询问缺血性胸痛病史和即刻描记心电图是筛查AMI的主要方法。急诊应在10min内完成临床检查和18导联ECG，做出AMI的诊断。

1. 特征性改变　ST段抬高性心肌梗死者其心电图表现特点为：

（1）ST段抬高呈弓背向上型，在面向坏死区周围心肌损伤区的导联上出现。

（2）宽而深的Q波（病理性Q波），在面向透壁心肌坏死区的导联上出现。

（3）T波倒置，在面向损伤区周围心肌缺血区的导联上出现。

在背向心肌梗死区的导联则出现相反的改变，即R波增高、ST段压低和T波直立并增高。

非ST段抬高心肌梗死者心电图有两种类型：①无病理性Q波，有普遍性ST段压低≥0.1mV，但aVR之导联（有时还有V_1导联）ST段抬高，或有对称性T波倒置为心内膜下心肌梗死所致。②无病理性Q波，也无ST段变化，仅有T波倒置改变。

2. 动态性改变ST段抬高性心肌梗死

（1）起病数小时内，可尚无异常或出现异常高大两支不对称的T波。

（2）数小时后，ST段明显抬高，弓背向上，与直立的T波连接，形成单相曲线。数小时至2日内出现病理性Q波，同时R波减低，是为急性期改变。Q波在3～4天内稳定不变，以后70%～80%永久存在。

（3）在早期如不进行治疗干预，ST段抬高持续数日至两周左右，逐渐回到基线水平，T波则变为平坦或倒置，是为亚急性期改变。

（4）数周至数月后，T波呈V形倒置，两支对称，波谷尖锐，是为慢性期改变。T波倒置可永久存在，也可在数月至数年内逐渐恢复。

非 ST 段抬高心肌梗死中上述的类型：①先是 ST 段普遍压低（除 aVR，有时 V1 导联外），继而 T 波倒置加深呈对称型，但始终不出现 Q 波。ST 段和 T 波的改变持续数日或数周后恢复。类型②T 波改变在 1~6 个月内恢复。

3. 定位和定范围　ST 段抬高性心肌梗死的定位和定范围可根据出现特征性改变的导联数来判断。

（二）放射性核素检查

利用坏死心肌细胞中的钙离子能结合放射性锝焦磷酸盐或坏死心肌细胞的肌凝蛋白可与其特异抗体结合的特点，静脉注射 ^{99m}Tc – 焦磷酸盐或 ^{111}In – 抗肌凝蛋白单克隆抗体，进行"热点"扫描或照相；利用坏死心肌血供断绝和瘢痕组织中无血管以致 ^{201}Tl 或 ^{99m}Tc – MIBI 不能进入细胞的特点，静脉注射这种放射性核素进行"冷点"扫描或照相；均可显示心肌梗死的部位和范围。前者主要用于急性期，后者用于慢性期。用门电路 γ 闪烁照相法进行放射性核素心腔造影（常用 ^{99m}Tc – 标记的红细胞或白蛋白），可观察心室壁的运动和左心室的射血分数，有助于判断心室功能、诊断梗死后造成的室壁运动失调和心室壁瘤。目前多用单光子发射计算机化体层显像（SPECT）来检查，新的方法正电子发射体层显像（PET）可观察心肌的代谢变化，判断心肌的死活可能效果更好。

（三）超声心动图

切面和 M 型超声心动图也有助于了解心室壁的运动和左心室功能，诊断室壁瘤和乳头肌功能失调等。

（四）实验室检查

（1）起病 24~48h 后白细胞可增至（10~20）×10^9/L，中性粒细胞增多，嗜酸性粒细胞减少或消失；红细胞沉降率增快；C 反应蛋白（CRP）增高均可持续 1~3 周。起病数小时至 2 日内血中游离脂肪酸增高。

（2）血心肌坏死标记物增高：①肌红蛋白起病后 2h 内升高，12h 内达高峰；24~48h 内恢复正常。②肌钙蛋白 I（cTnI）或 T（cTnT）起病 3~4h 后升高，cTnI 于 11~24h 达高峰，7~10 天降至正常，cTnT 于 24~48h 达高峰，10~14 天降至正常。这些心肌结构蛋白含量的增高是诊断心肌梗死的敏感指标。③肌酸激酶同工酶 CK – MB 升高。在起病后 4h 内增高，16~24h 达高峰，3~4 天恢复正常，其增高的程度能较准确地反映梗死的范围，其高峰出现时间是否提前有助于判断溶栓治疗是否成功。

对心肌坏死标记物的测定应进行综合评价，如肌红蛋白在 AMI 后出现最早，也十分敏感，但特异性不很强；cTnI 和 cTnT 出现稍延迟，而特异性很高，在症状出现后 6h 内测定为阴性则 6h 后应再复查，其缺点是持续时间可长达 10~14 天，对在此期间出现胸痛，判断是否有新的梗死不利。CK – MB 虽不如 cTnI、cTnT 敏感，但对早期（＜4h）AMI 的诊断有较重要价值。

以往沿用多年的 AMI 心肌酶测定，包括：①肌酸激酶（CK）。②天门冬酸氨基转移酶（AST）。③乳酸脱氢酶（LDH），其特异性及敏感性均远不如上述心肌坏死标记物，但仍有一定的参考价值。三者在 AMI 发病后 6~10h 开始升高，按序分别于 12h、24h 及 2~3 天内达高峰，又分别于 3~4 天、3~6 天及 1~2 周内回降至正常。

七、诊断和鉴别诊断

根据典型的临床表现，特征性的心电图改变以及实验室检查发现。诊断本病并不困难。对老年患者，突然发生严重心律失常、休克、心力衰竭而原因未明，或突然发生较重而持久的胸闷或胸痛者，都应考虑本病的可能。宜先按急性心肌梗死来处理，并短期内进行心电图、血清心肌酶测定和肌钙蛋白测定等的动态观察以确定诊断。对非 ST 段抬高的心肌梗死，血清肌钙蛋白测定的诊断价值更大。鉴别诊断要考虑以下一些疾病：

（一）心绞痛

心绞痛疼痛部位与心肌梗死基本相同，但较轻，时间较短（一般不超过 30min），口服硝酸甘油能缓解，无气喘及肺水肿，主要心电图无动态演变，血清心肌坏死标记物正常。

（二）急性心包炎

尤其是急性非特异性心包炎可有较剧烈而持久的心前区疼痛。但心包炎的疼痛与发热同时出现，呼吸和咳嗽时加重，早期即有心包摩擦音，后者和疼痛在心包腔出现渗液时均消失；全身症状一般不如心肌梗死严重；心电图除 aVR 外，其余导联均有 ST 段弓背向下的抬高，T 波倒置，无异常 Q 波出现。

（三）急性肺动脉栓塞

可发生胸痛、咯血、呼吸困难和休克。但有右心负荷急剧增加的表现如发绀、肺动脉瓣区第二心音亢进、颈静脉充盈、肝大、下肢水肿等。心电图示 I 导联 S 波加深，III 导联 Q 波显著，T 波倒置，右胸导联 T 波倒置等改变，可资鉴别。

（四）急腹症

急性胰腺炎、消化性溃疡穿孔、急性胆囊炎、胆石症等，均有上腹部疼痛，可能伴休克。仔细询问病史、作体格检查、心电图检查、血清心肌酶和肌钙蛋白测定可协助鉴别。

（五）主动脉夹层

胸痛一开始即达高峰，常放射到背、肋、腹、腰和下肢，两上肢的血压和脉搏可有明显差别，可有下肢暂时性瘫痪、偏瘫和主动脉瓣关闭不全的表现，但无血清心肌坏死标记物升高等可资鉴别。二维超声心动图检查、X 线或磁共振体层显像有助于诊断。

八、并发症

（一）乳头肌功能失调或断裂（dysfunction or rupture of papillary muscle）

总发生率可高达 50%。二尖瓣乳头肌因缺血、坏死等使收缩功能发生障碍，造成不同程度的二尖瓣脱垂并关闭不全，心尖区出现收缩中晚期喀喇音和吹风样收缩期杂音，第一心音可不减弱，可引起心力衰竭。轻症者，可以恢复，其杂音可消失。乳头肌整体断裂极少见，多发生在二尖瓣后乳头肌，见于下壁心肌梗死，心力衰竭明显，可迅速发生肺水肿在数日内死亡。

（二）心脏破裂（rupture of the heart）

少见，常在起病 1 周内出现，多为心室游离壁破裂，造成心包积血引起急性心脏压塞而猝死。偶为心室间隔破裂造成穿孔，在胸骨左缘第 3～4 肋间出现响亮的收缩期杂音，常伴有震颤，可引起心力衰竭和休克而在数日内死亡。心脏破裂也可为亚急性，患者能存活数月。

（三）栓塞（embolism）

发生率1%~6%，见于起病后1~2周，如为左心室附壁血栓脱落所致，则引起脑、肾、脾或四肢等动脉栓塞。由下肢静脉血栓形成部分脱落所致，则产生肺动脉栓塞。

（四）心室壁瘤（cardiac aneurysm）或称室壁瘤

主要见于左心室，发生率5%~20%。体格检查可见左侧心界扩大，心脏搏动范围较广，可有收缩期杂音。瘤内发生附壁血栓时，心音减弱。心电图ST段持续抬高。X线透视、摄影、超声心动图、放射性核素心脏血池显像以及左心室造影可见局部心缘突出，搏动减弱或有反常搏动。

（五）心肌梗死后综合征（postinfarction syndrome）

发生率约10%。于心肌梗死后数周至数月内出现，可反复发生，表现为心包炎、胸膜炎或肺炎，有发热、胸痛等症状，可能为机体对坏死物质的过敏反应。

九、治疗

对ST段抬高的AMI，强调及早发现，及早住院，并加强住院前的就地处理。STEMI患者的诊断应及时准确，不必等待心肌酶的结果。治疗应以血运重建包括溶栓和急诊经皮冠脉介入治疗（PCI）为主，药物治疗为辅。目标是实现闭塞的冠脉再通，发病≤3h者，只要无禁忌证和时间耽误，溶栓和PCI均可，发病>3h则宜首选PCI。对于重症STEMI并发了心源性休克或心力衰竭患者，主张积极的PCI治疗。

（一）常规措施

疑诊AMI患者应在入院后立即开始常规治疗，并与诊断同时进行。

1. 监护和一般治疗

（1）休息：急性期绝对卧床休息，保持环境安静。减少探视，防止不良刺激，解除焦虑。

（2）监测：在冠心病监护室进行心电图、血压和呼吸的监测，除颤仪应随时处于备用状态。对于严重泵衰者还监测肺毛细血管压和静脉压。密切观察心律、心率、血压和心功能的变化，为适时做出治疗措施，避免猝死提供客观资料。监测人员必须极端负责，既不放过任何有意义的变化，又保证患者安静和休息。

（3）吸氧：无并发症应采用鼻导管给氧，有左心衰、肺水肿或有机械并发症者给予面罩给氧，严重低氧血症者应给予气管插管并机械通气。

（4）护理：急性期12h卧床休息，若无并发症，24h内应鼓励患者在床上行肢体活动，若无低血压，第3天就可在病房内走动；梗死后第4~5天，逐步增加活动直至每天3次步行100~150m。

（5）建立静脉通道：保持给药途径畅通。

（6）阿司匹林：禁忌证者即服水溶性阿司匹林或嚼服肠溶阿司匹林150~300mg，然后每日1次，3日后改为75~150mg每日1次长期服用。如果阿司匹林过敏，或如果阿司匹林无效，可以其他抗血小板药物如双嘧达莫、噻氯匹定或氯吡格雷替代。

（7）饮食和通便：AMI 患者应禁食至胸痛消失，由流食、半流食逐渐过渡到低盐低脂饮食。心梗患者防止便秘，避免用力排便导致心律失常或是心脏破裂等。

2. 解除疼痛　疼痛会使交感神经过于兴奋，心肌耗氧量增加，并导致血压升高，心律失常发生和心功能恶化。因此出现剧烈胸痛应给予有效镇痛，可给吗啡静脉注射，可 5min 后重复一次，总量不超过 15mg。出现呼吸抑制可给纳洛酮 0.4mg 拮抗，可间隔 3min 静脉注射。

3. 消除心律失常　心律失常必须及时消除，以免演变为严重心律失常甚至猝死

（1）发生心室颤动或持续多形室性心动过速时，尽快采用非同步或同步直流电除颤或复律。室性心动过速药物疗效不满意时也应及早用同步直流电复律。

（2）一旦发现室性期前收缩或室性心动过速，立即用利多卡因 50～100mg 静脉注射，每 5～10min 重复一次，至早搏消失或总量已达 300mg，继以 1～3mg/min 的速度静脉滴注维持（100mg 加入 5% 葡萄糖液 100ml，滴注 1～3ml/min）。如室性心律失常反复者可用胺碘酮。

（3）对缓慢性心律失常可用阿托品 0.5～1mg 肌肉或静脉注射，必要时 3～5min 间隔应用，总量 <2.5mg。

（4）房室传导阻滞发展到第二度或第三度，伴有血流动力学障碍者宜用人工心脏起搏器作临时的经静脉心内膜右心室起搏治疗，待传导阻滞消失后撤除。

（5）室上性快速心律失常用维拉帕米、地尔硫䓬、美托洛尔、洋地黄制剂、胺碘酮等药物治疗不能控制时，可考虑用同步直流电转复治疗。

4. 控制休克　根据休克纯属心源性，抑尚有周围血管舒缩障碍或血容量不足等因素存在，而分别处理。

（1）补充血容量：估计有血容量不足或中心静脉压和肺动脉楔压低者，用右旋糖酐 40 或 5%～10% 葡萄糖液静脉滴注，输液后如中心静脉压上升 >18cmH$_2$O，肺小动脉楔压 >15～18mmHg，则应停止。右心室梗死时，中心静脉压的升高则未必是补充血容量的禁忌。

（2）应用升压药：补充血容量后血压仍不升，而肺小动脉楔压和心排血量正常时，提示周围血管张力不足，可用多巴胺起始剂量 3～5μg/（kg·min）静脉滴注，或去甲肾上腺素 2～8μg/min，亦可选用多巴酚丁胺，起始剂量 3～10μg/（kg·min）。

（3）应用血管扩张剂：经上述处理血压仍不升，而肺动脉楔压（PCWP）增高，心排血量低或周围血管显著收缩以致四肢厥冷并有发绀时，硝普钠 15μg/min 开始，每 5min 逐渐增量至 PCWP 降至 15～18mmHg。硝酸甘油 10～20μg/min 开始，每 5～10min 增加 5～10μg/min 直至左室充盈压下降。

（4）其他：治疗休克的其他措施包括纠正酸中毒、避免脑缺血、保护肾功能，必要时应用洋地黄制剂等。为了降低心源性休克的死亡率，有条件的医院主张用主动脉内气囊反搏术进行辅助循环，然后做选择性冠状动脉造影，随即施行介入治疗或主动脉 - 冠状动脉旁路移植手术，可挽救一些患者的生命。

5. 治疗心力衰竭　主要是治疗急性左心衰竭，以应用吗啡（或哌替啶）和利尿剂为主，亦可选用血管扩张剂减轻左心室的负荷，或用多巴酚丁胺 10μg/（kg·min）静脉滴注或用短效血管紧张素转换酶抑制剂从小剂量开始等治疗。洋地黄制剂可能引起室性心律失常宜慎用。由于最早期出现的心力衰竭主要是坏死心肌间质充血、水肿引起顺应性下降所致，而左

心室舒张末期容量尚不增大,因此在梗死发生后24h内宜尽量避免使用洋地黄制剂。有右心室梗死的患者应慎用利尿剂。

6. 其他治疗 下列疗法可能有助于挽救濒死心肌,防止梗死扩大,缩小缺血范围,加快愈合的作用,但尚未完全成熟或疗效尚有争论,可根据患者具体情况考虑选用。

(1) β受体阻滞剂和钙通道阻滞剂:在起病的早期,没有禁忌证的患者,无论是否同时行纤溶治疗或直接PCI,都要立即给予口服β受体阻滞剂治疗,主要包括美托洛尔、阿替洛尔或普萘洛尔等β受体阻滞剂,尤其是前壁心肌梗死伴有交感神经功能亢进者,可能防止梗死范围的扩大,改善急、慢性期的预后,但应注意其对心脏收缩功能的抑制。没有禁忌证的STEMI患者,尤其是有心动过速或高血压的患者,可以迅速给予静脉注射β受体阻滞剂治疗。钙通道阻滞剂中的地尔硫䓬可能有类似效果。

(2) 血管紧张素转换酶抑制剂和血管紧张素受体阻滞剂:在起病早期应用,从低剂量开始,如卡托普利(起始6.25mg,然后12.5~25mg,2次/日)、依那普利(2.5mg,2次/日)、雷米普利(5~10mg,1次/日)、福辛普利(10mg,1次/日)等,有助于改善恢复期心肌的重塑,降低心力衰竭的发生率,从而降低死亡率。如不能耐受血管紧张素转换酶抑制剂者可选用血管紧张素Ⅱ受体阻滞剂氯沙坦和缬沙坦等。

(3) 极化液疗法:氯化钾1.5g、胰岛素10U加入10%葡萄糖液500ml中,静脉滴注,1~2次/日,7~14天为一疗程。可促进心肌摄取和代谢葡萄糖,使钾离子进入细胞内,恢复细胞膜的极化状态,以利心脏的正常收缩、减少心律失常,并促使心电图上抬高的ST段回到等电位线。近年还有建议在上述溶液中再加入硫酸镁5g。

(4) 抗凝疗法:目前多用在溶解血栓疗法之后,单独应用者少。在梗死范围较广、复发性梗死或有梗死先兆者可考虑应用。有出血、出血倾向或出血既往史、严重肝肾功能不全、活动性消化性溃疡、血压过高、新近手术而创口未愈者禁用。先用肝素或低分子量肝素。维持凝血时间在正常的两倍左右(试管法20~30min,APTT法60~80s,ACT法300s左右)。继而口服氯吡格雷或阿司匹林。

(二) 再灌注心肌

起病3~6h最多在12h内,使闭塞的冠状动脉再通,心肌得到再灌注,濒临坏死的心肌可能得以存活或使坏死范围缩小,对梗死后心肌重塑有利,预后改善,是一种积极的治疗措施。

1. 介入治疗(PCI) 具备施行介入治疗条件的医院:①能在患者住院90min内施行PCI。②心导管室每年施行PCI>100例并有心外科待命的条件。③施术者每年独立施行PCI>30例。④急性心肌梗死直接PTCA成功率在90%以上。⑤在所有送到心导管室的患者中,能完成PCI者达85%以上,在患者抵达急诊室明确诊断之后,对需施行直接PCI者边给予常规治疗和作术前准备,边将患者送到心导管室。

2. 直接PTCA适应证 ①ST段抬高和新出现左束支传导阻滞(影响ST段的分析)的心肌梗死。②ST段抬高的心肌梗死并发心源性休克。③适合再灌注治疗而有溶栓治疗禁忌证者。④无ST段抬高的心肌梗死,但梗死相关动脉严重狭窄,血流≤TIMI Ⅱ级。应注意:①发病12h以上不宜施行PCI。②不宜对非梗死相关的动脉施行PCI。③要由有经验者施术,以避免延误时机。有心源性休克者宜先行主动脉内球囊反搏术,待血压稳定后再施术。

3. 支架置入术 近年认为其效果优于直接PTCA,可在施行直接PTCA的患者中考虑较广泛地应用。

4. 补救性 PCI　溶栓治疗后仍有明显胸痛，抬高的 ST 段无明显降低者，应尽快进行冠状动脉造影，如显示 TIMI 0～Ⅱ级血流，说明相关动脉未再通，宜立即施行补救性 PCI。

5. 溶栓治疗　再通者的 PCI 溶栓治疗成功的患者，如无缺血复发表现，可在 7～10 天后行冠状动脉造影，如残留的狭窄病变适宜于 PCI 可行 PCI 治疗。

6. 溶栓疗法　无条件施行介入治疗或因患者就诊延误、转送患者到可施行介入治疗的单位将会错过再灌注时机，如无禁忌证应立即（接诊患者后 30min 内）行本法治疗。

（1）适应证：①无禁忌证，症状 <12h 并且至少 2 个相邻胸前导联或至少 2 个邻近肢体导联的 ST 段抬高超过 0.1mV 的 STEMI 患者，给予溶栓治疗。②无禁忌证，症状 <12h 并且新出现或推测新出现左束支传导阻滞的 STEMI 患者，给予溶栓治疗。③无禁忌证，症状 <12h 并且 ECG 结果符合正后壁心肌梗死的 STEMI 患者，给予溶栓治疗。④无禁忌证，持续缺血性症状在 12～24h 内，并且至少 2 个相邻胸前导联或至少 2 个邻近肢体导联的 ST 段抬高超过 0.1mV 的 STEMI 患者，给予溶栓治疗。

（2）禁忌证：①既往发生过出血性脑卒中，1 年内发生过缺血性脑卒中或脑血管事件。②颅内肿瘤。③近期（2～4 周）有活动性内脏出血。④可疑为主动脉夹层。⑤入院时严重且未控制的高血压（>180/110mmHg）或慢性严重高血压病史。⑥目前正在使用治疗剂量的抗凝药或已知有出血倾向。⑦近期（2～4 周）创伤史，包括头部外伤、创伤性心肺复苏或较长时间（>10min）的心肺复苏。⑧近期（<3 周）外科大手术。⑨近期（<2 周）曾有在不能压迫部位的大血管行穿刺术。

（3）溶栓药物的应用：以纤维蛋白溶酶激活剂激活血栓中纤维蛋白溶酶原，使转变为纤维蛋白溶酶而溶解冠状动脉内的血栓。国内常用：①尿激酶（urokinase，UK）30min 内静脉滴注 150 万～200 万 U。②链激酶（streptokinase，SK）或重组链激酶（rSK）以 150 万 U 静脉滴注，在 60min 内滴完。③重组组织型纤维蛋白溶酶原激活剂（recombinant tissue - type plasminogen activator，rt - PA）100mg 在 90min 内静脉给予：先静脉注入 8mg，继而 90min 内静脉滴注 42mg。用 rt - PA 前先用肝素 5 000U 静脉注射，用药后继续以肝素每小时 700～1 000U 持续静脉滴注共 48h，以后改为皮下注射 7 500U 每 12h 一次，连用 3～5 天。

用链激酶时，应注意寒战、发热等过敏反应。根据冠状动脉造影直接判断，或根据：①心电图抬高的 ST 段于 2h 内回降 >50%。②胸痛 2h 内基本消失。③2h 内出现再灌注性心律失常。④血清 CK - MB 酶峰值提前出现（14h 内），间接判断血栓溶解。

7. 紧急主动脉 - 冠状动脉旁路移植术　介入治疗失败或溶栓治疗无效有手术指征者，宜争取 6～8h 内施行主动脉 - 冠状动脉旁路移植术。

再灌注损伤：急性缺血心肌再灌注时，可出现再灌注损伤，常表现为再灌注性心律失常。各种快速、缓慢性心律失常均可出现，应作好相应的抢救准备。但出现严重心律失常的情况少见，最常见的为一过性非阵发性室性心动过速，对此不必行特殊处理。

（三）恢复期的处理

如病情稳定，体力增进，可考虑出院。近年主张出院前做症状限制性运动负荷心电图、放射性核素和（或）超声显像检查，如显示心肌缺血或心功能较差，宜行冠状动脉造影检查考虑进一步处理。心室晚电位检查有助于预测发生严重室性心律失常的可能性。近年又提倡急性心肌梗死恢复后，进行康复治疗，逐步作适当的体育锻炼，有利于体力和工作能力的增进。经 2～4 个月的体力活动锻炼后，酌情恢复部分或轻工作，以后部分患者可恢复全天工作，但应避免过重体力劳动或精神过度紧张。

（四）并发症的处理

并发栓塞时，用溶解血栓和（或）抗凝疗法。心室壁瘤如影响心功能或引起严重心律失常，宜手术切除或同时做主动脉－冠状动脉旁路移植手术。心脏破裂和乳头肌功能严重失调都可考虑手术治疗，但手术死亡率高。心肌梗死后综合征可用糖皮质激素或阿司匹林、吲哚美辛等治疗。

（五）右心室心肌梗死的处理

治疗措施与左心室梗死略有不同。右心室心肌梗死引起右心衰竭伴低血压，而无左心衰竭的表现时，宜扩张血容量。在血流动力学监测下静脉滴注输液，直到低血压得到纠治或肺毛细血管压达 $15 \sim 18mmHg$。如输液 $1 \sim 2L$ 低血压未能纠正可用正性肌力药以多巴酚丁胺为优。不宜用利尿药。伴有房室传导阻滞者可予以临时起搏。

（六）非 ST 段抬高心肌梗死的处理

无 ST 段抬高心肌梗死其住院期病死率较低，但再梗死率、心绞痛再发生率和远期病死率则较高。治疗措施与 ST 段抬高性心肌梗死有所区别。非 ST 段抬高的心肌梗死也多是非 Q 波性，此类患者不宜溶栓治疗。其中低危险组（无合并症、血流动力稳定、不伴反复胸痛者）以阿司匹林和肝素尤其是低分子量肝素治疗为主；中危险组（伴持续或反复胸痛，心电图无变化或 ST 段压低 1mm 上下者）和高危险组（并发心源性休克、肺水肿或持续低血压）则以介入治疗为首选。其余治疗原则同上。

十、预后

预后与梗死范围的大小与侧支循环产生的情况以及治疗是否及时有关。急性期住院病死率过去一般为 30% 左右，采用监护治疗后降至 15% 左右，采用溶栓疗法后再降至 8% 左右，住院 90min 内施行介入治疗后进一步降至 4% 左右。死亡多发生在第一周内，尤其在数小时内，发生严重心律失常、休克或心力衰竭者，病死率尤高。非 ST 段抬高性心肌梗死近期预后虽佳，但长期预后则较差，可由于相关冠状动脉进展至完全阻塞或一度再通后再度阻塞以致再梗死或猝死。

十一、预防

以下预防措施亦适用于心绞痛患者。预防动脉粥样硬化和冠心病，属一级预防，已有冠心病及心肌梗死病史者还应预防再次梗死及其他心血管事件称之为二级预防。二级预防应全面综合考虑，为便于记忆可归纳为以 A、B、C、D、E 为符号的五个方面：

A. aspirin 抗血小板聚集（或氯吡格雷，噻氯匹定）

anti－anginals 抗心绞痛，硝酸类制剂

B. beta－blocker 预防心律失常，减轻心脏负荷等

blood pressure control 控制好血压

C. cholesterol lowing 控制血脂水平

cigarettes quiting 戒烟

D. diet control 控制饮食

diabetes treatment 治疗糖尿病

E. education 普及有关冠心病的教育，包括患者及家属

exercise 鼓励有计划的、适当的运动锻炼

（闫奎坡）

第二节　严重心律失常

心律失常（Cardiac arrhythmia）临床极为常见，其临床意义依其发生原因、伴随临床情况、有无器质性心脏病和血流动力学障碍等因素而异。严重心律失常通常指可引起严重血流动力学障碍、短暂意识丧失或猝死等危急状态的心律失常。因此，如何早期识别和及时处理则有十分重要的临床意义。

标准 12 导联心电图及持续心电监测（Holter monitoring）是诊断心律失常最重要的方法。通过确定有无 P 波，分析 P 波和 QRS 波的形态、频率、节律、振幅，以及 P－R 间期或 R－P 间期和 P 波和 QRS 波的互相关系做出相应诊断。

梯形图是表示心脏除极与传导顺序的模式图，可以显示起搏点的位置和传导情况，临床常用来检验和解释复杂心律失常的诊断是否正确、合理。其表示方法是在心电图的下方以横线分隔成 3~5 区以代表窦房结、心房、房室交界区和心室，以直线和斜线代表各种心脏结构中发生的电活动，始于 P 波和 QRS 波的直线分别表示心房与心室的除极，斜线表示传导，连接 A、V 的斜线代表房室传导时间，斜线的角度代表传导的速度，与斜线垂直的短线表示传导阻滞（图 8－1），其中窦房结除极和窦房传导时间以及房室交界区或心室起搏点逆行传导的时间仅仅是假设。

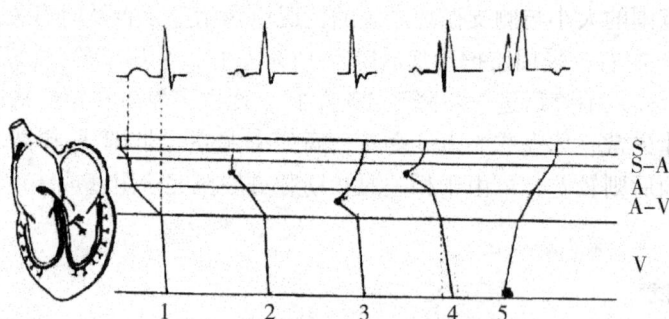

图 8－1　梯形图示起搏点及传导情况

S：窦房结；S－A：窦房传导；A：心房除极；A－V：房室传导 V 心室除极；梯形图解释：1. 正常心电图；2. 房性早搏；3. 交界性早搏；4. 房性早搏伴室内差异性传导；5. 室性早搏

一、快速型心律失常

快速型心律失常按其起源可分为室上性和室性两类，前者包括室上性早搏、室上性心动过速、心房扑动、心房纤颤；后者包括室性早搏、室性心动过速、心室扑动和心室纤颤。

（一）阵发性室上性心动过速

阵发性室上性心动过速（paroxysmal supraventricular tachycardia，PSVT）简称室上速，

系指希氏束分叉以上的心脏组织参与和由不同机理引起的一组心动过速。通常包括窦房结折返性心动过速（sinus node reentrant tachycardia. SNRT）、房内折返性心动过速（intra - atrial reentrant tachycardia, IART）、房室结折返性心动过速（atrial - ventricular node reentrant tachycardia. AVNRT）、房室折返性心动过速（atrial - ventricular reentrant tachycardia, AVRT），其中房室结折返性心动过速和房室折返性心动过速约占全部室上速的90%以上。自律性房性心动过速（automatic atrial tachycardia, AAT）、紊乱性房性心动过速（chaoticatrial tarchv-cardia, CAT）以及房内折返性心动过速。

1. 临床表现　器质性心脏病和全身性疾病均可发生室上速，但大多数患者无肯定的器质性心脏病。表现为心动过速突然发作、突然终止，持续时间长短不一，短则数秒钟，长则数小时，甚至数天。发作时患者有心悸、焦虑、恐惧、乏力、眩晕、甚至昏厥，并可诱发心绞痛、心功能不全或休克等。症状的轻重与发作时患者的心室率、持续时间和是否有器质性心脏病等有关。

2. 心电图特点

（1）连续3个以上快速 QRS 波，频率150～250 次/min，节律规则。

（2）QRS 波形态和时限正常，当伴室内差异性传导时，QRS 波增宽。

（3）若可见 P′波，P′波呈逆传型（ⅡⅢaVF 导联倒置），可位于 QRS 波前，QRS 波中或 QRS 波后，P′波与 QRS 波有恒定关系。AVNRT 时 R－P′间期＜60～70ms，AVRT 时 R－P′间期＞110～120ms。由于心室率极快，P′波常重叠于 QRS－T 波群中而不易被识别。

（4）ST－T 有继发性改变。心电生理检查证实有房室结双径路或房室旁路，心房、心室程序刺激可诱发或终止心动过速。

3. 治疗

（1）迷走神经刺激法适用于无明显血流动力学障碍的年轻患者，可作为室上速急诊治疗的第一步，常用的方法有颈动脉窦按摩（患者仰卧位，先按摩右侧，无效时再按摩左侧，切莫双侧同时按摩）、Valsalva 动作（深吸气后屏息，再用力作呼气动作）、刺激咽喉部诱导恶心等，刺激过程中应监测心音或脉搏，一旦心动过速终止即停止刺激。

（2）药物治疗：减慢房室结和旁路传导和延长不应期的药物因能阻断折返激动通常都能终止室上速。其中洋地黄类、钙通道阻滞剂、β 受体阻滞剂和腺苷主要抑制房室结慢通道的前向传导，而ⅠA 和ⅠC 类药物可抑制快通道的逆向传导（表8-4）。

表8-4　减慢房室结及旁道的传导和延长其不应期的药物

影响部位	药物
旁道	ⅠA 类（普鲁卡因胺）
	Ⅱ类（艾司洛尔，普萘洛尔）
房室结	Ⅳ类（维拉帕米，地尔硫䓬）
	腺苷类
	洋地黄类
旁道和房室结	ⅠC 类（普罗帕酮）
	Ⅲ类（胺碘酮）

1）维拉帕米（Verapamil）：适用于无严重血流动力学障碍和无窦房结功能不全者，对正常 QRS 波型室上速效果较好。首剂 5mg，稀释后缓慢静脉注射，15min 后仍未转复者可重复 5mg。静注剂量过大或速度过快时可引起血压骤降、心搏骤停等严重后果。

2）三磷酸腺苷（ATP）：为强迷走神经激动剂，对窦房结、房室结均有明显的抑制作用，起效快，半衰期短。首剂 10～20mg，在 3～5s 内快速静脉注射，3～5min 后未能转复者可重复 20～30mg。注射时，患者一般都有一过性胸闷、脸红、头昏等反应，偶可有较长时间的窦性停搏、房室传导阻滞、室性心律失常等。故应在心电图监视下用药，并保留静脉通道。禁用于冠心病、病窦综合征、传导系统病变、支气管哮喘或老年患者。

3）普罗帕酮（Propafenone）：可抑制房室结及房室旁道的传导，故对室上速有较好的转复作用。首剂 70mg，缓慢（5～10min）静脉推注，如无效，30min 后再给 35～70mg。心功能不全和室内传导障碍者相对禁忌或慎用。

4）毛花武丙（西地兰）：仅用于房室结折返性心动过速合并心功能不全者，首剂 0.4～0.8mg，稀释后静脉注射，无效者 2～4 小时可再给 0.2～0.4mg，24 小时总量可达 1.2～1.4mg。但起效慢，转复有效率仅 50% 左右。

逆向型房室折返性心动过速其折返环路经旁道顺传，经房室结逆传，故呈宽 QRS 波型心动过速，部分患者易演变为经旁道前传的房颤。洋地黄、维拉帕米因缩短房室旁道不应期、加快旁道前传而加快心室率，从而导致严重血流动力学障碍和诱发致命性心律失常，故应禁用。而宜选用延长旁道不应期的药物如普罗帕酮、普鲁卡因胺或胺碘酮等。

（3）电复律：药物治疗无效或有严重血流动力学障碍（合并心绞痛、低血压、心力衰竭）表现者应立即电复律治疗，能量 50～100J。由洋地黄中毒引起的室上速或已用洋地黄者，则不宜电复律治疗。可选用经食管心房调搏或体外无创起搏或经静脉心腔起搏。

（4）经导管射频消融（radiofrequencv catheter ablation，RFCA）：对反复发作或药物难于奏效或不能长期服药的房室结折返性心动过速或房室折返性心动过速宜作射频消融术，以期根治。

（二）房性心动过速

房性心动过速（atrial tachycardia）简称房速。按发生机制分为自律性房速（automatic atrial tachycardia，AAT）、房内折返性心动过速（intra - atrial reentranttachycardia，IART）、和紊乱性房性心动过速（chaotic atrial tarchycardia，CAT）三种。

1. 临床表现　常发生于有明显器质性心脏病的患者，如冠心病（伴或不伴心肌梗死）、心肌病、慢性阻塞性肺病、心脏瓣膜性病变、急性感染、饮酒过度、低血钾、低氧血症及洋地黄中毒。主要症状是心悸不适和相应的心脏病症状，可呈阵发性或持续性发作。无休止发作者可致心动过速性心肌病。

2. 心电图特点

（1）自律性房性心动过速：①P′波电轴和形态与窦性 P 波不同。②P′波频率 100～180 次/min，发作起始时 P′波频率逐渐加速（温醒现象）。③P′- R 间期受心动过速频率的影响，发生房室传导阻滞时不能终止发作。④心动过速不能被房性期前刺激诱发或终止。

（2）房内折返性心动过速：①P′波电轴和形态与窦性 P 波不同。②P′波频率 100～240 次/min，节律匀齐。③P′- R 间期受心动过速频率的影响，发生房室传导阻滞时不能终止发作。④心动过速能被房性期前刺激诱发或终止。

（3）紊乱性房性心动过速：①3 种或 3 种以上不同形态的 P 波，P′-P′间期和 P′-R 间期不规则。②P′波频率 100～130 次/min。③P′-P′之间有等电位线，大部分 P′波能下传心室，部分 P′波有下传受阻。

3. 治疗　房性心动过速的治疗主要是针对基础疾病和诱发因素的治疗，短阵房速通常不引起严重血流动力学障碍，如患者有不能耐受的症状时则需治疗。正在接受洋地黄治疗的患者如发生房性心动过速，首先应排除洋地黄中毒。非洋地黄引起者，则可选用洋地黄、β受体阻滞剂、维拉帕米、胺碘酮、普罗帕酮等治疗。

（三）心房扑动

心房扑动（atrial flutter）简称房扑，是一种快速而规则的心房电活动引起快而协调的心房收缩，并以不同比例传入心室。阵发性房扑可发生于无器质性心脏病者，持续性房扑几乎均发生于器质性心脏病者。

1. 临床表现　症状与患者的基础心脏病和心室率有关，心室率不快者可无症状，伴极快心室率时可有黑矇、昏厥、低血压并可诱发心绞痛或充血性心力衰竭。体格检查时可见快速的颈静脉扑动，心尖搏动规则或不规则，第一心音强度随房室传导比例不同而改变。

2. 心电图特点　以房扑的房率和扑动波方向分为两型。Ⅰ型较常见，约占95%。

（1）Ⅰ型房扑：①P波消失，代之以250～350次/min波形和振幅相同、间隔匀齐的锯齿样心房扑动波（F波），F波间无等电位线。②F波在Ⅱ、Ⅲ、aVF导联呈负向，V₁导联呈正向。③房室传导比例2～4：1，以2：1传导最常见，心室率150次/min左右。④QRS波形态与窦性相同，如发生室内差异性传导时，QRS波增宽。

（2）Ⅱ型房扑：①F波频率340～430次/min，F波间无等电位线。②Ⅱ、Ⅲ、aVF导联F波正向，V₁导联F波负向。③QRS波呈室上性。

3. 治疗　心房扑动的急诊治疗包括减慢心室率和复律治疗，Ⅱ型房扑的治疗同心房纤颤。房扑伴血流动力学障碍者宜选择低电能（10～50J）同步电复律或快速心房起搏。药物治疗用于血流动力学尚稳定的患者。钙通道阻滞剂和β受体阻滞剂能有效减慢心室率，快作用洋地黄制剂则用于心功能不全者，但房扑患者对洋地黄的耐量较大，可能需要较大剂量才能达到减慢心室率目的。

ⅠA类、ⅠC类和Ⅲ类抗心律失常药物有恢复窦性心律和预防复发的作用。但需在洋地黄、β受体阻滞剂、钙通道阻滞剂减慢心室率的基础上应用。因Ⅰ类药物能减慢房扑波的频率，使房室传导加快，可造成扑动波1：1下传心室的严重后果。

（四）心房纤颤

心房纤颤（atrial fibrillation）简称房颤，是临床常见的心律失常。阵发性房颤可见于正常人，持续性房颤多见于器质性心脏病患者。

1. 临床表现　房颤的主要危害是：①引起心悸不适。②引起或加重心功能不全。③血栓栓塞。房颤初始，患者恐惧不安、心悸不适，心室率极快时可出现心绞痛、昏厥或心功能不全的表现。慢性持续性房颤的症状因心室率、有无器质性心脏病和血栓栓塞并发症而异，心音强弱不等，心律极不规则和脉搏短绌是房颤的主要体征。

2. 心电图特点　①P波消失，代之以形态、振幅、间距不规则的心房颤动波（f波），频率350～600次/min。②QRS波形态与窦性相同，R-R间期绝对不匀齐，心室率一般为

100～160 次/min。心房纤颤合并有房室旁道前传、束支阻滞、室内差异性传导时 QRS 波增宽，应与室性心动过速鉴别。

3. 治疗　心房纤颤的急诊治疗包括治疗基础心脏病和纠正诱发因素、控制心室率、恢复窦性心律和预防血栓栓塞。各类房颤的治疗选择略有不同（表 8 - 5）。

表 8 - 5　心房纤颤的分类和治疗

类型	临床特点	治疗
阵发性房颤	持续通常 <48h（2～7d）能自行转回窦性心律 >2～7 天，不能自行转回	应用 I c 类或Ⅲ类抗心律失常药转复和（或）在发作期采用控制心室率的方法
持续性房颤	窦性心律，药物或其他复律术能转回窦性心律	抗心律失常药 + 电复律术 + 华法林
永久性房颤	不能转复为窦性心律	控制心室率 + 华法林或阿司匹林

阵发性房颤发作时常有心室率过快而致血流动力学不稳定，每需紧急处理，因房颤持续时间越长，越容易导致心房电重构而致不易转复为窦性节律。如房颤伴快速心室率引起低血压、心功能不全、心绞痛或预激综合征经旁道前传的房颤，宜紧急施行电复律。

药物转复常用 I A、I C、及Ⅲ抗心律失常药，有器质性心脏病、心功能不全的患者首选胺碘酮（Amiodarone），无器质性心脏病者可首选 I 类抗心律失常药。依布利特（Ibutil-ide）、多非利特（Dofetilide）及阿米利特（Ayimilide）终止持续性房颤也有一定效果，必要时可供选用。

控制房颤的心室率常用洋地黄、钙通道阻滞剂及 β 受体阻滞剂静脉注射。其中洋地黄主要用于慢性房颤。具有预激综合征的房颤患者则禁用洋地黄和钙通道阻滞剂。

慢性持续性房颤有较高的栓塞并发症，故超过 48 小时未自行复律的持续性房颤，应使用华法林（Warfarine）等抗凝药物，并使凝血酶原时间国际标准化比值（international nor-mal ratio，INR）维持在 2.0～3.0 之间。不适宜用华法林或属血栓栓塞事件的极低危人群如较为年轻、无高血压、糖尿病、脑血管疾病、瓣膜病或充血性心力衰竭病史者，则选用阿可匹林。

（五）室性心动过速

室性心动过速（vent 血 ulartachycardia，V_T）简称室速，是指发生于希氏束分叉以下的快速连续性室性异位激动。可由自律性异常、折返激动或触发活动等不同机制所引起。按心动过速持续时间分为持续性（>30s）和非持续性（30s 内自行终止）。按心电图表现分为单形性、多形性、双向性、并行心律性、分支阻滞性、自主性和尖端扭转性室速等，其中以单形性室速最为常见。

90% 以上室性心动过速患者有器质性心脏病或明确诱因。主要见于冠心病、心肌病，其他原因包括电解质紊乱、二尖瓣脱垂、药物中毒、Q - T 间期延长。少数室速无器质性心脏病证据，称为特发性室性心动过速。

1. 临床表现　室性心动过速因发作时心脏基础病变、心功能状态、室速的频率和持续时间不同，其临床表现和预后迥异。非持续性室速患者症状轻微，持续性室速者则常有血流动力学障碍的表现，常见的有心慌、胸闷、气促、眩晕和低血压等，严重者可出现昏厥、休克、急性左心衰竭或心室纤颤而猝死。

室性心动过速时由于房室分离，第一心音强弱不等，有时可闻及大炮音，颈静脉搏动强弱不一，间歇出现较强的颈静脉搏动波 – a 波。

2. 心电图特点

（1）连续出现 3 个或 3 个以上宽大畸形 QRS 波，频率≥100 次/min，节律基本规则，T 波与 QRS 主波方向相反（图 8 – 2）。

（2）P 波与宽大畸形的 QRS 波无固定关系，形成房室分离，房率小于室率。但因 P 波常融于畸形的 QRS 波中，故难以辨认。

（3）完全或部分心室夺获：室性心动过速时，有时窦性激动可下传完全夺获心脏，表现为窄 QRS 波，其前有 P 波，P – R 间期 >0.12s。窦性激动与异位激动同时兴奋心肌时表现为部分夺获，图形介于窦性和室性之间，称为室性融合波。室性心动过速与室上性心动过速伴室内差异性传导的心电图表现十分相似，两者的临床意义和处理完全不同，故需注意鉴别（表 8 – 6）。

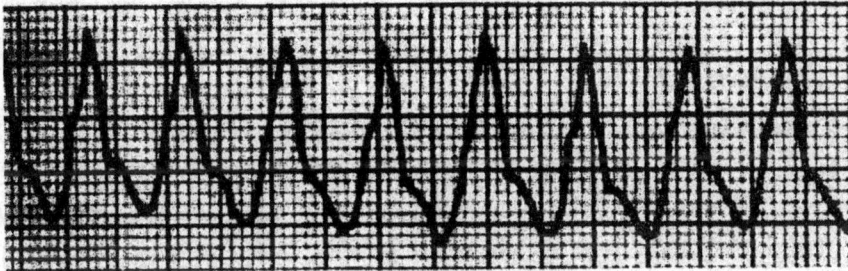

图 8 – 2　室性心动过速

表 8 – 6　室速和室上速伴室内差异性传导的心电图鉴别

鉴别要点	室速	室上速
发作时有提前的 P 波	（ - ）	（ + ）
心室夺获	（ + ）	（ - ）
室性融合波	（ + ）	（ - ）
房室分离	（ + ）	（ - ）
QRS 波时限	>140ms	<140ms
QRS 波电轴	左偏（RBBB 型右偏）	正常
胸前导联主波同一性	（ + ）（正向同向性更有意义）	不定
QRS 波形态		
RBBB 型		
V$_1$ 导联：三相波（r<R'）	（ - ）	（ + ）
三相波（R>r'）	（ + ）	（ - ）
单相 R 波	（ + ）	（ - ）
双相 qR 波	（ + ）	（ - ）
V$_6$ 导联：R<S 型	（ + ）	（ - ）
R 或 Rs 型	（ - ）	（ + ）

鉴别要点	室速	室上速
LBBB 型		
V$_1$ 或 V$_2$ 导联：r 波 >30ms	（＋）	（－）
S 波顿挫或切迹	（＋）	（－）
R 波至 S 波谷时间 >60ms （＋）	（－）	（－）
V$_6$ 导联：qR 或 QR	（＋）	（－）
单相 R 波	（－）	（＋）
迷走刺激可减慢或终止心动过速	（－）	（＋）
长 – 短周期顺序现象	（－）	（＋）

3. 治疗　大多数室性心动过速发作时症状较重，持续性室性心动过速，特别是心室率极快的无脉性室速，临床表现凶险，常可转为心室纤颤而发生猝死，故必须及时有效地终止。室性心动过速的急诊治疗包括：立即中止室速发作；寻找和消除诱发因素；积极治疗原发病；预防室速复发和心脏性猝死。

直流电复律是终止室性心动过速安全和有效的治疗措施。持续性室速伴严重的血流动力学障碍而出现低血压、休克、心绞痛、心力衰竭，脑血流灌注不足等症状时，电复律可作为首选的治疗措施。复律电能 50 ~ 100J。洋地黄中毒引起的室性心动过速则不宜电复律。

室性心动过速如无显著血流动力学障碍或伴有昏厥的非持续性室性心动过速可选药物治疗。常用利多卡因、普罗帕酮、普罗卡因胺，无效可选用胺碘酮。

（1）利多卡因（Lidocaine）：首剂 50 ~ 100mg，静脉注射，必要时 5 ~ 10min 后可重复静注50 ~ 100mg，但 1 小时总量不超过 300mg，有效后可用 1 ~ 3mg/min 静脉滴注维持。

（2）普罗帕酮（Propafenone）：一般用 1.0 ~ 1.5mg/kg（多用 35 ~ 70mg），稀释后缓慢静脉注射，无效时可在 10 ~ 20min 后重复一次；必要时以 0.5 ~ 1.0mg/min 静滴维持，总量不超过 280mg。

（3）普鲁卡因胺（Procainamide）：稀释后静脉滴注，每 5min 静注 100mg，直至有效或总量达 1 000mg。有效后继以 1 ~ 4mg/min 静脉维持。

（4）胺碘酮（Amiodarone）：负荷量 2.5 ~ 5mg/kg，常用 150mg 稀释于 5% 葡萄糖液100ml 中缓慢静脉注射10min，或以 15mg/min 由输液泵注入，有效后 0.5 ~ 1mg/min 静脉滴注维持24 小时，总量不宜超过 1 000mg。

对各种抗心律失常治疗无效的持续性单形性室性心动过速，可采用导管射频消融治疗或植入心律复律除颤器（ICD）。

（六）心室扑动和心室纤颤

心室扑动（Ventricular flutter）和心室纤颤（Ventricular fibrillation），简称室扑和室颤。心室扑动时，心室率极快但收缩无效；室颤，心室律更快且不规则。因此，室扑、室颤时，心脏已丧失了射血功能，体内血液循环已中断。各种严重器质性心脏病及其他全身性疾病的晚期都可以出现室扑和室颤，也可见于心脏手术、麻醉、触电、雷击及药物中毒时。

1. 临床表现　室扑和室颤时，患者意识丧失、抽搐、呼吸缓慢不规则或停止，心音和大血管搏动消失、血压无法测出以及瞳孔散大、对光反射消失。如不及时抢救，迅即死亡。

2. 心电图特点

（1）心室扑动：P 波消失，出现连续宽大和比较规则的正弦波状的心室扑动波，QRS 波与 T 波难以分辨；心室扑动波频率 150～300 次/份，通常为 200 次/分。

（2）心室纤颤：P－QRS－T 波消失，代之以形态、振幅和间隔完全不规则的小波、波幅常 <0.2mv；纤颤波频率 250～500 次分。

3. 治疗　室扑和室颤的诊断一旦确立，应立即按心肺脑复苏的原则建立有效呼吸和人工循环，并尽快非同步直流电除颤，必要时可连续 3 次，依次电能为 200J、300J、360J。无效者可在持续胸外按压和人工通气的同时静脉推注肾上腺素 1mg，每 3～5min 一次，每次给药后 30～60s 内再次电除颤（360J），必要时辅以利多卡因，溴苄胺等。

二、缓慢型心律失常

缓慢性心律失常主要发生部位是窦房结、房室结和心室内。发生于窦房结的缓慢型心律失常包括窦性心动过缓、窦性停搏和窦房传导阻滞。发生于房室结者则为房室传导阻滞；室内传导阻滞包括右束支、左束支、左前分支和左后分支阻滞。

（一）窦性心动过缓

窦性心动过缓（Sinus bradycardia）简称窦缓。常见于健康人睡眠状态或训练有素的运动员。病理性见于病态窦房结综合征、颅内压增高、阻塞性黄疸、甲状腺功能减退及药物影响，如 β 受体阻滞剂、钙通道阻滞剂、洋地黄、胺碘酮、奎尼丁、利血平等。显著窦缓者有头晕、乏力，严重者可有晕厥、低血压、心绞痛和心功能不全等。

1. 心电图特点

（1）窦性 P 波，频率 <60 次/min。

（2）P 波与 QRS 波关系恒定，P－R 间期 0.12～0.20s。

（3）常有窦性心律不齐。

2. 治疗　无症状者不需治疗，病理状态发生的窦缓主要针对病因治疗，必要时适当应用阿托品、麻黄碱等，严重而持久的窦性心动过缓则需要起搏治疗。

（二）窦性停搏

窦房结在一段时间内不发放冲动被称为窦性停搏（Sinus arrest），又称窦性静止（Sinus standstill）。

1. 临床表现　窦性停搏可见于迷走神经张力突然升高，如按摩颈动脉窦、按压眼球、刺激咽喉引起呕吐时，但多数系由病态窦房结综合征、冠心病及抗心律失常药如奎尼丁、胺碘酮等引起。停搏时间较长者可致眩晕、黑矇或短暂意识丧失，严重者甚至抽搐。

2. 心电图特点

（1）在正常窦性心律，突然出现显著的长间歇。

（2）长间歇中无 P－QRS－T 波。

（3）长间歇与基本的 P－P 间期无倍数关系。

（4）长间歇中可见房室交界性或室性逸搏。

3. 治疗　有症状的窦性停搏，治疗主要针对病因，如纠正高钾血症、停用可能引起窦性停搏相关药物。症状明显者在病因治疗的同时可短时应用阿托品、异丙肾上腺素等药物治疗。有昏厥发作者，则应予心脏起搏治疗。

（三）窦房阻滞

窦房阻滞（Sinuatrial block）指窦房结的冲动向心房传导时发生延缓或阻滞。

1. 临床表现　正常人迷走神经张力过高或颈动脉窦过敏者，可发生窦房阻滞，但多为累及窦房结或窦房结周围组织的病变所致，如冠心病、心肌病、心肌炎及退行性病变等，高钾血症和药物影响如奎尼丁、洋地黄等亦可致窦房阻滞。临床症状依窦房阻滞程度而异，轻者有心悸、停搏感，若有长间歇者，可出现头晕、黑矇或昏厥等症状。

2. 心电图特点

（1）一度窦房阻滞：由于常规心电图无法记录到窦房结的电活动，因此常规心电图难以诊断。

（2）二度Ⅰ型窦房阻滞：①P－P间期逐渐缩短，直至P波"脱落"，出现长P－P间期。②P波脱落前的P－P间期最短。③P波脱落后的P－P间期大于脱落前的P－P间期。④有P波脱落的长P－P间期小于基本P－P间期的两倍。

（3）二度Ⅱ型窦房阻滞：①P－P间期规则。②突然出现长P－P间期。③长P－P间期是基本P－P周期的倍数。④长P－P间期内无P－QRS－T波。

（4）三度窦房传导阻滞很难与窦性停搏鉴别。

3. 治疗　由短暂的迷走神经张力增高引起的窦房阻滞，通常不需处理。由心脏病变引起者则应针对原发病治疗，阿托品和异丙肾上腺素可短期改善症状，若为病态窦房结综合征患者则应考虑心脏起搏治疗。

（四）房室传导阻滞

房室传导阻滞（atnoventricular block，AVB）是指激动从心房传至心室过程中发生传导延迟或阻断。按阻滞程度，可分为一度、二度和三度房室传导阻滞。

1. 临床表现　房室传导阻滞多由器质性心脏病引起，如冠心病、心肌病、心肌炎、结缔组织病和原发性传导束纤维化或退行性变等，也可由风湿热、电解质紊乱和药物中毒引起。一度或二度Ⅰ型房室传导阻滞偶见于迷走神经张力增高的健康人。临床症状和严重度因房室传导阻滞的程度和原发病而异。一度房室传导阻滞常无症状；二度房室传导阻滞常有心悸、疲乏；二度Ⅱ型、高度或三度房室传导阻滞心室率缓慢者则常有眩晕、黑矇、昏厥、心绞痛、甚至发生阿－斯综合征（Adams－StokeS syndrome）或猝死。第一心音减弱常是一度房室传导阻滞的体征；二度房室传导阻滞则有间歇性心搏脱漏；三度房室传导阻滞时，第一心音强弱不等，可闻及"大炮音"，并见颈静脉间歇性巨大搏动波。

2. 心电图特点

（1）一度房室传导阻滞：P－R间期＞0.20s，无QRS波脱落。

（2）二度Ⅰ型房室传导阻滞：又称莫氏Ⅰ型（MObitz typeⅠAV block）或文氏型（Wenckebach block）：①P－R间期逐渐延长，直至P波后脱落QRS波。②R－R间期逐渐缩短，直至P波受阻。③包含受阻P波在内的长R－R间期小于正常窦性P－P间期的两倍。

（3）二度Ⅱ型房宣传导阻滞：又称莫氏Ⅱ型房室阻滞（Mobitz typeⅡAVblock）。P－R间期恒定（可正常也可延长）。②间断或周期性出现P波后QRS波脱落，可呈2∶1、3∶1脱落。③含未下传P波的长R－R间期为短R－R间期的两倍。④发生在希氏束内的Ⅱ型阻滞 QRS 波大多正常，发生于希氏束远端和束支的 II 型阻滞，则 ORS 波宽大、畸形，呈束支传导阻滞型。

（4）三度房室传导阻滞：又称完全性房室传导阻滞，即心房的激动完全不能下传至心室，心室由阻滞部位以下的逸搏点控制。心电图表现为：①房室分离，P－P 间期和 R－R 间期有各自规律，P 波与 QRS 波无关。②P 波频率 > QRS 波频率。③QRS 波缓慢，若阻滞水平高，心室起搏点位于希氏束分叉以上，QRS 波不增宽，频率 40～60 次/min；若心室起搏点位于希氏束分叉以下，则 QRS 波宽大、频率 <40 次/min。

3. 治疗

（1）病因治疗：急性发生的房室传导阻滞，最常见于急性心肌梗死、心肌炎、药物（β受体阻滞剂、钙通道阻滞剂、洋地黄和抗心律失常药）、电解质紊乱（高钾血症和高钙血症）等，应针对原发病作相应治疗。

（2）增快心室律，促进房室传导：一度房室传导阻滞和二度 I 型房室传导阻滞心室率不太慢和无症状者，通常无需应用抗心律失常药物，必要时可选用阿托品口服或肌注。二度 II 型以上房室传导阻滞心室率缓慢，可选用异丙肾上腺素 1～2mg 加入 5% 葡萄糖液 500ml 中缓慢静滴，或 1～2μg/min 由输液泵注入，依治疗反应调整剂量，以使心室率提高至 50～60 次/min，剂量过大可诱发室性心动过速，甚至室颤。

阿托品适用于阻滞部位在房室结的房室传导阻滞，能增加高部位心室起搏点的自律性，从而增加心室传导阻滞的心室率，常用 0.5mg～2.0mg 静脉注射，若能终止传导阻滞或将心室率提高至 50 次/min，可继续给药，但不宜超过 48 小时，以免发生阿托品毒性反应。二度 II 型房室传导阻滞伴 QRS 波增宽者，则不宜用阿托品。

肾上腺皮质激素通过减轻传导系统的炎症和水肿常用于治疗手术、急性心肌炎和其他感染所引起的急性三度房室传导阻滞，临床常用氢化可的松 100～200mg 或地塞米松 10～20mg 加入葡萄糖液中短期静脉滴注。

（3）心脏起搏：三度房室传导阻滞或二度 II 型房室传导阻滞药物治疗无效或有血流动力障碍及晕厥者应立即临时性或永久性心脏起搏治疗。

（闫奎坡）

第三节 急性化脓性心包炎

一、术式发展过程及现状

急性化脓性心包炎（acute pyogenic pericarditis）为致病菌侵犯心包引起的一种急性心包化脓性炎症。多为血运播散的继发感染，也可发生于脓胸、胸部外伤、心胸手术后的局部感染。致病菌以金黄色葡萄球菌多见，其次为肺炎双球菌、白色葡萄球菌、溶血性链球菌等。急性化脓性心包炎不及时治疗死亡率极高，甚至达 100%。因此，一经确诊，需尽早行手术治疗。早在公元前 160 年 Galen 就曾描述 1 例创伤性胸骨骨髓炎在切除胸骨时发现心包积脓。到了 19 世纪已经了解本病需行手术引流。由于抗生素的广泛应用以及诊断技术和外科治疗的进展，急性化脓性心包炎的发病率和死亡率明显降低。

二、手术适应证与禁忌证

1. 禁忌证　如少量心包积液可不必行心包穿刺术。

2. 适应证　如中等量以上积脓或致心脏压塞，应立即行心包穿刺术；如反复心包穿刺抽脓无效，脓液变稠，患者持续有脓毒血症或心包压塞者应立即行心包切开引流术；如病程较长、有发展为慢性缩窄性心包炎可能的患者或者心包粘连、引流不畅，脓液黏稠在心包腔形成分隔者可行心包部分切除术。

三、术前准备

（1）心包穿刺术前应在X线或超声心动图下确定积液的量及定位穿刺点。

（2）心包切开引流术和心包部分切除术前还应应用有效的广谱抗生素控制感染，并予以支持治疗以改善全身状况，予以高蛋白饮食，少量输血或白蛋白，并维持电解质平衡。

四、手术步骤与方法

（一）心包穿刺术（pericardiocentesis）

患者取半卧位，局麻下穿刺，选用口径较大而钝、针斜面较短的18号针，有助于减少心脏和冠脉血管的损伤。还可将穿刺针连于心电图机胸前导联的电极上。当针头触及心室肌时，心电图上即显示ST段升高，触及心房则PR段抬高，应立即将针头稍向外拔出，变更方向进针。

1. 剑突下心包穿刺术　如（图8-3）所示，在剑突左肋缘进针，与皮肤呈45°角，朝左肩胛下角方向进针，注射器应边进针边回抽。一般进针4cm~6cm即可抽得脓液。将脓液抽出后可向心包腔内注入抗生素，将脓液留做细菌培养及药敏试验。

2. 胸骨旁心包穿刺术　如（图8-4）所示，在胸骨左缘第5肋间心浊音界内侧1~2cm处进针。抽出脓液后，用止血钳固定针头，余步骤同剑突下心包穿刺术。

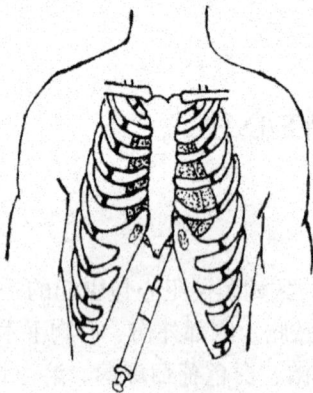

图8-3　剑突下心包穿刺术　　　　图8-4　胸骨旁心包穿刺术

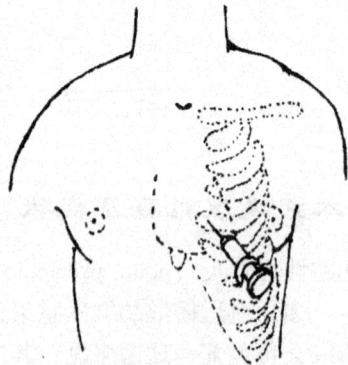

（二）心包切开引流术（pericardiostomy）

患者取半卧位，局部浸润麻醉。

1. **剑突下心包切开引流术**　如（图 8-5）所示，在剑突下 2cm 偏左处做长约 4~5cm 的弧形横切口，切开左侧腹直肌前鞘，切除胸骨剑突。沿腹横筋膜前面向上方做钝性分离，显露心包膈面，先行穿刺，抽得脓液后横行切开心包，排尽脓液后置入软橡皮管或硅胶管做闭式引流。

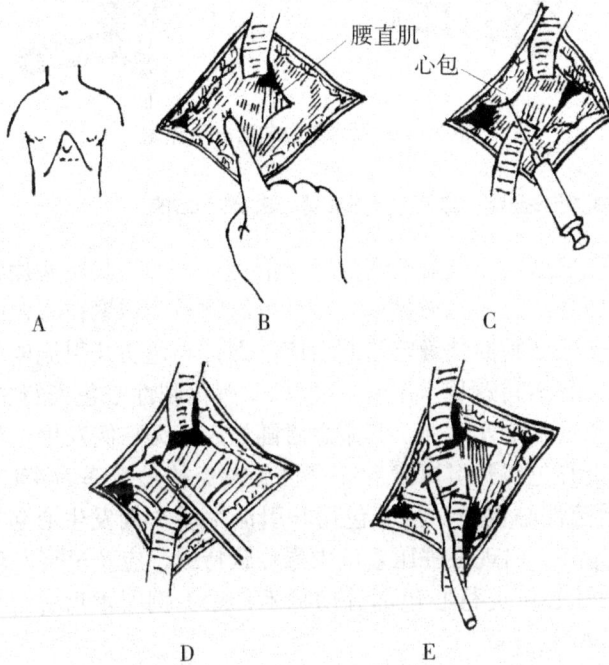

图 8-5　剑突下心包切开引流术

2. **胸骨旁心包切开引流术**　如（图 8-6）所示，沿胸骨左缘第 5 或第 6 肋软骨下缘做 6~8cm 长斜行切口，逐层分离至骨膜，切开并分离肋软骨骨膜，切除一段肋软骨，切断并结扎胸廓内血管，推开左侧胸膜，穿刺抽得脓液后切开软骨膜后壁及心包，术者可将示指伸入脓腔，分离心包内粘连，吸尽脓液，并用抗生素溶液冲洗脓腔，放置硅胶管引流。

（三）心包部分切除术（partial pericardiectomy）

气管插管全麻，仰卧位，左侧第 4 肋间前外侧切口进胸，在左侧膈神经前纵行切开心包，分离心包内粘连，清除坏死物，用生理盐水或抗生素溶液反复冲洗心包腔，依次切除部分心包，两侧达左、右膈神经，向上至主动脉及肺动脉根部，放置左侧胸腔引流管，分层关胸。

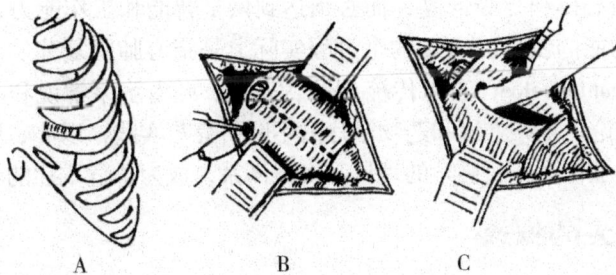

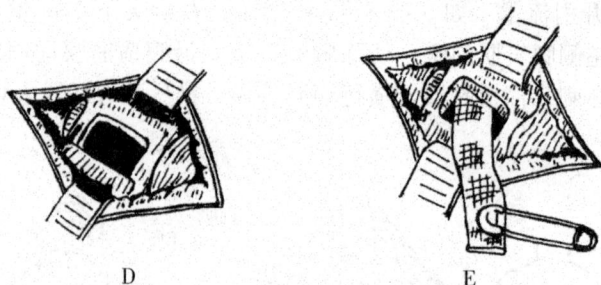

图 8-6　胸骨旁心包切开引流术

五、不同术式方法的回顾性临床效果比较

心包穿刺术操作简单迅速，既能确定诊断又能迅速缓解心脏压塞症状，是有效的诊断及治疗手段。但由于化脓性心包炎脓液黏稠，脓性分泌物易于积聚在心包腔内，单独行心包穿刺治疗难于治愈，因此经穿刺抽脓确定诊断后应立即行心包切开引流或心包部分切除术。但对于两种术式的选用仍有不同意见。Adebo 报道 22 例化脓性心包炎行剑突下心包切开引流术，除 1 例因败血症严重术中死亡外，其余患者随访 3 年无一例发生心包缩窄。但也有文献报道急性化脓性心包炎心包切开引流术后缩窄性心包炎的发生率为 4% ~ 16%，Cameron 报道 10 例金黄色葡萄球菌性心包炎，行心包切开引流术后 3 例发生心包缩窄再次手术治疗。因此有主张心包引流术后又出现心脏压塞或中毒症状持续，应及早行心包部分切除。刘学刚等报道 42 例急性化脓性心包炎行心包部分切除术，除 1 例因术后并发活动性出血死亡外，41 例经随访 0.5 ~ 7 年疗效满意。

（闫奎坡）

第四节　心脏骤停与心肺复苏

一、心肺复苏的相关概念

（1）心肺复苏（cardiac pulmonary resuscitation9 CPR）：针对心脏、呼吸停止所采取的抢救措施，即用传统徒手心脏按压方法或机械装置替代方法形成暂时的人工循环并力求恢复心脏自主搏动和血液循环，用人工呼吸代替自主呼吸并力求恢复自主呼吸，以达到苏醒和挽救生命的目的。

（2）心肺脑复苏（cardiac pulmonary cerebral resuscitation，CPCR）：心脏、呼吸骤停患者复苏成功并非仅指心搏和呼吸恢复，而必须达到恢复智能和工作能力，其在很大程度上取决于脑和神经系统功能的恢复。CPR 的全过程实际上是指心肺脑复苏。

（3）复苏学（reanimatology）：以传统 CPR 为基础，随着胸泵学说和脑复苏概念的产生和发展，通过对复苏理论、复苏方法和药物治疗的不断研究与实践，以心、肺、脑，特别是脑复苏为主体的复苏形成了较为全面科学的理论和实践体系，成为急危重症的专门研究学科。

二、猝死相关的概念

（1）心脏骤停（sudden cardiac arrest）：是指心脏泵血功能的突然停止。最常见的病因为室性快速性心律失常（心室颤动和室上性心动过速）；其次为缓慢性心律失常或心室停顿；较少见的是无脉性电活动（pulseless electrical activity，PEA），也称电一机械分离。心脏骤停发生后，由于脑血流突然中断，10秒左右患者即可出现意识丧失，经及时救治者可存活，否则发生生物学死亡，罕见自发逆转者。心脏骤停是心源性猝死的直接原因和最常见的形式。慢性病和癌症终末期都会出现心脏停搏，但并非是心脏骤停。

（2）猝死（sudden death）：是指貌似健康或非预期死亡者，突然和意外地发生非暴力原因的死亡。可分为瞬间死亡（数秒内到数分钟）、非常突然死亡（1小时内）、突然死亡（1~24小时内）。猝死病因复杂多样，包括心血管疾病、呼吸系统疾病、中枢神经系统疾病、药物或中毒、过敏、精神应激，以及水、电解质和代谢紊乱、严重感染等，部分原因不明。

（3）心源性猝死（sudden cardiac death）：是指急性症状发作后1小时内发生的以意识骤然丧失为特征，并且是由心脏原因引起的突然和难以预料的自然死亡。无论患者原来有无心脏疾病，通常是由于心脏激动异常和（或）传导障碍所引起的心排血量显著而急剧下降，甚至无心排血量所致。

三、心脏骤停的病因

（1）心源性心脏骤停（cardiogenic arrest）：心血管疾病是心脏骤停的最常见原因。心源性猝死至少80%是由冠心病及其并发症引起，其余不到20%是由其他心血管疾病所致，如先天性冠状动脉异常、冠状动脉炎、先天性心脏病、Marfan综合征、心肌病、心肌炎、心脏瓣膜病、心力衰竭、主动脉夹层、病窦综合征、预激综合征、长Q－T间期综合征、Brugada综合征等。心血管疾病引起的心脏骤停多由心律失常引起，严重的心律失常尤其是室上性心动过速与心室颤动是心脏骤停的主要原因。老年人的心脏骤停常有慢性心血管疾病，儿童和青少年多见于遗传性疾病如长Q－T间期综合征、短Q－T间期综合征、Brugada综合征、致心律失常性右心室心肌病、肥厚型梗阻性心肌病、遗传性儿茶酚胺依赖性心动过速等。

（2）非心源性心脏骤停（non－cardiogenic cardiac arrest）：①严重的电解质紊乱和酸碱平衡失调，易导致心律失常的发生而引起心脏骤停，如高钾或低钾血症、高钙或低钙血症、高镁或低镁血症均可引起；②脑卒中；③严重呼吸系统疾病和各种原因的窒息；④各种原因的休克、过敏反应；⑤中毒或药物过量；⑥严重创伤、手术和麻醉意外；⑦突发意外事件如雷击、触电、溺水、低温等。儿童发生非心源性心脏骤停的原因多为呼吸道疾病如窒息、哮喘和呼吸道感染。

四、心脏骤停的诊断

（1）心脏骤停的临床过程分期

1）前驱期：心脏骤停前数天至数周甚至数月的前驱症状，如心绞痛、气促、心悸等。前驱症状提示心血管病的危险，而不能预测心源性猝死的发生。部分患者无前驱症状。

2）发病期：心血管状态急剧恶化至心脏骤停前的时间段，病因不同，表现各异。心脏骤停可发生于瞬间而事前毫无预兆，绝大部分为心源性。在猝死前数小时或数分钟内常有心电活动的异常改变，其中以心率加快和室性异位搏动增多最常见，少数以循环衰竭发病。

3）心脏骤停期：特征为意识突然丧失，需要立即抢救。

4）生物学死亡期：其时间长短主要取决于原发病的性质。心脏骤停后 4~6 分钟，大脑开始发生不可逆的脑损害，随后数分钟过渡到生物学死亡。早期 CPR 和早期除颤是抢救成功的关键。CPR 成功后患者死亡的最常见原因是中枢神经系统损伤，缺氧性脑损伤和继发感染约占死因的 60%，低心排血量约占死因的 30%，而心律失常复发致死仅为 10%。

（2）心脏骤停的主要表现：心脏骤停→心音消失 + 脉搏扪不到 + 血压测不出→意识突然丧失伴有或不伴有抽搐（多发于 10 秒内）→呼吸断续（叹息样）至停止（20~30 秒）→昏迷（≥30 秒）→瞳孔散大（30~60 秒）→此时并未到生物学死亡期（仍有复苏的可能）。复苏的成功率主要取决于：复苏开始的时间，心脏骤停发生的场所，心电活动的类型（心室颤动、室上性心动过速、无脉性电活动或心室停顿），心脏骤停前患者的临床情况，包括有无严重的重要脏器疾病。

五、心脏骤停的心电图类型

根据心脏骤停时心电图的不同表现，心脏骤停分为心室颤动/无脉性室上性心动过速、无脉性电活动与心室停顿 3 种类型。根据心电图检查显示心脏骤停的类型不同，心肺复苏救治措施有所不同。

（1）心室颤动/无脉性室上性心动过速：早期出现心脏骤停，约占 80%，复苏成功率最高。而持续性室上性心动过速 <2%，心室颤动/无脉性室上性心动过速是心脏骤停的最常见的原因。

（2）无脉性电活动（PEA）：即心电－机械分离。心脏有持续的电活动，但无有效的机械收缩功能，常规方法不能测出血压和脉搏。心室肌可断续出现慢而微弱的不完整收缩，心电图上间断出现宽大畸形、振幅较低的 QRS 波群，频率 <20~30 次/分。在心脏骤停中约占 30%。常为急性左心衰竭的终末期表现，也见于低血容量、心包压塞、大面积肺栓塞、张力性气胸。心电图表现为心脏起搏点逐渐下移，从窦房结移至浦肯野纤维，最终心室停顿。需注意的是，应区别低血容量、心包压塞、张力性气胸等可逆性原因引起的心脏骤停。

（3）心室停顿：心电图呈直线，无心室波，但可见心房波，多在心脏骤停 3~5 分钟出现。复苏成功率远较心室颤动为低，常为临终前的心电图表现形式。

六、不同阶段生命支持的内涵

（1）基础生命支持（basic life support，BLS）：是维持生命指征而采取的最基础的救治方法，主要通过简单易行的人工措施维持人体基本需求的呼吸和循环支持，如胸外按压、人工呼吸与电击除颤，达到初步维护重要脏器（脑、心、肾）的功能，为进一步救治创造条件。

（2）高级生命支持（advanced life support9ALS）：在 BLS 的基础上，为使自主循环和（或）呼吸、循环功能得到维持或恢复，采取的进一步救治措施，如建立高级气道、机械通气、静脉应用药物等。专业急救人员的参与是其得以实施的必要条件。高级生命支持主要是高级心血管生命支持（advanced cardiovascular life support，ACLS），两者在 CPR 方面具有相同的含义。

（3）持续生命支持（prolonged life support，PLS）：建立和维持更有效的通气和血液循环后，使用药物、治疗设备以及其他可利用的复苏手段，以维持气道通畅，保证呼吸和循环功能得到充分支持，维持机体内环境的稳定，改善器官的功能，加速神经组织、细胞结构和功能的恢复，并最大限度地恢复高级神经功能，使患者重新获得生活和工作的能力。脑复苏是其中的关键，需要危重医学科、神经内科、心内科、呼吸科、泌尿内科等多个专业的共同参与。

（4）心血管急救成人生存链：早期识别与求救（立即识别心脏骤停并启动紧急救援系统）→早期 CPR（尽早进行 CPR，重在胸外按压）→早期除颤（尽早获取体外自动复律除颤器）→早期高级生命支持→综合的心脏骤停后治疗（多学科协作与综合措施治疗）。

（5）高质量 CPR：主要包括按压频率 >100 次/分；成人按压幅度 >5cm；保证每次按压后胸廓完全回弹；尽可能减少胸外按压中断；避免过度通气。

七、生命支持不同阶段的实施步骤

（1）BLS 的实施步骤（CABD）：C（circulation）指循环，即胸外按压；A（airway）指气道，即打开气道；B（breathing）指呼吸，即人工呼吸；D（defibrillation）指除颤，即电击除颤。

（2）ALS 的实施步骤（ABCD）：A 指气道，即气道的评估与处理；B 指呼吸，即呼吸的评估与处理；C 指循环，即评估循环与进一步循环支持；D（diagnosis）是指鉴别诊断，即识别病因，并对可逆性病因及时处理。可逆性的病因主要是指"5H5T"。

（3）PLS 的实施步骤（ABCD）：A 是指气道，保持气道的通畅；B 是指呼吸，保持有效的通气；C 是指循环，继续循环支持，保持组织器官有效灌注；D 是指加强病因的综合治疗，积极治疗多器官功能衰竭（multiple organ failure），尤其是实施脑复苏，促进神经功能的恢复。

八、基础生命支持

（1）基础生命支持 - 早期识别判断

1）准确判定现场的安全性：在进行心肺复苏前，必须准确判定现场的安全性，即环境的安全性、施救者的安全性和患者的安全性。如不安全，应当尽快处置，以确保施救者和患者处在安全位置。除非为了患者和施救者的安全，否则切勿移动创伤患者，以避免次生损伤。在心肺复苏期间，传染病的风险很低，如心脏骤停发生在家中，家庭成员已暴露在该病或对该病已准备了适当的防护装置，不能因传染的风险而放弃 CPR。如果现场需要施救者进行标准防护和特殊防护，必须执行，包括使用防护装置或气囊面罩系统、手套和护目镜。

2）意识的判定：对于突然倒地患者，判定有无反应是 CPR 的首要步骤。无论患者处于何种体位，施救者应位于患者身旁判断患者有无损伤和反应。一般用手轻轻地拍击肩部或轻摇患者，并大声呼叫："您怎么了"。患者无反应而单人施救时，立即启动紧急救援系统和获取 AED，同时尽早 CPR；患者无反应而 2 人施救时，1 人做心肺复苏，另 1 人启动紧急救援系统和获取 AED。如果患者有头颈部创伤或怀疑有颈部损伤，因心肺复苏的需要而转动体位时，要采用科学的转动方法，以避免脊髓次生损伤导致瘫痪。

3）呼吸与脉搏的判定：当判定患者无反应时，进行脉搏检查要求触摸颈动脉，同时观察有无呼吸（时间 5~10 秒）。当无反应又无呼吸时，即使不确定患者有无脉搏，也应立即开始 CPR，对于非专业人员无需判定脉搏即可胸外按压。因为颈动脉检查敏感性为 55%、特异性为 90%，总的准确率只有 65%；心脏骤停后，呼吸很快变得微弱或出现濒死喘息，甚至停止，及时胸外按压和人工呼吸是非常重要的。呼吸微弱或停止后，可仍有脉搏并且常持续一段时间，因此施救者应当注意识别呼吸停止，并且能够判定何时呼吸不足，尤其是濒死喘息时，以便及时进行有效的人工通气。

4）推测心脏骤停的原因：如果医务人员在独自 1 人时看到患者突然倒下，该人员可以认定该患者已发生原发性心脏骤停，且需给予电击处理，并立即启动急救反应系统，尽快开始 CPR 和使用 AED。对于推测因溺水等原因导致的窒息性心脏骤停的患者，应当首先进行胸外按压与人工呼吸，在 5 个周期的 CPR 后（2 分钟）再启动紧急救援系统。需注意的是，不能因为判定心脏骤停的原因而影响 ALS。

（2）基础生命支持 – 胸外按压

1）关键要素：确定双手胸外按压的位置，以正确的速率进行胸外按压，垂直按压需达要求的深度，胸廓按压时让胸廓完全回弹，持续按压尽量减少中断。

2）操作步骤：施救者到患者一侧→保持或调整患者仰卧在坚硬且平坦的表面上（硬木板或地面）→解开衣扣并暴露胸部皮肤达到足够的面积→施救者将一只手的掌根平放于患者乳头连线的胸部中央，并将另一只手的掌根重叠其上→伸直双臂且双肩位于双手的正上方→垂直按压且按压深度≥5cm→每次按压与放松的时间相等并保证胸廓完全回弹→持续按压且按压频率≥100 次/分→按压过程中尽量减少中断，即使中断其时间应 <10 秒。

3）强调事项：①实施有效的胸外按压。快速用力按压，达到要求的深度，并保证胸廓完全回弹，是有效胸外按压的基础。按压时位置要正确，手掌面紧贴患者胸部达到用力均匀，以防肋骨骨折。②胸外按压有效的判定。在胸外按压时，能够触及脉搏搏动，停止按压则脉搏搏动消失。按压达到要求的深度和胸廓完全回弹是其主要决定因素。③减少胸外按压中断，包括减少按压中断的次数和中断时间。减少按压中断时间是指判定脉搏、呼吸、意识等临床表现，在达到有效判定基础上尽量缩短时间，而且每项判定时间 <10 秒；进行人工呼吸的时间避免过长；移动患者时不要造成心脏按压中断过长时间；避免 AED 使用过程中的时间延误。④胸外按压人员的交替。2 人或多人参与 CPR 时，要求心脏按压每 2 分钟（完成 5 个周期的 CPR）判定脉搏，如需要继续胸外按压，应更换他人进行。1 人连续胸外按压会很快造成疲劳，即使没有明显疲劳，也会导致胸外按压质量的下降，影响 CPR 的效果。施救者之间在胸外按压交替时，应在 5 秒钟内完成。⑤需要明确的是，标准而有效的胸外按压可产生 60～80mmHg 动脉压峰值，但舒张压较低，颈动脉平均压可达 40～60mmHg，心排血量仅为正常心排血量的 1/3～1/4，随 CPR 的延长而逐步降低。CPR 的时间长短直接影响血流的产生机制，短时间的 CPR，血流主要由心脏按压产生，心泵机制占优势；随着 CPR 时间的延长，心脏顺应性降低，胸泵则占优势，心排血量明显降低。⑥胸外按压常见并发症为肋骨骨折、气胸、血胸、肺挫伤、肝脾破裂和脂肪栓塞等。按压过程中，正确的胸外按压虽可减少部分并发症的产生，但不能完全避免。

4）胸前锤击：不应当用于无目击者的心脏骤停。如果除颤器不能立即使用，则可考虑为有目击者、监护下的不稳定性室性心动过速（包括无脉性室性心动过速）患者进行胸前锤击，但不能延误开始心肺复苏和实施电击治疗。研究提示，胸前锤击可用于室性心动过速，但在心室颤动病例中进行胸前锤击不能恢复自主循环。已报道的与胸前锤击有关的并发症包括胸骨骨折、骨髓炎、脑卒中及诱发成人和儿童的恶性心律失常。

（3）基础生命支持－开放气道

1）关键要素：仰头抬颏法或推举下颌法打开气道，摘去患者义齿和清理口腔，进行口对口人工呼吸或口对面罩人工呼吸。

2）仰头抬颏法：将一只手的手掌置于患者的前额－用手掌推其头部并使头后仰→同时将另一只手手指置于颏附近的下颌骨下方→提起下颌并使颏上抬。注意切勿用力压迫颏下的软组织，切勿使用拇指提颏，切勿完全闭合患者的口（口对鼻人工呼吸除外）。

3）推举下颌法：头部、颈部或颈椎损伤→必须进行CPR，使患者处于非仰卧位→施救者实施"滚动"法使患者变为仰卧位，同时须注意尽量避免次生损伤→施救者双手置于患者头部两侧→双肘靠在患者仰卧的表面上→双手除拇指外的其他手指置于患者的下颌角下方→双手提起下颌使下颌向前移动→如双唇紧闭则用双手拇指轻轻将下唇推开。

4）强调事项：①一般采用仰头抬颏法，对于有头部、颈部或颈椎损伤的患者，宜采用推举下颌法打开气道；②推举下颌法打开气道如需人工呼吸，操作有难度，需要加强训练；③疑有颈椎或脊柱损伤的患者，因CPR需要变换体位，使用滚动法至少需2人共同实施。

（4）基础生命支持－人工呼吸

1）口对口人工呼吸：仰头抬颏法打开患者气道→用拇指和示指捏住其鼻子→正常吸气→用嘴唇封住患者的口周→给予约1秒钟的匀速吹气，同时观察胸廓是否抬起→胸廓未抬起时重复仰头抬颏法→重新人工通气，同时观察胸廓起伏→连续2次。原则上实施口对呼吸面膜人工通气，呼吸面膜能够起到部分防护作用。

2）口对鼻人工呼吸：适用于不能进行口对口人工呼吸的患者，如牙关紧咬、口唇损伤、下颌外伤等，救治溺水者更为适宜。与口对口人工呼吸的不同点在于：另一只手抬起下颌，并使口唇紧闭。在部分鼻腔阻塞患者，可间断使口开放，或用拇指分开口唇。

3）口对面罩人工呼吸：施救者到患者一侧→仰头抬颏法打开气道→以鼻梁作参照放置面罩并封住口面部→一手置于额部并将示指和拇指放在面罩的上缘使手形呈"EC"形→另一只手的拇指放在面罩下缘处，其余手指沿下颌骨缘分布并提起下颌使患者呈仰头抬颏位→同时完全按住面罩的外缘使面罩封住口面部→正常吸气且用1秒钟的时间对着面罩的上口吹气→连续2次并观察胸廓起伏。2名施救者实施CPR时，也可推举下颌法实施口对面罩人工呼吸。应该备用不同型号的面罩以供选择使用，最好面罩具有单向阀门和供氧接口。

4）强调事项：①在呼吸判定中，主要判定有无呼吸和不能正常呼吸（无呼吸或濒死喘息），取消"听、看、感觉"判定呼吸的程序，打开气道后即刻给予2次人工通气。主要目的是缩短CPR过程中的中断时间，以保证高质量的CPR。②施救者呼出的气体含有大约17%的氧和4%的二氧化碳，足以支持患者的需要。过快、过度吹气会导致胃胀气，胃胀气可引起严重的并发症如呕吐、误吸和肺炎。即使施救者给予正确的人工呼吸，也可出现胃胀气。③注意使用面罩人工通气过程中同样需要仰头抬颏法开放气道，单人施救时在患者一侧（一般右侧）完成30次胸外按压后进行口对面罩人工呼吸；2人施救时1人在患者一侧，另1人在患者另一侧靠近头部的位置，分别进行心脏按压和人工呼吸。④心脏骤停时避免过度的人工通气。在CPR期间，避免给予过多次数的人工通气，即过度通气，特别是在置于高级气道时。简易人工通气（口对口、口对鼻、口对面罩）时，胸外按压与人工通气比例仍为30：2。而置入高级气道（如喉罩、食管－气管联合导管或气管插管）时，每6~8秒钟给予1次人工呼吸（8~10次/分），不需暂时停止胸外按压。有脉搏而呼吸停止或微弱时，成人患者每5~6秒钟给予1次人工呼吸（10~12次/分），每次吹气1秒钟，可见胸廓抬起；要求每2分钟检查1次脉搏。过度通气能减少静脉血回流至心脏，并减少胸外按压过程中血液的流动，可能加重心脏骤停的后果。⑤人工通气发生胃扩张时，应当重新检查并重新开放气道，避免快速和用力通气，不要用手按压腹部，以免造成内容物反流。出现胃内容物反流时，将患者放置侧卧位，清除口内反流物后，再使患者平卧，继续CPR。

（5）基础生命支持－成人球囊面罩操作技术

1）单人使用球囊－面罩：患者仰卧位→胸外按压30次→立即到患者正上方位置→以鼻梁作参照恰当安放面罩→通过"EC"手法提起下颌保持气道开放，同时固定面罩。

2）2人或3人使用球囊－面罩：患者仰卧位→1名施救者在患者正上方位置→双手"EC"手法固定面罩并利用仰头抬颏法开放气道→另1名施救者挤压气囊→如果有第3名施救者，还可应用环状软骨压迫法。

3）环状软骨压迫法：患者无反应、无呼吸→施救者用示指确定甲状软骨韧带（喉结）的位置→将示指滑到甲状软骨底部→触摸甲状软骨下突出的水平环（环状软骨）→用拇指和示指的指尖向后用中等力量压迫环状软骨，将示管按压到颈椎上。

4）强调事项：①单人使用球囊－面罩时易出现通气不足或通气过度，2人使用时通气效果较好。②由于成人的潮气量一般为400~500ml，使用1L成人球囊时，挤压球囊的1/2~2/3；使用2L球囊时，挤压球囊约为1/3。③使用球囊－瓣装置，可与面罩、喉罩、食管－气管联合导管、气管插管等连接，在非气管插管的情况下可调整适当的潮气量，而一般球囊不易控制，常造成通气量过大。④环状软骨压迫的目的是防止胃胀气、胃内容物反流和误吸，并不常规用于心脏骤停患者。即使使用，也用于深度昏迷患者，通常由第3名施救者实施。⑤环状软骨压迫的频率与人工通气频率相同。

（6）基础生命支持－体外自动除颤器技术

1）AED应用依据：在有目击者的心脏骤停中，最常见的初始心律是心室颤动，最有效的措施是电击。除颤的成功率会随着时间的流逝而迅速降低，除颤越早，患者的存活率越高。如果不治疗，心室颤动会很快恶化为心脏停顿。在无目击者的心脏骤停患者，心室颤动的存活率将每分钟降低7%~10%。在除颤间期，目击者施救所提供的CPR可提高心室颤动患者的存活率。

2）AED功能简介：AED是电脑化装置，可通过黏性电极片连接到没有脉搏的患者身上。只有当患者的心律可进行电击治疗时，AED方提示进行电击。整个操作过程中，AED通过图像和语音提示来指导施救者进行操作。有些AED是全自动的。在使用全自动AED时无需按下按钮使AED进行心律分析或电击除颤。而多数AED需要施救者按照图像或语音提示进行操作，否则AED不会自动电击。

3）AED基本操作步骤：开启AED→粘贴电极片→离开患者十分析心律→提示电击并实施。

4）AED详细操作步骤：有目击者的心脏骤停→患者无反应＋无脉搏＋无呼吸→施救者1名时，AED放置于靠近施救者的附近，先实施心肺复苏，并尽快启动AED；如有另1名施救者，应将AED放置在患者另一侧并立即操作AED→开启AED携带箱或AED的盖子（有的AED自动通电）→打开电源开关→选择与患者体型和年龄相符的电极片→擦干胸部（水或汗渍）→撕下电极片的衬背并取出电极片→将黏性电极片贴到患者裸露的胸部或背部

（前－侧、前－后、前－左肩胛和前－右肩胛）→所有人员"离开"患者→按下"ANA-LYZE"（分析）按钮＋分析心律（5～15秒）→AED提示电击并告知离开患者→操作AED施救者大声说"离开患者"或"我已离开，您已离开，所有人都离开了"→查看所有人员是否离开患者并确保无人接触患者→按下"SHOCK"（电击）按钮（年龄≥8岁患者使用成人电击能量）→观察到患者肌肉挛缩→立即开始胸外按压并进行2分钟的CPR→离开患者并再次让AED分析心律→AED未建议电击时继续CPR→直到专业救护人员接管或进行ALS。

5）AED或30∶2CPR的启动：有目击者的院外心脏骤停且现场有AED，施救者只有1名时，应当从胸外按压开始CPR，并尽快使用AED；施救者2名时，1名CPR，1名操作AED并尽快实施电击。如不能立即获得AED，应在启动紧急救援系统后立即心脏按压与人工通气，直至AED到达。对于无目击者的院外心脏骤停，如果急救系统人员抵达的时间间隔>4～5分钟，在连接和使用AED前，请先进行5个周期的CPR。按下AED分析心律按钮前，必须确保无人接触患者，而且保持到AED语音提示电击与否后。不论AED是否电击，均要进行胸外心脏按压与人工通气（2分钟）。对于院内发生心脏骤停，要达到从患者倒下到电击除颤不应>3分钟的目标，需要在医院环境中配备AED，特别是员工不具备节律识别技能或者不经常使用除颤器的区域。

6）强调事项：①只有患者无反应、无呼吸、无脉搏时才使用AED，濒死喘息或患者变换体位时影响AED分析心律。②年龄≥8岁患者使用成人电极片，切勿使用儿童电极片。③患者胸部毛发浓密时电极片可能黏住毛发而非皮肤，应当用力按压每个电极片，当AED提示"检查电极片"或"检查电极"时，用力扯下电极片（扯掉毛发），必要时使用剃刀剃去剩余毛发，同时更换电极片。④无论是否电击，无需观察脉搏和呼吸，立即开始2分钟的CPR。若AED实施了电击（胸部肌肉抽动），立即2分钟CPR后，检查脉搏和呼吸（5～10秒）。若AED未实施电击，可再次分析心律和电击。整个过程中AED始终连接到患者身上。⑤识别有无置入永久性起搏器和ICD，如已置入医疗装置时，放置电极片不要迟疑，但避免将电极片直接放在已置入装置的部位。⑤有时ICD对患者进行电击（肌肉抽搐），应当留出30～60秒钟的治疗周期，然后再启动AED电击。⑥切勿将AED电极片贴到患者胸部的药物贴片上，应当去除贴片并擦净局部后再粘贴电极贴片。

九、成人基础生命支持程序

（1）单人BLS实施程序：施救者发现患者突然倒地→观察周围环境，判定环境是否安全？→确定环境安全后使患者仰卧在坚硬平整的物体上→迅速判定患者有无反应，轻拍肩部并大声呼唤："您怎么了"→患者无反应→检查有无脉搏（5～10秒）的同时，快速检查有无呼吸或不能正常呼吸（濒死喘息）→无脉搏＋无呼吸（或濒死喘息）时紧急呼救："来人！"→如果无人回答，启动紧急救援系统（拨打120或急救电话）→迅速实施胸外按压30次（操作者主动报数）→打开气道并人工通气2次（5～10秒）→按照30∶2按压与通气比例进行5个周期（2分钟）→检查脉搏→未触及脉搏时，继续进行30∶2的胸外按压与通气，直至救护人员或AED到达→检查心律，判定是否电击？→如需电击，按照图像和语音提示操作AED→无论AED电击与否，均要立即进行5个周期的CPR→每5个周期的CPR后检查1次心律→直到专业救护人员接管或实施ALS。

（2）2人BLS实施特点：与单人不同的是1人立即进行CPR，而另1人启动紧急救援系统和取 AED；1 人继续心脏按压，而另 1 人实施人工呼吸，同时做好 AED 电击的准备；施救者每 2 分钟交替心脏按压。

（3）3 人 BLS 实施特点：1 人立即胸外按压，另 1 人启动紧急救援系统并取 AED，而第 3 名开放气道并进行人工通气；1 人持续胸外按压，另 1 人取到 AED 后立即准备实施，而第 3 名做好人工通气；施救者每 2 分钟轮换心脏按压，一般是负责心脏按压者和人工呼吸者；3 人中由富有经验的施救者发出 CPR 过程的各项指令。

十、基础生命支持效果的判定

（1）BLS 是否有效，体现在以下几个方面。

1）瞳孔：CPR 有效时，瞳孔由大变小；若瞳孔由小变大、固定、角膜混浊，说明 CPR 无效。

2）面色：面色由发绀变为红润，表明 CPR 有效；面色变为灰白，说明复苏无效。

3）颈动脉搏动：按压有效时每 1 次按压可以触及 1 次搏动，停止按压则搏动消失，应当继续胸外按压；如果停止按压，脉搏仍然触及搏动，说明患者心搏已恢复。

4）神志：CPR 有效时可见患者有眼球运动，睫毛反射和对光反射出现，甚至手脚出现抽动，肌张力增高。

5）自主呼吸：如出现自主呼吸，表明 CPR 有效。有自主呼吸但微弱或断续，应继续人工呼吸或辅助通气。

（2）CO_2 波形图在 CPR 中的应用：在围停搏期，应当为气管插管患者持续使用 CO_2 波形图进行定量分析。主要用于：①确定气管插管的位置。如未插入气管，心脏按压时观察 CO_2 波形图呈一直线；如插入气管，心脏按压时有峰状搏动。②监护 CPR 的质量。BLS 呼气末 CO_2 监测（PETCO_2）值 < 10mmHg，提示 CPR 质量较低；PETCO_2 ≥ 10mmHg 时，提示 CPR 质量尚好。③判定自主循环是否恢复。PETCO_2 较快升高且 ≥ 40mmHg 时，表明自主循环已恢复。CO_2 波形图的变化与血流的显著增多相一致。

十一、高级生命支持

（1）高级生命支持实施步骤

A. 进一步气道控制，气道评估与处理：人工通气如口对口、口对面罩，仅在紧急状态下使用，时间较长时往往难以满足患者呼吸的需要。在 CPR 过程中，适时建立高级气道，最好是气管插管，能够保证有效的通气和便于对通气状况进行评估。在建立高级气道时，尽量减少胸外按压中断的时间，毕竟胸外按压和电除颤是 CPR 成功的关键要素。

B. 进一步呼吸控制，呼吸评估与支持：检查高级气道特别是气管插管的位置及其是否畅通；实施正压通气，并评估正压通气治疗是否有过度通气或通气不足；处理已发现的与呼吸相关的问题，保持良好的通气功能，保证组织器官的氧供。

C. 进一步循环支持，循环评估与支持：建立外周静脉通道；连接并检测心电图；依据心率、血压和外周循环状态使用血管加压药物；依据心律失常的类型选择抗心律失常药物。

D. 鉴别诊断，病因分析与处理：对心脏骤停的可能病因进行适时的分析和鉴别判断，以确定可逆性病因，并采取相应的紧急治疗措施。

（2）高级生命支持的实施要点：在 BLS 基础上实施 ALS，需考虑治疗效果与患者的预后，主张适时采用能够产生明显疗效和改善预后的重要干预措施。着重强调对心室颤动与无脉性室上性心动过速实施高质量的心脏按压与早期除颤，建立血管通路、给药及高级气道置入，避免胸外按压的中断及延误电击。BLS 的实施要点如下。

1）建立高级气道后的呼吸支持：衡量建立高级气道对胸外按压中断的影响，评估高级气道特别是气管插管的时机，以及高级气道的获益和风险。无论建立何种高级气道，必须以快速实施有效通气为目的，并进一步评估高级气道通气的有效性，既要避免过度通气，又要避免通气不足。在病情允许的情况下，尽早使用呼吸机进行控制通气或辅助通气。

2）心脏骤停复苏药物的应用：在检查心律后进行 CPR 时，CPR 期间除颤器充电时或在电击除颤放电后进行 CPR 时给药，即进行胸外按压时用药。①心脏骤停：在第 1~2 次电击除颤后给予血管加压药，要求每隔 3~5 分钟给予肾上腺素 1mg，或给予单剂量的血管加压素（40U）代替第 1 剂或第 2 剂肾上腺素。②心室颤动/无脉性室上性心动过速：经过 2 次电击除颤和使用血管加压药后，仍持续存在心室颤动或无脉性室上性心动过速，在进行 CPR 期间给予胺碘酮 300mg 静脉注射，必要时重复 150mg。③症状性心动过缓：使用肾上腺素（2~10μg/min）或多巴胺（2~10μg/kg · min^{-1}）或阿托品（0.5~1mg），作为临时起搏的替代治疗。临时起搏选择经胸外起搏，必要时经静脉起搏。④心动过速：根据血流动力学稳定与不稳定、窄 QRS 和宽 QRS 波，并考虑到低氧、低钾、低血容量、心包压塞、气胸等原因后再进行相应处理。

3）复苏后有关的诊疗事项：①监测血糖浓度，指导胰岛素的治疗剂量，严格将血糖浓度控制在正常范围；②持续的血气分析和血流动力学监测；③对抽搐患者进行脑电图检查；④神经系统功能的评估和预后的判断；⑤并发症的预防和治疗。

（3）高级生命支持 – 供氧与辅助气道

1）供氧：心脏骤停和心肺复苏时，由于低心排血量、人工通气不足、肺内分流、外周氧释放障碍和动、静脉氧差增大等因素，均可导致组织缺氧，引起无氧代谢增加和酸中毒，加重循环障碍。进行 BLS 或 ALS 时给予 100% 的氧吸入，短时间内对于人体有益无害。对疑有急性冠状动脉综合征的患者，在最初的 2~3 小时内经鼻导管吸氧 4L/min；持续或反复心肌缺血或伴有充血性心力衰竭、心律失常的心肌梗死患者，给予 3~6 小时吸氧，直至患者的低氧血症得到纠正。可连接面罩和高级气道的氧接口实施供氧。恢复自主循环后，要求监测动脉血氧饱和度，根据血氧饱和度逐步调整给氧，以保证血氧饱和度≥94%。如无监测条件，在自主循环恢复后将吸氧浓度调整到需要的最低浓度。

2）辅助气道

口咽气道：操作者站在患者头顶部→口咽气道弯面向额顶部→沿患者右侧口角插入→将舌推向一侧→缓缓插入咽部→弯曲面全部插入口腔后旋转 180°。适用于昏迷而无需气管插管的患者，并适当保留。注意不正确的操作会将舌推至下咽部引起呼吸道梗阻。

鼻咽气道：与口咽气道操作相似，只是插入咽部后旋转 360°。适用于牙关紧闭、颌面部损伤等不适宜置入口咽气道的患者。浅昏迷的患者对鼻咽气道较口咽气道耐受性好。慎用于有颅骨骨折的患者。长时间放置气管插管会引起鼻黏膜损伤或出血。导管过长可引起喉痉挛、恶心及呕吐。

喉罩（laryngeal mask airWay, LMA）：操作者站在患者头顶部→喉罩面开口朝向舌面→

使患者开口并慢慢插入口腔→当远端开口进入下咽部时感觉有阻力→向罩内注入适量空气密封喉部→人工或机械通气。喉罩较球囊→面罩胃反流和误吸发生率低，通气性能良好；较气管插管操作简单，无需暴露声门，对于颈部损伤者更适宜，但通气性能可能较气管插管略低。常作为气管插管失败的替代方法，最大特点是安全可靠。

食管－气管联合导管（esophageal tracheal com－bitube, ETC）：ETC 有 2 根管、2 个侧孔和 2 个气囊，其中 1 根管连通下咽侧孔，其远端为封闭的盲端；另 1 根管连通气管侧孔，可向气管通气；两囊均位于下咽侧孔之上，气管侧孔两端（上囊、下囊），分别充气后封堵舌咽部和下咽部。操作步骤：操作者在患者头顶位→将 ETC 从口腔盲插入舌咽部→上囊充气并使其在舌与软腭间膨起→ETC 会自动从舌咽部滑入下咽部的预定位置→ETC 上的固有标志位于门齿间→确定 ETC 远端开口位置→位置适当，充气远端球囊。致命并发症是 2 个侧孔位置不正确，建议连接 CO_2 检测仪确定导管位置。食管损伤是其常见并发症，可出现继发性气肿和食管撕裂伤。操作较喉罩复杂，严重并发症较喉罩多，需要经过严格的培训。优点是避免胃反流和误吸，但临床较少使用。

咽气管导管（pharynx lracheal catheter, PLC）：为双腔管，结构类似 ETC，盲插并确定位置适当后可进行通气。临床很少使用。

（4）高级生命支持－气管插管

1）气管插管的优势：保证有效通气，便于随时吸痰，利于吸入高浓度氧，可提供气管内给药，避免误吸导致的感染。

2）气管插管的指征：全身麻醉、心脏骤停、呼吸衰竭、呼吸肌麻痹、呼吸抑制者。气管插管操作时间长，反复插管因需要中断 CPR，直接影响 CPR 的预后。

3）气管插管的禁忌证：喉头水肿、气道急性炎症、咽喉部脓肿、胸主动脉瘤压迫气管、明显出血倾向者。

4）气管插管的并发症：咽喉黏膜的损伤、气管损伤（糜烂、出血、溃疡、食管－气管瘘）、单侧肺不张、气胸、继发感染等。

5）经口气管插管的操作程序：术前准备（喉镜、气管插管、导管管芯、衔接管、注射器、液状石蜡、牙垫或口咽通道、胶布）→打开气道并清理口腔→操作者位于患者头顶位→喉镜经口腔置于会厌部（右手推下颌并用示指拨开嘴唇→左手持喉镜于患者右侧口角置入→将舌体推向左侧并使镜片移向正中并见悬腭垂→沿舌背弧度将镜片再稍向前置即见会厌）→显露声门（弯喉镜片伸入舌根与会厌面间的会厌谷→上提弯喉镜使会厌向上翘起，或直喉镜片置入会厌喉面并挑起会厌而显露声门）→导管插入声门（右手握笔状持导管从右侧呈弧形下插入口中→导管前端对准声门后轻柔地插入气管内 3～5cm）→退出喉镜→拔除导管管芯→确定导管已插入气管且位置适当（听诊）→向导管气囊充气（10～15ml）→置入牙垫→胶布固定导管外端→再次确认导管位置（呼气末 CO_2 检测）。

6）气管插管的注意事项：①备有各种型号的气管导管，标准为 15～22mm；对成年人和儿童应使用较大容量和低压力的套囊，导引钢丝远端不能超出导管远端开口。②气管插管前需要吸入高浓度氧（3 分钟），再次插管通过给予 100% 的纯氧 15～30 秒，无自主呼吸或不足时使用球囊一面罩辅助呼吸。③气管插管前，如果口咽分泌物较多应当予以清除。④做好气管插管准备后，从导管插入口腔到导管气囊充气时间 <10 秒，人工呼吸停止时间 <20 秒。若 >30 秒，无论插管是否成功，均要给予高浓度氧。⑤气管套囊充气 10～15ml，防止充气过少造成导管脱落，也要避免充气过多压迫气道引起缺血并发症。⑥如果有第 2 名施救者，用拇指和示指固定环状软骨，但不要过于用力。如果气管插管者难以看到声门，可用力压迫喉结帮助暴露声门。⑦成年人从牙齿到声门的深度一般为 19～22cm，导管进入声门后再插入 3～5cm，同时确定导管前牙的刻度。既要防止导管在声门中（导管进入声门 1～2cm），也要避免插入过深进入支气管。⑧气管插管是否成功，可根据听诊"五部位"判定，即上中腹、胸中线、胸前线、右胸部、左胸部。建议使用 CO_2 检测仪进行呼气末 CO_2 检测，以准确判定导管的位置，而非听诊。⑨导管位置确定好后，要记录导管在前牙的位置，并置入口咽气道或牙垫。⑩气管插管后，心脏骤停、呼吸骤停患者，通气频率保持在 12～15 次/分。

（5）高级生命支持 – 机械或有创循环支持

1）CPR 机械装置：使用 CPR 装置替代传统的徒手 CPR，常需要更多的人员，而且在摆放和操作的过程中，有可能延误或中断 CPR，因此应当对施救者进行操作培训，尽可能减少胸外按压或除颤过程中断的时间。如果由训练有素的操作者用于特定的患者，某些替代 CPR 技术如阻力阀装置、机械活塞装置（自动 CPR 机），可以改善血流动力学或短期存活率。对院外心脏骤停患者进行压力分散带 CPR 与传统徒手 CPR 比较，短时间内存活率未提高，反而神经功能恶化，因此不主张常规使用该装置。为防止延误和最大限度地提高有效性，应当反复加强心肺复苏装置的操作培训、考核与技术指导，并对使用结果实施长期监测。

2）直接开胸心脏按压（有创 CPR）：有证据表明，开胸直接心脏按压对血流动力学产生有益的影响，可提高自主循环恢复。但是，如果时间延迟（心脏骤停 >25 分钟），直接心脏按压并不能改善预后。开胸直接心脏按压仅适用于某些特殊情况：①胸部穿透伤引起的心脏骤停；②体温过低，肺栓塞或心包压塞；③胸廓畸形，体外 CPR 无法进行或无效；④穿透性腹部损伤，病情恶化并发生心脏骤停。

3）急诊体外循环：通过中央静脉连接体外循环，作为心脏骤停后的循环辅助措施。对于救治延迟的心脏骤停者，体外循环可改善血流动力学和存活率，可治疗部分特殊可逆性因素造成的心脏骤停，如药物过量、中毒等。

（6）高级生命支持 – 复苏药物的应用途径：复苏药物的应用必须在积极有效地实施 BLS 的基础上，不能因为使用药物而延误 BLS。复苏药物的应用途径包括颈静脉、骨髓内和气管内给药。

1）中心静脉和周围静脉用药：首先建立外周静脉通道（肘前或颈外静脉）或中心静脉通道（颈内静脉或锁骨下静脉）。中心静脉通道较外周静脉通道给药药物的峰值浓度高，循环时间短，但操作稍复杂，易受心肺复苏的影响。在难以实施颈内静脉或锁骨下静脉穿刺时，股静脉穿刺不失为一种替代方法，但继发感染等并发症相对较多。对需要进行药物溶栓治疗的患者，尽量避免中心静脉穿刺。静脉注射药物要稀释至 20ml，注射速度相对要快（除非药物本身不允许），以便使药物快速到达心脏。

2）骨髓内途径：因 CPR 患者外周灌注严重不良，难以建立静脉通道时，可建立骨内通道。在复苏过程中，可以安全快速给予药物、晶体、胶体和全血。骨内给药剂量与静脉应用剂量相同。骨髓内给药适用于所有年龄的 CPR 患者。通常的穿刺部位是胫骨前，也可选择髂前上棘、股骨远端、踝部正中以及桡骨、尺骨远端。

3）气管内给药：除非静脉通道和骨髓内通道不能建立，一般不主张气管内给药。可用于气管内的药物包括肾上腺素、血管加压素、利多卡因、阿托品、纳洛酮。其用药量是静脉给药的 2~2.5 倍，并用 10ml 蒸馏水或生理盐水稀释，蒸馏水比生理盐水在气管内的吸收更好，但对氧分压的负面影响较大。目前气管内给药尚未列入 ALS。

（7）高级生命支持 - 复苏药物的选择

1）肾上腺素（adrenaline）：α 肾上腺素能样作用在 CPR 时可增加心肌和脑供血，但 β 肾上腺素能样作用增加心肌做功和减少心内膜下血供。因此，不推荐大剂量应用肾上腺素，也不主张分次递增剂量。建议 1mg 静脉注射，每 3~5 分钟重复 1 次，并在第 1 次或第 2 次电击除颤后给予。

2）血管加压素：属于抗利尿激素，用药剂量较大时可通过刺激血管平滑肌 V_1 受体而发挥血管收缩作用。血管加压素的半衰期为 10~20 分钟，较肾上腺素半衰期长。临床上适用于心脏骤停、休克、食管静脉曲张破裂、腹部明显胀气。禁用于冠心病（意识清醒）、支气管痉挛性疾病、妊娠等。临床上用于 CPR 的依据是：①短暂心脏骤停后实施 CPR 的患者，血管加压素可增加冠状动脉灌注压、重要器官的血流量、心室颤动振幅和脑供氧。②CPR 时血管加压素与 V_1 受体作用后，可引起皮肤、骨骼肌、小肠和脂肪血管的强烈痉挛，而对冠状动脉和肾血管床的收缩作用相对较轻，对脑血管有扩张作用。③无 β 肾上腺素能样作用，CPR 时不会导致骨骼肌血管扩张和引起冠状动脉痉挛。④临床研究表明，血管加压素单用可提高心脏停搏患者的入院存活率；在应用血管加压素的基础上加用肾上腺素，对于自主循环尚未恢复的患者能提高入院存活率和出院存活率。目前已知，在 CPR 中单剂血管加压素（40U）可替代第 1~2 剂的肾上腺素，而两者的合用可进一步改善预后。由于平滑肌的收缩作用，可产生皮肤苍白、胃肠道反应（如恶心、呕吐、腹痛、排便感）、支气管痉挛、子宫收缩等。

3）胺碘酮（amiodarone）：为 Ⅲ 类抗心律失常药，具有多种抗心律失常的药理作用。适宜严重心功能不全患者的 CPR，影响心肌收缩力较小，致心律失常作用低。当 CPR、两次电击及使用血管加压药后，如果心室颤动/无脉性室上性心动过速仍持续存在时，应使用抗心律失常药物，优先选用胺碘酮。心脏骤停患者若为心室颤动/无脉性室上性心动过速，胺碘酮初始剂量 300mg 溶入 20~30ml 葡萄糖溶液快速静脉注射，维持剂量为 1mg/min 持续静脉滴注 6 小时，此后减为 0.5~1mg/min，总量 <1 200mg/d，应用时间 <3~4 天。若心室颤动或室上性心动过速反复发作，再重复注射 150mg。非心脏骤停患者负荷量与心脏骤停者不同。注射速度和用量影响心动过缓和低血压的发生率。

4）利多卡因（lidocaine）：心脏骤停患者如为心室颤动/无脉性室上性心动过速，心肺复苏过程中如无胺碘酮，可应用利多卡因替代治疗。静脉/骨髓内注射第 1 剂 1~1.5mg/kg，然后再次静脉/骨髓内注射 0.5~0.75mg/kg，最多共 3 剂或者总量 <3mg/kg。

5）腺苷：除用于稳定型室上性心动过速之外，还可用于稳定型、规则、单形性宽 QRS 波心动过速的早期处理，对治疗和鉴别诊断很有帮助。但不得用于非规则宽 QRS 波心动过速。其用法为：3mg 快速静脉注射（1s），每 1~2 分钟重复 1 次，共 3 次。

6）多巴胺（dopamine）：低剂量（<5μg/kg·min^{-1}）以激动多巴胺受体为主，中等剂量（5~10μg/kg·min^{-1}）激动 β 受体，高剂量（>10μg/kg·min^{-1}）激动 α 受体。

7）多巴酚丁胺（dobutamine）：适用于自主循环恢复后有低心排血量或心力衰竭者。

8）去甲肾上腺素（noradrenaline bitartrate）：用于感染性休克，也可用于心肌缺血和坏死引起的心源性休克。起始剂量为 $0.5 \sim 1.0\mu g/min$，逐渐调节至有效剂量。

9）碳酸氢钠（sodium bicarbonate）：用于心脏骤停和复苏后期，改善通气是关键。由于可能产生细胞外碱中毒、降低血管灌注压、血红蛋白曲线偏移与抑制氧释放、导致高渗状态和高钠血症、产生 CO_2 和反常细胞内酸中毒、降低儿茶酚胺药物的活性等因素，早期使用对预后不利，在动物实验中也未发现可提高除颤效果和提高存活率。在特定情况下，如患者原有代谢性酸中毒、高钾血症、三环类抗抑郁药物或苯巴比妥药物过量时可适量使用。在有效通气情况下，对于心脏骤停时间较长的患者可能有益。临床应用过程中要根据患者情况和血气检测结果，起始剂量为 1mmol/L，使用中防止过量。

10）钙剂：临床常用的是 10% 葡萄糖酸钙（calcium gluconate）和 10% 氯化钙（calcium chloride），只有高钾血症、低钙血症或钙离子拮抗剂中毒时才可酌情使用。

11）硫酸镁（magnesium sulfate）：仅用于尖端扭转型室性心动过速和伴有低镁血症的心室颤动/室性心动过速。负荷剂量为静脉/骨髓内注射 $1 \sim 2g$，然后静脉滴注维持治疗。使用过程中严密观察患者是否有呼吸抑制的情况。

12）纳洛酮（naloxone）：适用于阿片类中毒引起的呼吸抑制。在心脏骤停患者 ALS 过程中可使用纳洛酮，研究表明纳洛酮对脑细胞具有保护作用。

13）溶栓药物：溶栓有利于复苏成功。对于 AMI 患者，提倡院前溶栓。对于脑梗死患者，如符合溶栓指征，应尽早使用。对于大面积肺梗死患者，一旦诊断明确，应考虑溶栓治疗。

14）阿托品（atropine）：目前不建议在心脏骤停患者实施 CPR 的常规性使用。

（8）高级生命支持 - 院内除颤与临时起搏

1）电击除颤前的 CPR：对于院内心脏骤停，没有足够的证据表明在除颤前是否进行 CPR。如有目击者发现患者突然倒地，医务人员检查患者无反应、无呼吸或濒死喘息、无脉搏时，在电击前及时进行 CRP 是必要的。对于有心电监护的患者，从心室颤动到给予电击的时间 ≤3 分钟，并且等待除颤器就绪前需进行 CPR。

2）单次电击方案与 3 次电击程序：有研究表明，与 3 次电击方案相比，单次电击方案可显著提高存活率。如果 1 次电击不能消除心室颤动，接着再进行 1 次电击的递增优势很小。与即刻再进行 1 次电击相比，实施 CPR 可能更有价值。目前，支持单次电击并随之进行 CPR，不支持连续性电击。单次电击方案与 3 次电击程序是指 1 次电击除颤后，立即进行 2 分钟 CPR，然后检查脉搏和观察心电监护情况；如需要再次除颤，除颤后仍进行 2 分钟 CPR；如此反复 3 次电击除颤。目前不主张更多的除颤，而是主张持续的胸外按压和 ALS。

3）单相波和双相波除颤：目前尚未确定首次电击和后续电击双相波能量级别，也不能确定单相或双相波哪种除颤对于自主循环恢复和存活率更好。根据现有证据，如果首次双相波电击没有成功消除心室颤动，后续电击至少应使用相当的能量级别，如果可行，可以考虑使用更高级别的能量。在没有双相波除颤器情况下，可使用单相波除颤器。由于不同类型双相波除颤器采用不同的双相波电击配置，并且尚无直接比较其有效性的证据，因此应当按照产品说明书建议的能量（120 ~ 200J），并在心室颤动时选择双相波高能量（150 ~ 200J）。无脉性室性心动过速和多形性室性心动过速应当使用高能量非同步电击。对于心室颤动波形的分析如粗大颤动波和细小颤动波，对指导除颤治疗的价值并不确定。

4）单相波和双相波同步电复律：成人心律规则的室性心动过速电复律时通常需较低能

量，使用单相波或双相波装置时一般采用 50～100J 为首次剂量；心房颤动电复律时双相波能量选择 120～200J，单相波首剂量为 200J；对于成人稳定型单形性室性心动过速使用单相，或双相波电复律的首剂量为 100J。如果首次电击复律没有成功，操作者应逐渐提高电击能量。

5）非同步电复律的操作步骤：连接电源→连接导联→打开除颤器→判定心律失常的种类（心室颤动、心室扑动、无脉性室性心动过速）→选择非同步→电极板涂导电糊或垫生理盐水纱布→选择电击能量→充电→选择并安放电极板的胸部位置（同 AED 除颤）→确定所有人员离开→按放电按钮并观察胸部肌肉抽动→立即进行 5 个周期的 CPR，同时每 3～5 分钟静脉/骨髓内注射肾上腺素（1mg）共 3 次→观察心电变化后需要并实施第 2 次电击→立即进行 5 个周期的 CPR，同时静脉注射胺碘酮（300mg）→观察心电变化后需实施第 3 次电击→立即进行 5 个周期的 CPR→静脉注射胺碘酮 150mg→持续 CPR 直至自主循环恢复或患者临床死亡。

6）临时起搏在 ALS 中的应用：对于心脏骤停的患者，临时起搏不作为常规处理。对于症状性不稳定型心动过缓，要区别心动过缓的类型（如严重窦性心动过缓、高度和完全性 AVB）患者，根据病情首选临时起搏器。如果经胸外起搏失败，可经中心静脉心内起搏。药物治疗可作为临时起搏器的替代治疗，药物常选用肾上腺素、多巴胺和阿托品。

十二、无脉性电活动和心脏骤停的常见病因及处理

（1）"5H" 和 "5T" 筛查病因：对于无脉性电活动（PEA）和心脏骤停的患者，识别病因至关重要。通过 "5H" 和 "5T" 排查 PEA 的常见病因（如为心脏骤停，首先观察心电电极的连接情况）→分析心电图表现→根据病史及体格检查阳性体征，提供病因的诊断线索→识别可逆性病因→及时纠正。"5H" 是指低血容量（hypovolemia）、缺氧（hypoxia）和氢离子酸中毒、高钾血症（hyperkalemia）和低钾血症（hypokalemia）、低血糖（hypoglycemia）、体温过低（hypothermia）；"5T" 是指毒素（toxins）、填塞（tamponade；指心包填塞）、张力性气胸（tension pneumothorax）、血栓（thrombosis，是指冠状动脉和肺动脉血栓）、创伤（trauma）。

（2）病因的诊断和治疗

1）低血容量：心电图表现为 QRS 波窄，心率增快；病史可提供重要的低血容量的诊断线索；体格检查发现患者有脱水表现，主要进行容量治疗。

2）缺氧：心电图表现为心率缓慢；患者可有发绀、血气异常和气道阻塞。主要措施是给氧和改善通气。

3）氢离子（酸中毒）：心电图 QRS 波振幅较小；有糖尿病病史，存在对碳酸氢钠有反应的酸中毒、肾衰竭等表现。主要是应用碳酸氢钠和调整通气处理。

4）高钾血症：心电图表现为 T 波升高呈尖峰状，P 波变小，QRS 波增宽，PEA 正弦波；患者有肾衰竭、糖尿病及近期进行透析、应用利尿剂等病史。主要治疗措施包括碳酸氢钠、葡萄糖和胰岛素（静脉注射 10U 普通胰岛素，然后 5：2 配备静脉滴注）、氯化钙（10% 溶液 5～10ml 静脉注射，继之静脉滴注）、利尿排钾、聚磺苯乙烯（降钾树脂）/山梨醇、透析（需长期进行）及使用沙丁胺醇雾化吸入（细胞内转移）等。

5）低钾血症：心电图表现为 T 波平坦，U 波显著，QRS 波增宽，QT 间期延长，QRS

波增宽的心动过速；具有钾异常丢失的疾病和使用利尿剂。主要治疗是快速有效的补钾，心脏骤停时加用镁剂。

6）低血糖：除非伴有缺氧和酸中毒，心电图无特殊改变；糖尿病患者使用药物时，特别是注射胰岛素后是重要的临床线索。处理主要是补充葡萄糖。

7）体温过低：心电图出现 J 波；有受冻史，测量中心体温可明确诊断。主要治疗措施是根据中心体温下降的程度［34～36℃（轻度）、30～34℃（中度）、≤30℃（重度）］，分别采用被动复温＋主动外部复温（轻度低体温）、被动复温＋躯干部主动外部复温（中度低体温）、被动复温＋主动外部复温＋主动内部复温（经静脉、经氧气、经食管、经腹腔灌洗直到中心温度＞35℃）。

8）药物过量：包括三环类抗抑郁药、Ⅰ类和Ⅲ类抗心律失常药物、地高辛、β受体阻滞剂、钙离子拮抗剂。因药物对心电图产生多种影响，特别是 QT 间期延长。现场发现空药瓶，患者心动过缓、瞳孔改变及神经学检查异常可提供重要的诊断依据。治疗措施包括清除胃肠道异物、减少药物的吸收、特效解毒药和对症治疗。

9）心包压塞：心电图为窄 QRS 波心动过速；有外伤、介入治疗或心肌梗死、主动脉夹层等病史；CPR 时未触及脉搏、静脉扩张及压力升高可提示诊断。紧急处理措施为心包穿刺术。

10）张力性气胸：心电图为窄 QRS 波心动过速；患者有外伤、胸腔或中心静脉穿刺、肺气肿、肺大泡等病因；突发胸痛和呼吸困难病史，CPR 时未触及脉搏、颈静脉扩张、气管偏移、呼吸音不一致、呼吸困难等可提示诊断。紧急处理措施为胸腔穿刺减压。

11）心脏血栓（AMI）：心电图有相应的 ST－T 段改变、Q 波形成；心肌损伤标记物异常。处理措施是及时合理选择溶栓治疗或 PCI。

12）肺部血栓（大面积肺栓塞）：心电图为窄 QRS 波心动过速，典型表现为 S Ⅰ Q Ⅲ T Ⅲ；具有深静脉血栓形成的原因和病史；CPR 时未触及脉搏、颈静脉扩张可提示诊断。主要处理措施为溶栓治疗和外科手术。

十三、院内心脏骤停的基础和高级生命支持程序

（1）心脏骤停：心室颤动/室性心动过速、心脏停止、无脉性电活动发生→立即启动紧急救援系统（呼救）→尽快实施初级 CAB（给予球囊－面罩人工通气、氧气、连接监护仪/除颤器）→施救者检查心律的同时检查呼吸（5～10 秒）或启动除颤器→根据心律情况判定可电击（心室颤动/无脉性室性心动过速）和不可电击（心脏停止和无脉性电活动）分别处理。

（2）心室颤动/无脉性室性心动过速：第 1 次电击除颤（双相 120～200 J，单相 360J）→立即 2 分钟 CPR（CAB）→同时建立静脉通道或骨髓内通道→每 3～5 分钟静脉/骨内注射肾上腺素（1mg）共 3 次或血管加压素（40U）替代第 1 剂或第 2 剂肾上腺素→观察心电变化后可实施 3 次电击→持续 CPR→反复发作时于首次静脉注射胺碘酮 300mg 后 3～5 分钟内再次静脉注射 150mg→检查自主循环是否恢复→考虑使用自动心肺复苏机、建立高级气道等措施→给予鉴别诊断和处理。

（3）心脏停止和无脉性电活动：无需电击→立即 2 分钟 CPR（CAB）→同时建立静脉通道或骨髓内通道→每 3～5 分钟静脉/骨髓内注射肾上腺素（1mg）共 3 次或血管加压素（40U）替代第 1 剂或第 2 剂肾上腺素→注射药物期间继续进行 CPR→每 2 分钟 CPR 后检查

脉搏和心律（如果不能识别心室颤动还是心脏停止，可尽早尝试 1 次电击）→根据心电监护情况考虑是否应用其他抗心律失常药物→如考虑使用自动心肺复苏机、建立高级气道等措施→根据"5H"、"5T"分析并鉴别病因—纠正可逆性病因。

十四、自主循环恢复后低体温治疗及预后预测

对于心脏骤停后自主循环恢复的昏迷患者，支持采用低体温治疗。低体温治疗的目标温度为 32～34℃，初始一般经过 3～6 小时达到目标温度，维持 12～24 小时，然后按每小时上升 0.5～1℃逐渐恢复正常温度。低体温治疗可明显促进神经功能的恢复和改善预后。在治疗过程中可能出现寒战、心律失常、继发感染等并发症。

在未接受低体温治疗的患者，对缺血、缺氧性昏迷的荟萃分析表明，以下因素与临床预后有关：①在第 3 天对光反射无反应；②在第 3 天对疼痛无运动反应；③缺血、缺氧后昏迷 >72 小时的常温复苏患者，双侧对正中神经体感诱发电位无大脑皮质反应。在采用低体温治疗的心脏骤停后患者，对以往预测预后不良的特征或检查结果，可能不再适用。应当在心脏骤停 3 天后观察有无神经损伤症状并完成电生理、生物标记和成像检查及分析，根据综合检查结果作出合理的判断，并评估是否停止 ALS。

十五、初级和高级生命支持的质量控制

（1）CPR 质量指标：①按压深度 ≥5cm，频率 ≥100 次/分，胸廓完全回弹；②尽可能避免按压中断；③避免过度通气；④每 2 分钟交换 1 次按压；⑤无高级气道时，按压：通气为 30 : 2；⑥$PETCO_2$ <10mmHg，尝试提高 CPR 质量；⑦监测有创血流动力学，如舒张压 <20mmHg，尝试提高 CPR 质量。

（2）自主循环恢复的质量指标：①监测脉搏和血压；②$PETCO_2$ 突然升高，通常 ≥40mmHg；③自主动脉压可随有创动脉压波动。

（3）电击能量的质量指标：双相波为制造商建议值（120～200J），如果该值未知，使用可选的最大能量通常为 200J，第 2 次及后续电击的能量应相当。单相波电击能量为 360J。

（4）药物治疗的质量指标：①肾上腺素静脉或骨髓内注射，每 3～5 分钟注射 1mg；②血管加压素静脉或骨髓内注射 40U 即可替代首剂量或第 2 次剂量的肾上腺素；③胺碘酮静脉或骨髓内注射首剂量 300mg，第 2 次剂量为 150mg。

（5）高级气道的质量指标：①建立声门高级气道或给予气管插管；②具有确认和监测气管插管位置 CO_2 波形图；③每分钟 8～10 次人工呼吸，伴以持续的胸外按压。

（6）明确并纠正可逆性病因：包括低血容量、缺氧、酸中毒、低钾或高钾血症、低血糖、体温过低、毒素、张力性气胸、心包压塞、肺动脉栓塞、冠状动脉血栓形成、创伤等。

十六、加强自主循环恢复后的综合治疗

（1）加强自主循环恢复后的综合治疗：为提高自主循环恢复后收入院的心脏骤停患者的存活率，要求建立综合完整的多学科的心脏骤停后的诊疗体系及诊疗计划，包括 CPR 和神经系统的支持。根据临床指征对患者提供低体温治疗、溶栓治疗、PCI，开展包括持续的血气和有创血流动力学的相关监测，以优化血流动力学、神经系统和代谢功能。

（2）自主循环恢复后的初始治疗目标：①恢复自主循环后优化心肺功能和重要器官的

灌注，在保证患者血氧饱和度≥94%的前提下，尽量降低吸氧浓度，以免氧过剩对器官产生不利影响；②将患者转送至具有综合性治疗条件的医院，包括心血管系统、呼吸系统和神经系统的支持；③识别并治疗急性冠状动脉综合征和其他可逆的原因；④控制体温以促进神经功能的恢复；⑤预测、治疗和防止多器官功能衰竭；⑥CPR后常有癫痫发作，应及时进行脑电图检查。

（3）自主循环恢复后的长期治疗目标：①保持血流动力学的稳定和重要脏器的功能；②可逆性的原因已去除并防止反复发作；③评估神经功能，并采取促进神经功能恢复的措施；④预防、监测和治疗自主循环恢复后可能的并发症，提高存活率。

（4）注意特殊心脏骤停的特定治疗：主要包括哮喘、过敏、妊娠、肥胖症、肺栓塞、电解质紊乱、中毒、外伤、冻僵、雪崩、溺水、电击、PCI、心包压塞、心脏手术。虽然并不常见，但需要采取特殊治疗或治疗程序，而正常的 BLS 和 ALS 不包括特殊心脏骤停的特殊治疗程序，需要对特殊心脏骤停的病因开展围停搏期的积极治疗。

十七、小儿心肺复苏的特点

小儿 CPR 的急救顺序也由 A－B－C 改为 C－A－B，从急救流程中去除了在 CPR 开始前的呼吸评估，以缩短开始胸外按压的时间。强调高质量 CPR 是提高救治成功率的关键，胸外按压与人工呼吸可以提高新生儿和儿童 CPR 的成功率。若施救者未经过人工呼吸的培训或不能进行人工呼吸，应立即进行胸部按压，并尽快寻求他人帮助。单人施救时，胸外按压与人工呼吸之比为 30∶2，两人施救时为 15∶2。按压手法为双指按压法，胸部按压的深度至少达到胸廓前后径的 1/3（婴儿约为 4cm，儿童约为 5cm）。如果在 10 秒内未触及脉搏，应立即开始 CPR。电除颤时应当首选手动除颤设备，若无此设备，可选择具有小儿能量衰减装置的 AED。在缺乏这两种设备的情况下，则选用普通 AED。年龄＜8 岁的患儿使用小儿电极片，年龄＞8 岁的患儿可使用成人电极片。小儿首次电击能量为 2～4J/kg，再次除颤时可适当增大能量，但＜10J/kg 或成人最大能量。自主循环恢复后可将血氧饱和度维持在 94%～99%，在此前提下尽量降低吸氧浓度。若非患儿存在低钙血症、钙离子拮抗剂过量、高钾血症或高镁血症，不宜常规补钙。合理应用亚低温治疗，可能使患儿受益。

十八、心肺复苏终止与伦理学问题

研究显示，当患者在院外进行 ALS 无效的情况下，迅速将其转送到医院进一步急救，通常成功概率极低。有短暂自主心律恢复预示着可能预后良好，要求尽可能转到医院抢救。某些特殊状况，如低温、中毒、电击、药物过量等，也应尽快转往医院。现有研究表明，若 ALS 累计时间＞30 分钟而又缺乏缓解条件时，延长复苏时间并不能获得成功。如果没有复发性或顽固性心室颤动或室性心动过速、药物中毒的病史、原发性低体温，开始 ALS30 分钟后仍无自主循环者，可考虑停止复苏。如果任何时间出现自主循环恢复征象，都应该延长复苏的时间。停止 BLS 和（或）ALS 均涉及伦理学问题。所有的医务人员在为复苏的患者进行救治的整个过程中，都要考虑伦理、法律和我国的文化背景，在决策时进行综合考虑，包括患者代理人及其他相关规定。

（1）院外心脏骤停患者 CPR 的终止：2010 年，美国心肺复苏（CPR）及心血管急救（emergency cardiac care, ECC）《指南》制定了"终止 BLS 和 ALS 的复苏通则"。对于发生院外心脏骤停且接受了 BLS 的成年人，在满足下列所有条件的情况下，可在救护车转移前终止 BLS：①急救医务人员或第一旁观者没有目击到心脏骤停；②完成 3 轮 CPR 和 AED 分析后没有恢复自主循环；③未给予 AED 电击。对于现场有 ALS 的急救人员为院外心脏骤停的成年人提供救治，在满足下列所有条件的情况下，可在救护车转移前终止复苏操作：①心脏骤停无任何目击者；②未实施旁观者的 CPR；③在现场进行一整套 ALS 救治后未恢复自主循环；④未给予电击。

（2）院内 CPR 的终止：只有 BLS 和 ALS 均宣告失败，临床判定患者已死亡，可以终止 CPR。终止 CPR 的判定标准包括：经过规范 BLS 和 ALS 的积极抢救并持续 >30 分钟，同时具备以下条件：①仍无自主呼吸、自主心搏，心电图呈一直线；②虽然心电图仍有心电活动，但属于临终前的心电节律（缓慢的室性蠕动波、极其缓慢的偶发的无脉性电活动），而且又无可逆性原因者；③深昏迷，瞳孔散大并固定，对任何刺激反应消失。必须强调的是，没有抢救时间限定 30 分钟的标准。对于下列患者，应进行超长时间的 CPR：①非创伤性意外引起的猝死，如触电、溺水、中暑、低温冷冻、中毒、异物窒息、AMI 等；②医源性意外猝死，如麻醉意外、介入手术操作、药物过敏、输液输血反应等；③特殊身份的人或死者家属强烈要求继续抢救者。有条件时使用自动心肺复苏机。

（范晓涌）

第五节　难治性心力衰竭

难治性心衰（refractory heart failure）也称为顽固性心衰。系指 NYHA 心功能Ⅲ～Ⅳ级患者经过充分的标准的抗心衰药物治疗后，患者在休息或轻微活动时心衰症状持续不能缓解或暂时缓解后又加重，是心衰的严重或终末阶段，常需要特殊的干预治疗，包括静脉持续使用正性肌力药物、左心室辅助装置、心脏移植等。按照 ACC/AHA 心衰的 ABCD 分期，难治性心衰为 D 期，多由 C 期演变而来，NYHA 心功能在Ⅲ～Ⅳ级。在某种程度上，也可为慢性心衰急性失代偿经治疗后病情始终难以缓解，伴或不伴心衰加重的诱发因素。

美国流行病学调查研究表明，1992—2002 年 10 年间，心血管疾病的病死率发生了明显变化，结果表明心血管总病死率下降 54.2%，冠心病病死率减少 61.7%，脑卒中病死率降低 61.8%，主要归因于标准化治疗、溶栓治疗和介入技术的发展。然而，因心衰导致的死亡提高了 109.7%，形成显著的反差。难治性心衰是心衰患者死亡的主要原因。

一、难治性心衰病情的重新评价

难治性心衰的处理包括重新评估病情、静脉应用药物治疗和特殊的非药物治疗。病情的重新评估是难治性心衰的重要基础，决定心衰治疗策略的合理选择。

（1）评估诊断是否正确：遇有心衰药物治疗效果差，病情持续不缓解，必须考虑诊断是否正确，即究竟是稳定性心衰还是难治性心力衰竭，是左心衰竭、右心衰竭还是全心衰竭，在收缩性心衰的基础上有无舒张性心力衰竭等。重视右心衰竭的诊断，特别是肺动脉高压患者伴有心衰的诊断具有重要的临床价值。不少患者既有收缩性心衰，又有舒张性心衰，因两者具有明显的不同性，有必要加以区别。

（2）评估诱因是否去除：特别是可逆性的诱因是否去除，如患者精神负荷和运动负荷是否过重，出入量是否合理，输液是否过快或过多、感染是否控制，血压是否稳定，心率或心律是否控制，电解质是否正常，酸碱失衡是否纠正等。肺部感染是导致心衰难治的重要原因，在整个诊疗过程中均要密切关注并进行相应的检查。

（3）评估基本用药是否合理：重新审视静脉输液量是否适当，利尿剂使用是否合适，有无洋地黄类药物不足或过量，ACEI 或 ARB 是否恰当，β 受体阻滞剂是否减量或停用，是否使用醛固酮受体拮抗剂等。抗心衰药物的不合理使用也是导致心衰难治的不可忽视的因素。利尿剂的合理使用在控制难治性心衰方面具有特殊重要的作用。对于利尿剂抵抗患者，可采取利尿剂联合使用或静脉使用，以增强利尿效果，但也要防止利尿过度。

（4）评估是否使用加重心衰的药物：包括非固醇类抗炎药、糖皮质激素、具有负性肌力的抗心律失常药物、大多数钙离子拮抗剂（氨氯地平和非洛地平缓释片经试验证实是安全的）、兴奋心脏的药物（如麻黄素、茶碱类药物）、致水钠潴留药物（如甘草、生胃酮）、血管扩张剂不当使用以及药物之间相互影响等。

（5）评估心肌缺血：根据心血管病流行病学资料统计，有50%~70%的难治性心衰患者患有冠心病，心肌缺血是心衰反复发作和难治的重要原因。心衰患者必须进行 12 导联心电图或动态心电图检查，必要时实施药物负荷心电图或超声心动图试验。

（6）评估结构性心脏病：对于既往存在或新发的乳头肌功能不全、二尖瓣脱垂、瓣膜性狭窄或关闭不全、房间或室间异常分流、肥厚型梗阻性心肌病等，可导致心衰难治。对于难治性心衰，应当通过超声心动图重新评估，常可获得重要的诊断信息。

（7）评估有无合并其他疾病：如果心衰合并症持续存在或新近发生，可使心衰恶化或难治，如贫血、肾功能不全、甲状腺功能亢进或减退、感染性心内膜炎、肺栓塞等。贫血和肾功能不全是心衰较为常见的合并症，并影响着病情的严重程度和患者的预后。对于难治性心衰患者，应当重新检查血常规和红细胞比容，同时反复评估肾功能不全的程度。肾功能不全既可由心衰引起，又可加重心衰。心衰引起肾功能不全常为肾前性，由心排血量下降导致肾脏供血不足所致。稀释性低钠血症和缺钠性低钠血症可加重肾功能不全的程度，必须给予积极治疗。心衰特别是难治性心衰是深静脉血栓形成的独立危险因素。深静脉血栓形成和肺栓塞在心衰尤其是难治性心衰中并非少见，需要积极防治。

（8）评估血流动力学情况：对于难治性心衰患者需要尽快评估血流动力学，尤其是存在呼吸困难、组织器官灌注异常、无法准确判定心室充盈压或肾功能进行性恶化、使用血管活性药物、考虑应用左心室辅助装置或心脏移植时，可进行有创血流动力学监测。

根据有无低灌注和肺淤血分为以下类型：无低灌注且无肺淤血和无低灌注但有肺淤血约占67%，有低灌注且有肺淤血为28%，有低灌注而无肺淤血仅为5%，部分患者介入各种分型之间。此分型对药物的选用有重要价值。有无低灌注最好的反映指标是动脉压，通过血压的高低和脉压大小评估是否存在低灌注状态。在难治性心衰患者中，脉压〔（收缩压－舒张压）/收缩压〕<25%被认为是心脏指数（CI）<2.2L/（min·m^2）的良好指标。但老年人血管顺应性降低，其准确性有待于进一步证实。超声心动图测定 LVEF 对评价有无低灌注具有很好的参考价值，必要时进行有创动脉压监测。以颈静脉的高度（cm）＋5cm 可大体判定右心房压（mmHg），是临床上最为简便而又较为准确的方法，右心房压为10mmHg，估测肺毛细血管楔压（PCWP）的分界值为22mmHg。对于难治性心衰最好进行床旁有创血流动力学监测，以正确进行血流动力学分型和指导治疗。

二、难治性心衰的治疗

（1）常规药物治疗：临床试验证实，改善心衰的药物有 ACEI 或 ARB、利尿剂、地高辛、β 受体阻滞剂、硝酸酯类和醛固酮受体拮抗剂。大多数难治性心衰的患者已接受上述药物治疗，但效果往往不明显。由于难治性心衰患者常合并肾功能不全，ACEI 或 ARB 的临床使用受到限制；β 受体阻滞剂因其负性变时和变力作用，在难治性心衰中的使用受到限制；地高辛对于难治性心衰治疗效果比较差。而利尿剂是目前唯一不受限制并且是改善容量负荷过重的良好药物，恰当使用利尿剂是治疗难治性心衰的关键。

在使用利尿剂过程中，既要避免用量不足，又要避免利尿过度。因难治性心衰患者的活动严重受限，检测体重有时不易实施。对于严重水、钠潴留的患者每日监测其出入量（尤其是尿量）是最为可行的方法，对指导利尿剂的使用具有较大的帮助。原则上在严格控制入量的基础上（1 000~1 500ml），每日出量与入量平衡或每日体重降低 0.5~1.0kg 较为适宜，两种方法联合使用评估利尿剂的效果和水、钠潴留状况更为准确。

利尿剂抵抗是难治性心衰的常见原因。改善利尿剂抵抗的措施有：①加大利尿剂剂量，如增加呋塞米剂量，每日 3~4 次服用；②采用作用机制不同的利尿剂联用，如袢利尿剂联用氢氯噻嗪，或再加用醛固酮受体拮抗剂，可明显改善利尿剂的抵抗和增强利尿效果；③静脉滴注呋塞米 100~200mg，以 0.5~1mg/min 持续静脉滴注，每次剂量 <300mg；④利尿剂联合使用正性肌力药物如儿茶酚胺类、钙增敏剂；⑤利尿剂联合应用提高渗透压的药物如甘露醇或白蛋白等。

（2）静脉制剂的合理应用：既往将治疗重点放在低心排血量方面，实际上无论是否存在低灌注，心衰的主要症状如呼吸困难等主要由心房和心室充盈压升高所致。由于房室充盈压的升高，心肌耗氧量增多，心肌灌注压差降低，导致心肌缺血加重。难治性心衰患者常伴有二尖瓣相对性关闭不全，充盈压的升高可加重二尖瓣反流，导致心排血量进一步下降。神经内分泌的激活对左心室充盈压具有显著的影响，左心室充盈压升高是导致 PCWP 升高和右心室功能不全的主要原因，而营养不良和循环中细胞因子的水平与右心室充盈压升高和肝淤血密切相关。利尿和降低心室充盈压能明显改善症状。当心衰症状难以缓解或恶化时，常需要静脉使用正性肌力药物和血管扩张剂，或者使用重组人利钠肽和血管加压素受体拮抗剂治疗。要根据不同的临床情况和血流动力学变化分别合理选用。

1）正性肌力药物：分为洋地黄类、儿茶酚胺类（多巴胺、多巴酚丁胺）、磷酸二酯酶抑制剂（氨力农、米利农）和钙增敏剂（左西孟旦），适用于低灌注伴或不伴有肺淤血的患者。根据目前证据，不主张难治性心衰患者常规间断地静脉使用除洋地黄类之外的正性肌力药物，因其使用对于无低灌注的患者无益甚至有害。低血压和诱发心律失常是限制正性肌力药物应用的首要问题。洋地黄类药物静脉使用时最好停用地高辛，并且在高龄、心肌缺血、肾功能不全患者酌情减量。临床研究表明，多巴酚丁胺很少引起低血压，但用量过大可引起心率加快和心律失常；米利农引起低血压的概率较多巴酚丁胺明显增多，在伴有低血压的患者中不宜使用米利农；米力农与 β 受体阻滞剂联用治疗心力衰竭有协同作用，能够预防米利农引起的 QT 间期延长，可进一步降低病死率。左西孟旦与其他正性肌力药物不同的是，不增加心肌耗氧量，低血压、心律失常发生率低，可用于难治性心衰。有研究表明，给予利尿剂、ACEI 和 β 受体阻滞剂最佳标准治疗的基础上，患者心衰症状持续存在，可以考虑联用硝酸酯类和肼屈嗪。虽然正性肌力药物不能改善预后，但对严重心衰患者短期使用能够明显改善血流动力学，缓解临床症状，延缓病程的进展，提高生存率。

2）血管扩张剂：要严格掌握适应证，仅适用于低灌注伴有外周阻力升高伴或不伴肺淤血的患者。血管扩张剂按照扩张动脉、静脉的不同效应分为以扩张动脉为主（如乌拉地尔）、以扩张静脉为主（如硝酸酯类）和混合型血管扩张剂（如硝普钠），分别根据临床特点（低心排血量、心室充盈压升高、水钠潴留，以及肺淤血的程度）合理选用。若使用不当反而会加重病情。使用血管扩张剂常需要有创血流动力学监测，对于硝普钠的使用，在临床上积累了很多经验，严密观察下静脉使用是比较安全的，很少发生症状性低血压。但要注意控制剂量和使用时间，以防氰化物中毒，尤其是心衰伴有肝肾功能不全者。

3）重组人利钠肽：既具有扩张血管又具有显著的利尿作用，能够有效降低心室充盈压和改善水钠潴留，迅速改善症状，适用于低灌注伴有外周阻力升高以及明显水钠潴留的患者。临床研究表明，重组人利钠肽治疗重度心衰的疗效优于正性肌力药物和其他血管扩张剂，且不良反应较少。因半衰期（18分钟）较硝酸甘油长，使用中应避免低血压的发生。需要注意的问题：静脉应用抗心衰药物后，要合理调整既往服用的正性肌力药物和血管扩张药物的剂量，避免加重低血压和低灌注状态。静脉用药要逐渐减量并停用，切忌突然停药，同时恰当使用口服药物如ACEI或ARB、β受体阻滞剂、利尿剂等，避免停用静脉药物后病情反复（常见的再住院原因）。静脉用药以暂时改善血流动力学为主要目的，应该短期使用（<7天），临床症状减轻或缓解后尽早停用，切忌长时间使用。即使静脉使用抗心衰药物，也要尽量避免停用ACEI或ARB、β受体阻滞剂，即使使用β受体阻滞剂最小剂量。既往服用地高辛患者如需使用儿茶酚胺类、磷酸二酯酶抑制剂以及钙增敏剂类正性肌力药物，不需要停用地高辛。

（3）顽固性水肿的处理措施：大多数难治性心衰以难治性右心衰竭为主，顽固性水肿是临床上的突出问题。由于神经内分泌激活、肝肾功能不全、电解质紊乱，以及长期使用利尿剂等原因，利尿剂效果往往较差。治疗顽固性水肿的关键是识别低钠血症的类型，即稀释性低钠血症还是缺钠性低钠血症（真性低钠血症）。稀释性低钠血症是心衰的严重表现，与患者预后密切相关，纠正极为困难。因低钠血症的类型不同，治疗原则也截然不同，需要临床上加以鉴别。

1）稀释性低钠血症性水肿：临床特点为水、钠潴留显著，利尿剂效果差，心衰症状明显加剧，而血钠水平降低而尿钠水平升高是其显著特点。治疗重点是提高血浆渗透压和积极利尿。甘露醇或白蛋白虽然明显提高渗透压，但因加重心衰而限制其在难治性心衰中的使用。如果应用恰当，还是比较安全的，临床上不作为首选，仅用于其他药物治疗无效的情况下。用法为甘露醇100~200ml或白蛋白10~20g，持续静脉滴注2~3小时，并于滴注半量甘露醇时给予正性肌力药物如毛花苷C或多巴酚丁胺，使用正性肌力药物10~20分钟后给予大剂量呋塞米（100~200mg），每日1次，使用2~3天，患者尿量会显著增加。

2）缺钠性低钠血症性水肿：胃肠道和肝淤血导致患者食欲差，长期使用利尿剂和限制钠盐摄入，容易引起缺钠性低钠血症的发生。临床特点为精神神经症状如嗜睡等显著，多发生于应用利尿剂且水肿逐渐消退后，利尿尤其是渗透性利尿引起低钠血症更为明显，而血钠水平降低与尿钠水平也降低是其特点。由于同样可出现显著的水钠潴留，容易误诊为稀释性低钠血症。治疗的关键是静脉补充高渗盐水，根据血浆钠的水平决定补钠浓度和补钠量，一般补钠浓度为 1.4% ~4.6%。当血钠水平 <125mmol/L 时，盐水浓度为 4.6%；血钠水平为 126~135mmol/L 时，盐水浓度为 3.5%；轻度低钠多主张口服补盐液纠正。补盐量（g）= （142mmol/L – 实测血浆钠）×0.2×体重（kg）/17，首日补充总补盐量的 1/3~1/4，根据次日血钠检测结果决定随后的补盐量。需特别提醒的是，严重低钠血症时补充等渗盐水不但难以提高血钠水平，而且会加重水、钠潴留，导致心衰恶化，甚至死亡。

3）心肾综合征：心肾综合征是严重心衰患者临床症状不能缓解的较为常见的原因。具有基础肾损害的患者尽管使用利尿剂后症状缓解，但肾功能仍呈进行性减退。主要见于严重右心衰竭和显著水、钠潴留的患者。其发生的原因主要是低心排血量引起肾脏低灌注，部分原因为低血容量。血肌酐水平越高，心衰越重，患者再住院率和病死率增高，与患者预后显著相关。低心排血量引起的肾功能不全的临床特点为低血压、少尿，对利尿剂和血管扩张剂反应差，心衰好转后肾功能不全可明显缓解。治疗的关键是静脉应用正性肌力药物，提高心排血量，改善肾脏低灌注，提高利尿剂的效果。常联合使用毛花苷 C 和（或）多巴胺 + 利尿剂。有研究显示利尿剂联合氨茶碱有利于增加尿量和减轻水肿，可能与氨茶碱增加肾血流量有关。遇有心衰伴有肾功能不全的患者，也应认真区别肾前性、肾性和肾后性，以决定不同的治疗方案。对于低血容量引起的肾功能不全，患者既往无基础慢性肾病史，过度限制钠水的摄入或过度利尿，心衰好转后肾功能不全反而加重，主要以尿素氮水平升高比较显著，与肌酐升高不成比例。此类患者合理补充血容量是治疗的关键。需要注意的是，肾功能不全患者应当根据血肌酐水平及时调整或停用 ACEI 或 ARB，以免肾功能的恶化。

（4）难治性心衰患者贫血的处理

1）贫血的危险性：大量研究显示，心衰患者合并贫血的发生率为 4% ~61%。Silverberg 等进一步研究发现，慢性心衰 NYHA 心功能 I 级患者合并贫血者有 7%，而心功能 IV 级者中 58% 有贫血。有研究显示，慢性心衰患者合并贫血使住院时间延长，其住院期间的病死率、30 天及 1 年病死率分别为 11.8%、13.6% 和 22.9%，都明显高于非贫血组。许多研究指出，贫血是心衰和 AMI 患者预后不良的独立预测因子。

2）贫血的发病机制：心衰患者出现贫血是多因素影响的结果。主要因素包括：①严重心衰引起肾功能不全，由此导致促红细胞生成素（erythropoietin，EPO）生成下降，而慢性心衰患者约 50% 存在肾功能不全；②肠道淤血与水肿引起铁吸收不良；③水、钠潴留导致稀释性贫血，Androne 等发现重症心衰患者约 46% 存在稀释性贫血；④心血管疾病患者 IL – 6、TNF – α 等细胞因子增多，可降低 EPO 的合成而抑制骨髓红细胞的生成，并可直接抑制红系祖细胞的分化和再生；⑤心衰时血液中的去甲肾上腺素、血管紧张素、内皮素、血栓素、前列腺素等缩血管物质水平增高，肾血管收缩造成肾缺血，引起 EPO 下降；⑥较多研究显示 RAS 抑制剂的使用可能引起贫血，有研究显示应用卡托普利患者的血红蛋白水平下降略显严重，可能与其抑制 RAS 抑制剂的分解有关；⑦治疗心衰的药物尤其是缺血性心脏病服用抗血小板药物可引起消化道出血。

3）贫血的处理：前瞻性随机对照研究显示，冠心病患者伴有贫血给予血红蛋白 100g/L 者相对积极输血，对血红蛋白 <70g/L 者适当输血，结果显示相对积极输血者病死率显著升高。对肾性贫血患者进行的多中心研究显示，血红蛋白维持在 130~150g/L 与 105~115/L 相比，前者的心血管事件发生率及病死率明显高于后者。目前认为对于轻度贫血患者（血红蛋白 ≥100g/L）可暂时不予处理。然而，对于重度贫血患者可考虑采取治疗措施：①铁

剂补充：难治性心衰口服铁剂吸收差，不良反应多，而静脉铁剂是较为安全有效的方法，能够改善患者的心功能，提高 6 分钟步行距离。在补充铁剂的同时，注意补充叶酸和维生素 B_{12}。②EPO 及其合成刺激剂：EPO 及铁剂补充联合应用是临床常用手段。有研究显示，能够明显提高血红蛋白浓度，改善心功能，降低心血管病患者的住院率，但明显增高血黏度，血栓形成的风险升高。目前关于 EPO 及其合成刺激剂治疗贫血时血红蛋白的目标值仍存在争议。③输血治疗：美国医科大学和美国麻醉协会建议，当血红蛋白浓度 <60~80g/L 时可考虑输血治疗，但应注意输血并发症、输血后心衰加重，以及血栓形成的风险升高。目前输血治疗已逐渐被 EPO 及其合成刺激剂所替代。

（5）难治性心衰的抗栓治疗

1）血栓栓塞发生率：心衰患者脑卒中、肺栓塞及外周静脉血栓等血栓栓塞事件的发生率均较非心衰患者显著升高，并随着射血分数的降低而进一步升高。相关研究显示，心衰患者发生脑卒中的风险为普通人群的 2~3 倍；心衰患者脑卒中或 TIA 的发生率高达26%；因心衰住院的患者发生有症状的肺动脉栓塞的风险为非心衰患者的 2.15 倍，发生有症状的深静脉血栓的风险为 1.21 倍；尸检发现猝死的慢性心衰患者中，有 33% 存在冠状动脉栓塞、斑块破裂或心肌梗死。

2）抗凝治疗的选择：目前《ACC/AHA、ESC 指南》推荐合并栓塞或阵发、持续性心房颤动病史的患者需要抗凝治疗，患有淀粉样变性、左心室致密化不全、家族性扩张型心肌病或一级亲属有血栓栓塞病史的患者应考虑抗凝治疗。对于窦性心律而无栓塞事件的患者临床研究结果相互矛盾，目前是否抗凝治疗仍存在争议，而且华法林引起的出血事件抵消了其临床获益，仅美国心力衰竭协会推荐 LVEF <35% 的患者进行抗凝治疗。除使用华法林抗凝外，直接凝血酶抑制剂达比加群酯和 Xa 因子抑制剂利伐沙班、阿哌沙班对心衰伴有心房颤动患者的抗凝治疗，已经大规模临床试验证实其抗栓效果优于华法林，而且出血发生率低。但是，尚无窦性心律的心衰患者抗凝治疗预防血栓栓塞的大规模临床研究。

3）抗血小板治疗：多个大规模回顾性分析显示，阿司匹林能够降低心衰患者的病死率，尤其对缺血引起的心衰患者保护作用更为明显。但部分研究并未显示出阿司匹林对血栓栓塞事件的有效预防作用。同时有研究显示，服用阿司匹林患者再住院率、脑卒中事件发生率明显高于华法林组。关于阿司匹林与氯吡格雷联用是否有益，多个临床研究结果相互矛盾。因此目前尚无抗血小板药物一级预防的证据。

（6）难治性心衰的循环辅助装置治疗：主要有反搏装置（IABP）、心肺辅助装置（cardiopulmonary support, CPS）、心室辅助装置（ventricular assist device, VAD）。

1）反搏装置（IABP）：患者存在明显心肌缺血证据，药物治疗或其他治疗效果不佳，或血压无法维持时采用 IABP 治疗。操作简易迅速，成功率高，费用低，需要的监护人员少，不足之处是使用时间不宜过长。IABP 的禁忌证为存在严重的外周血管疾病、主动脉瘤、主动脉瓣关闭不全、存在活动性出血或其他抗凝禁忌者如严重血小板减少症。

2）心肺辅助装置（CPS）：提供充分的包括血流动力学及静脉血氧合在内的心肺支持，类似于外科手术中的体外循环，短期使用可改善预后，对技术人员要求高。体外膜人工肺氧合器（ECMO）也属于心肺支持装置，主要用于成人急性呼吸衰竭和急性心衰，短期使用能够达到左心室辅助装置的效果，主要用于心脏移植和心肺联合移植的过渡阶段。

3）心室辅助装置（VAD）：根据泵装置和心腔的连接部位分为左心室辅助装置

（LVAD）、右心室辅助装置（RVAD）和双心室辅助装置（BiVAD），根据泵装置的置入部位分为体外型（非置入型）和体内型（置入型）。对于接受药物治疗的终末期心衰患者预计1年病死率＞50%时，考虑使用 LVAD。HeartMate LVAD 已经美国 FDA 批准作为永久性置入装置。其体积小，可置入心包空隙内。可用于终末期心衰患者心脏移植前的过渡治疗，置入3个月后可显著改善心功能和生活质量。Thoratec IVAD 是目前美国 FDA 唯一批准的既可用于左心、也可用于右心或全心的可置入式 VAD。VAD 的应用范围包括：长期心脏支持、心功能恢复的过渡、心脏移植的过渡、临时心脏手术或介入治疗的支持、急诊心肺复苏、肺栓塞、严重创伤等。目前已用 VAD 治疗的对象包括：不能脱离体外循环者、心脏直视手术后心源性休克、AMI 无法 CABG 或心肌严重损害、慢性心衰急性失代偿、暴发性心肌炎、等待心脏移植者、顽固性室性心律失常、高危的心脏手术、心脏移植后心衰者、置入 LVAD 后右心功能进一步恶化者。急性心源性休克应用 VAD 的禁忌证包括：肾衰竭、严重肝脏疾病、恶性肿瘤、未控制的败血症、肺出血伴肺功能不全、严重溶血、出血未控制、明显的中枢系统损害。置入式 VAD 的禁忌证包括：年龄＞70 岁、既往无心脏病史而新发心肌梗死合并急性左心衰竭 7 天内、在 1 个月内发生肾衰竭需要血液透析者、严重的肺气肿或其他严重的阻塞性肺病、发生肺梗死（肺血管造影有明确证据）2 周内、严重肺血管疾病、重症肺动脉高压，如全肺阻力＞8Wood 单位、右心室功能严重低下、严重肝脏疾病、难治性室性心动过速、脑血管病变如脑卒中合并颈动脉杂音或 TIA 发作、严重胃肠道吸收障碍、活动性感染、严重的血液系统疾病、未解决的恶性肿瘤、无法重建的血管疾病（包括肢体痛及胸痛）、严重无尿（即使在充分肾灌注情况下尿量＜20ml/h、尿素氮＞3.6mmol/L 和肌酐＞442μmol/L）、心室颤动经抢救＞1 小时仍没有复苏者、HIV 阳性者、长期大剂量类固醇治疗者。置入式 VAD 的常见并发症包括：出血、右心衰竭（出血后输入过多液体或血液制品）、血栓或气栓（泵开启时左心室未充盈）、感染（常见于肺部、尿路和管路）等。非置入式 VAD 的常见并发症包括：抗凝引起的出血最常见，其他还有溶血、肾功能不全、感染、肝功能不全、呼吸功能不全、多器官功能衰竭、非血栓性和血栓性神经系统疾病等。

（7）难治性心衰的非药物治疗

1）血运重建治疗：对于缺血性心肌病患者，血运重建术是改善心肌供血和心衰加重的最有效的方法。经充分评估后确定患者确实存在心肌缺血，经药物治疗不能缓解者，采用积极的血运重建治疗，可显著改善患者的心衰症状，改善生活质量，提高生存率。对于心肌梗死患者，应当评估坏死心肌和存活心肌，以决定是否进行血运重建的治疗策略。

2）心脏再同步化治疗：适宜于房室、左右心室及室内传导不同步患者，可显著改善心衰症状，降低心衰病死率。严重心衰常存在传导的不同步现象，是病情持续恶化和药物治疗效果不佳的重要原因，实施心脏再同步化治疗是一种合理的选择。

3）干细胞移植：对心肌梗死后心功能低下患者向冠状动脉内注入骨髓干细胞，结果显示能够提高 LVEF。缺血性心肌病自体成肌细胞移植初步显示可改善左心室功能，防止心衰发展。目前仍处于试验阶段，试验规模均较小，尚需克服许多难题。

4）血液超滤：适用于对利尿剂治疗反应差的难治性心衰患者，血液超滤可促进排钠、减轻容量负荷，改善症状，与静脉应用利尿剂比较可缩短住院时间。

5）心脏移植：绝对适应证为心衰生存积分（heart failure survival score，HFSS）为高危，同时具有以下情况：难治性心源性休克；只有通过静脉使用正性肌力药物才能维持外周器官的灌注；最大运动氧耗量＜10ml/（kg·min），合并无氧代谢存在；严重的缺血症状持续存在，患者日常活动受限，且不能耐受 CABG 和 PCI；无法控制的反复发作的室性心律失常，药物、ICD 和外科手术效果差。相对适应证为 HFSS 评分中危，同时具有以下情况：最大运动氧耗量在 11～14ml/（kg·min），并且日常活动受限；反复发作的不稳定性心肌缺血，且不能耐受 PCI；药物无法控制的体液失衡反复发作，药物种类和剂量不断增加。目前心脏移植的 1 年存活率达85%～90%，3 年存活率达75%。主要问题是供体缺乏、排异反应及经济负担。

（宁静静）

第六节　心脏性猝死

心脏性猝死（sudden cardiac death，SCD）是指由各种心脏原因引起的、急性症状发作后 1h 内出现的、以意识突然丧失为特征的自然死亡。不论是否存在已知心脏病史，其死亡的时间和方式无法预料。

美国心肺血研究所新近发布的 SCD 预告及预防工作组会议报告对 SCD 的定义又做了进一步阐述：无明确的心脏以外的原因导致的突然死亡，包括有目击者的迅速死亡和没有目击者的在症状发生后 1h 内的死亡，可确诊 SCD；无明确的心脏以外原因导致 24h 内的死亡为疑似 SCD。

一、流行病学概况

流行病学调查显示，SCD 居人类死亡原因的首位，且占各类猝死的80%以上，占老年人猝死的90%以上。西方国家每年 SCD 发生率为（51～53）/10 万人，我国最新统计数据为 41.8/10 万人。由于 SCD 发病突然、进展迅速，且多在家中甚至睡眠中发生，不易及时发现并抢救，导致存活率极低，美国 SCD 抢救成功率为 28.7%，而我国不到1%，严重威胁公共卫生健康。

1. 年龄、性别特点　SCD 的发生率随年龄的增高而增加，50 岁人群的发病率约0.1%，75 岁人群中该数值升至0.8%。在我国，男性 55～60 岁、女性 65～70 岁发生率最高。在任何年龄的人群中，SCD 的男性发病率均高于女性，但性别差异随年龄的升高而减弱。原因可能与男性吸烟、饮酒人数相对多于女性，以及男性社会竞争压力较大，较女性更加容易出现不良情绪等有关。同时女性由于雌激素的保护作用，冠心病的发病率低于男性，但绝经后女性冠心病及心脏性猝死的发病率明显增高。美国最新统计数据显示，心脏性猝死发病的总体男女比例为 2.5：1。

2. 时间、季节特点　根据美国 Framingham 资料随访38 年，SCD 发生的第一高峰时间为 7～10AM，第二高峰时间为 16～20PM。在这段时间内交感神经相对兴奋，糖皮质激素水平、血浆肾上腺素水平和血黏度达到高峰。心率增快，血压升高，血小板聚集增加，纤维蛋白酶活性降低。而 0～6AM 迷走神经张力增高，猝死相对较少。SCD 发病率存在季节差异，冬春季多发，夏秋季较少。原因考虑与冬春季天气寒冷影响人体的自主神经调节，使交感神经兴奋有关。寒冷诱发动脉收缩使血管阻力增加，血液循环外周阻力上升，血压升高，使心脏负荷增加，且冬春季天气干燥，血黏度增高，纤维蛋白原水平升高，易形成血栓。

二、病因

1. 器质性心脏病 主要是冠心病及其并发症，其次是心肌病，少见的病因包括心脏瓣膜疾病、先天性心脏病、主动脉夹层破裂等。

（1）冠心病：冠心病及其并发症所引起的 SCD 占所有病因的80% 以上，其中20% 的冠心病患者首发表现即为 SCD，临床称为冠心病猝死。冠心病患者特别是冠状动脉多支严重病变者，容易发生急性血栓事件，斑块破裂出血，冠状动脉痉挛引起急性心肌缺血、坏死，导致局部心电生理功能紊乱、严重心律失常及心功能障碍。尸体解剖证实猝死患者90% 以上有明显的冠状动脉粥样硬化，其中75% 患者合并有陈旧性心肌梗死，而表现为急性心肌梗死者约20%。

还有一些非冠状动脉粥样硬化性病变如冠状动脉先天性异常、冠状动脉炎、冠状动脉夹层分离、心肌桥等也与 SCD 有关。

（2）心肌病：心肌病患者本身存在心肌结构异常，导致心电学不稳定，易出现室性心律失常。各种类型的心肌病是青年 SCD 的主要原因，占 SCD 病因的5% ~15%，80% 心肌病患者以 SCD 为首发症状。其中扩张型心肌病及肥厚型心肌病最为常见，SCD 发生率分别为10% 及4%。致心律失常型右室心肌病以右室进行性纤维脂肪变为特征，其发病率虽低，但猝死发生率较高，约30% 患者以猝死为首发表现。

（3）心脏瓣膜疾病：主动脉瓣狭窄引起 SCD 最为常见，通常由快速性室性心律失常诱发。其他瓣膜病如主动脉瓣关闭不全、二尖瓣狭窄及关闭不全、二尖瓣脱垂、机械瓣膜功能失调等也可引发 SCD。

2. 非器质性心脏病 有不超过10% 的 SCD 患者并无器质性心脏疾病，而是由影响离子通道的遗传异常（长 QT 间期综合征、儿茶酚胺敏感型多形性室性心动过速、Brugada 综合征、短 QT 间期综合征等）或未知离子通道异常（如早期复极异常综合征、特发性室颤等）所引起。

（1）长 QT 间期综合征：先天性长 QT 间期综合征患者常表现为晕厥，通常发生在运动时，少见于休息状态。可引发尖端扭转型室速及室颤而产生晕厥及猝死。

（2）儿茶酚胺敏感型多形性室性心动过速：是一种少见但严重的恶性心律失常，临床上以运动或情绪激动后诱发双向、多形性室性心动过速、晕厥和猝死为特征，多见于儿童及青少年，但成人也可患病。

（3）Brugada 综合征：是一种编码离子通道基因异常所致的常染色体显性遗传病。心电图具有特征性的"三联征"：右束支传导阻滞、右胸导联（V_1 ~ V_3）ST 段呈下斜形或马鞍形抬高、T 波倒置。临床常因室颤或多形性室速引起反复晕厥，甚至猝死。患者多为亚洲青年男性，尤以东南亚国家发生率最高。发病年龄多数在30 ~40 岁，常有晕厥或心脏猝死家族史，多发生在夜间睡眠状态，发作前无先兆症状。

（4）早期复极综合征：早期复极综合征一直被认为是正常变异心电图，然而当前研究表明：部分特发性室颤猝死患者心电图下壁导联和左胸导联表现为早期复极综合征，并在室颤刚出现时 J 波会出现幅度增大的情况。2008 年 HaYssaguerre 等指出绝大多数特发性室颤患者都并发早期复极综合征。因此早期复极综合征不应该被完全认为是良性，在一定条件下其诱发 ST 段抬高，从而导致潜在的心律失常。

三、病理生理机制

SCD 最常见的机制是快速性室性心律失常,75% ~ 80% 的 SCD 由室性心动过速引起的心室颤动所致,余 15% ~ 25% 为缓慢性心律失常所致,包括高度房室传导阻滞及窦房结功能紊乱。较少见的原因为无脉性电活动,包括假性电机械分离、特发性室性心律、室性逸搏心律、除颤后特发性室性心律等。由于缓慢性心律失常可能进展为心室颤动,而心室颤动可引起心脏停搏,所以 SCD 的电生理学机制往往比较复杂,可能在一个过程中包含多种电生理紊乱。SCD 时的心电图主要有四种类型:心室颤动、无脉性室速、无脉性电活动、心脏停搏。

四、诱发因素

1. 精神因素 在 SCD 的诱发因素中,精神因素起着非常重要的作用。精神紧张、情绪激动可影响大脑皮质兴奋延髓的心血管中枢,使交感 - 肾上腺素神经张力增高,肾上腺素、去甲肾上腺素、异丙肾上腺素、多巴胺等释放增多,引起心率加快、血管收缩、血压升高,病变的心肌细胞不能适应突然增加的负荷,导致急性心力衰竭而猝死。

2. 剧烈体力活动或过度疲劳 可使心脏负荷急速增加,对于患有潜在心脏疾病的人,可因血液循环剧变而引起急性心肌缺血或心功能不全而猝死。

3. 饱餐 所引起的 SCD 多出现在饱餐后 15 ~ 30min,通过胃肠反射引起冠状动脉收缩,提高迷走神经张力,诱发心室停搏、室房传导阻滞。

4. 用力便秘 用力排便时,心脏负荷可达正常排便时的 4 ~ 5 倍,因屏气用力使心房压力升高,造成舒张期过度充盈,诱发心力衰竭。

5. 电解质紊乱 尤其钾离子的失衡是 SCD 的重要触发因素。高血钾对心肌兴奋性有抑制作用,易导致心脏停搏于舒张期;低血钾引起心肌细胞膜的自律性和兴奋性增高,直接导致心律失常而发生猝死。

6. 药物 多种药物可引起机体代谢异常、酸碱失衡、电解质紊乱致心律失常甚至 SCD。利尿剂导致的低钾血症可延长复极,与尖端扭转型室性心动过速有关联。某些抗心律失常药可产生新的功能性阻滞区而促发折返。Ⅰ、Ⅲ类抗心律失常药及戊脘脒、红霉素、特非那定等非心血管系统药物都有致心律失常作用。洋地黄类药物如使用剂量不当可诱发室颤而导致 SCD。

五、临床表现

SCD 的过程一般有 4 个组成部分:前驱症状、终末事件期、心搏骤停及生物学死亡

(1)前驱症状:包括新发现的心血管症状或原有症状加重(如胸痛、心悸、呼吸困难、疲劳等),可发生在心搏骤停前数天至数月,但发生在心搏骤停前 24h 内者更为特异。也有患者可没有前驱症状而在瞬间即进入心搏骤停。

(2)终末事件期:导致心搏骤停前的急性心血管改变时期,通常不超过 1h。典型表现包括:长时间的胸痛,急性呼吸困难,持续心动过速,头晕目眩等。若心搏骤停瞬间发生,事前无预兆,则 95% 为心源性,并有冠状动脉病变。从 SCD 者所获得的连续心电图记录中可见在猝死前数小时或数分钟内常有心电活动的改变,其中以心率增快和室性期前收缩的恶

化升级最为常见。

（3）心搏骤停：有效循环突然中断，患者出现意识丧失和呼吸停止等一系列严重征象。如不及时进行心肺复苏和给予生命支持，患者通常在几分钟内进入生物学死亡阶段。其症状和体征为：①心音消失；②大动脉搏动消失；③意识突然丧失或伴有短阵抽搐；④呼吸断续，呈叹息样，以后即停止；⑤昏迷；⑥瞳孔散大。此期尚未到生物学死亡。如给予及时恰当的抢救，尚有复苏的可能。

（4）生物学死亡：从心脏骤停向生物学死亡的演变，主要取决于心搏骤停心电活动的类型和心脏复苏的及时性。心室颤动或心室停搏，如在头 4 ~ 6min 内未予心肺复苏，则预后很差。如在头 8min 内未予心肺复苏，除非在低温等特殊情况下，否则几无存活可能。从统计资料来看，由目击者立即施行心肺复苏术和尽早除颤，是避免生物学死亡的关键。

六、高危人群及预测指标

合并以下高危因素的患者为 SCD 的高危人群：①心肌梗死后左室射血分数（LVEF）<35%；②心肌梗死后室性期前收缩 >10 次/小时、多源成对成串室性期前收缩、短阵室性心动过速、R - on - T 波；③曾经发生过心搏骤停或室性心动过速事件；④有 SCD 家族史；⑤扩张型心肌病伴心力衰竭；⑥离子通道病，如长 QT 间期综合征、短 QT 间期综合征、Brugada 综合征等。用于高危因素筛查的方法早期有心脏电生理检查，但由于其为有创性，且敏感性和特异性不高，故目前已较少应用，现临床上常用的无创性预测指标有：

1. T 波电交替（TWA） TWA 是指体表心电图上 T 波的形态、极性和振幅的逐步交替变化。TWA 在识别猝死危险性指标中的应用价值已经得到了充分的认可，2006 年 ACC/AHA/ESC 发布的《室性心律失常和心脏性猝死指南》，将 TWA 列为致命性室性心律失常危险性分层的 IIa 类指标。

2. T 波峰末间期（Tp - e）/QT 间期 Tp - e 是指 T 波顶峰至 T 波终末之间的一段时间，代表心外膜心肌与中层心肌复极时间的差异，即跨室壁复极离散。心室肌跨壁复极离散度增大是多种室性心律失常及 SCD 发生的主要机制。QT 间期是指从 QRS 波的起点到 T 波降支与基线交点的时间，是心室开始除极至心室复极完毕全过程的时间。如果 Tp - e/QT 间期大，说明中层心肌细胞的平台电位与心内膜下、心外膜下心室肌之间形成的电位差增大，发生折返，导致室性心动过速和心室颤动。

3. 心率变异性（HRV） HRV 是指心跳节奏快慢或 RR 间期长短随时间所发生的变化情况。HRV 的大小实质是反映神经体液因素对窦房结的调节作用，也是反映交感及副交感神经活性及其平衡协调的关系，当交感神经兴奋时，HRV 下降，当副交感神经兴奋时，HRV 增大，一旦两者失调，将导致心血管系统功能紊乱，以致发生严重心律失常及 SCD。

4. 窦性心率震荡（HRT） HRT 是指自发性室性期前收缩之后有压力反射介导的心动周期的短期震荡，表现为短暂的初期心率加速和紧随其后的心率减慢，是心脏对压力感受器和自主神经紧张性的反映。HRT 主要机制目前认为是反射和室性期前收缩的直接作用。它是检测心肌梗死后猝死高危患者的可靠方法。

5. 心脏磁共振 由冠心病导致心肌瘢痕形成的缺血性心肌病患者 SCD 发生率明显升高。心脏磁共振可显示缺血性心肌病患者的心肌瘢痕及瘢痕边缘区，测出心肌瘢痕容积大小，有助于 SCD 的危险分层及预测，可作为众多预测指标的补充。

6. 超声心动图 猝死的主要征兆之一是左心室收缩功能下降，以 LVEF≤40% 为界可识别高危患者，LVEF<30% 者发生 SCD 风险明显升高。但此项检查预测价值不高，可作为辅助参考。

七、预防及救治

SCD 的相关危险因素为性别、年龄、冠心病家族史、高血压与左室肥厚、心力衰竭、吸烟、酗酒、肥胖和糖尿病、电解质紊乱、血脂代谢异常及不良生活方式等。识别高危人群，控制危险因素，进行积极的一级和二级预防，有助于降低 SCD 的发生率。

所谓一级预防是指对未发生过但可能发生 SCD 的高危人群采取积极有效的措施，以预防及减少 SCD 的发生。二级预防是指针对既往发生过心搏骤停的幸存者，预防致命性心律失常或心搏骤停的复发。

SCD 的抢救需分秒必争，原则：①快速识别 SCD 的发生；②尽早行心肺复苏术；③尽早除颤；④尽早加强生命支持。心跳搏动停止 4~6min 后，脑细胞会发生不可逆转的损害，心脏停搏 10min 后脑组织基本死亡；在 1min 内实施心肺复苏术成功率近 100%；4min 内行心肺复苏约 50% 的患者可以被救活；每延迟 1min，存活率下降 10%，延迟 10~12min，生还者已不足 20%，故 SCD 抢救成功的关键是尽早进行心肺复苏术。心肺脑复苏的目的是在给予有效除颤前，先维持中枢神经系统、心脏及其他重要器官的生命力，即：恢复循环、建立通气、恢复呼吸（CAB：Circulation, Airway, Breathing）。目前强调，以有效的心脏按压最为重要。最新版《心肺复苏指南》改为 CAB，强调心外按压的重要性，并指出按压的幅度一定要 >5cm，按压频率不得少于 100 次/分，方能使心脏产生有效搏动。

器质性心脏病是 SCD 的主要病因，在进行药物治疗的同时，需对严重的冠状动脉病变进行积极的血运重建，对心脏瓣膜疾病和主动脉夹层及时进行外科手术治疗。致命性室性心律失常通常为 SCD 的即刻原因，早期给予 β2 受体阻滞剂、ACEI、阿司匹林及他汀类等药物，可减少急性心肌梗死、梗死后及心力衰竭患者室性心律失常的发生率，改善猝死高危患者的预后。其中 β2 受体阻滞剂是目前唯一能降低 SCD 发生率的抗心律失常药物。埋藏式心脏复律除颤器（ICD）是预防 SCD 最有效的方法，ICD 能在十几秒内感知致命性室性心律失常，并放电终止其发作，转复持续性室速和室颤有效率几乎 100%。无论患者有何种心脏病或心律失常触发机制，ICD 都能有效防止快速性或缓慢性心律失常所导致的 SCD。根据目前的指南，植入 ICD 的指征为：NYHA I 级的患者，心肌梗死后 40 天以上、LVEF≤30%；NYHA 心功能 II~III 级、LVEF≤35% 的患者，缺血性心力衰竭发生在急性心肌梗死 40 天后；有心肌梗死病史并有非持续性室速的患者，LVEF≤40%，电生理检查诱发室颤或持续性室速。亚低温治疗是目前复苏研究的热点，大量研究表明亚低温对脑及其他脏器组织有保护作用。实施方式分为局部及全身亚低温、有创性及无创性操作。但具体哪种方法更有效、更安全，尚无定论。各种亚低温疗法均存在不同程度副作用及并发症，并且因性价比不高、技术难度大等因素，尚未得到广泛应用，今后还有待进一步研究。

（宁静静）

第九章

慢性心力衰竭

第一节　概述

一、定义

心力衰竭（以下简称心衰）是一种复杂的临床综合征，是任何原因引起心脏结构和功能异常导致心脏泵血不能满足组织代谢需要，或心脏仅在心室充盈压升高的情况下才能泵血正常的病理生理状态。主要表现是呼吸困难、无力和液体潴留。心衰是一种进行性的病变，一旦发生，即使没有新的心肌损害，临床亦处于稳定阶段，仍可自身不断发展。慢性心力衰竭（chronic heart failure，CHF）是最常见的形式，是各种心脏病的终末阶段。心衰是一个逐渐发生发展的过程，基本机制是心室重构。在初始的心肌损伤以后，肾素－血管紧张素－醛固酮系统（RAAS）和交感神经系统兴奋性增高，多种内源性的神经内分泌和细胞因子激活，其长期、慢性激活促进心肌重构，加重心肌损伤和心功能恶化，又进一步激活神经内分泌和细胞因子等，形成恶性循环。因此，治疗心衰的关键就是阻断神经内分泌的过度激活，阻断心肌重构。自20世纪90年代以来慢性心衰（CHF）的治疗已有了非常值得注意的转变：从短期血流动力学和（或）药理学措施转为长期的、修复性的策略，目的是改变衰竭心脏的生物学性质。心衰的治疗目标不仅仅是改善症状、提高生活质量，更重要的是针对心肌重构的机制，防止和延缓心肌重构的发展，从而降低心衰的病死率和住院率。

二、CHF 的病因和诱因

1. 病因　CHF 的最基本病理生理改变为心肌细胞的减少和心肌细胞的功能障碍。CHF 的病因大致上可分为原发性心肌损害及高血压、瓣膜病先天性心血管病及伴有全身血容量或循环血量增多的疾病等导致的心脏容量和（或）压力负荷过重。欧洲资料显示冠心病是原发性心肌损害的最常见原因，占心衰患者的 70%，瓣膜病约占心衰患者的 10%，另外 10% CHF 则是由心肌病所引起，致心力衰竭原发心肌损害的常见原因。见表 9 - 1。

表 9 − 1　致心衰原发性心肌损害的常见原因

冠心病多种表现	
高血压	通常表现为左心室肥厚和 LVEF 正常
心肌病	家族性和（或）遗传性或非家族性和（或）遗传性（包括获得性，如心肌炎），扩张型心肌病（DCM），肥厚型心肌病（HCM），限制型心肌病（RCM），致心律失常型右心室心肌病（ARVD/C），未分类心肌病
药物	β 受体阻滞药、钙拮抗药、抗心律失常药物、细胞毒性药物
毒素	乙醇（酒精）、药物、可卡因、微量元素（汞、钴、砷）
内分泌	糖尿病、甲状腺功能亢进症、甲状腺功能减退症、库欣综合征、肾上腺皮质功能不全、生长激素过度增多、嗜铬细胞瘤
营养	缺乏维生素 B_1、硒、肉碱，肥胖、恶病质
浸润	肉状瘤病、淀粉样变性、血色病、结缔组织病
其他	南美锥虫病、人类免疫缺陷病毒感染、围生期心肌病、终末期肾衰竭

2. 诱因　常见的心衰诱因如下：

（1）感染：为常见的诱因，呼吸道感染占首位，特别是肺部感染。感染性心内膜炎作为心力衰竭的诱因也不少见，常因其发病隐匿而易漏诊。

（2）药物：慢性稳定型心衰患者突然失代偿，常见于心衰治疗强度的减弱，如药物减量、漏服、未服等；或服用引起心脏抑制的药物，包括 β 受体阻滞药、钙拮抗药、抗心律失常药、非甾体类抗炎药（NSAIDs）、抗抑郁药、麻醉药、抗肿瘤药等。雌激素、皮质激素等可引起水钠潴留而加重心衰。

（3）心律失常：特别是快速性心律失常，如伴有快速心室率的心房颤动、心房扑动等。

（4）心肌缺血：心绞痛或无症状性心肌缺血可诱发心力衰竭，缺血性二尖瓣反流也可诱发心衰甚至急性肺水肿。

（5）体力、饮食、体液、环境和情绪变化：如过度体力活动、情绪激动、气候变化、饮食过度、摄盐过多、输液或输血过多、过快等。

（6）高动力循环状态：如贫血、甲状腺功能亢进症、妊娠和分娩等。

（7）肺栓塞。

（8）原有心脏病加重或并发其他疾病：如冠心病患者出现心肌梗死、风湿性心瓣膜病患者出现风湿活动或伴有感染性心内膜炎等。

（9）其他：酗酒、出血、电解质紊乱、酸碱平衡失调等。

三、CHF 的发生机制

心力衰竭是一种不断发展的疾病，一旦发生心力衰竭即使心脏没有新的损害，在各种病理生理变化的影响下，心功能不全将不断恶化。当基础心脏病损及心功能时，机体会产生多种的代偿机制，这些机制可使心功能在一定的时间内维持在相对正常的水平，当代偿失效时即出现 CHF 表现。目前已明确，导致心衰发生发展的基本机制是心肌重构。心肌重构是由于一系列复杂的分子和细胞机制造成心肌结构、功能和表型的变化。在初始的心肌损伤以后，肾素 − 血管紧张素 − 醛固酮系统（RAAS）和交感神经系统兴奋性增高，多种内源性的神经内分泌和细胞因子激活；其长期、慢性激活促进心肌重构，加重心肌损伤和心功能恶化，又进一步激活神经内分泌和细胞因子等，形成恶性循环。

1. 短期代偿机制

（1）Frank - Starling 机制：即心室舒张末期容积增加、心脏前负荷增加，使回心血量增多，从而增加心排血量及提高心脏做功量。

（2）神经内分泌和细胞因子的激活：如交感神经系统和 RAAS 激活以维持动脉血压和重要脏器的灌注。

（3）心室重构或不伴心室腔的扩大：前 2 个代偿机制在严重的心肌损伤发生后数分钟或数小时即开始，而心肌的肥厚和重构发展较慢，需要数周到数月，在长期代偿血流动力学负荷过程中起着重要的作用。然而这些代偿机制的作用有限。

2. 慢性心室重构　心室重构的方式有两种，压力超负荷引起的心室向心性肥厚和容量超负荷导致的心室离心性肥厚及心室腔扩大。心室重构是由于一系列复杂的分子和细胞机制所导致的心肌结构、功能和表型的变化。其特征为：①伴有胚胎基因再表达的病理性心肌细胞肥大，导致心肌细胞收缩力降低，寿命缩短；②心肌细胞凋亡，这是心衰从代偿走向失代偿的转折点；③心肌细胞外基质过度纤维化或降解增加。临床上可见心肌肌重和心室容量的增加，以及心室形状的改变，横径增加呈球状。心力衰竭一旦发展为慢性，神经内分泌 - 细胞因子系统长期激活促进心室重构，加重心肌损伤和心功能恶化，又进一步激活神经内分泌 - 细胞因子系统，形成恶性循环。因此，心衰发生发展的基本机制是心室重构。

3. 神经内分泌激素系统的变化　神经内分泌系统激活不仅对血流动力学有恶化作用，而且有独立于血流动力学的心肌毒性作用，从而促进心衰的恶化和进展。

（1）交感神经 - 肾上腺素系统激活：心排血量的降低或低血压通过动脉压力感受器引起的减压反射激活交感神经 - 肾上腺素系统。即使在仅有左心室功能下降而尚无临床症状的心衰患者，其血浆去甲肾上腺素的浓度已经明显增加。肾交感神经激活所致的肾灌注压下降，刺激肾素释放，激活 RAS。心衰时心肌 β 肾上腺素能受体（β 受体）系统的特征性变化是选择性的 β_1 受体下调，β_2 受体脱耦联，剩下的 β_1 受体，β_2 受体与下游的信号传导成分（如 Gs 蛋白）均有不同程度的脱耦联以及介导负性肌力作用的 β_3 受体上调。尽管上述改变对心功能会产生不利的影响（负性变力、负性变时、负性变传导效应），但实际上在一定程度上使心肌细胞免受长期交感神经过度激活的刺激，防止心肌细胞凋亡，是一种保护性代偿机制。但在心力衰竭晚期则严重制约心功能的恢复。

（2）RAAS 激活：肾灌注降低及肾小球旁器中 β_1 受体的刺激可能是 RAAS 激活的主要机制。由肾小球旁器分泌的肾素作用于由肝产生的血管紧张素原而生成血管紧张素 I（Ang I），Ang I 在血管紧张素转化酶（ACE）的作用下生成 Ang II。Ang II 的产生还可以通过糜酶（chymase）途径。心、肾、血管均具有 RAAS 的各种成分。Ang II 及相应增加的醛固酮（ALD）使心肌、血管平滑肌、血管内皮细胞等发生一系列的变化，称之为细胞和组织的重构。心脏局部 RAAS 在心脏重构的发生发展过程中起着重要作用，且不受全身 RAAS 的影响。

（3）其他一些重要的体液细胞因子的改变

1）血管升压素（抗利尿激素）：是由下丘脑视上核和视旁核合成，由下丘脑垂体转运到垂体后叶贮存后，再释放入血的一种有很强的血管加压和抗利尿作用的激素。CHF 患者外周血中血管升压素水平升高主要是由血浆渗透压和 Ang II 升高所致，且与肺毛细血管楔压呈正相关，与 LVEF 呈负相关。

2）内皮素（ET）：主要在血管内皮和心内膜合成和释放。ET 具有强烈的缩血管及促进血管平滑肌细胞、心肌细胞肥大的作用。去甲肾上腺素、Ang Ⅱ及血管升压素等均可促使 ET 的分泌、释放，而一氧化氮（NO）和前列腺素可抑制之。

3）血管内皮舒张因子（EDRF）：是一种由内皮细胞释放的血管活性物质，可介导内皮依赖性的血管舒张反应，其化学结构很可能是 NO。心力衰竭时由于内皮受损，外周血管血流减慢、对血管内皮表面造成的剪切力减弱，去甲肾上腺素、Ang Ⅱ等缩血管物质对一氧化氮合成酶（NOS）活性的抑制等原因，NO 的生物合成减少、降解增加，导致 NO 介导的扩血管功能障碍。

4）缓激肽（BK）：是由激肽原在激肽释放酶的作用下产生的一类局部激素，具有直接扩张血管，使血管内皮释放 NO 及前列腺素等增加，以及抗心肌肥厚、保护心肌细胞、抗心律失常等作用。ACE 具有使缓激肽失活的作用。

5）利钠肽家族：是一个结构相似但起源不同、由心脏或内皮细胞产生的肽类激素家族，主要包括心房钠尿肽（ANP）和 B 型钠尿肽（BNP），具有强大的利钠、利尿、舒张血管、对抗 RAS 和抗利尿激素作用。ANP 由心房合成、储存和分泌，心房含量是心室的 100 倍。心力衰竭时心房压力增大、容量增加促使 ANP 从心房颗粒的储备中迅速大量释放。外周血 ANP 浓度与心衰的严重程度呈正相关。

BNP 主要由心室心肌细胞合成、分泌。由于在心房、心室的储备少，当受到刺激时绝大部分通过暴发式合成来实现，因此 BNP 的调控发生在基因水平。BNP 的分泌与心室的容量负荷和压力负荷密切相关，当心室负荷与室壁张力增高时，BNP 的分泌就会增加。BNP 作为心衰的血浆标志物，用于心衰的诊断、鉴别诊断、预后评估、危险分层及指导治疗。氮末端 - 前体 B 型钠尿肽（NT - proBNP）是 B 型钠尿肽前体（proBNP）的裂解产物，其产生和 BNP 的分泌密切相关。与 BNP 相比，NT - proBNP 半衰期更长、更稳定，其浓度可反映短暂时间内新合成的而不是储存的 BNP 释放，因此更能反映 BNP 通路的激活。

6）炎症细胞因子：肿瘤坏死因子 - α（TNF - α）能诱发心力衰竭，在体外能减弱细胞内 Ca^{2+} 浓度。白细胞介素 - 1（IL - 1）能激活其他多种细胞因子的释放，提高靶细胞对 TNF - α 的敏感性。IL - 21 具有负性肌力作用，并且能促进心室重构。IL - 26 家族中的 IL - 26 或 cardiotrophin 21（CT 21）信号传导通路在心肌细胞成熟与心肌肥厚的发生、心衰的发展过程中起着重要作用。

4. 细胞凋亡 研究证实，心肌细胞凋亡是心肌受损以及心功能减退的重要因素。进行性左心室功能恶化是 CHF 的一个特征，心肌细胞的进行性收缩功能不全和（或）通过凋亡途径的心肌细胞持续丢失可能是其发生机制之一。

5. 心肌冬眠和顿抑 心脏对缺血有各种不同的反应方式，如心肌冬眠、心肌顿抑和缺血预适应等。随着冠状动脉狭窄进行性加重，运动时心肌血流无法正常增加，心脏对血流下降的反应是尽可能减少对外界环境所需的代谢。从代谢上讲心肌收缩付出的代价最大，最有效的反应就是降低心肌收缩力。当心肌功能异常是由于此适应性机制引起时，冠状动脉血供重建可以改善心功能、缓解心力衰竭症状。

（闫奎坡）

第二节 慢性心力衰竭的诊断

慢性心力衰竭的诊断需要依赖病史、体格检查和适当的实验室和器械检查才能做出。诊断收缩性心力衰竭的必需条件是患者应该具有下列特征：心力衰竭表现［呼吸困难、乏力和（或）液体潴留］，静息时心功能异常的客观证据［左心室增大、左心室收缩末期容量增加及左心室射血分数（LVEF≤40%）］，对心力衰竭治疗的临床反应。但对心力衰竭治疗的反应不能作为单独的诊断依据。心力衰竭没有一个可以单独用于诊断的特异性试验。

心力衰竭是一个逐渐发生发展的过程，所有 CHF 患者推荐按照美国心脏协会（AHA）和美国心脏病学院（ACC）的 CHF 分期法进行 ABCD 分期。因不同阶段分期的 CHF 患者有不同的防治策略。

一、病史和临床表现

1. 病史 完整的病史采集应包括：发生心脏病的危险因素；心脏病的发生发展史；心功能状态，如运动耐量及容量负荷等情况；疾病加重的诱因；有无并发症及其他系统疾病；药物使用史及饮食中钠盐摄取，酒精、毒品摄入；家族史等。

危险因素包括高血压、糖尿病、血脂紊乱、吸烟、饮酒、违禁药物、冠状动脉、瓣膜性或周围血管性疾病、风湿热、纵隔 X 线照射、呼吸睡眠暂停综合征、甲状腺疾病、嗜铬细胞瘤、结缔组织病及心脏毒性物质（麻黄属植物、抗肿瘤药物如蒽环类、高剂量环磷酰胺）摄入等。家族史包括动脉粥样硬化家族倾向（心肌梗死史、卒中、外周动脉疾病）、不明原因的猝死、心肌病（难以解释的心衰）、传导系统疾病、骨骼肌疾病等。

2. 临床表现 呼吸困难、疲倦、液体潴留是心衰的特征性症状。呼吸困难依据程度轻重依次表现为劳力性气促、高枕卧位、夜间阵发性呼吸困难、静息时气促和急性肺水肿。体液潴留可表现为下垂性水肿、浆膜腔积液。但是鉴别上述症状，特别是在老年人、肥胖者和妇女中尤为困难。不同观察者对心衰患者有无症状的判断的一致性较低，至少在心肌梗死后数天内如此。

外周水肿、静脉压升高和肝大是体循环静脉系统淤血的特征性体征，外周水肿和肝大并不特异，而颈静脉压力测定通常较为困难，而且很多患者即使是证实有心衰、甚至是严重的心衰也确实不存在颈静脉压的升高。通常认为严重心衰患者常出现第三心音（S_3），但它不是心衰的特异性指标，且在不同检查者之间的一致性低于50%。肺部捻发音对心衰的诊断并不特异，而且观察者内部的差异也很大。当出现多种心衰体征如心尖冲动移位、水肿、静脉压升高以及肯定的 S_3，同时存在适当的症状并结合病史，可有一定把握做出心衰的临床诊断。通过这种方式所得到的诊断相对特异，但敏感性较低，见表9-2，表9-3，表9-4。

表9-2 心力衰竭常见的临床表现

主要临床特点	症状	体征
外周水肿和（或）充血	呼吸困难	外周水肿
	疲倦、乏力	颈静脉压升高
	食欲减退	肺淤血、肝大、腹水、液体潴留（充血）、恶病质

续 表

主要临床特点	症状	体征
肺水肿	静息时严重的呼吸困难	肺部湿啰音、胸腔积液、心动过速、气促
心源性休克	意识障碍	外周灌注不足
（低心排血量综合征）	乏力	收缩压 <90mmHg
	末梢循环差	少尿或无尿
高血压	呼吸困难	通常血压升高、左心室肥厚、射血分数正常
（高血压性心力衰竭）		
右心衰竭	呼吸困难	右心室功能障碍
	乏力	颈静脉压增高、外周性水肿、肝大、肠淤血

表 9-3　心衰患者的病史及临床症状特点

症状	呼吸困难（端坐呼吸、阵发性夜间呼吸困难）、疲劳（乏力、虚脱）、心绞痛、心悸、晕厥	
心血管事件	冠心病	
	心肌梗死	溶栓
	介入	PCI
	其他外科手术	CABG
	卒中或外周血管疾病	
	瓣膜病或瓣膜功能障碍	
风险预测	家族史、吸烟、高脂血症、高血压、糖尿病	

表 9-4　心力衰竭患者主要体征表现

表现	反应性、营养状况、体重
脉搏	心率、心律、脉搏特征
血压	收缩压、舒张压、脉压
液体潴留肺	颈静脉压力、外周水肿（踝关节、骶骨）、肝大、腹水
	呼吸频率、啰音、胸腔积液
心脏	心尖移位、奔马律、第三心音、瓣膜功能异常或先天性心脏所致的心脏杂音

二、实验室和器械检查

1. 超声心动图　是检测静息状态下心功能异常检测的首选方法，更是诊断心衰必要的检查手段。在心脏收缩功能不全的患者，评价心室功能最重要的测定指标是左心室射血分数（LVEF，正常值 >45%~50%）。这个临界点界定是比较主观的。LVEF 与心肌收缩力并不等同，因为它很大程度上受容积、前负荷、后负荷、心率以及瓣膜功能的影响。每搏量可以通过心室扩大或增加容积来维持正常。推荐采用二维超声心动图的改良 Simpson 法测量左心室容量及 LVEF，与造影或尸检比较其相关性较好。超声心动图能够全面、动态地显示心脏的结构（包括心脏瓣膜、心肌、心包）有无异常；定量测定心房和心室大小、容积，室壁厚度，LVEF；区别收缩性和舒张性心功能异常，提供无创性血流动力学资料；评价治疗效果及提供预后信息。表 9 - 5 和表 9 - 6 列出了心衰时心脏超声和多普勒最常见的异常表现。

经食管超声心动图检查（TEE）被建议用于以下的患者：经胸超声窗不足者（肥胖、肺气肿患者）、复杂瓣膜病变者（尤其是主动脉瓣、二尖瓣和机械瓣）、怀疑心内膜炎者、先天性心脏病患者、需要排除心房颤动左心房附壁血栓者。

负荷超声（多巴酚丁胺或运动试验）常被用于检查由心肌缺血引起的心室功能障碍，评估运动显著低下或者消失的心肌的活力。它也可用于明确心肌顿抑、心肌冬眠以及与心衰症状相关的瓣膜异常。在心衰患者中，由于存在左心室扩大或束支传导阻滞，使得负荷超声的敏感性、特异性较低。

左心室舒张功能的评估：通过评价心室充盈方式评估心室舒张功能，对发现心衰患者舒张或充盈异常非常重要。这可能是心脏的主要功能异常，是确诊心衰所必需的第三元素。这在左心室射血分数正常但有症状的患者中尤其重要。以下是窦性心律患者传统的 3 种异常充盈方式。

（1）心肌松弛"受损"的图像表现为：M 型超声和（或）多普勒超声显示二尖瓣 E 峰峰值下降，心房 A 峰速度代偿性升高，因此 E/A 比值下降可被视为舒张功能障碍的早期表现；这在高血压或正常老年人中都很常见，它与正常或低的左心室充盈压相关。

（2）左心房压升高的患者（左心室顺应性下降、容量负荷过重、二尖瓣关闭不全），可能表现为"限制性充盈"，它表现为 E 峰增高、E 峰减速时间缩短以及 E/A 比值显著升高。

（3）介于"松弛受损"与"充盈受限"之间的，E/A 比值和 E 峰减速时间可能正常，即所谓的"假性正常化"。这种情况可以通过分析其他多普勒变量（如肺静脉血流或二尖瓣瓣叶运动组织成像）与正常充盈相鉴别。

表 9 - 5　心力衰竭患者的心脏超声表现

测量指标	异常表现	临床意义
左心室射血分数	降低（<45% ~50%）	收缩功能障碍
左心室功能，整体和局部	运动能力丧失、运动能力降低、运动障碍	心肌梗死、心肌缺血、心肌病、心肌炎
左心室舒张末期内径	增加（>55 ~60mm）	容量负荷过重，疑似心衰
左心室收缩末期内径	增加（>45mm）	容量负荷过重，疑似心衰
左心室短轴缩短分数	降低（<25%）	收缩功能障碍
左心房内径	增加（>40mm）	左心房充盈压升高、二尖瓣功能障碍、心房颤动
左心室厚度	肥厚（>11 ~12mm）	高血压、主动脉瓣狭窄、肥厚型心肌病
瓣膜结构与功能	瓣膜狭窄或关闭不全（尤其是主动脉瓣狭窄和二尖瓣功能不全）	可能是心衰的原因或并发因素，评估狭窄和反流程度，评估对血流动力学影响，考虑外科治疗
二尖瓣舒张期漂浮位置	舒张早期或舒张晚期充盈异常	提示舒张功能障碍及其机制
三尖瓣反流峰速	加快（>3m/s）	右心室收它们压长高，怀疑肺动脉高压
心包	渗出、心脏压塞、增厚	考虑心脏压塞、尿毒症、恶性肿瘤、全身性疾病、急性或慢性心包炎、缩窄性心包炎
主动脉血流流速时间积分	减少（<15cm）	低心排血量
下腔静脉	扩张、反流	右心房压力增高、右心室功能障碍、肝淤血

表 9-6 多普勒心脏超声指标与心室充盈

多普勒指标	表现	影响
E/A 比值	限制性（>2，减速时间缩短 <115～150ms），松弛迟缓（<1）	充盈压升高，容量负荷过重
E/Ea	正常（>1）	不排除假性正常化
	增加（>15）	充盈压升高
	减低（<18）	充盈压降低
	中间状态（8～15）	不确定
二尖瓣血流 A 峰持续时间	>30ms	充盈压正常
	<30ms	充盈压升高
肺动脉 S 波	>D 波	充盈压降低
Vp	<45cm/s	松弛迟缓
E/Vp	>2.5	充盈压升高
	<2	充盈压降低
Valsalva 动作	假性正常转变异常充盈	收缩或舒张功能障碍时，表现出高充盈压

2. BNP 和 NT-proBNP　目前用于临床检测的 BNP 包括 B 型钠尿肽（BNP）与 N 末端 B 型钠尿肽原（NT-proBNP）两种。虽然两者有相同的来源，但其生物学效应和临床意义并不完全相同。BNP 的清除主要通过与 BNP 清除受体结合，而 NT-proBNP 则主要由肾小球滤过，因此其血浓度受肾功能影响大于 BNP。BNP 半衰期短（22min）、体外稳定性差；而 NT-proBNP 半衰期较长（120min）、体外稳定性强、在心衰患者中的浓度较 BNP 高，与 BNP 相比更有利于心衰的诊断。在使用生物工程合成的 BNP 进行治疗时，测定 NT-proBNP 不受其干扰。

影响正常人群循环血液中 NT-proBNP 水平的生理因素包括年龄、性别、肥胖和肾功能。随着年龄的增长，NT-proBNP 有升高的趋势，部分由于增龄所伴随的 GFR 下降，也可能是由于与年龄有关的心脏舒张功能减退。健康女性的 NT-proBNP 水平明显高于健康男性，其机制尚不清楚。NT-proBNP 水平在肥胖人群中比非肥胖人群中低，其机制尚有争议，但其差别程度尚不足以影响正常参照范围的界定。随着肾功能的减退，血中 NT-proBNP 水平逐渐升高。这些生理学的影响因素在 NT-proBNP 用于心衰的临床诊断、预后判断以及借以指导治疗时必须加以考虑。

一些研究探讨了应用 NT-proBNP 水平评价来门诊就诊的有症状、提示心衰的患者的价值，得到比较一致的结论是，NT-proBNP 作为排除心衰的指标，对门诊患者有较高的阴性预测值，其排除心衰诊断的价值明显超过诊断心衰。各项研究得到的排除心衰的最佳范围在 100～160ng/L，可以达到其 92%～100% 的阴性预测值。NT-proBNP 在非收缩性心衰患者中评价心衰的价值有待于进一步评价。随着年龄的增长，B 型钠尿肽的水平也增高，而这种增高的水平可见于没有任何心脏病的老年人中。使用 125ng/L 作为 NT-proBNP 单一截点的研究显示，其对有症状、提示为心衰的患者具有很好的阴性预测值。但是对 50 岁以下者，取 50ng/L 可能更好；对 50～75 岁者，75～100ng/L 可能优于 125ng/L；由于 80 岁老年人 NT-proBNP 平均值约为 150ng/L，而老年人中提示心衰的症状甚为常见，因此采用 125ng/L

作为截点来排除心衰很可能导致对大量老年人采取进一步的心脏病学检查。美国 FDA 批准≥75 岁者 NT - proBNP 截点为 450ng/L，可能不如 250 ~ 300ng/L 有效。更确切地年龄分层截点仍有待验证。女性的 NT - proBNP 水平高于男性。然而，由于差别较小，相同的截点都可用于男性和女性。CHF 的"诊断"截点难以确定，是由于与急性心衰不同，CHF 患者的 NT - proBNP 水平总体低于急性心衰，而门诊有类似症状而需要与之鉴别的患者中，包括各种可以伴有 NT - proBNP 不同程度增高的非心衰疾病。因此难以在两者之间确定明确的分界点（截点）。此时应结合病史、临床表现和其他检查手段（如超声心电图）的结果进行分析。2008 年 ESC 指南推荐在临床检查、心电图、X 线胸片和超声心动图检查的基础上检测 BNP 或 NT - proBNP，其中 NT - proBNP < 400pg/ml 者排除 CHF，NT - proBNP > 2 000pg/ml 者 CHF 可能性大，NT - proBNP 介于 400 ~ 2 000 者诊断不能确定。此处并未交代截点的确定依据。2007 年中国指南未明确提出 CHF 患者的"排除"和"诊断"截点，仅提到"肾功能不全、肾小球滤过率 < 60ml/min 时，NT - proBNP 1 200ng/L 诊断心衰的敏感性和特异性分别为 85% 和 88%"。对于初诊和随访时建议的临床评价项目，亦未提及 NT - proBNP。

Val - HeFT 研究结果发现，患者基线的 NT - proBNP 每增加 500ng/L，病死率增高 3.8%，心衰住院率增加 3%。在多因素分析中，NT - proBNP 是预后独立的预测因子。CO-PERNICUS 研究亚组对 1 011 例严重心衰（LVEF < 0.25）患者的观察发现，NT - proBNP 是患者 1 年全因死亡或全因死亡和（或）心衰住院的强力预测因素。目前，NT - proBNP 对慢性稳定型心衰患者预后判断截点尚未完全确定，但 NT - proBNP > 1 000ng/L 时，心衰的病残率和病死率都显著上升。虽然 CHF 进展过程中任何时间单次测定的 NT - proBNP 是对患者进行危险分层的有用工具。但如同在急性心衰的情况一样，重复测定可以比单次测定提供更多的预后信息这一点已经被认可。重复测定 NT - proBNP 水平可用于监测心衰的进展，可能有助于临床疗效的评价。建议在每次患者门诊或临床稳定状态发生变化时进行一次检测。在 CHF 患者中，NT - proBNP 的预后判断价值通常优于其他用于 CHF 的循环生物标记物（内皮素、肾上腺髓质素、肿瘤坏死因子 α、C 反应蛋白、去甲肾上腺素和促红细胞生成素）。将 NT - proBNP 与心肌损伤标记物（如肌钙蛋白）及影像技术相结合，常能获得较 NT - proBNP更多的独立信息。

NT - proBNP 是各种阶段心衰患者（包括正在接受门诊治疗的患者）十分有用的独立预后指标，其预后价值超过其他生物标记物。系列测定比单次检测对预后评价的价值更大。在临床状况稳定的患者，同一个体的 NT - proBNP 水平可以在连续监测中有所变化，导致这种变动的因素包括心肌缺血、肾功能不全和神经激素激活（临床上未发现的心脏充盈压增高）。研究发现，在病情稳定的心衰患者中，NT - proBNP 水平的长期个体内变化约是 30%，当变化超过 30% 时就提示存在有超越自身波动的异常变化。NT - proBNP 水平会因为有效的心衰治疗而降低（包括 ACEI、ARB、利尿药、螺内酯、运动疗法和 CRT），从而提出对个体心衰患者，在给予临床试验中已被证实有效的心衰治疗时，进一步设定治疗要达到的 NT - proBNP靶目标，有可能进一步减少死亡或住院等心血管事件，此即所谓"B 型钠尿肽指导下的心衰治疗"。这一设想必须得到临床验证才能证明有效，因为现行心衰指南的治疗推荐来自于多个随机对照试验的结论，应当适用于大多数心衰患者，无论其 NT - proBNP 水平是否在截点之上。而且，对心衰治疗药物（包括 ACEI、ARB 和 β 受体阻滞药，但不包括利尿药）剂量的确定是根据患者的耐受性，而不是心功能的改善或循环系统的容积状态。

TIME – CHF 研究（Trial of Intensified versus Standard Medical Therapy in Elderly Patients With Congestive Heart Failure）旨在评估以 NT – proBNP 结合临床症状指导治疗与仅根据临床症状指导治疗对心衰患者预后是否有不同影响。共纳入 499 例有症状的心衰患者（NYHA≥Ⅱ级），既往 1 年中曾因心衰住院，且基线时 NT – proBNP 水平 ≥正常值上限 2 倍 [≥400pg/ml（<75 岁）或≥800pg/ml（≥75 岁者）]，无论有无 LVEF 降低。患者被随机分入 BNP 指导治疗组和症状指导治疗组（实际入组患者各 219 例）。按照年龄将每一组再分为 60 ~74 岁和≥75 岁 2 个亚组，平均年龄分别为 69 岁、82 岁。治疗靶目标是症状NYHA≤Ⅱ级（症状指导治疗组）；BNP 水平≤正常值上限 2 倍且症状 NYHA≤Ⅱ级（BNP 指导治疗组）。主要终点为 18 个月时所有原因无住院患者的生存率和生活质量 [由明尼苏达心力衰竭生活质量问卷、简易 12 项表（SF – 12）评分及杜克活动度状态指数评估]。结果显示，BNP 指导治疗组 ACEI、ARB 和 β 受体阻滞药的服用率显著高于症状指导治疗组（>90% VS 55%）。两组患者呼吸困难症状均有所改善且 BNP 水平显著降低，组间无显著差异。无住院生存率（P = 0.46）或总生存率（P = 0.06）在两组无显著差异；生活质量的改善在两组也类似。但随访期间 BNP 指导治疗组患者因病情变化就诊率低于症状指导治疗组（28% vs38%）。在年龄 <75 岁的患者中，NT – proBNP 指导治疗可改善病死率和心衰住院率，而对于≥75 岁的患者，并未从 NT – proBNP 指导的治疗策略中获益，且更多严重不良事件（低血压和肾衰竭）。该研究提示，以 NT – proBNP 测定为基础的强化治疗可考虑用于 60 ~74 岁的心衰患者，但对于≥75 岁的心衰患者要慎重。BATTLESCARRED 研究入选了 364 例出院的心衰（LVEF 低或不低）患者，随机分入以下 3 组：普通治疗组、强化临床治疗组和 NT – proBNP 指导治疗组。治疗 12 个月后，强化临床治疗组或 NT – proBNP 指导治疗组全因死亡较普通治疗组减少 50%（P 均 = 0.028）。NT – proBNP 指导治疗组与强化治疗组病死率相同。但是，治疗 2 年或 3 年后，两个强化治疗组的病死率便不再低于普通治疗组。如同在 TIME – CHF 中所见，BATTLESCARRED 研究中似乎也存在患者年龄和 NT – proBNP 指导治疗得益之间的显著的相互作用。对各治疗组中 75 岁以下的患者进行比较，NT – proBNP 指导治疗组治疗 1 年、2 年、3 年的病死率均低于普通治疗组。而对于≥75 岁的患者，两种强化策略均无显著增加获益。此外，NT – proBNP 指导治疗组中 75 岁以下者的 3 年病死率显著低于强化临床治疗组（P = 0.048）。虽然 NT – proBNP 指导治疗组倾向于更少发生不良事件，但是这一治疗策略与临床强化治疗相比并无明显的益处。BATTLESCARRED 研究者建议，对于稳定型心衰患者以 3 个月为间隔测定 NT – proBNP 水平已足够，如果出现临床症状和（或）NT – proBNP 水平大于阈值或增高幅度超过 30%，提示失代偿状态的开始，应调整治疗，并以 1 ~2 周为间隔重复测定 NT – proBNP。PRIMA 研究（Can Treatment Guided by NT – proBNP Improve the Morbidity/Mortality Associated With Heart Failure）纳入了 345 例住院伴有 NT – proBNP 增高（≥1 700ng/L）的心衰患者。与其他研究不同，PRIMA 研究未排除肾功能不全的患者。在治疗心衰后 NT – proBNP 水平下降≥10%（>850ng/L）时，患者被随机分为 NT – proBNP 指导治疗组或临床指导治疗组，其余患者未被随机化分组，仅在随访期间予以 NT – proBNP 监测。在 NT – proBNP 指导治疗组，以每例患者在急性心衰治疗后最初 2 周内达到的 NT – proBNP 最低值为个体化治疗目标，若患者 NT – proBNP 高于该值，则给予更强化的药物治疗。在随访期间（中位数 23 个月），两组患者生存天数和未住院天数无显著差别（685 天 vs664 天，P = 0.49）。两组间病死率亦无显著差别（26.5% vs33.3%，P =

0.20）。与临床指导治疗组相比，NT - proBNP 指导治疗组调整更为频繁的唯一药物是利尿药。NT - proBNP 指导治疗组中 80% 的患者达到了事先设定的个体化 NT - proBNP 水平靶目标，远高于 TIME - CHF 采用的统一目标达标率。PRIMA 研究是首项以个体化 NT - proBNP 设定目标值为指导的研究，但研究结果无法证实这一策略可降低心衰病死率及患病率。因此，在患者出现症状及体征前，临床上需要其他客观措施来判定并早期监测患者心衰恶化情况。总的来说，目前以 NT - proBNP 指导 CHF 治疗的策略尚不成熟。

3. 心电图　对每一个怀疑心衰的患者均须做心电图。提供既往心肌梗死、左心室肥厚、广泛心肌损害及心律失常信息。有心律失常时应做 24h 动态心电图记录。怀疑心衰的患者心电图通常是有改变的（表 9 - 7）。不正常的心电图对心衰预测价值很小，但如果心电图完全正常，发生心衰尤其是收缩功能不全则几乎不可能（ < 10% ）。

表 9 - 7　心力衰竭患者的异常心电图表现

异常表现	原因	临床意义
窦性心动过速	失代偿性心衰、贫血、发热、甲状腺功能亢进症	临床评估，实验室检查
窦性心动过缓	β 受体阻滞药、地高辛、抗心律失常药物、病态窦房结综合征	评价药物疗效，实验室检查
房性心动过速、心房扑动、心房颤动	甲状腺功能亢进症、感染、二尖瓣病变、失代偿心衰、心肌梗死	减慢房室传导、药物复律、电复律、射频消融、抗凝
室性心律失常	心肌缺血、心肌梗死、心肌病、心肌炎、低钾血症、低镁血症，洋地黄过量	实验室检查、运动试验、心肌灌注试验、冠状动脉造影、电生理检查、ICD 置入
心肌缺血/梗死	冠心病	心脏超声、肌钙蛋白、冠状动脉造影、血供重建
Q 波	心肌梗死、肥厚型心肌病、左束支传导阻滞、预激综合征	心脏超声、冠状动脉造影
左心室肥厚	高血压、主动脉瓣膜病变、肥厚型心肌病	心脏超声、多普勒
房室传导阻滞	心肌梗死、药物中毒、心肌炎、结节病、Lyme 病	评价药物疗效、起搏器、全身性疾病
低电压	肥胖、肺气肿、心包积液、淀粉样变	心脏超声、胸部 X 线检查
QRS > 120ms 或完全性左束支传导阻滞	电 - 机械失调	心脏超声　CRT - P、CRT - D

4. 胸部 X 线检查　X 线的预测价值只有结合临床表现和心电图异常才能体现出来，重要的是可以除外肺部疾病引起的呼吸困难。急性心衰和舒张性心衰的患者可以没有心脏扩大，在 CHF 患者中心胸比 >0.5 和肺静脉淤血的存在是心功能异常合并 LVEF 下降和（或）左心室充盈压升高的有用征象。X 线片上的肺淤血与血流动力学状态间的相关性取决于血流动力学紊乱的时间和严重程度。如果不存在肺淤血，只有发现典型症状或体征时对心衰预测才有意义。胸腔积液也很常见。肺间质和肺泡水肿也是严重左心室功能异常可靠而重要的征象（表 9 - 8）。

表9-8 心力衰竭患者的异常X线胸片表现

异常表现	原因	临床意义
心脏扩大	左心室、右心室、心房扩大，心包积液	心脏超声、多普勒
心室肥厚	高血压、主动脉缩窄、肥厚型心肌病	心脏超声、多普勒
正常肺影像	不太可能是肺淤血	重新考虑诊断（如果未治疗），不太可能是严重的肺疾病
肺静脉淤血	左心室充盈压升高	证实左心衰竭
肺间质水肿	左心室充盈压升高	证实左心衰竭
胸腔积液	左心室充盈压升高，如果双侧，心衰可能性大，肺感染，创伤或肿瘤渗出	渗出多者应考虑非心源性，并考虑诊断及治疗重点
Kerley B 线	淋巴回流压力增高	二尖瓣狭窄或慢性心衰
肺野透亮度增加	肺气肿或肺栓塞	螺旋CT、肺功能、超声
肺感染	肺淤血继发肺炎	控制感染及心衰
肺浸润	全身性疾病	诊断性试验

5. 血液学及生化检查　心衰患者应该进行血常规、尿常规、电解质、血糖、肌酐、肾小球滤过率（glomerular filtration rate，GFR）、肝功能检查，其他需考虑的检查包括 CRP、甲状腺刺激激素（TSH）、尿酸等。在心衰急性加重期检查心肌生化指标除外心肌梗死非常重要。虽然轻、中度心衰患者中轻度贫血、低钠、高钾、肾功能减退很常见，尤其是在联合使用利尿药与 ACEI/ARB/醛固酮拮抗药时。但在未经治疗的轻中度心衰患者中显著的血液或电解质异常并不常见。对接受药物治疗的患者，在起始阶段、调整剂量阶段和随访阶段进行适当的实验室监测是必不可少的。

6. 神经内分泌因子的检测　不建议将除钠尿肽以外的其他神经内分泌因子（如肾上腺皮质激素、肾素、醛固酮、内皮素、血管升压素等）活性的检测用于对具体患者的诊断和预后评估。

7. 放射性核素心室造影　是一种相对精确的判断 LVEF 的方法。通常以心肌灌注为背景，显示心肌存活或缺血的情况。它在评估容量或更多收缩或舒张功能细节上的价值有限。

8. 心脏磁共振显像（CMR）　是一种多方位、高精、可重复、无创的成像技术，它可以用于评价左右心室容积、总体功能、局部室壁运动、心肌厚度、密度、心肌重量和肿瘤、心脏瓣膜、先天性心脏病和心包疾病。它已成为评估容积、重量及室壁运动准确而又可重复的金标准。其限制性在于费用、可行性、心律失常者、装置植入者以及患者的耐受性。

9. 肺功能试验　在心衰诊断中价值有限，主要用于排除肺源性呼吸困难，流行病学研究提示慢性气道阻塞性疾病与缺血性心脏病间存在着强烈的相关性，而后者正是心衰的一个主要原因。常规的呼吸功能检查可以评价气道阻塞性疾病的严重程度，但肺淤血的存在可能会影响试验结果。CHF 代偿期血气表现正常，若出现动脉氧分压降低应该考虑其他的诊断。

10. 运动试验　运动试验对于心衰的诊断价值有限，没有接受治疗的心衰患者，若运动试验正常可排除心衰的诊断。运动试验在 CHF 的主要用途是评估业极量运动耐量和对治疗的反应。6min 步行试验是一种简便、易行、安全有效的方法，要求患者在走廊里尽可能的行走，测定6min内的步行距离。根据美国的卡维地洛研究设定的标准：6min 步行距离＜150m 为重度心衰、150～450m 为中重度心衰、＞450m 为轻度心衰，可作为参考。该试验不但能评价患者的心脏储备功能及药物疗效，而且可预测患者的预后。但有时行走距离的变化与病情的变化并不平行。

11. 动态心电图（holter） 对于有症状提示心律失常（心悸或晕厥）、监测心房颤动心室率是一种很有价值的检查。它可以发现并定量来源于心房或心室的心律失常的性质、频率和持续时间，并能发现可能诱发或加重心衰症状的无症状心肌缺血。症状性、非持续性室性心动过速在心衰中常见，且预后差。

12. 侵入性检查 包括冠状动脉造影、血流动力学监测和心内膜活检，均不作为常规检查，仅在明确某些特异性诊断、影响治疗决策时才进行。以下情况可考虑行冠状动脉造影：有劳力性心绞痛病史者、怀疑由心肌缺血引起左心室功能障碍者、心搏骤停后及有冠心病高危因素者。对于严重心衰（心源性休克或急性肺水肿）和充分药物治疗仍无效者，行冠状动脉造影检查可能更为迫切。冠状动脉造影和左心室造影还可应用于病因不明的难治性心衰患者及有严重二尖瓣反流或主动脉病变证据的患者，后者可能可以通过手术纠正。通过肺动脉导管（PAC）监测血流动力学用于心源性休克或非心源性休克的住院患者，或者用于监测对治疗缺乏反应的重度心衰患者。然而，PAC 的应用并没有改善预后。

2008 年 AHA/ACC/ESC 有关心内膜心肌活检（EMB）的联合声明指出：①无法解释原因的新发（＜2 周）心衰，伴有血流动力学障碍、左心室大小正常或扩张者应接受 EMB（Ⅰ级推荐，证据水平 B）；②无法解释原因的新发（2 周至 3 个月）心衰，伴左心室扩张，新发室性心律失常、莫氏二度Ⅱ型或三度房室传导阻滞或常规治疗 1～2 周反应较差者应接受 EMB（Ⅰ级推荐，证据水平 B）；③无法解释原因的心衰（＞3 个月），伴左心室扩张，新发室性心律失常、莫氏二度Ⅱ型或三度房室传导阻滞或常规治疗 1～2 周反应较差者接受 EMB 是合理的（Ⅱa 级推荐，证据水平 C）；④与扩张型心肌病（DCM）相关且无法解释原因的心衰（无论时间长短），伴有嗜酸性粒细胞增多、怀疑与变态反应相关的患者接受 EMB 是合理的（Ⅱa 级推荐，证据水平 C）；⑤怀疑为蒽环类抗生素诱导的心肌病患者，出现无法解释原因的心衰时接受 EMB 是合理的（Ⅱa 级推荐，证据水平 C）；⑥心衰伴无法解释原因的限制型心肌病患者，接受 EMB 是合理的（Ⅱa 级推荐，证据水平 C）；⑦除外典型的心脏黏液瘤患者，疑为心脏肿瘤的患者 EMB 是合理的（Ⅱa 级推荐，证据水平 C）；⑧EMB 可考虑用于无法解释原因的新发（2 周至 3 个月）心衰，伴左心室扩张，不伴新发室性心律失常和莫氏二度Ⅱ型或三度房室传导阻滞，常规治疗 1～2 周有效的患者（Ⅱb 级推荐，证据水平 B）；⑨EMB 可考虑用于无法解释原因的心衰（＞3 个月），伴左心室扩张，但不伴新发室性心律失常和莫氏二度Ⅱ型或三度房室传导阻滞，常规治疗 1～2 周有效的患者（Ⅱb 级推荐，证据水平 C）；⑩EMB 可考虑用于心衰伴无法解释原因的肥厚型心肌病（HCM）患者（Ⅱb 级推荐，证据水平 C）；⑪EMB 可考虑用于疑似致心律失常性右心室心肌病（ARVD/C）的患者（Ⅱb 级推荐，证据水平 C）；⑫EMB 可考虑用于无法解释原因的室性心律失常患者（Ⅱb 级推荐，证据水平 C）；⑬EMB 不应用于无法解释原因的心房颤动患者（Ⅲ级推荐，证据水平 C）。

三、心力衰竭的诊断流程

2008 年 ESC 指南推荐心衰或左心室功能障碍的诊断流程见图 9-1。仅仅依靠这些，心衰的诊断是不充分的。应该明确心衰的病因，因为虽然大多数心衰患者的常规治疗是类似的，但一些病因需要特殊治疗，而且部分基础病因是可以纠正的。

一些诊断性检查常规用来确诊或排除心衰（表 9-9）。这些检查通常对 LVEF 降低的心衰患者最敏感，而对于射血分数正常的心力衰竭（HFPEF）患者的诊断价值常常较弱。以上这些诊断性检查的推荐很大程度上反映的是专家观点，缺乏足够的证据。除非另有声明，否则列为 C 级证据。

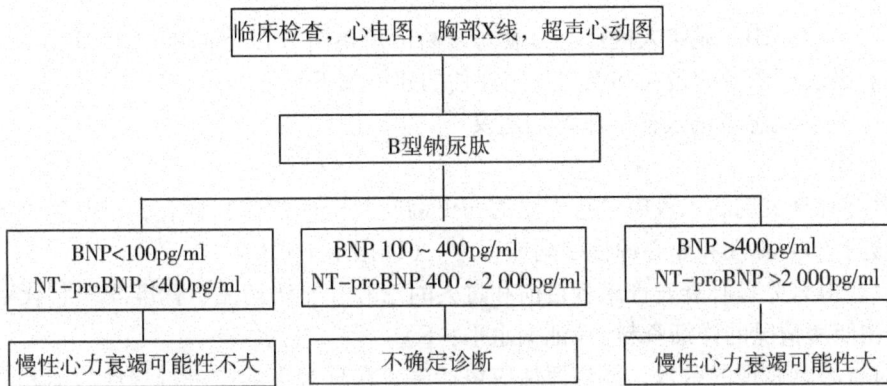

图 9-1　未治疗的症状提示心力衰竭患者诊断流程

表 9-9　支持心力衰竭的诊断评估

评估	心力衰竭诊断	
	阳性：支持	正常或阴性：不支持
相关症状	+ +	+ +
相关体征	+ +	+
超声提示心功能不全	+ + +	+ + +
症状或体征对治疗的反应性	+ + +	+ +
心电图		
正常		+ +
异常	+ +	+
心律失常	+ + +	+
实验室指标		
BNP/NT-proBNP 升高	+ + +	+
BNP/NT-proBNP 降低或正常	+	+ + +
贫血	+	+
肾功能不全	+	+
肌钙蛋白轻度升高	+	+

续 表

评估	心力衰竭诊断	
	阳性：支持	正常或阴性：不支持
X线胸片		
肺淤血	+++	+
活动耐量下降	+++	++
肺功能试验异常	+	+
静息状态下血流动力学异常	+++	++

注：+，一般重要；++，中度重要；+++，非常重要。

2005 年 ACC/AHA 成年人慢性心力衰竭诊断治疗指南（以下简称 2005 年 ACC/AHA 指南）对有心衰表现患者的最初和系列临床评估的建议如下。

1. 有心衰表现患者的最初临床评估建议

（1）Ⅰ类

1）对有心衰表现的患者应进行详尽的病史询问及全面的体格检查，以明确可能导致或加速心衰进展的心源性和非心源性疾病或行为。（证据水平：C）

2）应获得有关有心衰表现患者目前和过去的乙醇、非法药品、标准或"替代"性治疗及化疗药物使用情况的详细资料。（证据水平：C）

3）对有心衰表现的患者，最初评估应包括患者在日常生活中进行常规活动和喜爱运动的能力评估。（证据水平：C）

4）对有心衰表现的患者，最初体检项目应包括患者的容量状况评估、直立性血压变化、体重和身高的测量及体重指数的计算。（证据水平：C）

5）对有心衰表现的患者，最初实验室检测项目应包括全血细胞计数、尿液分析、血清电解质（包括钙和镁）、血尿素氮、血清肌酐、空腹血糖（糖化血红蛋白）、血脂谱、肝功能及促甲状腺激素。（证据水平：C）

6）对所有有心衰表现的患者应进行 12 导联心电图和胸部 X 线片［后前位（PA）＋侧位］检查。（证据水平：C）

7）对有心衰表现的患者应进行二维多普勒超声心动图检查以评估患者的 LVEF、左心室大小、室壁厚度和瓣膜功能。可通过放射性核素心室造影检查评估 LVEF 和心室容积。（证据水平：C）

8）对有心衰表现且存在心绞痛或心肌显著缺血的患者应进行冠状动脉造影，除非患者不适合接受任何血供重建治疗。（证据水平：B）

（2）Ⅱa 类

1）对于此前未曾接受冠状动脉解剖状况检查，以及无冠状动脉血供重建治疗禁忌证的有心衰表现且存在胸痛（心源性或非心源性）的患者，宜行冠状动脉造影。（证据水平：C）

2）对于已知有冠心病或疑似冠心病但无心绞痛的有心衰表现患者，宜行冠状动脉造影，除非患者不适合接受任何血供重建治疗。（证据水平：C）

3）对于有冠心病但无心绞痛的有心衰表现患者，宜行无创性影像学检查以明确心肌缺

血和心肌活力的状况，除非患者不适合接受任何血供重建治疗。（证据水平：B）

4）宜行测定/不测定气体交换和（或）血氧饱和度的极量运动试验，这有助于在心衰病因不明确时判定心衰是否为运动受限的原因。（证据水平：C）

5）进行测定气体交换的极量运动试验可识别那些需要接受心脏移植或其他先进治疗的有心衰表现的高危患者。（证据水平：B）

6）对部分有心衰表现的患者宜行血色病、睡眠呼吸障碍或人类免疫缺陷病毒的筛查。（证据水平：C）

7）若临床怀疑风湿性疾病、淀粉样变性或嗜铬细胞瘤，宜行相应的诊断性检查。（证据水平：C）

8）若疑似为某种可能影响治疗的特异性病因，可行心内膜活检。（证据水平：C）

9）对于心衰临床诊断尚不确定的急诊患者，可测定 BNP 水平。（证据水平：A）

（3）Ⅱb 类

1）对于存在左心室功能不全的心衰患者，可考虑行无创性影像学检查以明确有无冠心病。（证据水平：C）

2）对于有心肌梗死病史，且正准备行电生理检查以记录可诱导性室性心动过速的有心衰表现患者，可考虑进行动态心电图检查。（证据水平：C）

（4）Ⅲ类

1）对心衰患者不应常规进行心内膜活检。（证据水平：C）

2）对有心衰表现的患者，不推荐常规进行信号平均心电图检查。（证据水平：C）

3）对有心衰表现的患者，不推荐常规测定神经内分泌激素（如去甲肾上腺素或内皮素）的循环水平。（证据水平：C）

2. 有心衰表现患者的系列临床评估建议

（1）Ⅰ类

1）每次随访时应评估心衰患者在日常生活中进行常规活动和喜爱运动的能力。（证据水平：C）

2）每次随访时应检查心衰患者的容量状况和体重。（证据水平：C）

3）每次随访时应获取有关心衰患者当前乙醇、烟、非法药品、"替代性治疗"和化疗药物的使用以及膳食和钠摄入情况的详细信息。（证据水平：C）

（2）Ⅱa 类：对于临床状况发生变化、经历了临床事件或已恢复或者接受了可能显著影响心功能的治疗的心衰患者，可重复检查 LVEF 及心脏重构的严重程度。（证据水平：C）

（3）Ⅱb 类：连续测定 BNP 以指导心衰治疗的价值尚未明确。（证据水平：C）

2009 年 ACC/AHA 指南更新，对此部分仅做了轻微修改，扩展了 BNP 和 NTproBNP 测定在心衰患者整体评估中的应用。Ⅱa 类建议中增加了"检测 BNP 和 NT‐proBNP 有助于危险分层（证据水平：A）"，增加了 B 型钠尿肽对舒张性心衰和收缩性心衰患者在总体临床评估中的"警示"作用。

四、心衰的分级

目前心衰的病情分级系统包括 ACC/AHA 心衰 ABCD 分期标准和纽约心脏协会（NYHA）心功能Ⅰ、Ⅱ、Ⅲ、Ⅳ分级标准。2005 年 ESC 指南中应用 NYHA 分级指导 CHF 的治疗方案。2008 年指南中同时列出了两个标准，原因在于 ACC/AHA 标准将心脏结构异常与症状结合，与现行指南中对结构和功能异常的重视相匹配。但是指南也指出，由于目前在临床工作和大多数随机对照试验（RCT）使用的都是 NYHA 分级，所以目前仍推荐使用该标准进行病情分级。同时指南中也删除了根据 NYHA 分级来调整药物剂量、制定治疗策略。在与急性心肌梗死相关的心衰中，病情严重程度的评估仍沿用 Killip 分级或 Forrester 分级来进行。

NYHA 心功能分级：Ⅰ级：患者有心脏病，但体力活动不受限制。一般体力活动不引起过度疲劳、心悸、气喘或心绞痛。Ⅱ级：患者有心脏病，以致体力活动轻度受限制。休息时无症状，一般体力活动引起过度疲劳、心悸、气喘或心绞痛。Ⅲ级：患者有心脏病，以致体力活动明显受限制。休息时无症状，但小于一般体力活动即可引起过度疲劳、心悸、气喘或心绞痛。Ⅳ级：患者有心脏病，休息时也有心功能不全或心绞痛症状，进行任何体力活动均使不适增加。反映左心室收缩功能的 LVEF 与心功能分级症状并非完全一致。

美国心脏协会（AHA）和美国心脏病学院（ACC）的 CHF 分期法如下：A 期（心衰易患阶段，属前心衰阶段）：存在发生心脏病和心衰的高危因素，主要指高血压、冠心病、糖尿病等，也包括肥胖症、代谢综合征等，但没有明显的心脏结构、功能异常和心衰的症状、体征。B 期（无症状性心衰阶段）：已发展成结构性心脏病，如左心室肥大、无症状瓣膜病、陈旧性心肌梗死等，但无心衰的症状和体征，相当于 NYHA 心功能Ⅰ级。C 期（有症状性心衰阶段）：有器质性心脏病，近期或既往出现过心衰的症状和体征，相当于 NYHA 心功能Ⅱ、Ⅲ级和部分Ⅳ级。D 期（顽固性或终末期心衰阶段）：患者有进行性结构性心脏病，虽经积极内科治疗，休息时仍有明显症状，相当于 NYHA 心功能Ⅳ级。新的分期法涵盖了整个心衰发生发展的全过程，更好地反映了心衰的长期发展变化，明确了心衰的诊断和治疗应该从心脏病易患期或心衰易患期开始，早期干预心衰的危险因素和心脏重构的始动过程。而 NYHA 分级常常反映的是短期变化。两者有一定相关性，但是并非完全相符，因此建议同时应用于临床。Killip 分级：用于评估急性心肌梗死患者的心功能状态。Ⅰ级：尚无明显心力衰竭，无肺部啰音和第三心音。Ⅱ级：有左心衰竭，肺部有啰音，但啰音的范围<1/2 肺野。Ⅲ级：有急性肺水肿，全肺大小干、湿啰音，肺部啰音的范围>1/2 肺野（肺水肿）。Ⅳ级：有心源性休克等不同程度或阶段的血流动力学变化。

Forrester 分级：这一分级法用于急性心肌梗死患者，根据临床表现和血流动力学改变分为 4 组。临床表现主要以外周组织低灌注的程度（脉搏细弱、心动过速、神志谵妄、少尿）和肺淤血的程度（啰音与 X 线胸片改变），血流动力学改变以心脏指数下降和肺毛细血管楔压升高（>18mmHg）为主。这一分类需要有创性监测，不利于广泛推广，但对预后判断和指导治疗有重要价值。

五、疾病进展的评估

综合评价疾病进展包括以下方面：①症状恶化（NYHA 心功能分级加重）；②因心衰加重需要增加药物剂量或增加新药治疗；③因心衰或其他原因需住院治疗；④死亡。其中，住院事件在临床和经济效益方面最有意义。死亡率是临床预后的主要指标，大型临床试验设计均以存活率来评价治疗效果，已对临床实践产生重要影响。猝死是心衰死亡的常见原因。

六、心衰患者预后的评估

心衰患者的预后受多重因素的影响，原发病因、年龄、发病频次、个体化进展及预后的变异（猝死或心衰进展恶化死亡）都必须考虑在内。心衰患者的个体化治疗对预后的影响通常很难预测。2008 年 ESC 指南推荐心衰预后独立的预测因素有：①人口统计学特征：高龄、缺血性病因、猝死复苏、依从性差、肾功能不全、糖尿病、贫血、COPD、抑郁；②临床特征：低血压、NYHA Ⅲ~Ⅳ级、心衰住院史、心动过速、肺部啰音、主动脉瓣狭窄、低体重指数（BMI）、睡眠相关呼吸障碍；③电生理学特征：心动过速、Q 波、宽 QRS 波群、左心室肥厚、复杂的室性心律失常、HRV 低下、心房颤动、T 波电交替；④功能或活动耐量检查：活动减少、VO_2 峰值降低、6min 步行距离缩短、VE/VCO_2 斜率升高、周期性呼吸；⑤实验室检查：BNP/NT-proBNP 显著升高、低钠血症、肌钙蛋白升高、生物标记物升高及神经内分泌激活、肌酐/尿素氮升高、高胆红素血症、尿酸升高；⑥影像学指标：LVEF 降低、左心室容积增加、心脏指数降低、左心室充盈压升高、限制性二尖瓣充盈模式及肺动脉高压、右心室功能受损。其中高龄、缺血性病因、猝死复苏、低血压、NYHA Ⅲ~Ⅳ级、心衰住院史、宽 QRS 波群、复杂的室性心律失常、VO_2 峰值降低、低钠血症、肌钙蛋白升高、生物标记物升高及神经内分泌激活、LVEF 降低为强的预测因子。

2007 年中国指南参照 2005 年 ACC/AHA 指南，将 LVEF 下降、NYHA 分级恶化、低钠血症的程度、运动峰耗氧量减少、血细胞比容容积降低、心电图 12 导联 QRS 增宽、慢性低血压、静息心动过速、肾功能不全（血肌酐升高、估计 GFR 降低）、不能耐受常规治疗，以及难治性容量超负荷作为关键性预后参数。

（郭 攀）

第三节 慢性心力衰竭的药物治疗

2008 年 ESC 指南制定了新的 CHF 治疗方案（图 9-2），放弃了 2005 年版本中使用的依据 NYHA 心功能分级进行药物剂量调整的方案，而改为全新的依据症状、体征和辅助检查（特别是心电图和超声心动图）来指导治疗的方案。所使用的治疗手段也不仅仅局限于药物，而是将 ICD、CRT 以及左心室辅助装置和心脏移植等也列入治疗方案中。同时还特别提出在 CHF 的治疗中非常重要的一点是对常见的心血管合并症和非心血管合并症进行检测和治疗。指南中 CHF 的药物治疗仍然是重点，与以往版本的不同之处是明确列出了用药的适应证、禁忌证、用法、用量以及可能的不良反应，使得临床医师在操作中更加容易执行。但指南指出其使用的资料大多来自入组 LVEF <35%~40% 患者的随机临床试验（RCT），对于 LVEF 在 40%~50% 的大量患者，资料尚有不足。以下建议如无特殊说明均来自 2008 年 ESC 指南。

一、利尿药

当心衰患者临床出现充血的症状或体征时推荐使用利尿药（Ⅰ类建议，证据水平：B）。

（1）利尿药的分类：根据肾小管对 Na^+、Cl^-、水的转运特点，将其分为近区小管、髓襻升支髓质部分、皮质稀释段、远曲小管和集合管。利尿药的作用强度主要取决于其作用部位，可分为以下几种。

1）襻利尿药：为最强有力的利尿药，作用于髓襻升支肾小管上皮细胞，抑制髓襻升支髓质部对 Na^+、Cl^- 的重吸收，对升支的皮质部也有作用。襻利尿药增加尿钠排泄可达钠滤过负荷的 20%～25%，且能加强自由水的清除，除肾功能严重受损（内生肌酐清除率 < 5ml/min）者外，一般均能保持其利尿效果。相反，噻嗪类利尿药增加钠排泄的分数仅为钠滤过负荷的 5%～10%，使自由水的排泄较少，当肾功能受到中度损害（内生肌酐清除率 < 30ml/min）时遂丧失其利尿效果。因此，襻利尿药是多数心衰患者的首选药物。包括呋塞米（速尿、furosemide、lasix）、利尿酸（依他尼酸、ethacrynic）、布美他尼（丁尿胺、丁苯氧酸、bumetanide）、托拉塞米（胺吡磺异丙脲、torasemide）等。

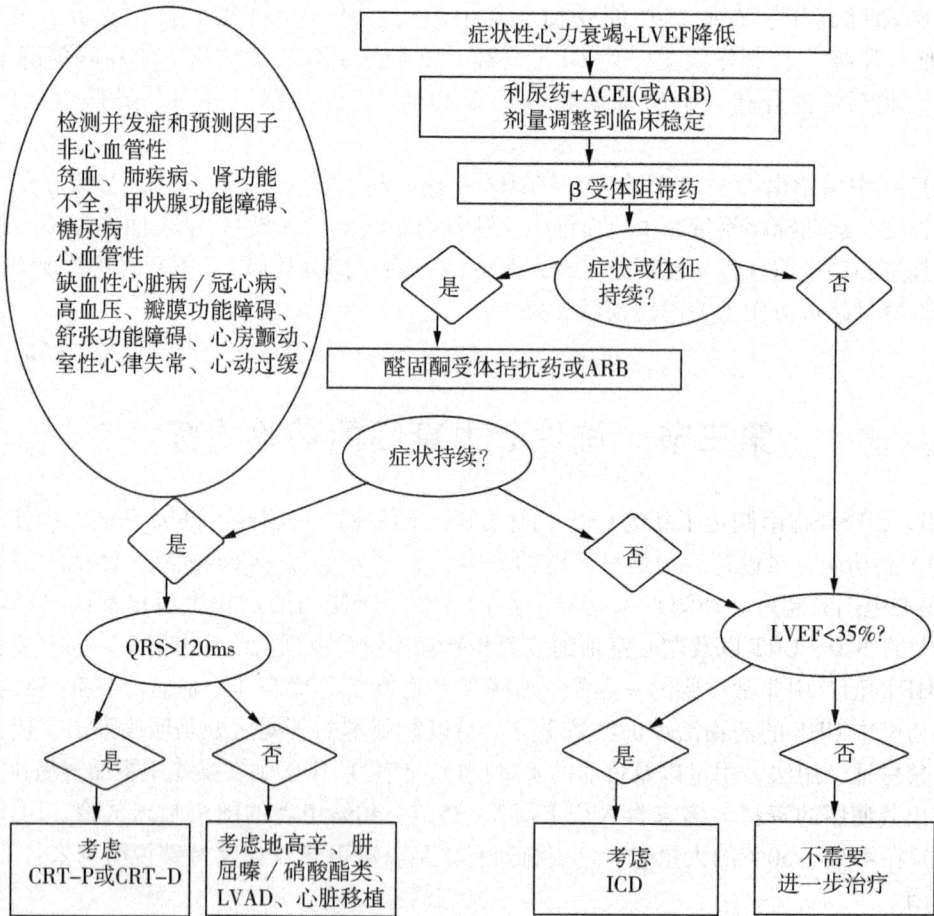

图 9-2　症状性心力衰竭及 LVEF 降低患者的治疗流程

2）噻嗪类利尿药：抑制肾小管髓襻升支皮质段和远曲小管近端对 Na^+、Cl^- 的重吸收而发挥利尿作用。它对髓襻升支的髓质部分无作用，因此不影响逆流倍增系统，利尿作用比较温和，属中效利尿药。包括氢氯噻嗪（双氢氯噻嗪、双氢克尿塞、hydrochlorothiazide、HCTZ）、美托拉宗（甲苯喹唑酮、metolazone）、吲哒帕胺（indapamide）等。

3）保钾利尿药：在远曲小管干扰 Na^+ 的重吸收。在正常情况下，远曲小管对 Na^+ 的重吸收仅占滤液的一小部分，所以此类药物单独使用时利尿作用较弱。远曲小管 Na^+ 的重吸收与 K^+ 和 H^+ 的排泌有关，因此此类药物有保钾的作用。包括螺内酯（安体舒通、spironolactone、antisterone）、氨苯蝶啶（三氨蝶啶、triamterene）、阿米洛利（氨氯吡咪、amiloride）等。

（2）利尿药的临床应用：利尿药对心衰患者死亡率的影响目前尚不清楚，虽然没有大规模的随机对照的临床试验评估这一作用，但是大多数心衰的干预实验均同时服用利尿药，这些试验证实：对有体液潴留的患者，利尿药可以改善患者的症状、心功能和运动耐量，减少心衰患者的再住院率。利尿药还可以通过降低心室充盈压和室壁张力，间接延缓心室重构的进展。

所有有体液潴留证据和大多数有体液潴留史的心衰患者均应使用利尿药，医师应该明确：①在心衰的治疗中，利尿药比其他药物可以更快的改善症状。它们可以在数小时或数天内减轻肺和周围水肿，而地高辛、ACEI 或 β 受体阻滞药的效果可能需要数周或数月才能显示出来。②利尿药是唯一可以满意控制心衰患者体液潴留的药物。即使是地高辛和低剂量的 ACEI 能够增加尿钠的排泄，但极少有心衰和体液潴留史的患者能够在不用利尿药的情况下保持钠平衡。尽管如此，长期、合理的使用 ACEI 和 β 受体阻滞药，能有效地减少利尿药的用量。③利尿药能激活心衰症状轻微患者的 RAAS，不可以单独用于治疗 C 期心衰患者，单独使用利尿药并不能保持心衰患者的长期临床稳定。如能耐受，利尿药应始终与 ACEI/ARB 和 β 受体阻滞药联合使用。④合理使用利尿药是其他药物能否成功使用的关键因素之一。利尿药用量不足可导致体液潴留，从而降低对 ACEI/ARB 的反应，并且增加 β 受体阻滞药的风险；相反，过度利尿引起容量不足和低钠血症时，联合 ACEI/ARB 治疗可能会增加出现低血压和肾功能障碍的风险。因此，合理使用利尿药应看做是任何有效治疗心衰措施的基础。药物剂量要根据患者自身情况来定，而且需要临床监测。每天监测体重、立卧位生命体征、液体出入量是日常治疗的必要组成部分。⑤由于襻利尿药的半衰期相对较短，所以一旦肾小管内的利尿药浓度开始下降就会出现钠的重吸收。因此，严格限钠及采用利尿药每日多次给药将增强利尿效果。⑥当应用保钾利尿药，包括醛固酮拮抗药，联合 ACEI/ARB 时，可能会发生严重的高钾血症；应避免应用非醛固酮拮抗药的保钾利尿药；联合应用醛固酮拮抗药和 ACEI/ARB 时，必须严格监测血电解质。必须牢记，在利尿过程中，监测电解质和肾功能极其重要，在静脉使用利尿药或调整心衰药物期间，应每天测定电解质和肾功能。

轻度心衰、肾功能正常的患者可选用噻嗪类利尿药。有明显体液潴留伴有肾功能受损（肾小球滤过率 $<30ml/min$ 或血肌酐 $>2.0 \sim 2.5mg/dl$）时，宜选用襻利尿药，呋塞米的剂量与效应呈线性关系，用量可不受限制。严重心衰患者常需增加襻利尿药的剂量，这可能是由于肾灌注降低、肾功能恶化或呋塞米的胃肠吸收减少所致。此时，应用托拉塞米代替呋塞米可能是一个解决办法。

利尿药使用通常从小剂量开始，逐渐增加剂量或给药频率（如一日 2 次给药）直到尿量增加和体重减轻（平均每天减轻 0.5~1.0kg）。利尿治疗的同时要限盐（3~4g/d）。一旦体液潴留得到解决（肺部啰音消失、水肿消退、体重稳定），应以最低有效剂量维持"干体重"以防止容量负荷过重反复，但需根据病情（如根据每日的体重）及时调整剂量。在患者体液潴留消失后就停用利尿药的治疗方法是不对的。如果在未达到治疗目的之前，发生低血压或氮质血症，可以减慢利尿的速度，但是在体液潴留消退前不应停止利尿治疗，即使出现轻或中度的血压下降或肾功能减退，只要患者没有症状就应该继续利尿治疗。过分的顾虑低血压和氮质血症可能导致利尿药的应用不足和水肿的反复。

保钾利尿药（包括相对高剂量的螺内酯），只能用于使用 RAS 阻滞药或 RAS 阻滞药与低剂量螺内酯合用后，仍存在因利尿所致的持续性低钾血症时。应用所有保钾利尿药时应经常监测血肌酐和血钾。

2008 年 ESC 指南推荐的 CHF 利尿药用量见表 9-10。2005 年 ACC/AHA 指南推荐的 CHF 口服和静脉利尿药用法见表 9-11 和表 9-12。

表 9-10 利尿药治疗心力衰竭的剂量

利尿药	每日起始剂量（mg）		每日常用剂量（mg）	
襻利尿药*				
呋塞米	20~40		40~240	
布美他尼	0.5~1.0		1~5	
托拉塞米	5~1.0		10~20	
噻嗪类利尿药**				
氢氯噻嗪	25		12.5~100	
美托拉宗	2.5		2.5~10	
吲达帕胺↑	2.5		2.5~5	
保钾利尿药***	+ACEI/ARB	−ACEI/ARB	+ACEI/ARB	−ACEI/ARB
螺内酯/依普利酮	12.5~25	50	50	100~200
阿米洛利	2.5	5	20	40
氨苯蝶啶	25	50	100	200

注：*剂量需要根据容量状况、体重调整；过量可能会导致肾功能受损和耳毒性。**肾小球滤过率估测值（eGFR）<30ml/min 时不使用噻嗪类利尿药，除非与襻利尿药合用。***和其他保钾利尿药比较，醛固酮拮抗药一般优先选用。↑吲达帕胺为磺胺类利尿药。

表 9-11 在 CHF 中治疗体液潴留推荐的口服利尿药

药物	起始每日剂量	每日最大剂量	作用持续时间
襻利尿药			
布美他尼	0.5~1.0mg 1/d 或 2/d	10mg	4~6h
呋塞米	20~40mg 1/d 或 2/d	600mg	6~8h
托拉塞米	10~20mg 1/d	200mg	12~16h
噻嗪类利尿药			
氯噻嗪	250~500mg 1/d 或 2/d	1 000mg	6~12h

续 表

药物	起始每日剂量	每日最大剂量	作用持续时间
氯噻酮	12.5~25mg 1/d	100mg	24~72h
氢氯噻嗪	25mg 1/d 或 2/d	200mg	6~12h
吲达帕胺	2.5mg 1/d	5mg	36h
美托拉宗	2.5mg 1/d	20mg	12~24h
保钾利尿药			
阿米洛利	5mg 1/d	20mg	24h
螺内酯	12.5~25mg 1/d	50mg	2~3d
氨苯蝶啶	50~70mg 2/d	200mg	7~9h
远端肾单位阻滞药			
美托拉宗	2.5~10mg 1/d，加襻利尿药		
氢氯噻嗪	25~100mg 1/d 或 2/d，加襻利尿药		
氯噻嗪	500~1000mg 1/d，加襻利尿药		

表9-12 用于严重心力衰竭治疗的静脉利尿药

药物	起始剂量	最大单次剂量
襻利尿药		
布美他尼	1.0mg	4~8mg
呋塞米	40mg	160~200mg
托拉塞米	10mg	100~200mg
噻嗪类利尿药		
氯噻嗪	500mg	1000mg
远端肾单位阻断药		
氯噻嗪	500~1000mg 静脉，1/d 或 2/d，加襻利尿药1次；每天多剂量	
美托拉宗	2.5~5mg 口服，1/d 或 2/d，联合使用襻利尿药	
静脉输注		
布美他尼	1.0mg 静脉负荷，随后0.5~2.0mg/h 输注	
呋塞米	40mg 静脉负荷，随后10~40mg/h 输注	
托拉塞米	20mg 静脉负荷，随后5~20mg/h 输注	

（3）利尿药的主要不良反应及对策

1）电解质紊乱：低钾、低镁易诱发严重的心律失常，尤其在应用洋地黄时。两种利尿药联合使用时，这种电解质失衡更容易发生。短期内补钾可纠正低钾血症，严重时还需要补允镁离子。大部分接受襻利尿药治疗的患者同时也接受 ACEI/ARB 治疗或与醛固酮拮抗药联合使用，可防止电解质的丢失。如果联合使用上述药物，则不需要长期口服补钾治疗。低钠血症时应注意区别是缺钠性低钠血症还是稀释性低钠血症。前者需补充钠盐；停噻嗪类利尿药，若可能，改用襻利尿药；襻利尿药适当减量，若可能，停用。后者需限制入水和排出过多的水分。

2）神经内分泌激活：利尿药的使用可激活神经内分泌系统，尤其是 RAAS，一般与利尿药用量过大有关，联合使用神经内分泌拮抗药（ACEI/ARB、β 受体阻滞药）可以避免这一不良反应的发生。

3）低血压、氮质血症：过度利尿可使血压下降、损害肾功能，但低血压、氮质血症也可能是心衰恶化的结果。如果没有体液潴留的体征，低血压、氮质血症可能与容量不足有关，减少利尿药的用量可以纠正。如果有持续性体液潴留，应继续使用利尿药，并与血管扩张药或正性肌力药合用，以改善血流灌注。

4）利尿药抵抗：心衰患者出现利尿药抵抗的主要原因包括心衰加重，肾小球滤过率降低；有效血容量减少，在肾小球滤过率降低的同时也会刺激近端肾小管加强钠的重吸收；长时间服用襻利尿药后远端肾曲小管出现适应性变化及钠重吸收部位的重新分布（即从利尿药作用部位转移）；长期使用襻利尿药后，因为到达远端肾小管的 NaCl 浓度大幅增加，会刺激远曲小管细胞的增生和肥大，以适应钠盐吸收的增加、减低利尿药的效果等。

出现利尿药抵抗现象后，一般可以采用以下方法加以克服：第一，限盐、限制液体入量、停用 NSAIDs。第二，静脉使用利尿药（包括持续静脉滴注）。出现利尿药抵抗，应改口服利尿药至静脉途径，采用剂量加倍的方法，直至其排钠及利尿作用达到平台期；或更换另一种利尿药。呋塞米的最大剂量可达 1g/d，可在给予 20～40mg 静脉注射后（静脉一次最大剂量在肾小球滤过率正常的心衰患者为 80～120mg，中度肾功能不全者 160mg，重度肾功能不全者 200mg），10～40mg/h 静脉泵入维持。第三，联合使用两种或以上作用不同部位的利尿药，如美托拉宗或噻嗪类利尿药与襻利尿药合用。噻嗪类利尿药作用于远曲小管，会增加钠盐的排出，并可以防止远曲小管细胞的肥大增生。应该指出，两种利尿药合用的作用是协同的，而不是简单的相加。噻嗪类利尿药与襻利尿药合用治疗顽固性水肿、利尿药抵抗时，应小心避免出现脱水、低血容量、低钠血症或低钾血症。第四，与增加肾血流的药物合用（如多巴胺或多巴酚丁胺）。

若初始的静脉利尿药治疗对充血性症状无效，2009 年 ACC/AHA 指南更新建议以下几种选择可供考虑。首先，应尽量明确充血性症状的确持续存在，而其他的血流动力学异常或疾病进程不明显。这对于有进行性肾功能不全的患者尤为重要。若对患者的液体状况存在相当大的疑问，心衰专家认为此时宜行正规的心室充盈压和心排血量血流动力学评估，一般采用右心导管术检测。若确实存在容量超负荷，则应开始增加襻利尿药的用量以确保有足够的药物浓度到达肾脏。如果还不够，可加用一种利尿药（一般为噻嗪类利尿药或者螺内酯）以提高疗效。此外可考虑持续静脉输注襻利尿药。通过利尿药向肾单位的连续输送，避免了在利尿药血药浓度较低时发生再吸收反弹，实际上也降低了耳毒性的风险。若上述所有的利尿药治疗策略均无效，则可行超滤或肾脏替代治疗。超滤治疗将水和小至中等重量的溶质移出半渗膜，从而降低了容量负荷。由于电解质浓度与血浆中相似，因此排钠效果强于利尿药。在考虑使用任何机械性措施以改善利尿效果前，应咨询肾脏科专家。

二、血管紧张素转化酶抑制药（ACEI）

被誉为慢性收缩性心衰药物治疗的"基石"。所谓 CHF 标准治疗或常规治疗就是：ACEI 单用或合用利尿药；NYHA Ⅱ、Ⅲ级患者加用 β 受体阻滞药，地高辛可用亦可不用。

除非有禁忌证或不能耐受，所有有心衰症状和 LVEF ≤40% 的患者都应该使用 ACEI；

ACEI 可以改善心室功能及患者的健康状况，降低心衰恶化的住院率，并提高存活率；住院患者在出院前就应该使用 ACEI。（Ⅰ类建议，证据水平：A）

（1）分类

1）根据 ACEI 在化学结构上与 ACE 分子中 Zn^{2+} 结合的基团（配体）不同可以分为以下几种。

巯基类：卡托普利（captopril）；

羧基类：依那普利（enalapril）、贝那普利（benazepril）、培哚普利（perindopril）、喹那普利（quinapril）、赖诺普利（lisinopril）、西拉普利（cilazapril）、雷米普利（ramipril）、咪达普利（imidapril）、群多普利（trandolapril）；

磷酸基类：福辛普利（fosinopril）。

2）根据 ACEI 在体内的生物转化过程分类：大多数 ACEI 都是前体药物，需要在肝脏中酯解为活性型，据此 ACEI 可以分为以下儿种。

第一，药物进入体内后不需要经过生物转化即有生物活性，如赖诺普利。

第二，药物进入体内时无生物活性，必须经过激活或在肝脏经过生物转化才具有活性，包括依那普利等大多数 ACEI。此类药物或以重酸形式由肾脏排泄或被组织所吸收而抑制局部 ACE 活性，具有高度亲脂性者可被肝细胞摄取从胆道排泄。

第三，药物进入体内后在肝代谢成为有活性的初级代谢产物，如卡托普利。此类药物本身即具有活性，口服后进一步代谢为二巯化物，母药及代谢产物均有药理活性，均从肾排泄。

（2）药动学特点：ACEI 的药动学特点见表 9－13。

表 9－13 各种 ACEI 的药动学比较

	卡托普利	依那普利	贝那普利	培哚普利	喹那普利	赖诺普利	群多普利	雷米普利	福辛普利
生物利用度（%）	70	40	28	65～70	10～12	30	40～50	60	36
蛋白结合率（%）	30	50	95	30	97	10	80	56	95
开始作用时间（h）	0.5	2～4	1.0	1.0	<1.0	1～2	1.0	1～2	1.0
血浆峰值时间（h）	1.0	4.0	1.5	4.0	2.0	7.0	6.0	3.0	3.0
血浆半衰期（h）	1～2	11.0	21.0	9.0	3.0	12.6	16～24	12	12
作用持续时间（h）	6～12	12～24	24	24	24	24	24～36	24	24
脂溶性	+	++	+	+	++	++	0	+	+++
T/P（%）	25	40～64	10～40	35	10～40	40～70	84	50～63	64
排泄途径	肾	肾	肝、肾、肠道	肾	肾	肾	肾、肠道	肾、肠道	肝、肾、肠道

（3）作用机制：①抑制 RAAS。②作用于激肽酶Ⅱ，抑制缓激肽（BK）的降解，提高

BK 的水平。同时，提高 BK 介导的前列腺素的产生。长期应用 ACEI 时，尽管循环中的 Ang Ⅱ 水平不能持续抑制，但 ACEI 仍能发挥长期的有益作用。③增加循环和组织中 Ang1－7 浓度，目前已证实血管紧张素－［1－7］［Ang－（1－7）］具有扩张血管降低血压和改善血管内皮功能。

（4）循证医学证据：Garg 等对 32 项临床试验做了荟萃分析，其中 AECI 组 3 870 例，安慰剂组 3 235 例。结果表明，ACEI 使总死亡率降低 23%，死亡或因心衰恶化住院率降低 35%。左心室功能不全的无症状患者应用 ACEI 后较少发展为症状性心衰和因心衰恶化而入院（SOLVD 预防研究、SAVE 和 TRACE 研究）。对于症状性心衰患者，5 项大型随机对照临床试验（共 12 763 例）的荟萃分析表明，ACEI 显著降低死亡率，因心衰住院和再梗死率，且此种有益作用独立于年龄、性别、左心室功能状况，以及基线状态使用利尿药、阿司匹林或 β 受体阻滞药。最严重的心衰患者受益也最大。SOLVD 研究（Studies of Left Ventricular Dysfunction）的随访结果显示，心衰患者在 ACEI 治疗期间（3~4 年）所得到的降低死亡率的效益，在长达 12 年的随访期间继续存在，其中无症状左心室功能异常患者的死亡率还有进一步降低。在 ATLAS 研究（Assessment of Treatment with Lisinopril and Survival）中，3164 例中重度心衰患者随机分为低剂量或高剂量赖诺普利组。相对于低剂量组，高剂量赖诺普利使死亡或心衰住院的相对风险降低了 15%。

由于优势的临床试验证据支持它们的有效性，ACEI 的使用应该优先于 ARB 或直接作用的血管扩张药（如肼屈嗪与硝酸异山梨醇酯合用）。

（5）临床指南建议

1）2005 年 ACC/AHA 指南：对于当前或以前有心衰症状和 LVEF 降低（<35% ~ 40%）的患者，除非有禁忌证，建议使用 ACEI（Ⅰ 类建议，证据水平：A）。2009 年 ACC/AHA 指南更新没有变化。

2）2005 年 ESC 指南：ACEI 作为一线治疗建议用于所有 LVEF 降低（<40% ~45%）、有或无症状的患者（Ⅰ 类建议，证据水平：A）。ACEI 在无体液潴留时作为初始治疗，有体液潴留的患者需合并使用利尿药（Ⅰ 类建议，证据水平：B）；急性心肌梗死后有心衰症状或体征的患者，即使为暂时性心衰也应开始使用 ACEI（Ⅰ 类建议，证据水平：A）；ACEI 应尽可能滴定至大型临床试验证明有效的剂量（Ⅰ 类建议，证据水平：A），而不是仅基于症状的改善（Ⅰ 类建议，证据水平：C），2008 年 ESC 指南并没有重大的变化。

3）2007 年中国慢性心力衰竭诊断治疗指南（以下简称 2007 年中国指南）也有类似的建议（表 9－14）。

4）2008ESC 心衰指南见表 9－15。

表 9－14　2007 年中国心衰指南建议治疗 CHF 的 RAAS 阻滞药剂量

药物	起始剂量	目标剂量
ACEI		
卡托普利	6.25mg 3/d	50mg 3/d
依那普利	2.5mg 2/d	10~20mg 2/d
福辛普利	5~10mg 1/d	40mg 1/d
赖诺普利	2.5~5mg 1/d	20~40mg 1/d

药物	起始剂量	目标剂量
培哚普利	2mg 1/d	4~8mg 1/d
喹那普利	5mg 2/d	20mg 2/d
雷米普利	1.25~2.5mg 1/d	10mg 1/d
西拉普利	0.5mg 1/d	1~2.5mg 1/d
贝那普利	2.5mg 1/d	5~10mg 2/d
ARB		
坎地沙坦	4~8mg 1/d	32mg 1/d
氯沙坦	25~50mg 1/d	50~100mg 1/d
缬沙坦	20~40mg 1/d	160mg 2/d
厄贝沙坦	150mg 1/d	300mg 1/d
替米沙坦	40mg 1/d	80mg 1/d
奥美沙坦	10~20mg 1/d	20~40mg 1/d
醛固酮拮抗药		
螺内酯	10mg 1/d	20mg 1/d
伊普利酮（我国暂缺）	25mg 1/d	50mg 1/d

表9-15　2008年ESC心衰指南建议治疗CHF的常用药物剂量

药物	起始剂量	目标剂量
ACEI		
卡托普利	6.25mg 3/d	50~100mg 3/d
依那普利	2.5mg 2/d	10~20mg 2/d
赖诺普利	2.5~5mg 1/d	20~35mg 1/d
雷米普利	2.5mg 1/d	5mg 2/d
群多普利	0.5mg 1/d	4mg 1/d
ARB		
坎地沙坦	4/8mg 1/d	32mg 1/d
缬沙坦	40mg 2/d	160mg 2/d
醛固酮拮抗药		
螺内酯	25mg 1/d	25~50mg 1/d
伊普利酮	25mg 1/d	50mg 1/d
β受体阻滞药		
比索洛尔	1.25mg 1/d	10mg 1/d
琥珀酸美托洛尔	12.5/25mg 1/d	200mg 1/d
卡维地洛	3.125mg 1/d	25~50mg 1/d
奈必洛尔	1.25mg 1/d	10mg 1/d

（6）临床应用：ACEI 使用前应了解患者的下列情况：血压，肾功能，血清钾、钠水平，是否正在服用利尿药，有无血容量不足的表现，既往不良反应的发生情况等。

1）尽管在心衰患者中应用 ACEI 对于存活的益处的证据多是来源于依那普利，但目前的资料显示不同的 ACEI 在抑制症状和提高存活率方面没有差别。即使一些证据显示不同的 ACEI 对于组织 ACE 的抑制作用存在差别，但是没有试验显示对组织 ACE 抑制作用较强的 ACEI 在临床方面优于其他 ACEI。然而，在选择 ACEI 时，应推荐使用经过大规模临床试验证实可以降低病死率和死亡率的药物。

2）由于 ACEI 对生存的益处，应该早期应用。对有体液潴留的患者，应在利尿药的基础上使用。ACEI 长期治疗期间，应避免体液潴留或血容量不足。

3）ACEI 起始采用小剂量，如果可以耐受随后每隔 2～4 周将剂量翻倍（无症状性左心室功能异常、轻度心衰、高血压、住院或受到密切监测的患者可较快的上调剂量，如每 3～7 天）。如果肾功能显著恶化或者高血钾就不要上调剂量。在增加剂量后 1～4 周再次检测肾功能和血钾，特别是存在低血压、低钠血症、糖尿病、氮质血症或接受补钾治疗的患者。达维持剂量后 1 个月、3 个月、6 个月后重新检测肾功能和血清电解质水平，以后每 6 个月复查 1 次。必要时查血常规。如果使用中出现不良反应或改变其他治疗对其带来影响时，都应调整 ACEI 的治疗计划。如果不良反应持续存在或调整其他治疗后尚未稳定，则应暂缓剂量的滴定。绝大多数心衰患者（85%～90%）能够耐受短期和长期的 ACEI 治疗。根据临床试验的结果，高剂量虽可进一步降低心衰住院率，但对症状与死亡率的益处，则与低、中等剂量相似。如能耐受，ACEI 应被滴定到大规模临床试验中应用的靶剂量。如不能耐受，也可应用中等剂量，或患者能够耐受的最大剂量，并长期坚持使用。

4）尽管使用 ACEI 的最初 48h 内某些患者的症状可以得到改善，但其临床疗效通常需要数周、数月或更长的时间才能表现出来。即使症状没有改善，也应该长期坚持 ACEI 治疗，以降低病死率或住院率。突然撤药可能导致临床状况的恶化，除非发生严重的不良反应（如血管性水肿）。

5）血流动力学或临床状况不稳定的患者，如合并低血容量、低钠血症的患者，应用 ACEI 可能引起低血压或降低利尿药的作用，以及削弱对静脉血管扩张药的反应。因此，在这样的患者中（特别是对利尿药反应不佳），应暂停或间断使用 ACEI 治疗直至患者临床状态稳定。

6）ACEI 与 β 受体阻滞药联合应用具有协同效应，不应该因为没有达到 ACEI 的靶剂量而延迟 β 受体阻滞药的使用。

7）下列情况禁用 ACEI：使用后出现严重的不良反应（如血管性水肿）、无尿性肾衰竭、妊娠和哺乳期、心源性休克等。对 SBP < 90mmHg（美国指南 SBP < 80mmHg）、血肌酐 > 220μmol/L（2.5mg/dl）、双侧肾动脉狭窄、血钾 > 5.5mmol/L 的患者，不用或慎用 ACEI。瓣膜狭窄性心脏病、肥厚型梗阻性心肌病也不宜使用 ACEI。

8）其他：在短期血流动力学的研究中，阿司匹林可削弱 ACEI 对心衰患者的血流动力学作用，而其他的抗血小板药物（如氯吡格雷）没有此作用。在几个多中心临床研究中，ACEI 与阿司匹林联合使用降低了 ACEI 对存活率和心血管死亡的益处。但目前支持阿司匹林与 ACEI 有拮抗作用的资料尚不充分，一项涉及 20 000 多例患者的汇总分析中，并未发现阿司匹林有这种不利的作用。多数医生认为在有应用阿司匹林的指征时，阿司匹林与 ACEI

合用是合理的。

(7) 主要不良反应及对策

1) 低血压：首剂低血压常发生在老年、血容量不足、近期尿量明显增多或低钠血症（<130mmol/L）时。SBP<100mmHg 时，应在密切监护下开始 ACEI 的治疗。治疗过程中患者发生无症状性低血压是可以接受的，只有出现了体位性症状、肾功能恶化、视物模糊或晕厥的低血压才应被重视。要告知患者低血压常常随着时间而改善。为避免首剂低血压的发生，对老年或血压偏低的患者，应首剂小剂量、服药前后平卧观察数小时。如果有症状的低血压在首剂时出现，此时最好的做法是只要没有明显的体液潴留，减少利尿药的用量，同时减少对钠盐摄入的限制来降低 RAAS 的活性。大部分早期有症状性低血压患者，采取适当的措施后，应设法小剂量加用 ACEI，因为研究资料表明，一旦能够使用 ACEI，肯定可以使患者获益。

2) 肾功能减退、蛋白尿：肾脏灌注减少时肾小球滤过率明显依赖于 Ang II 介导的出球小动脉收缩，特别是重度心衰 NYHA IV 级、低钠血症者，易于发生肾功能恶化。心衰患者肾功能受损发生率高（29%~63%），且病死率相应增加 1.5~2.3 倍。为避免或减轻用药后血肌酐升高，所用 ACEI 应该从小剂量开始，逐渐滴定到靶剂量。建议定期检测肾功能：a. 用药前、每一剂量治疗后 1~4 周及达维持剂量后 1 个月、3 个月、6 个月。b. 增加 ACEI 的剂量或其他可能影响肾功能的治疗时，如醛固酮拮抗药或 ARB；c. 对既往或目前有肾功能不全或电解质失衡的患者应增加检测频率。处理：a. 用药后血肌酐升高<基础状态的 50%或绝对值<265μmol/L（3mg/dl）时可继续服用；血肌酐绝对值≥310μmol/L（3.5mg/dl）时，应立即停用 ACEI 并密切监测血生化；介于两者之间时 ACEI 应剂量减半并密切观察。大多数患者停药后肌酐水平趋于稳定或降低到治疗前水平。b. 减少同时使用的利尿药后也有助于肾功能的改善。但是如果患者有明显的体液潴留，利尿药不能减量时，医师和患者都需要"容忍"轻到中度的氮质血症，以维持 ACEI 的治疗。c. 停用肾毒性药物，如 NSAIDS、钾盐和保钾利尿药。d. 肾功能异常患者以选择经肝肾双通道排泄的 ACEI 为好，如福辛普利、贝那普利等。

ACEI 使用的早期可以出现一过性蛋白尿，一般不影响治疗，随着用药时间的延长，蛋白尿的排泄可以减少或消失。事实上，ACEI 对存在高血压肾损害或糖尿病肾病的患者，可以显著减少尿微量清蛋白的排泄量。

3) 高钾血症：为用药后抑制醛固酮的释放所致。肾功能异常、补钾、合用保钾利尿药，尤其合并糖尿病时更容易发生。如果血钾>5.5mmol/L，ACEI 应剂量减半并密切监测血生化；如果>6.0mmol/L，应立即停用 ACEI 并密切观察。服用 ACEI 的患者，同时口服补钾应非常慎重，应减少补钾的剂量，并密切观察血钾的变化，在调整 ACEI 剂量时尤应如此。目前对重度心衰患者，推荐联合使用 ACEI 和小剂量螺内酯，故应密切注意血钾变化，必要时减少 ACEI 剂量。

4) 与缓激肽增强有关的不良反应：①咳嗽：判断咳嗽是否是 ACEI 引起时，必须首先排除其他病因，如肺淤血所致。如果症状严重以至于影响患者的正常生活，则需要停用 ACEI，换用 ARB 治疗。②血管性水肿：不到 1%使用 ACEI 的患者发生血管性水肿，多见于首次用药或治疗最初的 24h 内。一旦出现应立即停药，并终身避免使用 ACEI。有血管性水肿史的患者不应尝试换用另一种 ACEI。

三、β受体阻滞药（Ⅰ类，A级）

（1）分类及药理学特点：β受体阻滞药可广义分为①非选择性阻断 β_1 和 β_2 受体，如普萘洛尔（propranolol）；②选择性 β_1 受体阻滞药，如阿替洛尔（atenolol）、美托洛尔（metoprolol）和比索洛尔（bisoprolol）；③具有内源拟交感活性（ISA）的β受体阻滞药，如塞利洛尔（celiprolol）、吲哚洛尔（pindolol）、扎莫特洛（xamoterol），这类药物对心脏的保护作用较差；④非选择性阻滞 β_1、β_2、α_1 受体，如卡维地洛（carvedilol）和拉贝洛尔（labetalol），由于同时阻滞 α_1 受体，对外周血管具有扩张作用。布新洛尔（bucindolol）和奈必洛尔（nebivolol）扩张外周血管的机制与肾上腺素能受体的阻滞无关。根据药动学特征，β受体阻滞药分为脂溶性（如美托洛尔、普萘洛尔等）、水溶性（如阿替洛尔等）和平衡性清除药物（如比索洛尔）。常用β受体阻滞药的药动学见表9－16。

表9－16　常用β受体阻滞药的药动学比较

	比索洛尔	美托洛尔酒石酸盐	奈必洛尔	卡维地洛
生物利用度（%）	80	50～60	10～96	10～47
蛋白结合率（%）	近30	12	98	95
首关效应（%）	20	50	无	明显
血浆峰值时间（h）	2～4	1.5～2	0.5～2	1～3
血浆半衰期（h）	9～12	快代谢型者的半衰期为3～4h；慢代谢型者的半衰期可达7.55h	原型药物的平均半衰期为10h，慢代谢型者的半衰期可延长5倍；快代谢型者的半衰期为24h	6
排泄途径	50%在肝代谢，经肾排出	在肝内代谢，经肾排出，尿内以代谢物为主，<5%为原型物	48%经肠道排出，38%经肾排出	代谢产物先经胆汁再通过粪便排出，<2%以原型随尿液排出

（2）作用机制：β受体阻滞药通过降低交感神经活性，防止心肌 β_1 受体暴露于过多的儿茶酚胺之下，从而使心肌 β_1 受体密度恢复正常，改善心肌收缩力。现有的资料已经充分说明慢性肾上腺素能系统激活介导心肌重构，而 β_1 受体信号转变的致病性明显大于 β_2、α_1 受体，这就是应用β受体阻滞药治疗 CHF 的根本基础。不同于 ACEI 和血管扩张药，β受体阻滞药对血流动力学的影响，主要是减慢心率和降低收缩压，通过降低心率－血压乘积，改善心肌耗氧量，从而对衰竭心肌起到有益作用。β受体阻滞药还可以降低其他缩血管神经内分泌激素系统（RAAS、血管升压素、ET）的不良刺激。β受体阻滞药同时发挥抗缺血、抗心律失常效应。卡维地洛尚有很强的抗氧化作用。

（3）循证医学证据：迄今已有20个以上安慰剂对照随机试验（包括 MERIT－HF、琥珀酸美托洛尔 CR/XL；CIBISⅡ、比索洛尔；COPERNICUS、卡维地洛），逾2万例 CHF 患者应用β受体阻滞药。入选者均有收缩功能障碍（LVEF<35%～45%），NYHA 分级主要为Ⅱ、Ⅲ级，也包括病情稳定的Ⅳ级和心肌梗死后心衰患者。结果一致显示，长期治疗能改善临床情况和左心室功能，降低死亡率和住院率。β受体阻滞药是在治疗心衰的药物中提高

LVEF 程度最大的一种药物，比 ACEI 更有效。β 受体阻滞药可以使 LVEF 绝对数增加 5% ~ 10%，而 ACEI 只能增加 2% 左右。此外，β 受体阻滞药治疗心衰的独特之处就是能显著降低猝死率 41% ~ 44%。根据 MERIT - HF 亚组分析，在 NYHA Ⅱ、Ⅲ、Ⅳ 级患者中猝死分别占心衰死因的 64%、59% 和 33%；在不同年龄、性别、心功能分级、LVEF，以及不论是缺血性或非缺血性病因、糖尿病或非糖尿病患者，都观察到 β 受体阻滞药一致的临床益处。黑种人患者可能属例外，因为在 BEST 研究中这一种族组未能从 β 受体阻滞药治疗中获益。这些试验都是在应用 ACEI 和利尿药的基础上加用 β 受体阻滞药。根据荟萃分析，39 个应用 ACEI 的临床试验（8 308 例心衰、1 361 例死亡），死亡危险性下降 24%，而 β 受体阻滞药并用 ACEI 则可使死亡危险性下降 36%，提示同时抑制两种神经内分泌系统可产生相加的有益效应。

COMET 研究（Carvedilol Or Metoprolol European Trial）旨在直接比较 β 受体阻滞药对轻至重度心衰患者死亡率和并发症的影响。卡维地洛目标剂量 25mg，2/d，酒石酸美托洛尔普通片目标剂量 50mg，2/d。结果表明，与美托洛尔相比，卡维地洛组的心血管死亡危险、猝死和卒中引起的死亡危险、循环衰竭引起的死亡危险均明显下降，且临床获益随着随访时间的延长而日益显著。副作用发生率和撤药率在两组无差别。虽然有专家认为，COMET 实际上是高剂量和低剂量 β 受体阻滞药的比较。在整个试验过程中，美托洛尔普通片的平均剂量为 85mg/d，低于 MERIT - HF（159mg/d）和最早的 MDC 研究（108mg/d）中的平均剂量，结果 COMET 中美托洛尔组的年死亡率为 11%，高于 MERIT - HF（7.2%）和 CIBIS Ⅱ（8.8%），而卡维地洛与这两个试验的年死亡率非常接近，为 8.3%。但是基于此试验的结果，酒石酸美托洛尔普通片不再被欧美推荐用于 CHF 的治疗。

SENIORS 研究（Study of the Effects of Nebivolol Intervention on Outcomes and Rehospitalisation in Seniors with Heart Failure）入选 2135 例、≥70 岁的老年心衰患者，随机分为奈必洛尔组和安慰剂组。奈必洛尔在 4 ~ 16 周将剂量逐渐调到目标剂量 10mg，每天 1 次。所有患者坚持服用最大耐受量直至观察期（30 个月）结束。结果显示，奈必洛尔可达到的平均维持量为 7.7mg，67% 的患者达到了靶剂量；与安慰剂相比，奈必洛尔使主要终点（各种原因所导致的死亡和由于心血管事件引起的入院治疗）显著下降了 14%，但 LVEF >35% 的患者全因死亡率与安慰剂组相比无显著差异。

（4）临床指南建议

1）2005 年、2009 年美国指南均建议：所有病情稳定、LVEF 降低的现有或曾有心衰症状的患者应使用以下一种可降低病死率的 β 受体阻滞药（即比索洛尔、卡维地洛或琥珀酸美托洛尔缓释片），除非有禁忌证（Ⅰ类建议，证据水平：A）。推荐的 β 受体阻滞药起始剂量、目标剂量与欧洲指南基本相同，仅是建议卡维地洛在体重超过 85kg 的患者为 50mg，2/d。

2）2005 年 ESC 指南建议：所有已接受包括利尿药和 ACEI 在内的标准治疗，由缺血性或非缺血性心肌病所致的稳定、轻度、中度和严重心衰及 LVEF 降低的患者（NYHA Ⅱ ~ Ⅳ级），均建议使用 β 受体阻滞药，除非有禁忌证（Ⅰ类建议，证据水平：A）；急性心肌梗死后有左心室收缩功能不全，伴或不伴症状性心衰的患者建议长期使用 β 受体阻滞药治疗以降低病死率（Ⅰ类建议，证据水平：B）；对于心衰患者，只建议使用比索洛尔、卡维地洛、琥珀酸美托洛尔、和奈必洛尔（Ⅰ类建议，证据水平：A）。β 受体阻滞药在大规模对照研究中应用的剂量和滴定方式见表 9 – 17。2008 年 ESC 指南建议并没有重大的变化（Ⅰ类建议，证据水平：A）：除非有禁忌证或者不能耐受，所有症状性心衰和 LVEF≤40% 的患者都应该使用 β 受体阻滞药。如果可能，住院的患者应该在出院前谨慎地开始使用 β 受体阻滞药。

3）2007 年中国心衰指南也有类似建议：同时根据我国的国情、研究和临床经验，仍建议酒石酸美托洛尔普通片可以用来治疗心衰。

表 9 – 17　β 受体阻滞药在大规模对照研究中应用的剂量和滴定方式

滴定时期	药物	初始剂量（mg）	增加剂量（mg/d）	靶剂量（mg/d）
比索洛尔	1.25	2.5、3.75、5、7.5、10	10	数周至数月
琥珀酸美托洛尔	12.5/25	25、50、100、200	200	数周至数月
卡维地洛	3.125	6.25、12.5、25、50	50	数周至数月
奈必洛尔	1.25	2.5、5、10	10	数周至数月

（5）临床应用：适应证：①LVEF≤40%。②轻到重度症状（NYHA Ⅱ ~ Ⅳ级）；心肌梗死后无症状性左心室收缩功能障碍亦是 β 受体阻滞药的适应证。③使用最佳剂量的 ACEI 和（或）ARB（和醛固酮拮抗药，如果有指征）。④患者病情稳定（如近期没有利尿药剂量的改变）；近期心衰失代偿的患者经其他治疗症状改善、且不依赖静脉的正性肌力药物，在出院前可以开始使用 β 受体阻滞药，但应该在医院至少观察 24h。必须强调的是，β 受体阻滞药上调剂量应该在严密监护下由专科医师指导应用；β 受体阻滞药不能用于"抢救"急性心衰患者，包括难治性心衰需静脉用药者。

症状改善常在 2 ~ 3 个月后才出现，即使症状较轻或对其他治疗反应良好或用药后没有明显的症状改善，β 受体阻滞药的治疗也应该坚持，不能因其他药物治疗而延迟 β 受体阻滞药的使用。β 受体阻滞药治疗心衰具有双重时效，有可能在初期引起病情加重，但长期使用将终身获益。突然撤药将引起病情恶化，减量或停药应在专科医生指导下进行。一般在利尿药和 ACEI 或 ARB 的基础上加用 β 受体阻滞药。

β 受体阻滞药治疗心衰无类效应，仅在比索洛尔、琥珀酸美托洛尔（国内也建议酒石酸美托洛尔）、卡维地洛、奈必洛尔中选择一种。但这几种药物的相对疗效尚完全不清楚。

β 受体阻滞药的起始剂量要非常小，如果能够耐受，可间隔 2 ~ 4 周（在有些患者可能需要间隔时间更久）逐渐增加剂量，直到达到靶剂量或靶心率（清晨静息下 55 ~ 60/min）。同 ACEI 一样，β 受体阻滞药剂量的调整不是根据患者对治疗的反应。不能耐受的情况包括：头晕、症状性低血压、心动过缓（ <55/min）、肺水肿、心衰恶化的症状和体征（疲乏加重、运动耐量下降、体重增加、气短等）。如果患者对前一较低剂量不能耐受，首先检查基础治疗是否合理；如果基础治疗无误，则应考虑 β 受体阻滞药是否增量过快，如果增量过快，应将剂量减少到前一剂量，延迟加量计划并严密观察；如果没有上述问题，应该缓慢的减少 β 受体阻滞药的用量。即使需要较长的滴定过程，也要尽可能地使用 β 受体阻滞药。

MERIT – HF 中低剂量美托洛尔（平均剂量 76mg/d）与高剂量（平均剂量 192mg/d）同样能达到目标心率（67/min），并降低死亡率、猝死率和住院率，也就是说，即使应用低剂量（即最大耐受量）的 β 受体阻滞药也比不用好。国人 β 受体阻滞药应用靶剂量的临床资料还不多，而且 β 受体阻滞药的个体差异很大，因此治疗宜个体化，以达到最大耐受量，而不应过分强调每个患者必须达到靶剂量。

与 ACEI 合用问题：①患者在应用 β 受体阻滞药前，ACEI 并不需要用至高剂量，因为在 β 受体阻滞药的临床试验中大多数患者并未用高剂量 ACEI。应用低或中等剂量 ACEI 加 β 受体阻滞药的患者较之增加 ACEI 剂量者，对改善症状和降低死亡的危险性更为有益。②关于 ACEI 与 β 受体阻滞药的应用顺序，CIBIS Ⅲ 研究结果显示，先应用比索洛尔或依那普利的疗效或安全性均相似。事实上，ACEI 与 β 受体阻滞药孰先孰后并不重要，关键是二药合用，才能发挥最大的益处。因而，在应用低或中等剂量 ACEI 的基础上，及早加用 β 受体阻滞药，易于使临床状况稳定，又能早期发挥 β 受体阻滞药降低猝死的作用和二药的协同作用。二药合用以后，还可以根据临床情况的变化，分别调整各自的剂量。

（6）不良反应及对策：β 受体阻滞药应用的禁忌证包括支气管痉挛性疾病、SBP < 85mmHg、不稳定性胰岛素依赖型糖尿病、症状性心动过缓（<50/min）、二度及以上的房室传导阻滞（除非已安装起搏器）。使用 β 受体阻滞药时可能出现如下不良反应，应当引起注意。

1）体液潴留和心衰恶化：起始治疗前应确认患者已达到干体重状态。如有液体潴留，常在 β 受体阻滞药起始治疗 3 ~5d 体重增加，如不处理，1 ~2 周后常致心衰恶化。故患者应每日称体重，如在 3d 内增加 >2kg，应立即加大利尿药用量。如在用药期间心衰有轻或中度加重，首先应加大利尿药和 ACEI 用量，以达到临床稳定。如病情恶化，β 受体阻滞药宜暂时减量或停用，但应避免突然撤药，以免引起反跳和病情显著恶化。减量过程应缓慢，每 2 ~4 天减一次量，2 周内减完。必要时可短期静脉应用正性肌力药。磷酸二酯酶抑制药较 β 受体激动药更合适，因后者的作用可被 β 受体阻滞药所拮抗。一旦病情稳定，应继续使用或重新滴定 β 受体阻滞药以降低临床恶化的危险。

2）低血压：β 受体阻滞药（特别是同时阻断 α_1 受体的卡维地洛）会造成低血压，一般在首次应用或增加剂量的 24 ~48h 出现，通常无症状，重复使用该剂量时常可自动消失。排除此现象外，可错开 β 受体阻滞药和 ACEI 的给药时间以减少低血压的危险。如这样无效，则需要暂时减少血管扩张药（ACEI、钙拮抗药、硝酸酯）或利尿药的剂量，但要警惕减少利尿治疗会增加继发体液潴留的危险。若低血压伴有临床低灌注的证据时，β 受体阻滞药应减量或停用。

3）心动过缓和传导阻滞：和 β 受体阻滞药剂量大小相关，低剂量不易发生，但在增量过程中危险性亦逐渐增加。如心率 <55/min，或伴有眩晕等症状，或出现二、三度房室传导阻滞，应减量或停用。同时也应该考虑是否有药物间相互作用的可能性（如联合洋地黄类药物），是否可以停用其他引起心动过缓或心脏阻滞的药物。对某些必须使用 β 受体阻滞药，但小剂量就造成心动过缓和传导阻滞的患者，可考虑在同时置入起搏器或进行 CRT 的条件下使用。

4）乏力：β 受体阻滞药治疗可以引起乏力和虚弱的感觉，多数情况下不需要治疗，数周后症状可自行消失。如症状严重，可以减少 β 受体阻滞药的剂量（或伴随的利尿药剂量）；但如果乏力同时伴有外周低灌注，则应当停药，过一段时间后再开始治疗或尝试换用另一种有效的 β 受体阻滞药。

5）β 受体阻滞药可能会掩盖糖尿病患者的部分低血糖征象，如震颤、心动过速等，但其他的低血糖表现如出汗仍然存在。因此，不必限制 β 受体阻滞药的使用，推荐使用选择性的 $β_1$ 受体阻滞药，与此同时应监测血糖水平。

四、血管紧张素 II 受体阻滞药（ARB）

（1）分类

1）根据药物对血管紧张素 II AT_1 受体的拮抗方式不同，ARB 可分为竞争性、非竞争性及混合性 3 类。氯沙坦（losartan）、伊普沙坦（eprosartan）呈竞争形式，这类药物使 Ang II 的浓度 – 收缩反应曲线右移；坎地沙坦（candesartan）呈非竞争形式，对 Ang II 反应曲线无右移现象；缬沙坦（valsartan）的拮抗方式呈混合性；伊贝沙坦（irbesartan）、替米沙坦（telmisartan）呈竞争性或混合性拮抗。

2）根据化学结构的不同，ARB 可分为：联苯四唑类（氯沙坦、坎地沙坦、伊贝沙坦）、非联苯四唑类（伊普沙坦、替米沙坦）、非杂环类（缬沙坦）。

（2）药动学特点：ARB 的药动学特点见表 9 – 18。

表 9 – 18　ARB 的药动学比较

	氯沙坦	伊普沙坦	坎地沙坦	缬沙坦	伊贝沙坦	替米沙坦
前体药物	是	不是	是	不是	不是	不是
生物利用度（%）	30	13 ~ 15	34 ~ 56	25	60 ~ 80	30 ~ 60
蛋白结合率（%）	98.7	98.0	99.5	95.0	90.0	>98.0
T_{max}（h）	0.25 ~ 2	1 ~ 2	3 ~ 4	2 ~ 4	1.5 ~ 2	0.5 ~ 2
半衰期（h）	2	5 ~ 7	9 ~ 12	6	11 ~ 15	24
持续时间（h）	≤24	≤24	≤24	24	≤30	35
主要清除途径						
胆汁（%）	65	90	40	79	80	98
肾（%）	35	10	60	20	20	2

（3）作用机制：长期使用 ACEI 会引起 Ang II 逃逸现象，与 ACEI 不同，ARB 可阻断经 ACE 和非 ACE 依赖的途径局部产生的 Ang II 与 AT_1 受体的结合，在受体水平阻断 Ang II 的作用。应用 ARB 后血清 Ang II 水平上升，与 AT_2 受体结合增强，可发挥有利的作用（血管舒张、抗增殖、抗凋亡）。ARB 对缓激肽（BK）的代谢无影响，不能通过提高血清 BK 浓度发挥对心衰有利的作用，但也不会产生与之相关的咳嗽等不良反应。

（4）循证医学证据：应用 ARB 治疗 CHF 希望疗效至少等同于 ACEI，而不良反应更少。ELITE II 研究和针对心肌梗死后心衰的 OPTIMAL 研究均未能证明氯沙坦与卡托普利作用相当。Val – HeFT 研究（TheValsartan Heart Failure Trial）考虑到 ELITE II 中氯沙坦 50mg，1/d 可能剂量太小，采用了缬沙坦 160mg，2/d。结果显示：与安慰剂组相比，缬沙坦显著降低联合终点事件（病死率和发病率）的发生率和心衰恶化住院率；同时改善了患者的 NYHA 分级、生活质量、心衰症状及神经内分泌系统状况，增加了 LVEF；但并未降低总死亡率。VALIANT 研究（Valsartan in Acute Myocardial Infarction）首次证实了对于心肌梗死合并心衰、左心室收缩功能障碍或两者兼有的患者，缬沙坦在降低总死亡、心血管死亡、致命心肌梗死或心衰风险方面不次于常规剂量的卡托普利（50mg，3/d）。ARB 的降压作用主要依赖于阻断占15%的循环RAAS，保护靶器官的作用主要依赖于阻断占80%的组织内RAAS。因此，需要更大剂量的ARB。VALIANT研究证实了缬沙坦（160mg，2/d）阻断组织内RAAS的有效剂量，从而在临床上再次提示我们选择正确的治疗剂量与选择正确的药物同样重要。CHARM替代用药研究（CHARM - Alternative）结果显示，对于LVEF≤40%、不能耐受ACEI的患者，坎地沙坦使主要终点心血管病死亡或心衰恶化住院率降低23%。

（5）临床指南建议：虽然2005年欧美指南提高了ARB在CHF治疗中的地位，但2009年ACC/AHA指南更新还是建议ARB用于现有或曾有心衰症状、LVEF降低且不能耐受ACEI的患者（Ⅰ类建议，证据水平：A）；对于LVEF降低的轻、中度心衰患者（尤其是因其他指征已经服用ARB的患者），宜将ARB作为一线治疗替代ACEI（Ⅱa类建议，证据水平：B）。ARB的应用地位仍排在ACEI之后是因为现有的研究中均证实ACEI疗效优于或相当于ARB，从未证实ARB优于ACEI；而且，ACEI使心衰患者获益的临床试验大多以安慰剂为对照的，而ARB的心衰试验入选对象几乎全是不能耐受或因其他原因不能使用ACEI的患者。不过，我们也应看到如下事实：一是心衰患者应用ACEI的不良反应率较高（10%~30%），此种状况主要见于亚裔患者，而在欧美白种人中则较低，耐受性更好；二是在欧美国家ARB的价格显著高于ACEI，而在我国，两者之间的差别并不明显；三是近几年ARB在亚裔心血管高危人群中使患者明显获益包括降低心衰发生率的报道增多（JIKEI HEART研究等），还证实可降低新发心房颤动，以及心房颤动患者心衰发生率（ACTIVEI研究）；四是ACEI治疗心衰有益的临床试验大多应用卡托普利、依那普利这些问世较早的药物（SOLVD、CONSENSUS、SAVE等），而这些药物实际临床应用的效果和患者耐受性不如预期的那么理想。因此，我们在肯定ACEI治疗心衰的基石地位同时，也应承认，ARB这一类问世较ACEI迟10多年的药物，经近期许多研究和实践表明，其对心衰治疗的疗效大体上与ACEI相当；临床医师可根据患者的具体情况和个人的经验在这两类药物中进行选择。

2008年ESC指南建议：ARB应该在所有经过ACEI和β受体阻滞药治疗仍有症状的心衰和LVEF≤40%的患者中应用，除非有禁忌证或者不耐受，但同时使用醛固酮拮抗药者除外。ARB可以改善心室功能和患者状态，降低心衰恶化再住院率（Ⅰ类建议，证据水平：A）；降低因心血管原因导致死亡的风险（Ⅱa建议，证据水平：B）；在不能耐受ACEI的患者中，ARB可以替代ACEI；降低心血管死亡及心衰恶化住院率（Ⅰ类建议，证据水平：B）。新版欧洲指南删除了对于降低患病率和病死率没有证据支持的药物的推荐，如氯沙坦、厄贝沙坦和替米沙坦。仅推荐为缬沙坦和坎地沙坦用于心衰的治疗。

2007年中国心衰指南建议，对于"不能耐受ACEI的LVEF低下的患者"及"轻、中度心衰且LVEF低下，特别因其他指征已用ARB的患者"，可使用ARB作为一线治疗。对于常规治疗后心衰症状持续存在、且LVEF低下的患者，可考虑加用ARB，但证据级别为Ⅱa或Ⅱb类推荐、B级。

（6）临床应用：ARB的用法及注意事项与ACEI大致相同。不良反应除干咳外，其余和ACEI类似。2009年ACC/AHA指南更新建议：对于已接受常规治疗而症状仍持续存在的LVEF降低的患者，可考虑加用ARB（Ⅱb证据类建议，证据水平：B）。2008年ESC指南中也有类似的推荐。这实际上建议，在应用利尿药、ACEI和β受体阻滞药后仍有症状的患者，加用的第4种药物为ARB。这一推荐是否适合中国患者尚无定论。首先要肯定，在心血管领域 ACEI 和 ARB 合用是可以的，但主要适用于心衰、伴肾衰竭、糖尿病或代谢综合征患者，不适用于高血压；其次两者合用对心衰患者能否获益，其临床证据并不一致（VAL－IANT、Val－HeFT、CHARM 研究），而晚近的 ON－TARGET 研究表明两药合用对于高危的心血管患者并未获益，反而增加了不良反应（低血压、晕厥、肾功能不全和高血钾）的发生率，临床上应慎用。因此，国内专家认为，加用的第 4 种药物对于 NYHA Ⅱ级患者可以是地高辛（DIG 研究）；对于 NYHA Ⅲ～Ⅳ级患者可以是醛固酮拮抗药（RALES、EPHE-SUS 研究），但应在严密监测并确定肾功能正常和血钾水平正常下应用。正如 2009 年 ACC/AHA 指南更新建议，对于现有或曾有心衰症状且 LVEF 降低的患者，并不推荐常规联用 ACEI、ARB 和醛固酮拮抗药（Ⅲ类建议，证据水平：C）。

五、醛固酮拮抗药

主要包括螺内酯和依普利酮（eplerenone）。

（1）作用机制：无论是循环中的醛固酮还是经局部途径自分泌和旁分泌产生的醛固酮均对心血管系统有直接损害，包括促进心肌细胞凋亡和坏死、心肌和血管纤维化、交感神经激活、电解质紊乱、压力感受器功能减弱、炎症反应等。ACEI 或 ARB 短期治疗可以抑制醛固酮水平，但长期治疗存在"醛固酮逃逸现象"，有必要联用醛固酮拮抗药。

（2）循证医学证据：RALES 研究（Randomized Aldactone Evaluation Study）入选 NYHA Ⅲ或Ⅳ级的重度心衰患者 1 663 例，在使用 ACEI 的基础上加用小剂量螺内酯（起始剂量 12.5mg/d，最大剂量 25mg/d），随访 2 年，死亡相对危险下降 30%，因心衰住院率下降 35%，该研究被提前终止。EPHESUS 研究（Eplerenone Post－AMI Heart failure Efficacy and Survival Study Ongoing trial）针对 LVEF≤40%、有临床心衰或糖尿病证据，以及心肌梗死 14d 以内的患者，结果显示，依普利酮组全因死亡率相对危险降低 15%、心源性猝死降低 21%、心血管死亡率和因心衰住院率降低 13%。亚组分析结果提示心肌梗死后 3～7d 早期应用依普利酮为宜。

（3）指南建议

1）ACC/AHA 指南建议：有中、重度心衰症状，血肌酐男性＜220μmol/L（2.5mg/dl）、女性＜177μmol/L（2.0mg/dl）且血钾＜5mmol/L 的患者，须在小心检测肾功能和血钾的情况下使用醛固酮拮抗药。在不能监测血钾和肾功能的情况下使用醛固酮拮抗药风险大于益处（Ⅰ类建议，证据水平：B）。鉴于在心肌梗死后早期 LVEF 较低的患者和近期失代偿且症状较重的患者中使用醛固酮拮抗药的有益证据，具有轻、中度心衰症状的患者在应用襻利尿药的基础上可以使用醛固酮拮抗药，但目前的证据尚不充分，因为尚缺乏在不使用襻利尿药时应用醛固酮拮抗药的安全性和有效性的证据，故不推荐在不使用其他利尿药的情况下对 CHF 患者使用醛固酮拮抗药治疗。

2）2005 年 ESC 指南建议：重度心衰（NYHA Ⅲ～Ⅳ级）患者，除了 ACEI、β 受体阻滞药和利尿药外，建议使用醛固酮拮抗药（Ⅰ类建议，证据水平：B）；心肌梗死后有左心室收缩功能障碍和心衰迹象或糖尿病的心衰患者，建议除 ACEI、β 受体阻滞药外使用醛固酮拮抗药（Ⅰ类建议，证据水平：B）。2008 年 ESC 指南也有类似建议：LVEF≤35% 及重度心衰（NYHA Ⅲ～Ⅳ级）患者，在没有高钾血症和明显肾功能障碍的情况下，应使用小剂量醛固酮拮抗药（Ⅰ类建议，证据水平：B）。在现有治疗方案（包括 ACEI）的基础上加用醛固酮拮抗药，可以减少心衰恶化住院率、增加生存率。住院患者符合以上条件，在出院前应该加用小剂量醛固酮拮抗药。

3）2007 年中国指南也有类似的建议。

（4）临床实际应用

1）本药应用的主要危险是高钾血症和肾功能异常，伴有这两种状况的应列为禁忌证，有发生这两种状况潜在危险的应慎用。因此，应用醛固酮拮抗药应谨慎选择患者、权衡其降低心衰死亡与住院的益处和致命性高钾血症的危险。

2）从小剂量开始，螺内酯 10mg/d（中国），如果无不良反应出现，则加量至 20mg/d（中国），有时也可隔日给予。必须同时使用襻利尿药。

3）停止补钾，并劝告患者避免食用高钾食物。先前需要大剂量补钾，特别是曾经发生过低钾性心律失常者，需要减小剂量。另一方面，由于体液潴留而需快速利尿的患者需要补充钾制剂，一旦达到体液平衡就可停止使用。同时使用大剂量的 ACEI（卡托普利 >75mg/d，依那普利或赖诺普利 >10mg/d）可增加高钾血症的危险，ACEI 应相应减量。应避免使用 NSAIDs 和 COX-2 抑制药，以免引起肾功能恶化和高钾。

4）如血肌酐浓度 >2.5mg/dl 醛固酮拮抗药剂量应减半，并密切监测血生化；如血肌酐 >310μmol/L（3.5mg/dl）应立即停用醛固酮拮抗药。或肌酐清除率 <50ml/min 时醛固酮拮抗药减量使用，<30ml/min 时应停用，介于两者之间时谨慎使用。对于近期有肾功能不全病史，尤其是正在使用胰岛素治疗的糖尿病患者，不使用醛固酮拮抗药。

5）为减少心衰患者发生致命性高钾血症的危险，患者的血肌酐浓度应在 2.0mg/dl（女性）至 2.5mg/dl（男性）以下，且近期无恶化；血钾 <5.0mmol/L 且近期无严重高钾血症。在老年或肌肉量较少的患者，血肌酐水平并不能准确反映肾小球滤过率，后者或肌酐清除率应 >30ml/min。

6）必须密切监测血钾和肾功能。4~8 周后可以考虑上调剂量，如出现肾功能恶化或血钾升高，就不能调整剂量。调整剂量后第 1 周和第 4 周仍要复查肾功能和电解质。在达到维持剂量后的 1 个月、2 个月、3 个月、6 个月时及 6 个月后要复查肾功能和血钾。当 ACEI 或 ARB 加量时，应重新按上述方法开始监测。避免和 ACEI、ARB 联用。若血钾 >5.5mmol/L 醛固酮拮抗药剂量应减半，并密切监测血生化；若 >6.0mmol/L 应立即停用醛固酮拮抗药、密切监测血生化、必要时处理高钾血症。若发生肾功能恶化，应重新评价治疗方案并考虑停止使用醛固酮拮抗药。

7）一旦出现腹泻或其他原因引起的脱水，应及时处理，并紧急评估是否需要停用醛固酮拮抗药。

8）若出现男性乳房发育、乳房疼痛、女性月经紊乱等应停用螺内酯或换用伊普利酮。

六、地高辛

（1）作用机制：洋地黄通过抑制衰竭心肌细胞膜 Na^+/K^+-ATP 酶，使细胞内 Na^+ 水平升高，促进 Na^+-Ca^{2+} 交换，提高细胞内 Ca^{2+} 水平，从而发挥正性肌力作用。然而，洋地黄的有益作用可能部分是与非心肌组织 Na^+/K^+-ATP 酶的抑制有关。副交感传入神经的 Na^+/K^+-ATP 酶受抑，提高了位于左心室、左心房与右心房入口处、主动脉弓和颈动脉窦的压力感受器的敏感性，抑制性传入冲动的数量增加，进而使中枢神经系统下达的交感兴奋性减弱。此外，肾的 Na^+/K^+ - ATP 酶受抑，可减少肾小管对钠的重吸收，增加钠向远曲小管的转移，导致肾分泌肾素减少。这些研究结果引出了一个假说，即洋地黄并非只是正性肌力药物，而是通过降低神经内分泌系统的活性起到一定的治疗心衰作用。

（2）循证医学证据：DIG 研究（Digitalis Investigation Group）结果显示，地高辛对总死亡率的影响为中性，但有降低因心衰恶化而死亡的趋势（因其他原因使死亡率轻度增加，该作用被抵消了）。心衰患者的死亡率直接与地高辛血清浓度相关，室性心律失常增加患者的猝死率。地高辛是正性肌力药中唯一的长期治疗不增加死亡率的药物，用于心衰的主要益处与指征是减轻症状与改善临床状况，降低因心衰住院的危险。

（3）临床指南建议

1）ACC/AHA 指南建议：对于现有或曾有心衰症状且 LVEF 降低的患者，地高辛可降低心衰住院率（Ⅱa 类建议，证据水平：B）。

2）2008 年 ESC 指南建议：对于症状性心衰且合并房颤的患者，地高辛可用来控制心室率；若房颤患者 LVEF < 40%，地高辛联合 β 受体阻滞药或单独使用地高辛来控制心室率（Ⅱ 类建议，证据水平：B）。对于心衰症状明显、LVEF < 40% 的窦性心律患者，地高辛（联合 ACEI）可改善心功能和患者症状，降低心衰恶化住院率，但是对远期存活率无明显益处（Ⅱ 类建议，证据水平：B）。

3）2007 年中国指南建议：将地高辛用于 CHF 患者定为Ⅱa 类建议、A 级推荐。并指出与传统观念相反，地高辛是安全的，耐受性良好。不良反应主要见于大剂量时，但治疗心衰并不需要大剂量。

（4）临床应用

1）经常规治疗（包括利尿药、ACEI/ARB、β 受体阻滞药）后心衰改善不明显或仍持续有心衰症状的收缩性心衰患者，加用地高辛。也可以先用醛固酮拮抗药，如患者反应不佳或不能耐受，再加用地高辛。如患者已在应用地高辛，则不必停用，但必须立即加用神经内分泌抑制药 ACEI/ARB 和 β 受体阻滞药治疗。

2）心衰合并快速心室率的慢性心房颤动患者，应使用地高辛，但地高辛减慢静息而非活动状态下的房室传导，因此对控制活动时的心室率不如 β 受体阻滞药，两者合用对控制心室率效果更佳。鉴于 β 受体阻滞药能提高生存率，并且单独应用可以有效地控制心室率，就控制心室率而言，应将地高辛作为辅助用药。

3）由于地高辛对心衰死亡率的下降没有作用，故不主张早期应用。

4）急性心衰并非地高辛的应用指征，除非并有快速心室率的心房颤动。急性心衰应使用其他合适的治疗措施（常为静脉给药），地高辛仅可作为长期治疗措施的开始阶段而发挥部分作用。

5）地高辛的起始和维持剂量一般为 0.125 ~ 0.25mg 1/d，连续口服相同剂量经 5 个半衰期（约 7d）后血清浓度可达稳态。年龄 > 70 岁、肾功能不全、或低体重者应以低剂量（0.125mg，1/d 或 0.062 5mg，1/d）起始。不需要在起始治疗时使用负荷剂量。

6）用药后症状改善，活动耐量增加，静息心率控制在 60 ~ 70/min、较用药前下降 10/min 以上，活动后心率不超过 90 ~ 100/min，提示治疗有效。少数患者口服地高辛后可能需要数周甚至数月时间疗效才充分显现，若治疗 1 ~ 2 个月后症状改善仍不明显，应重新评估继续使用地高辛的风险获益比。

7）肾功能正常的患者长期应用地高辛时应早期检测地高辛血药浓度。肾功能受损患者的血药浓度达到稳态需要更长的时间。没有证据显示常规地高辛浓度监测可以改善临床结果。建议血清地高辛的治疗浓度为 0.6 ~ 1.2ng/ml。

8）地高辛禁用于：严重心动过缓、病态窦房结综合征、二度及以上的房室传导阻滞（除非已安装了永久起搏器），预激综合征合并心房颤动或心房扑动，肥厚型梗阻性心肌病，单纯的重度二尖瓣狭窄伴窦性心律者。慎用于：急性心肌梗死（24h 内禁用）后，尤其仍存在缺血症状时；肺心病及心肌炎（对地高辛的敏感性增加）；合并其他易诱发洋地黄中毒的情况；与其他对窦房结或房室结有抑制作用或可以升高地高辛浓度的药物联合使用（如奎尼丁、维拉帕米、胺碘酮、克拉霉素、红霉素等）；妊娠期或哺乳期；颈动脉窦综合征；高排血量性心衰。

（5）洋地黄中毒及处理：主要见于大剂量地高辛时，自从改用维持量疗法后，发生率已大大降低。

1）诱因：低钾血症或高钾血症（血钾浓度应尽量维持在 4 ~ 5mmol/L）、低镁血症、高钙血症、酸中毒、心肌缺血或缺氧、肾功能不全、严重心肌病变、甲状腺功能减退症、老年人等。

2）临床表现：心脏外表现包括 a. 胃肠道症状：食欲减退（最早出现）、恶心、呕吐，腹痛、腹泻少见。b. 神经系统症状：视觉障碍（视物模糊较黄视、绿视更常见）、定向力障碍和意识障碍。c. 心脏表现包括：在治疗过程中，若按常规估测，已应达到洋地黄存量，但心衰的临床症状无改善或有加重，应考虑到洋地黄不足或过量。明显中毒时血清地高辛浓度常 > 2ng/ml（但血清浓度较低时也可发生中毒，尤其在低钾血症、低镁血症或甲状腺功能减退时）。或用小剂量毛花苷 C（西地兰）负荷试验，如毛花苷 C 0.2mg 静脉注射后症状无好转或加重、心率加快、原有心律失常加重或出现新的心律失常，提示洋地黄中毒。心律失常：各种类型的心律失常均有可能发生，最常见的是室性期前收缩（单源多发性室性期前收缩最常见，其次为成对的室性期前收缩，目前认为是地高辛特异性 F_{ab} 抗体片段的毒性导致了室性心律失常），心房颤动伴房室传导阻滞，心房颤动伴加速性交接区心律等。最严重的是双向性室性心动过速、心室扑动、心室颤动。

3）处理：立即停药。寻找并纠正诱因。心律失常的处理：快速性心律失常给予补充钾盐（血钾升高、心动过缓及传导阻滞者禁用），必要时加用镁盐；室性心律失常可用苯妥英钠 100mg 静脉注射，继以 100mg，3/d 维持；也可用利多卡因 50 ~ 100mg 静脉注射，继以 1 ~ 4mg/min 静脉滴注维持；除心室扑动、心室颤动外电复律属禁忌，因可导致心室颤动；如为室性心动过速，上述处理效果不佳，且有血流动力学障碍时，可考虑同步直流电复律。缓慢性心律失常可用阿托品 0.5 ~ 1mg 静脉注射，出现血流动力学障碍时，可置入临时起搏器。常规治疗无效者，可使用地高辛特异性抗体。透析治疗并不能迅速有效地清除体内过量的地高辛。

七、肼屈嗪和硝酸异山梨酯

肼屈嗪和硝酸异山梨酯（H – ISDN）是新版欧洲指南中唯一保留推荐的扩血管药物。

（1）作用机制及药动学：肼屈嗪是一个直接动脉扩张药，其作用不依赖于任何受体拮抗机制。血流动力学效应为降低全身血管阻力，激活交感神经反射，通过神经递质作用来增加心率和心排血量。长期服用能刺激肾素释放，提高血浆肾素活性，也可增加水钠潴留和体重。肼屈嗪也是有效的抗氧化药，能防止氧化应激诱导的 NO 降解，因此有助于预防硝酸酯耐药。肼屈嗪从胃肠道吸收后，在肝进行不同程度的乙酰化作用，这一过程取决于患者的遗传素质。对于慢乙酰化者，肼达嗪的生物利用度相对较低，为 16%，快乙酰化者为 35%，因此慢乙酰化者需要服用更大剂量才能获得与快乙酰化者相同的降压疗效。血药峰浓度及作用高峰约在给药 1h 后。半衰期为 1~2h，但作用可长达 6~12h。慢乙酰化者血药浓度约为快乙酰化者的 2 倍，因而药物的治疗作用或毒性可增加。

（2）循证医学证据：V－HeFT I 研究（Vasodilator－Heart Failure Trial I）将 642 例心衰患者随机分入 H－ISDN 组（肼屈嗪 300mg/d + 硝酸异山梨酯 160mg/d）、哌唑嗪组和安慰剂组。允许使用地高辛和利尿药，但不能使用长效硝酸酯类、钙拮抗药、β 受体阻滞药或除了利尿药以外的降血压药。经平均 2.3 年的随访，安慰剂组和哌唑嗪组的死亡率没有明显差别。与安慰剂相比，H－ISDN 能降低总死亡率，治疗 2 年时患者死亡危险降低 34%（34.3% vs25.6%，$P = 0.028$），治疗 3 年时死亡危险降低 36%（46.9% vs36.2%，$P = 0.05$）。与其他治疗组相比，H－ISDN 治疗 8 周和 1 年后的 LVEF 明显增加。V－HeFT II 研究入选 804 例 NYHA II 级和 III 级患者（403 例服用依那普利，401 例服用 H－ISDN），合并使用地高辛和利尿药，但所有患者都未给予 β 受体阻滞药。平均随访 2.5 年，依那普利组由于猝死发生率降低，其死亡率较 H－ISDN 组明显降低（$P = 0.016$）。两组治疗后的 LVEF 均明显增加，但治疗 13 周后，H－ISDN 组增加的幅度更大。H－ISDN 组头痛的发生率明显增加，依那普利组则常见症状性低血压和咳嗽。

不同人群中，心衰的患病率存在差异，同时，心衰的病因学、死亡率和病残率也存在显著的不同。一般而言，与白种人相比，美国的黑种人心衰患者中，心衰继发于心肌梗死或缺血性心肌病者较少，而继发于高血压或心肌病者较多；在 45~64 岁，美国黑种人的心衰死亡率比白种人高出 25 倍，而 45~54 岁的黑种人中，心衰的发病率比白种人高 50%。已有资料证实，与白种人相比，黑种人体内肾素－血管紧张素活性和血浆去甲肾上腺素水平较低，但是，氧化应激反应较显著，其所致内皮来源的 NO 生成障碍较明显。V－HeFT I、II 研究和 SOLVD 研究数据的回顾性分析提示，心衰患者中的黑种人和白种人对药物治疗的反应不同，H－ISDN 在心衰黑种人患者中的疗效可能远较在白种人患者中的显著。在 V－HeFT I 研究，接受 H－ISDN 的黑种人患者死亡率显著降低（$P = 0.04$），而白种人患者的病死率与安慰剂组相同。与此相对应的是，在 V－HeFT II 研究中，依那普利组白种人心衰患者的死亡率低于 H－ISDN，而黑种人患者的死亡率在依那普利组和 H－ISDN 组之间无显著差别。因此，推测由于白种人和黑种人心衰的病因、临床特征以及神经体液因素的变化均存在较大的差异，治疗反应亦可能存在不同，ACEI 对白种人效果较好，而 H－ISDN 可能对黑种人益处更大。A－HeFT 研究（Combination of Isosorbide Dinitrate and Hydralazlne in Blacks with Heart Failure）入选了 1 050 例黑种人心衰患者，平均年龄 57 岁，男性约占 60%，病因中冠心病 23%、高血压 40%、扩张型心肌病 25%；NYHA III 级者占 95%。平均 LVEF 为 24%，患者随机接受 H－ISDN 或安慰剂，两组基线用药情况分别为利尿药 88% 和 91.5%，ACEI 69.4% 和 69.5%，ARB 17.2% 和 16.5%，卡维地洛 55.2% 和 55.8%，其他 β 受体阻滞药 74.1% 和 73.5%，醛固酮拮抗药 40.2% 和 37.6%，地高辛 58.5% 和 60.7%。H－ISDN 组的目标剂量分别为肼屈嗪 225mg/d、硝酸异山梨酯 120mg/d，有 68% 的患者达到目标剂量。该研究由于安慰剂组死亡率显著高于 H – ISDN 组而提前终止。平均随访 10 个月（0 ~ 18 个月），结果显示，H – ISDN 组总死亡率为 6.2%，而安慰剂组为 10.2%（$P = 0.01$）。生存分析证实，在随机分组后 180d 两组间死亡率开始分离，随着治疗的延长，死亡率的差异逐渐增大。除此以外，H – ISDN 组因心衰首次住院减少 33%（16.4% vs24.4%，$P = 0.001$），生活质量（Minnesota 心力衰竭生活问卷评分）显著改善（$P = 0.02$）。A – HeFT 研究结果直接证实，在接受了现今最全面的抗心衰标准治疗（包括 ACEI/ARB、卡维地洛或其他 β 受体阻滞药、醛固酮拮抗药）的基础上，心衰患者能够从 H – ISDN 的治疗中获得更多的预后改善，同时也进一步证实了既往回顾性分析提示的黑种人能从 H – ISDN 的治疗获益。

（3）临床指南建议

1）2005 年 ESC 指南建议：H – ISDN 可用于不能耐受 ACEI 或 ARB 的患者（Ⅰ类建议，证据水平：B）。2008 年 ESC 指南建议：LVEF ≤ 40% 的症状性心衰患者如不耐受 ACEI 和 ARB，H – ISDN 可作为替代药物治疗。在联合 ACEI、β 受体阻滞药、ARB 或醛固酮拮抗药仍不能控制症状的心衰患者可考虑加用 H – ISDN。联合使用 H – ISDN 可能会降低死亡的风险（Ⅱa 类建议，证据水平：B），降低心衰恶化住院率（Ⅱa 类建议，证据水平：B），改善心室功能和活动耐量（Ⅱa 类建议，证据水平：A）。

2）2009 年 ACC/AHA 指南：更新了 H – ISDN 的使用建议，对于接受 ACEI、β 受体阻滞药和利尿药最佳治疗情况下中、重度症状的美国黑种人心衰患者，建议联用 H – ISDN 以改善预后（Ⅰa 类建议，证据水平：B）。对于已经服用 ACEI 和 β 受体阻滞药而心衰症状持续存在的 LVEF 降低患者，宜加用 H – ISDN（Ⅱa 类建议，证据水平：B）。对于因药物不耐受、发生低血压或肾功能不全而无法使用 ACEI 或 ARB 治疗的现有或曾有心衰症状且 LVEF 降低的患者，可采用 H – ISDN（Ⅱb 类建议，证据水平：C）。

（4）临床应用

1）在 ACEI 和（或）β 受体阻滞药标准治疗基础上加用 H – ISDN 的显著获益可能与 NO 的生物利用度增高有关。因此，建议将这种联合治疗用于在最佳药物治疗情况下仍有心衰症状的美国黑种人患者。这种治疗对其他心衰患者（如中国患者）是否有益尚待研究。不应将 H – ISDN 用于治疗此前未曾使用 ACEI/ARB 的心衰患者，也不应将其作为能耐受 ACEI/ARB 患者的替代治疗。

2）起始剂量：肼屈嗪 37.5mg、ISDN 20mg，3/d。2 ~ 4 周后可以考虑调整剂量。如出现症状性低血压，暂停调整剂量。如能耐受，目标剂量为：肼屈嗪 75mg、ISDN 40mg，3/d；或最大耐受剂量。

3）禁忌证：症状性低血压、狼疮样综合征、严重肾功能不全（必要时减量）等。

（5）不良反应及对策

1）症状性低血压（如头晕）：往往随时间可逐渐改善；也可减量其他降血压药物（ACEI、ARB、β 受体阻滞药、醛固酮拮抗药除外）；无症状性低血压往往不需要干预。

2）肼屈嗪的不良反应可分为两类：第一，与血流动力学变化相关的；第二，与其独特的生化特性相关的。肼屈嗪的扩血管作用和显著的交感神经反射性激活会引起头痛、头晕、心悸、类似心绞痛的胸部不适或因心肌供血不足而出现真正的心绞痛症状和直立性低血压。相反，肼屈嗪药物本身可引起狼疮样综合征、类似血清病反应、溶血性贫血以及肾小球肾炎综合征，上述疾病更有可能发生在慢乙酰化患者。狼疮样综合征表现为关节或肌肉疼痛、关节肿胀、心包炎或胸膜炎、皮疹或发热，血抗核抗体阳性。一旦确诊应立即停药，大多数患者预后良好，停药后症状消失，很少遗留后遗症。

八、钙拮抗药（Ⅲ类，C级）

（1）作用机制：钙拮抗药（CCB）是一类特殊的血管扩张药，具有扩张全身和冠状动脉循环阻力型动脉血管的作用。这些作用在理论上应可改善心脏做功和缓解心肌缺血，但对照的临床试验未能证实这些可能的有益作用。

（2）循证医学证据：临床上应用CCB未能改善收缩性心衰患者的症状或提高其运动耐量。很多CCB短期治疗可导致肺水肿和心源性休克，长期应用则使心衰患者心功能恶化和死亡的危险性增加。这些不良反应被归因于可能是药物抑制心脏收缩和激活内源性神经内分泌系统的作用，但其真正的机制及临床意义仍不明确。使用缓释剂型或长效药物，或血管选择性药物虽可减少心衰的恶化作用，但两者仍未能预防CCB相关的心血管并发症。现有的临床试验仅证实氨氯地平和非洛地平长期治疗心衰具有较好的安全性（PRAISE Ⅰ、Ⅱ和V–HeFTⅢ），有令人信服的证据表明氨氯地平对生存率无不利影响，但不能提高生存率（Ⅲ类，C级）。

（3）指南建议：2008年ESC指南则删除了对钙拮抗药在CHF治疗中的推荐。2007年中国指南建议：①由于缺乏CCB治疗心衰有效的证据，此类药物不宜应用。②心衰患者并发高血压或心绞痛而需要应用CCB时，可选择氨氯地平或非洛地平。③具有负性肌力作用的CCB如维拉帕米和地尔硫䓬，对MI后伴LVEF下降、无症状的心衰患者可能有害，不宜应用。

（4）临床应用：这类药物不宜用于治疗慢性收缩性心衰，这也包括氨氯地平和非洛地平，因为现有的临床试验仅证实这两种药物长期治疗心衰具有较好的安全性，对生存率无不利影响，但不能提高生存率（Ⅲ类，C级）。心衰患者即使并发高血压或心绞痛，也应避免使用大多数的CCB包括维拉帕米、地尔硫䓬，以及短效二氢吡啶类药物，特别是维拉帕米和地尔硫䓬还具有负性肌力作用，应避免与β受体阻滞药合用。如需要应用CCB，可选择有较好安全性的氨氯地平和非洛地平。具有负性肌力作用的CCB对MI后伴LVEF下降、无症状的心衰患者，可能有害，不宜应用（Ⅲ类，C级）。

九、非洋地黄类正性肌力药物的静脉应用（Ⅲ类，A级）

（1）作用机制：这类药物系指环腺苷酸（cAMP）依赖性正性肌力药，包括β肾上腺素能激动药如多巴胺、多巴酚丁胺，以及磷酸二酯酶抑制药如米力农。多巴胺是去甲肾上腺素的前体，其作用随应用剂量的大小而表现不同，较小剂量［$2\sim5\mu g/$（$kg\cdot min$）］表现为心肌收缩力增强，血管扩张，特别是肾小动脉扩张，心率加快不明显。大剂量［$5\sim10\mu g/$（$kg\cdot min$）］则出现不利于心衰治疗的负性作用。多巴酚丁胺是多巴胺的衍生物，可通过兴奋β_1受体增强心肌收缩力，扩血管作用不如多巴胺明显，对加快心率的反应也比多巴胺小。起始用药剂量与多巴胺相同。磷酸二酯酶抑制药的作用机制是抑制磷酸二酯酶活性促进Ca^{2+}通道蛋白磷酸化，Ca^{2+}通道激活使Ca^{2+}内流增加，心肌收缩力增强。

（2）循证医学证据：长期口服米力农的PROMISE试验和口服Ibopamlne的PRIMEⅡ试验均因治疗组死亡率显著增加而提前终止。应用米力农长期间歇静脉滴注（每次48～72h）

的 OPTIME – CHF 试验，共入选 951 例 NYHA 心功能Ⅲ或Ⅳ级、平均 LVEF 23% 的患者。结果治疗组较对照组，住院死亡率和 60d 死亡率均有增加趋势，持续性低血压需治疗者和新的心律失常均显著增多，因而得出结论：CHF 发作加剧时不支持长期间歇静脉滴注米力农。

（3）指南建议：2007 年中国指南建议由于缺乏有效的证据并考虑到药物的毒性，对 CHF 患者即使在进行性加重阶段，也不主张长期间歇静脉滴注正性肌力药。2008 年欧洲心衰指南未对非洋地黄类的正性肌力药物进行建议。

（4）临床应用：对阶段 D 难治性终末期心衰患者，可作为姑息疗法应用。对心脏移植前终末期心衰、心脏手术后心肌抑制所致的急性心衰，可短期应用 3 ~ 5d。应用方法：多巴酚丁胺剂量为 100 ~ 250μg/min；多巴胺剂量：250 ~ 500μg/min；米力农负荷量为 2.5 ~ 3mg，继以 20 ~ 40μg/min，均静脉给予。

十、抗凝和抗血小板药物

（1）作用机制及循证医学证据：心衰时由于扩张且低动力的心腔内血液淤滞、局部室壁运动异常，以及促凝因子活性的提高等，可能有较高血栓栓塞事件发生的危险，然而，临床研究并未得到证实，几项回顾性的分析也未得到一致意见。近期完成的一项随机对照研究，对心衰伴低 LVEF 者，分别应用阿司匹林、华法林或氯吡格雷，因入选例数过少，未能得出对心衰是否有益的肯定性结论，也没有证实哪一种治疗更优。

心衰患者存在的高凝状态以及血小板的高度激活是抗栓治疗的病理生理基础，但实际上心衰时血栓栓塞事件的发生率很低，每年在 1% ~ 3%，临床试验也没有一致的显示出抗栓治疗的益处。

（2）指南建议与临床应用：2007 年中国指南对 CHF 患者抗栓治疗的应用建议如下。①心衰伴有明确动脉粥样硬化疾病如冠心病或心肌梗死后、糖尿病和脑卒中而有二级预防适应证的患者必须应用阿司匹林（Ⅰ类建议，证据水平：C）。其剂量应在 75 ~ 150mg/d，剂量低，出现胃肠道症状和出血的风险较小（Ⅰ类建议，证据水平：B）。②心衰伴心房颤动的患者应长期应用华法林抗凝治疗，并调整剂量使 INR 在 2 ~ 3（Ⅰ类建议，证据水平：A）。③有抗凝治疗并发症高风险但又必须抗凝的心衰患者，推荐抗血小板治疗（Ⅱb 类建议，证据水平：C）。④窦性心律患者不推荐常规抗凝治疗，但明确有心室内血栓，或者超声心动图显示左心室收缩功能明显降低、心室内血栓不能除外时，可考虑抗凝治疗（Ⅱa 类建议，证据水平：C）。⑤不推荐常规应用抗血小板和抗凝联合治疗，除非为急性冠状动脉综合征患者（Ⅲ类建议，证据水平：A）。⑥单纯性扩张型心肌病患者不需要阿司匹林治疗。⑦大剂量阿司匹林和 NSAIDs 都能使病情不稳定的心衰患者加重。

2008 年 ESC 指南对 CHF 抗凝治疗的建议如下：①在没有抗凝禁忌证的情况下，心衰合并永久性、持续性或阵发性心房颤动的患者应用华法林（或其他口服抗凝血药物）；适当剂量的抗凝药物可预防血栓性并发症，包括卒中。（Ⅰ类建议，证据水平：A）②抗凝治疗也用于影像学发现心室内血栓或是有全身栓塞症状的患者（Ⅰ类建议，证据水平：C）。对 CHF 抗血小板治疗认为：抗血小板药物预防心房颤动患者发生血栓栓塞并发症的效果较华法林差；对两项小型的比较心衰患者应用华法林和阿司匹林的汇合分析发现，阿司匹林组患者的心衰住院风险明显高于华法林组；没有证据显示抗血小板药物能减少心衰患者发生动脉粥样硬化的风险。

十一、他汀类药物

(1) 作用机制与循证医学证据：与炎症假说相关的治疗策略是对确诊的心衰患者使用他汀类药物的依据，一些非随机研究和小型前瞻性研究提示他汀类药物能改善心衰患者的预后。但 UNIVERSE 研究显示，与安慰剂对比，瑞舒伐他汀对左心室大小、LVEF 及神经内分泌激素并没有作用。2007 年公布的 CO – RONA 研究（Controlled Rosuvastatin Multinational Trial in Heart Failure）显示，对于年龄 ≥60 岁、LVEF ≤40%、由缺血性病因所致的慢性症状性收缩性心衰患者，与安慰剂比较，在降低主要终点（心血管死亡、非致死性卒中和非致死性心肌梗死）方面，瑞舒伐他汀未显示显著获益。但在次要终点中，瑞舒伐他汀组因任何原因（包括心血管原因和心衰）住院的患者数显著少于安慰剂组（P < 0.001）。

(2) 指南建议与临床应用：基于此项研究前述循证医学证据，2008 年 ESC 指南建议：对于由冠心病引起的症状性 CHF 和收缩功能障碍的老年患者，他汀类药物可能会降低心血管疾病的住院率（Ⅱb 类建议，证据水平：B）。但他汀类药物在治疗非缺血性病因的心衰患者中的意义仍未知。2007 年中国指南未对他汀类药物在心衰中的应用进行建议。

2008 年公布的 GISSI – HF 研究（Effect of Rosuvastatin in Patients with Chronic Heart Failure）入选了 4 574 例 CHF 患者，NYHA Ⅱ ~ Ⅳ 级，但是对患者的病因和 LVEF 不做特殊的限定。经平均 3.9 年的随访。瑞舒伐他汀与安慰剂两组之间包括死亡和需要住院在内的首要终点事件没有明显的差别。因此，他汀类药物在 CHF 中常规应用还为时尚早。就血脂控制而言，对于心衰患者不能任意扩大他汀的应用，特别是血脂水平没有明显异常者。应该将心衰患者的血脂控制目标与一般意义的血脂控制区分开来，审慎考虑他汀类药物对心衰患者的利弊。

十二、神经内分泌抑制药的联合应用

2007 中国慢性心衰指南对治疗心衰的神经内分泌抑制药的联合应用做出以下建议。

(1) ACEI 和 β 受体阻滞药的联合应用：临床试验已证实两者有协同作用，可进一步降低 CHF 患者的死亡率，已是心衰治疗的经典常规，应尽早合用。

(2) ACEI 与醛固酮受体拮抗药合用：醛固酮受体拮抗药的临床试验均是与以 ACEI 为基础的标准治疗作对照，证实 ACEI 加醛固酮受体拮抗药可进一步降低 CHF 患者的死亡率（Ⅰ类、B 级）。

(3) ACEI 加用 ARB：现有临床试验的结论并不一致。在 Val – HeFT 试验中缬沙坦和 ACEI 合用不能降低死亡率。在 CHARM 合用试验中坎地沙坦与 ACEI 合用使主要终点心血管病死亡或心衰恶化住院率降低 15%（P = 0.011），显示有效。在 VALIANT 试验中缬沙坦与卡托普利合用的效益并不优于单用其中一种药物，而不良反应却增加。因此，ARB 是否能与 ACEI 合用以治疗心衰，目前仍有争论，ESC 指南和 ACC/AHA 指南分别将其列为 Ⅱa 类和 Ⅱb 类推荐，B 级证据。根据 VALIANT 试验，AMI 后并发心衰的患者，不宜联合使用这两类药物。

(4) ACEI、ARB 与醛固酮受体拮抗药三药合用：虽然在 CHARIV 合用试验中有 17% 的患者使用螺内酯，但专家一致认为 ACEI、ARB 和醛固酮受体拮抗药合用的安全性证据尚不足，且肯定会进一步增加肾功能异常和高钾血症的危险，故不能推荐（Ⅲ类，C

级）。由于 RAAS 抑制药不能三药合用，因而 ACEI 只能与 ARB 或醛固酮受体拮抗药合用，必须两者取其一。ACEI 与醛固酮受体拮抗药合用的循证医学证据，都是有利的，为 I 类推荐。而 ACEI 与 ARB 合用，为 II 类推荐。因此，ACEI 与醛固酮拮抗药合用，优于 ACEI 与 ARB 合用。

（5）ACEI、ARB 与 β 受体阻滞药三药合用：ELITE‐2 和 Val‐HeFT 试验曾经发现，在已经使用 ACEI 和 β 受体阻滞药的患者中，加用 ARB 反而增加死亡率。但是随后的 OP-TIMAL、VALIANT 和 CHARM 试验均未能重复上述发现。因此，不论是 ARB 与 β 受体阻滞药合用，或 ARB + ACEI 与 β 受体阻滞药合用，目前并无证据表明，对心衰或 MI 后患者不利。

（刘　波）

第四节　慢性心力衰竭的其他治疗方法

一、CHF 的病因治疗

1. 基本病因的治疗　相当一部分慢性心力衰竭患者的病因都有针对病因的治疗方法，从而从根本上解决疾病问题使心力衰竭得到治愈。比如高血压患者可以通过积极的药物治疗控制好血压；冠心病患者可通过药物、介入及外科手术改善心肌供血；慢性心脏瓣膜疾病可通过介入、外科瓣膜整形或换瓣手术解决瓣膜病变；先天性心脏病可通过介入封堵或外科手术矫正先天畸形等。对于部分病因未明的疾病如原发性心肌病等则办法不多。病因治疗的最大困难在于发现和治疗过晚，很多患者常满足于短期治疗缓解症状，拖延时间直至发展为严重的心力衰竭不能耐受手术，从而失去了病因治疗的机会。

2. 发病诱因的治疗　慢性心力衰竭患者绝大多数都有不同的诱发因素，应该积极寻找并去除诱因，对于心力衰竭的控制极为重要。如果一味只是进行抗心衰治疗而忽视诱因的处理，其结果会导致心衰治疗效果不佳，还容易出现抗心衰药物的毒性反应。对于目前仍无法病因治疗的慢性心力衰患者，诱因的去除显得更为重要。慢性心力衰竭最常见的诱因为感染，特别是呼吸道感染，应积极选用适当有效地抗生素治疗，对于老年慢性心力衰竭尤为重要，因为如果抗生素选择不当，比如无效或效果不佳，可使患者病情急转直下，导致多脏器损害，失去使用有效抗生素的机会。抗生素使用中还要注意患者肾功能以及二重感染的问题。心律失常特别是心房颤动也是诱发心力衰竭的常见原因，对心室率很快的心房颤动，如不能及时复律应尽快控制心室率。对于发热持续 1 周以上的患者应警惕感染性心内膜炎或风湿活动可能，补液速度过快过多导致的心力衰竭在外科术后补液治疗中较为常见，应注意避免。其他潜在的甲状腺功能亢进、贫血等也可能是心力衰竭加重的原因，应注意检查并予以纠正。

二、CHF 的非药物治疗——装置和外科手术

1. 起搏器

（1）心脏再同步化治疗（cardiac resynchronization therapy，CRT）：NYHA III、IV 级伴低 LVEF 的心衰患者，其中约 1/3 有 QRS 时间延长 > 120ms，即存在心室收缩不同步。左右心室同步起搏（即 CRT）可恢复正常的左右心室和心室内的同步激动，从而增加心排血量、

·211·

减轻二尖瓣反流。CRT 改善伴心室失同步的心衰患者左心室功能的机制目前不完全清楚，可能与纠正心脏电－机械活动的不同步、改善神经内分泌紊乱和逆转左心室重构有关。

荟萃分析表明，CRT 降低住院率 32%，降低总死亡率 25%，对死亡率的效益在治疗 3 个月时趋于显著。COMPANION 研究（Comparison of Medical Therapy, Pacing and Defibrillation in Heart Failure）入选 NYHA Ⅲ或Ⅳ级、伴 QRS 时限≥120ms 的心衰患者，随机分为最佳药物治疗（OPT）、OPT + CRT - P（CRT with pacemaker function）和 OPT + CRT - D（CRT with defibrillator function）三组，进行前瞻性随访。结果显示：CRT - P 与 CRT - D 均可降低一级联合终点事件（全因死亡率和心衰入院率）20%；CRT - D 显著降低总死亡率（P = 0.003），但 CRT - P 仅使总死亡率呈下降趋势（P = 0.059）。具有里程碑意义的 CARE - HF 研究（cardiac Resynchronlzation - Heart Failure）显示，对于 NYHA Ⅲ ~ Ⅳ级、LVEF < 35%、QRS 时限≥120ms 的心衰患者，与单纯药物治疗组相比，CRT - P 组所有原因死亡率降低 36%，死亡和住院的复合终点降低 37%。CRT 降低了室间机械延迟（IVMD）、收缩末期容积指数以及二尖瓣反流面积，并增加了 LVEF，改善了患者的症状和生活质量。基于以上结果，目前欧美及中国指南均将 CRT 列为Ⅰ类推荐，A 级证据。

2007 年中国指南建议：凡是符合以下条件的 CHF 患者，除非有禁忌证，均应该接受 CRT：LVEF≤35%，窦性心律，LVEDd≥55mm，尽管使用了优化药物治疗、NHYA 心功能仍为Ⅲ级或Ⅳ级，心脏不同步（QRS 时限 > 120ms）。对拟进行 CRT 的 CHF 患者必须严格遵循适应证，选择适当的治疗人群，应用超声心动图技术更有益于评价心脏收缩的同步性。尽量选择理想的左心室电极导线置入部位，通常为左心室侧后壁。术后进行起搏参数优化。包括 AV 间期和 VV 间期的优化；尽可能维持窦性心律，实现 100% 双心室起搏；继续合理抗心衰药物治疗。

ACC/AHA/HRS（美国心脏学会）公布的《2008 年心脏节律异常装置治疗指南》进一步阐述了 CRT 的Ⅱa 类适应证——心房颤动患者和起搏依赖患者，提升了 CRT 在特定人群中的应用地位。①最佳药物治疗基础上 NYHA Ⅲ级或Ⅳ级的心衰患者，符合 LVEF≤35%、QRS 时限≥120ms 但系心房颤动节律者可考虑置入有或无 ICD 功能的 CRT（证据水平：B）。②最佳药物治疗基础上 LVEF≤35%、NYHA Ⅲ级或Ⅳ级的心衰患者，若长期依赖心室起搏，接受 CRT 治疗是合理的（证据水平：C）。鉴于 CRT - D 的指征随着新试验的报道不断得以更新，指南不再要求患者满足 CRT 治疗适应证同时必须满足 ICD 的Ⅰ类适应证，拓展 CRT - D适应证条件与 CRT 相同，提升了 CRT - D 的应用地位。

2008 年 ESC 指南：尽管使用了优化药物治疗，仍有心衰症状、LVEF≤35%、QRS 时限≥120ms 的 NHYA Ⅲ ~ Ⅳ级患者，推荐使用 CRT - P 以降低患病率和死亡率；此类患者也推荐使用 CRT - D 治疗。并指出 CRT - D 与 CRT - P 在改善生存率上谁更占优势还未明确。由于已经明确 ICD 在预防心源性猝死上的有效性，对于具备 CTR 适应证且预期生存率 > 1 年的患者，首选 CRT - D。

2009 年 ACC/AHA 指南更新：对于 LVEF≤35%、窦性心律、最佳药物治疗情况下 NYHA Ⅲ级或非卧床的Ⅳ级、心脏收缩不同步（目前定义为 QRS 时限≥120ms）的患者，应采取置入或不置入 ICD 的 CRT，除非存在禁忌证。对于 LVEF≤35%、最佳药物治疗情况下 NYHA Ⅲ级或非卧床的Ⅳ级、且时常依赖心室起搏的患者的建议，与《2008 年心脏节律异常装置治疗指南》保持一致。

除个别试验以外，CRT 研究的入选对象均为正常窦性心律。Delnoy 等的研究比较了 CRT 在心衰合并心房颤动患者和心衰伴窦性心律患者中的疗效。共入选了 263 例心衰患者，其中慢性心房颤动患者 96 例，随访 3 个月和 2 个月，结果发现，慢性心房颤动组左心室重构逆转在 3 个月和 12 个月分别为 74% 和 82%，与窦性心律组比较没有显著性差异（分别为 77% 和 83%）。慢性心房颤动组和窦性心律组 1 年因心衰住院率均明显下降，分别为 84% 和 90%。两组长期死亡率几乎相等。另外随访 1 年还发现，慢性心房颤动组中 25% 的患者恢复窦性心律。此研究结果认为心衰合并心房颤动的患者应该接受 CRT 治疗。Khadjoo 等的研究评价了 CRT 在心衰合并心房颤动患者的长期疗效。入选了 295 例心衰患者（永久性心房颤动 66 例、阵发性心房颤动 20 例、窦性心律 209 例），NHYA Ⅲ ~ Ⅳ级，LVEF≤35%，QRS 时限≥120ms，随访近 6.8 年。结果发现，心房颤动组和窦性心律组之间死亡率等终点比较没有明显差异，两组均能明显改善 NYHA 分级、6min 步行距离、生活质量评分，减少左心室收缩末容积和左心室舒张末容积，改善心功能。由此可见，CRT 能使心衰合并心房颤动患者受益，而且其疗效与窦性心律情况下相当。1 164 例的荟萃分析也显示，CRT 能够改善心衰合并心房颤动患者的心功能，提高 LVEF，其获益程度与窦性心律相似。由于病例数相对较少、证据尚不充分，因此对于 LVEF≤35%、QRS 时限≥120ms、最佳药物治疗情况下 NY - HA Ⅲ级或非卧床的Ⅳ级的心衰合并心房颤动患者置入或不置入 ICD 的 CRT 治疗，列为Ⅱa 类推荐，C 级证据。

（2）埋藏式心律转复除颤器（implantable cardioverter debrillator，ICD）：ICD 的置入是减少心脏性猝死（sudden cardic death，SCD）最有效的方法，故高危人群置入 ICD 一级预防的概念应运而生。MADIT - Ⅱ研究（Multicenter Automatic Defibrillator ImplantationTrial - Ⅱ）结果显示，对于心肌梗死后 1 个月、LVEF≤30% 的患者，与常规药物治疗（无抗心律失常药物）相比，ICD 可减少 31% 的死亡危险性。2004 年具有里程碑意义的 SCD - HeFT 研究（The Sudden Cardiac Deathin Heart Failure Trial）结果公布，显示 ICD 能延长心功能不全患者的寿命。该研究共入选 2 521 例中度心衰（NYHA Ⅱ ~ Ⅲ级）患者，其中缺血或非缺血病因分别为 52% 和 48%，接受 ICD、胺碘酮或安慰剂治疗各占 1/3。结果显示，接受 ICD 治疗患者的病死率较未置入 ICD 下降 23%，而胺碘酮不能改善患者的生存率。一个事件委员会对 SCD - HeFT 研究死亡者进行了回顾分析，首先区分心源性与非心源性死亡的类别，再进一步分析心源性死亡的原因，将其分为疑似快速室性心律失常所致猝死、心动过缓、心衰或其他心脏原因。与安慰剂相比，ICD 显著降低了心源性死亡率（校正后 HR = 0.76，95% CI = 0.60 ~ 0.95）和快速心律失常相关死亡率（校正后 HR = 0.40，95% CI = 0.27 ~ 0.59），但对心衰或非心脏原因死亡并无影响。NHYA Ⅱ级的心衰患者心源性和快速心律失常相关死亡率显著降低，在Ⅲ级患者中，上述死亡率未显著降低。在接受 ICD 治疗的缺血性和非缺血性心脏病患者中，快速心律失常相关死亡率下降程度相似。与安慰剂相比，胺碘酮对任何类型死亡均无显著影响。因此可以得出结论，ICD 可降低心源性死亡率和疑似快速室性心律失常所致猝死发生率，对心衰相关死亡率无影响。胺碘酮对全因死亡率或特定病因所致死亡率均无影响。DEFINITE 研究（Defibrillators in Nonischemic Cardio - myopathy Treatment Evaluation）入选 458 例非缺血性扩张型心肌病患者，LVEF≤36%（平均 21%）、有复杂室性期前收缩或非持续性室性心动过速，随机接受标准药物治疗或联合 ICD 置入。结果显示，与药物治疗组相比，ICD 组的总死亡率降低了 34%（P = 0.06）、心律失常死亡率降低了 74%

（P=0.006）。DEFINITE 研究肯定了非缺血性心肌病严重心衰患者在目前标准药物治疗下，置入单腔 ICD 能显著减少恶性心律失常所致的 SCD，尽管没有使因任何原因的总死亡率下降。以上研究结果显示 ICD 可以改善心衰患者的生存率，特别是中度心衰患者；心衰的病因可能不影响 SCD 一级预防的治疗方法。

2007 年中国指南建议：①心衰伴低 LVEF 者，曾有心脏停搏、心室颤动或伴有血流动力学不稳定的室性心动过速，推荐置入 ICD 作为二级预防以延长生存（Ⅰ类建议，证据水平：A）；②缺血性心脏病患者，心肌梗死后至少 40d，LVEF≤30%，长期优化药物治疗后 NYHAⅡ级或Ⅲ级，合理预期生存期超过 1 年且功能良好，推荐置入 ICD 作为一级预防减少 SCD，从而降低总死亡率（Ⅰ类建议，证据水平：A）；③非缺血性心肌病患者，LVEF≤30%，长期最佳药物治疗后 NYHAⅡ级或Ⅲ级，合理预期生存期超过 1 年且功能良好，推荐置入 ICD 作为一级预防减少 SCD，从而降低总死亡率（Ⅰ类建议，证据水平：B）；④对于 NYHAⅢ~Ⅳ级、LVEF≤35% 且 QRS 时限 >120ms 的症状性心衰可置入 CRT-D，以改善发病率和病死率（Ⅱa 类建议，证据水平：B）。心衰患者是否需要置入 ICD 主要参考发生 SCD 的危险分层，以及患者的整体状况和预后，最终结果要因人而异。重度心衰患者的预期存活时间和生活质量不高，预防猝死只是将患者的死亡方式由猝死转换为心衰进展死亡，因此并不能降低总死亡率，不推荐置入 ICD，除非是患者准备行心脏移植。符合 CRT 适应证同时又是猝死的高危人群，尤其是心肌梗死后或缺血性心肌病的心功能不全患者，有条件的应尽量置入 CRT-D。

《2008 年心脏节律异常装置治疗指南》强调：①ICD 应用于 SCD 尤其是一级预防时，仅适用于已接受理想的药物治疗，且良好生活质量下预期存活时间 >1 年的患者；②ICD 置入前应进行独立的危险因素评估和危险分层，同时应充分考虑患者的治疗意愿；③不同临床试验入选的 LVEF 标准（30% vs35% vs40%）不同，而且目前 LVEF 测定方法尚缺少一个"金标准"，临床医师在应用 LVEF 作为 ICD 置入标准时，应尽量使用其所在机构中最合适、也最准确的测定方法来评估 LVEF。

2008 年 ESC 指南：ICD 的二级预防治疗推荐应用于以下患者：心室颤动幸存患者，以及明确的血流动力学不稳定的室性心动过速和（或）室性心动过速伴晕厥，LVEF≤40%，经过最佳药物治疗后预期生存期 >1 年且生活质量良好的患者（Ⅰ类建议，证据水平：A）。ICD 一级预防被推荐用于降低以下患者的病死率：心肌梗死导致左心室功能障碍、且心肌梗死后至少 40d，LVEF≤35%，经过最佳药物治疗后 NYHAⅡ级或Ⅲ级，预期生存期 >1 年且生活质量良好的患者（Ⅰ类建议，证据水平：A）；非缺血性心肌病，LVEF≤35%，经过最佳药物治疗后 NYHAⅡ级或Ⅲ级，预期生存期 >1 年且生活质量良好的患者（Ⅰ类建议，证据水平：B）。

2009 年 ACC/AHA 指南更新：对于有心搏骤停、心室颤动或血流动力学不稳定型室性心动过速病史的现有或曾有心衰症状且 LVEF 降低的患者，建议置入 ICD 作为二级预防以延长生存期（Ⅰ类建议，证据水平：A）。对于 LVEF≤35%、长期接受最佳药物治疗情况下 NYHAⅡ级或Ⅲ级、预期能以良好的心功能状态存活 1 年以上的非缺血性扩张型心肌病或心梗后至 40d 的缺血性心脏病患者，建议置入 ICD 作为心源性猝死的一级预防以降低总死亡率（Ⅰ类建议，证据水平：A）。

应当认识到，ICD 有可能使心衰恶化，导致心衰住院率增高。这可能源于右心室起搏引起的心脏收缩不同步；不过，心肌梗死后早期置入 ICD 后发生的大量非突发事件提示，其他因素也可能限制了 ICD 治疗的总体获益。对于所有接受 ICD 治疗的低 LVEF 患者，应当密切注意 ICD 置入的细节、程序设计和起搏功能。

2. 血供重建　冠心病是心衰的最主要病因，有 60% ~ 70% 的心衰和 LVEF 受损的患者有冠心病。在射血分数正常的心衰患者中冠心病虽然不多见，但是仍有 50% 的患者有冠心病。心肌缺血与高发病率和高致死率相关。冠状动脉搭桥术（CABG）和经皮冠状动脉介入治疗（percutaneous coronary intervention，PCI）在有冠心病的心衰患者中应予以考虑。应先仔细评估患者的其他疾病情况、手术风险、冠状动脉的解剖结构、再灌注区域存活心肌的范围、左心室功能以及是否存在显著血流动力学意义的瓣膜病，再决定选择哪一种血供重建方法。以下建议主要来自 2008 年 ESC 指南。

对冠状动脉情况未明的心衰患者进行冠心病评估：①不建议进行常规冠状动脉造影。低危冠心病患者：无创性检查结果可决定是否进行冠状动脉造影术（心电图运动试验、负荷超声心动图、负荷核素心肌灌注显像，以及多排螺旋 CT 和 MR 检查）。②冠状动脉造影：建议用于无禁忌证的冠心病高危患者，以明确诊断和指导治疗（Ⅰ类建议，证据水平：C）；建议用于心衰及严重瓣膜病证据的患者（Ⅰ类建议，证据水平：C）；建议用于经最佳药物治疗仍有心绞痛发作的心衰患者（Ⅱa 类建议，证据水平：C）。③存活心肌的检测：因为存活心肌是血供重建的目标，有冠心病的心衰患者应行存活心肌的诊断性检查，包括多巴酚丁胺负荷超声心动图、SPECT 和（或）PET 核成像、多巴酚丁胺负荷增强或平扫 MRI、CT 增强扫描（Ⅱa 类建议，证据水平：C）。

3. 瓣膜手术　瓣膜性心脏病（valvular heart disease，VHD）可能是心衰的潜在病因或是重要的恶化因素，因此需要特殊处理。ESC 指南对于 VHD 的治疗适用于大多数心衰患者。虽然 LVEF 受损是术前、术后死亡率重要的危险因素，有症状的左心功能很差的患者也应当考虑手术。同时合并有心衰及其他疾病的患者药物治疗优先于手术治疗，应尽量避免急诊手术。对于 VHD 和心衰患者，很难提供关于手术的特别的建议。应当根据临床情况以及超声心动图结果对患者心血管及非心血管疾病进行全面评估后决定是否手术治疗。决定是否对有严重血流动力学障碍的主动脉瓣狭窄、主动脉瓣关闭不全或二尖瓣关闭不全患者手术时，需要考虑患者的意愿、年龄和风险。

（1）主动脉瓣手术：①主动脉瓣狭窄：药物治疗应当最佳化，但不应该延迟瓣膜的手术治疗。重度主动脉瓣狭窄患者使用血管扩张药（ACEI、ARB 和硝酸酯类药物）可能导致严重的低血压，应慎用。手术推荐用于有心衰症状和主动脉瓣重度狭窄的患者（Ⅰ类建议，证据水平：C）；推荐用于无症状的主动脉瓣重度狭窄和 LVEF <50% 的患者（Ⅰ类建议，证据水平：C）；也可用于瓣膜开口面积严重减少且左心室功能障碍的患者（Ⅱb 类建议，证据水平：C）。②主动脉瓣关闭不全：手术推荐用于所有有心衰症状的严重主动脉瓣关闭不全的患者（Ⅰ类建议，证据水平：B）；推荐用于无症状的主动脉瓣重度关闭不全和 LVEF 中度受损的（≤50%）的患者（Ⅱa 类建议，证据水平：C）。

（2）二尖瓣关闭不全手术：对于心衰和严重二尖瓣反流患者，二尖瓣手术可改善一些患者的症状。对于二尖瓣重度反流患者，尽管冠状动脉血供重建是一种选择，仍应考虑手术治疗。对于严格筛选后有手术适应证的患者，外科手术修复瓣膜疗效很好。

1）器质性二尖瓣关闭不全：对二尖瓣瓣膜结构异常或者二尖瓣损伤导致的二尖瓣重度

反流的患者，心衰症状恶化是手术的强适应证。手术推荐用于 LVEF > 30% 的患者（瓣膜修补如果可行的话）（Ⅰ类建议，证据水平：C）。二尖瓣重度反流及 LVEF < 30% 的患者也可以考虑手术治疗，但药物治疗为首选。只有对于药物治疗难以控制症状且手术风险较低的心衰患者，才应考虑手术治疗（Ⅱb 类建议，证据水平：C）。

2）功能性二尖瓣关闭不全：对于经最佳药物治疗后仍有症状的重度功能性二尖瓣反流和严重左心室功能障碍的患者，可以考虑手术治疗（Ⅱb 类建议，证据水平：C）；CRT 可以改善患者的心室结构、乳头肌不协调，并可能减少二尖瓣反流，推荐用于有适应证的患者（Ⅱa 类建议，证据水平：B）。

3）缺血性二尖瓣关闭不全：手术推荐用于二尖瓣重度反流、LVEF < 30% 并计划实施 CABG 的患者（Ⅰ类建议，证据水平：C）；对于二尖瓣中度反流患者，在行 CABG 时可手术修复瓣膜（Ⅱa 类建议，证据水平：C）。

（3）三尖瓣关闭不全：功能性三尖瓣反流在双心室扩张、收缩功能不全、肺动脉高压的心衰患者中十分常见。体循环淤血的右心衰竭对强利尿药不敏感，疲劳、运动耐量下降等可能加重心衰症状。对于单纯三尖瓣反流，无手术指征（Ⅲ类建议，证据水平：C）。

4. 其他外科手术

（1）左心室室壁瘤切除术：对于有症状的，大的、孤立的左心室室壁瘤患者，应考虑室壁瘤切除术（Ⅱb 类建议，证据水平：C）。

（2）心肌成形术：心肌成形术和部分左心室切除术（Batista 手术）在心衰患者中不被推荐，但可作为心脏移植的另一种选择（Ⅲ类建议，证据水平：C）。

（3）外部左心室成形术：不推荐用于心衰患者（Ⅲ类建议，证据水平：C）。

三、心脏移植、心室辅助装置与人工心脏

1. 心脏移植　心脏移植可作为终末期心衰的一种治疗方式，主要适用于无其他治疗方法可选择的重度心衰患者。尽管目前还没有对照性研究，但公认对于特定条件的患者而言，与传统治疗相比，它会显著增加生存率、改善运动耐量和生活质量（Ⅰ类建议，证据水平：C）。

2. 左心室辅助装置（left ventricular assist devices，LVAD）与人工心脏　LAVD 与人工心脏技术发展迅速。由于患者数量较少，随机临床试验的证据还十分有限。目前推荐的适应证也仅基于这些有限的证据，因此，在 LAVD 适应证或适合人群上，目前还未达成一致。LAVD 与人工心脏目前的适应证包括拟行心脏移植者、急性重症心肌炎患者（Ⅱa 类建议，证据水平：C）。尽管目前经验有限，但是在没有其他确切的治疗方法出现前，依然建议长期应用这些设备（Ⅱb 类建议，证据水平：C）。

四、超滤

对于晚期心力衰竭患者，特别是对利尿药没有反应的患者来说，超滤是个不错的治疗手段，可用来减少患者的液体负荷［肺和（或）外周水肿］，纠正利尿药抵抗患者的低钠血症（Ⅱa 类建议，证据水平：B）。

（刘　波）

第十章

急性心力衰竭

第一节　概述

一、定义

急性心力衰竭（acute heart failure，AHF）临床上以急性左心衰竭最为常见，急性右心衰竭则较少见。急性左心衰竭是指急性发作和（或）慢性心力衰竭加重的左心功能异常，心肌收缩力和（或）舒张功能明显降低、心脏负荷加重，造成急性心排血量骤降、肺循环压力突然升高、周围循环阻力增加，引起肺循环充血而出现急性肺淤血、肺水肿并可伴组织器官灌注不足，严重者可导致心源性休克的临床综合征。急性右心衰竭是指某些原因使右心室心肌收缩力和（或）舒张功能急剧下降或右心室的前后负荷突然加重，从而引起右心排血量急剧减低的临床综合征。急性心力衰竭可以突然起病或在原有慢性心力衰竭（CHF）基础上急性加重，大多数表现为收缩性心力衰竭，也可以表现为舒张性心力衰竭；发病前患者多数合并有器质性心血管疾病。对于在 CHF 基础上发生的急性心力衰竭，经治疗后病情稳定，不应再称为急性心力衰竭。

一直以来没有公认的急性左心衰竭诊治指南，直到 2005 年 ESC 才公布了第一个指南，并于 2008 年进行了更新。2010 年中华医学会心血管病学分会编撰了我国的"急性心力衰竭的诊断和治疗指南"，以提高对这一心脏病急重症临床处理的水平，以下内容所涉及的诊疗建议主要来自 2010 年中国急性心力衰竭的诊断和治疗指南以及最近的相关文献资料。

二、急性心力衰竭的流行病学

美国在过去 10 年中，因急性心力衰竭而急诊就医者达 1 000 万例次。急性心力衰竭患者中有 15%～20% 为首诊，大部分则为原有的慢性心力衰竭急性加重。所有引起 CHF 的疾病都可导致急性心力衰竭。近来，随 CHF 患者数量逐渐增加，慢性心功能失代偿和急性心力衰竭发作，业已成为心力衰竭患者住院的主因，每年心力衰竭的总发病率为 0.23%～0.27%。急性心力衰竭预后很差，住院病死率为 3%，60d 病死率为 9.6%，3 年和 5 年病死率分别高达 30% 和 60%。急性心肌梗死所致的急性心力衰竭病死率更高。急性肺水肿患者的院内病死率为 12%，1 年病死率达 30%。

我国对 42 家医院在 1980 年、1990 年、2000 年 3 个时段住院病历所做的回顾性分析表明，因心力衰竭住院占住院心血管病患者的 16.3% ~ 17.9%，60 岁以上超过 60%。心力衰竭主要病因为冠心病、高血压病和风湿性心瓣膜病，多为慢性心力衰竭急性加重。近年来冠心病和高血压已成为引发心力衰竭的最主要原因，而风湿性心脏病有逐年下降趋势。

三、急性左心衰竭的病因及病理生理机制

1. 病因

（1）慢性心力衰竭急性加重。

（2）急性心肌坏死和（或）损伤：①急性冠状动脉综合征，如急性心肌梗死或不稳定型心绞痛、急性心肌梗死伴机械性并发症、右心室梗死；②急性重症心肌炎；③围生期心肌病；④药物所致的心肌损伤与坏死，如抗肿瘤药物和毒物等。

（3）急性血流动力学障碍：①急性瓣膜大量反流和（或）原有瓣膜反流加重，如感染性心内膜炎所致的二尖瓣和（或）主动脉瓣穿孔、二尖瓣腱索和（或）乳头肌断裂、瓣膜撕裂（如外伤性主动脉瓣撕裂）以及人工瓣膜的急性损害等；②高血压危象；③重度主动脉瓣或二尖瓣狭窄；④主动脉夹层；⑤心脏压塞；⑥急性舒张性左心衰竭，多见于老年控制不良的高血压病患者。

2. 病理生理机制

（1）急性心肌损伤和坏死：缺血性心脏病合并急性心力衰竭主要有下列 3 种情况。①急性心肌梗死：主要见于大面积的心肌梗死；有时急性心肌梗死也可首先表现为急性左心衰竭症状，尤其是老年患者和糖尿病患者；②急性心肌缺血：缺血面积大、缺血严重也可诱发急性心力衰竭，此种状况可见于梗死范围不大的老年患者，虽然梗死面积较小，但缺血面积大；③原有慢性心功能不全，如陈旧性心肌梗死或无梗死史的慢性缺血性心脏病患者，在缺血发作或其他诱因下可出现急性心力衰竭。此外，一些以急性左心衰竭为主要表现的患者可能没有明显的胸痛症状，但当存在相应危险因素的情况下可能是缺血性心脏病所致。

心肌缺血及其所产生的心肌损伤使部分心肌处在心肌顿抑和心肌冬眠状态，并导致心功能不全。当冠状动脉血流及氧合恢复，冬眠心肌功能迅速改善，而顿抑心肌心功能不全仍继续维持一段时间，但对正性肌力药物有反应。严重和长时间的心肌缺血必将造成心肌不可逆的损害。

急性心肌梗死或急性重症心肌炎等可造成心肌坏死，使心脏的收缩单位减少。高血压急症或严重心律失常等均可使心脏负荷增加。这些改变可产生血流动力学紊乱，还可激活肾素 - 血管紧张素 - 醛固酮系统（RAAS）和交感神经系统，促进心力衰竭患者病情加剧和恶化。上述病理生理过程可因基础病变恶化而不断进展，或在多种诱因的激发下迅速发生而导致急性心力衰竭。

（2）血流动力学障碍：急性心力衰竭主要的血流动力学紊乱有①心排血量（CO）下降，血压绝对或相对下降以及外周组织器官灌注不足，导致出现脏器功能障碍和末梢循环障碍，发生心源性休克；②左心室舒张末压和肺毛细血管楔压（PCWP）升高，可发生低氧血症、代谢性酸中毒和急性肺水肿；③右心室充盈压升高，使体循环静脉压升高、体循环和主要脏器淤血、水钠潴留和水肿等。

（3）神经内分泌激活：交感神经系统和 RAAS 的过度兴奋是机体在急性心力衰竭时的一种保护性代偿机制，当长期的过度兴奋就会产生不良影响，使多种内源性神经内分泌与细

胞因子激活，加重心肌损伤、心功能下降和血流动力学紊乱，这又反过来刺激交感神经系统和 RAAS 的兴奋，形成恶性循环。

（4）心肾综合征：心力衰竭和肾衰竭常并存、并互为因果，临床上将此种状态称之为心肾综合征（cardio - renal syndrome，CRS）。2004 年 8 月国际心脏 - 肺 - 血液组织着手研究心血管和肾之间的关系，并提出 CRS 的定义，即充血性心力衰竭并发肾功能恶化且使心力衰竭治疗受限的情况，其阐述了急性失代偿性心力衰竭情况下肾功能的损伤和不良的预后。无论首发疾病是心血管疾病还是肾脏的器质性疾病，心血管事件的发生率和病死率与肾衰竭之间的关系都是稳定存在的。在 2007 年的世界肾脏学会议上，Ronco 等重点提出了心肾交互关系和 CRS 的新定义，即心肾功能在病理生理上的紊乱，其中一个器官的急性和（或）慢性病变导致的另一器官的急性和（或）慢性病变。这个定义将原定义的范围扩大，更加突出了心肾之间的双向关系。Ronco 又根据 CRS 不同的临床表现、病理生理学和诊疗等，将 CRS 分为 5 种类型。

1 型 CRS - 急性心肾综合征：表现为心功能急性恶化导致的急性肾损伤（acute kidney injury，AKI）。在美国，每年有超过 100 万的患者因为急性心力衰竭或急性失代偿性心力衰竭入院。这些患者中，大多数都有肾功能不全的病史，易发生 AKI。心源性休克患者 AKI 的发生率超过了 70%。肾功能受损为急性心力衰竭患者（包括 ST 段抬高心肌梗死）1 年死亡率的独立危险因素之一。心力衰竭时心排血量明显下降，肾动脉充盈不佳和静脉压的升高易诱发 AKI。尽管细胞外液容积扩大了，但多数情况下有效循环量减少，特别当利尿药使用时肾血流灌注不足更加明显。血管紧张素 II（Ang II）刺激内皮素 - 1（ET - 1）在肾中的表达，ET - 1 是强效的促炎症和促纤维化的缩血管物质，在继发于心力衰竭的 AKI 中，与 AKI 的缺血性级联反应可能存在某种关联。另外，心力衰竭患者往往需要进行冠状动脉造影或者介入手术治疗，这可能会造成造影剂肾病或者增加肾血流动力学的负担，增加了 AKI 的危险性。

在 1 型 CRS 中，AKI 的早期诊断还存在着挑战。在 AKI 导致急性心功能不全的 3 型 CRS 中，同样的问题也存在。传统的生物标记（如肌酐）只能在肾损伤已经发生的情况下测得，不利于提前对肾脏进行保护。中性粒细胞明胶酶相关脂质运载蛋白（neutrophil ge - latinase - associated lipocalin，NGAL）是一种关于 AKI 的早期标记物，可以在患者的血液及尿液中检测到。不论是成年人或是儿童、心脏外科或是 ICU 病房、尿液或血清中的 NGAL 均可作为 AKI 的早期预警标志。在慢性肾脏疾病（CKD）患者中，半胱氨酸蛋白酶抑制药 C（cystatin C，cys C）的预警作用要高于肌酐，因为它的血清水平不受年龄、性别、人种的影响。实验表明 NGAL 的效用要优于 cys C，两者的联合使用能够从结构和功能上反映出肾的损害。肾脏损伤分子 - 1（KIM - 1）在诊断缺血性 AKI 方面有很高的特异性，可作为 AKI 早期诊断的重要标志。除此之外，如白细胞介素 - 6（IL - 6）及 IL - 8 等生物标记分子对 AKI 及 CKD 进程的诊断也有帮助。

2 型 CRS - 慢性心肾综合征：是 CHF 引起的慢性进展性肾病。约 25% 的 CHF 患者有肾功能不全。即使是轻微的肾小球滤过率（GFR）下降，也会明显的增加死亡率，同时它也已经作为严重血管疾病的一个标志。相关的预警因素包括年龄、高血压、糖尿病、急性冠状动脉综合征等。急性和慢性心力衰竭导致肾功能不全的机制是不同的，CHF 的常见病因和危险因素，如高血压、糖尿病、动脉粥样硬化也是发生肾功能不全的危险因素。因此，在

CHF 的发生过程中，其致病因素同样可引起肾结构和功能变化，最终导致 CRS。而心力衰竭患者的血液进行再分配时，首先是肾的血流量明显减少，长期慢性的肾血流量的减少可出现肌酐升高并有肾功能不全的相关症状。CHF 中血流动力学及神经体液异常引起肾血管收缩，导致肾缺血，促红细胞生成素减少，引起贫血。贫血可引起心率加快、每搏量增加、液体潴留、心肌肥厚、心肌细胞凋亡等，加重 CHF。

3 型 CRS - 急性肾心综合征：是原发、急速的肾功能恶化导致急性心功能不全。3 型 CRS 发病少于 1 型 CRS，正因为如此，它并没有被系统的研究过。AKI 在医院及 ICU 病房中的发病率逐渐上升。当 RIFLE（risk，injury，failure，lost，end - stage kidney disease）标准使用后，将近 9% 的住院患者都被诊断为 AKI。在 ICU 病房的资料库中，超过 35% 的患者都患有 AKI。AKI 可以通过多种途径来影响心功能。体液过量可导致肺水肿的发生，高钾血症可引起室性心律失常，而且可能会导致心搏骤停。未经处理的尿毒症可通过心肌抑制因子的积聚来影响心肌收缩功能和导致心包炎。酸中毒可以使肺血管收缩，导致右心衰竭，同时还有负性肌力作用及引起电解质紊乱，增加心律失常的发生危险。3 型 CRS 中双侧或单侧肾动脉狭窄是一种特殊的类型。这类患者容易发生急性或失代偿性心力衰竭，因为过度激活的 RAAS 导致了血压上升、水钠潴留，外周血管的收缩和不断上升的心肌需氧量同时也导致了急性心力衰竭。敏感而特异的生物学标记物有助于 3 型 CRS 的诊断和治疗，如 B 型钠尿肽/N 末端 B 型钠尿肽原（BNP/NT - proBNP）。

4 型 CRS - 慢性肾心综合征：是 CKD（如慢性肾小球疾病）导致心脏功能减退、心肌肥厚和（或）不良心血管事件危险性增加的情况。目前，CKD 根据肾损伤的严重程度和 GFR 可分为 5 个阶段。根据这个标准，目前估计患 CKD 的患者至少占美国成年人人口数量的 11%。事实上 CKD 中，个人的血清肌酐水平并不能作为反映肾功能不全的代表指标。CKD 患者有着极高的心血管发病危险，超过 50% 的 CKD 5 期患者最终死于心血管疾病。心肌梗死伴 CKD 5 期患者的 2 年死亡率估计超过 50%。作为对照，心肌梗死后普通患者的 10 年死亡率仅为 25%。CKD 患者的心血管死亡危险是没有 CKD 的患者的 10 ~ 20 倍。血浆中的诸多生物学标记物均可以反映 4 型 CRS，如肌钙蛋白、C 反应蛋白、血红蛋白、脑钠尿肽。

5 型 CRS - 继发性心肾综合征：为全身性疾病（如脓毒血症）同时导致心肾功能不全。这些疾病包括脓毒症、糖尿病、系统性红斑狼疮、肉状瘤病和淀粉样变。严重的脓毒症所引起的心、肾病变最为常见，它可以引起 AKI 从而导致心功能下降，这其中的机制还不甚清楚，但是与肿瘤坏死因子（TNF）及一些生物介质有关。心功能的下降可以引起肾功能的下降导致 1 型 CRS，而 AKI 的进一步发展又能够影响心脏功能导致 3 型 CRS 的发生，形成一个恶性循环，最终对 2 个脏器官产生损伤。

四、急性右心衰竭的病因和病理生理机制

急性右心衰竭主要见于急性右心室心肌梗死、急性大块肺栓塞和右侧心瓣膜病。右心室梗死很少单独出现，常合并于左心室下壁梗死。患者往往有不同程度的右心室功能障碍，其中 10% ~ 15% 可出现明显的血流动力学障碍。此类患者血管闭塞部位多在右冠状动脉开口或近段右心室侧支发出之前。右心室梗死所致的右心室舒缩活动障碍使右心室充盈压和右心房压升高；右心室排血量减少导致左心室舒张末容量下降、PCWP 降低。急性大块肺栓塞使

肺血流受阻，出现持续性严重肺动脉高压，使右心室后负荷增加和扩张，导致右心衰竭；右心排血量降低导致体循环和心功能改变，出现血压下降、心动过速、冠状动脉灌注不足。对呼吸系统的影响主要是气体交换障碍；各种血管活性药物的释出，使广泛的肺小动脉收缩，增加了缺氧程度，又反射性促进肺动脉压升高，形成恶性循环。右侧心瓣膜病所致急性右心衰竭不常见，且多为慢性右心衰竭，只有急性加重时才表现为急性右心衰竭。

五、急性心力衰竭的分类

国际上尚无统一的急性心力衰竭临床分类。根据急性心力衰竭的病因、诱因、血流动力学与临床特征做出的分类便于理解，也有利于诊断和治疗。

（1）急性左心衰竭：①慢性心力衰竭急性失代偿；②急性冠状动脉综合征；③高血压急症；④急性心瓣膜功能障碍；⑤急性重症心肌炎和围生期心肌病；⑥严重心律失常。

（2）急性右心衰竭。

（3）非心源性急性心力衰竭：①高心排血量综合征；②严重肾脏疾病；③严重肺动脉高压；④大块肺栓塞等。

在急性心力衰竭中最为常见的两大类是：原来并无心力衰竭的患者急性突发的心力衰竭和慢性心力衰竭（CHF）的急性失代偿。前者主要病理生理改变是急性左心衰竭，可有不同程度的肺部淤血，严重者出现肺水肿，甚至心源性休克；后者则更为复杂，原有的基础心脏病往往累及左心，先有左心衰竭，随病情迁延进展，导致肺循环压力增加和肺动脉压增高，使右心负荷增加、右心室扩大，最终发生右心衰竭。此时患者的左心衰竭症状减轻，而右心衰竭症状（主要为水肿，尤其是下肢水肿）加重，即有全心衰竭的表现。此种 CHF 患者经优化的内科治疗，病情可以稳定，气急和水肿均可以缓解和消失。但在各种诱因（如不依从治疗、感染、伴快速心室率的心律失常、药物等）的影响下病情也可以急剧加重，这就称之为 CHF 的急性失代偿。显然，此类患者的临床表现和前一种类型即无心力衰竭基础的急性心力衰竭不同，可同时有左心衰竭和右心衰竭的表现，并呈现各种程度的复合性表现。而临床上多以右心衰竭加重，水肿顽固难治为基本特征。这两种常见类型的急性心力衰竭的基本治疗相仿，又有所不同。主要在于：后者更应加大利尿药的应用，以消除液体潴留，只有这样才能够缓解病情和症状，使各种治疗药物，包括基础应用的药物更好地发挥作用，并减少药物的不良反应。对于顽固难治性水肿在联合应用不同种类利尿药且用至较大剂量的基础上，必要时可以加用小剂量多巴胺，以改善肾血流，增强利尿作用；甚至可以采用非药物的血液过滤方法，以达到减轻容量负荷的目的。我国的指南根据急性心力衰竭种类的多样性、临床状况的复杂性以及由此带来的治疗的个体化原则，提出了急性心力衰竭的临床分类。在急性左心衰竭中又依病情区分，将 CHF 急性失代偿与其他急性左心衰竭区分开来，其目的在于既简化分类，又有所区别，便于临床上选择适当的治疗举措，因人而异地进行处理。

（荆素敏）

第二节　急性心力衰竭的诊断

一、急性左心衰竭的诊断

(一) 急性左心衰竭的临床表现

1. 基础心血管疾病的病史和表现　大多数患者有各种心脏病的病史，存在引起急性心力衰竭的各种病因。老年人中的主要病因为冠心病、高血压和老年性退行性心瓣膜病，而在年轻人中多由风湿性心瓣膜病、扩张型心肌病、急性重症心肌炎等所致。

2. 诱发因素　常见的诱因有：①CHF 药物治疗缺乏依从性；②心脏容量超负荷；③严重感染，尤其肺炎和败血症；④严重颅脑损害或剧烈的精神心理紧张与波动；⑤大手术后；⑥肾功能减退；⑦急性心律失常如室性心动过速、心室颤动、心房颤动或心房扑动伴快速心室率、室上性心动过速以及严重的心动过缓等；⑧支气管哮喘发作；⑨肺栓塞；⑩高心排血量综合征如甲状腺功能亢进危象、严重贫血等；⑪应用负性肌力药物如维拉帕米、地尔硫䓬、β 受体阻滞药等；⑫应用非甾体类抗炎药（NSAIDs）；⑬心肌缺血（通常无症状）；⑭老年急性舒张功能减退；⑮吸毒；⑯酗酒；⑰嗜铬细胞瘤。这些诱因使心功能原来尚可代偿的患者骤发心力衰竭，或者使已有心力衰竭的患者病情加重。

3. 早期表现　原来心功能正常的患者出现原因不明的疲乏或运动耐力明显减低以及心率增加 15~20/min，可能是左心功能降低的最早期征兆。继续发展可出现劳力性呼吸困难、夜间阵发性呼吸困难、睡觉需用枕头抬高头部等；检查可发现左心室增大、闻及舒张早期或中期奔马律、P_2 亢进、两肺尤其肺底部有细湿啰音，还可有干性啰音和哮鸣音，提示已有左心功能障碍。

4. 急性肺水肿　起病急骤，病情可迅速发展至危重状态。以肺间质肺水肿为主时，患者频繁咳嗽但无泡沫样痰，端坐呼吸、面色灰白、大汗淋漓、烦躁不安，常有口唇及肢端发绀、脉率快。部分患者可见颈静脉怒张，呼气时间延长，双肺可闻及哮鸣音，有时伴有细湿啰音。到肺泡性肺水肿期时，常咳白色或粉红色泡沫样痰、极度呼吸困难、发绀、颈静脉怒张。双肺满布大、小水泡音伴哮鸣音，有时不需要听诊器即可闻及。心率加快可伴心律失常。心尖区可闻及奔马律及收缩期杂音，有时因双肺啰音可掩盖心音或原有心脏杂音。可有交替脉。

5. 心源性休克　主要表现为：①持续低血压，收缩压 <90mmHg，或原有高血压的患者收缩压降低≥60mmHg，且持续 30min 以上。②组织低灌注状态，可有皮肤湿冷、苍白和发绀，出现紫色条纹；心动过速 >110/min；尿量显著减少（<20ml/h），甚至无尿；意识障碍，常有烦躁不安、激动焦虑、恐惧和濒死感；收缩压 <70mmHg，可出现抑制症状如神志恍惚、表情淡漠、反应迟钝，逐渐发展至意识模糊甚至昏迷。③血流动力学障碍，PCWP≥18mmHg，心脏排血指数（CI）≤36.7ml/（s·m²）[≤2.2L/（min·m²）]。④低氧血症和代谢性酸中毒。

(二) 实验室和器械检查

1. 心电图　能提供许多重要信息，包括心率、心脏节律、传导，以及某些病因依据如心肌缺血性改变、ST 段抬高或非 ST 段抬高心肌梗死以及陈旧性心肌梗死的病理性 Q 波等。还可检测出心肌肥厚、心房或心室扩大、束支传导阻滞、心律失常的类型及其严重程度如各种房性或室性心律失常（心房颤动、心房扑动伴快速性心室率、室性心动过速）、Q－T 间期延长等。

2. 胸部 X 线检查　可显示肺淤血的程度和肺水肿，如出现肺门血管影模糊、蝶形肺门，甚至弥漫性肺内大片阴影等。还可根据心影增大及其形态改变，评估基础的或伴发的心脏和（或）肺部疾病以及气胸等。

3. 超声心动图　可用以了解心脏的结构和功能、心瓣膜状况、是否存在心包病变、急性心肌梗死的机械并发症以及室壁运动失调；可测定左心室射血分数（LVEF），监测急性心力衰竭时的心脏收缩/舒张功能相关的数据。超声多普勒成像可间接测量肺动脉压、左右心室充盈压等。此法为无创性，应用方便，有助于快速诊断和评价急性心力衰竭，还可用来监测患者病情的动态变化，对于急性心力衰竭是不可或缺的监测方法。一般采用经胸超声心动图，如患者疑为感染性心内膜炎，尤为人工瓣膜心内膜炎，在心力衰竭病情稳定后还可采用经食管超声心动图，能够更清晰地显示赘生物和瓣膜周围的脓肿等。

4. 动脉血气分析　急性左心衰竭常伴低氧血症，肺淤血明显者可影响肺泡氧气交换。应监测动脉氧分压（PaO_2）、二氧化碳分压（$PaCO_2$）和氧饱和度（SaO_2），以评价氧含量（氧合）和肺通气功能。还应监测酸碱平衡状况，本病患者常有酸中毒，与组织灌注不足、二氧化碳潴留有关，且可能与预后相关，及时处理纠正很重要。无创测定血氧饱和度可用作长时间、持续和动态监测，由于使用简便，一定程度上可以代替动脉血气分析而得到广泛应用，但不能提供 $PaCO_2$ 和酸碱平衡的信息。

5. 常规实验室检查　包括血常规和血生化检查，如电解质（钠、钾、氯等）、肝功能、血糖、清蛋白及高敏 C 反应蛋白（hs－CRP）。研究表明，hs－CRP 对评价急性心力衰竭患者的严重程度和预后有一定的价值。

6. 心力衰竭标志物　B 型钠尿肽（BNP）和 N 末端 B 型钠尿肽原（NT－proBNP）的浓度增高已成为公认诊断心力衰竭的客观指标，也是心力衰竭临床诊断上近几年的一个重要进展。其临床意义如下。①心力衰竭的诊断和鉴别诊断：如 BNP < 100ng/L 或 NT－proBNP < 400ng/L，心力衰竭可能性很小，其阴性预测值为90%；如 BNP >400ng/L 或 NT－proBNP > 1 500ng/L，心力衰竭可能性很大，其阳性预测值为90%。急诊就医的明显气急患者，如 BNP/NT－proBNP 水平正常或偏低，几乎可以除外急性心力衰竭的可能性。②心力衰竭的危险分层：有心力衰竭临床表现、BNP/NT－proBNP 水平又显著增高者属高危人群。③评估心力衰竭的预后：临床过程中这一标志物持续走高，提示预后不良。不过，与慢性心力衰竭不同，某些特殊情况下，急性左心衰竭的患者 BNP 和 NT－proBNP 可以不增高或增高不明显，例如，急性二尖瓣反流、闪电式急性肺水肿以及左心室射血分数正常的急性左心衰竭等，在与肺源性呼吸困难鉴别时应予以关注。

7. 心肌坏死标志物　旨在评价是否存在心肌损伤或坏死及其严重程度。①心肌肌钙蛋白 T 或 I（cTnT 或 cTnI）：其检测心肌受损的特异性和敏感性均较高。急性心肌梗死时可显著升高3～5倍或以上；CHF 可出现低水平升高；重症有症状心力衰竭存在心肌细胞坏死、肌原纤维不断崩解，血清中 cTn 水平可持续升高。②肌酸磷酸激酶同工酶（CK－MB）：一般在发病后3～8h升高，9～30h达高峰，48～72h恢复正常；其动态升高可列为急性心肌梗死的确诊指标之一，高峰出现时间与预后有关，出现早者预后较好。③肌红蛋白：其分子质量小，心肌损伤后即释出，故在急性心肌梗死后 0.5～2h 便明显升高，5～12h 达高峰，

18~30h 恢复，作为早期诊断的指标优于 CK – MB，但特异性较差。伴急性或慢性肾损伤者肌红蛋白可持续升高，此时血肌酐水平也会明显增高。

（三）急性左心衰竭严重程度分级

主要有 Killip 法（表 10 – 1）、Forrester 法（表 10 – 2）和临床程度分级（表 10 – 3）3 种。Killip 法主要用于急性心肌梗死患者，根据临床和血流动力学状态来分级。Forrester 法可用于急性心肌梗死或其他原因所致的急性心力衰竭，其分级的依据为血流动力学指标如 PCWP 和 CI 以及外周组织低灌注状态，故适用于心脏监护室、重症监护室和有血流动力学监测条件的病房、手术室内。临床程度分级根据 Forrester 法修改而来，其个别可以与 Forrester 法——对应，由此可以推测患者的血流动力学状态；由于分级的标准主要根据末梢循环的望诊观察和肺部听诊，无须特殊的检测条件，适合用于一般的门诊和住院患者。这 3 种分级法均以 I 级病情最轻，逐渐加重，IV 级为最重。以 Forrester 法和临床程度分级为例，由 I 级至IV级病死率分别为 2.2%，10.1%，22.4% 和 55.5%。

根据静息下有无肺充血和低灌注的临床表现，国内学者将血流动力学异常表现分为 4 种基本类型：没有低灌注和肺充血为 A（warm and dry）型；灌注正常且存在肺淤血为 B（warm and wet）型；低灌注而没有肺淤血的为 L（cold and dry）型；既有低灌注，又有肺淤血的为 C（cold and wet）型。其中 67% 为 B 型，28% 为 C 型，L 型仅占 5%。C 型病情最重，1 年因心力衰竭死亡和需心脏移植率是 B 型的 2 倍。虽然临床上简单把血流动力学分为这 4 种类型，有助于指导治疗和判断预后，但相当一部分患者是介于各分型之间的。

表 10 –1　急性心肌梗死的 Killip 分级

分级	症状与体征
I 级	无心力衰竭
II 级	有心力衰竭，两肺中下部有湿啰音，占肺野下 1/2，可闻及奔马律，X 线胸片有肺淤血
III 级	严重心力衰竭，有肺水肿，细湿啰音遍布两肺（超过肺野下 1/2）
IV 级	心源性休克，低血压（收缩压 <90mmHg）、发绀、出汗、少尿

表 10 –2　急性左心衰竭的 Forrester 分级

分级	PCWP（mmHg）	CI [ml/（s·m²）]	组织灌注状态
I 级	≤18	>36.7	无肺淤血，无组织灌注不良
II 级	>18	>36.7	有肺淤血
III 级	<18	≤36.7	有肺淤血，有组织灌注不良
IV 级	>18	≤36.7	有肺淤血，有组织灌注不良

表 10 –3　急性左心衰竭的临床程度分级

分级	皮肤	肺部啰音
I 级	干、暖	无
II 级	湿、暖	有
III 级	干、冷	无/有
IV 级	湿、冷	有

（四）急性左心衰竭的监测方法

1. 无创性监测（Ⅰ类建议，证据水平：B） 每个急性心力衰竭患者均需应用床边监护仪持续测量体温、心率、呼吸频率、血压、心电图和血氧饱和度等。

2. 血流动力学监测

（1）适应证：适用于血流动力学状态不稳定、病情严重且效果不理想的患者，如伴肺水肿和（或）心源性休克患者。

（2）方法：①床边漂浮导管（Ⅰ类建议，证据水平：B）：可用来测定主要的血流动力学指标如右心房压力（反映中心静脉压）、肺动脉压力（PAP）、PCWP，应用热稀释法可测定CO。可以持续监测上述各种指标的动态变化，酌情选择适当的药物，评估治疗的效果；②外周动脉插管（Ⅱa类建议，证据水平：B）：可持续监测动脉血压，还可抽取动脉血样标本检查；③肺动脉插管（Ⅱa类建议，证据水平：B）：不常规应用。对于病情复杂、合并心脏或肺部疾病者、其他检查难以确定时，可用来鉴别心源性或非心源性（例如肺源性）病因；对于病情极其严重，例如心源性休克的患者，可提供更多的血流动力学信息。

（3）注意：①在二尖瓣狭窄、主动脉瓣反流、肺动脉闭塞病变以及左心室顺应性不良等情况下，PCWP往往不能准确反映左心室舒张末压。对于伴严重三尖瓣反流的患者，热稀释法测定CO也不可靠。②插入导管的各种并发症如感染、血栓形成或栓塞以及血管损伤等随导管留置时间延长而发生率明显增高。

（五）急性左心衰竭的诊断步骤

根据国外临床研究和指南的推荐，结合我国的国情包括传统的用药习惯，指南推荐的急性心力衰竭诊断和流程，较为简明实用，不仅适合基层医疗单位，也适用于三级甲等大医院的临床专科和心脏专科医院（图10-1）。

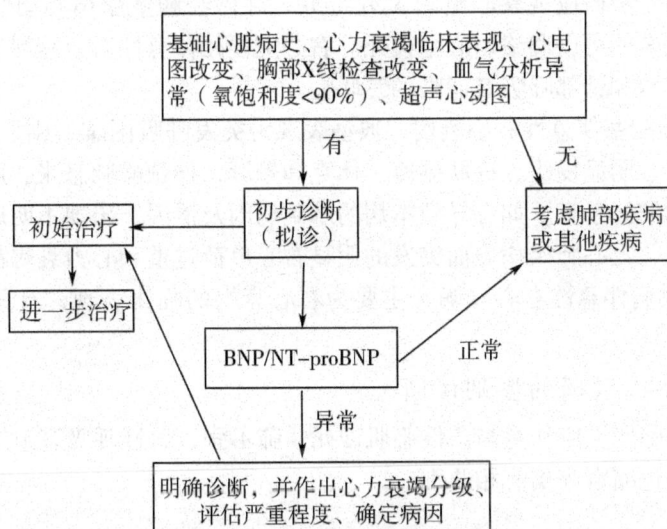

图10-1 急性左心衰竭的诊断流程

指南在诊断方面提出了"初步诊断"和"进一步确诊"的具体方法。初步诊断应根据病史、症状和体征，进行基本检查，包括血氧饱和度测定、心电图、胸部X线检查，有条件的可做超声心动图检查。这些常规检查原则上不应遗漏，但也可酌情安排，例如基层单位血氧饱和度可采用无创的指端检测，有条件的则应做动脉血气分析。进一步确诊主要依据 BNP 和 NT－proBNP 测定的水平。就目前的证据而言，因急性气急而疑为心力衰竭入院，BNP/NT－proBNP 水平显著增高的患者，不仅阴性排除率极高，且阳性的诊断率也很高。将这一测定方法列为确诊指标具有充分证据，但在具体实施应用的过程中可能存在下列问题：①此法目前在我国尚未普及，不仅基层医院，甚至很多大医院仍未使用，也未列为急诊科、CCU 和 ICU 的常规检查；②价格较贵，影响推广；③我国自己的研究资料较少，其用于诊断和鉴别诊断的阈值水平基本为引用国外的研究资料。因此，一方面我们需加强在该领域的研究和推广工作；另一方面，在诊断急性心力衰竭时需更加强基本的临床证据和综合分析能力。通常情况下，综合考量病史、基础疾病、典型的心力衰竭症状和体征以及基本的实验室检查等方面的资料，临床上可以做出急性心力衰竭的诊断，BNP/NT－proBNP 的测定则起到锦上添花的作用。

（六）急性左心衰竭的鉴别诊断

急性左心衰竭应与可引起明显呼吸困难的疾病，如支气管哮喘和哮喘持续状态、急性大块肺栓塞、肺炎、严重的慢性阻塞性肺部疾病（COPD）尤其伴感染等相鉴别，还应与其他原因所致的非心源性肺水肿（如急性呼吸窘迫综合征）以及非心源性休克等疾病相鉴别。

二、急性右心衰竭的诊断

（一）急性右心衰竭的诊断需根据病因

1. 右心室梗死伴急性右心衰竭　如心肌梗死时出现 V_1 及 V_2 导联 ST 段压低，应考虑右心室梗死，当然也有可能为后壁梗死，而非室间隔和心内膜下心肌缺血。下壁 ST 段抬高心肌梗死伴血流动力学障碍应观察心电图 V_4R 导联，并做经胸壁超声心动图检查，后者发现右心室扩大伴活动减弱可以确诊右心室梗死。右心室梗死伴急性右心衰竭典型者可出现低血压、颈静脉显著充盈和肺部呼吸音清晰的三联症。

2. 急性大块肺栓塞伴急性右心衰竭　典型表现为突发呼吸困难、剧烈胸痛、有濒死感，还有咳嗽、咳血痰、明显发绀、皮肤湿冷、休克和晕厥，伴颈静脉怒张、肝大、肺梗死区呼吸音减弱、肺动脉瓣区杂音。如有导致本病的基础病因及诱因，出现不明原因的发作性呼吸困难、发绀、休克，无心肺疾病史而突发的明显右心负荷过重和心力衰竭都应考虑肺栓塞。

3. 右侧心瓣膜病伴急性右心衰竭　主要为右心衰竭的临床表现，有颈静脉充盈、下肢水肿、肝淤血等。

（二）急性右心衰竭的鉴别诊断

急性右心衰竭临床上应注意与急性心肌梗死、肺不张、急性呼吸窘迫综合征、主动脉夹层、心脏压塞、心包缩窄等疾病相鉴别。

（荆素敏）

第三节 急性心力衰竭的临床评估和治疗目标

一、临床评估

对患者均应根据上述各种检查方法以及病情变化做出临床评估，包括：①基础心血管疾病；②急性心力衰竭发作的诱因；③病情严重程度和分级，并估计预后；④治疗的效果。此种评估应多次和动态进行，以调整治疗方案。

二、治疗目标

（1）控制基础病因和矫治引起心力衰竭的诱因：应用静脉和（或）口服降血压药物以控制高血压；选择有效抗生素控制感染；积极治疗各种影响血流动力学的快速性或缓慢性心律失常；应用硝酸酯类药物改善心肌缺血。糖尿病伴血糖升高者应有效控制血糖水平，又要防止出现低血糖。对血红蛋白低于60g/L的严重贫血者，可输注浓缩红细胞悬液或全血。

（2）缓解各种严重症状：①低氧血症和呼吸困难：采用不同方式吸氧，包括鼻导管吸氧、面罩吸氧以及无创或气管内插管的呼吸机辅助通气治疗；②胸痛和焦虑：应用吗啡；③呼吸道痉挛：应用支气管解痉药物；④淤血症状：利尿药有助于减轻肺淤血和肺水肿，亦可缓解呼吸困难。

（3）稳定血流动力学状态，维持收缩压≥90mmHg：纠正和防止低血压可应用各种正性肌力药物。血压过高者的降压治疗可选择血管扩张药物。

（4）纠正水、电解质紊乱和维持酸碱平衡：静脉应用襻利尿药应注意补钾和保钾治疗；血容量不足、外周循环障碍、少尿或伴肾功能减退患者要防止高钾血症。低钠血症者应适当进食咸菜等补充钠盐，严重低钠血症（<110mmol/L）者应根据计算所得的缺钠量，静脉给予高张钠盐如3%~6%氯化钠溶液，先补充缺钠量的1/3~1/2，后酌情继续补充。出现酸碱平衡失调时，应及时予以纠正。

（5）保护重要脏器如肺、肾、肝和大脑，防止功能损害。

（6）降低死亡危险，改善近期和远期预后。提示预后改善的指标包括静脉持续应用血管扩张药的时间缩短、住院时间的缩短、再次入院率的下降以及需再次入院治疗的间期延长。

（李　伟）

第四节 急性左心衰竭的治疗

一、急性左心衰竭的处理流程

急性左心衰竭确诊后即按图10-2的流程处理。初始治疗后症状未获明显改善或病情严重者应做进一步治疗。急性左心衰竭治疗中血管活性药物的合理选择十分重要，应根据患者的病情，为此，指南建议采用两个重要的指标，即收缩压和有无肺淤血。血管活性药物可按表10-4所列方法选择应用，其应用方法参见"急性左心衰竭的药物治疗"。

表 10 - 4　急性左心衰竭的血管活性药物的选择应用

收缩压（mmHg）	肺淤血	推荐的治疗方法
>100	有	利尿药（呋塞米）＋血管扩张药（硝酸酯类、硝普钠、重组人脑钠尿肽、乌拉地尔）、左西孟旦
90～100	有	血管扩张药和（或）正性肌力药物（多巴胺、多巴酚丁胺、磷酸二酯酶抑制药、左西孟旦）
<90	有	此情况为心源性休克。①在血流动力学监测（主要采用床边漂浮导管法）下进行治疗；②适当补充血容量；③应用正性肌力药物如多巴胺，必要时加用去甲肾上腺素；④如效果仍不佳，应考虑肺动脉插管　监测血流动力学和使用主动脉内球囊反搏和心室机械辅助装置；PCWP高者可在严密监测下考虑多巴胺基础上加用少量硝普钠、乌拉地尔

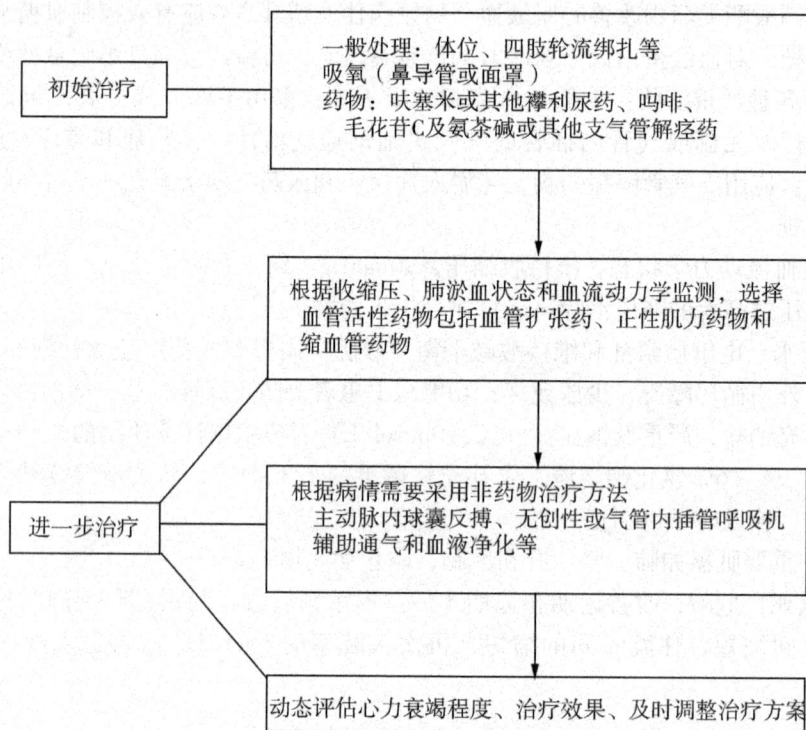

图 10 - 2　急性左心衰竭的处理流程

二、急性左心衰竭的一般处理

1. 体位　静息时明显呼吸困难者应半卧位或端坐位，双腿下垂以减少回心血量，降低心脏前负荷。

2. 四肢交换加压　四肢轮流绑扎止血带或血压计袖带，通常在同一时间只绑扎三肢，每隔 15～20min 轮流放松一肢。血压计袖带的充气压力应较舒张压低 10mmHg，使动脉血流仍可顺利通过，而静脉血回流受阻。此法可降低前负荷，减轻肺淤血和肺水肿。必须指出，通过四肢交替绑扎止血带或血压计袖带，以减少静脉回流，减轻心脏前负荷的方法，仅适用前负荷增加所致左心衰竭和二尖瓣狭窄所致左心房衰竭患者，并不适用于所有左心衰竭肺淤血或肺水肿患者，对于高血压合并急性左心衰竭、主动脉夹层并发急性左心衰竭等应属禁忌，因为四肢交替绑扎在降低前负荷同时也增加外周血管阻力，使后负荷进一步增加反而加重血压升高，对后者甚至是致命的。此外，心源性休克患者也不宜采用此法。

3. 吸氧　适用于低氧血症和呼吸困难明显（尤其指端血氧饱和度＜90％）的患者。应尽早采用，使患者 SaO_2 ≥95％（伴 COPD 者 SaO_2 ＞90％）。可采用不同的方式。①鼻导管吸氧：低氧流量（1～2/min）开始，如仅为低氧血症，动脉血气分析未见 CO_2 潴留，可采用高流量给氧 6～8L/min。乙醇吸氧可使肺泡内的泡沫表面张力减低而破裂，改善肺泡的通气。方法是在氧气通过的湿化瓶中加 50％～70％ 乙醇或有机硅消泡剂，用于肺水肿患者。②面罩吸氧：适用于伴呼吸性碱中毒患者。必要时还可采用无创性或气管内插管呼吸机辅助通气治疗。

4. 做好救治的准备工作　至少开放 2 根静脉通道，并保持通畅。必要时可采用深静脉穿刺置管，以随时满足用药的需要。血管活性药物一般应用微量泵泵入，以维持稳定的速度和正确的剂量。固定和维护好漂浮导管、深静脉置管、心电监护的电极和导联线、鼻导管或面罩、导尿管以及指端无创血氧仪测定电极等。保持室内适宜的温度、湿度，灯光柔和，环境幽静。

5. 饮食　进易消化食物，避免一次大量进食，不要饱餐。在总量控制下，可少量多餐（6～8/d）。应用襻利尿药情况下不要过分限制钠盐摄入量，以避免低钠血症，导致低血压。利尿药应用时间较长的患者要补充多种维生素和微量元素。

6. 出入量管理　肺淤血、体循环淤血及水肿明显者应严格限制饮水量和静脉输液速度，对无明显低血容量因素（大出血、严重脱水、大汗淋漓等）者的每日摄入液体量一般宜在1 500ml 以内，不要超过 2 000ml。保持每天水出入量负平衡约 500ml/d，以减少水钠潴留和缓解症状。3～5d 后，如淤血、水肿明显消退，应减少水负平衡，逐渐过渡到出入水量平衡。在水负平衡下应注意防止发生低血容量、低血钾和低血钠等。

三、急性左心衰竭的药物治疗

急性心力衰竭的治疗研究较少，不足以提供充分的临床证据以确定治疗策略、药物的选择、应用方法（剂量和疗程）等，建议主要仍依赖临床经验和专家意见。

1. 镇静药　主要应用吗啡（Ⅱa 类建议，证据水平：C）：用法为 2.5～5.0mg 静脉缓慢注射，亦可皮下或肌内注射。伴 CO_2 潴留者则不宜应用，可产生呼吸抑制而加重 CO_2 潴留；也不宜应用大剂量，可促使内源性组胺释放，使外周血管扩张导致血压下降。应密切观察疗效和呼吸抑制的不良反应。伴明显和持续低血压、休克、意识障碍、COPD 等患者禁忌使用。老年患者慎用或减量。亦可应用哌替啶 50～100mg 肌内注射。

2. 支气管解痉药（Ⅱa 类建议，证据水平：C）　一般使用氨茶碱 0.125～0.25g 以葡萄糖注射液稀释后静脉推注（10min），4～6h 后可重复 1 次；或以 0.25～0.5mg/（kg·h）静脉滴注。亦可应用二羟丙茶碱 0.25～0.5g 静脉滴注，速度为 25～50mg/h。此类药物不宜用于冠心病，如急性心肌梗死或不稳定型心绞痛所致的急性心力衰竭患者（Ⅱb 类建议，证据水平：C），不可用于伴心动过速或心律失常的患者。

3. 利尿药（Ⅰ类建议，证据水平：B）

（1）应用指征和作用机制：适用于急性心力衰竭伴肺循环和（或）体循环明显淤血以及容量负荷过重的患者。作用于肾小管亨利襻的利尿药如呋塞米、托拉塞米、布美他尼、依那尼酸静脉应用可以在短时间里迅速降低容量负荷，应列为首选。噻嗪类利尿药、保钾利尿药等仅作为襻利尿药的辅助或替代药物，或在需要时作为联合用药。临床上利尿药应用十分普遍，但并无大样本随机对照试验进行评估。

（2）药物种类和用法：应采用静脉利尿药，首选呋塞米，先静脉注射 20～40mg，继以静脉滴注 5～40mg/h，其总剂量在起初 6h 不超过 80mg，起初 24h 不超过 200mg。亦可应用托拉塞米 10～20mg 或依那尼酸 25～50mg 或布美他尼 0.5～1mg 静脉注射。利尿药效果不佳、加大剂量仍未见良好反应以及容量负荷过重的急性心力衰竭患者，应加用噻嗪类和（或）醛固酮拮抗药：氢氯噻嗪 25～50mg，2/d，或螺内酯 20～40mg/d。临床研究表明，利尿药低剂量联合应用，其疗效优于单一利尿药的大剂量，且不良反应也更少。

静脉给予利尿药的方法最常采用，但并无评价合理用法的前瞻性研究。一些观察性研究提示，虽然大剂量疗效显著，但可能增加不良反应，如肾功能恶化、心力衰竭加重，甚至死亡的危险，而小剂量则疗效欠佳。Cochrane 系统性评价现有材料，建议在持续静脉滴注和间歇性静脉注射这两种给药方法中优先考虑前者，认为这样更为有效。在 2010 年美国 ACC 大会上公布了 DOSE 研究（diuretic optimization strategies evaluation in acute heart failure）的结果，该研究试图评价两种呋塞米使用策略在急性心力衰竭患者中的安全性和有效性：①给药方法（每 12h 静脉推注和持续静脉滴注）；②给药剂量（口服 1 倍的低强化剂量和 2.5 倍的高强化剂量）。研究采用 2×2 析因设计。患者被随机分入呋塞米每 12 小时静脉推注组和持续静脉滴注组，或呋塞米 1 倍低强化剂量组和 2.5 倍高强化剂量组。随机分组 48h 后，视具体情况，患者可改为口服利尿药或维持原策略不变或增加利尿药剂量 50%。研究中，64% 的患者使用了 ACEI，83% 的患者使用了 β 受体阻滞药，28% 的患者使用了醛固酮拮抗药。DOSE 研究的结果显示，无论是每 12h 静脉推注还是持续静脉滴注，无论是低强化剂量还是高强化剂量，不同的呋塞米治疗策略在患者总体症状的改善、肾功能变化等方面均无显著不同，而且持续静脉滴注并不能改善次要终点事件，如尿量增加、体重减轻、治疗失败等。与低强化剂量相比，高强化剂量呋塞米治疗可显著增加尿量、减轻体重和改善症状；但高强化剂量不良反应（暂时性肾功能改变）有所增加，虽然 60d 临床事件未见显著增多，但仍需加强监测，且应用时间不宜太久。该研究的主要缺陷是研究设计允许随机分组 48h 后根据情况改换药物。这可能使研究结果偏向无效。对 48h 结果的评价可能有助于解决这一问题。另外，这些结果也适用于那些不需要正性肌力药物或静脉血管扩张药、已经使用了中到大量利尿药的 CHF 患者。

治疗顽固性心力衰竭中遇到最难的临床问题之一是患者存在顽固性水肿，大多数顽固性心力衰竭患者以顽固性右心衰竭为主，长期使用利尿药加之组织低灌注，对大剂量或联合使用利尿药均反应较差，患者进入神经内分泌激素激活的恶性循环中，最终导致死亡。出现顽固性水肿的主要原因是利尿药抵抗。对于此类患者的处理，首先要区别患者是真性低钠血症还是假性低钠血症（稀释性低钠血症），因为治疗是截然不同的。①稀释性低钠血症性水肿：大剂量利尿药应用，患者只限盐的摄入，没有限制饮水量，造成水潴留明显，血液稀释使血钠水平相对降低。患者应严格限制入量 <2 000ml/d，限盐 <2g/d。严重低蛋白血症患

者（<2g/dl）在应用利尿药的同时，给予清蛋白可增加利尿作用。②真性低钠血症性水肿：顽固性心力衰竭尤其是顽固性右心衰竭为主的患者，胃肠道和肝淤血，钠的摄入量减少，加之长期限盐和大剂量利尿药使用，造成患者血钠水平真正减低。在诊断明确后立即给予静脉补充高渗盐水，根据血清钠水平决定补钠的浓度和量。临床医师往往担心补盐后心力衰竭加重，却忽略了低钠血症会使患者临床恶化而死亡，或补充等渗盐水，根本无法提高血钠水平。

近年来，新型利水药问世，这为心力衰竭处理多了一种选择。利水药与利尿药不同，利尿药排水同时也排钾或钠、氯，可引起电解质紊乱，而利水药仅排水而保留电解质或对电解质影响很少，特别适用于心力衰竭合并低钠血症的水肿患者，既能减轻体重和水肿、减轻心脏前负荷，又能使低钠血症患者血钠正常化和改善血清渗透压。代表药物有精氨酸加压素（AVP）V_2 受体拮抗药，如托伐普坦（tolvaptan）和考尼伐坦（conivaptan）。最近托伐普坦的 EVEREST 试验结果证实，在急性心力衰竭常规治疗基础上加用托伐普坦在住院期间可显著减轻体重、改善患者气促和水肿，心力衰竭症状明显好转，对血压、电解质和肾功能无不良影响，但随访9.9个月对心力衰竭死亡率未见降低。本类药物尚需积累更多循证医学资料才能做出客观评价。

选择性腺苷 A_1 受体拮抗药 rolofylline，通过扩张肾入球动脉及增加球囊内压，以及减少近侧肾小管 Na^+ 和水重吸收而产生利尿作用，初步临床试用证明，对急性失代偿性心力衰竭伴水肿和肾损害患者有利尿和降低血肌酐水平作用，在 PROTECT 试验中证实，静脉注射300mg/d 能改善急性心力衰竭伴肾功能不全患者的心力衰竭症状，且使血清肌酐水平下降。

（3）注意事项：①伴低血压（收缩压 <90mmHg）、严重低钾血症或酸中毒患者不宜应用，且对利尿药反应甚差；②大剂量和较长时间的使用可发生低血容量和低钾血症、低钠血症，且增加其他药物如 ACEI 及 ARB 或血管扩张药引起低血压的可能性；③使用过程中应监测尿量，并根据尿量和症状的改善状况调整剂量。

4. 血管扩张药物

（1）应用指征：此类药可应用于急性心力衰竭早期阶段。收缩压水平是评估此类药是否适宜的重要指标。收缩压 >110mmHg 的急性心力衰竭患者通常可以安全使用；收缩压在90～110mmHg 的患者应谨慎使用；而收缩压 <90mmHg 的患者则禁忌使用。

（2）主要作用机制：可降低左、右心室充盈压和全身血管阻力，也使收缩压降低，从而减轻心脏负荷，缓解呼吸困难。如舒张压在 60mmHg 以上，通常冠状动脉血流可维持正常。对于急性心力衰竭，包括合并急性冠状动脉综合征的患者，此类药在缓解肺淤血和肺水肿的同时不会影响心排血量，也不会增加心肌耗氧量。

（3）药物种类和用法：主要有硝酸酯类、硝普钠、重组人脑钠尿肽（recombinant human brain natriuretic peptide、rhBNP）、乌拉地尔、酚妥拉明，但钙拮抗药不推荐用于急性心力衰竭的治疗。

1）硝酸酯类药物（Ⅰ类建议，证据水平：B）：急性心力衰竭时此类药在不减少每搏量和不增加心肌氧耗情况下能减轻肺淤血，特别适用于急性冠状动脉综合征伴心力衰竭的患者。低剂量时，它仅扩张静脉，但随着剂量的增加，它也能引起动脉包括冠状动脉的扩张。在使用合适剂量时，硝酸盐能平衡循环中静脉和动脉的扩张，由此可以降低左心室前负荷和后负荷，而不影响周围组织灌注。临床研究已证实，硝酸酯类静脉制剂与呋塞米合用治疗急性心力衰竭有效；证实应用血流动力学可耐受的最大剂量并联合小剂量呋塞米的疗效优于单纯大剂量的利尿药。

静脉使用硝酸酯类药物应十分小心滴定剂量，严密监测血压，防止血压过度下降。硝酸甘油静脉滴注起始剂量 5 ～ 10μg/min，每 5 ～ 10min 递增 5 ～ 10μg/min，最大剂量 100 ～ 200μg/min；亦可每 10 ～ 15min 喷雾 1 次（400μg），或舌下含服每次 0.3 ～ 0.6mg。硝酸异山梨酯静脉滴注剂量 5 ～ 10mg/h，亦可舌下含服每次 2.5mg。硝酸酯类的缺点主要是很快发生耐受性，特别是静脉使用过高剂量时，一般只连续使用 16 ～ 24h。临床上可通过与其他血管扩张药交替使用或间歇使用硝酸酯类可延长耐受性的发生。

2）硝普钠（I类建议，证据水平：C）：适用于严重心力衰竭、原有后负荷增加以及伴心源性休克患者。临时应用宜从小剂量 10μg/min 开始，可酌情逐渐增加剂量至 50 ～ 250μg/min，静脉滴注，疗程不要超过 72h。由于其强效降压作用，应用过程中要密切监测血压、根据血压调整合适的维持剂量。停药应逐渐减量，并加用口服血管扩张药，以避免反跳现象。长期使用时其代谢产物（硫代氰化物和氰化物）会产生毒性反应，在严重肝肾衰竭的患者应避免使用。本药应避光静脉滴注，单瓶连续静脉滴注时间一般不宜超过 8h。主要用于严重高血压伴有重度肺淤血和肺水肿；急性二尖瓣反流伴急性左心衰竭；对主动脉夹层伴高血压心力衰竭患者也有很好疗效。必须指出，硝普钠不适用于急性冠状动脉综合征患者，有报道因本药可增加冠状动脉窃血，使病变冠状动脉血流进一步减少而加重心肌缺血、坏死，甚至增加死亡率。

3）重组人脑 B 型钠尿肽（rhBNP）（Ⅱa 类建议，证据水平：B）：该药近几年刚应用于临床，属内源性激素物质，与人体内产生的 BNP 完全相同。国内制剂商品名为新活素，国外同类药名为萘西立肽（nesiritide）。其主要药理作用是扩张静脉和动脉（包括冠状动脉），从而减低前、后负荷，在无直接正性肌力作用情况下增加 CO，故将其归类为血管扩张药。实际该药并非单纯的血管扩张药，而是一种兼具多重作用的治疗药物，可以促进钠的排泄，有一定的利尿作用；还可抑制 RAAS 和交感神经系统，阻滞急性心力衰竭演变中的恶性循环。该药临床试验的结果尚不一致。晚近的两项研究（VMAC 和 PROACTION）表明，该药的应用可以带来临床和血流动力学的改善，推荐应用于急性失代偿心力衰竭。国内一项Ⅱ期临床研究提示，rhBNP 较硝酸甘油静脉制剂能够显著降低 PCWP，缓解患者的呼吸困难。应用方法：先给予负荷剂量 1.5μg/kg，缓慢静脉推注，继以 0.007 5 ～ 0.015μg/（kg·min）静脉滴注；也可不用负荷剂量而直接静脉滴注。疗程一般 3d，不超过 7d。

4）乌拉地尔（Ⅱa 类建议，证据水平：C）：该药具有外周和中枢双重扩血管作用，可有效降低血管阻力，降低后负荷，增加心排血量，但不影响心率，从而减少心肌耗氧量。适用于高血压性心脏病、缺血性心肌病（包括急性心肌梗死）和扩张型心肌病引起的急性左心衰竭；可用于 CO 降低、PCWP ＞18mmHg 的患者。通常静脉滴注 100 ～ 400μg/min，可逐渐增加剂量，并根据血压和临床状况予以调整。伴严重高血压者可缓慢静脉注射 12.5 ～ 25.0mg。

5）ACEI：该药在急性心力衰竭中的应用仍有诸多争议。急性心力衰竭的急性期、病情尚未稳定的患者不宜应用（Ⅱb 类建议，证据水平：C）。急性心肌梗死后的急性心力衰竭可以试用（Ⅱa 类建议，证据水平：C），但须避免静脉应用，口服起始剂量宜小。在急性期病情稳定后 48h 后逐渐加量（Ⅰ类建议，证据水平：A），疗程至少 6 周，不能耐受 ACEI 者可以使用 ARB。

（4）注意事项：下列情况下禁用血管扩张药物：①收缩压 < 90mmHg，或持续低血压并伴症状尤其有肾功能不全的患者，以避免重要脏器灌注减少。②严重阻塞性心瓣膜疾病患者，例如主动脉瓣狭窄有可能出现显著的低血压；二尖瓣狭窄患者也不宜应用，有可能造成CO明显降低。③梗阻性肥厚型心肌病。

5. 正性肌力药物

（1）应用指征和作用机制：此类药物适用于低心排血量综合征，如伴症状性低血压或CO降低伴有循环淤血的患者，可缓解组织低灌注所致的症状，保证重要脏器的血流供应。血压较低和对血管扩张药物及利尿药不耐受或反应不佳的患者尤其有效。

正性肌力药物有潜在的危害性，应谨慎使用。对于CHF急性失代偿患者，其症状、临床过程和预后很大程度上取决于血流动力学。所以，改善血流动力学参数成为治疗的一个目的，此时正性肌力药物可能有效，甚至挽救生命。但它改善血流动力学参数所获得的益处，部分被它增加心律失常的危险性给抵消了，而且在某些病例由于过度能量消耗引起心肌缺血和心力衰竭的慢性进展。但危险—获益比并非在所有的正性肌力药物都相同，那些通过兴奋肾上腺素能 β_1 受体的药物，可以增加心肌细胞内 Ca^{2+} 的浓度，危险性更大。

根据2009年ACC/AHA心力衰竭诊法指南，急性心力衰竭患者在什么情况下使用正性肌力药？主要指下列两种情况：①急性心力衰竭患者存在低血压、低灌注同时有心室充盈压升高的情况，明确的治疗方案尚在考虑之中时，应该静脉给予正性肌力药或血管加压药以维持体循环灌注，保持终末器官功能（Ⅰ类，C级）；②严重收缩性心力衰竭患者，低血压、低灌注伴有或不伴有充血症状时，经静脉给予正性肌力药多巴胺、多巴酚丁胺和米力农可以用于维持体循环灌注，保持终末器官功能（Ⅱb类，C级）。对血压正常，没有低灌注征象的急性心力衰竭患者，禁用正性肌力药物。

（2）药物种类和用法

1）洋地黄类（Ⅱa类建议，证据水平：C）：洋地黄通过抑制心力衰竭心肌细胞膜Na^+/K^+ - ATP酶，使细胞内 Na^+ 水平升高，促进 Na^+ - Ca^{2+} 交换，细胞内 Ca^{2+} 水平升高，从而发挥正性肌力作用。此外，洋地黄尚能减慢心率，减少肾小管对钠的重吸收具有轻度利尿和减少肾脏肾素分泌的作用。主要用于心肌收缩功能降低的心力衰竭患者，对于高血压所致左心衰竭和急性冠状动脉综合征，尤其是急性心肌梗死前24h内不宜使用。必须指出，心力衰竭存在快速心房颤动使用毛花苷C（西地兰）主要目的是减慢心房颤动心室率，并非其正性肌力作用。此类药物能轻度增加CO和降低左心室充盈压；对急性左心衰竭患者的治疗有一定帮助。一般应用毛花苷C 0.2～0.4mg缓慢静脉注射，2～4h后可以再用0.2mg，伴快速心室率的心房颤动患者可酌情适当增加剂量。洋地黄类对急性心肌梗死伴心力衰竭患者的预后有不利的作用。而且，急性心肌梗死后接受洋地黄类治疗的患者其肌酸激酶的升高更显著。此外，在这些患者中，地高辛与致命性心律失常事件的发生有关。因此，在伴随急性左心衰竭的急性心肌梗死患者，不推荐将洋地黄类作为正性肌力药物使用。应当避免毛花苷C与呋塞米同时静脉推注，两药混在同一个注射器里，已有猝死的报道。值得注意的是，以右心衰竭为主的患者，调整洋地黄剂量和剂型对改善临床帮助不大，这些患者只能寄希望于通过调整利尿药或扩血管药物及严格限水、限盐来缓解症状。左心衰竭为主的患者中，也要分清左心衰竭是收缩性、舒张性还是两者兼有，收缩性心力衰竭（SHF）对洋地黄反应较好，舒张性心力衰竭（DHF）不仅效果差，甚至有害。

2）多巴胺（dopamine，DA）（IIa 类建议，证据水平：C）：小剂量 [<2μg/（kg·min）] 静脉注射时仅作用于外周 DA 受体，能增加肾血流量、GFR 及利尿和促进钠的排泄，并增强对利尿药的反应。更大剂量 [>2μg/（kg·min）] 时，DA 直接或间接刺激 β 受体，增加心肌收缩力和心排血量。当剂量 >5μg/（kg·min）时，它作用于 α 受体，增加外周血管阻力。此时，虽然它对低血压患者很有效，但它对急性左心衰竭患者可能有害，因为它增加了左心室后负荷、肺动脉压和肺阻力。DA 可以作为正性肌力药 [>2μg/（kg·min）] 用于急性左心衰竭伴低血压的患者。伴低血压和尿量减少的失代偿性心力衰竭患者，低剂量静脉滴注 [≤2 ~ 3μg/（kg·min）] 可以增加肾血流量，增加尿量。但如果无反应，应当停止使用。

3）多巴酚丁胺（dobutamine）（IIa 类建议，证据水平：C）：通过刺激肾上腺素能 β₁ 受体和 β₂ 受体产生剂量依赖性的正性变时、正性变力作用，并反射性的降低交感神经活性和血管阻力。小剂量时，多巴酚丁胺能产生轻度的血管扩张反应，通过降低后负荷而增加每搏量。大剂量时，它可以引起血管收缩。心率增加通常呈剂量依赖性，但增加的程度弱于其他儿茶酚胺类药物。但在心房颤动患者，由于加快房室结传导可导致心率显著加快。体循环血压通常轻度升高，但也可能不变或降低。

心力衰竭患者静脉滴注多巴酚丁胺后，观察到尿量增多，这可能是它提高心排血量而增加肾血流量的结果。该药短期应用可以缓解症状，但并无临床证据表明对降低病死率有益。它的起始剂量为 2 ~ 3μg/（kg·min）静脉滴注，无须负荷量。根据症状、尿量和血压监测来调整静脉滴注速度。它的血流动力学作用和剂量成正比，最大剂量可增加到 20μg/（kg·min）。静脉滴注停止后药物作用很快消失，因此它是一个使用很方便的正性肌力药。单从血流动力学角度看，多巴酚丁胺与磷酸二酯酶抑制药（phosphodiesterase inhibitor，PDEI）的正性肌力作用可以叠加。长时间的持续静脉滴注多巴酚丁胺（>24 ~ 48h）会出现耐药现象，故应采用缓慢减量的方法 [如每隔 1d 减量 2μg/（kg·min）] 并优化口服血管扩张药治疗。静脉滴注多巴酚丁胺常可增加室性和房性心律失常的发生率，并呈剂量依赖性，可能比使用 PDEI 时更明显，而且在使用利尿药时对血钾浓度的要求更严。心动过速时使用多巴酚丁胺要慎重，冠心病患者静脉滴注多巴酚丁胺可以诱发胸痛。正在应用 β 受体阻滞药的患者不推荐应用多巴酚丁胺和多巴胺。

4）PDEI（IIb 类建议，证据水平：C）：在急性左心衰竭时，它们能产生明显的正性肌力作用、松弛作用及外周血管扩张效应，由此增加心排血量和每搏量，同时伴降低 PAP、PCWP 及体循环和肺血管阻力。其血流动力学作用介于单纯的血管扩张药（如硝普钠）和主要表现为正性肌力的药物（如多巴酚丁胺）之间。因为它们的作用部位远离 β 受体，所以在使用 β 受体阻滞药的同时，PDEI 仍能够保留其效应。III 型 PDEI 用于有外周低灌注表现，无论其淤血情况是否对最佳剂量的利尿药和血管扩张药有反应及收缩压正常的患者。米力农，首剂 25 ~ 50μg/kg 静脉注射（>10min），继以 0.25 ~ 0.50μg/（kg·min）静脉滴注。氨力农首剂 0.5 ~ 0.75mg/kg 静脉注射（>10min），继以 5 ~ 10μg/（kg·min）静脉滴注。过强的外周血管扩张效应可引起低血压，常发生于低充盈压的患者，采用持续静脉滴注而不给予负荷剂量的方法可以避免。相对于氨力农，米力农很少引起血小板减少的不良反应。

5）左西孟旦（levosimendan）（IIa 类建议，证据水平：B）：这是一种钙增敏药，通过结合于心肌细胞上的肌钙蛋白 C 促进心肌收缩，还通过介导 ATP 敏感的钾通道而发挥血管舒张作用和轻度抑制磷酸二酯酶的效应。其正性肌力作用独立于 β 肾上腺素能刺激，可用

于正接受 β 受体阻滞药治疗的患者。临床研究表明，急性心力衰竭患者应用本药静脉滴注可明显增加 CO 和每搏量，降低 PCWP、全身血管阻力和肺血管阻力；冠心病患者不会增加病死率。用法：首剂 12 ~ 24μg/kg 静脉注射（ > 10min），继以 0.1μg/（kg·min）静脉滴注，可酌情减半或加倍。对于收缩压 < 100mmHg 的患者，不需要负荷剂量，可直接用维持剂量，以防止发生低血压。

6）肾上腺素：通常用于多巴酚丁胺无效而且血压很低时，以 0.05 ~ 0.5μg/（kg·min）静脉滴注。去甲肾上腺素用于增加体循环血管阻力，更适合用于感染性休克。

7）Istaroxime：新型正性肌力药，属 Na^+/K^+ – ATP 酶抑制药，通过刺激钙离子经由胞质膜 Na^+/Ca^{2+} 交换器流入，从而增加心肌收缩力。与洋地黄相比安全性更好，初步临床试用证实可改善心脏舒缩功能，致心律失常作用少。一般用法为 0.5 ~ 1.5mg/（kg·min）静脉滴注。

（3）注意事项：急性心力衰竭患者使用此类药物需全面权衡：①是否用药不能仅依赖一二次血压测量的数值，必须综合评价临床状况，如是否伴组织低灌注的表现；②血压降低伴低 CO 或低灌注时应尽早使用，而当器官灌注恢复和（或）循环淤血减轻时则应尽快停用；③药物的剂量和静脉滴注速度应根据患者的临床反应做调整，强调个体化的治疗；④此类药可即刻改善急性心力衰竭患者的血流动力学和临床状态，但也有可能促进和诱发一些不良的病理生理反应，甚至导致心肌损伤和靶器官损害，必须警惕；⑤血压正常又无器官和组织灌注不足的急性心力衰竭患者不宜使用；⑥要注意静脉正性肌力药物停用后口服药物调整的复杂性。患者出院之前，由于静脉药物作用延长了病理生理的效应，造成出院后减少了利尿药的剂量和对口服血管扩张药的不耐受，患者出院不久病情加重而再次住院。这种情况在伴有肾功能不全又用了半衰期较长的米力农患者中更常见。正因如此，建议接受米力农治疗的患者，在停用该药至少 48h 后再出院。使用这些正性肌力药物可能会产生依赖性，此时应对患者再重新评估，确保充盈压已经降到理想水平。

（李　伟）

第五节　急性右心衰竭的治疗

一、右心室梗死伴急性右心衰竭

（1）扩容治疗：如存在心源性休克，在检测中心静脉压的基础上首要治疗是大量补液，可应用羟乙基淀粉、右旋糖酐 – 40 或生理盐水 20ml/min 静脉滴注，直至 PCWP 上升至 15 ~ 18mmHg，血压回升和低灌注症状改善。24h 的输液量为 3 500 ~ 5 000ml。于充分扩容而血压仍低者，可给予多巴酚丁胺或多巴胺。如在补液过程中出现左心衰竭，应立即停止补液。此时若动脉血压不低，可小心给予血管扩张药。

（2）禁用利尿药、吗啡和硝酸甘油等血管扩张药，以避免进一步降低右心室充盈压。

（3）如右心室梗死同时合并广泛左心室梗死，则不宜盲目扩容，防止造成急性肺水肿。如存在严重左心室功能障碍和 PCWP 升高，不宜使用硝普钠，应考虑主动脉内球囊反搏术（intra – aortic balloon counterpulsation，IABP）治疗。

二、急性大块肺栓塞所致急性右心衰竭

（1）镇痛：吗啡或哌替啶。

（2）吸氧：鼻导管或面罩给氧 6～8L/min。

（3）溶栓治疗：常用尿激酶或重组人组织型纤溶酶原激活药（rt - PA）。停药后应继续肝素治疗。用药期间监测凝血酶原时间，使之延长至正常对照的 1.5～2.0 倍。持续滴注5～7d，停药后改用华法林口服数月。

（4）经内科治疗无效的危重患者（如休克），若经肺动脉造影证实为肺总动脉或其较大分支内栓塞，可做介入治疗，必要时可在体外循环下紧急早期切开肺动脉摘除栓子。

三、右侧心瓣膜病所致急性右心衰竭

右心衰竭的治疗主要是使用利尿药，以减轻水肿；但要防止过度利尿造成心排血量减少。此外，对基础心脏病如肺动脉高压、肺动脉狭窄以及合并肺动脉瓣或三尖瓣关闭不全、感染性心内膜炎等，按相应的指南予以治疗。肺源性心脏病合并的心力衰竭属右心衰竭，其急性加重可视为一种特殊类型的急性右心衰竭，亦应按该病的相应指南治疗。

（李　伟）

第六节　急性心力衰竭的其他治疗方法

一、急性心力衰竭的非药物治疗

1. 主动脉内球囊反搏术（IABP）　临床研究表明，这是一种有效改善心肌灌注同时又降低心肌耗氧量和增加 CO 的治疗手段。

（1）IABP 的适应证（Ⅰ类建议，证据水平：B）：①急性心肌梗死或严重心肌缺血并发休克，且不能由药物治疗纠正；②伴血流动力学障碍的严重冠心病（如急性心肌梗死伴机械并发症）；③心肌缺血伴顽固性肺水肿。

（2）IABP 的禁忌证：①存在严重的外周血管疾病；②主动脉瘤；③主动脉瓣关闭不全；④活动性出血或其他抗凝禁忌证；⑤严重血小板缺乏。

（3）IABP 的撤除：急性心力衰竭患者的血流动力学稳定后可撤除 IABP，撤除的参考指征为：①CI > 2.5L/（min·m²）；②尿量 > 1ml/（kg·h）；③血管活性药物用量逐渐减少，而同时血压恢复较好；④呼吸稳定，动脉血气分析各项指标正常；⑤降低反搏频率时血流动力学参数仍然稳定。可暂停反搏 12～24h，经密切观察，若上述参数仍然稳定，则可撤除 IABP。

2. 机械通气　急性心力衰竭患者行机械通气的指征：①出现心搏呼吸骤停而进行心肺复苏时；②合并Ⅰ型或Ⅱ型呼吸衰竭。机械通气的方式有下列两种。

（1）无创呼吸机辅助通气：这是一种无须气管内插管、经口/鼻面罩给患者供氧、由患者自主呼吸触发的机械通气治疗。分为持续气道正压通气（continuous positive airway pressure，CPAP）和双相间歇气道正压通气（biphasic positive airway pressure，BiPAP）两种模式。

1) 作用机制：通过气道正压通气可改善患者的通气状况，减轻肺水肿，纠正缺氧和 CO_2 潴留，从而缓解 I 型或 II 型呼吸衰竭。

2) 适用对象：I 型或 II 型呼吸衰竭患者经常规吸氧和药物治疗仍不能纠正时应及早应用。主要用于呼吸频率 ≤25/min，能配合呼吸机通气的早期呼吸衰竭患者。在下列情况下应用受限：不能耐受和合作的患者、有严重认知障碍和焦虑的患者、呼吸急促（频率 >25/min）、呼吸微弱和呼吸道分泌物多的患者。

（2）气管内插管和人工机械通气：应用指征为心肺复苏时、严重呼吸衰竭经常规治疗不能改善者，尤其是出现明显呼吸性和代谢性酸中毒并影响到意识状态的患者。

3. 血液净化治疗（IIa 类建议，证据水平：B）

（1）机制：此法不仅可维持水、电解质和酸碱平衡，稳定内环境，还可清除尿毒症毒素（肌酐、尿素、尿酸等）、细胞因子、炎症介质以及心脏抑制因子等。治疗中的物质交换可通过血液滤过（超滤）、血液透析、连续血液净化和血液灌流等来完成。

（2）适应证：本法对急性心力衰竭有益，但并非常规应用的手段。出现下列情况之一可以考虑采用：①高容量负荷如肺水肿或严重的外周组织水肿，且对襻利尿药和噻嗪类利尿药抵抗；②低钠血症（血钠 <110mmol/L）且有相应的临床症状如神志障碍、肌张力减退、腱反射减弱或消失、呕吐以及肺水肿等，在上述两种情况应用单纯血液滤过即可；③肾功能进行性减退，血肌酐 >500μmol/L 或符合急性血液透析指征的其他情况。

（3）不良反应和处理：建立体外循环的血液净化均存在与体外循环相关的不良反应，如生物不相容、出血、凝血、血管通路相关并发症、感染、机器相关并发症等。应避免出现新的内环境紊乱，连续血液净化治疗时应注意热量及蛋白质的丢失。

4. 心室机械辅助装置（IIa 类建议，证据水平：B）　急性心力衰竭经常规药物治疗无明显改善时，有条件的可应用此种技术。此类装置有：体外模式人工肺氧合器（extracorporeal membrane oxygenation，ECMO）、心室辅助泵（如可置入式电动左心辅助泵、全人工心脏）。根据急性心力衰竭的不同类型，可选择应用心室辅助装置，在积极纠治基础心脏病的前提下，短期辅助心脏功能，可作为心脏移植或心肺移植的过渡。ECMO 可以部分或全部代替心肺功能。临床研究表明，短期循环呼吸支持（如应用 ECMO）可以明显改善预后。

5. 外科手术

（1）冠心病

1) 不稳定型心绞痛或心肌梗死并发心源性休克：经冠状动脉造影证实为严重左主干或多支血管病变，并在确认冠状动脉支架术和溶栓治疗无效的情况下，可进行冠状动脉旁路移植术（CABG），能够明显改善心力衰竭。经积极的抗急性心力衰竭药物治疗，并在机械通气、IABP 等辅助下，甚至在体外循环支持下应立即急诊手术。

2) 心肌梗死后机械合并症

A. 心室游离壁破裂：心肌梗死后游离壁破裂的发生率为 0.8%~6.2%，可导致心脏压塞和电机械分离，猝死在数分钟内即出现；亚急性破裂并发心源性休克则为手术提供了机会，确诊后经心包穿刺减压、补液和应用药物维持下，宜立即手术。

B. 室间隔穿孔：心肌梗死后本病发生率为 1%~2%，多在 1~5d。最常见前壁心肌梗死，多见于老年、女性，院内病死率 81%（SHOCK 研究）。直接的诊断依据主要依靠超声心动图、心导管及左心室造影检查，可证实穿孔部位、分流量以及是否合并二尖瓣关闭不全。在药物和非药物积极治疗下行冠状动脉造影。确诊后若经药物治疗可使病情稳定，尽量争取 4 周后手术治疗；若药物治疗（包括 IABP）不能使病情稳定，应早期手术修补，同期进行 CABG。对不合并休克的患者，血管扩张药如硝酸甘油或硝普钠可使病情有所改善；对合并心源性休克的患者，IABP 对造影和手术准备可提供最有效的血流动力学支持。急诊手术对大的室间隔穿孔合并心源性休克的患者是使之存活的唯一方法，但手术死亡率很高。对血流动力学稳定的患者（除非症状不显著的小缺损）也多主张早期手术治疗，因破裂缺损可能扩大。但最佳手术时机目前并未达成共识。在急性期，因坏死心肌松脆，手术有技术困难。近年来，经皮室间隔缺损封堵术用于部分经选择的患者，但尚有待进一步积累经验，以确定其应用价值。

C. 重度二尖瓣关闭不全：本病在急性心肌梗死伴心源性休克患者中约占 10%，多出现在 2 ~ 7d。完全性乳头肌断裂者多在 24h 内死亡，而乳头肌功能不全者较为多见，且预后较好。超声心动图可确诊并测反流量和左心室功能。应在 IABP 支持下行冠状动脉造影。出现肺水肿者应立即做瓣膜修补术或瓣膜置换术，并同期行冠状动脉旁路移植术。

（2）心瓣膜疾病：除缺血性乳头肌功能不全外，因黏液性腱索断裂、心内膜炎、创伤等所致的急性二尖瓣关闭不全以及因感染性心内膜炎、主动脉夹层、胸部闭合伤等所致的急性主动脉瓣关闭不全均应尽早手术干预。此外，主动脉瓣或二尖瓣的严重狭窄以及联合心瓣膜病的心功能失代偿期也需要尽早手术。人工瓣膜血栓形成或瓣膜失功能所致的急性心力衰竭病死率极高，超声心动图（必要时应用经食管超声心动图）可明确诊断，均应手术，尤其左心系统的血栓应立即手术。

（3）急性主动脉夹层：本病（尤其Ⅰ型）因高血压危象和主动脉瓣反流可出现急性心力衰竭。超声心动图一旦明确主动脉瓣反流，应立即手术。

（4）其他疾病：主动脉窦瘤破裂、心脏内肿瘤（如左心房黏液瘤）以及心脏内巨大血栓形成（在左心房或肺动脉）等均会造成瓣膜反流或流出道梗阻，可引起急性心力衰竭，需要立即手术。心脏外科手术中，心肌保护不良、心脏阻断时间延长或反复多次阻断、心脏畸形矫正不彻底、心脏移植供心缺血时间过长以及术后心脏压塞等均可造成严重低心排综合征，需要给予积极的药物和非药物（包括 IABP 和 ECMO）治疗，甚至再次手术。各种心导管检查和介入治疗并发症亦可导致急性心力衰竭，其所致的急性心肌梗死、冠状动脉损伤、二尖瓣球囊扩张术后重度反流、封堵器脱落梗阻、心脏破损出血以及心脏压塞均需要紧急手术。

二、急性心力衰竭诱因的处理

急性心力衰竭往往存在不同的诱发因素，临床上对于积极寻找并及时处理这些诱发因素非常重要，因为在临床实践中，相当一部分患者不能很好解决病因的问题，只有及时抗心力衰竭治疗并积极纠正可逆因素，才能挽救患者的生命。详见慢性心力衰竭。

（池 豪）

第十一章

高血压

第一节　高血压的危险因素

原发性高血压又称高血压，即指收缩压≥140mmHg 和（或）舒张压≥90mmHg，而未发现明确病因者。

一、超重和肥胖

体重指数（BMI）是体重与身高平方的比值，其计算公式为 BMI = 体重（kg）／身高^2（m^2）。中国成人正常体重指数（BMI：kg/m^2）为 19～24，体重指数≥24 为超重，≥28为肥胖。许多研究均表明超重或肥胖是血压升高的重要独立危险因素。超重或肥胖者有交感神经活性升高，减轻体重有利于降低血浆去甲肾上腺素及肾上腺素水平。人群体重指数的差别对人群的血压水平和高血压患病率有显著影响，我国人群血压水平和高血压患病率北方高于南方，与人群体重指数差异相平行。

二、膳食营养因素

（一）电解质

1. 钠盐与血压　人群平均收缩压与平均尿钠呈直线正相关。在一般情况下，24 小时尿钠可较好的反映摄钠量。在日均摄钠量每增加 1g 时，则平均收缩压约增加 2mmHg，平均舒张压约升高 1.7mmHg。世界卫生组织建议，成人每人每日摄盐量应控制在 5g 以下，而目前我国人群的平均摄盐量在 7～20g。人体摄入过多的钠盐可造成体内钠水潴留，导致血管平滑肌肿胀，血管腔变细，血管阻力增高。同时血容量增加，导致血压增高。

2. 钾盐与血压　钾对血压有独立于钠及其他因素的作用。在男性血浆中钾每降低 1mmol/L 时，收缩压及舒张压分别升高 4mmHg 及 2mmHg。1mmol/L 钾的降压作用为 1mmol/L 钠的升压作用的 3 倍，钾与血压呈负相关。我国人群钾摄入量普遍低于西方国家，这可能与我国传统的烹调方法有关。由此可见，我国膳食高钠低钾是高血压高发的因素之一。国外有些临床研究证明，限钠补钾可使高血压患者的血压降低、体重下降，且能抑制肾素释放和增加前列环素的合成。

3. 钙与血压　膳食中钙不足可使血压升高。流行病学研究证明，日摄钙 < 300mg 者的血压平均比日摄钙 > 800mg 者高 2～30mmHg。当人群日均摄钙每增加 100mg 时，则平均收缩压和舒张压水平分别下降2.5mmHg及1.3mmHg。营养学家建议，成人每日摄钙量标准应为800mg，而我国人群普遍摄钙量低。当膳食低钙时，其钠/钾比值的升血压作用更为显著。在体内，影响代谢的原因很多，如甲状旁腺激素、维生素D水平等。研究表明，同一人群内，个体间膳食钙摄入量与血压呈负关联而与尿钙呈正相关。

4. 镁与血压　在流行病学、实验研究及临床效应等方面均反映出体内镁与血压呈负相关。缺镁可引起血管痉挛及体内收缩因子反应增强。镁离子具有抗凝、降脂及扩血管等作用，在降压同时可提高对心脏的保护作用。

5. 电解质的相互影响　高钾可促进排钠，高钠可增加尿钾和尿钙的排出，而高钠高钙饮食时，尿钾少于高钠低钙饮食的人群。

（二）脂肪酸

流行病学资料表明，降低膳食总脂肪，减少饱和脂肪酸，增加多不饱和脂肪酸可使人群血压下降。当多不饱和脂肪酸与饱和脂肪酸的比值由0.25增高至1.0时，则可使人群血压下降8mmHg。膳食中的不饱和脂肪酸大部分来自植物油。此外，鱼类也富含长链n-3多不饱和脂肪酸。

（三）蛋白质氨基酸

鱼类蛋白有降压及预防脑卒中的作用，膳食中的酪氨酸不足可引起血压升高，各种兽禽肉类含酪氨酸较多。

（四）微量元素

与血压有关的微量元素为镉。长期饮用含镉高的水可使血压升高。膳食中的锌可防止镉的升压作用。

三、不良的生活方式和行为

（一）吸烟和饮酒

饮酒与血压之间的关系取决于每日的饮酒量。每日饮酒超过一定量后，不论性别及民族，血压即随着摄酒量的增加而升高，特别是收缩压。大量饮酒的升压作用主要反映了心排血量与心率增加，可能是交感神经活性增强的结果。酒还改变细胞膜，也许通过抑制钠离子转运促使较多的钙离子进入细胞内。摄少量酒的人冠心病发病机会减少，可能反映了脂质指标的改善，减少容易发生血栓形成的因素以及改善胰岛素抵抗。

吸烟通过尼古丁引起肾上腺素能神经末梢释放去甲肾上腺素，从而升高血压。另外，吸烟使桡动脉顺应性急性明显降低，这种作用不依赖于血压升高。吸烟者戒烟时，血压可出现轻度升高，可能反映了体重增加。

（二）体力活动

体力活动有助于防止高血压，已经患高血压者通过有节律的等张运动可以降低血压，这种关联可能涉及胰岛素抵抗。从事体力活动多的职业或经常进行运动锻炼的人不论收缩压或舒张压都相对低一些。

（三）睡眠呼吸暂停

睡眠呼吸暂停是肥胖者引起高血压的原因之一。鼾症、睡眠呼吸暂停与高血压密切关联，因呼吸暂停时缺氧使交感神经活性增强。

四、社会心理因素

许多研究表明，不同的社会结构、职业分工、经济条件、文化程度及各种社会生活事件的影响均与高血压的发生有关。心理因素对高血压的发病起一定的作用。长时间的情绪紧张如各种负性（消极）精神状态（焦虑、恐惧、愤怒、抑郁等）都能导致血压升高，此外还和性格特征与缺陷有关。高血压患者的性格缺陷为愤怒常被压抑，不显露，情感易激动，好高骛远等。

（刘　波）

第二节　血压测量

一、血压测量的原理和方法

（一）原理

血压测量是临床常用的诊断技术，也是诊断评价高血压患者及其严重程度的主要手段。血压测量法可分为直接测量法（又称有创/侵入法，invasive measurement）和间接测量法（又称无创/侵入法，non - invasive measurement）。直接测量法被认为是金标准，是生理学实验中测量血压的经典方法。该法是将导管的一端插入动脉，将导管的另一端连至一根装有水银的 U 形管，从 U 形管两边水银面高度的差值即可读得测定部位的血压值。由于水银的物理特性，只能测定动脉平均压而不能测得瞬间压力波动。现有多种类型的压力换能器，可将压强能的变化转变为电能的变化，并精确地测出心动周期中各瞬间的血压值。现代的动脉内直接测压法是 1966 年由 Scott 设计，Bevan 和 Litter 进行改进，可以记录到逐次心跳的连续动脉压力；由于是直接测得，数据最为准确，同时可以采血、静脉输液，但可导致出血、感染、栓塞、局部血肿等。这种有创方法在临床上仅限于严重休克及大手术患者的血压监测。间接测量法测量血压采用装有气囊的袖带，在充气后阻断血流，然后检测放气过程中血流开始间断通过和完全通过的信号，这时气囊内的压力分别代表动脉壁上的收缩压和舒张压。通过检测动脉血管壁的运动、搏动的血液或血管容积等参数，间接测量血压。间接测量法测量血压又可分为间歇式和连续式。间歇式测得的是某特定时刻的血压值。由于每次心跳及每一时间点血液对动脉管壁的压力均存在变化，此方法测出的收缩压和舒张压不是同一次心脏搏动中的数值，测得的结果有波动性。连续式可以提供每搏血压及连续的动脉压力波形。

根据检测血流信号方法的不同，血压测量法又可分为示波法、听诊法、振动法、触诊法、超声法、次声法、容积搏动示波法、血管无负荷法和脉搏波速法等，下面分别予以介绍。

1. 示波法（oscillometric method） 也称振荡法，早在 100 多年前，人们就注意到上肢充气袖带下动脉的搏动情况与加压袖带的放气过程有关，搏动可以被传递到水银/无液气压计或其他记录系统，根据记录到的振动来判定收缩压和舒张压。1876 年，Marey 首先采用此种方法记录血流冲击血管壁产生的袖带内压力振荡，其原理是记录血流冲击血管壁产生的袖带内压力振荡波，加压袖带被充气至高于收缩压时，袖带下动脉完全塌陷，没有血液通过，此时袖带下只有微弱的波动（这是袖带上部近心端动脉的波动），袖带放气过程中，血管由完全塌陷到部分扩张，有血液通过时波动幅度会突然增加，开始出现振荡波时袖带压定为收缩压。继续放气时，血压波动幅度由小变大，振荡波幅度最大时定为平均压，达到极值后开始减小，振幅骤然减小处的袖带压力为舒张压。这种判断标准曾在 20 世纪初较为流行，但实践证明，出现振幅骤然增加或减小的那一点并不容易判定。近年来，随着技术的进步，此方法几经改进又被关注和使用起来。现有多种自动、半自动随身血压计就是根据示波法原理设计的。这种方法的优点是不需在肱动脉部位安放传感器，袖带位置移动不影响测量，外界噪音对测量也无干扰。目前许多型号电子血压计和监护仪大多采用此种测量原理，在绝大多数人可获得较准确的读数，但在有些人中则有较大误差，低频机械振动可以干扰袖带内压力振荡波，如肌肉收缩运动。

2. 柯氏音法　1905 年，俄国医生 Korotkoff 改用听诊器检测加压袖带下的血流振动波信号，其原理是当血流间断性通过时，产生一组音质和响度逐渐变化并与心脏搏动同步的声音，即柯氏音（Korotkoff sound）。柯氏音产生的机制尚不明确，多数认为是动脉壁振动和血流涡流所致。该方法由血压计、气囊袖带和听诊器组成，现今在临床上得到广泛的认可和应用。水银血压计被临床工作人员视为血压测量的"金标准"，并作为其他方法测量准确与否的参照。通常将袖带缚于上臂，并加压至桡动脉搏动消失再升高 30mmHg 左右。听诊器胸件置于上肢动脉远心端的袖带下缘，然后以 2～3mmHg/s 的速度减压，在此过程中可以听到柯氏音。

根据音质和响度，柯氏音可分为 5 个时相。第 I 时相，第一次听到的轻而清晰的拍击声；第 II 时相，较响的钝浊音；第 III 时相，重新出现较清脆的抨击音；第 IV 时相，音调变得沉闷，响度轻而短暂的低频音；第 V 时相，声音突然消失。除非利用仪器进行分析，否则人耳常常难以仔细分辨第 I、II、III 时相柯氏音。有时第 IV 时相也不明显，难以听清楚。目前临床测量血压一般采用柯氏音法，将第 I 时相定为收缩压，第 V 时相定为舒张压。但有些儿童和孕妇的柯氏音会一直持续到袖带压为 0，此时可将柯氏音突然变弱处（第 IV 时相起始处）的袖带压作为舒张压。曾有多项研究比较了柯氏音法与动脉内直接测量法，发现二者之间有较好的相关性，相关系数 > 0.9，但二者之间有较显著的差异。柯氏音法测量血压，收缩压值比舒张压值更可靠，因为柯氏音消失常难以精确地识别。理论上柯氏音第 IV 时相更接近舒张压，但实际上以柯氏音第 IV 时相确定舒张压并不优于第 V 时相，与动脉内直接测得的舒张压相比较，第 IV 时相（变音）平均高 8mmHg 左右，容易出现观察误差，而第 V 时相（消失音）平均只高 2mmHg。

人工听诊法的准确度受人为因素影响较大，如袖带放置位置、对柯氏音的识别、袖带放气速度等，另外，袖带的大小、血压计的校准等都将影响测压的准确性。但若由训练有素的观察者用标准水银血压计测量，测得的血压特别是舒张压，与其他电子式无创测量法所测结果相比，准确度更高，是目前临床医护人员广泛使用的血压测量方法。市场上现有许多自动听诊血压计，其原理与人工听诊相似，只是使用麦克风取代听诊器检测造成柯氏音的动脉振荡。其关键技术是减小各种人为和外来的噪声，以便更好地识别出柯氏音。较复杂一些的自动血压计中应用了一些参照量如心电图信号等以提高柯氏音的检出能力，但多数全自动或半自动血压计的准确度并不十分令人满意，故未作为临床常规测量仪，而更多地作为家庭自测使用。

在手术室和监护室中使用的可预调测量间隔的自动血压计一般以柯氏音法和示波法复合检测，互为参照。示波法和柯氏音法是血压测量中两种最基本的方法，其他方法均是在此理论基础上改变对动脉管壁运动的感应而发明的。

3. 柯氏音信号分析法（analysis of korotkoff sound）　由于听取柯氏音受测量者主观因素影响，1988 年 Pickering 首创一种特殊设计的传感器以代替听诊器，记录分析柯氏音波形。柯氏音有三种成分，分别命名为 K1、K2、K3，K1、K3 是低频信号。K2 是一种高频信号，它的出现相对于收缩压，它的消失相对于舒张压。研究表明柯氏音信号分析法测得的数据比柯氏音法更接近于直接动脉内测得的数据。

4. 触诊法（palpatory method）　触诊法是不用听诊器的血压测量方法。测试者触摸被测者桡动脉，同时通过充气袖带给手臂加压，脉搏消失时对应的袖带压被认为是收缩压。至于舒张压，并未得到临床广泛的认同。依触诊原理制成的自动血压计以传感器取代医生的手指检测脉搏的搏动。

5. 超声法（ultrasonic method）　1967 年 Ware 开始采用多普勒超声技术替代听诊法检测血流信号。在袖带下距袖带远心端 1/3 袖带宽处放置两个传感器，一个传感器向动脉发出超声波，另一个接收反射波，当血流开始通过，动脉壁位移引起多普勒超声时相改变或出现血流信号时记录为收缩压，动脉壁位移明显减弱时为舒张压。这一技术特别适用于新生儿、婴儿和休克状态的患者，因为此类人群柯氏音检测较困难。此方法的准确程度取决于传感器的位置，可测出其他方法难以测出的低血压状态的血压值。

6. 次声法（infrasonic method）　次声法是柯氏音法的一种演变，通过分析柯氏振动在大约 5 ~ 35Hz 频段内的低频信号的光谱能量变化判定收缩压和舒张压，其结果并不十分可靠。

7. 动脉张力测量法（tonometry method）　本方法的理论基础是如果贴近骨骼的浅层动脉被一个外部的刚性受压板部分压成平面，且保持这种状态，则动脉壁四周各方向上的张力就完全不起作用，动脉内压就与作用于外部压板上的压力成比例。这种比例关系若由另一种方法测得的血压来校准，则可以连续测出每跳血压值。本测量法的局限性在于，对放置仪器的位置有严格要求，任何移位都会造成记录幅度的波动，从而不得不重新放置和校准。

现在市售张力血压检测器将张力计作用于桡动脉，并将其捆扎在手腕部，使其位置相对固定。压力传感器由电阻传感器排列组成，校准用的参考方法是示波法。

8. 容量钳夹法（volume cramp）　1973 年 Penaz 首创这种方法，通过光电容积描记检测手指动脉搏动信号，利用自动控制技术不断迅速地调整手指指套气囊内压力，使其与动脉壁的侧压力相等，这样从气囊内压力变化就可测得血压。这种方法主要用于无创性连续监测每个心动周期的血压，Finapres 和 Portapres 血压监测仪采用的就是这种原理。

9. 血管无负荷法（vascular unloading method）　本方法理论基础是如果动脉处于无负荷状态，则外压将等于动脉压，即跨动脉壁压力为 0。处于无负荷状态的动脉不会改变内径和容积。当外压等于平均动脉压时，动脉无负荷状态容积作为动脉基准容积。

这种方法的典型应用是将手指中部或基部插入具有液体填充加压袋的测量盒内，盒内有光电体积描记器检测动脉容积。如果使光电检测器的输出一直保持管壁无负荷状态下的血管容积值，则加压袋内压强就等于动脉血压。加压袋压强由快速反应控制系统操纵，以维持动脉容积，使无负荷状态一直得以保持。

本方法可以测量心脏同一搏动中的收缩压和舒张压，且能够不失真地测出血压波形。测量精度较高，可连续测量，适用于婴幼儿和老人，缺点是被测者手指有较强的约束感。

Medwave Inc 制造了另一种血管无负荷法血压计，采用一个具有弹性振动膜的充油腔室，将振动膜放在贴近桡动脉的皮肤上，控制腔室压力，确定并保持动脉壁无负荷状态，此时腔室压强就等于动脉压。

10. 脉搏波速法（pulse - wave velocity method）　本法是根据脉搏波沿动脉传播的速率随动脉压增加而增加的特点提出的。通过脉搏波速的变化推知动脉压的变化。这种关系经另一种测量血压的方法参照校准，可以得到连续的血压值。脉搏波速可通过脉搏波在动脉中两点间传递时间计算出来。作为校准的方法可以是示波法和人工听诊法，鉴别脉搏波的光度测定传感器可以放在前额、手指或手腕、耳等处。

11. 双袖带波形分析法（two - cuff waveform analysis method）　该方法在一侧同时采用上臂袖带（袖带1）和手腕袖带（袖带2），袖带内放置压力传感器，袖带1以2～4mmHg/s速度均匀放气，当压力传感器探测到袖带2内有明显的波动信号时，将袖带2迅速放气至0。此后，袖带2内压力信号就是血管的波动信号，当探测到袖带2内的压力波出现反向跳动时，测量结束。双袖带波形分析法判断血压是基于每个被测个体的动脉搏动波形，与常规无创自动血压计相比，其收缩压和舒张压的特征表现更明显，测量准确性提高。本方法对收缩压和舒张压的判断比听诊法更准确，一般单袖带法的压力波形分析缺乏压力波跳变特征，双袖带的振动波形中压力波跳变特征非常明显，从而为准确判断提供了可靠的保障。其缺点是测量方法复杂，若袖带2的放气起始时刻选择错误，将无法实现自动血压的判定。

12. 皮肤血压测量法　皮肤血压测定计是根据光敏传感器检测肢体皮肤血流信号原理设计的。当袖带充气高于收缩压后，皮肤缺血发白，放气至某一压力时，小动脉突然充血，皮肤变红，信号通过光电放大后进行血压测量，检出收缩压，该方法对研究小动脉（阻力血管）的血压调控有一定价值。

13. 其他测量血压新方法　因航天、潜海等特种医学的需求，无创连续监测血压技术受到重视，采用激光束、电磁波等直接照射肱动脉检测血压的技术正在研究中。

综上所述，有创法可以更准确的测量血压。无创法尽管很多，但因其准确性、可靠性较差，真正被临床所接受和认可的并不多。在众多无创血压测量技术中，成为主流、有代表性的有柯氏音法、示波法。无创血压测量技术的发展方向是进一步提高自动化程度和精确度。另外，伴随医疗保健水平的提高，对可以连续检测血压的随身携带的血压仪将会有更多需求。轻便、不影响被测者日常生活、能连续记录更多有价值血压数据的血压检测计必将大有前途。

（二）常用无创血压测量器械

1. 水银柱式血压计　1896年意大利 Riva - Rotici 发明了第一台袖带式血压计，它与柯氏音法一起组成了目前临床测量血压的标准方法。袖带水银柱式血压计是临床常用的标准血压计，可作为其他类型血压计的定标或校准仪，价格低廉、操作简单，但存在水银泄漏、挥发污染等缺点。且应用此类血压计的测量者容易产生对数字的偏爱，特别是0、5，这样就严重影响了测量结果，而且歪曲了血压的频率分布曲线，失去了统计学意义。

2. 气压表式（弹簧式）血压计　采用气压表替代水银柱显示压力值，也是袖带式，比较轻便，容易携带，适于家庭、出诊、野战时使用。但是必须定期与水银柱式血压计进行校准。随着使用时间延长，弹簧老化，机械装置难以保证读数准确，通常读数会偏低（相差4mmHg左右），至少6个月要校准一次。

3. 随机零点血压计 目前广泛采用袖带加压标准水银柱式血压计测量血压，不可避免地受到主观因素影响，为了避免这一缺陷，1970年Wright改良了水银柱式血压计，将0~300mmHg的水银柱式血压计和附加的零点转换装置相连接，零点转换装置带有一个水银容器，通过一横隔龙头与横隔膜腔相连，横隔的运动受一凸轮所限制（凸轮不能为测量者所见），其位置由旋转的一圆轮调节。当横隔龙头关闭时，可按常规方法测量收缩压和舒张压，但水银柱能依据容器内余留的水银量而使水银柱下降至0~60mmHg的水平，这样必须在测量后才知道真实的"零点"从而避免误差，血压计在0~60mmHg之间随机设定水银柱零点值，在测量血压后再减去零点值，获得实际血压读数，这样可以避免测量者的主观误差，这种血压计存在系统误差，一般比不设定随机零点的水银柱式血压计低1~3mmHg，常用于流行病学研究。

4. 袖珍电子血压计 市面上有多种品牌和不同型号的电子血压计，采用微电脑控制的简易测压装置，适合家庭或外出随身携带自测血压。电子血压计一般采用压力振荡波原理测量血压，高灵敏压力传感器采样，由于不需要掌握柯氏音听诊技术，只要袖带充气后仪器自动显示或打印血压读数，有些具有储备、输出打印功能。因此可以比较方便地自我测量血压。根据是否需手动充气，电子血压计分为半自动式与全自动式；根据袖带充气加压部位，又分为上臂式、手腕式与指套式。上臂式可靠性较好，手腕式与指套式准确性较差，一般不推荐使用。此类血压计通常易受到被检查者体位、上臂位置、袖带松紧度等因素影响，重复性和准确性较差。通过对袖带式电子血压计和袖带加压标准水银柱式血压计比较研究发现，前者测定的收缩压约高3~5mmHg，二者的舒张压差别不大，手腕式和指套式电子血压计一般测量值低于水银柱式血压计。

5. 动态血压监测仪 动态血压监测仪分为间歇性和连续性两种。前者每隔15~30分钟自动测量血压，数据储存在监测仪中，由电子计算机进行数据处理分析；后者监测每个心动周期的血压值，利用容量钳夹法在相邻两个手指上交替采集血压读数。动态血压监测仪在体力活动或运动以及外界有较大振动时不能获得血压读数，压力波振荡法对低频机械振动尤其敏感。

（三）血压测量步骤和具体要求

目前常用的有三种血压测量类型，即诊室血压、自我测量血压与动态血压监测。诊室血压是目前临床诊断高血压和分级的标准方法，由医护人员在标准条件下按统一的规范进行测量。通常将在上臂所测得的肱动脉压力代表主动脉压。临床上通常采用间接法测量上臂肱动脉部位的血压，除非特别注明，一般所谓血压指的是肱动脉血压，如果在其他部位测量血压，需加以说明。

1. 血压测量步骤 ①首先要求患者坐在安静的房间里，5分钟后再开始测量。②至少测量两次，间隔1~2分钟，若两次测量结果相差比较大，应再次测量。③采用标准袖带（长35cm、宽12~13cm）。当患者上臂较粗或较细时，应分别采用较大或较小的袖带，儿童应采用较小的袖带。④无论患者采取何种体位，上臂均应置于心脏水平。⑤分别采用柯氏第Ⅰ音和第Ⅴ音（消失音）确定收缩压和舒张压。

2. 具体要求 ①选择符合计量标准的水银柱式血压计或者经国际标准（BHS和AAMI）

检验合格的电子血压计进行测量。②使用大小合适的袖带，袖带气囊至少应包裹80%上臂。大多数人的臂围为25～35cm，应使用长35cm、宽12～13cm规格气囊的袖带；肥胖者或臂围大者应使用大规格袖带；儿童应使用小规格袖带。各种袖带规格及适用对象见表11－1。③被测量者至少安静休息5分钟，在测量前30分钟内禁止吸烟或饮咖啡，排空膀胱。④被测量者取坐位，最好坐靠背椅，裸露右上臂，上臂与心脏处在同一水平。如果怀疑外周血管病，首次就诊时应测量四肢血压。特殊情况下可以取卧位或站立位。老年人、糖尿病患者及出现体位性低血压情况者，应加测站立位血压，站立位血压应在卧位改为站立位后2分钟和5分钟时测量。⑤将袖带紧紧贴缚在被测者的上臂，袖带的下缘应在肘弯上2.5cm。将听诊器胸件置于肱动脉搏动处。⑥测量时，快速充气，使气囊内压力达到桡动脉搏动消失后再升高30mmHg以恒定的速率（2～3mmHg/s）缓慢放气。在心率缓慢者，放气速率应更慢些。获得舒张压读数后，快速放气至零点。⑦在放气过程中仔细听取柯氏音，观察柯氏音第Ⅰ时相（第一音）和第Ⅴ时相（消失音）水银柱凸面的垂直高度。收缩压读数取柯氏音第Ⅰ时相，舒张压读数取柯氏音第Ⅴ时相。<12岁儿童、妊娠妇女、严重贫血者、甲状腺功能亢进者、主动脉瓣关闭不全者及柯氏音不消失者，以柯氏音第Ⅳ时相（变音）定为舒张压。⑧血压单位在临床使用时采用毫米汞柱（mmHg），在我国正式出版物中注明毫米汞柱与千帕斯卡（kPa）的换算关系，1mmHg＝0.133kPa。⑨应相隔1～2分钟重复测量，取2次读数的平均值记录。如果收缩压或舒张压的2次读数相差5mmHg以上，应再次测量，取3次读数的平均值记录。

表11－1　各种袖带尺寸及适用对象

上臂周径（cm）	对象	气囊宽度（cm）	气囊长度（cm）
5～7.5	新生儿	3	5
7.5～13	婴儿	5	8
13～20	儿童	8	13
20～32	成人（普通）	13	24
32～42	成人（大号）	17	32
42～50	大腿	20	42

3. 特殊情况下的血压测量

（1）老年人的血压测量：老年人的特点是容易出现单纯收缩期高血压、直立性低血压、动脉粥样硬化严重者的假性高血压（表现为Osler试验阳性，即充气超过收缩压20mmHg以上，在无听诊音时仍可以触及桡动脉搏动）、双上肢血压差别大、血压波动大、测压时易出现明显听诊间歇等。有听诊间歇者应同时触诊脉搏。非同日测量血压3次，每次测量3遍才能确认有无高血压。一般在餐后2小时测量血压，防止出现餐后假性低血压。注意测量双上肢血压、卧位血压、立位血压及24小时动态血压。

（2）婴幼儿及青少年的血压测量：14岁以上青少年用成人血压测量法，3岁以上儿童用水银柱式血压计测量（听诊柯氏音第Ⅳ时相），3岁以下儿童用自动血压计测量，新生儿、婴儿用皮肤潮红法测量。测量前避免剧烈活动，测量时避免哭闹，应非同日测量血压3次，每次测量3遍。儿童血压测量应特别注意选择合适的袖带。

（3）肥胖者的血压测量：选择宽而长的袖带，袖带宽度大于20cm。建议肥胖者测量前臂血压，袖带置于前臂，气囊中心距鹰嘴 13cm 左右，在桡动脉处听诊或触诊。

（4）妊娠期的血压测量：测血压时应取侧卧位或坐位，不要取平卧位，要避免因子宫压迫静脉回流使血压下降。国际妊娠期高血压协会（SHDP）建议：妊娠期高血压患者测量血压时，需取 15°~30° 侧卧位，采用水银柱式血压计连续测量 2 次，每次相隔 4 小时以上，舒张压以柯氏第Ⅳ时相为准。若两次舒张压均值为 90mmHg 或有一次为 110mmHg 可定为妊娠期高血压疾病。

（5）心律失常者的血压测量：偶发期前收缩影响不大，但频发期前收缩或心房颤动时血压随心动周期有波动，应多次（一般 6 次）测量取平均值以减少误差。

（6）下肢动脉血压测量：下肢动脉血压的测量主要用于当上肢受伤、残缺、烧伤或其他原因导致上肢血压不能测量时，或需上下肢血压对比时。测量下肢血压时的常见体位有 4 种，即平卧位、俯卧位、侧卧位和屈膝仰卧位，一致认可俯卧位，而对平卧位、侧卧位和屈膝仰卧位则看法不一。测量时，患者应休息 5 分钟以上。俯卧位时不能用力，下肢肌肉放松，裤口宽松，将袖带平整缚于大腿下部。气囊纵轴中线压于腘动脉上，下缘距腘窝 4cm 处，松紧以可伸进一指为准；听诊器胸件置于腘窝中点腘动脉搏动最强的部位，与皮肤紧密接触，以左手固定，勿塞于袖带下。右手挤压充气球，轻轻加压，使水银逐渐上升，当水银柱顶点达腘动脉搏动消失后再升高 30mmHg，然后以恒定的速率（2~6mmHg/s）缓慢放气，使水银柱缓慢下降，中途不能再打气，以一次为准。当听到第一次搏动音时水银柱顶点指示的刻度为收缩压，搏动音突然消失时水银柱顶点指示的刻度为舒张压。正常参考值：下肢血压比上肢血压高 20~40mmHg。

（7）立位血压测量：立位血压测量应由第三者手持水银柱式血压计置于心脏水平，按常规方法听诊测量，也可采用床边自动血压监测仪手动控制测量。分别测量站立后 2 分钟和 5 分钟时的血压。

二、自测血压

自测血压是指受测者自我或是由非医护职业的家人、朋友帮助下完成的血压测量。自测血压可以提供日常生活状态下真实可靠的血压测量，也可提供特殊时刻的血压水平及其变化，可以减少医院环境造成的紧张，避免诊室血压的白大衣效应，对临界高血压的诊断有辅助价值。在评估血压水平及其严重程度、诊断单纯性诊室高血压（白大衣性高血压）、评价降压效应、改善治疗依从性、增强诊治的主动参与性方面有独特优势。在评价血压水平和指导降压治疗上已经成为诊室偶测血压的重要补充，是临床实践不可缺少的一部分。对血压正常的人建议定期测量血压（20~29 岁，每两年一次；30 岁以上每年至少一次）。

自测血压可以采用袖带水银柱式血压计、压力表式血压计，但必须经过学习和培训柯氏音法。可以使用自动或半自动的袖带式电子血压计，应选用符合国际 AAMI 和 BHS 标准的电子血压计。自测血压时要测量 2 次取均值，同时应详细记录测量血压的日期、时间；服药名称、时间、种类、剂量；测压时的心率、活动情况和症状等。血压读数的报告方式可采用每周或每月的平均值。家庭自测血压低于诊室血压，家庭自测血压 135/85mmHg 相当于诊室血压 140/90mmHg。目前尚无统一的自测血压正常值，推荐 135/85mmHg 为正常参考值上限。

了解家庭自测血压的正确测量方法和技术，以提高准确性，应注意以下事项：①测量前

30 分钟避免喝咖啡、酒及吸烟，坐靠背椅休息 3~5 分钟，测压前勿说话；②自测血压者应了解 24 小时血压波动规律，包括血压谷/峰时间，对血压某时刻一过性轻度波动不要过于紧张，以免精神紧张导致血压升高；③若经常自测血压，应选择每天同一时间测量；④使用大小合适的袖带，袖带安放位置要合适；⑤测量时手臂要保持在心脏水平，最好将手臂伸直放在桌上舒适的位置；⑥晨起时的血压测量值为基础血压，重复性好，有重要参考价值，应记录并反馈给医生；⑦如果血压不稳定或处于降压药物调整期，建议血压波动大者可增加血压监测次数供医生参考，血压较高时应重复测量数次后及时就医，不可自行调整降压药物种类和剂量；⑧旅行出差期间的血压测量最好采用自动电子血压计；⑨测量者应接受一定训练，并请医生指导。血压计应至少每年校准一次。

三、动态血压监测

1966 年，英国的 Bevan 首次用携带式动态血压监测仪记录 24 小时动态血压。1982 年由 Pickering 用于临床。动态血压监测是用特殊的血压测量和记录装置在一定的时间间隔，一般 20~30 分钟测量血压一次，连续观察 24 小时。可反映不同生理节律和外界环境时的血压变化，无测量者偏差及"白大衣效应"，可全面、详尽地观察一天中血压的动态变化。其结果与高血压并发症的相关性良好，有助于合理进行降压治疗、疗效评价和预后判断，以及鉴别抗高血压药物试验中有无安慰剂效应等。动态血压的应用，使高血压的研究及临床诊断、治疗和预后评估进入了一个崭新的阶段。临床上广义的动态血压监测（ambulatory blood pressure monitoring，ABPM）是指各种连续性或间歇性的，有创性或无创性的监测血压的方法，包括采用多功能床边监护仪的有创性血流动力学连续监测，或无创性自动充气的上臂袖带血压床边程控测量。可用于自动监测患者血压的仪器有很多种（多数带示波器），也包括采用水银柱式血压计和随身携带的电子血压计进行密切的血压测量。狭义的动态血压监测一般是指通过随身携带的袖珍无创性动态血压监测仪，在不影响日常生活和夜间睡眠的情况下，24 小时自动程控定时测量血压，储存数据供计算机软件采样分析统计血压参数的血压监测方法。动态血压测量时应注意以下问题：测量时间间隔一般应设定为 15~30 分钟，也可根据需要设定所需的时间间隔；指导患者日常活动，避免剧烈运动；测血压时患者上臂要保持伸展和静止状态；若首次检查由于伪迹较多而使读数小于预期值的 80%，应再次测量；可根据 24 小时平均血压、日间血压或夜间血压进行临床决策参考，但倾向于应用 24 小时平均血压。

（一）监测方法

ABPM 通常采用上臂袖带间断自动充气间接测量，根据压力振荡法或柯氏音法原理拾取信号并记录储存。也有采用指端部位，根据容积描记或脉搏波传递推算血压值。动态血压监测仪准确性的临床考核是比较该仪器与水银柱式血压计测量所得读数的差异，其方法是在同一上臂、同一血压袖带经三通管连接水银柱式血压计和动态血压监测仪进行测量。根据英国高血压学会（BHS）制定的评价方案和美国医疗器械联合会（AAMI）的标准进行评价。BHS 方案采用 A、B、C、D 等级法，两种仪器所测血压读数差异 ≤5mmHg、≤10mmHg、≤15mmHg 的次数的百分率必须超过 45%、70%、90% 方可进入临床使用。AAMI 采用的标准是两种仪器测得的血压读数的平均差异必须 ≤（5±8）mmHg。但目前动态血压监测尚存在一些局限性：①采用上臂袖带充气测压法，因为有测压间隔，只能获得非连续性血压值，不能获得全部 24 小时的血压波动资料，无法获取短时间内血压波动的信息，而且收缩压和舒张压不在同一心动周期内。采用振荡示波法原理的监测仪在测压时要尽量保持肢体静止，避免上肢的肌肉收缩活动，否则袖带内压力波形会受干扰。采用柯氏音法的监测仪，要避免袖带位置移动，否则拾音器无法感知柯氏音，会导致数据丢失。②动态血压监测过程中的仪器噪音虽已得到显著改善，但对患者的日常生活，尤其是睡眠仍有影响，从而影响到血压水平。③约 10% ~ 15% 的数据因可信度较差，在分析时要舍弃。一般在分析统计参数时采用以下舍弃标准：收缩压 > 260mmHg 或 < 60mmHg，舒张压 > 150mmHg 或 < 40mmHg，脉压 > 150mmHg 或 < 20mmHg。④动态血压监测的有效血压读数次数应达到监测次数的 80% 以上，测压空白时间段不应超过 2 小时，否则结果的可靠性和重复性较差。⑤动态血压监测的参数分析尚未建立合理、科学的解释标准，正常值也无统一标准，国际上正进行大样本的人群调查，短时间内只能从临床正常者中获得参考值。

（二）动态血压的参数

包括血压水平、血压变异性和血压昼夜节律三部分。

1. 血压水平 ①平均血压：通常采用 24 小时血压平均值、白昼血压平均值、夜间血压平均值。24 小时、白昼与夜间血压平均值在非同日检测时重复性相对较好。动态血压的正常值推荐以下国内参考标准：24 小时血压平均值 < 130/80mmHg，白昼血压平均值 < 135/85mmHg，夜间血压平均值 < 125/75mmHg。正常情况下，夜间血压平均值比白昼血压平均值低 10% ~ 15%。②血压负荷值（blood pressure load value）：指血压超过某个阈值水平的次数比例。一般将白昼的阈值定为收缩压 > 140mmHg，舒张压 > 90mmHg；夜间的阈值定为收缩压 > 120mmHg，舒张压 > 80mmHg。血压负荷值是血压升高幅度和时间的二维综合指标，有较高的预测高血压靶器官损害的敏感性，但是非同日检测时的重复性相对较差，而且有最大值 100% 的限制。比较精确的指标可以采用曲线下面积，即计算 24 个时间区间收缩压或舒张压曲线下面积之和。各个区间的面积采用梯形面积法近似求出。

2. 血压变异性（BPV） ABPM 可以获得短时和长时（24 小时）血压变异性信号。一般以时域指标（即标准差）反映变异的幅度，以频数指标反映变异的速度。上臂袖带测压法在短时间内的血压读数 < 256 次，无法进行频数分析。因此，目前短时血压变异性采用整个 24 小时内每 30 分钟血压标准差的平均值，长时血压变异性采用 24 小时血压的标准差。为了比较不同血压水平的血压变异性，也有采用血压变异系数，即标准差/平均值，可分别求出 24 小时、白昼、夜间血压变异系数，表示不同时间阶段的血压波动幅度。

3. 血压昼夜节律 反映血压昼夜节律变化的指标有血压波动曲线图和夜间血压下降率。正常时血压在 24 小时内呈生理的节律性波动，健康个体和多数高血压患者的血压呈现白昼高、夜间低的规律性变化，日间平均血压通常高于 24 小时平均血压，夜间平均血压通常低于 24 小时平均血压，夜间睡眠血压低于白昼血压 10% ~ 20%，正常人波动范围可达 30 ~ 40mmHg，血压在夜间 2 ~ 3 点时处于最低谷，凌晨血压明显升高。白天血压处于相对较高水平，多呈双峰，双峰出现在上午 8 ~ 9 时和下午 4 ~ 6 时。24 小时动态血压的这种昼高、夜低的趋势图呈现双峰一谷的"勺型（dipper）"，即有一明显的夜间谷，夜间血压较白天血压低 10%。反之，那些夜间谷变浅，夜间血压均值较白天下降 < 10%，或无明显的夜间谷，甚至夜间血压高于白天血压者，称为"非勺型（nondipper）"。日本学者把血压的 24 小时变化趋势进一步分为深勺型、勺型、非勺型和反勺型。具体的划分标准是：①深勺型：夜间血

压下降幅度≥白天血压的20%；②勺型：夜间血压下降幅度≥10%，但＜20%；③非勺型：夜间血压下降幅度≥0，但＜10%；④反勺型：夜间血压无任何下降。大多数轻中度原发性高血压患者的血压昼夜波动曲线与正常人相似，但血压水平高且波动大。血压的昼夜节律性变异缩小，血压夜间谷变浅，见于某些类型的高血压、自主神经失调、睡眠呼吸暂停、某些内分泌疾患，以及某些老年人等。研究证明，血压呈非勺型或反勺型改变的患者，心、脑等靶器官损害程度明显大于呈勺型者，预后也差。高血压患者的血压昼夜波动曲线也相似，但整体水平较高，波动幅度也较高，大致可分为四种类型：①正常昼夜节律型：大多数轻中度高血压患者在夜间睡眠时血压有相当明显的下降，但随着年龄增长，昼夜波动幅度变小；②昼夜节律减弱或消失型：多见于3级高血压或伴有心、脑、肾靶器官损害者，以及睡眠呼吸暂停综合征和严重睡眠障碍者；③夜间血压升高型：见于严重自主神经功能障碍者和部分有动脉粥样硬化的高龄老年人，表现为白昼血压低下或直立性低血压，夜间血压持续升高；④"嗜铬细胞瘤"型：见于嗜铬细胞瘤、肾血管性高血压、糖尿病伴高血压和极少数原发性高血压患者，常表现为发作性血压明显升高和直立性低血压。

目前采用夜间血压下降百分率，即（白昼均值－夜间均值）/白昼均值，用于判断动态血压的昼夜节律状况；采用清晨血压骤升速率，即清晨6~8点的血压上升幅度/时间，反映清晨血压的波动程度。多数学者认为夜间血压下降百分率＜10%定义为血压昼夜节律异常，但此标准似乎范围太宽，重复性也差。

（三）临床意义

动态血压监测在临床上可用于诊断白大衣性高血压、隐蔽性高血压、顽固难治性高血压、发作性高血压或低血压，评估血压升高严重程度，目前仍主要用于临床研究，例如评估心血管调节机制、预后意义、新药或治疗方案疗效考核等，但不能取代诊室血压测量。

1. 诊断白大衣性高血压　1940年，Ayman等首先观察到高血压患者在诊室和家庭测量的血压值之间有差异，即诊室血压或办公室血压高于家庭或诊室外血压，这种现象称为白大衣效应，其机制是由于患者对医院环境和医务人员的警觉反应所致。这种反应部分与就诊环境有关，多数与测量者有关。白大衣性高血压的定义是，多次诊室外白昼血压的平均值小于135/85mmHg，而诊室血压大于140/90mmHg。研究显示，大多数患者有"白大衣效应"。然而，显示白大衣效应的多数患者也存在诊室外血压升高，以致在任何情况下均表现为高血压。多组研究显示，诊室内诊断为高血压的患者大约20%为"白大衣性高血压"，普通人群的发生率为15%~30%，妊娠妇女为30%，老年人白大衣性高血压常更显著。为了避免混淆，1996年世界卫生组织专家委员会推荐使用"单纯诊室高血压"。如果比较诊室血压值与白昼动态血压值，可分为以下四种类型：①均正常：见于正常健康者；②均增高：见于大部分高血压患者；③诊室血压升高：白昼动态血压正常，称为"白大衣性高血压"；④诊室血压正常：白昼动态血压值升高，表现为对日常生活中的应激状况有较强的升压反应，称为"逆白大衣效应"。

2. 判断高血压患者的病情程度　血压水平、血压昼夜节律、血压变异性。

3. 评价抗高血压治疗　动态血压监测的重复性较好，在监测降压治疗效应方面比常规测压更具有优势，是考核药物降压疗效的一种可靠手段。对限盐、减轻体重、运动等非药物治疗方面的有效性也能进行评价。动态血压评价降压疗效的参考标准：24小时收缩压及舒张压均值分别降低10~12mmHg及5~8mmHg以上，或治疗后24小时动态血压曲线呈现完全向下分离或大部分时间连续性向下分离可视为有效。评价抗高血压药物的降压疗效时，可以采用计算降压效应的谷/峰比值（trough/peak，T/P ratio）来反映 24 小时血压控制的能力。根据美国食品与药物管理局（FDA）的定义，谷峰比值是降压的谷效应值与峰效应值之间的比值。峰值指给药后达药物峰浓度时的最大血压降低值；谷值指下一次给药前的血压降低值（均与治疗前比较）。FDA 规定长效降压药的谷峰比值＜50% 不能上市，谷峰比值在 60% 以上为宜。动态血压监测可以观察静息、运动、工作、应激、睡眠、服药等不同状态下的血压水平，可以观察药物作用高峰与持续时间。通过对治疗过程中血压水平、谷峰比值等的评估来调整治疗方案。动态血压分析还有助于降压药物的选择。一项回顾性研究发现，α 受体阻滞剂、β 受体阻滞剂、交感神经抑制剂使夜间血压下降较小，ACEI 使夜间血压下降较明显，CCB 或利尿剂对白昼血压及夜间血压下降程度大致相同。

4. 分析心肌缺血或心律失常诱因　如果同时进行 Holter 和动态血压监测检查，可观察心肌缺血、心律失常与血压升高、血压降低之间的因果关系或顺序关系。明确这种关系有利于制订合理的抗心肌缺血和抗心律失常治疗方案。

5. 临床试验应用　动态血压监测有良好的重复性，可以减少诊室测压过程带来的变异，容易观察治疗前后的药物疗效，减少药物安慰剂效应。减少测压的变异还可以降低血压波动的标准差，从而提高临床试验的准确性，减少试验的样本量。

四、血压的变异性

血压变异性即血压波动性，是个体在单位时间内血压波动的程度，反映血压随心血管的反应性、昼夜节律、行为及心理变化而变化的程度，如兴奋、恐惧或运动时，由于交感神经活性增加，血压尤其是收缩压可明显增高，剧烈运动时收缩压甚至可高达 180 ～ 200mmHg，舒张压可高达 100mmHg。停止运动可使血压急剧下降，是因为腹肌松弛所致，以后又出现血压的第二次升高。大多数轻中度高血压患者，血压昼夜波动曲线与正常人类似，但总体水平较高，波动幅度较大。24 小时内的血压波动幅度平均为 30/15 ～ 20mmHg。

血压的变异性根据时间长短分为：短期变异性（short – term variability）、长期变异性（long – term variability）、季节变异性（seasonal variability）。

（一）短期变异性

短期变异性指小于 24 小时的短时间内的血压波动性。只有采用动脉内插管或进行无创性 Finapres 连续监测才能准确测定。血压的短期变异受两个因素的控制，一是行为和环境刺激所致的非节律性、无规律性的变化；二是心血管系统和呼吸运动固有节律（生物钟）引起的血压节律性波动。血压的短期变异性通常采用 1 分钟或 30 分钟内收缩压、舒张压和平均动脉压的均值和标准差，并结合相应时间段心率的变化进行分析。随着年龄的增长，由于压力感受器的敏感性降低，血压的短期变异性将逐渐增加，而心率变异性减小。

（二）长期变异性

长期变异性指在一天中，即 24 小时内的血压波动变化。与短期变异性相似，也包括节律性变化和非节律性变化两部分。非节律性变化与许多行为和环境因素的影响有关，受自主神经系统的调节，如体位、体力活动强度、情绪波动等。而节律性变化受中枢神经系统控制，与机体固有的生理节奏一致，受许多神经 – 体液因素，如儿茶酚胺、肾素 – 血管紧张

素 - 醛固酮系统、肾上腺皮质激素等昼夜节律的影响，表现出明显的规律性。

（三）季节变异性

季节变异性指血压随四季的更替而变化。各年龄组人群均表现出冬季血压升高，收缩压和舒张压均升高，而夏季血压相对要低一些，随年龄增加，这一趋势更加明显。血压的季节性变化机制尚不清楚，但可以看出，血压与环境温度呈负相关，安静状态下，环境温度每降低 $1℃$，收缩压和舒张压分别升高 1.3mmHg 和 1.6mmHg。

（刘　波）

第三节　高血压的临床评估

一、高血压的易患因素

（一）遗传因素

遗传因素在高血压发病中起重要作用。多数学者认为，高血压属多基因遗传病，呈遗传易感性与环境因素相结合的发病模式。所涉及的基因有近百种。应用转基因细胞和动物把可能致高血压和抑高血压的基因 cDNA 导入正常血压的动物和细胞，观察外源性基因在被导入后的表达状态，与其血压调控之间的关系。这是探索高血压的关键基因的重要方法之一。有资料表明，遗传性高血压大鼠后代都患高血压。

高血压人群流行病遗传性背景调查，对于研究高血压关键基因具有十分重要的意义。尤其对双生子的研究及对同胞群的研究是最重要的方法。孪生子研究表明，单卵双生子间血压相关系数为 0.55，双卵双生子间为 0.25。家系调查结果表明，双亲血压正常者其子女患高血压的概率为 3%；而双亲均为高血压者，其子女患高血压的概率则为 45%，是血压正常者子女的 15 倍。

目前已知可能与高血压有关的基因可分为以下几类：①促进血管收缩与平滑肌细胞增殖有关的基因，包括肾素、血管紧张素及其受体、血管紧张素转化酶、醛固酮合成酶、内皮素及其受体、加压素及其受体、神经肽 Y 及其受体、儿茶酚胺及其受体、5 - 羟色胺合成酶及其受体；②促进血管舒张或抑制血管平滑肌细胞增殖的有关基因，包括心钠素及其受体、激肽释放酶和激肽、NO 合成酶、前列腺素合成酶、速激肽及其受体、降钙素基因相关肽及其受体等；③生长因子和细胞因子有关基因，包括胰岛素及其受体、IGF 及其受体、EGF 及其受体、VEGF 及其受体、γ - 干扰素、IL - 12、IL - 8 等及其受体；④调节及信息传递体系基因、癌基因、抗癌基因、Ca^{2+} 通道、Ca^{2+} 泵及 $Na^+ - Ca^{2+}$ 交换体、G 蛋白及其相关蛋白质、磷脂酶体系、蛋白激酶体系等。根据高血压涉及的基因不同，进行高血压分型和基因诊断，预测高血压发病，寻找高危人群，从而进行早期防治，甚至基因治疗。

（二）神经内分泌因素

1. 交感神经张力过高　交感神经兴奋作用于心脏 β 受体时，则可使心率增快，心肌收缩力增强，结果导致心排血量增加；作用于血管 α 受体，则可使小动脉收缩，外周血管阻力增高，最终导致血压升高。因此，交感神经张力过高的人容易患高血压。

2. 生物活性多肽水平过高　近年来，发现心血管系统内第三类神经——肽能神经，其末梢释放生物活性多肽，调节心肌和血管的运动。主要包括神经肽酪氨酸（neuropeptide Y，NYP），降钙素基因相关肽（calcitonin gene - related peptide，CGRP），P 物质和 K 物质缓激肽。这些神经递质水平过高易导致血压升高。

NYP 以房室结含量最高，其次为冠状动脉周围和心肌纤维。心脏内的 NYP 神经元主要在心脏神经节内，其末梢分布于窦房结、房室结、心房和心室肌及冠状动脉系统。切除星状神经节后，心内的 NYP 含量则明显减少甚至消失。在心血管系统中，NYP 神经纤维主要分布在动脉，围绕大的弹性动脉和肌性动脉并形成网络，在静脉血管分布较少。NYP 可释放于血中，血浆浓度为 1~5mmol/ml。

NYP 是交感神经去甲肾上腺素的辅递质，与儿茶酚胺共存于交感神经纤维之中。刺激交感神经不仅可使儿茶酚胺释放，而且还可促使 NYP 的分泌。NYP 可增加儿茶酚胺的缩血管作用，还能通过交感神经突触前受体抑制儿茶酚胺的释放，因此 NYP 是交感神经递质释放的调节者。此外，NYP 还可降低血管对舒血管物质的反应。总之，NYP 可致血压升高。NYP 对血管的作用有赖于细胞内 Ca^{2+} 的存在。因此，钙拮抗剂可明显降低 NYP 的缩血管作用。肾上腺髓质嗜铬细胞瘤患者血浆 NYP 水平明显高于正常人。

CGRP 主要分布在中枢神经和外周神经系统中，是一种神经递质。其神经纤维广泛分布于心血管系统中。CGRP 具有强大的扩血管作用，是体内最强的舒血管活性多肽。有强烈的扩张冠状动脉的作用，其作用比硝酸甘油强 240 倍，且不依赖血管内皮的完整性，即对已发生的动脉粥样硬化的冠状动脉也有明显的扩张作用。

CGRP 可增加心肌收缩力，使心排血量增加，此外，还有正性变时作用使心率增快。它的这一作用可部分被普萘洛尔阻滞，但其正性肌力作用不受 β 受体阻滞剂的影响。

CGRP 释放减少，是引起血压升高的一个重要因素。CGRP 有可能成为治疗高血压，防治心绞痛，保护心肌，改善心功能的有效药物。

P 物质和 K 物质主要分布在中枢神经系统、消化系统及心血管系统。心脏内的 P 物质主要受星状神经节和迷走神经的支配。将 P 物质注入脑室可引起血压升高，心率增快，同时血中儿茶酚胺浓度升高，该作用可被 α 受体阻滞剂所减弱，提示 P 物质的中枢性升压作用是由于兴奋了交感神经系统所致。此外，P 物质还有扩张冠状动脉、增加心排血量的作用，这些作用可被 5 - 羟色胺所减弱。K 物质对心血管系统的作用远大于 P 物质。

除上述神经肽外，在中枢神经系统内的神经肽如血管紧张肽、脑啡肽、内啡肽、血管加压素、神经降压肽及强啡肽等可能与心血管系统的功能调节和高血压的发病机制均有联系。

3. 高胰岛素血症　人们早已发现，糖尿病患者的高血压和冠状动脉粥样硬化性心脏病（冠心病）的发病率较高，高血压常伴有高胰岛素血症。高胰岛素血症引起高血压的机制可能包括：①高胰岛素血症引起肾小管重吸收钠增加，使体内总钠增多，导致细胞外液容量增多，机体为维持钠平衡，通过提高肾小球灌注压，促进尿液排泄，从而使血压升高；②胰岛素增强交感神经活性，交感神经活性增强可增加肾小管对钠的重吸收，提高心排血量和外周血管阻力，导致血压上升；③胰岛素刺激 $H^+ - Na^+$ 交换，该过程与 Ca^{2+} 交换有关，使细胞内 Na^+、Ca^{2+} 增加，由此增强血管平滑肌对血管加压物质如去甲肾上腺素、血管紧张素 Ⅱ 和血容量扩张的敏感性，引起血压升高；④胰岛素可刺激血管壁增生肥厚，使血管腔变窄，外周血管阻力增加导致血压上升。

（三）肾素－血管紧张素－醛固酮系统异常

肾素－血管紧张素－醛固酮系统，简称肾素系统（RAAS），是调节血压和血容量的激素系统，也是一个复杂的血压反馈控制系统。鉴于它和肾脏及其他调压激素之间的密切联系，它对高血压的发病、血压维持、治疗及预后等方面均有重要意义。

肾素由肾小球旁细胞分泌后，在循环中与血浆底物即血管紧张素原作用，产生一种无活性的血管紧张素Ⅰ（AT_I），后者被转化酶作用，生成血管紧张素Ⅱ（AT_{II}）。AT_{II}再通过氨肽酶作用变成血管紧张素Ⅲ（AT_{III}），最终继续分解成为无活性的物质由肾脏排出。

AT_{II}的生理效应是RAAS最主要的功能。AT_{II}是已知的内源性升压物质中，作用最强的激素。它的升压作用比去甲肾上腺素强5～10倍，在维持血压及血容量平衡中起关键性作用。

很久以来，一直认为RAAS是一个循环的内分泌系统。近年来发现不仅在肾脏而且在若干肾外组织也存在着肾素样物质。用免疫组织化学技术确定了肾素、AT_{II}、转化酶（ACE）及AT_{II}受体在下述组织中的定位，即肾上腺、心脏、血管壁及脑组织中。此外，血管紧张素转化酶抑制剂（ACEI）的临床作用，显示出不仅能抑制循环RAAS，同时也可抑制组织中的AT_{II}的生成。局部组织产生的肾素血管紧张素通过自分泌和旁分泌强有力的调节着组织的功能。

关于循环RAAS与组织RAAS在心血管平衡调节中的假说，据现有资料，某些学者认为血循环中的RAAS主要行使短期的心肾平衡调节。而血管阻力的控制及局部组织功能则受组织RAAS的影响。在一定程度上RAAS与交感神经系统相似，而局部组织的RAAS在心血管功能失代偿时，可被激活而参与平衡的维持。

（四）外周血管结构及功能异常

1. 血管张力增高管壁重塑　目前认为，循环的自身调节失衡，导致小动脉和小静脉张力增高，是高血压发生的重要原因。高血压患者总外周血管阻力增高不仅与血管张力增高有关，其物质基础与血管组织结构改变密切相关，主要表现为血管壁增厚，管壁中层平滑肌细胞肥大、增生和阻力血管变得稀疏及减少。

2. 血管平滑肌细胞离子运转异常　细胞膜$Na^+ - K^+ - ATP$酶活性受抑制，使细胞内Na^+浓度升高。细胞Ca^{2+}内流和外流间不平衡，促使细胞内Ca^{2+}增加，而后者又可抑制钠泵，影响血管平滑肌的生长发育，从而引起细胞内Na^+增加和血管结构变化。当细胞膜稳定性降低时，一方面可引起血管壁对血管活性物质的敏感性增高，易发生血管收缩；另一方面，又促使细胞膜去极化，使电压依赖性的钙通道被激活，Ca^{2+}内流，血管收缩，血压升高。

3. 内皮素合成增加　血管内皮分泌的强缩血管肽——内皮素（endothelin）对控制体循环血压及局部血流可能起重要作用。当内皮素合成增加就可导致血管痉挛、血压升高，血管内皮同时还分泌内皮舒张因子，使血管舒张。当内皮损伤时，舒张因子生成障碍，也可导致血压升高。

4. 血管壁的敏感性和反应性的改变　血管壁对血管活性物质的敏感性和反应性增强发生在血压升高之前，这种改变主要是由于血管平滑肌细胞膜特性的异常。如细胞膜对Ca^{2+}通透性增高，膜电位降低、膜稳定性下降，膜对Na^+的通透性增高，膜转运系统异常等。有许多因素可影响血管壁的敏感性和反应性，如高盐可使血管壁对AT_{II}的缩血管反应性增高，ANP可使平滑肌细胞对NE和AT_{II}的缩血管反应减弱甚至消失。血管壁的敏感性和反应性增高是引起血管张力升高的重要原因。

5. 血管受体改变 当血管壁 β 受体数目减少，活性降低，或 α 受体占优势时，均可使血管收缩，血压升高。

二、血压的评估

（一）评估目的与内容

高血压诊断性评估的目的是利于高血压原因的鉴别诊断、心血管危险因素的评估，并指导诊断措施及预后判断等，主要内容包括：

1. 确定血压水平及其他心血管病危险因素 心血管事件的发生，与血压水平及其他心血管危险因素密切相关，这些危险因素包括：男性 >55 岁、女性 >65 岁；吸烟；血脂异常；早发心血管病家族史；腹型肥胖或肥胖；缺乏体力活动；高敏 C 反应蛋白 $\geq 3mg/L$ 等。

2. 判断高血压的原因，明确有无继发性高血压 成人高血压中约 5% ~ 10% 可查出高血压的具体原因。以下线索提示有继发性高血压可能：①严重或顽固性高血压；②年轻时发病；③原来控制良好的高血压突然恶化；④突然发病；⑤合并周围血管病的高血压，可通过临床病史、体格检查和常规实验室检查可对继发性高血压进行简单筛查，并对高度可疑患者进行特异性诊断程序。

3. 寻找靶器官损害以及相关临床的情况 靶器官损害对高血压患者总心血管病危险的判断是十分重要的，故应仔细寻找靶器官损害的证据，包括心脏、血管、肾脏、脑和眼底等。

（二）评估方法

1. 家族史和临床病史 全面的病史采集极为重要，应包括：①家族史：询问患者有无高血压、糖尿病、血脂异常、冠心病、脑卒中或肾脏病的家族史；②病程：患高血压的时间、血压水平、是否接受过抗高血压治疗及其疗效和副作用；③症状及既往史：目前及既往有无冠心病、心力衰竭、脑血管病、外周血管病、糖尿病、痛风、血脂异常、支气管痉挛、睡眠呼吸暂停综合征、性功能异常和肾脏疾病等的症状或病史及其治疗情况；④有无提示继发性高血压的症状；⑤生活方式：仔细了解膳食中的脂肪、盐、酒摄入量，吸烟支数、体力活动量；询问成年后体重增加情况；⑥药物致高血压：详细询问曾否服用可能升高血压的药物，如口服避孕药、非甾体类抗炎药、甘草等；⑦心理社会因素：详细了解可能影响高血压病程及疗效的个人心理、社会和环境因素，包括家庭情况、工作环境及文化程度。

2. 体格检查 仔细的体格检查有助于发现继发性高血压的线索及靶器官损害的情况。包括正确测量四肢血压，测量体重指数（BMI），测量腰围及臀围，检查眼底，观察有无 Cushing 面容、神经纤维瘤性皮肤斑、甲状腺功能亢进性突眼征、下肢水肿，听诊颈动脉、胸主动脉、腹部动脉及股动脉有无杂音，甲状腺触诊，全面的心肺检查，检查腹部有无肾脏扩大、肿块，四肢动脉搏动，神经系统检查。

3. 实验室检查 高血压的实验室检查围绕心血管危险因素、继发性高血压的筛查和靶器官损害的评估进行，主要包括：①常规检查：血常规、血生化（钾、空腹血糖、血清总胆固醇、甘油三酯、高密度脂蛋白胆固醇、低密度脂蛋白胆固醇和尿酸、肌酐）、尿液分析（尿蛋白、糖和尿沉渣镜检）、心电图。②推荐检查项目：超声心动图、颈动脉和股动脉超声、餐后血糖（当空腹血糖 $\geq 6.1mmol/L$ 或 $110mg/dl$ 时测量）、C 反应蛋白（高敏感）、微量白蛋白尿（糖尿病患者必查项目）、尿蛋白定量（若纤维素试纸检查为阳性者检查此项目）、眼底检查和胸片、睡眠呼吸监测（睡眠呼吸暂停综合征）。③继发性高血压筛查项目：疑及继发性高血压者，根据需要分别进行血浆肾素活性、血及尿醛固酮、血及尿儿茶酚胺、动脉造影、肾和肾上腺超声、CT 或 MRI 等。

4. 血压测量　血压测量是诊断高血压及评估其严重程度的主要手段，目前主要用以下三种方法：

（1）诊所血压：诊所血压是目前临床诊断高血压和分级的标准方法，由医护人员在标准条件下按统一的规范进行测量。首先要求患者坐在安静的房间里，5 分钟后再开始测量；至少测量两次，间隔 1～2 分钟，若两次测量结果相差比较大，应再次测量；采用标准袖带（12～13cm 长，35cm 宽），当患者上臂较粗或较细时，应分别采用较大或较小的袖带；无论患者采取何种体位，上臂均应置于心脏水平；分别采用 Korotkoff 第 I 音和第 V 音（消失音）确定收缩压和舒张压；首诊时应当测量双臂血压，因外周血管病可以导致左右两侧血压的不同，以听诊方法测量时应以较高一侧的读数为准；对老人、糖尿病患者或其他常有或疑似体位性低血压的患者，应测量直立位 1 分钟和 5 分钟后的血压。

（2）自测血压：自测血压在评估血压水平及严重程度、评价降压效应、改善治疗依从性、增强治疗的主动性等方面具有独特优点，且无白大衣效应、可重复性较好，因此在评价血压水平和指导降压治疗上已成为诊所血压的重要补充。然而，对于精神焦虑或根据血压读数常自行改变治疗方案的患者，不建议自测血压。正常上限参考值：135/85mmHg。

（3）动态血压：动态血压在临床上可用于诊断白大衣性高血压、隐蔽性高血压、顽固难治性高血压、发作性高血压或低血压，评估血压升高严重程度等。国内参考标准：24 小时平均值＜130/80mmHg，白昼平均值＜135/85mmHg，夜间平均值＜125/75mmHg。正常情况下，夜间血压均值比白昼血压值低 10%～15%。可根据 24 小时平均血压、日间血压或夜间血压进行临床决策参考，但倾向于应用 24 小时平均血压。

三、高血压的分级与危险性分层

（一）高血压的分级

血压水平与心血管发病危险之间的关系是连续的，在未用抗高血压药情况下，收缩压≥140mmHg 和（或）舒张压≥90mmHg 即可诊断高血压。根据 2005 年中国高血压防治指南，按诊所血压水平将高血压分为 1、2 和 3 级，具体血压水平的定义和分类见表 11-2。

表 11-2　血压水平的定义和分类

类别	收缩压（mmHg）	舒张压（mmHg）
正常血压	＜120	＜80
正常高值	120～139	80～89
高血压	≥140	≥90
1 级高血压（轻度）	140～159	90～99
2 级高血压（中度）	160～179	100～109
3 级高血压（重度）	≥180	≥110
单纯收缩期高血压	≥140	＜90

（二）高血压的危险性分层

高血压的预后与危险性除与血压水平相关外，还与其他心血管危险因素、靶器官损害、并存临床情况（如心脑血管病、肾病及糖尿病）及患者个人情况及经济条件等有关。

根据10年内发生心血管事件危险性的高低，将高血压分为低危组、中危组、高危组和很高危组4组（表11－3），以评估高血压的预后及指导治疗：

低危组：男性年龄＜55岁、女性年龄＜65岁，高血压1级、无其他危险因素者，属低危组。典型情况下，10年随访中患者发生主要心血管事件的危险＜15%。

中危组：高血压2级或1～2级同时有1～2个危险因素，患者应否给予药物治疗，开始药物治疗前应经多长时间的观察，医生需予十分缜密的判断。典型情况下，该组患者随后10年内发生主要心血管事件的危险约为15%～20%，若患者属高血压1级，兼有一种危险因素，10年内发生心血管事件危险约为15%。

高危组：高血压水平属1级或2级，兼有3种或更多危险因素、兼患糖尿病或靶器官损害或高血压水平属3级但无其他危险因素患者属高危组。典型情况下，他们随后10年间发生主要心血管事件的危险约为20%～30%。

很高危组：高血压3级同时有1种以上危险因素或兼患糖尿病或靶器官损害，或高血压1～3级并有临床相关疾病。典型情况下，随后10年间发生主要心血管事件的危险最高，达≥30%，应迅速开始最积极的治疗。

表11－3　高血压危险分层

其他危险因素和病史	血压（mmHg）		
	I级高血压 SBP 140～159 或 DBP 90～99	2级高血压 SBP 160～179 或 DBP 100～109	3级高血压 SBP≥180 或 DBP≥110
1. 无其他危险因素	低危	中危	高危
Ⅱ.1～2个危险因素	中危	中危	很高危
Ⅲ.≥3个危险因素、靶器官损害或糖尿病	高危	高危	很高危
Ⅳ. 并存的临床情况	很高危	很高危	很高危

（范晓涌）

第四节　继发性高血压概述

继发性高血压在高血压中约占5%～10%，但随着诊断手段的不断提高，这一比例仍在上升；同时，继发性高血压在中重度高血压和难治性高血压中占有更大的比例；继发性高血压的识别是高血压临床诊治中最常遇到的问题之一。继发性高血压病因繁多，至少有50种以上的疾病可导致继发性高血压。常见的继发性高血压主要包括：肾实质性高血压、肾血管高血压、嗜铬细胞瘤、原发性醛固酮增多症、Cushing综合征、妊娠高血压、睡眠呼吸暂停综合征、药物引起高血压等。由于多数继发性高血压可通过病因治疗得以根治，因此继发性高血压的识别和诊断具有重要的意义。本文重点探讨几种最重要的继发性高血压类型的临床特征、诊断依据及治疗措施。

继发性高血压的临床表现不同于无并发症的原发性高血压，常存在某些特殊的表现或"不合常理"的特征，有时被称为"不合常理"高血压，这常常是临床怀疑继发性高血压的最初线索。存在"不合常理"的高血压患者应注意继发性高血压的排查。

（一）继发性高血压的特征

1. 起病在 30 岁以前或 50 岁以后

2. 重度高血压（＞180/110mmHg）

3. 继发性高血压的临床表现

（1）无诱因或利尿引起的低钾血症表现。

（2）腹部血管杂音。

（3）血压波动伴头痛、心动过速、出汗、震颤。

（4）水肿、贫血等肾脏疾病表现。

（5）打鼾、白日嗜睡、肥胖。

4. 明显靶器官损害

（1）眼底表现 2 级以上。

（2）血肌酐增高或蛋白尿。

（3）心脏增大或左心室肥厚。

（4）血管活性物质异常。

（5）儿茶酚胺。

（6）醛固酮。

（7）肾素活性。

（8）皮质醇。

5. 对通常有效的治疗反应差

（范晓涌）

第五节　肾性高血压

一、肾实质性高血压

肾脏是调节血压最重要的脏器，各种肾实质疾病和肾功能下降都可伴有高血压，包括急性及慢性肾脏病变以及各种原因引起的肾衰竭（包括血液透析和肾移植患者）。其实，慢性肾脏疾病是继发性高血压的最常见原因。各种肾脏疾病包括原发性及继发性肾小球肾炎、多囊肾、慢性肾盂肾炎、尿路阻塞等都是肾实质性高血压的病因。肾实质性高血压的形成与容量负荷和高肾素水平有关。

（一）肾小球疾病

各种原发性及继发性急慢性肾小球疾病，均可伴有高血压。急性肾小球肾炎包括链球菌感染后肾小球肾炎及急进性肾小球肾炎，前者较常见，常表现为急性肾炎综合征，包括血尿、蛋白尿、高血压、水肿、氮质血症等。本病常见于儿童，高血压发生率为 80% 左右，呈持续性,随着水肿消退,血压大多恢复正常。慢性肾小球肾炎是由不同病因与多种病理类型组成的一组疾病,表现为肾炎综合征或肾病综合征,如蛋白尿、血尿、高血压和氮质血症。

（二）肾间质肾炎

以肾间质炎症及肾小管损害为主,其高血压发生率约35%,其中20%由于长期滥用镇痛药所致。本病主要诊断依据除长期用药史外,静脉肾盂造影可见肾乳头环形影,肾活检呈慢性肾小管-间质性炎症伴肾小球硬化。

（三）多囊肾

为遗传性疾病,多有家族史,约60%~75%患者可有高血压,影像学检查发现双肾呈多发性囊肿。常合并多囊肝、胰腺囊肿,也可合并颅内动脉瘤、结肠憩室和二尖瓣脱垂。

（四）单纯性肾囊肿

单纯性肾囊肿一般不伴有高血压,但囊肿直径大于4cm时,压迫附近血管导致缺血,可引起高血压。

（五）肾盂积水

由于肾结石、肿瘤、炎症、结核等导致尿路梗阻可引起肾盂积水,急性肾盂积水约30%伴有高血压,慢性肾盂积水高血压发生较少,双侧肾盂积水较单侧发生高血压为高。

（六）肾实质性高血压的诊断及鉴别诊断

肾实质性高血压多伴有肾炎、肾衰竭的相关临床表现,尿检和肾功能测定可基本明确此类高血压。以不同程度的蛋白尿、血尿、管型尿及肾功能减退为特征。蛋白尿多在1g/24h以上,多数患者的蛋白尿成分不仅包括小分子蛋白还包括较大分子的蛋白。

部分原发性高血压患者,尤其是病情严重和病史较长的患者,常伴高血压肾脏损害,有时与慢性肾脏病伴有的高血压甚难区别,需要从临床表现、病史过程、尿检（尤其是蛋白定量和筛选）、肾功能、影像学等方面细致分析。双侧肾动脉狭窄的患者主要表现为顽固性高血压和肾脏损害,也可与慢性肾脏病导致的高血压和高血压导致的肾脏损害极为类似,需要通过肾动脉影像检查才能确定,此类患者如果误诊,将带来严重的治疗偏差。恶性高血压是具有特殊临床特征的高血压,高血压和肾脏损害均较为突出,也应注意识别,以免使患者错过治疗时机。

肾实质性高血压需根据具体类型给予治疗。其高血压控制主要依赖抗高血压药物,抗高血压治疗对肾实性高血压肾功能的保护十分重要,包括血管紧张素转换酶抑制剂（ACEI）、AT_1受体阻滞剂（ARB）、钙拮抗剂、β受体阻滞剂、α受体阻滞剂等都用来治疗肾实质性高血压。其中ACE抑制剂和AT_1受体阻滞剂对减少蛋白尿和延缓肾功能损害最有作用,但此类药物不能用于肾功能显著损害者（血肌酐超过3mg/dl）和高钾血症患者。部分肾实质性高血压患者血压控制困难,常常需要大剂量的钙拮抗剂作为治疗药物。

二、肾血管性高血压

肾血管性高血压通常由肾动脉狭窄导致,一般认为,肾动脉腔径狭窄≥70%,狭窄远近端收缩压差>30mmHg时,可导致肾脏缺血,产生肾血管性高血压。肾血管性高血压在继发性高血压中发病率相对较高，且可有效治疗，而漏诊肾动脉狭窄将导致肾脏损害以及其他高血压靶器官损害，因而对肾血管性高血压的识别和诊断具有重要意义。肾动脉狭窄通常由大动脉炎、肾动脉纤维肌性发育不良及动脉粥样硬化造成，在我国尤以大动脉炎常见，特别是年轻女性患者。肾动脉狭窄的患者在血压显著升高的同时，常伴高肾素活性及继发性醛固酮增高表现。

伴有如下特征的高血压患者应高度怀疑肾血管性高血压的可能：

肾血管性高血压的特征：

（1）30 岁以前或 50 岁以后出现的中重度高血压。

（2）突然发生的高血压或加速性恶性高血压。

（3）无脉症或其他大动脉炎表现。

（4）腹部或背部听到血管杂音。

（5）有周围动脉栓塞或其他部位动脉粥样硬化灶。

（6）有胁腹部外伤史或肾外伤后出现高血压。

（7）单侧小肾，或两侧肾脏大小相差 1.5cm 以上。

（8）继发性醛固酮增高的实验证据。

（9）用 ACEI 后出现肌酐升高或用利尿剂后出现严重低钾血症。

（10）多种降压药物联合使用降压效果不明显。

由于肾脏缺血导致的肾功能损害称为缺血性肾病，缺血性肾病常由双侧肾动脉狭窄造成。缺血性肾病常难以与原发性高血压或原发性肾脏疾病导致的肾衰竭相鉴别，但其鉴别甚为重要。如下情况应怀疑双侧肾动脉狭窄的可能：

（1）青年女性产生顽固性高血压和肾脏损害（大动脉炎或纤维肌性发育不良）。

（2）老年患者伴广泛动脉粥样硬化证据而突然发生肾功能损害（肾动脉粥样硬化）。

（3）有氮质血症的患者反复发生急性肺水肿。

（4）高血压患者发展为快速进行性肾衰竭，同时缺乏尿路梗阻的证据。

（5）应用 ACEI 或其他降压药治疗后肾功能反而迅速恶化。

对怀疑有肾动脉狭窄的患者应进行功能试验及影像学检查。主要包括：①血浆肾素血管紧张素系统检查及肾素激发试验：大多数肾动脉狭窄患者伴高肾素活性，可作为提示诊断线索；用呋塞米 40mg 并站立位 2 小时后血浆肾素活性更趋明显升高，达 10ng/（ml·h）者高度提示肾动脉狭窄。②卡托普利肾素激发试验：肾动脉狭窄的患者使用 ACEI 后肾素水平更趋升高，如达 12ng/（ml·h）或升高 10ng/（ml·h）或升高 150% 以上，高度提示肾动脉狭窄。③肾脏 ECT 及卡托普利肾脏 ECT：肾动脉狭窄患者患侧肾脏 ECT 多有放射性核素显像曲线平坦，清除延缓等表现。使用 ACEI 后这一特征更趋明显，多提示存在。肾动脉狭窄。肾脏 ECT 还是检测肾动脉血流的优良指标，在肾动脉狭窄治疗的评估中具有重要作用。④彩色多普勒超声肾血流显像：可测量肾动脉血流速度、阻力指数及脉冲指数，是明确有无肾动脉狭窄的一项敏感可靠的筛选试验。阻力指数还是估计预后的优良指标，阻力指数增高说明长期高血压产生的狭窄远端血管不可逆损害。

如果以上检查异常，应给予以下肾动脉影像学检查之一：①肾动脉 CT 血管造影；②肾动脉 MR 血管造影；③肾动脉造影。肾动脉 CT 和 MR 血管造影均有较高的敏感性和特异性，肾动脉造影是诊断肾动脉狭窄的金标准，并且是行介入治疗评估血管重建的主要方法。另外，最基本的尿液检查、肾功能检测、肾脏超声等也是评估患者和选择治疗方法的重要依据。

肾血管性高血压的治疗包括药物治疗、介入治疗（经皮肾动脉成形术及支架植入术）及手术治疗，后二者称为肾动脉血运重建术。肾动脉狭窄的关键治疗措施为肾动脉血运重建术，血运重建术对于血压的控制和肾功能的保护均有重要作用。一般来说，对于卡托普利肾脏 ECT 阳性或一侧肾静脉肾素活性显著升高的患者行血运重建术后，其血压改善最大。挽救肾功能减退是血运重建术的另一重要指证，对肾血管性高血压发展到肾衰竭者，多有双侧肾动脉病变，如血管造影的结果及患者身体状况许可，均应积极行血运重建术。

经皮肾动脉成形术及支架植入术：一般认为适应证为：①肾动脉主干或其主要分支节段性狭窄，管径狭窄程度在 50% 以上；狭窄远近端收缩压差大于 30mmHg。②患肾无严重萎缩，尚残留一定功能。经皮肾动脉成形术的有效率在 70% 左右，纤维肌性发育不良者手术效果最好，动脉粥样硬化效果略差，大动脉炎患者需病变稳定后再行成形术。为防止再狭窄和血管撕裂，多数情况下建议植入肾动脉支架。

外科手术：外科手术重建肾动脉血运主要用于弥漫性肾动脉狭窄合并腹主动脉粥样硬化的患者，尤其是伴有肾衰竭的老年患者，此类患者介入治疗常常困难。手术治疗的目的不仅是为了血压的控制，更多是为了挽救肾功能。

（范晓涌）

第六节　内分泌性高血压

一、嗜铬细胞瘤

嗜铬细胞瘤来源于交感神经－肾上腺系统嗜铬细胞，发病率在继发性高血压中所占比例很低，其中 90% 位于肾上腺髓质，90% 为良性肿瘤。嗜铬细胞瘤因为能分泌儿茶酚胺而导致高血压，其临床症状与高儿茶酚胺血症和高血压有关，表现多种多样。由于严重的高血压，常合并心力衰竭、脑血管意外等并发症。由于嗜铬细胞瘤少见，临床表现又多样化，有很多非嗜铬细胞瘤疾患有类似的临床表现，因而嗜铬细胞瘤易于误诊和漏诊。由于嗜铬细胞瘤可在麻醉、应激等情况下诱发致命性高血压危象，因此漏诊嗜铬细胞瘤可能带来严重后果。同时，部分非嗜铬细胞瘤患者具有类似嗜铬细胞瘤的症状，但找不到可靠的诊断证据，导致患者长期检查和住院，造成很大负担，因此充分了解嗜铬细胞瘤的特征和鉴别诊断是非常重要的。

嗜铬细胞瘤的临床线索及易于混淆的疾患如下：

1. 高血压患者提示嗜铬细胞瘤的临床线索

（1）高血压（间歇、持续、阵发加重）伴如下特征

1）血压明显波动或高血压伴体位性低血压。

2）头痛。

3）出汗。

4）心悸和心动过速。

5）面色苍白。

6）焦虑紧张。

7）恶心、呕吐。

8）体重减轻。

9）高代谢状态（排除甲状腺功能亢进）。

（2）物理方法可诱导的高血压，如运动、体位改变、按摩腹部。

（3）下列情况出现明显的加压反应：麻醉诱导、插管、手术等。

（4）不明原因的循环衰竭：麻醉、手术、分娩等。

（5）不明原因的 3 级或 4 级眼底改变。

（6）常规降压治疗效果不佳。

（7）嗜铬细胞瘤还可伴有如下相对少见的症状和体征（＜33% 的患者）：震颤、腹痛、胸痛、多饮、多尿、手足发绀、肢端发凉、潮红、呼吸困难、头晕、晕厥、心动过缓、发热、甲状腺肿大。

2. 类似嗜铬细胞瘤的疾患

（1）心血管系统

1）高动力、不稳定的高血压。

2）阵发性心动过速。

3）心绞痛。

4）急性肺水肿。

5）惊厥。

6）术中、术后高血压危象。

7）可乐定停药反应。

（2）心理

1）伴过度换气的焦虑。

2）惊恐发作。

（3）神经系统

1）偏头痛和丛集性头痛。

2）脑瘤。

3）基底动脉瘤。

4）脑卒中。

5）间脑癫痫发作。

6）卟啉病。

7）铅中毒。

8）家族性自主神经功能障碍。

9）肢痛症。

10）伴四肢麻痹的自主神经功能障碍。

11）压力感受器功能障碍。

12）致命性家族性失眠症。

（4）内分泌系统

1）绝经综合征。

2）甲状腺功能亢进症。

3）低血糖。

4）类癌。

5）肥大细胞增生。

6）单胺氧化酶抑制剂合用 5 - 羟色胺再摄取抑制剂。

7）麻黄碱合用三环类抗抑郁药。

嗜铬细胞瘤的确诊有赖于下述检查：①血或尿儿茶酚胺升高，尤其是血压升高时儿茶酚胺明显升高。②24 小时尿香草基苦杏仁酸（VMA）、3 - 甲氧基肾上腺素（MN）或 3 - 甲氧基去甲肾上腺素（NMN）等儿茶酚胺代谢产物水平升高。MN 及 NMN 的诊断敏感性和特异性均高于 VMA。③可乐定抑制试验：可乐定为中枢 α 受体激动剂，正常人用可乐定后儿茶酚胺可被抑制 50% 以上，而嗜铬细胞瘤患者抑制不明显。④酚妥拉明抑制试验：血压明显增高的患者可行酚妥拉明抑制试验，嗜铬细胞瘤患者用酚妥拉明后血压明显下降。⑤肾上腺 CT 及 MRI：为首选的无创影像检查方法，多可发现肾上腺嗜铬细胞瘤。MRI 检查在发现肾上腺增生和腺瘤方面与 CT 检查相似，由于其空间分辨力不及 CT，在诊断肾上腺增生和腺瘤方面并不优于 CT，但在嗜铬细胞瘤的诊断和鉴别良恶性肿瘤以及反映恶性肿瘤对周围脏器尤其是血管的浸润等方面优于 CT。⑥[131]I - 间碘苄胍肾上腺 ECT：[131]I 标记的间碘苄胍（[131]I - MIBG）可与高功能嗜铬细胞瘤结合，特异性显示病变，是嗜铬细胞瘤的定性兼定位检查手段，对肾上腺外嗜铬细胞瘤更有价值。除常规的肾上腺 ECT 显像外，笔者科室首创断层 ECT 成像，大大提高了嗜铬细胞瘤以及肾上腺髓质增生诊断的敏感性、特异性和定位准确性。

除嗜铬细胞瘤外，肾上腺髓质增生可产生与嗜铬细胞瘤相同或相似的临床表现和特征，随着影像诊断技术和[131]I - MI - BG ECT 的应用，肾上腺髓质增生的患者所占比例越来越高，但影像学提示的髓质增生必须有内分泌证据和相关的临床表现才有意义。

另外，随着腹部 CT 和 MRI 的广泛使用，肾上腺偶发瘤的患者不断增多。对肾上腺偶发瘤需要作出判断，因为部分患者可能会出现功能亢进或发展为恶性。有意义的肾上腺偶发瘤包括嗜铬细胞瘤、Cushing 综合征、原发性醛固酮增多症以及肾上腺皮质癌等，其中嗜铬细胞瘤约占 5%，其临床表现和诊断已在本文描述。肾上腺偶发瘤 < 3cm 的无高功能表现和恶性倾向的患者大多数为无功能的良性肿瘤，在肾上腺偶发瘤中最为常见，此类患者无需干预，但最好定期进行随诊。较大的肿瘤多为有功能或恶性肿瘤，最好切除。

嗜铬细胞瘤绝大多数为良性，治疗主要依赖于手术切除，术前宜用 α 受体阻滞剂治疗，以减少手术并发症和死亡率。切除嗜铬细胞瘤为一项高风险性手术，手术时可能出现血压骤升和心律失常，需要准备好降压、升压及扩容药物，以保证术前、术中、术后的血压稳定。术后部分患者血压仍不能有效控制。恶性嗜铬细胞瘤治疗困难，对化疗和放疗一般不敏感。

二、原发性醛固酮增多症

原发性醛固酮增多症及其他伴盐皮质激素增多的疾患可通过钠水潴留而引起高血压，在继发性高血压中占有重要地位。已往认为原发性醛固酮增多症在继发性高血压中所占比例较低，但随着诊断技术的进步，这一比例大大增高，原发性醛固酮增多症已成为肾上腺性继发性高血压的最常见类型，在继发性高血压中约占 14.4% ~ 16.6%。原发性醛固酮增多症主要包括肾上腺皮质腺瘤、肾上腺增生、糖皮质激素可抑制性醛固酮增多症（GSH）及分泌醛固酮的肾上腺皮质癌四种情况。原发性醛固酮增多症的主要临床表现为高血压、低钾血症和代谢性碱中毒，血钾低到一定程度可出现肌肉无力、嗜睡、周身不适、肌肉痉挛、多尿等临床表现，偶有心律不齐。高血压合并低钾血症应首先考虑原发性醛固酮增多症的可能，但其他少见的盐皮质激素增多的疾患也可导致与原发性醛固酮增多症相似的表现，主要包括分泌去氧皮质酮的肾上腺肿瘤、异位 ACTH 肿瘤、先天性肾上腺增生、Liddle 综合征（假性醛固酮增多症，机制为肾小管钠离子转运障碍致钠重吸收、钾排泄增加）等。另外，肾动脉狭窄、恶性高血压、肾素瘤等因为继发性醛固酮增多（此时肾素水平也增高），也可出现高血压合并低血钾，应进行鉴别。

原发性醛固酮增多症的诊断性评估措施包括：①低血钾及高尿钾：原发性醛固酮增多症患者血钾常 < 3.5mmol/L，而尿钾排泄并不随血钾的降低而减少，其 24 小时尿钾常 > 30mmol，甚至更高。这是醛固酮保钠排钾作用所致，是原发性醛固酮增多症的重要特征。高血压合并低血钾是怀疑原发性醛固酮增多症的主要线索。②高醛固酮血症及其抑制试验：血醛固酮水平升高（常 > 20ng/dl），肾素水平反馈抑制降低 [常 < 0.5ng/（ml·h）]，醛固酮/肾素比值（ARR）升高，ARR 常 > 30∶1，这一指标对原发性醛固酮增多症的诊断具有相当的敏感性，这是原发性醛固酮增多症的重要特征。测定 24 小时尿醛固酮水平也是明确高醛固酮水平的重要方法，原发性醛固酮增多症患者 24 小时尿醛固酮常 > 12μg。单纯的血醛固酮水平、ARR 测定有一定的假阳性，可作为筛选试验，而盐水负荷醛固酮试验较单纯测定醛固酮水平更有特异性，可作为原发性醛固酮增多症诊断的确定试验。正常人 4 小时内输注盐水 2 000ml 后血醛固酮水平明显下降，而原发性醛固酮增多症患者盐水负荷后血醛固酮水平仅稍有下降，仍常 > 10ng/dl。

如明确以上异常，应行肾上腺影像学检查，最常用的是肾上腺 CT 或 MRI 检查，可明确肾上腺有无腺瘤或增生。导致原发性醛固酮增多症的主要类型为醛固酮腺瘤和双侧肾上腺增生，这在影像学上大多可辨。但醛固酮瘤常常较小（一般 < 3cm，约一半 < 1cm），而孤立性小腺瘤和双侧增生有时难以区别，此时可行肾上腺静脉造影，测定两侧肾上腺静脉醛固酮/皮质醇比值，如为单侧升高，则为腺瘤，双侧增高则为增生。这一方法具有很高的诊断价值，但有一定的技术难度。另外，测定醛固酮的前体物质 18 - OH - 皮质酮也有相当价值，腺瘤时，18 - OH - 皮质酮常 > 65ng/dl，增生时常 < 65ng/dl。腺瘤分泌醛固酮受体位影响不明显，站立位醛固酮水平升高常 < 30%，而肾上腺增生时直立位醛固酮升高常 > 30%。高血压合并低血钾的鉴别诊断思路见图 11 - 1。

手术切除为治疗腺瘤及腺癌的最好方法。术前应根据病情采取低盐饮食、口服螺内酯及其他降压药物、适量补充氯化钾等措施纠正低钾并降低血压。

高血压+低血钾

尿钾>30mmol/d　　　　尿钾>30mmol/d

胃肠道丢失/使用排钾利尿剂

血浆肾素活性高　　　　血浆肾素活性高

激素治疗　　　　　　　醛固酮高
肾血管性高血压　　醛固酮低
恶性高血压

　　　　　　　　　　原发性醛固酮增多症

脱氧皮质酮增多症
其他盐皮质激素增多症
Liddle综合征

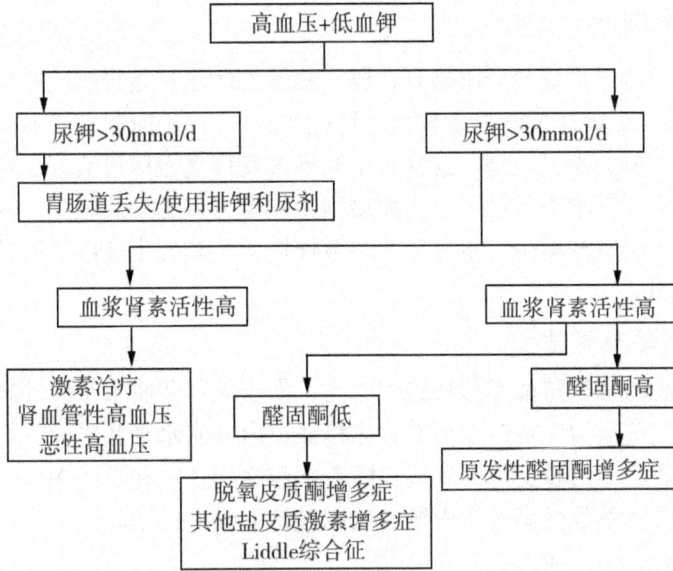

图 11-1　高血压合并低血钾的鉴别思路

三、Cushing 综合征

Cushing 综合征由于肾上腺糖皮质激素分泌增多导致血压升高，多数由于分泌 ACTH 的垂体腺瘤（Cushing 病）所致，少数由于肾上腺皮质腺瘤或增生引起。常表现为向心性肥胖、满月脸、水牛背、紫纹、多毛、高血糖、低血钾等，血压升高多为轻中度。

明确 Cushing 综合征的诊断手段有：①24 小时尿皮质醇测定。②过夜地塞米松抑制试验（午夜服地塞米松 1mg，晨 8 时测血浆皮质醇）。以上两种是最简单实用的筛选性检查，为初步排除或确定 Cushing 综合征提供依据。如过夜地塞米松抑制试验血皮质醇 >5μg/dl，需怀疑 Cushing 综合征的可能，进一步应行小剂量地塞米松抑制试验。③小剂量地塞米松抑制试验（0.5mg，每 6 小时 1 次，2 日后测 24 小时尿 17 - 羟类固醇），如小剂量地塞米松抑制试验 24 小时尿 17 - 羟类固醇 >3mg，则可诊断 Cushing 综合征。进一步还可行大剂量地塞米松抑制试验。④大剂量地塞米松抑制试验（2mg，每 6 小时 1 次，2 日后测 24 小时尿 17 - 羟类固醇），如大剂量地塞米松抑制试验 24 小时尿 17 - 羟类固醇被抑制 50% 以上，则多为垂体腺瘤导致的 Cushing 病，而大剂量地塞米松抑制试验不被抑制则多为肾上腺腺瘤。⑤测定血 ACTH 也有助于 Cushing 病和肾上腺腺瘤的鉴别。前者 ACTH >80pg/ml，后者 <50pg/dl。如为肾上腺肿瘤，可测定尿 17 - 酮类固醇。⑥尿 17 - 酮类固醇有助于肾上腺腺瘤和肾上腺癌的鉴别，24 小时尿 17 - 酮类固醇增高 >30mg 多为肾上腺癌。如确定为 Cushing 综合征，应行腹部及颅脑 CT。⑦腹部及颅脑 CT：明确诊断和手术治疗方案。

Cushing 综合征的治疗依赖于病因及病变部位，Cushing 病多需介入或手术摘除肿瘤；如为肾上腺瘤，多需腹腔镜或手术切除病变。

四、肾上腺增生

肾上腺是调控血压的重要内分泌器官，肾上腺性疾病尤其是嗜铬细胞瘤、原发性醛固酮增多症、Cushing综合征等通过肾上腺素/去甲肾上腺素、盐皮质激素或糖皮质激素引起血压升高，是继发性高血压的常见类型。这些肾上腺性继发性高血压可表现为肾上腺的腺瘤，也可表现为肾上腺增生。其增生部位可以为皮质增生，也可以为髓质增生。其中增生的类型也有多种形态，可为小结节样增生，也可为大结节样增生。其发生原因可以是先天性，也可以是特发性或其他原因。

（一）肾上腺髓质增生

肾上腺髓质增生的临床特征类似嗜铬细胞瘤，由于儿茶酚胺水平的升高，导致继发性血压升高，称为肾上腺髓质增生症。根据其临床特征、内分泌水平和影像学特征可以确定。一般认为，肾上腺髓质增生为较少见的疾病，随着影像诊断技术和 ^{131}I – MIBG ECT 的应用，肾上腺髓质增生的患者在继发性高血压中所占比例有较大幅度的增高。

（二）肾上腺皮质增生

特发性醛固酮增多症是原发性醛固酮增多症的第二种常见类型，主要表现为双侧肾上腺球状带增生，可伴结节，分泌较多醛固酮，导致原发性醛固酮增多症的高血压、低血钾等表现。部分Cushing综合征患者也由肾上腺皮质增生所致，表现为不依赖ACTH的双侧肾上腺小结节或大结节增生。

除以上因素外，先天性病因是导致肾上腺皮质增生的重要病因，这类疾病包含多种病因，大都是由肾上腺所分泌激素的酶系缺乏所致，因而其发病机制和临床特征各异，先天性肾上腺增生症多有复杂的临床表现，多数涉及性特征的异常。这类病因包括先天性脂质肾上腺皮质增生（胆固醇碳链裂解酶缺乏）、3 – β – 羟化类固醇脱氢酶及 δ – 5 到 δ – 4 异构酶缺乏、17 – α – 羟化酶/17，20 – 裂解酶缺乏、21 – 羟化酶缺乏、11 – β – 羟化酶缺乏等。其中2 – 羟化酶缺乏、11 – β – 羟化酶缺乏等类型伴有高血压。

除以上特定的病理特征外，随着影像诊断技术的进步，现在临床上发现的肾上腺增生的比例越来越高，部分可以确定为髓质增生，部分可以确定为皮质增生，还有很多表现为皮髓质增生，这些患者可以表现为临床或亚临床特征的Cushing综合征、醛固酮增多症或高儿茶酚胺血症。但更多地难以符合以上继发性高血压的诊断标准，而其血压升高又与肾上腺增生关系密切。推测肾上腺局灶性缺血，导致节段性萎缩，皮质激素分泌减少，周围细胞代偿性增生，形成结节，部分结节分泌激素亢进。对这类患者一般是给予药物治疗。近年来，笔者医院泌尿外科对百余例肾上腺增生患者进行了腹腔镜单侧肾上腺切除术，多数患者血压得以控制或在抗高血压药物辅助下得以控制，说明肾上腺增生也能是高血压，尤其是部分血压不易控制患者的一个重要因素，尽管还达不到典型嗜铬细胞瘤或其他肾上腺性高血压的诊断标准，但单侧肾上腺切除术仍然有效。这是一个亟待深入研究和系统总结的领域。也是部分难治性高血压的一个新的可供选择的诊疗途径。一侧全部及对侧大部肾上腺切除可能具有更强的血压下降作用，尽管现在尚无明确的证据，但肾上腺切除至少可以显著增强现有降压药物的敏感性。

（范　影）

第七节 大血管病变所致继发性高血压

一系列先天性及后天性大血管疾病，尤其是累及主动脉的血管病变，由于机械性血流障碍，常可导致血压显著升高，较为常见的包括主动脉缩窄、大动脉炎、主动脉夹层等。部分动静脉瘘、动脉导管未闭、主动脉关闭不全、大动脉硬化等血流异常性疾病也常伴有血压升高，且多以收缩压升高为主。

一、主动脉缩窄

主动脉缩窄是先天性大血管疾病的一种类型，国外发病率较高，我国偏低。主动脉缩窄的病变部位绝大多数位于主动脉弓远段与降主动连接处，即主动脉峡部。根据缩窄位于动脉导管或动脉韧带的之前或之后，主动脉缩窄分导管前型和导管后型，以后者为常见。导管后型多以单纯的主动脉缩窄为特征，而导管前型多合并心内畸形，多数婴幼儿期即死亡。主动脉缩窄还常合并有动脉导管未闭、主动脉瓣二瓣化畸形等。

导管后型主动脉缩窄婴幼儿期多无临床症状，仅在体检时发现上肢血压升高，股动脉搏动减弱或消失，同时可伴有心脏杂音。较大儿童或成人可因高血压出现头痛、头晕、头颈部血管搏动等症状，部分病例由于下肢供血减少，呈现下肢怕冷、行走乏力，甚或间歇性跛行。检查上肢血压显著高于下肢血压。缩窄段病变累及左锁骨下动脉的病例，右上肢血压显著高于左上肢。主动脉缩窄如未经治疗，绝大多数死于高血压导致的心、脑、血管并发症，尤其是脑出血、心力衰竭和主动脉夹层或主动脉瘤破裂。

主动脉缩窄的诊断主要依据临床表现，确诊依赖影像学检查，包括心血管超声、CTA、MRA、主动脉造影等。主动脉缩窄一旦确诊，均应考虑手术治疗，不宜过于推迟。

二、大动脉炎

大动脉炎是指主动脉及其主要分支、肺动脉的慢性进行性非特异性炎症病变。病变位于主动脉弓及其分支者曾称高安病，累及降主动脉者曾称为不典型主动脉缩窄。本病较为常见，发病尤以我国、日本等东方人种多见，多数为女性。

大动脉炎的发病机制与自身免疫有关，属于自身免疫性疾病。遗传因素也是重要的发病因素，尤其是 HLA 基因与多发性大动脉炎的关系密切。大动脉炎可在主动脉全长任何部位发生，并可累及所有主要大分支，部分患者肺动脉也可累及。但以头臂动脉（尤以左锁骨下动脉）、肾动脉、胸腹主动脉为多发。多发性大动脉炎为节段性动脉壁的全层炎症。

（一）临床表现及分型

40 岁以下女性常见，早期多数患者以无力、发热、盗汗、关节痛、纳差、体重下降等全身症状起病，可出现无脉或两侧血压不对称或血管杂音，受累动脉部位可有局部疼痛，随病情进展，大动脉渐趋狭窄，甚全闭塞。根据临床好发部位可分为下列几种类型：

1. 头臂型 本型患者的血管病变均在颈总动脉、锁骨下动脉及无名动脉等主动脉弓的大分支上，可以单独一个分支受累，也可以同时累及各支。由于颈总动脉、无名动脉、颈动脉、椎动脉的狭窄或闭塞导致脑供血不足的症状，如头晕、头痛、记忆力减退、嗜睡或失眠、多梦、耳鸣、视物模糊等。

2. 胸腹主动脉型　该型患者的病变主要发生在胸主动脉和（或）腹主动脉，大多导致胸腹主动脉的狭窄、闭塞或瘤样扩张，主动脉外膜与纵隔粘连较明显。可导致上肢高血压、下肢低血压，临床上主要表现为头颈、上肢的高血压和下肢供血不足的症状，如头晕、头痛、下肢发凉、行走后双下肢酸麻无力、间歇性跛行。肾动脉的狭窄或闭塞常见，引起肾缺血性高血压、肾衰竭，可出现一系列肾性高血压的症状及体征。上肢血压可明显升高，用常用降压药不易控制，严重者出现主动脉瓣关闭不全，甚至心力衰竭。

高血压是胸腹主动脉型大动脉炎的突出表现，约占 60% 以上，以舒张压升高明显，肾动脉狭窄越严重，舒张压越高。高血压的发生与狭窄部位关系密切。

3. 混合型　存在两种类型以上病变为混合型。混合型的患者其血管受累的范围较广，其中肾动脉同时受累者最多。病理生理改变因病变部位而不同，但较复杂、严重。

4. 肺动脉型　病变可累及肺动脉主干，叶、段动脉，产生广泛性、节段性狭窄。以右肺上叶、左肺下叶动脉最多见，可引起狭窄，近段肺动脉、右心室压力增高，甚至出现顽固的右心衰竭。

（二）诊断及治疗

除一般检查外，大动脉炎的确诊以 CT 及 MR 血管造影为主，能清晰显示病变的位置、程度以及病变的形态、结构，对疾病的诊断具有重要意义，也为血运重建治疗的具体策略提供有关信息。血管造影仍是主要的检查手段。可以详细了解病变的部位、范围及程度，以及侧支形成情况。血管造影为手术和介入治疗提供最有价值的影像学依据。

多发性大动脉炎的治疗包括手术治疗和非手术治疗。原则是尽量恢复远端动脉的血流，改善脏器血供。早期病变处于活动状态的患者，原则上不应该手术治疗，应该应用激素类药物治疗直至病情稳定。扩血管药、抗血小板药以及活血化瘀类中药也有一定的治疗意义。介入治疗已成为治疗多发性大动脉炎的重要措施，主要目的在于重建血运，改善脏器缺血，包括经皮腔内血管成形术及支架植入术，具有微创、简单、易行及可多次反复应用等优点。治疗效果与狭窄长度等因素有关。手术治疗也是大动脉炎治疗的重要措施，手术治疗的原则是重建动脉，改善远端血液供应。因多发性大动脉炎病变累及动脉全层且与周围粘连严重，多采用病变远近端正常动脉旁路转流术，手术一般不处理病变处，吻合口均在正常动脉组织，使手术简化、安全、效果较好，并可保留已建立的侧支循环，是本病首选的手术方法。因手术系非解剖性转流，手术方案的确定主要根据病变部位、累及范围以及患者的全身情况而具体设计。

对不适于介入治疗或手术治疗的患者，可服用抗高血压药物，本病对一般降压药物反应不佳，对单侧肾动脉狭窄患者，可应用 ACEI 或 ARB，但应密切观察尿蛋白、血肌酐，注意肾功能变化。双侧肾动脉狭窄或单功能肾者，禁忌使用上述药物。钙拮抗剂及 β 受体阻滞剂可以选用。

（范　影）

第八节 其他原因所致继发性高血压

一、妊娠高血压疾病

妊娠高血压疾病是妊娠期特有的疾病，是由于妊娠导致的以高血压、蛋白尿为主要表现的一组综合征，在分娩后消失。该病常见，约占初产妇的 10%。诊断不难，但要与妊娠合并慢性高血压相鉴别，后者于孕前或孕 20 周以前或孕 20 周后首次诊断高血压并持续到产后 12 周后。部分慢性高血压患者在孕 20 周前无蛋白尿，孕 20 周后出现蛋白尿等妊娠高血压疾病表现。多数妊娠高血压疾病患者需要治疗，包括抗高血压治疗，药物包括肼屈嗪、甲基多巴、硝苯地平、拉贝洛尔等，需视病情轻重和缓急使用。

二、睡眠呼吸暂停综合征

该病较常见，表现为睡眠中上呼吸道反复发生的机械性阻塞，因夜间缺氧的存在，交感神经兴奋，导致血压升高。睡眠呼吸暂停综合征患者约一半合并高血压。患者常有打鼾、肥胖、白昼嗜睡、早晨头痛及夜尿等临床表现。确定诊断需做睡眠呼吸监测。睡眠呼吸暂停综合征合并的高血压单纯使用抗高血压药物治疗效果不佳，应给予手术治疗或呼吸治疗，去除导致高血压的病因。

三、颅内疾病所致高血压

颅内疾病常伴血压变化，其机制主要与颅内压升高和心血管运动中枢功能障碍有关，属神经反射性。各种原因所致的颅内压增高、脑肿瘤、脑外伤、脑干感染等都可导致高血压的产生。颅内压增高时，脑灌注压下降，脑组织缺血，反射性血压升高，以维持正常脑灌注。颅内压增高的典型特征为头痛、呕吐和视乳头水肿，此时血压常显著升高，以维持脑灌注。心血管运动中枢障碍时，也可由于神经调节的异常，导致心率过快，血压升高，也可出现心动过缓和低血压。颅内疾病所致高血压的治疗主要依赖于颅内病变的解除，如手术清除颅内血肿、占位病变，脑室引流等。使用脱水药物及利尿剂也是通常采用的降低颅内压的方法。降低颅内压后血压自然回落，而不顾颅内高压单纯降低血压，常常效果有限，如使用强力降压药导致血压下降，反而会恶化脑灌注，加重预后不良。

四、甲状腺疾患所致高血压

部分甲状腺功能亢进及小部分甲状腺功能减退的患者伴有高血压。甲状腺激素可通过诱导心脏和血管 Na^+-K^+-ATP 酶增加心脏活性，还可通过增加血容量等机制导致高血压。甲状腺功能亢进由于存在高动力循环，其收缩压升高明显，脉压增大。甲状腺功能低下者可由于局部调节异常导致高血压，如基础代谢率下降、局部血管扩张、代谢产物聚集减少，引起血管收缩加强。甲状腺疾患所致高血压需针对甲状腺疾患进行治疗，同时可给予抗高血压药物。

五、药物所致继发性高血压

目前临床上应用的某些药物具有升高血压的作用，由其导致的高血压称为药物性高血压。这类药物包括免疫抑制剂、糖皮质激素、口服避孕药、甘草、拟交感神经药等。

（1）糖皮质激素广泛用于各种自身免疫性疾病的治疗，因为糖皮质激素可促进钠水潴留，促进血管紧张素原生成，并加强血管对升压物质的反应性，长期使用可导致类似 Cushing 综合征的继发性高血压。

（2）口服避孕药也是导致药物性高血压的常见原因，因为口服避孕药可促进 RAAS 活性增高，并增加液体潴留和交感神经活性，部分服用避孕药的妇女可形成高血压。停药后多数可以逐渐恢复正常。

（3）甘草可以抑制糖皮质激素的生物转化，且具有盐皮质激素样活性，服用大量甘草的患者可形成高血压，其特征类似醛固酮增多症，表现为高血压、水肿和低钾血症。

（4）应用拟交感神经药（包括滴眼、滴鼻制剂），如去甲肾上腺素、肾上腺素、去氧肾上腺素、多巴胺等，可导致高血压，应注意询问相关病史。

由于继发性高血压类型繁多，临床表现复杂多样，涉及多个学科，在筛查和诊断上多有困难，熟悉常见继发性高血压的临床特点是给患者做深入检查的前提。在实际工作中，如有继发性高血压的临床线索或表现为难治性高血压，应结合患者的具体表现给予相关检查。另外，眼底检查、尿常规检查、肾功能检查以及肾素活性、醛固酮、儿茶酚胺等相关内分泌激素的测定也有重要的提示价值。功能试验及相关特异性检查是明确继发性高血压的主要诊断手段。减少继发性高血压的漏诊是当今高血压治疗尤其是难治性高血压治疗的重要临床问题。继发性高血压的治疗主要为病因治疗，多需手术或介入等治疗方法，大多数可以借此根治或明显减少对降压药物的依赖。

（闫奎坡）

第九节　高血压危象

一、定义

高血压危象（hypertensive crisis）是指以血压突然和显著升高（通常 > 210 ~ 220/130 ~ 140mmHg），伴有症状或有心、脑、肾等靶器官急性损害为特点的高血压。根据降压治疗的紧迫程度，高血压危象又可分为高血压急症（hypertensive emergency）和高血压次急症（hypertensive urgency）。高血压急症是指血压突然显著升高同时伴有急性或进行性靶器官损害，需要紧急治疗。高血压次急症是指仅有血压突然显著升高，但无急性靶器官损害。需强调的是，高血压急症与高血压次急症的区别在于有无急性靶器官损害而不是单纯血压升高水平上的差别。

高血压急症与高血压次急症的常见类型如下：

1. 高血压急症

（1）高血压脑病。

（2）急进型/恶性高血压有心、脑、肾、眼底损害。

（3）严重高血压出现急性并发症。

1）脑血管病

A. 脑内出血。

B. 蛛网膜下腔出血。

C. 急性粥样硬化性血栓性脑梗死。

2）快速进行性肾衰竭。

3）心脏疾病

A. 急性左心衰竭伴肺水肿。

B. 急性心肌梗死。

C. 不稳定型心绞痛。

D. 急性主动脉夹层。

4）子痫或妊娠期严重高血压。

5）儿茶酚胺过高分泌状态

A. 嗜铬细胞瘤危象。

B. 食物或药物（酪胺）与单胺氧化酶抑制剂相互作用。

C. 少数严重撤药综合征（如可乐定等撤药后）。

（6）冠状动脉搭桥术后高血压。

7）头部损伤。

2. 高血压次急症

（1）急进型/恶性高血压未出现急性并发症。

（2）先兆子痫。

（3）急性全身性血管炎合并严重高血压。

（4）与外科有关的高血压

1）需即刻手术的严重高血压。

2）严重围术期高血压。

3）肾移植后严重高血压。

（5）高血压伴严重鼻出血。

（6）撤药诱发高血压。

（7）药物诱发高血压

1）过量拟交感神经药。

2）α 受体激动剂和非选择性 β 受体阻滞剂相互作用。

（8）慢性脊髓损伤伴发作性严重高血压。

二、流行病学

2002 年调查资料显示，我国约有高血压患者 1.6 亿，高血压急症约占 5%。而美国的高血压发病率约 25%，高血压急症约占 1%。高血压急症在老年人中十分常见。高血压急症的发病率和死亡率取决于靶器官损害的程度以及随后血压控制的水平。当血压得到满意控制且患者用药依从性良好时，高血压急症患者 10 年生存率可达 70%，如血压未得到很好的处理，1 年内死亡率达 79%。所有高血压急症患者 5 年生存率只有 74%。

三、病因

高血压危象可由原发性或继发性原因导致（表 11 - 4）。

表 11 - 4　高血压危象的继发性原因

原因	疾病
肾实质性	慢性肾盂肾炎
	原发性肾小球肾炎
	间质性肾疾病
	系统性红斑狼疮
系统性疾病的肾损害	系统性硬化症
	血管炎
	动脉粥样硬化
肾血管性	纤维肌肉结构不良
	结节性多动脉炎
	嗜铬细胞瘤
内分泌性	原发性醛固酮增多症
	Cushing 综合征
	可卡因
	苯丙胺
药物	环孢素
	停用可乐定
	苯环利定
主动脉缩窄	
先兆子痫	
中枢神经系统障碍	脑血管意外
	颅脑损伤

四、发病机制

高血压危象时血压极重度升高的直接原因是动脉血管强烈收缩。其发病机制归纳如下：①情绪过分激动，血管反应性增加，循环或局部血管收缩素（血管紧张素Ⅱ或去甲肾上腺素）增多；②胆碱能张力降低，循环或局部血管舒张因子（前列腺素或缓激肽）减少；③钠潴留或容量负荷过重。

上述各种因素作用于肾脏产生"压力性利尿"和由此诱发的低血容量进一步刺激血管收缩素释放，形成恶性循环，导致强烈的外周阻力血管收缩，促使血压进一步迅速升高，血管内皮损伤和纤维蛋白样坏死相继出现，由此诱发血小板和纤维蛋白存积，使血管失去自我调节功能。血管的损害势必引起周围器官和组织缺血、水肿、出血和梗死。心、脑、肾是最易受累的靶器官。

五、病理

病理改变以小动脉纤维样坏死和增生的动脉内膜炎为特征。后者是弥漫性的，但在肾小动脉最明显。整个小动脉壁坏死，继以肿胀、结构破坏和局灶性小串珠样扩张伴间断的收缩。纤维素样坏死的阻力血管自主调节血流的能力下降。在恶性期，降低血压可在 3～4 天内使小动脉病灶痊愈、纤维沉着消退，这是由于中层的平滑肌细胞和内膜的巨噬细胞可运走淤积物。叶间肾动脉的内膜增生是受损内皮的血栓机化所致，这可导致肾衰竭和高血压快速进展。

六、临床表现

高血压危象中的高血压急症表现出相应靶器官损害的临床特点，具体见表 11 – 5。高血压危象中的高血压次急症表现为不伴有新近发生的或进行性严重靶器官损害，或极重度高血压伴有轻微头痛、鼻出血、非典型头痛和肉眼血尿等。

表 11 – 5 高血压急症患者的临床特征

检查项目	结果
血压	通常 >210 ~ 220/130 ~ 140mmHg
眼底检查	出血、渗出、视乳头水肿
神经系统检查	头痛、视觉丧失、精神错乱、嗜睡、居性感觉缺失、昏迷
心脏检查	心尖搏动增强、心脏增大、心力衰竭
肾脏改变	氮质血症、蛋白尿、少尿
胃肠症状	恶心、呕吐

七、治疗

(一) 高血压危象的治疗原则

高血压急症患者应立即住院，持续监测血压，经静脉给予降压药物。初始阶段的降压目标不是使血压正常，而是渐进地将血压调控至不太高的水平，最大限度地防止或减轻靶器官损害。在正常情况下，尽管血压经常波动，但心、脑、肾的动脉血流能够保持相对恒定，严重高血压时，这种自动调节作用仍然存在，但调节范围上移，以便耐受较高水平的血压。对正常血压者和无并发症的高血压患者的脑血流的研究显示，脑血流自动调节的下限大约比休息时平均动脉压低25%。因此，初始阶段（几分钟到 1 个小时内）平均动脉压的降低幅度不应超过治疗前水平的20% ~ 25%。也有专家建议，第一阶段的目标是在30 ~ 60 分钟内将平均动脉压降低到110 ~ 115mmHg，或将舒张压降低到100 ~ 110mmHg。如果患者能够耐受这种水平的血压，临床情况稳定，则可在随后24 ~ 48 小时内逐步将血压降至正常。过于迅速地降低血压有可能加重肾功能恶化或诱发心脑血管事件，对患者有害无益。

高血压次急症可选用口服降压药物逐渐降低血压，通常在 24 小时内使平均动脉压下降约20%，或使舒张压低于120mmHg，随后跟踪治疗，一般无须住院治疗。

(二) 高血压危象的药物治疗

1. 高血压急症的经静脉降压药物　用于高血压急症的经静脉降压药主要有以下几种：

(1) 硝普钠（SNP）：同时扩张动脉和静脉，有效降低心脏前后负荷，适用于绝大多数高血压急症患者，且其给药后几秒钟内起效，停药后作用迅速消失，故若能仔细调节静脉滴注的速率，常常可取得任意程度的血压目标值。

(2) 拉贝洛尔：可用于急性心力衰竭以外的各种高血压急症，每10 分钟静注20 ~ 40mg

能逐步将血压降低到预定的目标值，达标后改用口服；或用 0.5～2mg/min 持续静滴也能有效逐步降压。

（3）乌拉地尔：用于各种高血压急症及手术期的血压控制，首先快速静推 25mg，观察 5 分钟，必要时再静推 25mg，直至血压达到理想值为止。为了维持疗效或缓慢降压，可将 250mg 乌拉地尔溶于 500ml 液体中静滴。

（4）尼卡地平：对大多数高血压急症患者有效，近年来使用渐多。它给药方便，从 5mg/h 开始，每 15～20 分钟加快滴速 2.5mg/h，直到最大推荐剂量 15mg/h 或取得血压目标值。尼卡地平能扩张静脉、动脉和侧支冠状动脉，特别适用于伴有中度血压增高的急性冠状动脉综合征或心肌缺血患者。

（5）硝酸甘油：起效快、消失也快，应注意监测静脉滴注速率。此外，该药小剂量时主要扩张静脉血管，较大剂量才能扩张小动脉，故可能需要每 3～5 分钟调快滴速，直到取得预期的降压效果。

（6）β 受体阻滞剂：如艾司洛尔、美托洛尔和普萘洛尔。

（7）袢利尿剂：如呋塞米等也常用于治疗高血压急症。

（8）依那普利：是可供静脉使用的血管紧张素转换酶抑制剂，0.625～1.25mg 静注，30 分钟内起效，6 小时后重复给药；可能特别适用于血浆肾素或血管紧张素 II 水平增高的患者。

（9）非诺多泮（fenoldopam）：是一种选择性外周多巴胺 β 受体拮抗剂，除扩张血管外，能增加肾血流、促进尿钠排泄和改善肌酐消除率，故特别适用于合并显著肾功能损害的高血压急症患者。一些研究提示，非诺多泮的降压疗效与硝普钠相似，但能改善肌酐清除率，而且没有氰化物中毒的危险。

一些过去常用的药物例如二氮嗪因副作用常见，现已很少用于高血压急症。肼屈嗪限用于妊娠妇女先兆子痫时，主要优点是能够改善子宫血流；禁用于冠心病患者。酚妥拉明常引起心动过速甚至诱发心肌缺血，故现已很少作为治疗药物使用；硝普钠和拉贝洛尔能更安全有效地控制与循环中儿茶酚胺水平增高有关的高血压急症。但在怀疑儿茶酚胺水平过高如嗜铬细胞瘤时，酚妥拉明 5～10mg 静注仍有一定的诊断价值。

2. 高血压次急症的口服降压药物治疗　卡托普利最为常用，30 分钟内起效，患者耐受性良好。同时给予袢利尿剂如呋塞米可增强卡托普利的效果。可乐定的最常见副作用是嗜睡（发生率高达 45%），可能会影响对患者精神状态的评估。哌唑嗪可用于嗜铬细胞瘤患者的早期处理。需要指出的是，曾经广泛使用的硝苯地平短效片剂（口服或舌下含服）虽然降压效果较好，但可能引起无法预料的低血压、脑血流异常、脑缺血发作或心肌缺血等，故不宜用于治疗高血压危象。

（三）高血压危象常见类型的治疗

1. 重症肾性高血压的治疗　在急进型恶性高血压中排除嗜铬细胞瘤、肾动脉狭窄及某些原发性醛固酮增多症外，最多见的是肾实质性高血压。大多数恶性高血压患者就诊时有肾功能减退，其中 1/2 以上要进行透析治疗，其肾脏病理改变主要是肾增生性动脉硬化和进行性肾小球功能丧失或动脉纤维样坏死。中重度肾衰竭透析患者常表现为持续高血压同时伴有心力衰竭，降压药物可选择：

（1）袢利尿剂：如呋塞米，除有利尿缩容作用外，还有扩张肾血管、增加肾血流的作用，但肾小球滤过率不变，在肾小球滤过率下降时仍有利尿作用，降低肺动脉压，减轻肺水肿。无论对肾衰竭或心力衰竭，袢利尿剂均优于噻嗪类利尿剂。

（2）α受体阻滞剂：如盐酸乌拉地尔，既有外周 α_1 受体阻断作用，从而扩张周围血管，又有中枢性抑制 5 - HT（5 - 羟色胺）α_1 受体作用，从而降低心血管中枢的交感神经反馈，使周围交感神经张力下降，抑制反射性心率增加。

（3）硝酸酯类药：如硝酸甘油及异山梨醇酯，静脉滴注时二者不同之处是：常用量硝酸甘油为 50～100μg/min，硝酸异山梨醇酯为 30～160μg/min。硝酸酯类药既有降压作用，又有扩张冠状动脉作用，小剂量降低心脏前负荷，大剂量降低心脏后负荷，降压时因个体反应性差异大，用量为 1.8～9.6mg/h，常用微泵维持 7～14 天，无不良反应，但有时会发生敏感性降低。

（4）钙拮抗剂：尼卡地平静脉滴注，能有效降压，适用于中度心功能不全，如陈旧性心肌梗死、扩张型心肌病、高血压心脏病、瓣膜关闭不全，还能改善心排出量，使肺血管阻力下降、肺动脉楔压下降。

（5）α受体阻滞剂＋β受体阻滞剂：拉贝洛尔（柳胺苄心定）降压疗效静脉优于口服，或口服阿罗洛尔（阿尔马尔），由于主要从肝代谢，因此当肾功能不全时适用，此类药不影响肾血流量。

当肾功能进行性减退（一般 Scr 600～800μmol/L），按病情选择治疗方案。当糖尿病肾病 Scr 400～600μmol/L 时，应考虑透析，透析时由于缩容，有 1/4～1/3 患者血压下降甚至恢复到正常水平，但是相反，其中有 50%～80% 发生透析相关性高血压，多在透析的最初 2～3 小时发生血压异常升高，常顽固难以控制。常用药物：①α受体阻滞剂：乌拉地尔血浆蛋白结合率高，达 80%～94%，因此不易透过滤膜，优于拉贝洛尔（蛋白结合率约为 50%）。②钙拮抗剂：尼卡地平。③AT Ⅱ 受体拮抗剂（ARB）或血管紧张素转换酶抑制剂（ACEI）：口服氯沙坦、福辛普利或静注依那普利，前类药物由于与血浆蛋白结合率均较高，因此 ARB 优于 ACSEI。

对继发于系统性疾病的肾病如狼疮肾炎、硬皮肾等，病理表现有严重弥漫性间质炎症和纤维化者易发展成肾衰竭，顽固性高血压可选择药物：①ACEI（依那普利），降压常有特效。②钙拮抗剂：尼卡地平、地尔硫草等多种药物联合使用。

2. 急性心血管综合征　急性心肌梗死、不稳定型心绞痛或肺水肿时常伴血压骤升。首选药物为硝酸酯类，可降低心肌耗氧，改善心内膜下缺血，改善缺血周围血供，对 SNP 单用或与硝酸酯合用降压观察发现 SNP 疗效不及 SNP 与硝酸酯类联合用药。此外，β受体阻滞剂或 α_1 受体阻滞剂＋β受体阻滞剂与上述药物有协同降压作用并能降低心肌氧耗。

3. 急性主动脉夹层动脉瘤（AD）　主动脉内膜撕裂是高血压的严重并发症之一，有70%～90% 的 AD 并存高血压，预后极差。未及时治疗的 AD 最初 24 小时内每小时死亡率约 1%，50% 1 周内死亡，90% 在 1 年内死亡。有 1/2～2/3 由于夹层引起主动脉根部受累致主动脉严重反流、心力衰竭。紧急降压主要选择静脉滴注尼卡地平 10mg＋200ml 生理盐水或2mg 静脉内注射后再静脉滴注维持。同时辅以拉贝洛尔 100mg＋200ml 生理盐水静脉滴注；乌拉地尔 25mg＋20ml 生理盐水静脉内注射后，100mg＋（250～500）ml 生理盐水静脉滴注；也可用硝普钠控制血压后改口服硝苯地平加 β受体阻滞剂。争分夺秒地迅速降压、镇静、止痛，保持大便通畅，控制心力衰竭，尤其防止近端（Stanford A 型）夹层血肿破入心包、胸腔或腹腔。必要时行外科人造血管置换术，可能优于内科保守治疗。对远端降主动脉病变（Stanford B 型）可考虑支架介入治疗。通常将收缩压控制在 100～120mmHg，心率控制在 60～75 次/分。

4. 妊娠期高血压　妊娠 20 周前的高血压有约 90% 为原发性高血压，其中 10% 为妊娠前血压不高，但分娩后 3 个月内血压恢复到孕前的正常状态，称为妊娠期高血压疾病。妊娠时出现高血压，当血压≥160/110mmHg、蛋白尿＞300mg/24h，出现水肿、头痛等症状，在血压不十分高时，就会发生高血压神志改变，称为子痫，危险性较大，因此孕妇血压＞160/105～110mmHg 就应住院密切观察病情发展。治疗用药：

（1）α 受体阻滞剂 + β 受体阻滞剂：拉贝洛尔（一线用药）间断 15 分钟静脉注射 1 次，每次 20mg - 40mg - 80mg - 80mg - 80mg，总量不超过 300mg，平均（140±102）mg（个体差异大，约 20～300mg）或 1mg/kg 静脉注射，作用快，减慢心率不明显，对子宫及胎心无影响，无低血压反应，均优于肼屈嗪。大剂量时个别新生儿有低血压、低体温和心动过缓反应，心肌病及心力衰竭者禁用。

（2）钙拮抗剂（二线用药）：口服短效硝苯地平存在争议，一般主张服用长效硝苯地平，但与硝苯地平相比，尼卡地平对血管选择性更高。

（3）其他：仅 α_1 受体阻滞剂乌拉地尔安全有效，降压作用优于哌唑嗪；硝酸酯降压作用优于肼屈嗪。

治疗用药注意点：①血压控制不要过低或过高，目标血压为 90～100mmHg，不要过低，但当血压＞160/105～110mmHg 时为严重高血压，应住院观察。②慎用利尿剂（先兆子痫时，容量下降，利尿可降低子宫、胎盘灌注，延缓胎儿生长）。③ACEI（ARB）禁用。④禁止 CCB 与硫酸镁合用，因为 Mg^{2+} 和 Ca^{2+} 拮抗剂联合应用，会阻滞 Ca^{2+} 通道，有神经肌肉阻断作用，抑制心肌反应和低血压反应。

5. 卒中时的降压治疗　高血压患者血压下降超过平时血压的 14% 左右时易发生脑梗死。由于高血压患者脑血流量自动调节右移范围为 90～200/60～120mmHg，过高、过低都会造成不良后果。当血压急剧上升＞200/120mmHg 时（MAP＞140mmHg）脑血流骤升引起脑水肿，虽然有个体差异，但仅上下浮动 10～20mmHg。因此，在脑梗死急性期，血压＞220/120mmHg 时应降压，应以利尿剂为基础，静脉用拉贝洛尔、依那普利或草，否则过高的血压将加重梗死周围缺血带的脑水肿，不利于脑梗死的恢复。紧急溶栓治疗也要及时应用 CT 监控，以免发生梗死周围缺血带出血。溶栓治疗前应保持血压稍低一些（＜180/105mmHg），以防止由于血压过高引起的出血可能。由于急性脑卒中后最初 24 小时血压波动最大，血压由代偿性升高到逐步下降，应严密监测血压，缓慢降压。当脑水肿颅内压升高时，脱水治疗也会降压。当发现血压下降过低时，应立即扩容或采用肾上腺素 0.1～2mg/h，多巴酚丁胺 5～50mg/h，使血压回升到安全范围。当颈动脉狭窄＞70% 时，尤其双侧均有狭窄，SBP 降至 150～169mmHg 最佳，＞170mmHg 或＜130mmHg，卒中危险度均较高，分别为 0.97、1.13 与 5.97。与脑梗死不同，脑出血根本始动原因是血压过高，必须紧急降压。严禁用任何血管扩张剂，以防加重脑水肿颅内高压所致脑疝压迫脑干，一般血压在 170～200/105～110mmHg 就应考虑降压。＞200/110mmHg 必须立即治疗，防止出血加重，在 6～12 小时内逐步下降，但降压幅度应≤25%。血压过低会引起同侧或对侧缺血性脑梗死。此外，蛛网膜下腔出血（SH）常因脑动脉瘤破裂所致，最初 21 天内应用尼莫地平可改善预后，降低迟发性神经功能损伤的发生率，降压可使动脉瘤闭塞，与脑梗死和脑出血不同，尼莫地平是特效药，可保护脑血管痉挛引起的缺血，可静脉内注射，也可用胃管口服，每4小时服60mg，共21天，血压控制不满意时加拉贝洛尔20～30mg静脉注射，10分钟后再用40～80mg或静脉滴注调量。

6. 围术期高血压　术前有中重度高血压及大量饮酒者术中或术后血压常难控制，一般术后2～12小时有自我调节降压过程，降压治疗应对症处理（尿潴留者、疼痛、焦虑、呕吐、缺氧等）。颈动脉剥离术后压力感受器受损或冠状动脉搭桥术后可引起血压骤升，此时预后比一般外科手术差。由于外科手术常不能口服用药，只能舌下含服或经皮、经静脉用药，因人因病而异，选择用药如硝酸酯类对气管插管所致血压升高有效；术后不排气者少用尼卡地平；心血管手术后首选硝酸酯类药物及 α 受体阻滞剂 + β 受体阻滞剂等。

（闫奎坡）

第十节　难治性高血压及其防治

高血压是由相关病因所引起的复杂进行性心血管综合征，该综合征的早期标志物常常出现在血压持续升高之前。高血压的进展与血管和心脏结构功能异常密切相关，高血压损害心脏、肾脏、脑、血管系统和其他器官，导致早期病残和死亡。难治性高血压是指高血压患者经过足够剂量和合理的3种或3种以上降压药联合治疗（其中包括利尿剂），血压仍不能降到 140/90mmHg 以下；对于老年人单纯收缩期高血压在类似的处理后，收缩压不能控制在 160mmHg 以下。难治性高血压的发病率难以确定，据一些研究结果提示难治性高血压发病率为 3%～29%。

一、难治性高血压的原因

（一）血管重构和并发症

在高血压出现之前，由于遗传因素与环境因素的作用，机体产生血管活性物质可以引起血管收缩，使血压升高，血管活性物质增加是高血压早期标志物。血管活性物质如血管紧张素 II、去甲肾上腺素长期作用于血管，可以引起血管壁病变，即血管重构。在阻力血管重构的同时，心、脑、肾等靶器官也会发生相应改变。因此，高血压血管壁病变早期防治，应当是针对血管活性物质作用，预防血管重构和保护靶器官。难治性高血压是一个从轻度高血压到中重度高血压的进展过程，大小动脉重构促进高血压的进展和靶器官损害的发生。

高血压时小动脉结构变化有 2 种形式：①向心性发育重构（inward eutrophic remodeling），即血管外层和管腔减小、中层/管腔比值增加、中层的截面积不变；②肥厚性重构（hypertrophic remodeling），即血管中层厚度增加，内径缩小，导致中层截面积和中层/管腔比值的增加。高血压时，血管壁细胞增生、凋亡、炎症和纤维化等复合作用，细胞基质整合蛋白（integrin）增加和血管的几何形状改变，以致血管结构改变。基质金属蛋白酶和组织金属蛋白抑制剂之间的平衡失调，可以促进胶原更新和细胞外基质改变，促进血管重构。长期血管收缩可以诱导血管平滑肌细胞围绕小血管腔排列，小血管重构过程的早期是一种适应性的过程，但最终变为适应不良和失代偿，促进高血压并发症的产生。

研究发现，高血压患者血清抗 G 蛋白耦联受体抗体、抗 α_1 肾上腺素受体抗体和抗 AT_1 受体自身抗体具有激动剂样效应，体外实验证实前两种抗体增加心肌细胞/平滑肌细胞胞浆 $[Ca^{2+}]$ 浓度、通过 c - jun 途径介导平滑肌细胞增殖，抗 AT_1 受体自身抗体增加平滑肌细胞核因子 - κB 表达、促进 Jak2/STAT3 磷酸化，从而介导血管炎症反应。经过 1 年观察，α_1 肾上腺素能受体 EC_2 肽段免疫 Wistar 大鼠介导动脉重构，AT_1 受体 EC_2 肽段免疫 Wistar 大鼠介导动脉重构，提示免疫介导高血压血管壁炎症病变。临床观察显示，清除抗 α_1 肾上腺素能受体自身抗体可以降低高血压患者血压，阻滞抗 AT_1 受体抗体效应有益于高血压患者的血压控制。

在长期治疗的高血压患者中，靶器官损害与血压不能有效控制有关。一组临床观察显示，与血压控制组的高血压患者比较，难治性高血压患者左心室肥厚增加（40% vs 12%，$P < 0.01$），颈动脉内膜中层厚度增加，颈动脉斑块增加（65% vs 32%，$P < 0.05$），眼底视网膜病变 II 级和 III 级增加（73% 和 5% vs 38% 和 0，$P < 0.01$），白蛋白尿增加 $[(22 \pm 32)$ mg/24h vs (11 ± 13) mg/24h，$P < 0.01]$。难治性高血压是一个与靶器官损害有关的临床状态，主动脉夹层 B 型，由于夹层在左锁骨下动脉开口远端以下的部位，常累及肾动脉开口，可以导致高血压难治。

（二）难治性高血压的原因

在寻找高血压难治的原因时，首先应注意排除白大衣性高血压（或诊所高血压），这类患者日常生活中血压不高，但就医时血压却增高，为除外这种白大衣性高血压，可做动态血压监测。其次，应除外假性高血压，后者是指袖带测压比直接测压（动脉内压）收缩压 > 10mmHg，舒张压 > 15mmHg。假性高血压多见于老年人，脉压较大的患者。临床上在下列情况应当怀疑假性高血压：①显著的高血压而无靶器官损害；②抗高血压治疗在没有血压过低时产生低血压样症状（头晕、疲倦）；③X 线显示肱动脉钙化征；④上肢动脉血压比下肢动脉血压更高；⑤严重的和单纯收缩期高血压。若怀疑假性高血压，可行动脉内测压。

其次，应注意药物有关的因素。某些抗高血压药物，特别是交感神经拮抗剂和血管扩张剂，常引起钠水潴留而导致高血压的难治。某些药物由于副作用致使患者难以耐受，影响血压的控制。

（三）应注意药物相互作用

非甾体抗炎药可引起钠潴留、增加对加压素的血管收缩反应，干扰血压的控制。口服避孕药者血压控制也较为困难。

（四）应注意患者不良生活习惯和伴发症

过量酒精摄入是可逆性高血压常见的原因，每天摄入的酒精量应限制在 30ml 以内。吸烟引起短暂性血压升高，吸烟的高血压患者对 β 受体阻滞剂的降压作用减弱。肥胖和血脂异常减弱抗高血压药物的作用，可能是促进难治性高血压的因素，肥胖和血脂异常患者常表现为更高程度的胰岛素抵抗，胰岛素诱导血管平滑肌肥厚，增加血管阻力。

（五）应特别注意是否存在继发性高血压

肾动脉狭窄和原发性醛固酮增多症是最为常见的继发性原因。老年性高血压患者发生甲状腺功能减退症增多。嗜铬细胞瘤和肾上腺髓质增生患者对高血压药物治疗反应很差。

二、难治性高血压的评价和处理

正确测量血压是评价高血压的基本要求。应用水银柱式血压计和适当宽度袖带在安静环境下测量血压，一般在休息 5~15 分钟后测血压，饮咖啡和吸烟者应休息至少 30 分钟后测血压。在某一难治性高血压患者，一种或多种原因可能起主要作用。一个系统化处理方法能为每一位患者提供有意义的评价，也能为绝大多数患者提供识别难治性高血压的原因和指导治疗。在详细的病史询问和体格检查过程中，可能发现高血压难治的某些疑点，然后通过实验室检查对难治的原因进行分析。

（一）建立高血压的监测体系

高血压监测体系包括：

1. 血压监测　除了进行诊所血压测量和动态血压监测外，应鼓励高血压患者监测血压，这有助于了解患者血压变化规律和是否存在诊所高血压。

2. 高血压相关血管活性物质监测　如血浆儿茶酚胺、肾素、血管紧张素 Ⅱ、醛固酮、抗 α_1 肾上腺素能受体自身抗体和抗血管紧张素 Ⅱ Ⅰ 型受体抗体等。

3. 血流动力学和血管重构的监测　用多普勒超声检查技术测量心排出量、外周血管阻力、外周血管中层截面积、中层/管腔比值、血管壁斑块，以及眼底血管检查。

4. 分析影响高血压治疗的因素　影响降压药物选择的主要因素：①患者是否存在靶器官损害或临床相关病症；②患者是否有限制某类降压药使用的临床情况；③患者所应用的降压药是否与其他必须使用的药物有相互作用；④临床试验获得的证据强度；⑤降压药物供应情况和价格及患者的支付能力。

高血压发病机制十分复杂，中枢神经系统功能紊乱，导致交感神经递质释放，肾素 - 血管紧张素系统异常激活，均可以引起血管强烈收缩，导致血压升高和血管重构。

最近有学者研究发现，39 例难治性高血压患者血液中抗 AT_1 受体抗体阳性率为 46.2%，血管紧张素 Ⅱ 增高占 46.2%，抗 AT_1 受体抗体阳性或血管紧张素 Ⅱ 增高二者总检出率为 82.1%；在普通高血压患者中抗 AT_1 受体抗体检出率仅为 10.5%，说明抗体产生可能继发于血管损害，血管紧张素 Ⅱ 和抗 AT_1 受体抗体均参与高血压的发病过程。临床观察发现，59 例难治性高血压患者分别加用氯沙坦 50mg（A Ⅱ A 组）和依拉普利 10mg（ACEI 组）治疗，其中 32 例随访 6 个月，A Ⅱ A 组（n = 18）平均血压下降（12.8 ± 4.3）mmHg，ACEI组（n = 14）平均血压下降（7.2 ± 3.5）mmHg（P < 0.05）；以末次血压测定平均动脉压控制在 106.7mmHg 以下为标准，血压控制率在 A Ⅱ A 组为 83.3%，ACEI 组为 28.5%。上述资料显示，高血压的发生、发展与神经内分泌异常 - 自身免疫应答有关。

（二）针对性的降压治疗

针对难治性高血压患者血浆中血管活性物质异常和血管重构，选择相应的降压药物，阻滞或抑制血管活性物质的作用，扩张血管，有效地控制血压，逆转血管重构，保护靶器官，降低心血管危险。

临床研究证实，血管紧张素转换酶抑制剂、血管紧张素受体阻滞剂、长效钙通道阻滞剂治疗高血压患者 1 年后小血管结构和内皮功能均得到改善。

阻力动脉平滑肌细胞膜的离子通道对血管张力的调节起着重要作用，离子通道通过控制

Ca^{2+} 传输和膜电位参与血管张力的产生与调节，因此，钙通道阻滞剂是治疗难治性高血压的基线药物。当患者正在接受无效治疗方案时，应依据血管活性物质监测、血流动力学监测和血管重构监测的结果阐明高血压难治可能的机制，进而调整方案，合理地联合用药，将能够有效控制难治性高血压。难治性高血压原因及其推荐的处理见表 11 - 6。

表 11 - 6 难治性高血压原因及其推荐的处理

血流动力学/内分泌学/免疫学监测	推荐的处理
心排出量增加	β 受体阻滞剂 非二氢吡啶钙通道阻滞剂
外周血管阻力增高	血管紧张素转换酶抑制剂、血管紧张素受体阻滞剂 二氢吡啶钙通道阻滞剂 肼屈嗪
血浆容量负荷增加	袢利尿剂
血浆儿茶酚胺增加	可乐定（clonidine）、胍法辛（guanfacine）
血浆肾素活性增加	$α_1$ 受体阻滞剂 β 受体阻滞剂、ACE 抑制剂、血管紧张素受体阻滞剂
血浆/尿醛固酮增加	螺内酯（spironolactone）
抗 $α_1$ 肾上腺素能受体自身抗体阳性	$α_1$ 受体阻滞剂
抗 AT_1 受体自身抗体阳性	血管紧张素受体阻滞剂

（三）继发性高血压的处理

肾血管造影和肾动脉超声检查是诊断肾动脉狭窄高度敏感的方法，磁共振成像可以提供主动脉和肾动脉主干优质的显像，经皮肾动脉球囊成形术和支架植入术可以有效治疗。肾动脉狭窄。大约 30% 原发性醛固酮增多症患者伴有难治性高血压，应用醛固酮拮抗剂治疗有效。嗜铬细胞瘤和肾上腺髓质增生患者血浆/尿儿茶酚胺增高，CT 扫描有助于定位诊断，嗜铬细胞瘤宜进行手术治疗，肾上腺髓质增生可以选用 α 受体阻滞剂和 β 受体阻滞剂治疗。

总之，血管活性物质异常增高可以引起血管收缩和血管重构，血管重构是高血压发生、发展的病理基础，早期预防血管重构是高血压防治的关键，建立新型高血压检测系统和针对性降压治疗是解决高血压控制率低下的行之有效的方法。

（刘建飞）

第十二章

冠心病

第一节 总论

一、概述

冠状动脉疾病（coronary artery disease，CAD），简称冠心病，是一种最常见的心脏病，是因冠状动脉痉挛，狭窄或闭塞，引起心肌供氧与耗氧间不平衡，从而导致心肌缺血性损害，也称为缺血性心脏病（ischemic heart disease，IHD）。引起冠状动脉狭窄的原因绝大部分为冠状动脉粥样硬化所致（占95%以上），因此习惯上把冠状动脉病视为冠状动脉粥样硬化性心脏病。冠心病目前是我国居民致残、致死的主要原因之一。本病多见于40岁以上的男性和绝经期后的女性。近年来，我国冠心病发病有增多趋势。

二、冠心病的发病机制及危险因素

（一）发病机制

冠心病的发病机制也即动脉粥样硬化的发病机制，目前尚不十分清楚，比较公认的几个学说：内皮损伤–反应学说；脂质浸润学说；免疫反应学说；血栓形成学说等。

目前观点看，动脉粥样硬化是一种慢性炎症性疾病。内皮损伤或血清胆固醇水平过高导致大量以低密度脂蛋白（low–density lipoprotein–cholesterol，LDL）为主的脂质颗粒沉积于动脉内皮下；这些沉积的脂质颗粒随后被修饰标记并吸引血液中的单核细胞、淋巴细胞等迁移至内皮下；迁移至内皮下的单核细胞转化为巨噬细胞并大量吞噬修饰的脂质颗粒，但超过高密度脂蛋白（high–density lipoprotein–cholesterol，HDL）等把胆固醇向内膜外转运能力，则巨噬细胞形成的泡沫细胞破裂、死亡；大量死亡的泡沫细胞聚集形成脂池并吸收动脉中层的平滑肌细胞迁移至内膜，随后平滑肌细胞由收缩型衍变为合成型并产生大量胶原和弹力纤维等包裹脂池形成典型粥样硬化病变。

（二）危险因素

尽管动脉粥样硬化发生机制并不十分清楚，但流行病学研究显示，有些因素与动脉粥样硬化的发生发展有明显相关性，称为危险因素。

1. 高血压病　收缩压或舒张压升高与冠心病发病危险性之间有明显的相关性，而且收缩压升高比舒张压升高的危险性更大。9项前瞻性研究，包括42万人的回顾性分析表明，平均随访 10 年后，在舒张压最高的 20% 人中冠心病事件的发生率是舒张压最低的 20% 人群的 5～6 倍。舒张压每增高 1kPa（7.5mmHg），估计患冠心病的危险性增加 29%。且血压越高，持续时间越长，患冠心病的危险性就越大。降压药物使高血压病患者的血压降低 0.8kPa（6mmHg），冠心病事件减少 14%。我国冠心病患者中 50%～70% 患有高血压病，而全国的成人高血压病患者达 2 亿，患病率达 18.8%。

高血压病引起动脉粥样硬化的可能原因：①由于对动脉壁的侧压作用，动脉伸长等导致动脉壁机械损伤，使胆固醇和 LDL 易侵入动脉壁；②由于血管张力增加，使动脉内膜伸张及弹力纤维破裂，引起内膜损伤，并刺激平滑肌细胞增生，壁内黏多糖、胶原及弹力素增多；③由于引起毛细血管破裂，使动脉壁局部血栓形成；④使平滑肌细胞内溶酶体增多，减少动脉壁上胆固醇清除。

2. 吸烟　在 Framingham 心脏研究中，不论男女，每天吸 10 支烟，可使心血管病病死率增加 31%。原来每天吸烟 1 包的高血压病患者，戒烟可减少心血管疾病危险 35%～40%。吸烟增加冠心病危险的机制：①吸烟降低 HDL 胆固醇水平，男性减低 12%，女性降低 7%。吸烟改变 LCAT 活性，对 HDL 的代谢和结构产生不良影响。吸烟可使 apo A-I 和 apo A-Ⅱ 相互交联，使 HDL 的功能改变，失去保护心脏的作用，这可能是吸烟增加患冠心病危险的主要机制。②对冠状动脉血流量有不利影响。吸烟可明显增加血管痉挛的危险，对血管内皮细胞功能、纤维蛋白原浓度和血小板凝集性也产生不利影响。③可使碳氧血红蛋白显著增高，载氧血红蛋白减少，氧离曲线左移，从而使动脉组织缺氧，平滑肌细胞对 LDL 的摄取增加而降解减少。④可使组织释放儿茶酚胺增多，前列环素释放减少，致血小板聚集和活力增强，从而促进动脉粥样硬化的发生和发展。

3. 血脂异常

（1）血脂：是血浆中的胆固醇、三酰甘油（triacylglycerol，TG）和类脂如磷脂等的总称。血脂异常指循环血液中脂质或脂蛋白的组成成分浓度异常，可由遗传基因和（或）环境条件引起。冠心病是多因素疾病，其中，总胆固醇（total cholesterol，TC）作为危险因素积累了最多的循证证据。研究显示，LDL 每降低 1mmol/L，冠心病死亡风险降低 20%，其他心源性死亡风险降低 11%，全因死亡风险降低 10%。在 Framingham 研究中，HDL 在 0.9mmol/L 以下者，与 HDL 胆固醇在 1.6mmol/L 以上者相比，冠心病的发病率增高 8 倍。据估计，HDL 胆固醇每增高 0.026mmol/L，男性的冠心病危险性减少 2%，女性减少 3%。可见 HDL 具有保护心脏的作用。血浆三酰甘油和冠心病的关系尚未明确，但流行病学资料提示，TG 在判断冠心病危险性时起重要作用。在前瞻性研究中，单变数分析显示 TG 浓度和冠心病发生率直接相关，但在多变数分析时这个相关性减弱。在控制 HDL 的分析中，TG 和冠心病发生率的相关性可以消失。TG 增高和冠心病的相关性减弱的部分原因是富含 TG 的脂蛋白和 HDL 在代谢中有相互关系。现有证据显示，载脂蛋白 B（apoB）是心血管疾病（CVD）危险因素之一，比 LDL-C 更能反映降脂治疗是否恰当，而且实验室检测中 apoB 比 LDL-C 出现错误的概率更小，尤其对于有高三酰甘油血症的患者。因此，目前 apoB 已经作为评估冠心病危险因素的重要指标。

（2）临床应用：临床上检测血脂的项目为 TC、TG、HDL-C、LDL-C、Apo A1、apoB、Lp（a）、sLDL，其中前 4 项为基本临床实用检测项目。各血脂项目测定值的计量单位为 mmol/L，有些国家用 mg/dl。TC、HDL-C、LDL-C 的换算系数为 mg/dl×0.025 9 =

mmol/L；TG 的换算系数为 mg/dl ×0. 011 3 = mmol/L。

从实用角度出发，血脂异常可进行简易的临床分型（表 12 - 1）。

（3）治疗目标：血脂治疗的主要目标是降低 LDL - C，次要目标为降低 apoB。

2011 欧洲心脏病学会（ESC）/欧洲动脉粥样硬化学会（EAS）指南依据年龄、血压（SBP）、血脂水平（TC）、是否吸烟、性别对患者进行心血管总风险的分层（SCORE 积分系统，图 12 - 1），针对不同危险程度的患者制定治疗的具体目标值（表 12 - 2）。

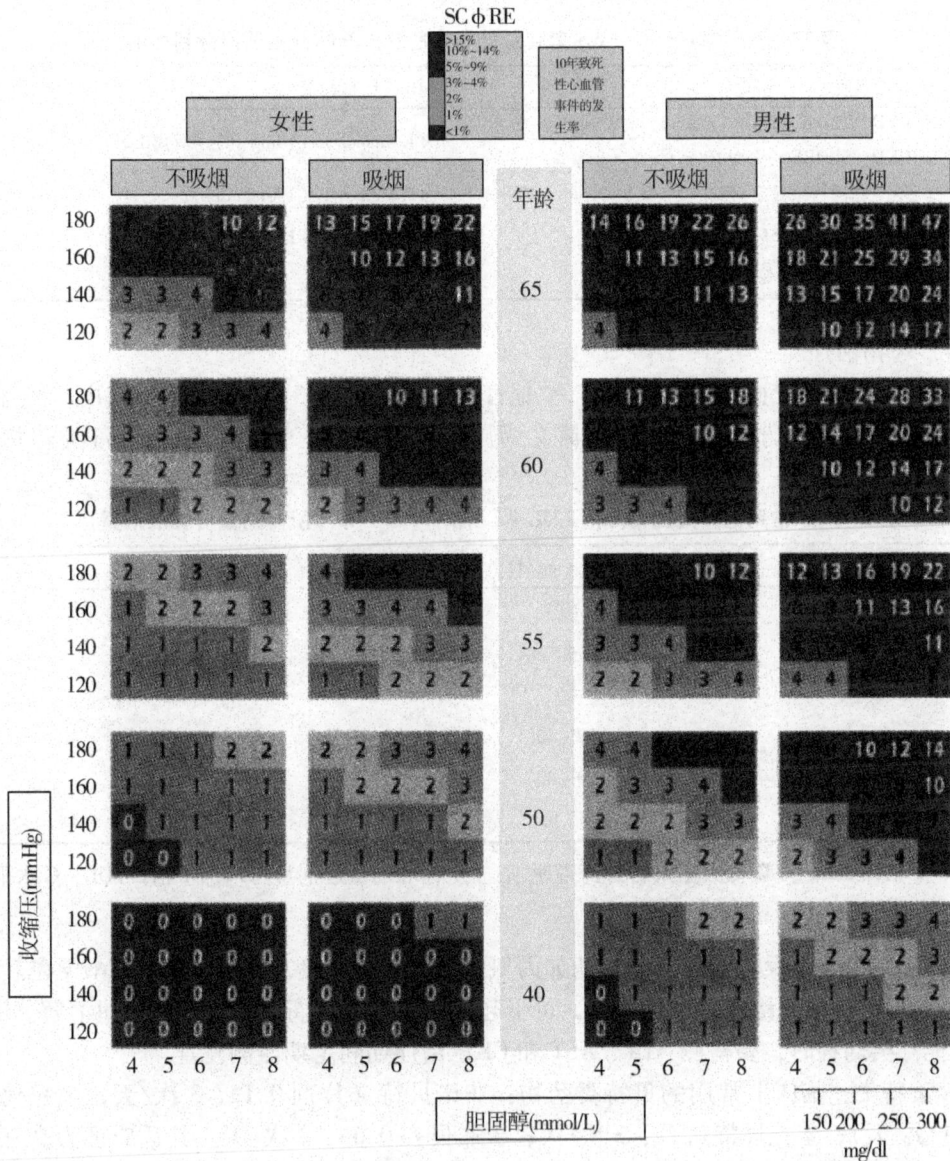

图 12 - 1　SCORE 积分

表 12 –1　血脂异常的临床分型

分型	TC	TG	HDL – C	相当于 WHO 表型
高胆固醇血症	增高			Ⅱa
高三酰甘油血症		增高		Ⅳ、Ⅰ
混合型高脂血症	增高	增高		Ⅱb、Ⅲ、Ⅳ、Ⅴ
低高密度脂蛋白血症			降低	

表 12 –2　2011 ESC/EAS 指南对冠心病危险人群的分类及治疗目标值

危险程度	患者类型	LDL – C 目标值
极高危	CVD、T2DM、T1DM 合并靶器官损害、中重度 CKD、SCORE 评分 >10%	<1.8mmol/L（70mg/dl）和/或 LDL – C 下降 >50%
高危	单个危险因素显著升高、5% ≤SCORE <10%	<2.5mmol/L（100mg/dl）
中危	1% ≤SCORE <5%	<3.0mmol/L（115mg/dl）
低危	SCORE 评分 ≤1%	未推荐

（4）药物治疗

1）他汀类：治疗血脂异常的基石。"他汀"的化学名为 3 – 羟基 – 3 甲基戊二酰辅酶 A 还原酶抑制剂。这类药物为一大类其英文词尾均为"statin"因此得名为他汀类药物（表 12 –3）。

表 12 –3　常用他汀类药物降低 LDL – C 水平 30% ~ 40% 所需剂量（标准剂量）*

药物	剂量（mg/d）	LDL – C 降低（%）
阿托伐他汀	10#	39
洛伐他汀	40	31
普伐他汀	40	34
辛伐他汀	20 ~ 40	35 ~ 41
氟伐他汀	40 ~ 80	25 ~ 35
瑞舒伐他汀	5 ~ 10	39 ~ 45

注：＊估计 LDL – C 降低数据来自各药说明书；#从标准剂量起剂量每增加 1 倍，LDL – C 水平降低约 6%。

他汀类主要不良反应为肝脏转氨酶如丙氨酸氨基转移酶（ALT）和天冬氨酸氨基转移酶（AST）升高，且呈剂量依赖性。另外，可引起肌病，包括肌痛、肌炎和横纹肌溶解。因此，在启用他汀类药物时，要检测 ALT、AST 和 CK，治疗期间定期监测复查。

2）贝特类：临床上常用的贝特类药物：非诺贝特（片剂 0.1g，3 次/天；微粒化胶囊 0.2g，1 次/天）；苯扎贝特 0.2g，3 次/天；吉非贝齐 0.6g，2 次/天。其适应证为高三酰甘油血症或以 TG 升高为主的混合型高脂血症和低高密度脂蛋白血症。

当血清 TG 水平 >5.65mmol/L 时，治疗目标主要为预防急性胰腺炎，首选贝特类药物。当患者为混合型高脂血症时，可以他汀和贝特类合用，但需严密监测 AST、ALT 和 CK。但注意吉非贝齐通过抑制 CYP450 酶升高他汀浓度，还可能抑制他汀的葡糖醛酸化，从而导致副作用而发生危险增加。因此，临床上吉非贝齐与他汀类不要联合应用，可选择非诺贝特与他汀类药物联合应用。

3）其他：烟酸类、胆酸螯合剂、胆固醇吸收抑制剂等药物治疗，尚有外科手术治疗（部分小肠切除和肝移植）、透析疗法及基因治疗等。

4. 糖尿病　糖尿病使中年男性患冠心病的危险性增加 1 倍，中年女性增加 3 倍。胰岛素依赖性糖尿病（IDDM）患者有 1/3 死于冠心病。而非胰岛素依赖性糖尿病（NIDDM）患者有一半死于冠心病。若糖尿病患者同时伴有高血压，其冠心病的发生率为单纯高血压病者的 2 倍。另有报道，糖耐量不正常的男性发生冠心病的危险性较糖耐量正常者多 50%；女性则增加 2 倍。

糖尿病使患冠心病危险增高的机制：①糖尿病常与其他冠心病危险因素如高血压和肥胖同时存在。②糖尿病患者典型的血脂异常表现是血浆 HDL 胆固醇降低，TG 升高；常伴有小颗粒致密 LDL。③糖尿病患者的脂蛋白可经糖基化而改变结构，影响受体识别和结合。LDL糖基化后在循环中积聚，使巨噬细胞中积聚的胆固醇酯增多，HDL 糖基化后可促进胆固醇酯在动脉壁中积聚。④伴有动脉粥样硬化的糖尿病患者血小板凝集性增高和纤溶酶原激活抑制剂（PAI－1）增多，导致高凝状态。⑤胰岛素促进平滑肌细胞增殖，增加动脉壁内胆固醇的积聚。近年，已把糖尿病作为冠心病的等危症。

5. 缺少体力活动　定期体育活动可减少患冠心病事件的危险。与积极活动的职业相比，久坐职业的人员冠心病相对危险是 1.9。在 MRFIT 研究的 10 年随访中，从事中等体育活动的人冠心病病死率比活动少的人减少 27%。增加体育活动减少冠心病事件的机制，有增高HDL 胆固醇、减轻胰岛素抵抗、减轻体重和降低血压。

6. 肥胖　在男性和女性中，肥胖都是心血管疾病的独立危险因素。年龄＜50 岁的最胖的 1/3 人群，比最瘦的 1/3 人群的心血管病发生率在男性和女性分别增加 1 倍和 1.5 倍。

7. 其他因素

1）血栓因子：各种致血栓因子可预测冠心病事件。纤维蛋白原、凝血因子Ⅶ和 PAI－1浓度增高，纤维蛋白溶解活性降低可导致高凝状态；溶解血块的能力和清除纤维蛋白片断的能力降低，在粥样硬化形成中起作用。

2）高半胱氨酸血症：也是冠心病的一个独立危险因素。确切机制不明，可能与血管内皮损伤和抗凝活性减退有关。

3）饮酒：在冠心病危险中的地位难以确定，中等量适度饮酒伴冠心病危险减少。这可能与饮酒增加 HDL 胆固醇浓度和增加纤溶活性有关。在中国居民膳食指南中建议每天红酒不超过 50ml，白酒不超过 20ml。

4）A 型性格：A 型性格者患心绞痛或心肌梗死的危险性是 B 型性格者的 2 倍，但也有不同的意见，可能与不同的研究用于判断性格分型的方法不同有关。

5）抗氧化物：血液中抗氧化物浓度低可使 LDL 和 Lp（a）易于氧化，脂蛋白氧化被认为是巨噬细胞上的清除受体识别脂蛋白的先决条件，抗氧化物浓度降低就增加了动脉粥样硬化的危险性。

8. 不可调整的危险因素

1）家族史：是较强的独立危险因素。在控制其他危险因素后，冠心病患者的亲属患冠心病的危险性是对照组亲属的 2.0～3.9 倍。阳性家族史伴随冠心病危险增加可能是基因对其他易患因素（如肥胖、高血压病、血脂异常和糖尿病）介导而起作用的。冠心病家族史是指患者的一级亲属男性在 55 岁以前、女性在 65 岁以前患冠心病。

2）年龄：临床绝大多数冠心病发生于 40 岁以上的人，随着年龄增长患冠心病的危险性增高。致死性心肌梗死患者中约 4/5 是 65 岁以上的老年人。

3）性别：男性冠心病病死率为女性的 2 倍，60% 冠心病事件发生在男性中。男性发生有症状性冠心病比女性早 10 年，但绝经后女性的冠心病发生率迅速增加，与男性接近。女性可调节危险因素与男性相同，但糖尿病对女性产生较大的危险。HDL 胆固醇减低和 TG 增高对女性的危险也较大。

三、病理和病理生理

（一）动脉粥样硬化的病理

动脉粥样硬化斑块是慢性进展病变，其形成需要 10 ~ 15 年的时间（图 12 - 2）。形成过程动脉粥样硬化病变常位于血管分支开口的内侧，或血管固定于周围组织的部位，如左冠状动脉的前降支近端，主动脉弓的弯曲部等。因为这些部位血流呈高度湍流，承受的机械应力较大，易致内皮细胞损伤。动脉粥样硬化病变可有下列 4 种情况。

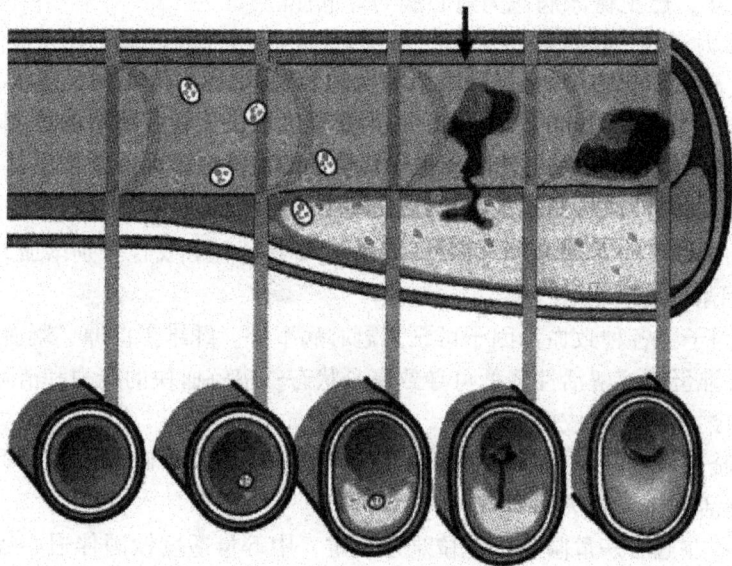

图 12 - 2 动脉粥样硬化的进展过程
斑块不稳定，破裂、血栓形成、临床各种心血管事件发生如 ACS

1. 脂质条纹 为早期病变，常在儿童和青年人中发现，局限于动脉内膜，形成数毫米大小的黄色脂点或长达数厘米的黄色脂肪条纹。其特征是内含大量泡沫细胞，是可逆的。

2. 弥漫性内膜增厚 该病变是由大量内膜平滑肌细胞，围以数量不等的结缔组织组成，尚有细胞外脂质广泛地与平滑肌、巨噬细胞、T 淋巴细胞和结缔组织混合。

3. 纤维斑块 为进行性动脉粥样硬化最具特征性的病变。外观白色，隆起并向动脉腔内突出，可引起管腔狭窄。内含大量脂质、泡沫细胞、淋巴细胞、增殖的平滑肌细胞及基质成分（如胶原、弹力蛋白、糖蛋白等）。这些细胞和细胞外基质共同形成纤维帽，覆盖着深部的粥样的黄色物质，这些物质由大量脂质和坏死崩解的细胞碎片混合而成。脂质主要是胆固醇和胆固醇酯。

4. 复合病变　是由纤维斑块出血、钙化、细胞坏死而形成。钙化是复合性病变的特征。斑块较大时表面可出现裂隙或溃疡，可继发血栓形成，如血栓形成发生在冠状动脉内，则导致急性冠状动脉综合征。

（二）冠心病的病理生理

冠状动脉有左、右两支，分别开口于左、右冠状窦。左冠状动脉有 1~3cm 的总干，然后再分为前降支及回旋支。前降支供血给左心室前壁中下部、心室间隔的前 2/3 及二尖瓣前外乳头肌和左心房；回旋支供血给左心房、左心室前壁上部及外侧壁、心脏膈面的左半部或全部和二尖瓣后内乳头肌。右冠状动脉供血给右心室、室间隔的后 1/3 和心脏膈面的右侧或全部。此三支冠状动脉之间有许多细小分支互相吻合。

粥样硬化病变可累及冠状动脉的一支、二支或三支。其中以左前降支受累最为多见，病变也最重，其次是右冠状动脉、左回旋支和左冠状动脉主干。病变在血管近端较远端重，主支病变较分支重。病变可局限在冠状动脉某一段造成明显的管腔狭窄甚至急性闭塞，亦可成节段性分布造成一支或几支冠状动脉多处狭窄，常造成慢性冠状动脉供血不全。

正常情况下，冠状动脉通过神经和体液机制调节，使心肌的需血和冠状动脉的供血保持动态平衡。当管腔轻度狭窄时（<50%），心肌的血供未受影响，患者无症状，运动负荷试验也不显示心肌缺血的表现，故虽有冠状动脉粥样硬化，还不能认为已有冠心病。当管腔狭窄加重时（>50%），心肌供血障碍，出现心肌缺血的表现，则称为冠心病。冠状动脉供血不足范围的大小，取决于病变动脉的大小和多少；严重程度取决于管腔狭窄的程度及病变发展的速度。病变发展缓慢者细小动脉吻合支由于代偿性的血流增多而逐渐增粗，促进侧支循环，改善心肌供血。此时即使病变较重，心肌损伤却不一定严重。病变发展较快者，管腔迅速堵塞，冠状动脉分支间来不及建立侧支循环，而迅速出现心肌损伤、坏死。长期冠状动脉供血不足引起心肌萎缩、变性和纤维增生，可致心肌硬化，心脏扩大。此外，粥样斑块的出血或破裂，粥样硬化冠状动脉（亦可无粥样硬化病变）发生痉挛或病变动脉内血栓形成，均可使动脉腔迅速发生严重的狭窄或堵塞，引起心肌急性缺血或坏死。现在认为粥样斑块有两种，即稳定斑块与易碎斑块。稳定斑块的脂质核心较小而纤维帽较厚，不易发生破裂，在临床上多表现为稳定性心绞痛；易碎斑块的脂质核心较大而纤维帽较薄，容易发生破裂，随之在破裂处形成血栓，如果血栓未完全堵塞血管，临床上表现为不稳定性心绞痛或非 ST 段抬高性心肌梗死，如完全堵塞血管，就引起 ST 段抬高性心肌梗死。

四、临床分型

1. 隐匿型或无症状性冠心病　无症状，但有客观心肌缺血的证据（包括心电图、运动负荷试验等）。心肌无组织形态改变。

2. 心绞痛　有发作性胸骨后疼痛，为短时间心肌供血不足引起。心肌多无组织形态改变。临床分为 3 种。

（1）劳力性心绞痛（angina pectoris of effort）：由体力劳动或其他增加心肌耗氧量的因素（如运动、情绪激动等）所诱发的短暂胸痛发作，休息或舌下含服硝酸甘油后疼痛可迅速消失。①如心绞痛性质稳定在 1 个月以上无明显改变，诱发疼痛的劳力和情绪激动程度相同，且疼痛程度和频度相仿者，称为稳定型劳力性心绞痛（stable angina pectoris）；②如心绞痛病程在 1 个月以内者称为初发型劳力性心绞痛（initial onset angina pectoris）；③如在原来稳定型心绞痛的基础上，在 3 个月内疼痛发作次数增加、疼痛程度加剧、发作时限延长（可能超过 10 min），用硝酸甘油不能使疼痛立即或完全消除，在较轻的体力活动或情绪激动即能引起发作者，称为恶化型劳力性心绞痛（worsening angina pectoris），亦称进行性心绞痛（progressive angina pectoris）。

（2）自发性心绞痛：指胸痛发作与心肌耗氧量的增加无明显关系，在安静状态下发生心绞痛。这种心绞痛一般持续时间较长，程度较重，且不易为硝酸甘油所缓解。包括：①卧位型心绞痛（angina decubitus），指在休息时或熟睡时发生的疼痛。此疼痛持续时间较长，程度较重，患者常烦躁不安，起床走动。硝酸甘油的疗效不明显。发生机制尚有争论，可能与夜梦、夜间血压降低或发生未被发觉的左心室衰竭，以致狭窄的冠状动脉远端心肌灌注不足；或平卧时静脉回流增加，心脏工作量增加，耗氧增加有关。②变异型心绞痛（Prinzmetal's variant angina pectoris），特点是休息时胸痛，劳力不诱发心绞痛；有定时发作倾向，常在下半夜、清晨或其他固定时间发作；发作时心电图某些导联 ST 段抬高，伴非缺血区导联 ST 段压低，发作缓解后 ST 段恢复正常；发作时间超过 15min。其原因主要由冠状动脉大分支痉挛引起，痉挛可发生在冠状动脉狭窄的基础上，也可发生在冠状动脉造影正常的血管。可能与 α 受体受到刺激有关。心电图 ST 段抬高系由受累区域全层心肌急性缺血所致。③中间综合征（intermediate syndrome），指心肌缺血引起的心绞痛历时较长，从 30 ~ 60min，甚至更长时间。发作常在休息或睡眠中发生，但心电图和心肌酶检查无心肌坏死。常是心肌梗死的前奏。④梗死后心绞痛（postinfarction angina），指在急性心肌梗死后 24h 至 1 个月内发生的心绞痛。

（3）混合性心绞痛（mixed type angina pectoris）：指劳力性和自发性心绞痛混合出现，由冠状动脉病变导致冠状动脉血流储备固定地减少，同时又发生短暂性的再减少所致。

3. 心肌梗死　症状严重，为冠状动脉闭塞致心肌急性缺血性坏死所引起。

4. 缺血性心肌病　长期心肌缺血所导致的心肌逐渐纤维化，过去称为心肌纤维化或心肌硬化。表现为心脏增大，心力衰竭和（或）心律失常。

5. 猝死　突发心脏骤停而死亡，多为心脏局部发生电生理紊乱或起搏、传导功能障碍引起严重心律失常所致。

目前临床上根据病理、临床表现及治疗的不同常分为：稳定型心绞痛和急性冠状动脉综合征（acute coronary syndrome）。急性冠状动脉综合征包括：①不稳定型心绞痛；②急性非 ST 段抬高型心肌梗死；③急性 ST 段抬高型心肌梗死。不稳定型心绞痛包括初发劳力性心绞痛、恶化劳力性心绞痛、自发性心绞痛、混合性心绞痛。本章以此分类进行阐述。

（荆素敏）

第二节　不稳定型心绞痛

一、定义

临床上将原来的初发型心绞痛、恶化型心绞痛和各型自发性心绞痛广义地统称为不稳定型心绞痛（UAP）。其特点是疼痛发作频率增加、程度加重、持续时间延长、发作诱因改变，甚至休息时亦出现持续时间较长的心绞痛。含化硝酸甘油效果差，或无效。本型心绞痛介于稳定型心绞痛和急性心肌梗死之间，易发展为心肌梗死，但无心肌梗死的心电图及血清酶学改变。

不稳定型心绞痛是介于稳定型心绞痛和急性心肌梗死之间的一组临床心绞痛综合征。有学者认为除了稳定的劳力性心绞痛为稳定型心绞痛外，其他所有的心绞痛均属于不稳定型心绞痛，包括初发劳力型心绞痛、恶化劳力型心绞痛、卧位型心绞痛、夜间发作的心绞痛、变异型心绞痛、梗死前心绞痛、梗死后心绞痛和混合型心绞痛。如果劳力性和自发性心绞痛同时发生在一个患者身上，则称为混合型心绞痛。

不稳定型心绞痛具有独特的病理生理机制及临床预后，如果得不到恰当及时的治疗，可能发展为急性心肌梗死。

二、病因及发病机制

目前认为有五种因素与产生不稳定型心绞痛有关，它们相互关联。

（一）冠脉粥样硬化斑块上有非阻塞性血栓

为最常见的发病原因，冠脉内粥样硬化斑块破裂诱发血小板聚集及血栓形成，血栓形成和自溶过程的动态不平衡过程，导致冠脉发生不稳定的不完全性阻塞。

（二）动力性冠脉阻塞

在冠脉器质性狭窄基础上，病变局部的冠脉发生异常收缩、痉挛导致冠脉功能性狭窄，进一步加重心肌缺血，产生不稳定型心绞痛。这种局限性痉挛与内皮细胞功能紊乱、血管收缩反应过度有关，常发生在冠脉粥样硬化的斑块部位。

（三）冠状动脉严重狭窄

冠脉以斑块导致的固定性狭窄为主，不伴有痉挛或血栓形成，见于某些冠脉斑块逐渐增大、管腔狭窄进行性加重的患者，或PCI术后再狭窄的患者。

（四）冠状动脉炎症

近年来研究认为斑块发生破裂与其局部的炎症反应有十分密切的关系。在炎症反应中感染因素可能也起一定作用，其感染物可能是巨细胞病毒和肺炎衣原体。这些患者炎症递质标志物水平检测常有明显增高。

（五）全身疾病加重的不稳定型心绞痛

在原有冠脉粥样硬化性狭窄基础上，由于外源性诱发因素影响冠脉血管导致心肌氧的供求失衡，心绞痛恶化加重。常见原因有：①心肌需氧增加，如发热、心动过速、甲亢等。②冠脉血流减少，如低血压、休克。③心肌氧释放减少，如贫血、低氧血症。

三、临床表现

（一）症状

临床上不稳定型心绞痛可表现为新近发生（1个月内）的劳力型心绞痛，或原有稳定型心绞痛的主要特征近期内发生了变化，如心前区疼痛发作更频繁、程度更严重、时间也延长，轻微活动甚至在休息也发作。少数不稳定型心绞痛患者可无胸部不适表现，仅表现为颌、耳、颈、臂或上胸部发作性疼痛不适，或表现为发作性呼吸困难，其他还可表现为发作性恶心、呕吐、出汗和不能解释的疲乏症状。

（二）体格检查

一般无特异性体征。心肌缺血发作时可发现反常的左室心尖搏动，听诊有心率增快和第一心音减弱，可闻及第三心音、第四心音或二尖瓣反流性杂音。当心绞痛发作时间较长，或心肌缺血较严重时，可发生左室功能不全的表现，如双肺底细小水泡音、甚至急性肺水肿或伴低血压。也可发生各种心律失常。

体检的主要目的是努力寻找诱发不稳定型心绞痛的原因，如难以控制的高血压、低血压、心律失常、梗阻性肥厚型心肌病、贫血、发热、甲状腺功能亢进、肺部疾病等，并确定心绞痛对患者血流动力学的影响，如对生命体征、心功能、乳头肌功能或二尖瓣功能等的影响，这些体征的存在高度提示预后不良。

体检对胸痛患者的鉴别诊断至关重要，有几种疾病状态如得不到及时准确诊断，即可能出现严重后果。如背痛、胸痛、脉搏不整，心脏听诊发现主动脉瓣关闭不全的杂音，提示主动脉夹层破裂，心包摩擦音提示急性心包炎，而奇脉提示心脏压塞，气胸表现为气管移位、急性呼吸困难、胸膜疼痛和呼吸音改变等。

（三）临床类型

1. 静息心绞痛　心绞痛发生在休息时，发作时间较长，含服硝酸甘油效果欠佳，病程1个月以内。

2. 初发劳力型心绞痛　新近发生的严重心绞痛（发病时间在1个月以内），CCS（加拿大心脏病学会的劳力型心绞痛分级标准，表12-4）分级，Ⅲ级以上的心绞痛为初发性心绞痛，尤其注意近48h内有无静息心绞痛发作及其发作频率变化。

表12-4　加拿大心脏病学会的劳力型心绞痛分级标准

分级	特点
Ⅰ级	一般日常活动例如走路、登楼不引起心绞痛，心绞痛发生在剧烈、速度快或长时间的体力活动或运动后
Ⅱ级	日常活动轻度受限，心绞痛发生在快步行走、登楼、餐后行走、冷空气中行走、逆风行走或情绪波动后活动
Ⅲ级	日常活动明显受限，心绞痛发生在路一般速度行走时
Ⅳ级	轻微活动即可诱发心绞痛患者不能做任何体力活动，但休息时无心绞痛发作

3. 恶化劳力型心绞痛　既往诊断的心绞痛，最近发作次数频繁、持续时间延长或痛阈降低（CCS分级增加Ⅰ级以上或CCS分级Ⅲ级以上）。

4. 心肌梗死后心绞痛　急性心肌梗死后24h以后至1个月内发生的心绞痛。

5. 变异型心绞痛　休息或一般活动时发生的心绞痛，发作时ECG显示暂时性ST段抬高。

四、辅助检查

（一）心电图

不稳定型心绞痛患者中，常有伴随症状而出现的短暂的ST段偏移伴或不伴有T波倒置，但不是所有不稳定型心绞痛患者都发生这种ECG改变。ECG变化随着胸痛的缓解而常完全或部分恢复。症状缓解后，ST段抬高或降低、或T波倒置不能完全恢复，是预后不良的标志。伴随症状产生的ST段、T波改变持续超过12h者可能提示非ST段抬高心肌梗死。

此外临床表现拟诊为不稳定型心绞痛的患者，胸导联 T 波呈明显对称性倒置（≥0.2mV），高度提示急性心肌缺血，可能系前降支严重狭窄所致。胸痛患者 ECG 正常也不能排除不稳定型心绞痛可能。若发作时倒置的 T 波呈伪性改变（假正常化），发作后 T 波恢复原倒置状态；或以前心电图正常者近期内出现心前区多导联 T 波深倒，在排除非 Q 波性心肌梗死后结合临床也应考虑不稳定型心绞痛的诊断。

不稳定型心绞痛患者中有 75% ~ 88% 的一过性 ST 段改变不伴有相关症状，为无痛性心肌缺血。动态心电图检查不仅有助于检出上述心肌缺血的动态变化，还可用于不稳定型心绞痛患者常规抗心绞痛药物治疗的评估以及是否需要进行冠状动脉造影和血管重建术的参考指标。

（二）心脏生化标记物

心脏肌钙蛋白：肌钙蛋白复合物包括 3 个亚单位，即肌钙蛋白 T（TnT）、肌钙蛋白 I（TnI）和肌钙蛋白 C（TnC），目前只有 TnT 和 TnI 应用于临床。约有 35% 不稳定型心绞痛患者显示血清 TnT 水平增高，但其增高的幅度与持续的时间与 AMI 有差别。AMI 患者 TnT > 3.0ng/ml 者占 88%，非 Q 波心肌梗死中仅占 17%，不稳定型心绞痛中无 TnT > 3.0ng/ml 者。因此，TnT 升高的幅度和持续时间可作为不稳定型心绞痛与 AMI 的鉴别诊断之参考。

不稳定型心绞痛患者 TnT 和 TnI 升高者较正常者预后差。临床怀疑不稳定型心绞痛者 TnT 定性试验为阳性结果者表明有心肌损伤（相当于 TnT > 0.05μg/L），但如为阴性结果并不能排除不稳定型心绞痛的可能性。

（三）冠状动脉造影

目前仍是诊断冠心病的金标准。在长期稳定型心绞痛的基础上出现的不稳定型心绞痛常提示为多支冠脉病变，而新发的静息心绞痛可能为单支冠脉病变。冠脉造影结果正常提示可能是冠脉痉挛、冠脉内血栓自发性溶解、微循环系统异常等原因引起，或冠脉造影病变漏诊。

不稳定型心绞痛有以下情况时应视为冠脉造影强适应证：①近期内心绞痛反复发作，胸痛持续时间较长，药物治疗效果不满意者可考虑及时行冠状动脉造影，以决定是否急诊介入性治疗或急诊冠状动脉旁路移植术（CABG）。②原有劳力性心绞痛近期内突然出现休息时频繁发作者。③近期活动耐量明显减低，特别是低于 Bruce Ⅱ 级或 4METs 者。④梗死后心绞痛。⑤原有陈旧性心肌梗死，近期出现由非梗死区缺血所致的劳力性心绞痛。⑥严重心律失常、LVEF <40% 或充血性心力衰竭。

（四）螺旋 CT 血管造影（CTA）

近年来，多层螺旋 CT 尤其是 64 排螺旋 CT 冠状动脉成像（CTA）在冠心病诊断中正在推广应用。CTA 能够清晰显示冠脉主干及其分支狭窄、钙化、开口起源异常及桥血管病变。有资料显示，CTA 诊断冠状动脉病变的灵敏度 96.33%、特异度 98.16%，阳性预测值 97.22%，阴性预测值 97.56%。其中对左主干、左前降支病变及大于 75% 的病变灵敏度最高，分别达到 100% 和 94.4%。CTA 对冠状动脉狭窄病变、桥血管、开口畸形、支架管腔、斑块形态均显影良好，对钙化病变诊断率优于冠状动脉造影，阴性者不能排除冠心病，阳性者应进一步行冠状动脉造影检查。另外，CTA 也可以作为冠心病高危人群无创性筛选检查及冠脉支架术后随访手段。

（五）其他

其他非创伤性检查包括运动平板试验、运动放射性核素心肌灌注扫描、药物负荷试验、超声心动图等，也有助于诊断。通过非创伤性检查可以帮助决定冠状动脉造影单支临界性病变是否需要做介入性治疗，明确缺血相关血管，为血运重建治疗提供依据。同时可以提供有否存活心肌的证据，也可作为经皮腔内冠状动脉成形术（PTCA）后判断有否再狭窄的重要对比资料。但不稳定型心绞痛急性期应避免做任何形式的负荷试验，这些检查宜放在病情稳定后进行。

五、诊断

（一）诊断依据

对同时具备下述情形者，应诊断不稳定型心绞痛。

（1）临床新出现或恶化的心肌缺血症状表现（心绞痛、急性左心衰竭）或心电图心肌缺血图形。

（2）无或仅有轻度的心肌酶（肌酸激酶同工酶）或 TnT、TnI 增高（未超过 2 倍正常值），且心电图无 ST 段持续抬高。应根据心绞痛发作的性质、特点、发作时体征和发作时心电图改变以及冠心病危险因素等，结合临床综合判断，以提高诊断的准确性。心绞痛发作时心电图 ST 段抬高或压低的动态变化或左束支阻滞等具有诊断价值。

（二）危险分层

不稳定型心绞痛的诊断确立后，应进一步进行危险分层，以便于对其进行预后评估和干预措施的选择。

1. 中华医学会心血管分会关于不稳定型心绞痛的危险度分层　根据心绞痛发作情况，发作时 ST 段下移程度以及发作时患者的一些特殊体征变化，将不稳定型心绞痛患者分为高、中、低危险组（表 12 - 5）。

表 12 - 5　不稳定型心绞痛临床危险度分层

组别	心绞痛类型	发作时 ST 降低幅（mm）	持续 时间（min）	肌钙蛋白 T 或 I
低危险组	初发、恶化劳力型，无静息时发作	≤1	<20	正常
中危险组	1 个月内出现的静息心绞痛，但48h 内无发作者（多数由劳力型心绞痛进展而来）或梗死后心绞痛	>1	<20	正常或轻度升高
高危险组	48h 内反复发作静息心绞痛或梗死后心绞痛	>1	>20	升高

注：①陈旧性心肌梗死患者其危险度分层上调一级，若心绞痛是由非梗死区缺血所致时，应视为高危险组。②左心室射血分数（LVEF）<40%，应视为高危险组。③若心绞痛发作时并发左心功能不全、二尖瓣反流、严重心律失常或低血压 [SBP≤12.0kPa（90mmHg）]，应视为高危险组。④当横向指标不一致时，按危险度高的指标归类。例如：心绞痛类型为低危险组，但心绞痛发作时 ST 段压低 >1mm，应归入中危险组。

2. 美国 ACC/AHA 关于不稳定型心绞痛/非 ST 段抬高心肌梗死危险分层见表 12 - 6。

表 12 - 6　ACC/AHA 关于不稳定型心绞痛/非 ST 段抬高心肌梗死的危险分层

危险分层	高危（至少有下列特征之一）	中危（无高危特点但有以下特征之一）	低危（无高中危特点但有下列特点之一）
①病史	近48h 内加重的缺血性胸痛发作	既往 MI、外围血管或脑血管病，或 CABG，曾用过阿司匹林	近2 周内发生的 CCS 分级 Ⅲ级或以上伴有高、中度冠脉病变可能者
②胸痛性质	静息心绞痛 >20min	静息心绞痛 >20min，现已缓解，有高、中度冠脉病变可能性，静息心绞痛 <20min，经休息或含服硝酸甘油缓解	无自发性心绞痛 >20min 持续发作
③临床体征或发现	第三心音、新的或加重的奔马律，左室功能不全（EF <40%），二尖瓣反流，严重心律失常或低血压 [SBP ≤ 12.0kPa（90mmHg）] 或存在与缺血有关的肺水肿，年龄 >75 岁	年龄 >75 岁	
④ECG 变化	休息时胸痛发作伴 ST 段变化 >0.1mV；新出现 Q 波，束支传导阻滞；持续性室性心动过速	T 波倒置 >0.2mV，病理性 Q 波	胸痛期间 ECG 正常或无变化
⑤肌钙蛋白监测	明显增高（TnT 或 TnI > 0.1μg/ml）	轻度升高（即 TnT > 0.01，但 <0.1μg/ml）	正常

六、鉴别诊断

在确定患者为心绞痛发作后，还应对其是否稳定做出判断。

与稳定型心绞痛相比，不稳定型心绞痛症状特点是短期内疼痛发作频率增加、无规律，程度加重、持续时间延长、发作诱因改变或不明显，甚至休息时亦出现持续时间较长的心绞痛，含化硝酸甘油效果差，或无效，或出现了新的症状如呼吸困难、头晕甚至晕厥等。不稳定型心绞痛的常见临床类型包括初发劳力型心绞痛、恶化劳力型心绞痛、卧位型心绞痛、夜间发作的心绞痛、变异型心绞痛、梗死前心绞痛、梗死后心绞痛和混合型心绞痛。

临床上，常将不稳定型心绞痛和非 ST 段抬高心肌梗死（NSTEMI）以及 ST 段抬高心肌梗死（STEMI）统称为急性冠脉综合征。

不稳定型心绞痛和非 ST 段抬高心肌梗死（NSTEMI）是在病因和临床表现上相似、但严重程度不同而又密切相关的两种临床综合征，其主要区别在于缺血是否严重到导致足够量的心肌损害，以至于能检测到心肌损害的标记物肌钙蛋白（TnI、TnT）或肌酸激酶同工酶（CK - MB）水平升高。如果反映心肌坏死的标记物在正常范围内或仅轻微增高（未超过2

倍正常值），就诊断为不稳定型心绞痛，而当心肌坏死标记物超过正常值 2 倍时，则诊断为 NSTEMI。

不稳定型心绞痛和 ST 段抬高心肌梗死（STEMI）的区别，在于后者在胸痛发作的同时出现典型的 ST 段抬高并具有相应的动态改变过程和心肌酶学改变。

七、治疗

不稳定型心绞痛的治疗目标是控制心肌缺血发作和预防急性心肌梗死。治疗措施包括内科药物治疗、冠状动脉介入治疗（PCI）和外科冠状动脉旁路移植手术（CABG）。

（一）一般治疗

对于符合不稳定型心绞痛诊断的患者应及时收住院治疗（最好收入监护病房），急性期卧床休息 1~3d，吸氧，持续心电监测。对于低危险组患者留观期间未再发生心绞痛，心电图也无缺血改变，无左心衰竭的临床证据，留观 12~24h 期间未发现有 CK-MB 升高，TnT 或 TnI 正常者，可在留观 24~48h 后出院。对于中危或高危组的患者特别是 TnT 或 TnI 升高者，住院时间相对延长，内科治疗亦应强化。

（二）药物治疗

1. 控制心绞痛发作

（1）硝酸酯类：硝酸甘油主要通过扩张静脉，减轻心脏前负荷来缓解心绞痛发作。心绞痛发作时应舌下含化硝酸甘油，初次含硝酸甘油的患者以先含 0.5mg 为宜。对于已有含服经验的患者，心绞痛发作时若含 0.5mg 无效，可在 3~5min 追加 1 次，若连续含硝酸甘油 1.5~2.0mg 仍不能控制疼痛症状，需应用强镇痛药以缓解疼痛，并随即采用硝酸甘油或硝酸异山梨酯静脉滴注，硝酸甘油的剂量以 5μg/min 开始，以后每 5~10min 增加 5μg/min，直至症状缓解或收缩压降低 1.3kPa（10mmHg），最高剂量一般不超过 80~100μg/min，一旦患者出现头痛或血压降低[SBP < 12.0kPa（90mmHg）]应迅速减少静脉滴注的剂量。维持静脉滴注的剂量以 10~30μg/min 为宜。对于中危和高危险组的患者，硝酸甘油持续静脉滴注 24~48h 即可，以免产生耐药性而降低疗效。

常用口服硝酸酯类药物：心绞痛缓解后可改为硝酸酯类口服药物。常用药物有硝酸异山梨酯（消心痛）和 5-单硝酸异山梨酯。硝酸异山梨酯作用的持续时间为 4~5h，故以每日 3~4 次口服为妥，对劳力性心绞痛患者应集中在白天给药。5-单硝酸异山梨酯可采用每日 2 次给药。若白天和夜间或清晨均有心绞痛发作者，硝酸异山梨酯可每 6h 给药 1 次，但宜短期治疗以避免耐药性。对于频繁发作的不稳定型心绞痛患者口服硝酸异山梨酯短效药物的疗效常优于服用 5-单硝类的长效药物。硝酸异山梨酯的使用剂量可以从 10mg/次开始，当症状控制不满意时可逐渐加大剂量，一般不超过 40mg/次，只要患者心绞痛发作时口含硝酸甘油有效，即是增加硝酸异山梨酯剂量的指征，若患者反复口含硝酸甘油不能缓解症状，常提示患者有极为严重的冠状动脉阻塞病变，此时即使加大硝酸异山梨酯剂量也不一定能取得良好效果。

（2）β受体阻滞药：通过减慢心率、降低血压和抑制心肌收缩力而降低心肌耗氧量，从而缓解心绞痛症状，对改善近、远期预后有益。

对不稳定型心绞痛患者控制心绞痛症状以及改善其近、远期预后均有好处，除有禁忌证外，主张常规服用。首选具有心脏选择性的药物，如阿替洛尔、美托洛尔和比索洛尔等。除少数症状严重者可采用静脉推注 β 受体阻滞药外，一般主张直接口服给药。剂量应个体化，根据症状、心率及血压情况调整剂量。阿替洛尔常用剂量为 12.5~25mg，每日 2 次，美托洛尔常用剂量为 25~50mg，每日 2~3 次，比索洛尔常用剂量为 5~10mg 每日 1 次，不伴有劳力性心绞痛的变异性心绞痛不主张使用。

（3）钙拮抗药：通过扩张外周血管和解除冠状动脉痉挛而缓解心绞痛，也能改善心室舒张功能和心室顺应性。非二氢吡啶类有减慢心率和减慢房室传导作用。常用药物有两类：①二氢吡啶类钙拮抗药：硝苯地平对缓解冠状动脉痉挛有独到的效果，故为变异性心绞痛的首选用药，一般剂量为 10~20mg，每6h 1 次，若仍不能有效控制变异性心绞痛的发作还可与地尔硫䓬合用，以产生更强的解除冠状动脉痉挛的作用，当病情稳定后可改为缓释和控释制剂。对合并高血压病者，应与 β 受体阻滞药合用。②非二氢吡啶类钙拮抗药：地尔硫䓬有减慢心率、降低心肌收缩力的作用，故较硝苯地平更常用于控制心绞痛发作。一般使用剂量为 30~60mg，每日 3~4 次。该药可与硝酸酯类合用，亦可与 β 受体阻滞药合用，但与后者合用时需密切注意心率和心功能变化。

如心绞痛反复发作，静脉滴注硝酸甘油不能控制时，可试用地尔硫䓬短期静脉滴注，使用方法为 5~15μg/（kg·min），可持续静滴 24~48h，在静滴过程中需密切观察心率、血压的变化，如静息心率低于 50/min，应减少剂量或停用。

钙通道阻滞药用于控制下列患者的进行性缺血或复发性缺血症状：①已经使用足量硝酸酯类和 β 受体阻滞药的患者。②不能耐受硝酸酯类和 β 受体阻滞药的患者。③变异性心绞痛的患者。因此，对于严重不稳定型心绞痛患者常需联合应用硝酸酯类、β 受体阻滞药和钙拮抗药。

2. 抗血小板治疗 阿司匹林为首选药物。急性期剂量应在 150~300mg/d，可达到快速抑制血小板聚集的作用，3d 后可改为小剂量即 50~150mg/d 维持治疗，对于存在阿司匹林禁忌证的患者，可采用氯吡格雷替代治疗，使用时应注意经常检查血象，一旦出现明显白细胞或血小板降低应立即停药。

（1）阿司匹林：阿司匹林对不稳定型心绞痛治疗目的是通过抑制血小板的环氧化酶快速阻断血小板中血栓素 A_2 的形成。因小剂量阿司匹林（50~75mg）需数天才能发挥作用。故目前主张：①尽早使用，一般应在急诊室服用第一次。②为尽快达到治疗性血药浓度，第一次应采用咀嚼法，促进药物在口腔颊部黏膜吸收。③剂量 300mg，每日 1 次，5d 后改为100mg，每日 1 次，很可能需终身服用。

（2）氯吡格雷：为第二代抗血小板聚集的药物，通过选择性地与血小板表面腺苷酸环化酶偶联的 ADP 受体结合而不可逆地抑制血小板的聚集，且不影响阿司匹林阻滞的环氧化酶通道，与阿司匹林合用可明显增加抗凝效果，对阿司匹林过敏者可单独使用。噻氯匹定的最严重副作用是中性粒细胞减少，见于连续治疗 2 周以上的患者，易出现血小板减少和出血时间延长，亦可引起血栓性血小板减少性紫癜，而氯吡格雷则不明显，目前在临床上已基本取代噻氯匹定。目前对于不稳定型心绞痛患者和接受介入治疗的患者多主张强化血小板治疗，即二联抗血小板治疗，在常规服用阿司匹林的基础上立即给予氯吡格雷治疗至少 1 个月，亦可延长至 9 个月。

（3）血小板糖蛋白Ⅱb/Ⅲa 受体抑制药：为第三代血小板抑制药，主要通过占据血小板表面的糖蛋白Ⅱb/Ⅲa 受体，抑制纤维蛋白原结合而防止血小板聚集。但其口服制剂疗效及安全性令人失望。静脉制剂主要有阿昔单抗和非抗体复合物替罗非班、lamifiban、xemilofi-ban、eptifiban、lafradafiban 等，其在注射停止后数小时作用消失。目前临床常用药物有盐酸替罗非班注射液，是一种非肽类的血小板糖蛋白 Ⅱb/Ⅲa 受体的可逆性拮抗药，能有效地阻止纤维蛋白原与血小板表面的糖蛋白 Ⅱb/Ⅲa 受体结合，从而阻断血小板的交联和聚集。盐酸替罗非班对血小板功能的抑制的时间与药物的血浆浓度相平行，停药后血小板功能迅速恢复到基线水平。在不稳定型心绞痛患者盐酸替罗非班静脉输注可分两步，在肝素和阿司匹林应用条件下，可先给以负荷量 $0.4\mu g/$（$kg \cdot min$）（30min），而后以 $0.1\mu g/$（$kg \cdot min$）维持静脉点滴48h。对于高度血栓倾向的冠脉血管成形术患者盐酸替罗非班两步输注方案为负荷量 $10\mu g/kg$ 于 5min 内静脉推注，然后以 $0.15\mu g/$（$kg \cdot min$）维持 $16 \sim 24h$。

3. 抗凝血酶治疗　目前临床使用的抗凝药物有普通肝素、低分子肝素和水蛭素，其他人工合成或口服的抗凝药正在研究或临床观察中。

（1）普通肝素：是常用的抗凝药，通过激活抗凝血酶而发挥抗栓作用，静脉滴注肝素会迅速产生抗凝作用，但个体差异较大，故临床需化验部分凝血活酶时间（APTT）。一般将 APTT 延长至 $60 \sim 90s$ 作为治疗窗口。多数学者认为，在 ST 段不抬高的急性冠状动脉综合征，治疗时间为 $3 \sim 5d$，具体用法为75U/kg体重，静脉滴注维持，使 APTT 在正常的$1.5 \sim 2$ 倍。

（2）低分子肝素：低分子肝素是由普通肝素裂解制成的小分子复合物，分子量在 $2\,500 \sim 7\,000$，具有以下特点：抗凝血酶作用弱于肝素，但保持了抗因子Ⅹa 的作用，因而抗因子Ⅹa 和凝血酶的作用更加均衡；抗凝效果可以预测，不需要检测 APTT；与血浆和组织蛋白的亲和力弱，生物利用度高；皮下注射，给药方便；促进更多的组织因子途径抑制物生成，更好地抑制因子Ⅶ和组织因子复合物，从而增加抗凝效果等。许多研究均表明低分子肝素在不稳定型心绞痛和非 ST 段抬高心肌梗死的治疗中起作用至少等同或优于经静脉应用普通肝素。低分子肝素因生产厂家不同而规格各异，一般推荐量按不同厂家产品以千克体重计算皮下注射，连用一周或更长。

（3）水蛭素：是从药用水蛭唾液中分离出来的第一个直接抗凝血酶制药，通过重组技术合成的是重组水蛭素。重组水蛭素理论上优点有：无需通过 AT - Ⅲ激活凝血酶；不被血浆蛋白中和；能抑制凝血块黏附的凝血酶；对某一剂量有相对稳定的 APTT，但主要经肾脏排泄，在肾功能不全者可导致不可预料的蓄积。多数试验证实水蛭素能有效降低死亡与非致死性心肌梗死的发生率，但出血危险有所增加。

（4）抗血栓治疗的联合应用：①阿司匹林 + ADP 受体拮抗药：阿司匹林与 ADP 受体拮抗药的抗血小板作用机制不同，一般认为，联合应用可以提高疗效。CURE 试验表明，与单用阿司匹林相比，氯吡格雷联合使用阿司匹林可使死亡和非致死性心肌梗死降低 20%，减少冠状动脉重建需要和心绞痛复发。②阿司匹林加肝素：RISC 试验结果表明，男性非 ST 段抬高心肌梗死患者使用阿司匹林明显降低死亡或心肌梗死的危险，单独使用肝素没有受益，阿司匹林加普通肝素联合治疗的最初 5d 事件发生率最低。目前资料显示，普通肝素或低分子肝素与阿司匹林联合使用疗效优于单用阿司匹林；阿司匹林加低分子肝素等同于甚至可能优于阿司匹林加普通肝素。③肝素加血小板 GPⅡb/Ⅲa 抑制药：PUR - SUTT 试验结果显示，与单独应用血小板 GPⅡb/Ⅲa 抑制药相比，未联合使用肝素的患者事件发生率较高。目前多主张联合应用肝素与血小板 GPⅡb/Ⅲa 抑制药。由于两者连用可延长 APTT，肝素剂量应小于推荐剂量。④阿司匹林加肝素加血小板 GP Ⅱb/Ⅲa 抑制药：目前，合并急性缺血的非 ST 段抬高心肌梗死的高危患者，主张三联抗血栓治疗，是目前最有效的抗血栓治疗方案。持续性或伴有其他高危特征的胸痛患者及准备做早期介入治疗的患者，应给予该方案。

4. 调脂治疗　血脂增高的干预治疗除调整饮食、控制体重、体育锻炼、控制精神紧张、戒烟、控制糖尿病等非药物干预手段外，调脂药物治疗是最重要的环节。近代治疗急性冠脉综合征的最大进展之一就是 3-羟基-3 甲基戊二酰辅酶 A（HMGCoA）还原酶抑制药（他汀类）药物的开发和应用，该类药物除降低总胆固醇（TC）、低密度脂蛋白胆固醇（LDL-C）、三酰甘油（TG）和升高高密度脂蛋白胆固醇（HDL-C）外，还有缩小斑块内脂质核、加固斑块纤维帽、改善内皮细胞功能、减少斑块炎性细胞数目、防止斑块破裂等作用，从而减少冠脉事件，另外还能通过改善内皮功能减弱凝血倾向，防止血栓形成，防止脂蛋白氧化，起到了抗动脉粥样硬化和抗血栓作用。随着长期的大样本的实验结果出现，已经显示他汀类强化降脂治疗和 PTCA 加常规治疗可同样安全有效的减少缺血事件。所有他汀类药物均有相同的不良反应，即胃肠道功能紊乱、肌痛及肝损害，儿童、孕妇及哺乳期妇女不宜应用。常见他汀类降调脂药见表 12-7。

表 12-7　临床常见他汀类药物剂量

药物	常用剂量（mg）	用法
阿托伐他汀（立普妥）	10~80	每天 1 次，口服
辛伐他汀（舒将之）	10~80	每天 1 次，口服
洛伐他汀（美将之）	20~80	每天 1 次，口服
普伐他汀（普拉固）	20~40	每天 1 次，口服
氟伐他汀（来适可）	40~80	每天 1 次，口服

5. 溶血栓治疗　国际多中心大样本的临床试验（TIMI ⅢB）业已证明采用 AMI 的溶栓方法治疗不稳定型心绞痛反而有增加 AMI 发生率的倾向，故已不主张采用。至于小剂量尿激酶与充分抗血小板和抗凝血酶治疗相结合是否对不稳定型心绞痛有益，仍有待临床进一步研究。

6. 不稳定型心绞痛出院后的治疗　不稳定心绞痛患者出院后仍需定期门诊随诊。低危险组的患者 1~2 个月随访 1 次，中、高危险组的患者无论是否行介入性治疗都应 1 个月随访 1 次，如果病情无变化，随访半年即可。

UA 患者出院后仍需继续服阿司匹林、β 受体阻滞药。阿司匹林宜采用小剂量，每日 50~150mg 即可，β 受体阻滞药宜逐渐增量至最大可耐受剂量。在冠心病的二级预防中阿司匹林和降胆固醇治疗是最重要的。降低胆固醇的治疗应参照国内降血脂治疗的建议，即血清胆固醇 >4.68mmol/L（180mg/dl）或低密度脂蛋白胆固醇 >2.60mmol/L（100mg/dl）均应服他汀类降胆固醇药物，并达到有效治疗的目标。血浆三酰甘油 >2.26mmol/L（200mg/dl）的冠心病患者一般也需要服降低三酰甘油的药物。其他二级预防的措施包括向患者宣教戒烟、治疗高血压和糖尿病、控制危险因素、改变不良的生活方式、合理安排膳食、适度增加活动量、减少体重等。

八、影响不稳定型心绞痛预后的因素

（1）左心室功能：为最强的独立危险因素，左心室功能越差，预后也越差，因为这些患者的心脏很难耐受进一步的缺血或梗死。

（2）冠状动脉病变的部位和范围：左主干病变和右冠开口病变最具危险性，三支冠脉病变的危险性大于双支或单支者，前降支病变危险大于右冠或回旋支病变，近段病变危险性大于远端病变。

（3）年龄：是一个独立的危险因素，主要与老年人的心脏储备功能下降和其他重要器官功能降低有关。

（4）合并其他器质性疾病或危险因素：不稳定型心绞痛患者如合并肾衰竭、慢性阻塞性肺疾患、糖尿病、高血压、高血脂、脑血管病以及恶性肿瘤等，均可影响不稳定型心绞痛患者的预后。其中肾状态还明显与 PCI 术预后有关。

（荆素敏）

第三节　缺血性心肌病

缺血性心肌病（ischemic cardiomyopathy，ICM）是冠心病的一种特殊类型或晚期阶段，是指由冠状动脉粥样硬化引起长期心肌缺血，导致心肌弥漫性纤维化，形成与原发性扩张型心肌病类似的临床综合征，出现收缩或舒张功能失常，或两者兼有，但不能用冠状动脉病变程度和缺血来解释。1970 年 Burch 等首先将其命名为缺血性心肌病。

一、发病机制

冠状动脉粥样硬化性心脏病、先天性冠状动脉异常、冠状动脉微血管病变（继发糖尿病时）和冠状动脉栓塞导致心肌缺血造成心肌细胞坏死、心肌顿抑或心肌冬眠，继而心肌瘢痕形成，剩余的存活心肌必须超负荷工作，最终导致心室扩张和肥厚，从而产生收缩性或舒张性心力衰竭。交感神经和肾素－血管紧张素－醛固酮系统的激活是缺血性心肌病心力衰竭的重要发病机制。近年来发现，血管内皮细胞功能不全、心肌细胞凋亡、脂肪酸 β 氧化及葡萄糖氧化的异常和线粒体膜电位的变化在缺血性心肌病心力衰竭的发生、发展过程中起着重要的作用。

二、临床表现与辅助检查

根据 ICM 的临床表现不同，将其分为限制型 ICM 和扩张型 ICM。限制型 ICM 属于本病的早期阶段，患者心肌虽有广泛纤维化，但心肌收缩功能尚好，心脏扩大尚不明显，临床上心绞痛已近消失，常以急性左心衰发作为突出表现。扩张型 ICM 为病程的晚期阶段，患者心脏已明显增大，临床上以慢性充血性心力衰竭为主要表现。一般认为，扩张型 ICM 是由限制型 ICM 逐渐发展而来的。充血性心力衰竭的症状呈进行性进展，由劳力性呼吸困难发展至夜间阵发性呼吸困难及端坐呼吸，常有倦怠和乏力，周围性水肿和腹水出现较晚。部分患者开始以心绞痛为主要临床表现，以后逐渐减轻甚至消失，而以心力衰竭为主要临床表现。体征为充血性心力衰竭的表现。预后不良，存活率低。

X线表现：全心或左心增大，肺血流重新分布，严重病例可见间质性或肺泡性肺水肿和胸膜渗出征象。

心电图：可为窦性心动过速、心房颤动、室性期前收缩、ST－T异常及既往心肌梗死的Q波。

超声心动图：左室明显扩大，左室常呈不对称的几何形状改变；心肌厚薄不均，密度增高；室壁运动呈明显节段性运动障碍为主，可表现僵硬、扭曲甚至矛盾运动；房室瓣开放，心肌缺血引起乳头肌功能不全，二尖瓣关闭不全，左室增大，二尖瓣开放幅度减小。常伴有瓣膜、瓣环、腱索、乳头肌钙化，主动脉壁及心内膜钙化；左心功能以舒张功能减低为主，收缩功能异常通常晚于舒张功能异常，收缩功能障碍表现为舒张末期及收缩末期容积增多，心室射血分数明显降低。

核素心肌显像：可有心肌梗死和可逆性心肌缺血；左室收缩功能损害以局部为主，造成室壁各段之间收缩不协调甚至反向运动，射血分数下降。

冠状动脉造影：可见多支冠状动脉弥漫性严重狭窄或闭塞。

三、诊断

1. 肯定条件　①有明确的冠心病证据，如心绞痛病史，心肌梗死6个月以上，冠状动脉造影结果阳性等；②心脏明显扩大；③心力衰竭反复发作。

2. 否定条件　①需要除外冠心病并发症引起的情况，如室壁瘤、室间隔穿孔、乳头肌功能不全及心律失常等；②需要除外其他心脏病或其他原因引起的心脏扩大和心力衰竭，如扩张型心肌病、风湿性心脏病、高血压性心脏病、酒精性心肌病、克山病、长期贫血、甲状腺功能亢进及心脏结节病等。

四、鉴别诊断

临床上需与ICM进行鉴别的心肌病变主要有扩张型心肌病、酒精性心肌病及克山病。

1. 扩张型心肌病　是一种原因不明的心肌病，其临床特征与ICM非常相似，鉴别诊断也相当困难，特别是50岁以上的患者，若伴有心绞痛则极易误诊为ICM。由于扩张型心肌病与ICM的治疗原则不同，故对二者进行正确的鉴别具有重要的临床意义。

（1）年龄及病史：扩张型心肌病发病年龄较轻，常有心肌炎病史；而ICM发病年龄较大，多数有心绞痛或心肌梗死病史，常伴有高血压、高脂血症及糖尿病等。

（2）心电图检查：扩张型心肌病常伴有完全性左束支传导阻滞，心电图ST－T改变也多为非特异性而无定位诊断价值。

（3）胸部X线检查：扩张型心肌病患者心影呈普大型，心胸比多在0.6以上，透视下见心脏搏动明显减弱，晚期常有胸腔积液、心包积液征象。ICM患者虽有心影明显增大，但多数呈主动脉型心脏，并伴有升主动脉增宽及主动脉结钙化等。

（4）心脏形态学对比：扩张型心肌病因心肌广泛受累，常表现为4个心腔呈普遍性显著扩大；而ICM常以左心房及左心室扩大为主，并常伴有主动脉瓣及瓣环增厚、钙化。

（5）室壁厚度及运动状态比较：扩张型心肌病患者室壁厚度弥漫性变薄，室壁运动弥漫性减弱；而ICM患者心肌缺血部位与病变冠状动脉分布走行密切相关，缺血严重部位则出现室壁变薄及运动减弱，故常见室壁厚度局限性变薄、室壁运动呈节段性减弱或消失。

（6）血流动力学变化：扩张型心肌病患者因心脏呈普遍性显著扩大，常继发各瓣膜及瓣膜支架结构改变而引起多个瓣口明显反流；而 ICM 患者因以左心房及左心室扩大为主，常伴二尖瓣口反流。

（7）扩张型心肌病患者因心肌病变弥漫广泛，左心室扩大明显及心肌收缩无力，故心脏收缩功能明显降低；而 ICM 患者虽左心室射血分数及短轴缩短率均有降低，但其程度则较扩张型心肌病轻。

（8）周围动脉超声探查：扩张型心肌病仅少数患者的颈动脉与股动脉斑块呈阳性；而 ICM 患者颈动脉与股动脉斑块则多数阳性。

（9）放射性核素检查：一般认为，ICM 比扩张型心肌病患者的心肌损伤更重，纤维化程度更高。因此行^{99m}Tc－甲氧基异丁基异腈（MIBI）心肌灌注显像检查，扩张型心肌病多显示为不呈节段性分布的、散在的稀疏区，范围小、程度轻，表现为较多小片样缺损或花斑样改变；而 ICM 患者多呈按冠状动脉分布的节段性灌注异常，心肌血流灌注受损程度重、范围大；当灌注缺损范围大于左心室壁的 40% 时，则对 ICM 的诊断有较高价值。

（10）冠状动脉造影：扩张型心肌病患者冠状动脉造影往往正常。

2. 酒精性心肌病　是由于长期大量饮酒所致的心肌病变，主要表现为心脏扩大、心力衰竭及心律失常等，临床上与扩张型 ICM 有许多相似之处。以下特点有助于二者的鉴别：

（1）有长期、大量饮酒史。

（2）多为 30～50 岁男性，且多伴有酒精性肝硬化。

（3）停止饮酒 3～6 个月后，病情可逐渐逆转或停止恶化，增大的心脏可见缩小。

3. 克山病　是一种原因不明的地方性心肌病，其临床表现与辅助检查所见均与扩张型 ICM 有许多相似之处，但其有明显的地区性，绝大多数患者为农业人口中的生育期妇女及断奶后的学龄前儿童。而 ICM 则以老年人多见。

五、治疗原则及进展

1. 药物治疗　在控制冠心病的易患因素的基础上，给予硝酸酯类药物、β 受体阻滞剂缓解心绞痛，改善心肌缺血症状。以心力衰竭为主要表现，应予利尿剂、血管紧张素转化酶抑制药或血管紧张素受体拮抗剂、醛固酮受体拮抗剂，必要时予正性肌力药（洋地黄）以控制心力衰竭，病情较稳定者应尽早给予 β 受体阻滞剂，从小剂量开始。

心力衰竭常合并高凝状态，易发生静脉血栓和肺栓塞，临床上主要应用华法林抗凝治疗。对合并心房颤动高危患者，ACTIVEA 研究显示氯吡格雷和阿司匹林联合应用可有效预防心房颤动的血管事件，可作为华法林安全的替代治疗。

优化能量代谢的药物曲美他嗪通过促进缺血心肌对葡萄糖的利用，减少对脂肪酸的利用来提高细胞产能的效率，从而保护冬眠心肌，促进心功能的恢复。

2. 经皮冠状动脉介入术（PCI）　冠状动脉造影发现 2 支血管病变尤其伴左前降支近端严重狭窄和左室功能损害，药物不能稳定病情，频繁的心绞痛发作，新发的或恶化的二尖瓣反流，均应行 PCI 治疗。PCI 较单纯药物治疗能更好地改善心功能，提高生活质量。

3. 冠状动脉旁路移植术（CABG）　冠状动脉造影发现左主干病变或三支弥漫性病变，尤其伴 2 型糖尿病者，应首选 CABG。

4. 心脏再同步化治疗（cardiac resynchroniza－tion therapy，CRT）　心脏再同步化治

通过改善心脏不协调运动，增加左室充盈时间，减少室间隔矛盾运动，减少二尖瓣反流，从而改善心力衰竭患者的心功能，增加运动耐量，甚至逆转左室重构。患者有中到重度心力衰竭症状（NYHA Ⅲ~Ⅳ级），窦性心律的心脏失同步化（完全性左束支传导阻滞，QRS 间期≥120ms），严重的左室收缩功能不全（LVEF≤35%），尤其是合并三度房室传导阻滞者，在经过合理的药物治疗后没有改善，可考虑 CRT，如果要合并恶性室性心律失常可同时行 CRT-D 治疗。CRT 虽能改善心功能，但不能改善由冠状动脉缺血导致的心肌冬眠和心室重塑。有 30% 的患者对 CRT 无应答。

5. 干细胞治疗　近年来大量研究表明，具有分化和增殖能力的干细胞移植通过直接分化为心肌细胞、血管内皮细胞，改善心肌间质成分、旁分泌功能等机制，可以修复缺血性心肌病坏死心肌组织，促进血管新生，改善心脏功能。动物实验证实以上效果后随即开展了一期和二期的临床试验，但至今干细胞治疗仍未应用于临床。FOCUS-CCTRN 临床试验并未得到理想的预期效果。目前，干细胞种类、数量、增殖能力、移植途径、干细胞移植后的归巢、干细胞和基因的联合治疗等问题在干细胞治疗大规模应用于临床之前尚需进一步研究。

6. 心脏移植　完善的内科治疗及常规心脏手术均无法治愈的各种终末期心力衰竭；其他重要脏器无不可逆性病变或影响长期生存的因素；肺动脉压不高的病例即可施行心脏移植。但是供体来源和移植后排斥反应是心脏移植面临的重大问题。

总之，ICM 是冠心病终末期的一种类型，预后较差，现有的任何单一治疗手段都不能取得最令人满意的效果。临床首先应充分评价存活心肌的范围及数量，选择最佳的治疗策略，通常是几种治疗方法联合应用，才能最大程度改善预后。

（段　浩）

第四节　慢性稳定性心绞痛

一、概述

慢性稳定型心绞痛是指心绞痛反复发作的临床表现持续在 2 个月以上，且心绞痛发作性质（如诱因、持续时间、缓解方式等）基本稳定，系因某种因素引起冠状动脉供血不足，发生急剧的暂时的心肌缺血、缺氧，引起阵发性、持续时间短暂、休息或应用硝酸酯制剂后可缓解的以心前区疼痛为主要临床表现的综合征。本病多见于 40 岁以上的男性，劳累、情绪因素、高血压、吸烟、寒冷、饱餐等为常见诱因。

二、诊断要点

（一）冠心病危险因素

年龄因素（男性＞45 岁、女性＞55 岁），高血压、血脂异常、糖尿病、吸烟、冠心病家族史，其他如超重、活动减少、心理社会因素等。

（二）典型的心绞痛症状

劳累后胸骨后压榨样闷痛，休息或舌下含服硝酸甘油可以缓解。患者多有典型的胸痛病史，该病可根据典型的病史即可做出明确诊断，因此认真采集病史对诊断和处理心绞痛是必需的。慢性稳定型心绞痛典型发作时的诱因、部位、性质、持续时间及缓解方式如下。

1. 诱因　劳力性心绞痛发作常由体力活动引起，寒冷、精神紧张、饱餐等也可诱发。

2. 部位　大多数心绞痛位于胸骨后中、上 1/3 段，可波及心前区，向左肩、左上肢尺侧、下颌放射，也可向上腹部放射。少数患者以放射部位为主要不适部位。

3. 性质　心绞痛是一种钝痛，为压迫、憋闷、堵塞、紧缩等不适感，重者可伴出汗、濒死感。

4. 持续时间　较短暂，一般 3～5min，不超过 15min。可在数天或数星期发作 1 次，也可一日内多次发作。

5. 缓解方式　体力活动时发生的心绞痛如停止活动，休息数分钟即可缓解。舌下含服硝酸甘油后 1～3min 也可使心绞痛缓解。服硝酸甘油 5～10min 后症状不缓解，提示可能为非心绞痛或有严重心肌缺血。

（三）常规检查提示心肌缺血

1. 静息心电图　对于慢性稳定型心绞痛患者必须行静息心电图检查。尽管心电图对缺血性心脏病诊断的敏感性低，约 50% 以上的慢性稳定型心绞痛患者心电图结果正常，但心电图仍可以提供有价值的诊断性信息：比如可见 ST－T 改变、病理 Q 波、传导阻滞及各种心律失常。特别是心绞痛发作时的 ST－T 动态改变：心绞痛时 ST 段水平形或下斜形压低，部分心绞痛发作时仅表现为 T 波倒置，而发作结束后 ST－T 改变明显减轻或恢复，即可做出明确诊断。值得注意的是部分患者原有 T 波倒置，心绞痛发作时 T 波可变为直立（为正常化）。

2. 运动心电图　单用运动试验诊断冠心病敏感性较低（约 75%）。在低发缺血性心脏病的人群中，假阳性率很高，尤其是无症状者。在年轻人和女性患者中假阳性率的发生率更高。运动试验有 2 个主要用途：①缺血性心脏病的诊断和预后的判断。如果使用得当，运动试验是可靠的、操作方便的危险分层方法。②对鉴别高危患者和即将行介入手术的患者特别有用。但在临床上应注意其适应证，以免出现危险。

3. 负荷心肌灌注显像　负荷心肌灌注显像是较运动试验更准确的诊断缺血性心脏病的方法，可显示缺血心肌的范围和部位，其敏感性和特异性较运动试验高。但对运动试验已经诊断明确的高危者，负荷心肌灌注显像并不能提供更多的信息。对怀疑运动试验假阳性或假阴性而静息心电图异常的患者有诊断价值。对考虑行冠状动脉介入治疗的多支血管病变患者，负荷心肌灌注显像有助于确定哪支血管为罪犯血管。对左心室功能障碍的患者，负荷心肌灌注显像可鉴别冬眠心肌，从而通过冠状动脉介入治疗获益。负荷心肌灌注显像的缺血范围与预后成正比。

4. 静息和负荷超声心动图　静息和运动时的左心室功能障碍预示患者预后不良。和负荷心肌灌注显像一样，负荷超声心动图是确诊缺血性心脏病特异性和敏感性较高的方法。负荷超声心动图有助于判断冬眠心肌所致的心功能障碍，而冬眠心肌功能可通过冠状动脉介入术得到改善。

（四）多层螺旋 CT

近年来应用多层螺旋 CT 增强扫描无创地显示冠状动脉的解剖已逐渐成熟（后简称冠脉 CT），目前常用的 64～256 层 CT 其对冠心病的诊断价值已得到国内外医学界的普遍认可。

虽然冠状动脉导管造影（后简称冠脉造影）目前仍是诊断冠心病的金标准，但在下列方面有其明显不足。

（1）因临床症状和心电图改变而进行的冠脉造影阳性率不足50%（冠状动脉无明显狭窄或闭塞），有些医院甚至不足20%。

（2）不少患者心存畏惧，不愿住院接受有创的造影，且费用较高。虽然部分患者能够一次完成诊断和治疗的过程，但大多数患者却落得个"院白住，'罪'白受，钱白花"的结果。

（3）冠状动脉造影不能显示危险的类脂斑块，不能提出预警。这种斑块容易破裂，造成猝死（发病后1h甚至几分钟内死亡），几乎无抢救机会。患者生前从无相关症状，出现的第1个"症状"就是猝死。

冠脉CT目前虽还不能完全代替冠脉造影。但冠脉CT能可靠地显示冠状动脉壁上的类脂斑块，及时应用调脂药可有效地将其消除，从而大大减少或防止心脏性猝死的危险。冠脉CT还能无创地对冠状动脉支架或搭桥手术后的患者进行复查，相当准确地了解有无再狭窄或闭塞。

冠状动脉重度钙化时判断狭窄程度、对于心律失常患者如何获得好的图像以及辐射剂量较大是目前冠脉CT的最大不足。有资料显示，对120例患者的统计，冠状动脉正常或仅有1～2处病变的70例患者，冠脉CT对狭窄位置和程度诊断符合率可达99.2%，仅0.8%的患者对狭窄程度的诊断不够准确。但对多发病变（冠状动脉明显狭窄达5处以上），诊断的准确率仅88.4%，11.6%的病变对狭窄程度的诊断不够准确或严重的钙化导致难以诊断。此类患者多有重度的冠脉钙化，临床上也有典型的症状或心肌梗死的病史。

冠脉CT的技术还在迅速发展，机型几乎年年出新。最新机型使检查过程简化，适应证增宽（无须控制心率），屏气扫描时间缩短至1～4s，射线剂量和对比剂用量均远低于冠脉造影，在不断提高图像质量。

（五）冠状动脉造影术

冠状动脉造影是目前诊断冠心病的最可靠方法。适应证为：①临床及无创性检查不能明确诊断者。②临床及无创性检查提示有严重冠心病，进行冠状动脉造影，以选择做血运重建术，改善预后。③心绞痛内科治疗无效者。④需考虑做介入性手术者。尤其近年来多数患者采用经桡动脉途径，避免了患者术后必须卧床的需要，大大减轻了患者的痛苦。

（六）鉴别诊断

慢性稳定型心绞痛要与以下疾病相鉴别。①急性冠脉综合征。②其他疾病引起的心绞痛，如严重的主动脉瓣狭窄或关闭不全、风湿性冠状动脉炎、梅毒性主动脉炎、肥厚型心肌病、心肌桥病变等均可引起心绞痛。③肋间神经痛和肋软骨炎。④心脏神经症。⑤不典型疼痛还需与反流性食管炎等食管疾病、膈疝、消化性溃疡、肠道疾病、颈椎病等相鉴别。

三、治疗

（一）治疗目标与措施

稳定型心绞痛治疗主要有2个目标：①预防心肌梗死的发生和延长寿命。②缓解心绞痛症状及减少发作频率以改善生活质量。第一个目标是最终目标。如果有数种策略可供选择，且都能够达到缓解心绞痛的效果，那么能否有效预防死亡将是其选择的主要依据。

对慢性稳定型心绞痛的治疗措施选择包括减少心血管病危险因素的生活方式改变，药物治疗以及血运重建3个方面。临床医师应根据患者个体情况的差异和伴随疾病的不同，而选择不同的治疗方案。

（二）改变生活方式

生活方式的改变是慢性稳定型心绞痛治疗的重要手段，因为它可以改善症状和预后，并且相对较经济，应该鼓励每个患者持之以恒。

1. 戒烟　吸烟是导致冠心病的主要危险因素，有研究表明，戒烟可使冠心病病死率下降36%，其作用甚至超过单独应用他汀、阿司匹林的作用。因此，应积极劝诫吸烟患者进行戒烟治疗。

2. 饮食干预　以蔬菜、水果、鱼和家禽作为主食。饮食干预是调脂治疗的有效补充手段，单独低脂饮食就可使血清中的胆固醇成分平均降低5%。改变饮食习惯（如摄入地中海饮食或鱼油中的高 $\omega - 3$ 不饱和脂肪酸）能增加其预防心绞痛的作用。

3. 控制体重　肥胖与心血管事件密切相关。目前还没有干预试验显示体重减轻可以减轻心绞痛的程度，但体重的减轻可以减少心绞痛发作频率，且可能改善预后。现今随着肥胖程度的增加（尤其是腹型肥胖），可出现以肥胖、胰岛素抵抗、脂质紊乱、高血压为特征的代谢综合征，后者可导致心血管事件的增加。目前有新的治疗方法可减少肥胖和代谢综合征，大麻素（cannabinoid）1 型受体拮抗药联合低热量饮食，可显著减轻体重和减少心血管事件危险因素，但其对冠心病肥胖患者的作用尚待确立。

4. 糖尿病　对所有糖尿病患者必须严格控制血糖，因其可减少长期并发症（包括冠心病）。一级预防试验及心肌梗死后的二级预防试验表明，强化降糖治疗可减少致残率和死亡率，且心肌梗死时血糖控制不佳提示预后不佳。

5. 适度运动　鼓励患者进行可以耐受的体力活动，因为运动可以增加运动耐量，减少症状的发生，运动还可以减轻体重，提高高密度脂蛋白浓度，降低血压、血脂，还有助于促进冠状动脉侧支循环的形成，可以改善冠心病患者的预后。值得注意的是，每个患者应该根据自身的具体病情制订符合自身的运动方式和运动量，最好咨询心脏科医生。

（三）药物治疗

以下将根据作用机制不同分述稳定型心绞痛内科治疗的药物。

1. 抗血小板治疗

（1）阿司匹林：乙酰水杨酸（aspirin，阿司匹林）可以抑制血小板在动脉粥样硬化斑块上的聚集，防止血栓形成，同时通过抑制血栓素 A_2（TXA_2）的形成，抑制 TXA_2 所致的血管痉挛。因此阿司匹林虽不能直接改善心肌氧的供需关系，但能预防冠状动脉内微血栓或血栓形成，有助于预防心脏事件的发生。稳定型心绞痛患者可采用小剂量 $75 \sim 150mg/d$。不良反应主要有胃肠道反应等。颅内出血少见，在上述剂量情况下发生率 $<0.1\%/$年。在长期应用阿司匹林过程中，应该选择最小的有效剂量，达到治疗目的和胃肠道不良反应方面的平衡。

（2）ADP 受体拮抗药：噻氯匹定（ticlopidine）250mg，$1 \sim 2$ 次/d，或氯吡格雷（clopidogrel）首次剂量300mg，然后75mg/d，通过 ADP 受体抑制血小板内钙离子活性，并抑制血小板之间纤维蛋白原的形成。本类药物与阿司匹林作用机制不同，合用时可明显增强疗效，但合用不作为常规治疗，而趋向于短期使用，如预防支架后急性或亚急性血栓形成，或用于有高凝倾向，近期有频繁休息时心绞痛或反复出现心内膜下梗死者。氯吡格雷是一种可供选择的对胃黏膜没有直接作用的抗血小板药物，可用于不能耐受阿司匹林或对阿司匹林过敏的患者。

（3）肝素或低分子肝素：抗凝治疗主要为抗凝血酶治疗，肝素为最有效的药物之一。近年来，大规模的临床试验表明低分子肝素对降低心绞痛尤其是不稳定型心绞痛患者的急性心肌梗死发生率方面优于静脉普通肝素，故已作为不稳定型心绞痛的常规用药，而不推荐作为抗血小板药物用于稳定型心绞痛患者。

2. 抗心绞痛药物

（1）β受体阻滞药：β受体阻滞药通过阻断拟交感胺类的作用，一方面减弱心肌收缩力和降低血压而起到明显降低心肌耗氧量的作用；另一方面减慢心率，增加心脏舒张期时间，增加心肌供血时间，并且能防止心脏猝死。既能缓解症状又能改善预后。因此，β受体阻滞药是稳定型心绞痛的首选药物。β受体阻滞药应该从小剂量开始应用，逐渐增加剂量，使安静时心率维持在 55~60/min，严重心绞痛可降至 50/min。

普萘洛尔（propanolol，普萘洛尔）是最早用于临床的β受体阻滞药，用法3~4次/d，每次10mg，对治疗高血压、心绞痛、急性心肌梗死已有30多年的历史，疗效十分肯定。但由于普萘洛尔是非选择性β受体阻滞药，在治疗心绞痛等方面现已逐步被β_1受体选择性阻滞药所取代。目前临床上的常用的制剂有美托洛尔（metoprolol，倍他乐克）12.5~50mg，2次/d；阿替洛尔（atenolol）12.5~25mg，2次/d；醋丁洛尔（acebutolol，醋丁酰心胺）200~400mg/d，分2~3次服；比索洛尔（bi-soprolol，康可）2.5~10mg，1次/d；噻利洛尔（celiprolol，噻利心安）200~400mg，1次/d等。

β受体阻滞药的禁忌证：心率<50次/min、动脉收缩压<90mmHg、中重度心力衰竭、二到三度房室传导阻滞、严重慢性阻塞性肺部疾病或哮喘、末梢循环灌注不良、严重抑郁者等。

本药可与硝酸酯类药物合用，但需注意：①本药与硝酸酯类制剂有协同作用，因而起始剂量要偏小，以免引起直立性低血压等不良反应。②停用本药时应逐渐减量，如突然停药有诱发心肌梗死的危险。③剂量应逐渐增加到发挥最大疗效，但应注意个体差异。

我国慢性稳定型心绞痛诊断治疗指南指出，β受体阻滞药是慢性稳定型心绞痛患者改善心肌缺血的最主要药物，应逐步增加到最大耐受剂量。当不能耐受β受体阻滞药或疗效不满意时可换用钙拮抗药、长效硝酸酯类或尼可地尔。当单用β受体阻滞药疗效不满意时也可加用长效二氢吡啶类钙拮抗药或长效硝酸酯类，对于严重心绞痛患者必要时可考虑β受体阻滞药、长效二氢吡啶类钙拮抗药及长效硝酸酯类三药合用（需严密观察血压）。

（2）硝酸酯类制剂：硝酸酯类（nitrates）药物能扩张冠状动脉，增加冠状循环的血流量，还通过对周围血管的扩张作用，减轻心脏前后负荷和心肌的需氧，从而缓解心绞痛。

硝酸酯类常见的不良反应是头晕、头痛、脸面潮红、心率加快、血压下降，患者一般可以耐受，尤其是多次给药后。第一次用药时，患者宜平卧片刻，必要时吸氧。轻度的反应可作为药物起效的指标，不影响继续用药。若出现心动过速或血压降低过多，则不利于心肌灌注，甚至使病情恶化，应减量或停药。

静脉点滴长时间用药可能产生耐受性，需增加剂量，或间隔使用，一般在停用10h以上即可复效。其他途径给药如含服等则不会产生耐受性。

临床上常用的硝酸酯类制剂有：

1）硝酸甘油（nitroglycerin，NTG），是最常用的药物，一般以舌下含服给药。心绞痛发作时，立即舌下含化0.3～0.6mg，1～2min见效，持续15～30min。对约92%的患者有效，其中76%的患者在3min内见效。需要注意的是，诊断为稳定型心绞痛者，如果服用的硝酸甘油在10min以上才起作用，这种心绞痛的缓解可能不是硝酸甘油的作用，或者是硝酸甘油失效。

2）硝酸异山梨酯（isosorbide dinitrate，消心痛）为长效制剂，3次/d，每次5～20mg，服药后30min起作用，持续3～5h；缓释制剂药效可维持12h，可用20mg，2次/d。单硝酸异山梨酯（isosorbide 5 - mononitrate），多为长效制剂，20～50mg，每天1～2次。患青光眼、颅内压增高、低血压者不宜使用本类药物。

3）长效硝酸甘油制剂：服用长效片剂，硝酸甘油持续而缓慢释放，口服30min后起作用，持续8～12h，可每8h服1次，每次2.5mg。用2%硝酸甘油油膏或皮肤贴片（含5～10mg）涂或贴在胸前或上臂皮肤而缓慢吸收，适用于预防夜间心绞痛发作。最近还有置于上唇内侧与牙龈之间的缓释制剂。

（3）钙离子拮抗药：钙离子拮抗药（calcium channel blockers，CCB或称钙拮抗药 calcium antagonist），通过抑制钙离子进入细胞内，以及抑制心肌细胞兴奋 - 收缩耦联中钙离子的作用，抑制心肌收缩，减少心肌氧耗；扩张冠状动脉，解除冠状动脉痉挛，改善心肌供血；扩张周围血管，降低动脉压，减轻心脏负荷；还降低血液黏滞度，抗血小板聚集，改善心肌微循环。又因其阻滞钙离子的内流而有效防治心肌缺血再灌注损伤，保护心肌。钙离子拮抗药对冠状动脉痉挛引起的变异型心绞痛有很好的疗效，因为它直接抑制冠状动脉平滑肌收缩并使其扩张。

钙离子拮抗药与其他扩血管药物相似，有服药后一面潮红、头痛、头胀等不良反应。一般1周左右即可适应，不影响治疗。少数患者发生轻度踝关节水肿或皮疹。部分病例可加重心力衰竭或引起传导阻滞，临床上应予以注意。维拉帕米和地尔硫䓬与β受体阻滞药合用时有过度抑制心脏的危险。因此，临床上不主张非二氢吡啶类钙拮抗药与β受体阻滞药联用。停用本类药物时也应逐渐减量停服，以免发生冠状动脉痉挛。

钙离子拮抗药主要分为二氢吡啶类与非二氢吡啶类。非二氢吡啶类包括地尔硫䓬与维拉帕米，它们在化学结构上并无相同之处。

二氢吡啶类举例如下：

1）硝苯地平（nifedipine，硝苯吡啶，心痛定）：有较强的扩血管作用，使外周阻力下降，心排血量增加，反射性引起交感神经兴奋，心率加快，而对心脏传导系统无明显影响，故也无抗心律失常作用。硝苯地平一般用法：10～20mg，3次/d。舌下含服3～5min后发挥作用，每次持续4～8h，故为短效制剂。循证医学的证据表明，短效二氢吡啶类钙拮抗药对冠心病的远期预后有不利的影响，故在防治心绞痛的药物治疗中需避免应用。现有缓释制剂20～40mg，1～2次/d，能平稳维持血药浓度。

2）其他常用于治疗心绞痛的二氢吡啶类钙拮抗药有：尼群地平（nitrendipine）口服每次10mg，1～3次/d；尼卡地平（nicardipine）口服每次10～30mg，3～4次/d，属短效制剂，现有缓释片口服每次30mg，2次/d；氨氯地平（amlodipine）口服每次5mg，每日1次，治疗2周疗效不理想可增至每日10mg。需要长期用药的患者，推荐使用控释、缓释或长效制剂。

非二氢吡啶类举例如下：

1）地尔硫䓬（diltilazem，硫氮䓬酮，合心爽）：对冠状动脉和周围血管有扩张作用，抑制冠状动脉痉挛，增加缺血心肌的血流量，有改善心肌缺血和降低血压的作用。用法为口服每次30~60mg，3次/d。现有缓释胶囊，每粒90mg/d。尤其适用于变异型心绞痛。

2）维拉帕米（verapamil，维拉帕米）：有扩张外周血管及冠状动脉的作用，此外还有抑制窦房结和房室结兴奋性及传导功能，减慢心率，降低血压，从而降低心肌耗氧。口服每次40mg，3次/d。现有缓释片，每次240mg，每日1次。

（4）钾通道激活药：主要通过作用于血管平滑肌细胞和心肌细胞的钾通道，发挥血管扩张、改善心肌供血和增强缺血预适应、保护心肌的作用。尼可地尔是目前临床上唯一使用的此类药物，具有硝酸酯类和钾通道开放的双重作用。但目前尚无证据表明钾通道激活剂优于其他抗心绞痛药物，能明显改善冠心病预后。目前主要用于顽固性心绞痛的综合治疗手段之一。尼可地尔用法：每次口服5~10mg，3次/d。

（5）改善心肌能量代谢：在心肌缺血缺氧状态下，应用曲美他嗪（万爽力）抑制心肌内脂肪酸氧化途径，促使有限的氧供更多地通过葡萄糖氧化产生更多的能量，达到更早地阻止或减少缺血缺氧的病理生理改变，从而缓解临床症状，改善预后。

3. 他汀类药物　近代药物治疗稳定型心绞痛的最大进展之一是他汀类药物的开发和应用。该类药物抑制胆固醇合成，增加低密度脂蛋白胆固醇（LDL-C）受体的肝脏表达，导致循环LDL-C清除增加。研究表明他汀类药物可降低LDL胆固醇水平20%~60%。应用他汀类药物后，冠状动脉造影变化所显示的管腔狭窄程度和动脉粥样硬化斑块消退程度相对较少，而患者的临床冠心病事件的危险性降低却十分显著。对此的进一步的解释是他汀类药物除了降低LDL-C、胆固醇、三酰甘油水平和提高高密度脂蛋白胆固醇（HDL-C）水平外，还可能有其他的有益作用，包括稳定甚至缩小粥样斑块、抗血小板、调整内皮功能、改善冠状动脉内膜反应、抑制粥样硬化处炎症、抗血栓和降低血黏稠度等非调脂效应。

他汀类药物的治疗结果说明，对已确诊为冠心病的患者，经积极调脂后，明显减慢疾病进展并减少以后心血管事件发生。慢性冠心病中许多是稳定型心绞痛患者，他汀类药物对减少心血管事件发生超过对冠状动脉造影显示的冠状动脉病变的改善。慢性稳定型心绞痛患者LDL-C水平应控制在2.6mmol/L以下。

4. 血管紧张素转化酶抑制药（ACEI）　2007年中国《慢性稳定型心绞痛诊断与治疗指南》明确了ACEI在稳定型心绞痛患者中的治疗地位，将合并糖尿病、心力衰竭、左心室收缩功能不全或高血压的稳定型心绞痛患者应用ACEI作为Ⅰ类推荐（证据水平A），将有明确冠状动脉疾病的所有患者使用ACEI作为Ⅱa类推荐证据水平，并指出："所有冠心病患者均能从ACEI治疗中获益。"

（四）血运重建术

目前的两种疗效肯定的血运重建术用于治疗由冠状动脉粥样硬化所致的慢性稳定型心绞痛：经皮冠脉介入治疗（percutaneous coronary intervention，PCI）和外科冠状动脉搭桥术（coronary artery bypass grafting，CABG）。对于稳定型心绞痛患者，冠状动脉病变越重，越宜尽早进行介入治疗或外科治疗，能最大程度恢复改善心肌血供和改善预后而优于药物治疗。

根据现有循证医学证据，中国慢性稳定型心绞痛诊断治疗指南指出，严重左主干或等同病变、3 支主要血管近端严重狭窄、包括前降支（LAD）近端高度狭窄的 1~2 支血管病变，且伴有可逆性心肌缺血及左心室功能受损而伴有存活心肌的严重冠心病患者，行血运重建可改善预后（减少死亡及 MI）。糖尿病合并 3 支血管严重狭窄，无 LAD 近端严重狭窄的单、双支病变心性猝死或持续性室性心动过速复苏存活者，日常活动中频繁发作缺血事件者，血运重建有可能改善预后。对其他类型的病变只是为减轻症状或心肌缺血。因此，对这些患者血运重建应该用于药物治疗不能控制症状者，若其潜在获益大于手术风险，可根据病变特点选择 CABG 或经皮冠状动脉介入治疗（PCI）。

（五）慢性难治性心绞痛

药物和血运重建治疗，能有效改善大部分患者缺血性心脏病的病情。然而，仍有一部分患者尽管尝试了不同的治疗方法，仍遭受心绞痛的严重困扰。难治性的慢性稳定型心绞痛患者被认为是严重的冠心病引起的心肌缺血所致，在排除引发胸痛的非心脏性因素后，可以考虑其他治疗。慢性难治性心绞痛需要一种有效的最佳治疗方案，前提是各种药物都使用到个体所能耐受的最大剂量。其他可予考虑的治疗方法包括：①增强型体外反搏（EECP）。②神经调节技术（经皮电神经刺激和脊髓刺激）。③胸部硬脊膜外麻醉。④经内镜胸部交感神经阻断术。⑤星形神经节阻断术。⑥心肌激光打孔术。⑦基因治疗。⑧心脏移植。⑨调节新陈代谢的药物。

四、预防

对慢性稳定型心绞痛一方面要应用药物防止心绞痛再次发作，另一方面还应从阻止或逆转动脉粥样硬化病情进展，预防心肌梗死等方面综合考虑以改善预后。

（段　浩）

第五节　急性冠脉综合征

一、概述

急性冠脉综合征（acute coronary syndrome，ACS）是 20 世纪 80 年代以后提出的诊断新概念，它涵盖 ST 段抬高型心肌梗死（STEMI）、非 ST 段抬高型心肌梗死（NSTEMI）和不稳定型心绞痛（UAP）。其中 UAP 见前述章节。病理基础是冠状动脉内不稳定斑块的存在，继而发生了破裂、糜烂、出血并在此基础上形成血栓，临床上很多患者会进展到心肌梗死，甚至心脏猝死，斑块稳定的患者在临床上表现为稳定型心绞痛，而不稳定型斑块或斑块破裂时则表现为 ACS。

二、非 ST 段抬高型心肌梗死

（一）发病机制

1. 动脉粥样硬化病变进展　多数不稳定型心绞痛患者均有严重的阻塞性缺血性心脏病，

其冠状动脉粥样硬化的发展，可引起进行性冠状动脉狭窄。

2. 血小板聚集　冠状动脉狭窄和内膜损伤，出现血小板聚集，产生血管收缩物质血栓素 A_2，而由于正常内皮细胞产生的抗聚集物质如前列环素、组织纤维蛋白溶酶原激活物和内皮源弛缓因子等浓度则降低，引起冠状动脉收缩，管腔狭窄加重乃至闭塞以及动力性冠状动脉阻力增加。

3. 血栓形成　血小板聚集、纤维蛋白原和纤维蛋白碎片的主要成分 D – 二聚物增加，形成冠状动脉腔内血栓，导致进行性冠状动脉狭窄。

4. 冠状动脉痉挛　临床、冠状动脉造影和尸解研究均证实，冠状动脉痉挛是引起不稳定型心绞痛的重要机制。

（二）临床表现

1. 临床症状　胸痛或胸部不适的性质与典型的稳定型心绞痛相似，但疼痛更为剧烈，持续时间往往达 30min，偶尔在睡眠中发作。卧床休息和含服硝酸酯类药物仅出现短暂或不完全性胸痛缓解。

2. 临床体征　心尖部可闻及一过性第三心音和第四心音，左心衰竭时可见心尖部抬举性搏动，缺血发作时或缺血发作后即刻可闻及收缩期二尖瓣反流性杂音。

（三）临床分型

根据其发生、持续时间和临床特点不同可分为以下五型：

1. 初发劳力性心绞痛　病程在 2 个月内新发生的心绞痛（从无心绞痛或有心绞痛病史但在近半年内未发作过心绞痛）。

2. 恶化劳力性心绞痛　病情突然加重，表现为胸痛发作次数增加，持续时间延长，诱发心绞痛的活动阈值明显减低，按加拿大心脏病学会劳力性心绞痛分级（CCSC I～IV）加重 1 级以上并至少达到III级（表 12 – 8），硝酸甘油缓解症状的作用减弱，病程在 2 个月之内。

3. 静息心绞痛　心绞痛发生在休息或安静状态，发作持续时间相对较长，含硝酸甘油效果欠佳，病程在 1 个月内。

4. 梗死后心绞痛　指 AMI 发病 24h 后至 1 个月内发生的心绞痛。

5. 变异型心绞痛　休息或一般活动时发生的心绞痛，发作时心电图显示 ST 段暂时性抬高。

表 12 – 8　加拿大心脏病学会的劳力性心绞痛分级标准（CCSC）

分级	特点
I 级	一般日常活动例如走路、登楼不引起心绞痛，心绞痛发生在剧烈、速度快或长时间的体力活动或运动时
II 级	日常活动轻度受限。心绞痛发生在快步行走、登楼、餐后行走、冷空气中行走、逆风行走或情绪波动后活动
III 级	日常活动明显受限，心绞痛发生在平路一般速度行走时
IV 级	轻微活动即可诱发心绞痛，患者不能做任何体力活动，但休息时无心绞痛发作

（四）实验室检查

不稳定型心绞痛患者就诊时除应详尽了解其心绞痛的发作特点与冠心病危险因素等相关病史外，还需进行一系列的实验室检查，以期明确诊断，评估病情，并对患者进行危险分层，从而决定治疗对策和判断预后。不稳定型心绞痛患者的检查种类繁多，发展迅速，用于对 ACS 患者的筛选、危险分层和进一步的诊断。主要包括以下项目。

1. 心电图检查

（1）静息心电图：凡以急性胸痛就诊者，应在 10min 内进行 18 导联常规心电图检查。UAP 的典型心电图改变为 ST 段水平型或下斜型压低 >1mm，或肢体导联 ST 段抬高 >1mm，胸导联 >2mm；T 波通常表现为一过性的对称性倒置或高耸。

（2）动态心电图：除以上心肌缺血的典型改变外，50%~80% 的患者，特别是糖尿病老年患者，尚可见无症状性心肌缺血，其 ST 段压低 >1mm，持续 1min 以上，2 次缺血间隔时间超过 1min 才有意义。

（3）QT 离散度增大：变异型心绞痛发作除有 ST 短暂性抬高与心律失常外，80% 以上的患者 QT 离散度可能增大至 80ms，为心肌缺血的另一种表现。

2. 运动负荷试验　必须在急性期后进行。对可疑的低危患者在胸痛控制 12~24h 可做运动平板试验。症状限制性运动试验应在心电图无缺血证据 7~10d 后进行，据此有助于患者治疗及预后判断。其他非创伤性激发试验，如运动放射性核素心肌灌注扫描和药物负荷试验等，则需在病情稳定一周以后酌情安排。

3. 心肌损伤标记物的测定　近年来，心肌损伤标志物有了迅速的发展，心肌特异肌钙蛋白（cTn）、肌红蛋白（Myo）和肌酸激酶同工酶 MB（CK-MB）的检测已在临床上得到广泛的应用。

（1）心肌肌钙蛋白（cTn）：包括肌钙蛋白 T（cTnT）与肌钙蛋白 I（cTnI），是反映心肌坏死最敏感的特异性指标，在急性心肌梗死发生后 3 个小时血中含量即增高，并持续 2 周左右。cTnT 在肌病和肾功能受损时可呈弱阳性，所以其特异性比 cTnI 略差。低危或中危 UAP 患者 cTn 呈阴性（<0.1mg/L）或略有增高。高危患者 cTn 增高提示已有心肌微梗死，可诊断为 NSTEMI，应酌情行血管重建术治疗。凡疑有不稳定型心绞痛的胸痛患者，应立即抽血检测 cTn，并在 8~12h 内复查，以此对 UAP 和 NSTEMI 做出鉴别。

（2）心肌酶学：肌酸激酶同工酶（CK-MB）作为诊断 AMI 的首选传统血清标志物，其平均敏感性与特异性分别达到 92% 与 98%，在 AMI 后 3~6h 开始升高，病后 3d 可恢复正常，可是其敏感性并不理想。随着更先进的新技术的推广，国外已采用单克隆抗体、酶免疫荧光测定心肌酶，可使其发病后 2~4h 的敏感性提高 90%。进一步检测其同工酶 CK-MB$_1$，与 CK-MB$_2$ 和两者的比值，能更快捷敏感的诊断 AMI。低危与中危的 UAP 患者 CK-MB 不增高；如该酶增高且持续上升是高危的 UAP 病变发展为 AMI 的表现。其他传统的心肌酶如肌酸激酶、AST 和乳酸脱氢酶（LDH）及其同工酶等由于敏感性与特异性较低，已逐渐被肌酸激酶同工酶所取代。

（3）肌球蛋白：肌球蛋白同时来自骨骼肌与心肌，故诊断为心肌损伤的特异性较低。但在心肌坏死后 1~2h 血中肌球蛋白即升高，4~5 个小时达到高峰浓度，24h 以上难从血中测出，所以 ACS 患者 2h 内肌球蛋白未成倍增加，或较基线增高 <10μg/L，即可排除 AMI，而支持 UAP 的诊断。

（4）冠状动脉不稳定粥样斑块及炎症反应的血清标志物：冠状动脉粥样斑块的纤维帽较薄，脂质丰富，炎症细胞浸润所致的炎性反应活跃，即斑块很不稳定而易破裂、出血和形成血栓。所以，测定这一系列病理生理过程的有关化学标志物，即可为 ACS 的发病与感染提供有关的实验室依据，并有助于 UAP 与 AMI 的诊断与治疗。

1）C反应蛋白（CRP）：是一种能与肺炎链球菌荚膜C多糖物质起反应的急性期反应蛋白，目前主张测定超敏CRP（hsCRP），因其在临床上应用广泛，诊断价值更大。hsCRP已被确认为粥样斑块内急性炎症反应的敏感性标志物和独立的危险因素。当其血清浓度 > 30mg/L（3 000μg/L）时，提示患者有明显的心肌缺血和血栓形成（一般炎症时大多为 500~1 000μg/L，其增高程度远不及UAP者粥样斑块发生的急性炎症反应），并且其增高程度与UAP的病死率呈正相关。国内学者发现，与CK-MB及cTn比较，CRP的敏感性更高，可用于评估UAP的危险分层，并协助治疗。

2）其他新的标志物：IL-6、IL-8、组织因子、白细胞弹性蛋白酶、基质金属蛋白酶、食糜酶与组织型纤溶酶原激活剂等，均能反映粥样斑块的不稳定性与炎症反应，可用于对UAP患者的病情评估与预后判断。但它们临床应用的可行性与实际价值尚待进一步研究。

（5）超声心动图检查：显示短暂性室壁运动异常。室壁运动异常呈持久性者，提示预后不良。

（6）放射性核素心肌显像检查：可确定心肌缺血的部位。^{201}Tl心肌显像示静息时心肌缺血区放射性稀疏或缺失，表示心肌处于血流低灌注状态。

（7）冠状动脉造影：中、高危险层的UAP患者应做冠状动脉造影，以明确病变情况指导治疗。血管内超声可在冠状动脉造影的基础上，识别直径<50%的狭窄冠状动脉内斑块的稳定性，并有助于采取相应的治疗对策。

（8）电子束CT检查：可对冠状动脉钙化程度和范围做无创性检查和评价。研究发现，UAP患者钙化检出率及集约化钙化计分均较稳定型心绞痛为低，提示其病变斑块的钙化程度不高，稳定性较差，而易于破裂。

（9）其他检查：还应从冠心病的二级预防着眼，对患者做血糖、血脂、肝功能、肾功能等常规检查，以加强控制危险因素和并发症，进行全面综合治疗。

（五）诊断思路

主要根据胸痛为主的临床症状，心电图和心肌损伤标志物及相关的特殊检查，并应结合病史和冠心病危险因素等确定。根据我国所制定的有关指南，在做出UAP诊断之前需注意以下几点。①UAP的诊断应根据发作的性质、特点、发作时体征和发作时心电图的改变以及CHD危险因素等，结合临床综合判断，以提高诊断的准确性。②心绞痛发作时心电图ST段抬高和降低的动态变化最具有诊断价值，应及时记录发作时和症状缓解后的心电图。动态ST段水平型或下斜压低≥1mm或ST段抬高（肢体导联≥1mm，胸导联≥2mm）有诊断意义。若发作时倒置的T波呈伪性改变（假正常化），发作后T波恢复原倒置状态，或以前心电图正常近期内才出现心前区多个导联T波倒置加深，在排除非Q波性AMI后结合临床也应考虑UAP的诊断。当发作时心电图显示ST段压低≥0.5mm，但<1mm时，仍需高度怀疑为本病。③UAP急性期应避免做任何形式的负荷试验，这些检查宜在病情稳定后进行。

目前国际上无统一的危险度分层，我国近年来在1989年Braunwald UAP分类的基础上结合国内情况做出以下分层（表12-9）。

表 12 -9 心绞痛危险度分层

	心绞痛类型	发作时 ST 段压低幅度	持续时间	cTnT 或 cTnI
低危险组	初发，恶性劳力性，无静息时发作	≤1mm	>20min	正常
中危险组	(1) 1 个月内出现静息性心绞痛，但在 48h 内无发作（多数由劳力性心绞痛进展而来） (2) 梗死后心绞痛	>1mm	20min	正常或轻度正常
高危险组	(1) 48h 内反复发作静息性心绞痛 (2) 梗死后心绞痛	≤1mm	>20min	增高

注：①陈旧性心肌梗死患者其危险度分层上调 1 级，若心绞痛是由非梗死区缺血所致时，应视为高危险组。②左室射血分数（LVEF）<40%，应视为高危险组。③若心绞痛发作时并发左心功能不全、二尖瓣反流、严重心律失常或低血压（SBP≤90mmHg），应视为危险组。④当横向指标不一致时，按危险度高的指标归类。例如，心绞痛类型为低危险组，但心绞痛发作时 ST 段压低 >1mm，就归入中危险组。

患者病情严重性的判断主要是依据心脏病史、体征和心电图，特别是发作时的心电图。

病史中的关键点是 1 个月来的心绞痛发作频次，尤其是近 1 周的发作情况。其内容应包括：①活动耐量降低的程度。②发作持续时间和严重性加重情况。③是否在原劳力性心绞痛基础上近期出现静息性心绞痛发作状况，发作时 ST 段压低程度以及发作时患者的一些特殊体征变化可将 UAP 患者分为高、中、低危险组。

（六）治疗

1. 治疗策略和方法

（1）危险度分层：是制订治疗方案的前提和基础，有助于检出高危患者，强化内科药物治疗，进行介入治疗（PCI）或冠状动脉旁路移植术（CABG）等有创治疗的抉择。

（2）药物治疗：应从易损患者的整体角度出发，针对易损斑块，易损血液及易损心肌等发病机制采用有效的药物治疗，从控制症状和改善预后出发，并注意改善疾病的生物学特点，达到生物学治愈的理想要求。具体用药包括抗心肌缺血、抗栓（抗血小板、抗凝血）、溶栓、ACEI 及抗高血脂药的应用等，力争早期稳定粥样斑块，消除症状，预防心室重构，防止恶性心律失常与心力衰竭等并发症，达到降低死亡率，改善预后的最终目的。

（3）介入治疗：是近 20 年冠心病防治的重大进步和突破。应参照有关的防治指南，严格掌握适应证，积极开展 PCI，必要时应考虑 CABG 手术治疗。

2. 一般内科治疗 UAP 一旦确诊，急性期患者应卧床休息，进行心电监护 1 ~ 3d，低危患者，心绞痛未再发，心功能及心电图无异常，心肌酶（CK - MB）不增高，肌钙蛋白正常，可在留观 24 ~ 48h 后出院。凡中危与高危患者，尤其伴有肌钙蛋白增高及诊断为 NSTE-MI 者应进一步观察与处理。

3. 药物治疗

（1）强化抗血小板治疗

1）阿司匹林：为最常用的首选药物，起病后前 2d 剂量 150 ~ 300mg/d，3d 后减量至 50 ~ 150mg/d，以后长期维持。

2）二磷酸腺苷受体拮抗药：包括噻氯匹定（ciclopidine，抵克力得）和氯吡格雷（clo-pidgrel），均可特异性地阻断二磷酸腺苷与血小板受体的结合，抑制血小板聚集等。噻氯匹定因可导致中性粒细胞减少和导致血栓形成性血小板减少性紫癜等不良反应，现已少用。氯吡格雷无骨髓毒性为其主要优点，且起效快，6h 内抑制血小板作用达到高峰，耐受性好，无阿司匹林的肠胃道副作用。首次剂量为 300~450mg，维持量为 75mg/d。目前认为，除非在 5~7d 内拟行 CABG 术者，所有 UAP 与 NSTEMI 患者均应服用氯吡格雷。本品常与阿司匹林联合应用，效果增强。接受非 PCI 方式，计划做冠状动脉成形术的 UAP 及 NSTEMI 患者入院后就立即合用本品和阿司匹林，疗程延长至 9 个月，可使死亡率或 AMI 减少 20%。患者需紧急做 PCI，可在有创检查同时服用本品。择期进行 PCI 者，可在术后服用本品。由于本品和阿司匹林的合用可增加 CABG 术后出血危险性，故术前宜停用氯吡格雷 1 周。最近公布的 CERDO（clopidgrel for the reduction of events during observation）证明 PCI 术后 1 年应用氯吡格雷（75mg/d）可显著降低死亡、AMI 与脑卒中等事件发生率，而术前至少 6h 以上开始给予本品负荷量（300mg/d），明显减少心血管事件危险，而且无严重出血的并发症，因此，氯吡格雷的应用将受到更多的关注和推荐。

3）静脉糖蛋白 II b/ III a 受体拮抗药：血小板的激活使糖蛋白 II b/ III a（GP II b/ III a）受体与其最主要的配体纤维蛋白原的亲和力增强，导致纤维蛋白原介导的血小板聚集。GP II b/ III a 受体拮抗药阻断了血小板聚集的最后通路，对进行 PCI 的患者疗效确切。荟萃分析表明本类药物可降低 30d 死亡率或 AMI 总体发生率，而对 30d 未进行血运重建的患者无益。目前使用本类药物的原则是：①对计划做导管检查与冠状动脉成形手术的患者，应联合应用本类药物、阿司匹林和普通肝素。②对计划做导管检查与冠状动脉成形手术者，且已使用了阿司匹林和普通肝素的患者，可使用本类药物。但对有可能而不常规拟行 PCI 的患者，收益不大；凡不行 PCI 手术患者，则疗效可疑。③近 3 个月内有大手术史，近半年内有脑卒中史，以及近期外伤和未能控制的严重的高血压患者均禁用。本品口服制剂因不能降低远期缺血性终点事件发生率，已不应用。

（2）抗凝血治疗：主要药物有普通肝素、低分子肝素、华法林和水蛭素。

1）普通肝素：肝素抗凝血活性的激活需要抗凝血酶，肝素和抗凝血酶中的赖氨酸结合后，使抗凝血酶由慢反应凝血酶抑制剂变为快反应抑制剂，活性增加近 2 000 倍。肝素－抗凝血酶复合物可激活一系列凝血因子，肝素并直接发挥抗凝血作用，抑制血小板黏附和聚集，使微血管通透性增强，可导致出血并发症。UAP 患者单独使用普通肝素可预防 AMI 和心绞痛复发；与阿司匹林相比，可使两者的危险性分别下降 89% 和 63%。但一般主要用于中危和高危 UAP 患者。先静脉推注 5 000U，继以静脉滴注 1 000U/h，调整其剂量使激活的部分凝血酶时间（APTT）延长至对照的 1.5~2 倍，持续用药至少 48h。本品应与阿司匹林和（或）氯吡格雷合用，以增强疗效。

2）低分子肝素：普通肝素裂解后成为相对分子质量为 1 000~12 000 的低分子肝素，依诺肝素为其代表。与普通肝素相比，低分子肝素安全性好，与骨细胞结合力低，不引起骨质减少症和血小板减少症，血浆半衰期长，作用维持较久，不需要实验室检测，可以皮下注射，使用方便，剂量可根据体重调整，停药无反跳反应，比普通肝素可使死亡率与 AMI 危险性进一步降低 15%，因此应用日趋广泛。对 UAP 与非 ST 段抬高型 AMI 患者，可将本品与阿司匹林和（或）氯吡格雷应用，一般用药 5~7d，不要超过 14d。鉴于低分子肝素半衰期较长，不能快速达到最大抗凝血效应，故不推荐用于 PCI 手术中，并最好在 PCI 手术前 24h 停用本品，而改用普通肝素。

3）水蛭素：系直接抗凝血药，与凝血酶结合成不可逆的复合物，特异性地抑制凝血酶的活性，但本品易引起出血危险，并且降低死亡危险的效果并不明显，故有待开发新型制剂，以代替目前的产品。

4）华法林：应用于 UAP 的临床研究结果不一。合并心房颤动和（或）心脏机械瓣置换手术后的 UAP 患者应长期使用华法林。

（3）溶栓治疗：经过多年的讨论之后，已经明确对 UAP 与 NESTEMI 患者没有肯定的益处，甚至可能造成不利后果，所以不予推荐。

（4）硝酸酯类：主要目的为控制心绞痛发作。口含硝酸甘油片剂以每次 1 片（0.5mg）为宜，无效可在 3~5min 内追加 1 次。如连续含 3~4 片仍不能缓解症状，需应用强镇痛药，并配合静脉滴注硝酸甘油或硝酸异山梨酯，中、高危 UAP 患者持续静脉滴注 24~48h 即可。急性期后，患者可口服硝酸异山梨酯或单硝酸异山梨酯。频繁发作的 UAP 患者以短效的硝酸异山梨酯优于长效制剂。严重的冠状动脉阻塞患者，硝酸酯类药物即使加大剂量或改变剂型与给药途径亦难于奏效，宜加用钙拮抗药或 β 受体阻滞药，必要时行 PCI 或 CABG。

（5）β 受体阻滞药：是冠心病患者二级预防的主要药物之一，可改善远期预后。除非有禁忌证均宜选用。应首选具有心脏选择性的药物如美托洛尔、阿替洛尔或比索洛尔等口服。

（6）钙拮抗药（CCB）：控制心肌缺血的发作为本类药物的主要用途。①硝苯地平：具有独特的缓解冠状动脉痉挛的效果，为变异型心绞痛的首选用药。②非二氢吡啶类的地尔硫草：如合心爽，90mg/d，一次服用，具有减慢心率，降低心肌收缩力的作用，是近年来受到广泛推荐的药物。顽固性严重胸痛患者可静脉推注本品。③维拉帕米：也属非二氢吡啶类 CCB，亦可选用。对同时合并的室上速与房颤等快速异位性心律失常也有良好的治疗效果。但本品抑制心肌作用更强，故不可与 β 受体阻滞剂合用。严重不稳定型心绞痛往往需同时合用硝酸酯、β 受体阻滞剂与 CCB。

（7）抗高血脂药：羟甲基戊二单酰辅酶 A 还原酶抑制药（他汀类）的应用，是 ACS 治疗学上的一大进展，备受重视，他汀类不但显著降低 LDL – C 与 TC，更有一系列调血脂之外的特殊治疗作用。所以，应用他汀类强化治疗已成为当今防治 ACS 不可或缺的主要措施之一。

1）他汀类防治 ACS 的机制：①改善内皮功能。内皮功能紊乱是指由于内皮功能受损导致的血管扩张和收缩、生长抑制和促进、抗血栓和促栓塞、抗炎症和促炎症及抗氧化和促氧化之间平衡失调。各种引发冠心病的危险因子如高胆固醇血症、雌激素减退、高同型半胱氨酸及年龄的增加都会损害内皮功能。内皮功能紊乱不仅触发早期动脉粥样硬化，而且在动脉粥样硬化斑块的发展中发挥重要作用。许多实验证实，冠心病患者发生病变的心外膜血管对乙酰胆碱发生收缩反应，而正常血管在乙酰胆碱作用下会发生舒张。有研究发现，不稳定型心绞痛及急性心肌梗死往往发生在冠状动脉狭窄不超过 50% 的患者中。近来更有研究显示，冠心病患者的死亡率与血管栓塞面积是否超过 70% 并无明显相关性，而与发生病变的血管数目呈明显相关，因为病变的血管处内皮功能紊乱会导致潜在的冠状动脉事件的发生。导致内皮功能紊乱的最主要的机制是内皮一氧化氮合酶（endothelial nitric oxidesvnthase，eNOS）的稳定性下降。他汀类药物能通过 2 个途径改善 eNOS mRNA 稳定性及增加内皮合成 NO。其一是通过调脂作用影响 NO 合成，1990 年报道的 MRFIT 试验证实血浆中胆固醇水平的高低与冠心患者的死亡率成正比。血浆中胆固醇水平在 3g/L 时其死亡率为 17‰，而血中胆固醇水平为 1.5g/L 时其死亡率为 3‰。在 1995 年 Shep – herd 等进行的一个小规模的临床试验发现普伐他汀可使冠心病患者死亡率下降 28%，在 1996 年 Kinlay 等证实了这种冠状动脉内皮功能改善与促进内皮合成一氧化氮有关。其二可直接影响一氧化氮的生物合成，Laufs 发现辛伐他汀和洛伐他汀可将 eNOS mRNA 的半衰期由 13h 延长至 38h，他汀类药物的这种作用主要是通过抑制 MVA 及 GGPP 的生物合成来实现的。GGPP 对多种蛋白质如 eNOS 及 Ras 样因子 Rho 的转录后修饰起重要作用。Rho 为 NO 的抑制因子，对 Rho 的抑制可将 eNOS 的合成提高 3 倍。②抑制血管平滑肌（VSMC）的增殖和移行。平滑肌细胞的迁移和聚集是动脉粥样硬化形成及血管成形术后再狭窄的基础。平滑肌细胞的迁移和聚集伴随脂质沉积现在被认为是血管壁中最重要的改变，发生改变的部位可作为药理作用的靶部位。近来，体内、外实验证实氟伐他汀及辛伐他汀可以抑制鼠平滑肌细胞增殖，但普伐他汀不能，这种作用不依赖于它们的降脂作用。现在也有观点认为亲水他汀类如普伐他汀因不能透过细胞膜，从而不抑制平滑肌细胞的迁移和聚集，这一特点可以稳定斑块，因为斑块特别是纤维帽中的平滑肌细胞数目对斑块的稳定有重要作用。提示我们在冠心病的一级预防中宜选用亲脂性他汀类药物，而在二级预防中宜选用亲水性他汀药物。③防止血栓形成，稳定粥样斑块。粥样斑块的突然崩解、破裂并有相继的血小板聚集、血栓形成，栓子进入血液循环是 ACS 发生的主要机制，用他汀类安全有效的抗高血脂治疗，能降低斑块核心的脂质含量，减少细胞外脂质沉积以及内膜的钙化与新生血管，增加胶原和平滑肌细胞面积。辛伐他汀等对胆固醇酯化及胆固醇酯在巨噬细胞内聚集的抑制，氟伐他汀对金属蛋白酶（MMP）产生的抑制，并干扰乙酰化 LDL 所致的细胞胆固醇酯化等作用均有助于斑块的稳定。他汀类减少血小板血栓素的产生，改变血小板膜胆固醇的含量以及细胞内钙水平，降低血小板的活性。普伐他汀可降低凝血酶，抗凝血酶Ⅲ复合物、纤维蛋白肽 A、血栓调节素及 PAI – 1 的活性，逆转血栓形成纤溶之间的平衡。他汀类对纤维蛋白原（FIB）、血液黏度以及 PAI – 1 等影响尚无一致的结论，如普伐他汀可降低 FIB、PAI 与血液黏度等，但辛伐他汀对这些均无明显影响。④消炎作用，在 ACS 发生早期（24 ~ 96h），以大剂量阿托伐他汀（80mg/d）治疗，有强烈的消炎与防止血栓形成的作用，而大剂量的阿托他汀的调血脂及非调血脂作用，使患者的心血管事件危险下降 48%。他汀类药物可减少粥样硬化中的炎症细胞，降低巨噬细胞数量，凡炎症指标增高者，他汀类的消炎作用明显，并且有免疫调节作用，如抑制 γ - 干扰素（IFN - γ）导致的主要组织相容性复合物Ⅱ（MHC - Ⅱ）分子的表达等。他汀类抗炎作用的另一强有力的证据即是明显降低 ACS 患者炎症标志物如 CPR 和细胞因子的水平。总之，他汀类的消炎作用表现为对炎症过程的多个环节存在多种抑制作用，且不依赖于血脂调节机制。这种作用是解释他汀类防治 ACS 具有明显效益的主要理论和临床应用的基础之一。

2）他汀类防治 ACS 的临床试验及主要结论：一系列大规模临床试验对他汀类防治 ACS 的疗效提供了循证医学的科学证据。瑞典和德国的回顾性分析表明，AMI 患者于起病后 1 ~ 3d 内服用普伐他汀类可使急性期住院死亡率和随访 1 年至 18 个月的心血管事件发生率与死亡危险明显下降。在 ACS 发病后 6h 至 1 周内服用普伐他汀者，预后明显改善。而且还可防止粥样斑块的破裂、出血以及冠状动脉的狭窄。ACS 起病后 3h 较大剂量的他汀类强化治疗，并可降低血清炎性反应物如 CRP 等的含量，防止冠状动脉再梗死。

综合他汀类强化治疗 ACS 的临床研究结果，可以得出以下结论：①根据美国 ATPⅢ，

ACS 患者住院后应立即或在 24h 内进行血脂测定，并以此作为治疗的参考。如：LDL - C ≥ 3.36mmol/L（130mg/dl）应早给予他汀类治疗；LDL - C 为 2.59 ~ 3.35mmol/L（100 ~ 129mg/dl），是否服用他汀类应结合临床情况考虑。部分学者主张积极调血脂，认为只要 LDL - C > 2.59mmol/L（100mg/dl）即可服他汀类药物。②早期服用他汀类的理由，能调动患者坚持他汀类调血脂治疗的积极性；缩小临床上的治疗空隙，以使更多 ACS 患者得到必要的调血脂治疗。医师应将这些道理向患者反复说明，争取患者的理解和配合。并劝告患者长期服用他汀类，一定要使血脂异常调整到治疗的目标水平。服药期间应注意药物不良反应，保证用药安全。③应按照目前推荐的血脂异常治疗达标的用药剂量服药，如辛伐他汀 20 ~ 40ml/d，阿托他汀 10 ~ 20mg/d。根据最近的 ATPⅢ修改的建议，ACS 属高危患者，其 LDL - C 水平应降到 1.8mmol/L（70mg/dl）。不过，这尚待更多的临床试验加以肯定，强化治疗的更大剂量（如阿托他汀 80mg/d）的广泛应用也正在积累经验，有待循环医学的证据予以支持。④他汀类对 ACS 患者的非调血脂治疗作用，已被许多基础和临床观察的研究所证实。患者服药期间，同时测定有关的炎症、心肌坏死物和内皮功能以及 CD - CD40L、sCD40L 等有关指标，对进一步了解他汀类的非调脂作用，以及 ACS 发生的复杂病理生理变化和临床经过演变的关系，具有十分重要的理论和临床防治意义。

（8）ACEI：推荐用于伴有充血性心力衰竭、左室功能不全（LVEF < 40%）、原发性高血压与糖尿病的患者。

4. 介入治疗和外科手术治疗

（1）根据我国 UAP 诊断和治疗的建议，高危 UAP 患者进行 PCI 或 CABG 的指标为：①内科加强治疗，心绞痛仍反复发作。②心绞痛发作时间明显延长，> 1h。③心绞痛发作时伴有血流动力学不稳定，如出现低血压、急性左心功能不全或伴有严重心律失常等。

紧急 PCI 的风险高于择期 PCI 治疗，其主要目标是以迅速开通"罪犯"病变血管，恢复其远端血液循环为原则。对于多病变患者，可以多次完成全部血管重建。凡有左冠状动脉主干病变或弥漫性狭窄病变不适宜 PCI 时，则应做急诊 CABG。血流动力学不稳定的患者最好同时应用主动脉内囊反搏，稳定血流动力学。但大多数患者的 PCI 宜在病情稳定 48h 后进行。

（2）近年来一系列大规模临床试验的研究表明，凡 UAP 或 NSTEMI 患者具有下列高危因素中任何 1 项者，应做早期有创治疗，这些有创治疗的适应证更为详尽具体，更应掌握和应用。①尽管采取强化抗缺血治疗，但仍有静息或低运动量的复发性心绞痛或心肌缺血的患者。②cTn 增高。③新出现的 ST 段压低。④复发性心绞痛或心肌缺血患者伴心力衰竭症状，心尖区舒张期奔马律、肺水肿、肺部啰音增多或新出现或恶化的二尖瓣关闭不全；近年来强调对非 ST 段抬高型 ACS 患者在给予低分子肝素以及阿司匹林和抗心绞痛药物的情况下，早期侵入性有创治疗可明显改善患者的预后，特别是在给予 GPⅡb/Ⅲa 受体拮抗药 tirofiban 的前提下，以支架为代表的新的冠状动脉介入明显优于保守治疗。⑤无创性负荷试验有高危表现。⑥左室收缩功能障碍（LVEF < 40%）。⑦血流动力学不稳定。⑧持续性室性心动过速。⑨6 个月内做过 PCI。⑩既往做过 CABG 手术。

值得注意的是，近年来许多临床试验证明，对非 ST 段抬高型 ACS 患者早期进行 PCI 干预治疗，特别是在以支架为代表的新的冠状动脉介入技术和最有力的抗血小板药物 GPⅡb/Ⅲa 受体拮抗药（triafiban）应用的前提下，患者的预后明显改善，其疗效显著优于药物保守治疗，其中，高危患者获益尤多，即使是中危患者，早期介入干预也能使心血管事件大为减少，特别是难治性心绞痛患者改善更为明显。最近我国报道一组 545 例非 ST 段抬高型 ACS 患者的两种治疗方法的比较，也肯定了早期有创干预的疗效。如随访 30d 时反复心绞痛发作住院事件以及复合心血管事件均减少，随访 6 个月时的心血管事件仍然比保守治疗为少 P < 0.05）。但该研究未能肯定两种治疗方法对 UAP 的心血管事件的减少有明显差异。此外，最近公布的 ACC/AHA 的有关指南也建议对 cTnI 增高的非 ST 段抬高的 ACS 患者进行早期介入干预。尽管药物保守和早期介入干预对这一类型的 ACS 患者的疗效之比较尚无最终统一的意见，但积极的早期 PCI 的前景应该更为乐观。看来，如何筛选通过干预可能获得更大益处的高危人群，使早期介入干预能发挥应有的优势，是进一步临床研究的重要课题之一。

5. 康复治疗　大多数 UAP 或 NSTEMI 患者有慢性稳定型心绞痛，而且病情还可能反复，因此其二级预防十分重要。常用的康复治疗包括：①无禁忌证时应长期坚持服用阿司匹林 75 ~ 325mg/d，国人一般推荐 100mg/d 为合适。②由于过敏或胃肠道不适，不能耐受阿司匹林，最好口服氯吡格雷 75mg/d（有禁忌证者除外）。③凡已做 PCI 安放支架的患者，联合服用阿司匹林和氯吡格雷 9 个月。④无禁忌证时建议服用 β 受体阻滞药。⑤控制血脂，凡血 LDL - C > 3.36mmol/L（130mg/dl）时，应坚持服用他汀类，并保持血脂处于达标水平，同时严格控制饮食。充血性心力衰竭、左室功能障碍（LVEF < 40%）、原发性高血压与糖尿病患者应口服 ACEI。⑥如胸痛持续 2 ~ 3min，而休息不能终止发作时，可含服硝酸甘油片，必要时重复用药，但最多不超过 3 次，前后 2 次服药间隔 5min。⑦如果心绞痛表现为不稳定状态，例如发生频率增加，疼痛程度加重，发作时间延长，硝酸甘油效果不佳等，应及时就医。

（七）预后

影响 UAP 与 NSTEMI 预后的因素如下。

1. 心室功能　为最强的独立危险因素，左心功能越差，其预后也越差，因为这些患者很难耐受更严重的心肌缺血和梗死。

2. 冠状动脉病变部位和范围　左冠状动脉主干病变最具危险性，3 支冠状动脉病变的危险性大于双支或单支病变，前降支病变的危险性大于右冠状动脉和回旋支病变，近段病变危险性也大于远段病变。

3. 年龄因素　也是一个独立危险因素，主要与老年人的心脏储备功能和其他重要器官能减退有密切关系。

4. 合并其他器质性疾病　如肾衰竭、慢性阻塞性肺疾病、未控制的糖尿病和原发性高血压、脑血管或恶性肿瘤等，均可明显影响患者的近、远期预后。患者在康复治疗阶段，定期随访的重要内容应包括以上影响预后的各种危险因素的防治，使患者趋利避害，达到防止心血管事件，改善预后，提升生活质量的目的。

三、ST 段抬高型急性心肌梗死

心肌梗死是指冠状动脉突然堵塞或近乎堵塞所造成的部分心肌缺血性坏死。冠状动脉堵塞的主要原因为在冠脉内膜动脉粥样硬化病变的基础上有血栓形成。临床表现呈突发性、持久而剧烈的胸痛或胸骨后压迫性疼痛，特征性的心电图改变及某些血清酶的增高，常伴严重心律失常和（或）急性循环功能障碍。

（一）病理生理

冠心病的基本病变是冠状动脉内的粥样斑块形成，但因其斑块组织构成上的差异导致临床表现各异。对于引起稳定型心绞痛的斑块通常具有较小的脂质核心和较厚的纤维帽。相反,不稳定型心绞痛则具有较大的脂质核心和薄的纤维帽。当稳定冠状动脉斑块内巨噬细胞、脂质成分及炎症产物增多时,它就变脆,易于破裂。斑块破裂将诱发局部血栓形成。当第 1 层血小板聚集在斑块上后,各种激动剂如胶原、二磷腺苷(ADP)、肾上腺素、5 - 羟色胺等促进其激活,激活后的血小板产生血栓素 A_2,后者进一步激活血小板,并对抗血栓溶解。除产生血栓素 A_2 外,激活的血小板导致膜 GP Ⅱ b/Ⅲ a 受体构型改变,后者通过与可溶性黏附蛋白分子(如 vWF 因子和纤维蛋白原)结合,从而引起广泛的血小板聚集。与此同时,斑块破裂还启动组织因子激活的凝血系统,使纤维蛋白原转变为纤维蛋白,使血栓增大和坚固。因此,其临床上各种表现与斑块破裂后血栓形成的大小和速度有关。有研究发现,在起病 6h 内死于缺血性心肌病的患者 93% 有斑块破裂和冠状动脉内血栓形成。相反,对于非心脏性死亡的患者 96% 无以上改变。

然而,斑块破裂不可预测。尽管冠状动脉造影可发现左主干、3 支病变、累及左前降支近段的双支病变等引起心脏死亡的高危病变,但并不能肯定会梗死。因为慢性的冠状动脉狭窄往往形成了广泛的侧支循环,不易发生急性 ST 段抬高型心肌梗死。而大部分心肌梗死患者起病前冠状动脉造影未发现 >50% 的冠状动脉狭窄。急性冠状动脉堵塞引起心肌损伤的大小与下列因素有关:①受累动脉供血范围的大小。②是否完全堵塞。③堵塞时间长短。④受累心肌侧支循环的多少。⑤缺血心肌对氧的需求的大小。⑥影响自发溶栓的因素等。

(二)临床表现

AMI 前往往有先兆,常常表现为胸闷或胸痛较前加重,或起病前 1~2 周出现新发生的心绞痛。临床上有下列情况应高度怀疑有 AMI 可能:①原来稳定型或初发型心绞痛患者其运动耐量突然下降。②心绞痛发作的频度、严重程度、持续时间增加,无明显的诱因,以往有效的硝酸甘油剂量变为无效。③心绞痛发作时出现新的表现,如恶心、呕吐、出汗,疼痛放射到新的部位,出现心功能不全或心律不全或心律失常。④心电图出现新的变化,如 T 波高耸,ST 段一过性明显抬高或压低,T 波倒置加深等。先兆症状的识别对及时诊断心肌梗死,及早期溶栓治疗有重要意义。

1. 疼痛 是 AMI 的最早、最突出的症状。其疼痛性质、部位与心绞痛相似,但常于安静或睡眠中发生,疼痛发生程度重,范围广,持续时间长,超过 30min。患者常伴烦躁不安、出汗、恶心、恐惧及濒死感。少数患者疼痛部位性质不典型,易与急腹症混淆。部分患者为无痛性心肌梗死,还有部分患者以急性左心衰症状起病。

2. 全身症状 有发热,白细胞计数增高和血沉增快。发热多为低热,<39℃,持续<1 周。

3. 胃肠道症状 在起病初期,特别是疼痛剧烈时常有恶心、呕吐等症状。少数患者并以此为主要症状。机制可能与迷走神经受病变处心肌刺激有关。偶尔患者有顽固性呃逆。

4. 心律失常 见于 75%~95% 的患者,多发生于起病后 1~2 周内,尤其 24h 内。心律失常的类型与梗死的部位有关:前壁心肌梗死常出现室性心律失常,如室性期前收缩、室性心动过速、心室扑动,甚至心室颤动;下壁心肌梗死则常发生房室传导阻滞。室上性心律失常常与心力衰竭有关。

5. 低血压和休克 AMI 早期的休克可由于低血容量或疼痛引起,与心脏有关的原因是心脏泵衰竭及心律失常。其定义为:①收缩压(SBP)<90mmHg,或原发性高血压患者 SBP 较以往基数下降 80mmHg,低血压持续 30min 以上。②有器官灌注不足的表现,如神志

淡漠，四肢冰凉，发绀，出汗，高乳酸血症。③尿量＜20ml/h。

6. 心力衰竭　AMI 患者 24%~48% 存在不同程度的左心衰。表现为双肺湿啰音、窦性心动过速及奔马律，可有轻重不一的呼吸困难。严重者发生肺水肿。根据血流动力学状态（Forrester - Diamond - Swan 分级）和临床症状（Killip 分级）将心力衰竭分为 4 级（表 12 - 10、表 12 - 11）。

表 12 - 10　Forrester - Diamond - Swan 血流动力学分级

	分级	心排血指数 [L/（min·m²）]	肺动脉楔压（mmHg）	预计死亡率（%）
Ⅰ级	无肺淤血和肺动脉高压	>2.2	<18	2~3
Ⅱ级	单纯肺淤血	>2.2	<18	10
Ⅲ级	单纯外周低灌注	<2.2	>18	2~25
Ⅳ级	肺淤血 + 外周低灌注	<2.2	>18	50~55

表 12 - 11　Killip 临床症状分级

	分级	预计死亡率（%）
Ⅰ级	无充血性心力衰竭	5
Ⅱ级	轻度充血性心力衰竭（肺部啰音 <50% 肺野）	15~20
Ⅲ级	急性肺水肿	40
Ⅳ级	心源性休克	8

右室梗死常有右心衰的表现，心排血量显著减少，血压降低，肺部啰音和呼吸困难反而不明显。

7. 体征　心脏听诊可有第一心音减弱，可出现第三心音、第四心音奔马律。10%~20% 的患者在发病后 2~3d 出现心包摩擦音，多在 1~2d 内消失；发生二尖瓣乳头肌功能不全者，心尖区可出现粗糙收缩期杂音；发生心室间穿孔者，胸骨左下缘出现响亮的收缩期杂音。发生心律失常、休克或心力衰竭者出现有关的体征和血压变化。

（三）辅助检查

1. 常规检查

（1）细胞计数：发病 1 周内白细胞计数可增加至（10~20）×10⁹/L，中性粒细胞多为 0.75~0.90，嗜酸粒细胞减少或消失。

（2）血沉增快，可持续 1~3 周。

2. 心肌损伤标志物　AMI 后一些心肌标志物蛋白从坏死组织大量释放到循环血液中，不同蛋白的稀释速度因其在细胞的位置、分子质量大小以及局部的血液和淋巴流量不同而异。心肌标志蛋白释放的动态曲线对心肌梗死的诊断非常重要，但紧急再灌注的治疗措施需要尽早明确诊断和决定，因此以往主要是根据症状和心电图检查。但随着床旁全血心肌标志物监测的应用，对早期心肌梗死的诊断（特别是心电图不能确定的病例）提供了帮助。AMI 的血清标志物应具备以下条件：①在血中出现早，且在心肌组织中浓度高，而在非心肌组织中缺如。②起病后迅速释放人血，其浓度与心肌损害范围有定量关系。③在血中持续一段时间以提供方便的诊断时窗。④必须测定方法简单、价廉和迅速。

（1）肌酸激酶（CK）：在 4~8h 内增高，但 CK 的主要缺点是缺乏心脏特异性，因为

CK 在骨骼肌损伤时也有增高，如肌内注射后可有 2～3 倍的总 CK 增高。因此，在胸痛或其他原因患者注射镇痛药后可有总 CK 的假性增高，导致心肌梗死的误诊。其他引起 CK 增高的原因有：①骨骼肌疾病，包括肌萎缩、肌病和多发性肌炎。②电休克。③甲状腺功能减退。④脑卒中。⑤外科手术。⑥由于创伤、抽搐和长期制动所致肌肉损伤。CK－MB 主要存在于心肌，而在心脏外组织中水平低，因此具有较高心肌特异性，但是心脏手术、心肌炎和电除颤也可以引起 CK－MB 增高。

（2）心肌特异性的心肌钙蛋白 T（cTnT）和肌钙蛋白 I（cTnI）：为氨基酸序列不同于骨骼肌来源的肌钙蛋白，用特异的抗体可以定量检测到心脏的 cTnT 和 cTnI。通常 cTnT 和 cTnI 在正常健康人群中不能检测到，而 AMI 后可增高到正常上限的 20 倍，因此，cTnT 和 cTnI 对心肌梗死的诊断具有重要意义。在心肌梗死后 cTnT 和 cTnI 可持续增高 7～10d。

（3）肌红蛋白：是一种心肌和骨骼肌中的低分子蛋白。它在心肌梗死时出现较 CK－MB 早，同时肾清除较快，通常在心肌梗死后 24h 内恢复正常水平，而且引起缺乏特异性，需与其他指标如 CK－MB 同时分析才能有助于心肌梗死诊断，其临床意义不大。CK－MB 是目前标准的心肌梗死诊断的标志物，其缺点是缺乏心肌特异性，虽在起病 6～8h 内敏感性高，但易出现假阳性。对于总 CK 正常，而 CK－MB 增高的意义不肯定。其持续时间不超过 72h。心肌中只有 CK－MB 一种亚型，但血清中存在多种亚型。当 CK－MB$_2$ 绝对值 >1μg/L 或 CK－MB$_2$/CK－MB$_1$ >1.5 时，其对 6h 内心肌梗死的诊断较常规的 CK－MB 的测定具有较高的敏感性和特异性。cTnT 和 cTnI 为 AMI 的新标志物，其出现较 CK－MB 早，且持续数天（cTnI 为 7d，cTnT 可达 10～14d），且具有组织特异性。ACS 患者入院时 cTnT 增高（ > 0.1μg/ml）为其后出现急性心肌事件的重要标志（表 12－12）。

表 12－12　AMI 的血清心肌标志物及其检测时间

项目	肌红蛋白	心脏肌钙蛋白		CK	CK－MB	AST
		cTnI	cTnT			
出现时间（h）	1～2	2～4	2～4	6	3～4	6～12
100%敏感时间（h）	4～8	8～12	8～12		8～12	
峰值时间（h）	4～8	10～24	10～24	24	10～24	24～48
持续时间（h）	0.5～1	5～10	5～14	3～4	2～4	3～5

既往认为心肌标志物水平可以反映梗死面积的大小，但标志物水平受多种因素影响，特别是再灌注治疗可使心脏标志物水平峰值提早和增高。

3. 心电图检查　心电图改变常有进行性变化，对心肌梗死的诊断、定位、确定范围、估计病情演变和预后都有意义。

（1）特征性改变：①宽而深的 Q 波（病理性 Q 波），在面向透壁心肌坏死区的导联上出现。②ST 段抬高，呈弓背向上型，在面向坏死区周围心肌损伤区的导联上出现。③T 波倒置，在面向损伤区周围心肌缺血区的导联上出现。在背向心肌梗死区的导联则出现相反的改变，即 R 波增高、ST 段压低和 T 波直立并增高。无 Q 波的心肌梗死者中心内膜下心肌梗死的特点为：无病理性 Q 波，有普遍性 ST 段压低 ≥0.1mV，但 aVR 导联（有时还有 V$_1$ 导联）ST 段抬高，或有对称性 T 波倒置。

（2）动态改变

1）超急性期：为发病数分钟到数小时内。表现为巨大高耸的 T 波，ST 段斜行型抬高，急性损伤后室内传导阻滞，R 波增高，时间增宽。

2）急性期：为梗死后数小时到数天。出现 ST 段呈单向曲线抬高，坏死性 Q 波，T 波直立。

3）衍变期（充分发展期）：持续数小时至数周。表现为抬高的 ST 段逐渐下降，T 波开始由直立转为倒置，Q 波逐渐加深。

4）陈旧性期（稳定期）：部分病例 Q 波不变，有13%～21%的患者梗死性 Q 波逐渐减少或消失。

（3）定位诊断：（见表12－13）。

表 12－13　心肌梗死的定位诊断

梗死部位	梗死图形出现的导联
前间壁心肌梗死	V_1、V_2、V_3
前壁心肌梗死	V_2、V_3、V_4
前侧壁心肌梗死	V_4、V_5、V_6
高侧壁心肌梗死	Ⅰ、aVL
广泛前壁心肌梗死	V_1～V_6 及 Ⅰ、aVL
下壁心肌梗死	Ⅱ、Ⅲ、aVF
后壁心肌梗	V_7、V_8、V_9、V_1、V_2，出现增高 R 波，ST 段压低及 T 波直立
右室心肌梗死	V_3R、V_4R 导联 ST 段抬高

（4）复发性心肌梗死：在已有心肌梗死的基础上，再次发生 AMI。心电图可呈以下几种变化之一：①在原有心肌梗死的图形基础上又重现新的 AMI 图形。②原有陈旧性心肌梗死的图形突然消失。③原有心肌梗死，其范围突然减小。④QRS 波群电压突然显著减少。⑤临床上有 AMI 的表现和体征。

（5）AMI 不典型心电图表现：部分 AMI 患者可出现下列不典型表现。①不出现任何心电图异常。②心肌梗死图形延迟出现，而未做连续心电图观察。③侧壁心肌梗死，V_5、V_6 导联不出现 Q 波，表现为 RV_5、RV_6 显著减小。④某些下壁心肌梗死 Ⅱ、Ⅲ、aVF 呈 rS 型，r 波几乎呈直线上下。⑤心内膜下心肌梗死，表现为 ST－T 改变。⑥后壁心肌梗死，V_1、V_2 导联出现 R 波增高。⑦前壁心肌梗死时 V_1～V_5 导联不出现 Q 波，表现为 $rV_1 > rV_2 > rV_3$，而 $rV_3 < rV_4$。⑧出现的 Q 波，其深度及宽度都未能达到心肌梗死的诊断标准。⑨心肌梗死的图形被束支传导阻滞、预激综合征所掩盖。

4. 心电向量图检查　有 QRS 环的改变、ST 向量的出现和 T 环的变化。①QRS 环的改变最有价值，因坏死的心肌纤维不被激动，不能产生应有的电动力，心室除极时综合向量的方向遂向背离梗死去处进行，所形成的 QRS 环，特别是其起始向量将指向梗死区的相反方向，起始向量方位的改变对心肌梗死的定位诊断有重要意义。②ST 向量的出现表现为 QRS 环的不闭合，其终点不回到起始点，自 QRS 环起始点至终点的连线为 ST 向量方向，指向梗死区，ST 向量多在1～2周内消失。③T 环的改变主要表现为最大向量与 QRS 环最大平均向量方向相反或 QRS－T 夹角增大，T 环长/宽比值＜2.6，T 环离心支与归心支运行速度相等，此种变化历时数月至数年可以消失。

5. 放射性核素检查　①利用坏死心肌细胞中的钙离子能结合放射性锝焦磷酸盐的特点，静脉推注^{99m}Tc-焦磷酸盐，用γ照相机进行 DD "热点"扫描或照相。②利用坏死心肌血液供应断绝和瘢痕组织中无血管以致^{201}Tl 不能进入细胞的特点，静脉推注这种放射性核素进行 "冷点"扫描或照相。两种方法均可显示心肌梗死的部位和范围。前者主要用于急性期，后者也用于慢性期。③用门电路γ闪烁照相法进行放射性核素心腔造影，可观察心室腔的动作和左室的射血分数，有助于判断心功能，诊断梗死后造成的室壁动作失调和心室壁瘤。④单光子计算机体层扫描（SPECT）或正电子体层现象（PET），诊断效果更好。

6. 超声心动图　切面和 M 型超声心动图也有助于了解心室壁的动作和左室功能，诊断室壁瘤和乳头肌功能失调等。

（四）诊断和鉴别诊断

根据典型的临床表现、特征性的心电图和心向量图改变以及实验室检查发现，诊断本病并不困难。对年老患者，突然发生严重心律失常、休克、心力衰竭而原因未明，或突然发生较重而持续较久的胸痛或胸闷者，应考虑本病可能。宜先按 AMI 来处理，并短时间内进行心电图、血清心肌酶学、心肌坏死标志物等的动态测定以观察病变进展。无病理性 Q 波的心内膜下心肌梗死和小的透壁性心肌梗死，血清心肌酶的诊断价值更大。鉴别诊断主要考虑以下疾病：①心绞痛。②急性心包炎。③急性肺动脉梗死。④急腹症。⑤主动脉夹层。AMI 的诊断关键在早期，此时对于治疗意义最大。其确定诊断往往是在起病后期的一种回顾性诊断，它只对于预后判断有一定作用。因此，对于怀疑心肌梗死的患者一旦发病就应根据其症状、体征及心电图表现做出初步判断和处理。其诊断是一个动态过程，具体标准在以下不同时期的处理中介绍。

（五）治疗

AMI 的处理目的包括：①缓解疼痛。②限制梗死面积。③减轻心脏负担。④防治并发症。

1. 入院前处理　关键在于早期识别与处理。在心肌梗死死亡患者中 50% 死于出现症状后 1h，而多数患者在症状出现 2h 甚至更长的时间内未到达医院，相当一部分患者超过 12h，而超过 12h 后再灌注治疗基本无效。导致出现症状到接受治疗的时间耽误的原因包括：①与患者有关的原因，如未意识到情况的严重性及急诊就诊的耽误。②院前的诊治及转院花费的时间。③在医院诊断及开始治疗所需的时间。所以要提高 AMI 的生存率，关键在于减少患者的时间延误。

为减少患者的时间延误，应对有心脏病及 AMI 高危患者进行有关 AMI 早期症状及适当处理措施的教育。这些措施包括：①及时服用阿司匹林和硝酸甘油。②如何与急救中心联系。③了解附近能提供 24h 服务的医院的位置。④常备一份基础心电图。

2. 急诊室的初步诊断与处理　在急诊室应在 10min 内完成针对性体格检查和 12 导联心电图检查，保证患者在 30min 内建立静脉通道。对于胸痛患者急诊室医师面临的主要问题是诊断问题。一些患者通常表现心肌梗死的特殊症状，女性患者多表现为非典型性胸痛，而老年患者则以气促表现居多。尽早准确诊断对于争取时间早期行再灌注治疗十分重要。临床胸痛症状和心电图目前仍是鉴别心肌缺血与心肌梗死的基本方法。在急诊室 12 导联心电图是决策的中心环节，因为有力的证据表明 ST 段抬高是识别再灌注有益的标志。胸痛患者的 ST 段抬高对于心肌梗死诊断的特异性为 91%，敏感为 46%。心电图 ST 段抬高导联越多，病死率越高。目前对 ST 段抬高的新发束支传导阻滞（BBB）的患者不主张溶栓治疗，而以药物治疗为主，可考虑早期导管检查和 PCI 治疗（图 12-3）。

首次心电图检查可能有 12% 的患者不能正确判断为 ST 段抬高或非抬高，这时可咨询专家或采用其他辅助方法，如发现其他高危临床指标，快速测定血清酶学指标，心脏 B 超检查有无节段性运动失调，放射性核素心肌灌注显像等。B 超检查对于怀疑有主动脉夹层的诊断尤其有价值。对患者进行心电监护可观察致死性心律失常的发生及 ST 段的动态变化。根据 WHO 的标准，心肌梗死的诊断必须具备下列 3 项中的 2 项：①胸痛或不适的临床表现。②连续的心电图演变。③心肌损伤标志物的增高或降低。70%~80% 的心肌梗死患者有缺血性胸部不适，相反，在所有住院的缺血性胸部不适的患者中不足 25% 的患者确诊为心肌梗死。尽管心电图检查中 ST 段抬高和（或）Q 波高度提示心肌梗死，但约 50% 的患者无 ST 段抬高，而呈其他非特异性改变。因此，对多数心肌梗死患者实验室检查起着重要作用。

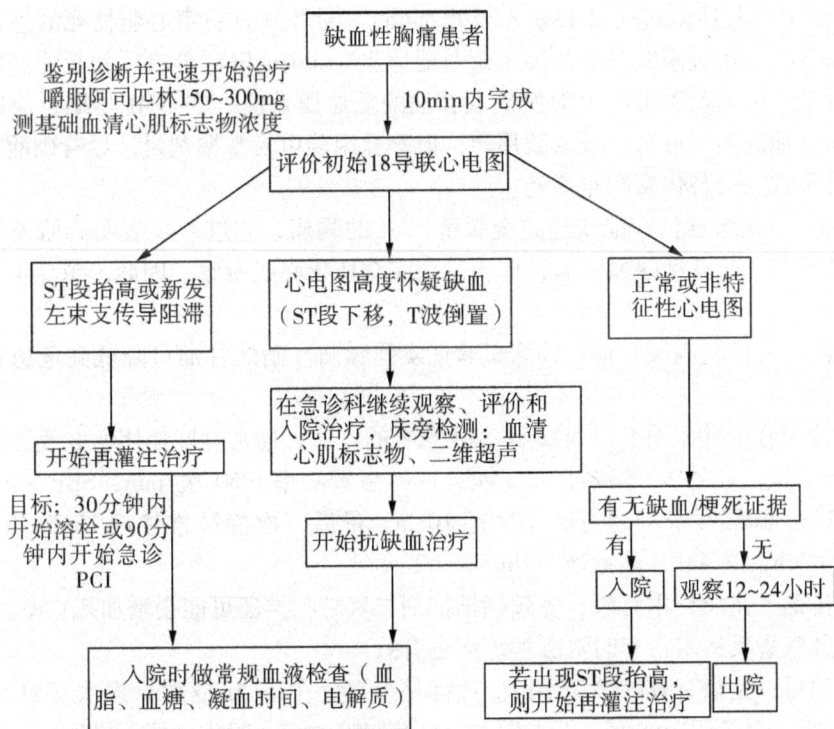

图 12-3　疑似 AMI 患者处理流程

3. 常规处理　对所有缺血性患者应该立即给予吸氧，建立静脉通路及持续心电监护，应在患者到达急诊室 10min 内完成心电图检查及报告。尽管当患者刚就诊时能明确心肌梗死诊断的极有少数，但所有 ACS 的急诊处理是相同的。对于所有可疑心肌梗死的患者应进行快速的鉴别诊断，排除主动脉夹层、急性心包炎、急性心肌炎、自发性气胸或肺栓塞。

（1）吸氧：对于有显著肺水肿，动脉氧饱和度不足（$SaO_2 < 90\%$）或无并发症的 AMI 患者开始 2~3h 应常规给氧。无并发症的 AMI 患者 3~6h 以上可不必常规给氧。吸氧已成

为心肌梗死患者的常规治疗，实验证实氧气可减少梗死面积，可减少 ST 段抬高。对于有严重心力衰竭患者，普通给氧不能解决问题，往往需机械通气。可采用间隙指令，辅助控制，压力支持等方式。但应注意到对无并发症的心肌梗死，过度给氧可引起全身血管收缩，高流量氧气对慢性阻塞性肺部疾病有害。另一方面，由于应用硝酸甘油使肺血管扩张，使血液/通气比值异常，因此应给予氧疗。

（2）硝酸甘油

1）主张静脉用硝酸甘油的情况：①在 AMI 和心力衰竭患者的起病 24～48h 内出现大面积前壁梗死，持续缺血或高血压。②再发心绞痛或持续肺水肿患者应连续应用达 48h 以上。

2）不宜静脉用硝酸甘油的情况：①对所有无低血压、心动过缓或过速等并发症的 AMI 患者，起病 24～48h 内。②对大面积心肌梗死或伴有并发症的患者连续应用超过 48h。③患者 SBP < 90mmHg，或严重心动过缓（心率 < 50 次/min）。硝酸甘油除缓解心脏疼痛外，还具有扩张全身血管平滑肌作用。其对包括冠状动脉在内的（特别是最近有斑块破裂的冠状动脉附近）所有动脉及静脉容量血管的扩张作用对 AMI 的治疗有利。主要禁忌证为低血压（< 50mmHg），心动过速或过缓（心率 < 50 次/min）。对怀疑有右室心肌梗死的患者更应慎重。对于最近 24h 服用过磷酸二酯酶抑制药西地那非（sildenafil）等治疗勃起障碍的患者不宜使用硝酸甘油，因为前者可能会促发硝酸甘油的低血压效应。在 AMI 早期，应避免使用口服长效硝酸甘油制剂。可舌下或皮肤用药，但静脉用药更易掌握剂量。尽管硝酸甘油可缓解心绞痛，但不宜完全替代麻醉止痛药。

（3）镇痛：早期溶栓治疗能快速完全缓解 AMI 的胸痛，它进一步表明心肌梗死的疼痛是由于存活的受损心肌持续缺血引起，而不是由完全坏死心肌所致。因此，镇痛主要有赖于抗缺血治疗。

1）再灌注，氧疗，硝酸甘油：临床试验证实静脉滴注硝酸甘油可降低高危患者的住院死亡率。

2）静脉使用 β 受体阻滞药：可缓解 AMI 患者的疼痛，通常静脉使用的 β 受体阻滞药为美托洛尔，5mg/次，1 次/2～5min，共 3 次，保持患者心率 > 60 次/min，SBP > 100mmHg，PR 间期 < 0.24s，肺部啰音不超过肺基底部 10cm。最后一次静脉推注后 15min 开始口服，50mg/次，1 次/6h，共 48h，然后改 100m/次，2 次/d。

3）钙拮抗剂：止痛作用有限，短效钙拮抗剂二氢吡啶类还可能会增加死亡率。

4）主动脉气囊反搏术：有时对缓解疼痛也有效。

5）使用吗啡：是最有效的镇痛手段。通常是小剂量（2～4mg/次）多次（每 5min）静脉推注，不主张大剂量肌内注射，因为后者不易控制吸收量。吗啡主要不良反应是迷走神经兴奋，引起恶心、呕吐及可能的血压下降和心率减慢，但静脉推注阿托品 0.5mg 可对抗此作用。通过抬高下肢可纠正低血压反应，严重时需要静脉滴注 0.9% 氯化钠注射液扩充血容量。

（4）阿司匹林：现在主张 AMI 第一天给予阿司匹林 160～325mg 嚼服，以后终身维持。假如阿司匹林过敏可用其他抗血小板药，如双嘧达莫、噻氯匹定或氯吡格雷替代。阿司匹林的效果已被公认，单独使用能减少 35d 死亡率 23%，与链激酶合用能降低死亡率 42%。其作用机制是通过快速抑制血栓素 A_2（TXA_2）而产生抗血栓作用。对于有恶心、呕吐及上呼吸道疾病的患者可使用阿司匹林栓剂（325mg/粒）。新近研究表明，对 AMI 并接受了溶栓治疗的患者，在服用阿司匹林的基础上，加用氯吡格雷能进一步降低急性期的心脏终点事件。

（5）阿托品

1）下列情况可用阿托品：①心肌梗死症状开始时出现心动过缓伴心排血量降低，周围组织灌注不足或频发室性期前收缩。②急性下壁心肌梗死出现二度Ⅰ型或三度房室传导阻滞（AVB）伴发低血压，缺血性胸痛或室性心律失常等症状。③使用硝酸甘油后出现持续心动过缓和低血压。④吗啡所致的恶心、呕吐。⑤室性停搏。⑥有症状的下壁心肌梗死及房室结水平的二度或三度AVB患者。

2）下列情况不宜用阿托品：①在心动过缓时与吗啡合用。②无症状的下壁心肌梗死及房室结水平的二度Ⅰ型或三度AVB患者。③原因不明的二度或三度AVB，且无起搏器可用时。④心率>40次/min的心动过缓，但没有低血压或室性期前收缩的症状、体征。⑤二度或三度AVB伴有可能由AMI引起的宽QRS波群。阿托品最适合于心排血量下降和周围组织低灌注的心动过缓，包括低血压、神志模糊、虚弱、频发室性期前收缩。此时抬高下肢与应用阿托品是主要抢救措施。通常在无血流动力学障碍时窦性心动过缓及一、二度AVB无须阿托品治疗。同样阿托品很少用于二度Ⅱ型AVB，它有时会因为不会增强房室传导只增加窦性心率而加重阻滞。

3）阿托品的推荐剂量。心动过缓时0.5~1.0mg/次静脉推注，如必要3~5min重复1次，总计量不超过2.5mg（0.03~0.04mg/kg），这是导致迷走神经完全阻滞的剂量。阿托品也可用于心室停搏，剂量1mg/次，静脉推注，每3~5min重复1次，总计量为2.5h内不超过2.5mg，静脉用阿托品高峰作用时间为3min。

4）不良反应：当使用阿托品剂量<0.5mg或非静脉使用时，它可通过中枢反射刺激迷走神经或周围副交感神经作用使心脏抑制（即心动过缓和房室阻滞）。

4. ST段抬高或束支传导阻滞患者的危险性分级及处理　心肌缺血的临床表现包括稳定型心绞痛、不稳定型心绞痛、心肌梗死不伴ST段抬高，以及心肌梗死伴ST段抬高。但临床上确定不稳定型心绞痛、Q波及非Q波心肌梗死的诊断只是在动态观察心电图变化及心肌酶学后方能回顾性诊断。但不是所有ST段抬高的心肌梗死都会发展为Q波心肌梗死。冠状动脉造影发现心肌梗死伴ST段抬高者90%以上有阻塞性冠状动脉内血栓形成，不稳定型心绞痛或非Q波心肌梗死有35%~75%的同样病理改变，而稳定型心绞痛患者只有1%。对于ACS的常规治疗包括：①药物治疗：阿司匹林、肝素、β受体阻滞药及硝酸甘油。②溶栓治疗：对于伴有ST段抬高或可能新发的BBB（可掩盖心肌梗死的心电图诊断）患者非常有效。同时发现对心电图正常和非特异改变的不稳定型心绞痛患者无效，对ST段压低的不稳定型心绞痛或ST段抬高的心肌梗死患者甚至有害。③PCI（经皮冠状动脉介入治疗）。图12-4示AMI伴ST段抬高时的处理。

（1）再灌注治疗：直接冠状动脉介入治疗：在未进行溶栓治疗前直接采用冠状动脉球囊扩张和支架治疗，称直接冠状动脉介入（PCI）。直接PCI的优点在于它适合于有再灌注治疗指征，但溶栓治疗禁忌的AMI患者。直接PCI较溶栓治疗能更有效地开放闭塞的冠状动脉，前提是PCI必须由有经验的操作者完成。有经验的操作者是指每年单独完成PCI达75例以上，所在导管室应完成36例以上的直接PCI。与溶栓治疗相比，下列情况适合直接PCI。①诊断存在疑问。②有心源性休克（特别是<75岁）患者。③出血危险性高的患者。

④症状出现 3h 以上，血栓不易溶解者。尽管直接 PCI 对 AMI 治疗非常有效，我国近年来应用日渐广泛，但因其受医院设施、人员技术以及患者费用等因素的限制，国内目前还不能大规模开展直接 PCI，主要还是以药物溶栓为主。

（2）溶栓治疗

1）溶栓治疗的绝对适应证：①ST 段抬高（ > 0.1mV，超过 2 个导联），发病时间 < 12h，年龄 > 75 岁。②BBB（影响 ST 段分析）和支持心肌梗死的病史。对于上述患者，溶栓治疗不论性别、有无糖尿病和心肌梗死病史及血压（SBP < 182mmHg）、心率情况均有效。而对于前壁心肌梗死、糖尿病、低血压（SBP < 100mmHg）或心动过速（ > 100 次/min）获益最大，下壁心肌梗死效益最差，但合并右室梗死或前壁导联 ST 段压低者例外。

2）溶栓治疗的相对适应证：ST 段抬高，年龄 > 75 岁。

3）溶栓治疗的相对禁忌证：①ST 段抬高，发病时间 12 ~ 24h。②血压 ≥ 180/110mmHg。对于时间超过 24h，但仍有持续胸痛或 ST 段抬高者可考虑溶栓治疗。

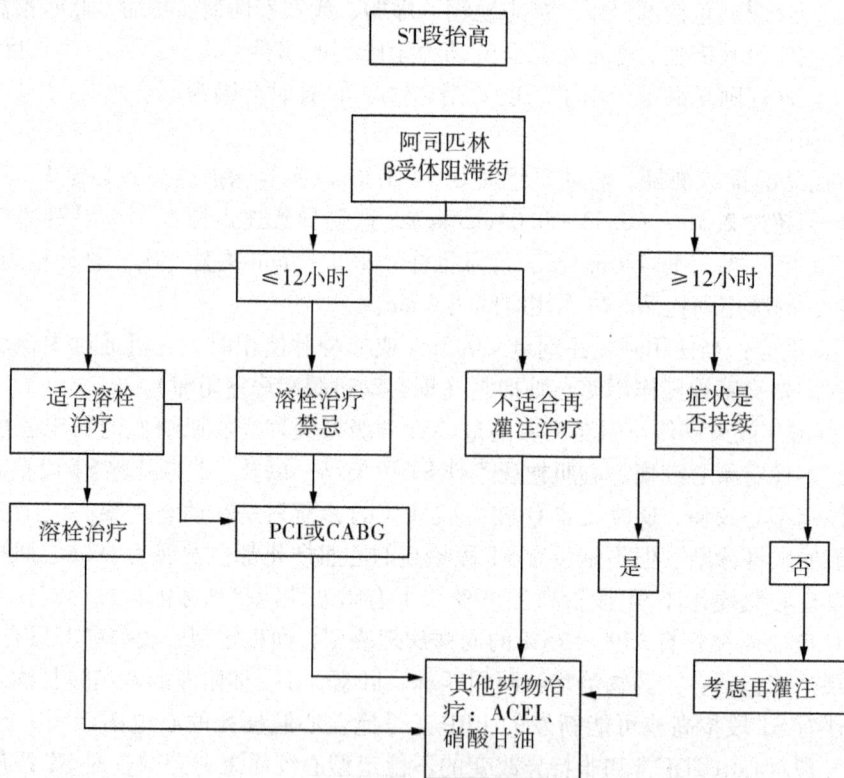

图 12 -4 AMI 伴 ST 段抬高时的处理

4）溶栓治疗的绝对禁忌证：①ST 段抬高，时间 > 24h，胸痛已缓解。②只有 ST 段压低。只有 ST 段压低时，溶栓治疗往往无效，但 V_1 ~ V_4 导联 ST 段压低可能反映后壁损伤电流，提示回旋支梗死，可考虑溶栓治疗。GUSTO 研究证实：①阿替普酶 + 肝素静脉滴注最为有效，但脑出血发病率也最高。最佳成本 - 效益者为发病早、梗死面积大及脑出血危险小的心肌梗死患者。②尽量避免重复（1 ~ 2 年内）使用链激酶。③对于高危患者（10%）首选 PCI，中危患者（40%）首选阿替普酶。④低至中危患者（40%）首选链激酶，少数低危患者（10%）可不溶栓。国内目前常用的为尿激酶（UK）和链激酶，主要因其价格便宜，且尿激酶较少有过敏反应。剂量为 100 万 ~ 150 万 U/30min。组织型纤溶酶原激活剂（t – PA）较少应用。现不断有新的溶栓药出现，如前尿激酶（SCUPA）、葡激酶和各种变异的纤溶酶原激活物。总的原则是溶栓治疗只适应于 ST 段抬高 >0.1mV 或新出现的 BBB。但在心肌梗死的超急性期，可出现高尖 T 波而无 ST 段改变；同样，正后壁心肌梗死只引起 V_1 ~ V_4 导联 ST 段压低，这两种情况可用溶栓治疗。

5）如有下列情况视为高危患者：①女性。②年龄 >70 岁。③既往有心肌梗死病史。④合并房颤。⑤前壁心肌梗死。⑥肺部啰音 >1/3 肺野。⑦低血压。⑧窦性心动过速。⑨糖尿病。而危险性越大，再灌注收益越大。

6）脑卒中危险：溶栓治疗引起脑卒中危险轻度增高，主要发生在溶栓治疗的第 1d。易发生脑卒中的人群为：年龄 >65 岁，低体重（<70kg），高血压等。一般认为脑出血的发生率 <1% 是可接受的，但 >1.5% 则过高。溶栓治疗的禁忌证与注意事项见表 12 – 14。

表 12 – 14　AMI 溶栓治疗的禁忌证与注意事项

禁忌证

　1. 既往有出血性脑卒中史或近一年有其他脑卒中及脑血管事件

　2. 颅内肿瘤

　3. 活动性内出血（不包括月经）

　4. 怀疑有主动脉夹层

注意事项/相对禁忌证

　1. 就诊时血压过高（>180/110mmHg）

　2. 禁忌证内没有包括的既往脑血管病史

　3. 目前正在使用治疗剂量的抗凝血药［国际标准化比值（INR >2 ~ 3）］，已知的出血素质

　4. 近 2 ~ 4 周有创伤史，包括头部创伤，或创伤性及长时间（>10min）心肺复苏，或 3 周内有大手术史

　5. 不能加压的血管穿刺

　6. 2 ~ 4 周内的内出血

　7. 以前（5d ~ 2 年）接触过链激酶或对链激酶过敏者

　8. 孕妇

　9. 活动性溃疡

　10. 慢性重度高血压

7）判断血管再通的临床指标：①抬高的 ST 段 2h 内下降 >50%。②胸痛在 2h 内基本消失。③2h 内出现短暂的加速性室性自主心律、AVB 或 BBB 突然消失。④肌酸激酶（CK）高峰提前。

（3）抗血栓和抗凝血药：一旦动脉粥样斑块破裂发生，冠状动脉是发生完全阻塞，或出现严重的狭窄，或完全愈合，很大程度上取决于血栓在管腔内的进展程度。在这一过程中除血小板的激活与聚集起着关键作用外，凝血过程的激活与抑制间的动态平衡也很重要。血栓形成过程很复杂，目前对其认识也在不断加深，但多数治疗集中在抑制凝血酶形成，从而防止纤维蛋白原转变为纤维蛋白。此外，凝血酶还是血小板的激活剂，凝血酶对血小板的激活不能被阿司匹林抑制。凝血酶之所以重要的另外一个原因是它被激活后与正在形成的血凝块结合，而当血凝块不论通过什么方式溶解后，与血凝块结合的凝血酶可使纤维蛋白原转化为纤维蛋白。肝素的应用：下列情况临床应用肝素是有益的：①接受 PCI 或外科途径进行血

管再通的患者。②对于 PCI，应进行激活凝血时间（ACT）监测，在手术过程中使其保持在 300~350s。③使用阿替普酶进行溶栓治疗的患者需静脉应用肝素。在静脉滴注阿替普酶开始时给予肝素 70U/kg 静脉推注，随之以 15μg/（kg·h）维持，使 APTT 时间在对照组的 1.5~2 倍（50~75s），持续 48h。对于有系统或静脉栓塞的高危患者可超过 48h。④对所有未进行溶栓治疗且无肝素禁忌证的患者，皮下注射肝素，750U/次，2 次/d（亦可静脉推注）。对于有体循环栓塞的高危患者（大面积或前壁心肌梗死、房颤、既往栓塞史及已知左室血栓）宜采用静脉推注。⑤对于使用非选择性溶栓药物（链激酶、尿激酶），且有体循环栓塞的高危患者（大面积或前壁心肌梗死、房颤、既往栓塞史及已知左室血栓）宜静脉推注。

下列情况临床应用肝素是无益的：①对于接受非选择性溶栓药物治疗的非高危患者，皮下注射肝素，7 500~12 500U/次，2 次/d，直至患者能完全活动。②对于接受非选择性溶栓药物治疗的非高危患者，6h 内常规静脉推注肝素。

（4）与 GPⅡb/Ⅲa 抑制药合用：与 GPⅡb/Ⅲa 抑制药作为一种强效的血小板抑制剂在 AMI 治疗中，特别是 PCI 后已开始受到重视。但目前对现有的制剂研究发现，单独使用并不能显著提高 TIMI 3 级血流，但其与纤溶药合并使用可提高 60min 和 90minTIMI 3 级血流的比例，同时可减少 50% 纤溶药的用量，降低了心肌梗死的发生。虽然合用提高了再通的机会，但出血的发生率也增加了，特别是年龄 >75 岁者出血机会更高，因此，GPⅡb/Ⅲa 抑制药并未常规使用。目前 GPⅡb/Ⅲa 抑制药有 3 种制剂可供使用。①abciximab：是一种嵌合抗体，它可与 GPⅡb/Ⅲa 受体不可逆的结合，其作用时间较小分子多肽长，因此其起效快。②eptifibatide：是一种合成的 7 肽，它与 GPⅡb/Ⅲa 受体可逆结合。③tirofiban：也是一种合成的小分子，能与 GPⅡb/Ⅲa 受体可逆结合。所有制剂均需要静脉滴注以维持其作用，停止用药后血小板抑制作用很快恢复，这有利于控制出血并发症。

（六）住院处理

1. 早期一般处理　①根据梗死部位和心律选择心电监护导联。AMI 患者监护主要包括心电、血压及血氧饱和度。②适当限制患者活动，一般卧床在 12h 左右，除非患者有血流动力学障碍。无胸痛的血流动力学稳定的患者卧床 12h，无并发症的稳定患者卧床不必超过 12~24h。③应避免 Valsalva 动作，因其可引起心室负荷改变，可导致局部心内膜复极从而引起心律失常。④可适当应用镇痛药，但对患者进行安慰比药物更有效。

2. 并发症的处理　尽管在开始 24h 内不主张预防性应用抗心律失常药物，但应随时准备阿托品、利多卡因、起搏器、除颤器和肾上腺素，以防严重心律失常。

（1）识别和治疗低危患者：提示患者较少发生后期并发症的独立预测指标如下：①无早期持续室性心动过速或心室扑动。②无早期出现的持续低血压或休克。③只有 1~2 支冠状动脉严重狭窄（>75%），左室功能良好（EF >40%）。

（2）反复胸痛的处理：心肌梗死后胸痛除梗死后心绞痛外，应考虑心肌梗死再发或扩展及心包炎。复查心电图，并与早期心电图比较有助于诊断。通常梗死后 12h 内胸痛与梗死本身有关，起病 24h 内出现心包炎可能性小。

1）心包炎：①特征：大面积透壁心肌梗死（由 CK－MB 判断），射血分数低（由放射性核素心室造影确定），充血性心力衰竭发生率高，多发生在第一天至数周内，呈胸膜痛，与体位有关，放射到左肩或肩胛部，有心包摩擦音，心电图的 J 点抬高，ST 段凹面向下型抬高，PR 间期缩短，B 超检查 40% 有心包积液。局灶性心包炎心电图表现为持续正向 T 波或开始倒置 T 波在心肌梗死后一周内恢复直立。但 T 波改变也可见于心包渗出而无心包炎证据。心包炎无 CK‐MB 再增高。在有效灌注后这类并发症包括梗死后综合征（一种自身免疫性心包炎）发生明显减少，甚至消失。②治疗：首选阿司匹林 650mg/次，1 次/4~6h，吲哚美辛可有效缓解症状，但有报道它可增加血管阻力，使心肌瘢痕变薄；糖皮质激素也能缓解症状，但同样使瘢痕变薄，易于破裂，均应慎用。此时的抗凝血治疗如肝素也应慎重。

2）缺血性胸痛：①诊断：性质与心肌梗死时相似，休息或轻微活动时出现，可伴或不伴有 CK‐MB 的再增高，ST 段压低或抬高，或倒置 T 波的假性正常化。在再通治疗后出现早期再发心绞痛可高达 58%，但再梗死机会少，最初 10d 在 10% 左右，溶栓治疗 + 阿司匹林者再梗死机会更少，为 3%~4%，往往伴有 CK‐MB 再增高。溶栓治疗后 18 个 h 出现的再梗死诊断要求有：再发重度胸痛持续时间超过 30min；通常伴两个连续导联 ST 段抬高 ≥ 0.1mV；CK‐MB 再度增高超过正常上限，或比以前超过 50%。反复胸痛可考虑冠状动脉造影。②治疗：a. 用 β 受体阻滞药静脉推注及口服维持；b. 对复发性 ST 段抬高者再用溶栓治疗；c. 初次治疗数小时到数天后患者再发胸痛，并有缺血的客观证据，如有再通治疗的指征可行冠状动脉造影；d. 对于缺血性胸痛患者首先静脉用硝酸甘油 24h，再口服或用硝酸甘油贴片。

3）心脏破裂：占心肌梗死再发胸痛的 1%~4%。心室游离壁破裂首先出现胸痛及心电图的 ST‐T 改变，随之出现血流动力学改变和电机械分离。其出现高峰在心肌梗死后 24h 内及第 4~7d。多见于初次心肌梗死、前壁心肌梗死、老年人及妇女，其他包括心肌梗死急性期高血压，既往无心绞痛或心肌梗死史，无侧支循环，心电图有 Q 波，使用糖皮质激素或非甾体消炎药者以及起病 14h 后才接受溶栓治疗者。早期溶栓和侧支循环形成能有效预防破裂。心室壁瘤是另一重要并发症。对于心脏压迫可行心包穿刺急救，此时快速输液也是关键。

（3）左心衰：泵衰竭的表现包括脉搏微弱，四肢灌注不足如肢体冰冷和发绀，少尿和反应迟钝。治疗原则有赖于血流动力学参数监测：肺毛细血管楔压（PCWP）、心排血量（CO）、动脉收缩压（SBP）。通常患者心排血指数 < 2.5L/（min·m^2），左室充盈压轻微增高（ > 18mmHg），SBP > 100mmHg。此时最佳选择是呋塞米静脉推注加硝酸甘油（或硝普钠）静脉滴注，它可同时降低前后负荷，还能扩张冠状动脉。开始速度 5μg/mm，以后逐渐加快，直到血压下降 10%~15%，但不低于 90mmHg。此外还可用 ACEI。严重心力衰竭时 CO 明显下降，左室充盈压明显增高，SBP < 90mmHg。如血压下降明显，静脉用肾上腺素，使 SBP 回升到 80mmHg 后改用多巴胺 5~15μg/（kg·min）静脉滴注。当 SBP ≥ 90mmHg 时加用多巴酚丁胺，以减少多巴胺用量。同时可考虑主动脉内气囊反搏。有研究发现通过 PCI 或 CABG 机械再通术能改变心肌梗死合并心源性休克患者的生存率。一般溶栓治疗后住院生存率为 20%~50%，PCI 使生存率提高到 70% 左右。CABG 效果更好，但急诊 CABG 应选择伴多支病变和心源性休克以及对溶栓、PCI 不适合或不成功的患者，并且在起病 4~6h 内。

（4）右室梗死和右室功能不全

1）临床表现和发病机制：右室梗死的临床表现可从无症状到严重的心源性休克。但多数患者在数周到数月内右室功能恢复正常，表明右室梗死是右室"晕厥"，而不是真正不可逆坏死。这种右室缺血在一半左右的下壁心肌梗死患者中可出现，但只有 10%~15% 的患者有典型的血流动力学改变。伴下壁心肌梗死的右室梗死死亡率高达 25% ~ 30%，对于这类患者应优先考虑再灌注治疗。右室的血液供应来自右冠状动脉，与左室不同的是右室收缩期与舒张期均有血液供应。另外有大量从左到右的侧支循环，因此右室缺血的机会较左室少得多。右室缺血的血流动力学异常与下列因素有关：①缺血程度及随后的功能异常。②周围心包的限制作用。③对室间隔的相互依赖。右室缺血时急性扩张，从而引起心包腔内的压力增加及右室收缩压、CO 降低，而左室前负荷、舒张末直径及每搏量下降。同时室间隔左移，此时左、右室的压力差成为肺动脉灌注的主要动力。因此，任何降低前负荷（扩静脉、利尿、血容量减少），减弱右房收缩力（右房梗死、房室脱节）及增加右室后负荷（左心功能不全）的因素均可导致严重后果。

2）诊断：所有下壁心肌梗死都应注意有无右室心肌梗死，右室梗死的临床特点包括低血压、肺野清晰、颈静脉压力增高。这些特点尽管有特异性，但缺乏敏感性。单独出现颈静脉充盈或 Kussmaul 征的特异性和敏感性均较高。但这些症状在脱水时被掩盖。心电图检查 V_4R 导联 ST 段抬高 1mm 最有意义。B 超检查可发现室间隔异常活动，右室扩张，运动不协调，甚至出现右向左分流（通过卵圆孔），这一现象对右室缺血诊断有特别意义，因此当缺氧不能被常规给氧纠正时应考虑本诊断。

3）处理原则：维持前负荷，降低后负荷，增强心肌收缩力，争取再灌注治疗。具体措施见表 12 – 15。

表 12 – 15　右室缺血或右室梗死的治疗措施

维持右室前负荷	对于有左室功能不全的患者降低右室后负荷
容量负荷试验（静脉推注 0.9% 氯化钠注射液）	主动脉内气囊反搏
避免使用硝酸酯类和利尿剂	动脉扩张药（硝普钠、肼屈嗪）
保证房室顺序收缩	ACEI
对阿托品无效的高度 AVB 安装房室顺序起搏器	再灌注治疗
对于有血流动力学障碍的室上速及时复律治疗	溶栓
正性肌力药	急诊 PCI
多巴胺（容量负荷试验后 CO 无增加时使用）	CABG（选择多支病变的患者）

（5）心律失常：AMI 时易发生的心律失常为室性期前收缩、房颤、室速、室颤、心动过缓和传导阻滞，治疗措施如下。

1）房颤：①对伴严重血流动力学障碍或难控制的心肌缺血患者需电复律。②快速洋地黄化，以减慢快速心室率或改善左室功能。③对临床上无左室功能不全、支气管痉挛疾病及 AVB 患者静脉应用 β 受体阻滞药减慢心率。④给予肝素。⑤如果 β 受体阻滞药无效或禁用时，可用维拉帕米或地尔硫草静脉推注，减慢心室率。

2）室速（VT）：①对持续（30s 以上或引起血流动力学障碍）多形性 VT 者应立即给予非同步电复律 200J，无效时增至 200 ~ 300J 再试，必要时用 360J。②对持续单形性 VT 伴心绞痛、肺水肿或低血压（SBP < 90mmHg）者应立即给予同步电复律 100J。初次无效时可增加能量再试。③对持续单形性 VT 无心绞痛、肺水肿或低血压（SBP < 90mmHg）者采用以下方案之一治疗。a. 利多卡因：1 ~ 1.5mg/kg 静脉推注，每 5 ~ 10min 加用 0.5 ~ 0.75mg/kg，总量至 3mg/kg 左右，继以 2 ~ 4mg/min 静脉滴注。b. 普鲁卡因胺：20 ~ 30mg/min 静脉推注总量至 12 ~ 17mg/kg。继以 1 ~ 4mg/kg 静脉滴注。c. 胺碘酮：静脉推注，150mg/次，持续 10min 以

上，继以 1mg/min 静脉滴注 6h，然后 0.5mg/min 静脉滴注维持。d. 同步直流电复律（需短时麻醉）：从 50J 开始。e. 室颤或 VT 发作后可用抗心律失常药静脉滴注，但应在 6～24h 内停药，进一步评价心律失常。f. 对于药物无效的多形性 VT 采取有力的措施减少心肌缺血，如 β 受体阻滞药，主动脉内气囊反搏，急诊 PCI 或 CABG 术。另外，胺碘酮 150mg，静脉推注 10min 以上及 1mg/min 持续 6h，最后继以 0.5mg/min 维持也可能有效。g. 对单发、二联律室性期前收缩及加速性室性自主心律和非持续性 VT 不必进行治疗。当使用溶栓药时不必应用预防性抗心律失常治疗。

3）室颤（VF）：原发性 VF 主要机制为微折返形成，其他可能的机制与自律性增强或触发电活动有关，但未得到证实。主要的原因包括肾上腺素能神经张力增高、低钾、低镁、细胞内高钙、酸中毒、脂肪溶解产生游离脂肪酸、再灌注产生的自由基。原发性 VF 应与继发性 VF 鉴别，后者在伴有严重心力衰竭或心源性休克时出现，且多在心肌梗死后 48h 发生。而原发性 VF 心肌梗死后 4h 内发生率最高。处理：包括预防和治疗。对于加速性室性自主心律通常不必治疗，只需观察。①目前不主张常规应用利多卡因预防 VF，因为有荟萃分析表明尽管利多卡因能降低 33% 的原发性 VF，但它能增加致死性心动过缓或心室停搏，从而未显示出有益的效果。②多数学者认为在没有血流动力学障碍和房室传导阻滞的患者常规应用 β 受体阻滞药静脉推注可有效预防早期 VF 发生。较为合适的方案为美托洛尔，5mg/次，静脉推注，1 次/2 分，共 3 次后，改口服，50mg/次，2 次/日，用 1d，如能耐受，增至 100mg/次，2 次/日维持。可另用阿替洛尔 5～10mg/次，静脉推注，继以 100mg/d 维持。③其他预防措施包括保持血钾 > 4.0mmol/L，血镁 > 1.0mmol/L。④室颤的处理主要是电除颤，应立即非同步电除颤，开始 200J，无效时增至 200～300J 再试，必要时用 360J。当初次的 VF 被终止后，应纠正电解质紊乱及酸碱失衡，以预防 VF 复发。对于顽固的 VF 可给予药物辅助治疗，心肺复苏（ACLS）中建议按如下顺序给药：肾上腺素（1mg，静脉推注），利多卡因（1.5mg/kg），溴苄胺（5～10mg/kg）。另外，还可用胺碘酮 150mg 静脉推注。

4）心动过缓和传导阻滞：窦性心动过缓在 AMI 患者中很常见（30%～40%），特别是在下壁心肌梗死伴右冠状动脉再灌注的最初 1h 内易发生，这与迷走神经张力增高有关。心脏阻滞发生率为 6%～14%，为住院死亡率的预测指标，但对出院后的长期死亡率预测价值不大。心脏传导阻滞与死亡率的关系主要与心脏大面积受损有关，而与传导阻滞本身关系较少，目前无研究表明起搏器能降低与心脏传导阻滞或心室内传导延缓有关的死亡率。这可能与大面积心肌梗死的高死亡率掩盖了起搏器的作用有关，因此对于选择性高危病例仍使用起搏器来预防突发心脏传导阻滞所引起的突发低血压、急性心肌缺血以及室性心律失常。房室传导阻滞的预后与梗死部位（前壁与下壁）、阻滞部位（希氏束以上或以下）、逸搏的性质以及血流动力学后果有关。

治疗：①药物治疗，以阿托品为主。其适应证包括：a. 有症状的窦性心动过缓（通常心率 < 50 次/分，伴低血压、缺血和室性逸搏心律）。b. 心室停搏。c. 出现在房室结水平的有症状的房室传导阻滞（二度 I 型 AVB、三度 AVB 伴窄 QRS 波群逸搏心律）。对于房室传导阻滞在结下水平（通常为前壁梗死伴宽 QRS 波群室性逸搏）及无症状的窦性心动过缓不必使用阿托品。阿托品对于副交感神经兴奋引起的心率减慢、体循环阻力下降及低血压有逆转作用。对于房室结水平的传导阻滞及心室停搏也有作用，阿托品对 AMI 后 6h 内的窦性心

动过缓特别有效。这段时间的窦性心动过缓与缺血再灌注、缺血性胸痛或吗啡及硝酸甘油治疗有关，另外阿托品对于溶栓治疗引起的窦性心动过缓伴低血压非常有效。但在急性心肌梗死时使用阿托品应非常小心，因为副交感神经张力对于 VF 及梗死扩展有预防作用。阿托品剂量从 0.5mg/次开始，直到最小的有效心率（如 60 次/min），最大剂量 2mg/次。②心动过缓的非药物治疗，包括临时起搏及永久起搏。需要临时起搏的患者不一定需要永久起搏。心肌梗死合并传导阻滞患者的不良预后主要与患者心肌受损的程度有关，因此这些患者死于心力衰竭和快速性心律失常危险远大于心脏传导阻滞本身。所以 AMI 合并传导障碍时安装永久起搏器的指征主要与 AVB 程度和部位有关，而不一定取决于有无症状。

（6）需要行冠状动脉旁路移植术的临床情况：①心肌梗死逐渐进展，对于进展期心肌梗死行急诊 CABG 的建议已在前面作过描述。总的原则是在这一阶段 CABG 主要针对有合适的手术解剖结构，对溶栓治疗或 PCI 不适合或失败者，起病 4～6h。对于 AMI 合并心源性休克，而其他方法无效或不合适时应考虑紧急 CABG。②PCI 失败伴持续心绞痛和血流动力学不稳定者应考虑急诊 CABG。如果在 2～3h 内顺利完成 CABG，可限制心肌坏死。但急诊 CABG 较择期 CABG 发病率和死亡率高，特别是术后出血、术中输血或围手术期的心肌梗死发生率较高。有血流动力学障碍、心肌缺血、多支病变以及既往 CABG 史的患者手术死亡率较高。③溶栓后的治疗。④再发心肌缺血，对于急性心肌梗死患者其冠状动脉解剖不适合 PCI，但出现反复心肌缺血者应考虑紧急 CABG。这类患者的手术死亡率主要与其射血分数有关。CABG 能改善左室功能减退者的生存率。⑤心肌梗死后择期 CABG，对于左主干病变、3 支病变、左前降支近端狭窄的双支病变或双支病变不适合 PCI，并伴有射血分数降低的心肌梗死患者应考虑择期 CABG，它可改善患者的长期预后。⑥VT，对于部分罕见的有心肌缺血引起的顽固性 VT 可考虑急诊 CABG。主动脉内气囊反搏对某些顽固性 VT 有短时的抑制作用。

（7）心肌梗死后机械性缺损：AMI 后可出现急性二尖瓣反流、室间隔缺损（VSD）、左室游离壁破裂、左室室壁瘤等机械性缺损。在出现突发或进行性血流动力学障碍伴 CO 下降或急性肺水肿时应考虑到以上并发症的可能。治疗：①急性二尖瓣反流，乳头肌完全断裂时内科治疗的最初 24h 死亡率为 75%。当准备急诊外科治疗时应给与硝普钠以降低肺毛细血管压和改善周围血液灌注。②梗死后 VSD 发生有所增加和提前，当合并急性肺水肿或心源性休克时应考虑急诊手术。③左室游离壁破裂，外科手术包括破口的修补和必要的 CABG。④左心室室壁瘤，多伴有顽固心力衰竭和 VT。手术目的是通过修补维持心脏的正常几何形状，以保持正常心功能。

（七）出院前准备

1. 低危患者的无创性评估

（1）负荷心电图：①出院前预后评价或心功能储备检验。②出院早期评估（14～21d）。③出院后期评估（3～6 周）。

（2）运动性放射核素显像。

（3）对于不适合运动试验的患者应用双嘧达莫或腺苷激发放射性核素显像，进行出院前预后评价。

（4）运动二维超声心动图或放射性核素显像（出院前或出院早期的预后评价）。

2. 评价室性心律失常　目前无可靠的指标预测室性心律失常。但对于心肌梗死患者，特别是高危患者，当检查结果可影响处理决策或为临床研究目的时可行动态心电图、平均信号心电图以及心律变异性检查，尽管有研究报道以上 1 项或几项检查出现异常时，患者的心律失常事件发生危险增加，但有两点限制了它的常规应用：①尽管这些检查的阴性预测值很高（＞90％），但其阳性预测值太低（＜30％）。②尽管能联合以上检查提高阳性预测值，但其治疗的意义尚不清楚。

（八）二级预防

1. 调血脂治疗　①对所有心肌梗死后患者进行低饱和脂肪酸（＜70％的热量）和低胆固醇（＜200mg/d）饮食治疗。②对于 LDL－C＞3.3mmol/L（125mg/dl）的患者除饮食治疗外，还应加用药物，使 LDL－C 下降到 2.6mmol/L（100mg/L）水平以下。③对于血清胆固醇正常，而 HDL－C＜1.0mmol/L（35mg/dl）的患者应进行非药物治疗（如运动）使 HDL－C 增高。④对于 HDL－C＜3.4mmol/L（130mg/dl）而大于 2.6mmol/L（100mg/L）的患者可在饮食的基础上加用药物治疗。⑤对于饮食及非药物治疗后血清胆固醇正常，而 HDL－C＜1.0mmol/L（35mg/dl）的患者可加用药物如烟酸，提高 HDL－C 的水平。

2. 戒烟　心肌梗死患者戒烟是最基本的治疗。吸烟可诱发冠状动脉痉挛，降低 β 受体阻滞药的抗缺血作用，使心肌梗死后死亡率加倍。

3. 长期服用阿司匹林　长期服用阿司匹林的作用已被证实，其最小有效剂量为 7mg/d。

4. 血管紧张素转化酶抑制药（ACEI）　其有益作用主要在前壁心肌梗死或左室射血分数＜40％的患者中明显。有研究表明，ACE 基因型与心肌梗死危险有关，其中缺失型纯合子（DD）心肌梗死机会比插入型纯合子（Ⅱ）高。

5. β 受体阻滞剂　心肌梗死后需长期使用 β 受体阻滞剂的适应证如下：除了低危患者外，所有无 β 受体阻滞剂禁忌的心肌梗死患者，其治疗应在起病后数天开始。

大量研究证实，β 受体阻滞剂可通过减少心脏猝死或非心脏猝死降低心肌梗死后的总死亡率。β 受体阻滞剂对于高危患者如大面积或前壁心肌梗死的作用最显著，但对于低危患者是否应用 β 受体阻滞剂仍无定论。低危患者应不包括下列情况：①既往心肌梗死。②前壁心肌梗死。③老年患者。④复杂室性期前收缩。⑤左室收缩功能障碍所致的血流动力学改变。

6. 抗凝血药　AMI 后长期使用抗凝血药的适应证如下：①对于心肌梗死后不能每天服用阿司匹林的患者进行心肌梗死的二级预防。②心肌梗死后伴持续性房颤的患者。③伴有左室血栓的患者。④伴有室壁活动普遍异常的心肌梗死后患者。⑤伴有阵发性房颤的患者。⑥严重左室收缩功能异常伴或不伴充血性心力衰竭的心肌梗死后患者不宜使用。

7. 钙拮抗药　目前不主张作为常规的心肌梗死后二级预防药物。一般认为，CCB 只在合并其他药物不能控制的心绞痛和高血压时才考虑使用。如果对 β 受体阻滞剂有禁忌或不能耐受时，减慢心率的 CCB（如维拉帕米或地尔硫䓬）可作为左室功能较好患者心肌梗死的二级预防。

8. 雌激素替代治疗　有研究表明，雌激素替代治疗可改善血脂异常及降低血浆纤维蛋白原，另外还对预防骨质疏松及对性功能、皮肤弹性、精神状态起着有利的作用。这些都支持使用雌激素。但临床观察其对冠心病的预防效果不如预期的明显。因此，现在基本上不主张心肌梗死后患者服用雌激素。对于所有绝经后心肌梗死患者应仔细权衡雌激素替代治疗的益处，假如患者要求可给予雌激素治疗。

9. 抗心律失常药 早期的 CAST 研究已表明，I 类抗心律失常药治疗心肌梗死后室性期前收缩对于死亡率无有益的影响。但最近的研究提示胺碘酮可减少心律失常所致的心脏猝死，但其长期耐受较差。总的来说，如果需要抑制严重的有症状的心律失常，胺碘酮对于心肌梗死后患者是安全的，但 β 受体阻滞剂作为一般预防效果更好。

（范晓涌）

第六节　隐匿性冠心病

一、概述

（一）定义

隐匿性冠心病（latent coronary heart disease）又称无症状性心肌缺血或无痛性心肌缺血，是指有心肌缺血的客观证据（冠状动脉病变、心肌血流灌注及代谢、左心室功能、心电活动等异常），但缺乏胸痛或与心肌缺血相关的主观症状。由于心肌缺血可造成心肌可逆性或永久性损伤，可引起心绞痛、心律失常或猝死。因此，隐匿性冠心病作为冠心病的一个独立类型，越来越引起人们的重视。

（二）分型

本病有三种临床类型：

（1）患者有由冠状动脉狭窄引起心肌缺血的客观证据，但从无心肌缺血的症状。

（2）患者曾患心肌梗死，现有心肌缺血但无心绞痛症状。

（3）患者有心肌缺血发作但有时有症状，有些则无症状，此类患者临床最多见。心肌缺血而无症状的发生机制尚不清楚。

（三）临床特点

与其他类型的冠心病一样，隐匿性冠心病的演变过程包括：冠状动脉狭窄或闭塞→局部心肌缺血→心脏舒张收缩功能异常→血流动力学异常→心电图改变→出现临床症状或无症状，并且在高危人群（如糖尿病、肾衰竭、高血压、高血脂、吸烟、肥胖、高龄、冠心病家族史等，特别是糖尿病患者）中的发生率明显增加。隐匿性冠心病与其他类型冠心病的主要不同之处在于其并无临床症状。其发作特点如下：①常发生在轻体力活动或脑力活动时，并且在心率不快的情况下发生。②发作持续时间比典型心绞痛长，几十分钟甚至 1h。③有昼夜节律性变化，多发生在上午 6～11 时。隐匿性冠心病在冠心病患者中非常普遍，由于缺乏有症状性心肌缺血的疼痛保护机制，所以比后者更具有潜在危险性，因此其早期诊断和治疗具有重要的临床意义。

二、诊断要点

诊断主要根据静息、动态或负荷试验的心电图检查，放射性核素心肌显像发现患者有心肌缺血改变，而又无其他原因可以解释，常伴有动脉粥样硬化的危险因素。进行选择性冠状动脉造影检查或再加做血管内超声显像可确立诊断。

鉴别诊断时主要考虑引起 ST 段和 T 波改变的其他疾病，如各种器质性心脏病、电解质失调、内分泌疾病和药物作用等。

近年来的基础与临床研究证明，有心肌缺血，不管有无症状，同样预后不良。因此，检出和防治心肌缺血与检出严重血管病变并进行血运重建同样重要。当前简便易行的方法是，对 30～40 岁以上的人口，每年定期做一次常规心电图检查，对疑似者可进一步做心电图负荷试验、24h 动态心电图、心脏彩超或放射性核素检查，必要时可考虑多层螺旋 CT 检查或进行冠状动脉造影术。

三、治疗

隐匿型冠心病在治疗原则上应与有症状的冠心病患者相同对待（详见冠心病其他各节）。因此首先必须采用各种防治动脉粥样硬化的措施。其次，减少无症状性心肌缺血的发作，可用的药物有硝酸酯类、钙离子拮抗药和 β 受体阻滞药。该类药物的疗效已被最近的一系列临床试验所证实。硝酸酯类药物疗效确切，而 β 受体阻滞药似乎优于钙离子拮抗药，但钙离子拮抗药可用于心率较慢的患者，因为在这种情况下冠状动脉的血管收缩可能是最主要的原因。联合用药效果更好。需要注意的是，对于上述第 3 型的隐匿型冠心病患者，治疗目标是减少总的心肌缺血，而非仅仅控制心绞痛症状。药物治疗仍持续有心肌缺血发作者，应进行冠状动脉造影以明确病变的严重程度，并考虑进行血管再通术治疗。

（范晓涌）

新编心血管
内科疾病诊断与治疗

（下）

范晓涌等◎主编

吉林科学技术出版社

第十三章　心律失常

第十三章

心律失常

第一节 心律失常总论

一、心律失常的发生机制

心脏电活动的形成源于特殊心肌细胞的内在节律性。自律性是指心肌细胞能够在没有外来刺激的情况下按一定节律重复去极化达到阈值，从而自发地产生动作电位的能力。心房和心室的工作细胞在正常状态下不具有自律性，特殊传导系统的细胞（特殊传导系统包括窦房结、房室结区、希氏束、束支及浦肯野纤维网系统）却具有自律性，故被称作起搏细胞。在病理状态下，特殊传导系统之外的心肌细胞可获得自律性。

特殊传导系统中自律细胞的自律性是不同的。正常情况下，窦房结细胞的自动节律性最高（约100次/分），浦肯野纤维网的自律性最低（约25次/分），而房室结（约50次/分）和希氏束（约40次/分）的自律性依次介于二者之间。整个心脏总是依照在当时情况下自律性最高的部位所发出的节律性兴奋来进行活动。正常情况下，窦房结是主导整个心脏兴奋和搏动的正常部位，故称为正常起搏点；特殊传导系统中的其他细胞并不表现出它们自身的自律性，只是起着传导兴奋的作用，故称为潜在起搏点。某些病理情况下，窦房结的兴奋因传导阻滞而不能控制其他自律组织的活动，或窦房结以外的自律组织的自律性增高，心房或心室就受当时情况下自律性最高的部位发出的兴奋节律支配而搏动，这些异常的起搏部位就称为异位起搏点。

（一）激动形成的异常

窦房结或其他组织（包括特殊传导系统和心肌组织）的异常激动形成会导致心律失常。可导致心律失常的主要异常激动包括自律性异常（包括窦房结、特殊传导系统中的潜在起搏细胞、心房或心室肌细胞的异常自律性）和触发活动。

1. 窦房结自律性异常

（1）窦房结自律性增高：正常情况下，窦房结的自律性高低主要受自主神经系统的调控。交感神经刺激作用于起搏细胞的 β_1 肾上腺素能受体，使起搏离子流通道的开放增加，起搏离子内流增多，4期除极的斜率增大。因此，窦房结4期除极达到阈值的时间较正常缩短，自律性因而增高。另外，交感神经的刺激增加电压敏感性 Ca^{2+} 通道的开放概率（起搏细胞中，Ca^{2+} 组成了0期去极化电流），从而使阈电位水平负向移动（降低），舒张期除极到达阈电位的时间因而提前。总之，交感神经的活动通过使阈电位阈值负值加大、起搏离子流增加而提高窦房结的自律性。

（2）窦房结自律性降低：生理情况下，交感神经刺激减弱和副交感神经活性增强可降低窦房结的自律性。胆碱能刺激经迷走神经作用于窦房结，减少起搏细胞离子通道的开放概率。这样，起搏离子流及 4 期除极的斜率都会下降，细胞自发激动的频率减低。此外，由于 Ca^{2+} 通道开放概率减低，阈电位向正向移动（升高）。而且，胆碱能神经的刺激增加了静息状态下 K^+ 通道开放概率，使带正电荷的 K^+ 外流，细胞的最大舒张电位负值增加。起搏离子流的减少、细胞最大舒张电位负值增加及阈电位负值降低共同作用的最终结果是细胞自发激活速率降低，心率减慢。

2. 逸搏心律　当窦房结受到抑制使激动发放的频率降低时，特殊传导通路中的潜在起搏点通常会发出激动。由于窦房结的频率降低而使潜在起搏点引发的一次激动称作逸搏；连续的逸搏，称为逸搏心律。逸搏心律具有保护性作用，当窦房结的激动发放受损时，可确保心率不会过低。心脏的不同部位对副交感（迷走）神经刺激的敏感性不同。窦房结和房室结的敏感性最强，心房组织次之，心室传导系统最不敏感。因此，轻度副交感神经的刺激会降低窦房结的频率，起搏点转移至心房的其他部位；而强烈的副交感神经的刺激将抑制窦房结和心房组织的兴奋性，可导致房室结的传导阻滞，并出现室性逸搏心律。

3. 潜在起搏点自律性增高　潜在起搏点控制激动形成的另一种方式是其自发的除极速率快于窦房结，这种情况称为异位搏动或过早搏动（异位搏动与逸搏的区别在于前者先于正常节律出现，而后者则延迟出现并中止窦性心率缓慢所造成的停搏）。连续发生的异位搏动称作异位节律。多种不同的情况都会产生异位节律，例如，高浓度的儿茶酚胺会提高潜在起搏细胞的自律性，如其除极化的速率超过窦房结，就会发生异位节律；低氧血症、缺血、电解质紊乱和某些药物中毒（如洋地黄）的作用也会导致异位搏动的出现。

4. 异常自律性　多种病理因素会导致特殊传导系统之外、通常不具有自律性的心肌细胞获得自律性并自发除极，其表现与来自特殊传导系统的潜在起搏细胞所发出的激动相类似。如果这些细胞的去极化速率超过窦房结，它们将暂时取代窦房结，成为异常的节律起源点。这种异位节律起源点也像窦房结一样具有频率自适应性，因此，频率不等、心动过速开始时频率逐渐加快而终止时频率逐渐减慢、可被其他比其频率更快的节律所夺获是自律性心律失常的重要特征。

由于普通心肌细胞没有或仅有少量激活的起搏细胞离子通道，所以通常没有起搏离子流。各种病理因素是如何使这些细胞自发除极的原因尚不十分清楚，明确的是，当心肌细胞受到损伤，它们的细胞膜通透性将增加，这样，它们就不能维持正常的电离子浓度梯度，细胞膜的静息电位负值变小（即细胞部分去极化）；当细胞膜的负值小于 60mV，非起搏细胞就可产生逐渐的 4 期除极化。这种缓慢的自发除极大概与慢钙电流和通常参与复极的某亚组 K^+ 离子通道的关闭有关。

5. 触发活动　触发活动可视为一种异常的自律性，其产生的根本原因是后除极。在某些情况下，动作电位能够触发异常除极，引起额外的心脏搏动或快速性心律失常。这与自律性升高时出现的自发活动不同，这种自律活动是由前一个动作电位所激发的。根据激发动作电位时间不同，后除极可分为两种类型：①早后除极发生于触发动作电位的复极期，②延迟后除极紧随复极完成之后。两种后除极到达阈电位都会触发异常的动作电位。

早后除极打断正常的复极过程，使膜电位向正电位方向移动。早后除极可发于动作电位的平台期或快速复极期。某些药物的治疗和先天性长 QT 间期综合征时，动作电位时程（心电图上 QT 间期）延长，较易发生早后除极。早后除极触发的动作电位可自我维持并引起连续除极，从而表现为快速性心律失常，连续的早后除极可能是尖端扭转型心动过速的机制。

延迟后除极紧随复极完成之后发生，最常见于细胞内高钙的情况，如洋地黄中毒或明显的儿茶酚胺刺激。与早后除极一样，延迟后除极达到阈电位就会产生动作电位。这种动作电位也可自我维持并导致快速性心律失常，例如，洋地黄中毒引起的多种心律失常就是延迟后除极所致。

（二）激动传导异常

1. 传导障碍　传导障碍主要表现为传导速度减慢和传导阻滞。发生传导障碍的主要机制有以下几种。

（1）组织处于不应期：不应期是心肌电生理特性中十分重要的概念。冲动在心肌细胞中发生连续性传导的前提条件是各部位组织在冲动抵达之前，脱离不应期而恢复到应激状态，否则冲动的传导将发生延迟（适逢组织处于相对不应期）或阻滞（适逢组织处于有效不应期）。不应期越短，越容易发生心律失常，反之，亦然；不应期越不均一，容易发生心律失常；相对不应期越长，越容易发生心律失常；有效不应期越长，越不易发生心律失常。抗心律失常药物的作用机制：延长不应期，使不应期均一化，缩短相对不应期，延长有效不应期。

（2）递减传导：当冲动在传导过程中遇到心肌细胞舒张期膜电位尚未充分复极时，由于"静止期"电位值较低，0 相除极速度及振幅都相应减少，引起的激动也较弱，其在冲动的传导中所引起的组织反应性也将依次减弱，即传导能力不断降低，致发生传导障碍。不均匀传导是指十分邻近的传导纤维之间传导速度明显不同，此时，激动传导的总效力下降，也可造成传导阻滞的发生。

2. 传导途径异常　正常情况下，心房和心室之间仅能通过房室结 – 希氏束 – 浦肯野纤维（房室结 – 希氏束系统）进行房室或室房传导。多种原因可出现额外的传导径路，比如功能性电传导差异所致的房室结双径路、先天原因所致的房室旁路、瘢痕所致的多条径路等，激动在各个径路的传导及其在各径路之间的折返都可造成心律失常。

旁路可将激动绕经房室结直接传导至心室。由于旁路提前激动了心室，心电图上显示缩短的 PR 间期和 delta 波。

3. 折返及折返性心律失常　冲动在传导过程中，途经解剖性或功能性分离的两条或两条以上径路时，一定条件下，冲动可循环往复，即形成折返性激动。折返激动是心律失常的重要发生机制，尤其是在快速性异位搏动或异位性心律失常的发生中占有非常重要的地位。临床常见的各种阵发性心动过速、心房扑动或颤动、心室扑动或颤动，其发生机制及维持机制往往都是折返激动。折返激动的形成需如下条件。

（1）折返径路：存在解剖或功能上相互分离的径路是折返激动形成的必要条件。如图13 – 1a 所示：冲动由 A 点向 B 点传播时，有左（α）和右（β）两条径路可循，其 α 和 β 两条径路既可顺向传导，亦可逆向传导。如果两者的传导性能相同，则由 A 点传导的冲动同时沿两条径路传导到 B 点，如此便不会形成折返激动。上述解剖性或功能性折返径路可以存在于心脏不同部位：①窦房结和其周围的心房组织之间；②房室结或其周围组织内：

③希氏束内纵向分离；④希氏束和束支之间；⑤浦肯野纤维网及其末梢与心肌连接处；⑥房室结－希氏束系与旁路之间或旁路与旁路之间。

（2）单向阻滞：一般情况下，心脏传导组织具有前向和逆向的双向传导。但在某些生理或病理情况下，心脏某部分传导组织只允许激动沿一个方向传导，而沿另一个方向传导时则不能通过，这种情况称为单向传导或单向阻滞。生理性、先天性单向阻滞在临床上比较常见。折返环的两条径路中若一条发生单向阻滞，则为对侧顺向传导的冲动经此径路逆向传导提供了条件（图13－1b）。

（3）缓慢传导：如冲动在对侧径路中发生延缓，延缓的时间足以使发生单向阻滞部位的组织恢复应激性，则可以形成折返激动（图13－1c）。

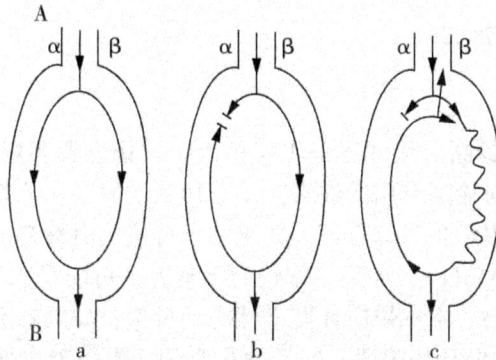

图13－1　a. α和β两条径路传导能力相同，同时传导至B处；b. α径路发生阻滞，A处激动经β径路传导至B处；c. α径路发生阻滞，β径路发生传导延缓，逆向经α径路传导，形成折返

（4）折返激动循折返环运行一周所需的时间（折返周期）长于折返环路任一部位组织的不应期，只有这样，折返激动在其环行传导中才能始终不遇上处于不应状态的组织，折返激动才可持续存在，阵发性室上性心动过速即是此种机制所致心动过速之典型。

二、心律失常的分类

心律失常的分类方法较多，根据其发生机制，分为激动形成异常和激动传导异常两大类。

（一）激动形成异常

1. 窦性心律失常　①窦性心动过速；②窦性心动过缓；③窦性心律不齐；④窦性停搏；⑤病态窦房结综合征。

2. 异位心律

（1）被动性异位心律：①逸搏（房性、房室交界区性、室性）；②逸搏心律（房性、房室交界区性、室性）。

（2）主动性异位心律：①期前收缩（房性、房室交界区性、室性）；②阵发性心动过速（房性、房室交界区性、房室折返性、室性）；③心房扑动、心房颤动；④心室扑动、心室颤动。

（二）激动传导异常

1. 生理性传导异常　干扰、干扰性房室分离、差异性传导。

2. 病理性阻滞

（1）窦房传导阻滞　一度、二度、三度窦房传导阻滞，二度窦房传导阻滞还可以分为Ⅰ型和Ⅱ型。

（2）房内传导阻滞。

（3）房室传导阻滞：一度房室传导阻滞；二度房室传导阻滞：分为Ⅰ型、Ⅱ型；三度房室传导阻滞。

（4）束支传导阻滞：右束支传导阻滞；左束支传导阻滞；左前分支阻滞；左后分支阻滞。

3. 传导途径的异常　预激综合征。

三、心律失常的诊断

（一）临床表现

1. 病史　心律失常的诊断应从详尽采集病史入手。让患者客观描述发生心悸等症状时的感受。病史通常能提供对诊断有用的线索：①心律失常的存在及其类型。年轻人曾有晕厥发作，体检正常，心电图提示预激综合征，如果心动过速快而整齐，突然发作与终止，可能系房室折返性心动过速（AVRT）；如果心率快而不整齐，可能是预激综合征合并心房颤动；老年人曾有晕厥发作，如果心室率快应怀疑室性心动过速；如果心室率慢应怀疑病态窦房结综合征（SSS）或完全性房室传导阻滞。②心律失常的诱发因素：烟、酒、咖啡、运动及精神刺激等。由运动、受惊或情绪激动诱发的心肌通常由儿茶酚胺敏感的自律性或触发性心动过速引起；静息时发作的心悸或患者因心悸而从睡眠中惊醒，可能与迷走神经有关，如心房颤动的发作。③心律失常发作的频繁程度、起止方式。若心悸能被屏气、Valsalva 动作或其他刺激迷走神经的方式有效终止，则提示房室结很有可能参与了心动过速的发生机制。④心律失常对患者造成的影响，产生症状或存在潜在预后意义。这些特征能帮助临床医师了解明确诊断和实施治疗的迫切性，如一个每日均有发作，且发作时伴有近似晕厥或严重呼吸困难的患者和一个偶尔发作且仅伴有轻度心悸症状的患者相比，前者理应得到更迅速的临床评估。

2. 体格检查　在患者发作有症状的心律失常时对其进行体格检查通常是有启迪作用的。很明显，检查心率、心律和血压是至关重要的。检查颈动脉的压力和波型可以发现心房扑动时颈静脉的快速搏动或因完全性房室传导阻滞或室速而导致的房室分离。此类患者的右心房收缩发生在三尖瓣关闭时，可产生大炮 α 波（canonwave）。第一心音强度不等有相同的提示意义。

按压颈动脉窦的反应对诊断心律失常提供了重要的信息。颈动脉窦按摩通过提高迷走神经张力，减慢窦房结冲动发放频率和延长房室结传导时间与不应期，可对某些心律失常的及时终止和诊断提供帮助。其操作方法是：患者取平卧位，尽量伸展颈部，头部转向对侧，轻轻推开胸锁乳突肌，在下颌角处触及颈动脉搏动，先以手指轻触并观察患者反应。如无心率变化，继续以轻柔的按摩手法逐渐增加压力，持续约 5s。严禁双侧同时施行。老年患者颈动脉窦按摩偶尔会引起脑梗死。因此，事前应在颈部听诊，如听到颈动脉嗡鸣音应禁止施行。窦性心动过速对颈动脉窦按摩的反应是心率逐渐减慢，停止按摩后恢复至原来水平。房室结参与的折返性心动过速的反应是可能心动过速突然终止。心房颤动与扑动的反应是心室率减慢，后者房率与室率可呈（2~4）：1 比例变化，随后恢复原来心室率，但心房颤动与扑动依然存在。鉴于诊治心律失常的方法已有长足进展，故目前按压颈动脉窦的方法已经极少使用。

（二）实验室和器械检查

1. 心电图　心电图是诊断心律失常最重要的一项无创伤性检查技术。应记录 12 导联心电图，并记录清楚显示 P 波导联的节律条图以备分析，通常选择 V_1 或 II 导联。系统分析应包括：P 波是否存在，心房率与心室率各多少，两者是否相等；PP 间期与 PR 间期是否规律，如果不规律关系是否固定；每一心室波是否有相关的 P 波，P 波是在 QRS 波之前还是 QRS 波后，PR 或 RP 间期是否恒定；P 波与 QRS 波形态是否正常，各导联中 P、QRS 波与 PR、QT 间期是否正常等。

2. 动态心电图　动态心电图（Holter ECG monltoring）检查通过 24h 连续心电图记录可能记录到心悸与晕厥等症状的发生是否与心律失常有关，明确心律失常或心肌缺血发作与日常活动的关系以及昼夜分布特征，协助评价药物疗效、起搏器或埋藏式心脏复律除颤器的疗效以及是否出现功能障碍。

不同的 Holter 记录可为各种特殊的检查服务。多次重复记录的 24h 心电图对于明确是否有房性期前收缩触发的心房颤动，进而是否需要进行电生理检查或导管消融术很有必要。12 导联动态心电图对于需要在行射频消融术前明确室性心动过速的形态或诊断心房颤动消融灶导致的形态一致的房性期前收缩方面是很有用的。目前绝大多数的 Holter 系统尚可提供有关心率变异性的数据。

3. 事件记录　若患者心律失常间歇发作且不频繁，有时难以用动态心电图检查发现。此时，可应用事件记录器（event recorder），记录发生心律失常及其前后的心电图，通过直接回放或经电话（包括手机）或互联网将实时记录的心电图传输至医院。尚有一种记录装置可埋植于患者皮下一段时间，装置可自行启动、检测和记录心律失常，可用于发作不频繁、原因未明而可能系心律失常所致的晕厥病例。

4. 运动试验　患者在运动时出现心悸症状，可进行运动试验协助诊断。运动能诱发各种类型的室上性和室性快速性心律失常，偶尔也可诱发缓慢性心律失常。但应注意，正常人进行运动试验，亦可发生室性期前收缩。临床症状与运动诱发出心律失常时产生的症状（如晕厥、持续性心悸）一致的患者应考虑进行负荷试验。负荷试验可以揭露更复杂的心律失常，诱发室上性心律失常，测定心律失常和活动的关系，帮助选择抗心律失常治疗和揭示致心律失常反应，并可能识别一些心律失常机制。

5. 食管心电图　食管心电图是一种有用的非创伤性诊断心律失常的方法。解剖上左心房后壁毗邻食管，因此，插入食管电极导管并置于心房水平时，能记录到清晰的心房电位，并能进行心房快速起搏或程序电刺激。

食管心电图结合电刺激技术可对常见室上性心动过速发生机制的判断提供帮助，如确定是否存在房室结双径路。房室结折返性心动过速能被心房电刺激诱发和终止。食管心电图能清晰地识别心房与心室电活动，便于确定房室分离，有助于鉴别室上性心动过速伴室内差异性传导与室性心动过速。食管快速心房起搏能使预激图形明显化，有助于不典型的预激综合征患者确诊。应用电刺激诱发与终止心动过速，可协助评价抗心律失常药物疗效。食管心房刺激技术亦用于评价窦房结功能。此外，快速心房起搏，可终止药物治疗无效的某些类型室上性折返性心动过速。

需要指出的是，食管心电图由于记录部位的局限，对于激动的起源部位尚不能做出准确的判断，仍应结合常规体表心电图才能更好地发挥其特点。此外，食管心电图描记后，根据心动过速的发生原因还可以立即给予有效的治疗。因此，应该进一步确立和拓宽食管心电图在临床上的地位与作用。

6. 心脏电生理检查　心脏电生理检查时通常把电极导管放置在右房侧壁上部和下部、右室心尖部、冠状静脉窦和希氏束区域，辅以 8~12 通道以上多导生理仪同步记录各部位电活动，包括右心房、右心室、希氏束、冠状窦（反映左心房、室的电活动）。与此同时，应用程序电刺激和快速心房或心室起搏，测定心脏不同组织的电生理功能。

（1）电极导管的放置和记录

1）右心房：通常采用下肢静脉穿刺的方式，将记录电极经下腔静脉系统放置在右心房内。右心房后侧壁高部与上腔静脉交界处（称为高位右房，HRA）是最常用的记录和刺激部位。

2）右心室：与右心房电极类似，右心室电极也多采用下腔静脉途径。右室心尖部（RVA）是最易辨认的，在此处进行记录和刺激的重复性最高。

3）左心房：左心房电活动的记录和起搏较难。因冠状静脉窦围绕二尖瓣走行，故通常采用将电极导管放置在冠状静脉窦（CS）内的方式间接记录或起搏左心房。采用自颈静脉穿刺的途径较易将电极导管成功送入位于右心房内后方的冠状静脉窦口。

4）希氏束：位于房间隔的右房侧下部，冠状静脉窦的左上方，卵圆窝的左下方，靠近三尖瓣口的头侧。将电极导管经下肢静脉穿刺后送入右心房，在三尖瓣口贴近间隔处可以记录到希氏束电图。希氏束电图由一组波群组成，其中心房电位波以 A 代表，希氏束电位波以 H 代表，心室电位波由 V 代表。

（2）常用的程序刺激方式及作用：程序刺激是心电生理检查事先设定的刺激方式。应用不同方式、不同频率的心腔内刺激，以体表心电图与心腔内心电图对其进行同步记录，观察心脏对这些刺激的反应。常用的刺激部位为右房上部的窦房结区域（HRA）及右室心尖部（RVA）。常用的刺激方式包括频率逐渐递增的连续刺激和联律间期逐渐缩短的期前刺激。

连续刺激是以周长相等的刺激（S_1）连续进行（S_1S_1），持续 10~60s 不等。休息 1min 后，再以较短的周长（即较快的频率）再次进行 S_1S_1 刺激，如此继续进行，每次增加刺激频率 10 次/分，逐步增加到 170~200 次/分，或出现房室传导阻滞时为止。

期前刺激是指在自身心律或基础起搏心律中引入单个或多个期前收缩（期前）刺激。常见的方式为 S_1S_2 刺激，即释放出一个期前刺激。先由 S_1S_1 刺激 8~10 次，称为基础刺激或基础起搏，在最后一个 S_1 之后发放一个期前的 S_2 刺激，使心脏在定律搏动的基础上发生一次期前搏动。逐步更改 S_2 的联律间期，便可达到扫描刺激的目的。如果在感知心脏自身的 8~10 个 P 波或 QRS 波后发放一个期前刺激，形成在自身心律的基础上出现一次期前搏动，则称为 S_2 刺激。

心脏电生理检查主要用于明确心律失常的起源处及其发生机制，并根据检查的结果指导进一步的射频消融治疗，是导管射频消融术中的一个必要环节。此外，心脏电生理检查还可应用于评估患者将来发生心律失常事件的可能性，评估埋藏式心脏复律除颤器对快速性心律失常的自动识别和终止功能，以及通过起搏的方式终止持久的室上性心动过速和心房扑动等。

（刘 波）

第二节 心律失常的遗传学基础

一、概述

心肌细胞的基本功能包括机械活动（心肌收缩）和电学活动（动作电位，AP）。只有这两种活动都正常时才能完成心脏的兴奋收缩耦联，保证心脏正常搏动。电活动发生异常后就会引起心律失常。代表心肌细胞电学活动性质的动作电位分为 5 个时相（期），每个时相的形成由不同的离子流负载：0 相期主要由钠离子电流（I_{Na}）的内流引起细胞的去极化；1 相期是钾离子（I_{to}）的快速外流；2 相期则主要由钾离子外流（I_{Kr}、I_{Kur} 等）和钙离子内流（I_{Ca}）之间的平衡来实现，亦称平台期；3 相期是由钾离子的快速外流（I_{Ks}、I_{Kr}、I_{K1} 等）形成；4 相期的形成主要由钾离子外流（I_{K1}）承担。

形成离子流的物质基础是位于心肌细胞膜上的离子通道蛋白，而由这些离子通道及其相关蛋白等结构或功能异常引起的心律失常称为离子通道病（ion channelopathy），亦称原发性心电疾病（pri – mary electrlcal disease）。在 2013 年版最新的关于遗传性原发心律失常综合征诊断与治疗的专家共识（以下简称专家共识）中，这类疾病被称作遗传性原发心律失常综合征，主要指无器质性心脏病的一类以心电紊乱为主要特征的疾病，包括长 QT 综合征（LQTS）、短 QT 综合征（SQTS）、Brugada 综合征（BrS）、儿茶酚胺敏感型室速（CPVT）、早期复极（ER）、进行性心脏传导疾病（PCCD）、特发性室颤（IVF）、不明原因猝死综合征（SUDS）和婴儿猝死综合征（SUDI）、家族性特发性房颤（AF）等。

最初发现的致病基因多由编码心肌细胞上各主要离子通道亚单位的基因突变引起，如常见的 LQTS 主要亚型 LQT1 – 3 就分别由编码钾离子通道的基因 KCNQ1、KCNH2 以及编码钠通道的基因 SCN5A 引起，故称"离子通道病"；但后来随着研究的进一步深入，发现还有一些非离子通道的编码基因突变也可以引起这类疾病，如引起 LQT4 的基因是锚定蛋白 B，编码核孔蛋白的 NUP155 基因突变可以引起房颤等，但离子通道病这个名词概念还是被继续沿用了下来。

二、离子通道病多数是单基因遗传病

该类疾病绝大多数为单基因遗传，以常染色体显性遗传最为常见，可表现为多种恶性快速性心律失常（如多形性室速、尖端扭转型室速、室颤等）或缓慢性心律失常（如病态窦房结综合征、房室传导阻滞等）。多数离子通道病有遗传异质性（genetic heterogeneity），即由不同的遗传缺陷造成同样表型的现象。

另外，同一个基因上的不同突变又可引起不同的疾病表型，比如 SCN5A 上的不同突变可引起像 LQT3、Brugada 综合征（BrS）、房室传导阻滞和单纯室速/室颤等不同表型的结果，表明基因发生不同突变后引起心律失常表型的机制是很复杂的。这种现象还不止发生在 SCN5A，已知的还有 KCNQ1（可引起 LQT1、房颤、SQTS2）、KCNH2（可引起 LQT2、SQTS1、CPVT）、KCNJ2（引起 LQT7、SQTS3）等。

按照致病基因的种类及其功能，目前引起各种离子通道病的基因可分为以下几种：①离子通道基因：如钾离子通道基因（KCNQ、KCNH2、KCNE1、KCNE2、KCNJ2）、钠离子通道基因（SCN5A）、钙离子通道基因（RyR2、CAQS2、Cav1.2）、起搏电流（If）通道基因（HCN4）、编码 KATP 通道 Kir6.1 亚单位的基因 KCNJ8 等。②胞浆通道相互作用蛋白基因：如编码与 Kv 通道亚单位相互作用蛋白［Kv - channel - interacting proteln（KChIP2）］，作为 Kv 通道的 β 亚单位起作用；编码与 KCNQ1 相互作用的 yo - tiao 蛋白的 AKAP9 基因；编码 α_1 互生蛋白的 SNTA1 基因和 nNOS、PMCA4b、SCN5A 相互作用。③细胞骨架蛋白基因（锚蛋白 B）。④缝隙连接蛋白基因（CX40 及 CX43）。⑤编码核孔蛋白的基因 NUP155。⑥钙调蛋白基因。⑦编码心房利钠肽的基因 NPPA。

三、各种离子通道病的遗传学基础

（一）长 QT 综合征（long QT syndrome，LQTS）

指具有心电图上 QT 间期延长，T 波异常，易产生室性心律失常，尤其是尖端扭转型室速（TdP）、晕厥和猝死的一组综合征。

已知这种疾病的原因是患者从出生就携带了某些基因水平的变异，导致心脏心肌细胞里一些细微的改变，虽然超声心动图显示心脏结构正常，但心脏的功能异常可在心电图上表现出来。目前已经发现了 18 个 LQTS 致病基因，其中 KClVQ1（LQTl）、KC - NH2（LQT2）及 SCN5A（LQT3）为最常见的致病基因，约占遗传性 LQTS 患者的 80%。对患者进行基因检测时，发现已知 18 个基因突变的阳性检出率约为 80% ~ 85%。也就是说，目前的技术水平还不能保证给所有的 LQTS 患者检测出他们的致病基因，只有其中的 80% ~ 85% 可以通过专门的检测机构获得确切的致病基因信息。

由于 LQTS 的遗传方式多为常染色体显性遗传，所以在一个患者身上发现突变后，其突变遗传给后代的概率大约是 50%。理论上讲，通过孕期的早期基因筛查还是可以检测出胎儿是否携带有其亲代的基因突变的，然后孕妇可以根据情况选择是否需要终止妊娠。只是限于各种原因，目前真正能够实施该项检测的机构还很少。

LQTS 中还有一种比较罕见的亚型同时伴有耳聋，称为 JLN 综合征，是以两位最先发现该病的医生的名字命名的。这种有耳聋表型的 LQTS 患病率更低，约为百万分之一。致病基因为 KCNQ1 和 KCNE1。其遗传方式为常染色体隐性遗传，即父母双方各带一个或者相同或者不同的突变，然后同时把突变传给了子代。这种情况下子代的患病率理论值为 25%。由于患者携带两个突变的累加效应，通常这种亚型的患者临床症状更严重，发生致命性心脏事件的概率也更高。

药物引起的长 QT 综合征（drug - induced LQT，diLQT）是临床上最常见的获得性 LQTS。通常与抗心律失常药、抗组胺药和抗精神病药有关。这些药物被证明通过延长 QT 间期，导致 TdP。占所有处方量的 2% ~ 3%。大多数导致 QT 间期延长的药物阻滞心肌细胞延迟整流钾电流快速成分（IKr），类似 HERG 基因突变所导致的 LQT2。1% ~ 8% 的患者接受 QT 间期延长药物会表现出 QT 间期延长或发展为 TdP。因为 QT 间期延长易感者容易出现快速室性心律失常如 TdP 和室颤（VF），所以该种心律失常的病死率可以高达 10% ~ 17%。因此药物相关的长 QT 综合征是过去几十年里已上市药物撤出市场的最常见原因。尽管这种不良反应在人群中相对少见（小于十万分之一），QT 间期延长也不总是诱发 TdP。其他因素如心力衰竭、心室肥厚、女性、低钾血症、隐性长 QT 间期（存在基因突变而 QT 间期仍在正常范围）、猝死家族史等影响心脏的复极稳定性，也与药物诱发的 TdP 有关。现在已经发现了两个真正与 diLQTS 有关的基因：ALG10B 和 ACN9。

在临床实践中，避免药物致 QT 间期延长应该注意如下几点：不使用超过推荐剂量；对已存在危险因素的患者减少使用剂量；避免已知延长 QT 间期的药物联合使用；药物诱发 TdP 的幸存患者和猝死者家族成员进行可能的基因筛查，了解是否存在隐性 LQTS 等。

目前对 LQTS 进行基因检测的专家共识推荐建议是

A. 以下情况推荐进行 LQTl – 3（KCNQ1、KC – NH2、SCN5A）的基因检测：基于病史、家族史及心电图（ECG）表型［静息 12 导联 ECG 和（或）运动或儿茶酚胺应激试验］心脏病专家高度怀疑 LQTS 的患者；无症状的特发性 QT 间期延长者（其中青春前期 QTc > 480ms 或成人 QTc >500ms，排除继发性 QT 间期延长因素，如电解质异常，药物因素，心肌肥厚，束支传导阻滞等）（Ⅰ类推荐）。

B. 以下情况可以考虑进行 LQTl – 3 基因检测：无症状特发性 QT 间期延长者，其中青春前期 QTc >460ms，成人 QTc >480ms（Ⅱb 类推荐）。

C. 已在先证者发现 LQTS 致病基因突变者，推荐其家族成员及相关亲属进行该特定突变的检测（Ⅰ类推荐）。

D. 对药物诱发 TdP 的先证者应考虑行基因检测（Ⅱb 类推荐）。

E. 如果 LQTl – 3 突变检测阴性，但有 QTc 间期延长，应该考虑基因再评价，包括重复基因检测或进行其他更多致病基因检测（Ⅱb 类推荐）。

（二）短 QT 间期综合征（short QT syndrome，SQTS）

SQTS 是以短 QT 间期、发作性心室颤动（室颤）和（或）室性心动过速及心脏性猝死为特征，心脏结构正常的一组心电紊乱综合征。已发现的致病基因有：KCNH2（SQT1）、KCNQ1（SQT2）、KCNJ2（SQT3）、CACNA1C（SQT4）、CAC – NB2b（SQT5）。

最新的 SQTS 的诊断标准如下：①若有 QTc ≤330ms，则诊断 SQTS。②若有 QTC < 360ms，且存在下述一个或多个情况，可以诊断 SQTS：有致病突变、SQTS 家族史、年龄 ≤ 40 岁发生猝死的家族史，无器质性心脏病室速或室颤（VT/VF）的幸存者。

对 SQTS 进行基因检测的专家共识建议如下：

A. 基于病史，家族史以及 ECG 表型，临床高度怀疑 SQTS 的患者，可以考虑检测 KC-NH2、KCNq 及 KCNJ2 基因（Ⅱb 类推荐）。

B. 推荐家族成员及其他相关亲属进行特定突变位点检测（Ⅰ类推荐）。

（三）Brugada 综合征（Brugada syndrome，BrS）

符合下列情况之一者可以诊断 BrS：①位于第 2 肋间、第 3 肋间或第 4 肋间的右胸 V_1、V_2 导联，至少有一个导联记录到自发或由Ⅰ类抗心律失常药物诱发的 1 型 ST 段抬高 ≥ 2mm；②位于第 2 肋间、第 3 肋间或第 4 肋间的右胸 V_1、V_2 导联，至少有一个导联记录到 2 型或 3 型 ST 段抬高，并且Ⅰ类抗心律失常药物激发试验可诱发Ⅰ型 ST 段 ECG 形态。

BrS 的主要特征为心脏结构及功能正常，右胸导联 ST 段抬高，伴或不伴右束支传导阻滞及因室颤所致的心脏性猝死。BrS 呈常染色体显性遗传，但有 2/3 的患者呈散在发病。到目前为止已经发现 7 个 BrS 的致病基因，分别是编码心脏钠离子通道 α、β 亚单位的 SCN5A

和 SCN1b，钠通道调节因子 GPDIL，编码钙通道的 α、β 亚单位的 CA CNA1C 和 CACNB2b，编码 Ito 通道的 β 亚单位的 KCNE3，编码 I_{kr} 通道的 KCN H2 基因。我国目前共有 10 个 SCN5A 突变位点报道。

对 BrS 进行基因筛查的专家共识建议如下：

A. 推荐家族成员及其他相关亲属进行特定突变检测（I 类推荐）。

B. 基于病史、家族史以及 ECG 表现［静息 12 导 ECG 和（或）药物激发试验］，临床怀疑 BrS 的患者进行 SCN5A 基因检测（IIa 类推荐）。

C. 不推荐孤立的 2 型或 3 型 Brugada ECG 表现个体进行基因检测（III 类推荐）。

（四）儿茶酚胺敏感型多形性室速（catechola‐minergic polymorphic ventricular tachycardia，CPVT）

CPVT 是一种少见但严重的遗传性心律失常，常表现为无器质性心脏病个体在交感兴奋状态下发生双向室速（bVT）或多形性室速（pVT），可发展为室颤，引起患者晕厥，甚至猝死。在静息状态时可无明显临床症状。CPVT 发病年龄平均为 8 岁，一部分人首次晕厥发作可以到成年出现。大约 30% CPVT 患者 10 岁前发病，60% 患者 40 岁以前至少有 1 次晕厥事件发作。

目前已发现的与 CPVT 相关的基因有 3 个：兰尼丁受体（ryanodine receptor 2，RYR2）、集钙蛋白（calsequestrin 2，CASQ2）和钙调蛋白（calmodulin，CALM1）。在已知 2 个 CPVT 致病基因中，约 65% 先证者存在 RYR2 突变，3%～5% 为 CASQ2 突变。65% 诊断为 CPVT 患者基因筛查为阳性。由于 RYR2 基因非常大，目前大部分的文献报道仅提供覆盖关键区域外显子检测。基因检测阳性和阴性先证者的治疗无差别，但对家族成员的处理具有重要价值。鉴于猝死可能是 CPVT 的首发症状，对 CPVT 先证者的其他所有家庭成员早期进行 CPVT 相关基因检测，有助于对他们在出现症状前进行诊断、合理的遗传咨询以及开始 β 受体阻滞剂治疗。另外，因为 CPVT 发病年龄小而且与部分 SIDS 发生有关，所以对先证者有 CPVT 突变的其他家族成员，出生时应进行特定突变位点基因检测，以便对基因检测阳性的个体尽早给予 β 受体阻滞剂治疗。

目前对 CPVT 进行基因筛查的专家共识建议如下：

A. CPVT1（RYR2）和 CPVT2（CASQ2）的基因检测推荐：基于病史、家族史，以及运动或儿茶酚胺应激诱发的 ECG 阳性表型，具有 CPVT 临床证据的患者，都推荐进行上述基因检测（I 类推荐）。

B. 家族成员及其他相关亲属行特定突变检测（I 类推荐）。

（五）心房颤动（AF）

心房颤动是一种房性心动过速，心电图表现 P 波消失，代之为小 f 波，频率约 350～600 次/分。AF 多见于老年人或伴有基础性疾病者，但也有少数特发性房颤有家族性，已发现的致病基因有 9 个：KCNQ1、KCNE2、KCNJ2、KCNH2、SCN5A、KCNA5、NPPA、NUP155、GJA5，但还没有一个致病基因代表了 ≥5% 的 AF，因此目前不推荐对 AF 患者进行基因检测，也不推荐行 SNP 基因分型。推荐家族性 AF 到专门的研究中心诊治。

（六）进行性心脏传导疾病（progressive cardiac conduction disease，PCCD）

PCCD 又称 Lenegre 病，为传导系统的退行性纤维化或硬化的改变呈进行性加重，常从束支阻滞逐渐发展为高度或三度房室传导阻滞，传导阻滞严重时患者发生晕厥或猝死的概率较高。PCCD 呈常染色体显性遗传，隐性遗传及散发病例少见。已发现的致病基因有SCN5A、TRPM4、SCN1B。目前报道的与 PC－CD 相关的 SCN5A 突变有 30 个，其中仅与PCCD 相关的突变有 11 个，与 Brugada 综合征重叠的突变有 19 个，而 SCN1B 上有两个突变与 PCCD 有关。PCCD 患者分层基因检测应该包括 SCN5A、SCN1B 和 TRPM4 基因。

对 PCCD 进行基因筛查的专家共识建议如下：

A. 在先证者发现 PCCD 致病基因突变后，推荐在家族成员及其他相关亲属中检测该突变（Ⅰ类推荐）。

B. 对于孤立性 PCCD 或伴有先天性心脏病的 PCCD，尤其存在 PCCD 阳性家族史时，基因检测可以考虑作为诊断性评价的一部分（Ⅱb 类推荐）。

其他还有一些与遗传相关的心律失常，如早期复极综合征、特发性室颤、不明原因猝死综合征等，关于这些疾病虽然也有一些基因学证据发现，但只能解释极少数该类患者的病因，因此在此文中暂不详述，待以后本书再版时视本学科的进展情况再加以补充阐述。

（刘　波）

第三节　期前收缩

期前收缩是指起源于窦房结以外的异位起搏点而与基本心律中其他搏动相比在时间上过早发生的搏动，又称过早搏动，简称早搏。几乎 100% 的心脏病患者和 90% 以上的正常人均可发生，是临床上最常见的心律失常。

一、病因

（1）生活习惯：过多的茶、烟、咖啡或腹内胀气、便秘、过度疲劳、紧张或忧虑等精神刺激或情绪波动常常是发生期前收缩的诱因。

（2）神经反射，特别是通过胃肠道的感受器所激发的神经反射更为常见。当运动或饱餐使心率加快，随后在休息时心率又逐渐减慢时容易出现。亦有人在卧床，准备入睡之际发生。

（3）药物：如麻黄碱、肾上腺素、异丙肾上腺素亦可诱发期前收缩。器质性心脏病患者，特别是心脏功能代偿失调发生了心功能衰竭时，期前收缩往往增多。服用强心药如洋地黄制剂后，心力衰竭得到控制，期前收缩减少或消失。若在继续服用洋地黄制剂过程中，反而引起更多的室性期前收缩，甚至发生二联律，这往往是洋地黄中毒或过量的结果。

（4）手术或操作：心脏手术过程中特别是当手术进行到直接机械性刺激心脏传导系统时，期前收缩几乎是不可避免的。此外，在左、右心脏导管检查术、冠状动脉造影术中，当导管尖端与心室壁，特别是与心室间隔接触时，或注射造影剂时，都往往引起各式各样的心律失常，其中期前收缩便是最常见的一种。此外，胆道疾病、经气管插管的过程中亦容易发生期前收缩。

（5）各种器质性心脏病：尤其是慢性肺部疾病、风湿性心脏病、冠心病、高血压心脏病等，房性期前收缩更加常见。一组多中心临床研究提供的 1 372 例 65 岁以上老年人大样本资料，经 24h 动态心电图检测，发现房性期前收缩检出率为 97.2%，而超过连续 3 次以上的室上性心动过速几乎占一半。90%以上的冠心病、扩张型心肌病患者可出现室性期前收缩。二尖瓣脱垂患者常见频发和复杂的室性期前收缩，如果伴有二尖瓣关闭不全造成的血流动力学损害、心源性晕厥病史、频发的室性期前收缩则提示可能有猝死的危险。而且，无论何种原因所致的心力衰竭，均常发生室性心律失常，频发室性期前收缩的发生率可达 80%以上，40%可伴短阵室速，常成为心力衰竭患者发生猝死的主要原因。

二、产生机制

（1）折返激动：折返激动是指心脏内某一部位在一次激动完成之后并未终结，仍沿一定传导途径返回到发生兴奋冲动的原发部位，再次兴奋同一心肌组织并引起二次激动的现象。在折返激动中，如果折返一次即为折返性早搏。由折返激动形成的早搏其激动来自基本心律的起搏点而并非来自异位起搏点，折返激动是临床上最常见的早搏发生原理。环行折返或局灶性微折返如折返途径相同则过早搏动形态一致；如折返中传导速度一致，则过早搏动与前一搏动的配对时间固定。

（2）并行心律：心脏内有时可同时有两个起搏点并存，一个为窦房结，另一个为异位起搏点，但其周围存在着完全性传入阻滞，因而不受基本心律起搏点的侵入，使两个起搏点能按自身的频率自动除极互相竞争而激动心房或心室。因异位起搏点的周围同时还有传出阻滞，故异位起搏点的激动不能任何时候都可以向四周传播，只有恰遇周围心肌已脱离不应期，才能以零星早搏的形式出现，若异位起搏点周围的传出阻滞消失，可形成并行心律性心动过速。并行心律是异位起搏点兴奋性增高的一种特殊形式，是产生早搏的一个重要原因。

（3）异位起搏点的兴奋性增高：①在某些条件下，如窦性冲动到达异位起搏点处时由于魏登斯基现象，使该处阈电位降低及舒张期除极坡度改变而引起过早搏动；②病变心房、心室或浦肯野纤维细胞膜对不同离子通透性改变，使快反应纤维转变为慢反应纤维，舒张期自动除极因而加速，自律性增强，而产生过早搏动。

三、分类

根据异位搏动发生部位的不同，可将期前收缩分为窦性、房性、房室交界性和室性期前收缩，其中以室性期前收缩最为常见，房性次之，交界性比较少见，窦性极为罕见。

描述期前收缩心电图特征时常用到下列术语：

（1）联律间期（couplinglnterval）：指异位搏动与其前窦性搏动之间的时距，折返途径与激动的传导速度等可影响联律间期长短。房性期前收缩的联律间期应从异位 P 波起点测量至其前窦性 P 波起点，而室性期前收缩的联律间期应从异位搏动的 QRS 波起点测量至其前窦性 QRS 波起点。

（2）代偿间歇（compensatory pause）：当期前收缩出现后，往往代替了一个正常搏动，其后就有一个较正常窦性心律的心动周期为长的间歇，叫作代偿间歇。由于房性异位激动，常易逆传侵入窦房结，使其提前释放激动，引起窦房结节律重整，因此房性期前收缩大多为不完全性代偿间歇。而交界性和室性期前收缩，距窦房结较远不易侵入窦房结，故往往表现为完全性代偿间歇。在个别情况下，若一个室性期前收缩发生在舒张期的末尾，可能只激动了心室的一部分，另一部分仍由窦房结下传的激动所激发，这便形成了室性融合波。

（3）插入性期前收缩：指插入在两个相邻正常窦性搏动之间的期前收缩。

（4）单源性期前收缩：指期前收缩来自同一异位起搏点或有固定的折返径路，其形态、联律间期相同。

（5）多源性期前收缩：指在同一导联中出现 2 种或 2 种以上形态及联律间期互不相同的异位搏动。如联律间期固定，而形态各异，则称为多形性期前收缩，其临床意义与多源性期前收缩相似。

（6）频发性期前收缩：依据出现的频度可人为地分为偶发和频发性期前收缩。目前一般将≤10 次/小时（≤5 次/分）称为偶发期前收缩，≥30 次/小时（5 次/分）称为频发期前收缩。常见的二联律（bigeminy）与三联律（trigemlny）就是一种有规律的频发性期前收缩。前者指期前收缩与窦性心搏交替出现；后者指每 2 个窦性心搏后出现 1 次期前收缩。

四、临床表现

由于患者的敏感性不同，可无明显不适或仅感心悸、心前区不适或心脏停搏感。高血压、冠心病、心肌病、风湿性心脏病病史的询问有助于了解早搏原因指导治疗，询问近期内有无感冒、发热、腹泻病史有助于判断是否患急性病毒性心肌炎，洋地黄类药物、抗心律失常药物及利尿剂的应用有时会诱发早搏的发生。

五、体检发现

除原有基础心脏病的阳性体征外，心脏听诊时可发现在规则的心律中出现提早的心跳，其后有一较长的间歇（代偿间歇），提早出现的第一心音增强，第二心音减弱，可伴有该次脉搏的减弱或消失。

六、心电图检查

1. 房性期前收缩（premature atrial complex） 心电图表现：①期前出现的异位 P′波，其形态与窦性 P 波不同；②P′R 间期 >0.12s；③大多为不完全性代偿间歇，即期前收缩前后两个窦性 P 波的间距小于正常 PP 间距的两倍。某些房性期前收缩的 P′R 间期可以延长；如异位 P′波后无 QRS-T 波，则称为未下传的房性期前收缩；有时 P′波下传心室引起 QRS 波群增宽变形，多呈右束支传导阻滞图形，称房性期前收缩伴室内差异性传导。

2. 房室交界性期前收缩（premature junctionalcomplex） 心电图表现：①期前出现的 QRS-T 波，其前无窦性 P 波，QRS-T 波形态与窦性下传者基本相同；②出现逆行 P′波（P 波在 Ⅱ、Ⅲ、aⅦ导联倒置，aVR 导联直立），可发生于 QRS 波群之前（P′R 间期 <0.12s）或 QRS 波群之后（RP′间期 <0..20s），或者与 QRS 波相重叠；③大多为完全性代偿间歇。

3. 室性期前收缩（premature ventricular com-plex） 心电图表现：①期前出现的 QRS-T 波前无 P 波或无相关的 P 波；②期前出现的 QRS 波形态宽大畸形，时限通常 >0.12s，T 波方向多与 QRS 波的主波方向相反；③往往为完全性代偿间歇，即期前收缩前后的两个窦性 P 波间距等于正常 PP 间距的两倍。

室性期前收缩（室早）显著变形增宽，QRS 波 >160ms，常强烈提示存在器质性心脏病。室性期前收缩的配对间期多数固定，配对间期多变的室性期前收缩可能为室性并行心律。过早出现的室性期前收缩，靠近前一心动周期 T 波的顶峰上，称为 R on T 现象，易诱发室颤或室速，特别当心肌缺血、电解质紊乱及其他导致室颤阈值下降的情况时，R on T 现象具有较大危险性（表 13 - 1）。

表 13 - 1　室性前期收缩的 Lown 分级

分级	心电图特点
0	无室性期前收缩
1	偶发，单一形态室性期前收缩 <30 次/小时
2	频发，单一形态室性期前收缩 ≥30 次/小时
3	频发的多形性室性期前收缩
4A	连续的、成对的室性期前收缩
4B	连续的 ≥3 次的室性期前收缩
5	R on T 现象

七、诊断

根据体表心电图或动态心电图形态，房性期前收缩和室性期前收缩的诊断不难确定。临床上还需要对期前收缩进行危险分层，区分生理学和病理性期前收缩，尤其是对室性期前收缩要判断其对预后的影响。

房性期前收缩可见于正常健康人和无心脏病患者，但正常健康人频发性房性期前收缩极为少见。房性期前收缩多见于器质性心脏病患者。当二尖瓣病变、甲状腺功能亢进、冠心病和心肌病中发生频发性房性期前收缩时，特别是多源性早搏时，常是要发生心房颤动的先兆。以下房性期前收缩可能与器质性心脏病有关，常提示为病理性期前收缩：①频发持续存在的房性期前收缩；②成对的房性期前收缩；③多形性或多源性房性期前收缩；④房性期前收缩二联律或三联律；⑤运动之后房性期前收缩增多；⑥洋地黄应用过程中出现房性期前收缩。

八、治疗

早搏分为功能性和病理性两类，功能性早搏一般不需要特殊治疗，病理性早搏则需要及时进行处理，否则可能引起严重后果，甚至危及生命。了解和掌握功能性和病理性早搏的鉴别知识，及时进行判断，这对于疾病的预防和治疗具有重要意义。

1. 功能性早搏　在中青年人中并不少见，大多数查不出病理性诱因，往往是在精神紧张、过度劳累、吸烟、酗酒、喝浓茶、饮咖啡后引起的，一般出现在安静或临睡前，运动后早搏消失，功能性早搏一般不影响身体健康，经过一段时间，这种早搏大多会不治而愈，故无需治疗，但平时应注意劳逸结合，避免过度紧张和疲劳，思想乐观，生活有规律，不暴饮暴食、过量饮酒，每天进行适当的体育锻炼。

2. 病理性早搏　患心肌炎、冠状动脉粥样硬化性心脏病、风湿性心脏病、甲亢性心脏病、二尖瓣脱垂及洋地黄中毒时，也常出现早搏，这属于病理性早搏。常见于下列情况：发生于老年人或儿童；运动后早搏次数增加；原来已确诊为心脏病者；心电图检查除发现早搏外，往往还有其他异常心电图改变。对于病理性早搏，应高度重视，需用药治疗，如果出现严重的和频繁发作的早搏，最好住院进行观察和治疗。

3. 功能性和器质性室性期前收缩的鉴别

（1）QRS 波群时间：若心肌本身无病变，则不论心室异位起搏点在心室何处，QRS 波群时间均不会超过 0.16s。更宽大的 QRS 波群常提示心肌严重受累，这样的室性期前收缩是器质性的。

（2）QRS 波群形态：异位起搏点位于右室前壁（或室间隔前缘）和心底部的室早，多属于功能性的。

（3）QRS 波群形态结合 ST－T 改变：这是由 Schamroch，提出的鉴别方法。

（4）运动负荷试验：一般认为休息时有室早，运动时消失者多属于功能性；运动时出现且为频发，则器质性的可能性大。

4. 房性早搏应积极治疗病因，必要时可选用下列药物治疗：①β 受体阻滞剂，如普萘洛尔（心得安）；②维拉帕米（异搏定）；③洋地黄类，适用于伴心力衰竭而非洋地黄所致的房性早搏，常用地高辛 0.25mg，1 次/日；④奎尼丁；⑤苯妥因钠 0.1g，3 次/日；⑥胺碘酮。前两类药物对低血压和心力衰竭患者忌用。

5. 房室交界性早搏的治疗　与房性早搏相同，如无效，可试用治疗室性早搏的药物。

6. 室性早搏的治疗　室性期前收缩的临床意义可参考以下情况判断并予以重视：①有器质性心脏病基础，如冠状动脉疾病（冠心病）、急性心肌梗死、心肌病、瓣膜疾病等；②心脏功能状态，如有心脏扩大、左心室射血分数低于 40% 或充血性心力衰竭；③临床症状，如眩晕、黑矇或晕厥先兆等；④心电图表现，如室性期前收缩呈多源、成对、连续 ≥3 个出现，或在急性心肌梗死或 QT 间期延长基础上发生的 R on T 现象。治疗室性早搏的主要目的是预防室性心动过速，心室颤动和心脏性猝死。

室早的治疗对策如下：①无器质性心脏病的患者，室早并不增加其死亡率，对无症状的孤立的室早，无论其形态和频率如何，无需药物治疗。②无器质性心脏病的患者，但室性期前收缩频发引起明显心悸症状，影响工作和生活者，可酌情选用美西律、普罗帕酮，心率偏快、血压偏高者可用 β 受体阻滞剂。③有器质性心脏病，伴轻度心功能不全（左心室射血分数 40% ~50%），原则上只处理心脏病，不必针对室性期前收缩用药，对于室性期前收缩引起明显症状者可选用普罗帕酮、美西律、莫雷西嗪、胺碘酮等。④急性心肌梗死早期出现的室性期前收缩可静脉使用利多卡因、胺碘酮。⑤室性期前收缩伴发心力衰竭、低钾血症、洋地黄中毒、感染、肺源性心脏病等情况时，应首先治疗上述病因。

7. 室性早搏的经导管射频消融治疗　导管消融术的出现极大地改变了心律失常临床治疗模式，使得心律失常的治疗从姑息性的控制转向微创性的根治术。经过十余年的发展，已经成为绝大多数快速性心律失常的一线治疗。

对于有明显临床症状、药物治疗无效或患者不能耐受、无伴发严重器质性心脏病的频发室性期前收缩患者，可考虑经导管射频消融。根据患者室性期前收缩发生时的体表心电图可以初步诊断室性期前收缩的起源部位在左心室或右心室，经激动标测结合起搏标测，可确定消融部位。目前还可以结合三维电解剖标测手段（Carto、Ensite3000），提高消融治疗成功率。

射频消融的适应证选择可参考下列条件：①心电图及动态心电图均证实为频发单形性室性早搏，室早稳定，而且频发，24h 动态心电图显示同一形态的室性早搏通常超过 1 万次以上，或占全天心律的 8% 以上；②有显著的临床症状，心理治疗加药物治疗无效或药物有效但患者不能耐受长期药物治疗或者不愿意接受药物治疗者；③因频发室早伴心悸、乏力症状和（或）精神恐惧，明显影响生活和工作者；④因频发室早影响到学习或就业安排，有强烈根治愿望。

射频消融的禁忌证：①偶发室性期前收缩；②多源性室性期前收缩；③器质性心脏病所致室性期前收缩。

室性期前收缩导管射频消融特点：①室性期前收缩多起源于右室流出道；②多采用起搏标测；③无早搏时不宜进行标测和消融；④消融成功率高，并发症少。

九、室性早搏的并发症

本病会诱发室性心动过速、心室颤动，在严重的情况下还会导致心脏性猝死。

1. 室性心动过速　室性心动过速是指起源于希氏束分叉处以下的 3 ~ 5 个以上宽大畸形 QRS 波组成的心动过速，与阵发性室上性心动过速相似，但症状比较严重，小儿烦躁不安，苍白，呼吸急促，年长儿可诉心悸，心前区疼痛，严重病例可有晕厥、休克、充血性心力衰竭者等，发作短暂者血流动力学的改变较轻，发作持续 24h 以上者则可发生显著的血流动力学改变，体检发现心率增快，常在 150 次/分以上，节律整齐，心音可强弱不等。

2. 心室颤动（VF）　是由于许多相互交叉的折返电活动波引起，其心电图表现为混乱的记录曲线，VF 常可以致死，除非用直流电除颤（用胸部重击或抗心律失常药物除颤难以奏效）。

3. 心脏性猝死　猝死系一临床综合征，指平素健康或病情已基本恢复或稳定者，突然发生意想不到的非人为死亡，大多数发生在急性发病后即刻至 1h 内，最长不超过 6h 者，主要由于原发性心室颤动、心室停搏或电机械分离，导致心脏突然停止有效收缩功能。

（刘　波）

第四节　心房颤动

心房颤动（房颤）是最常见的慢性心律失常，普通人群发生率约 1% ~ 2%，且发病率随着年龄的增加而增加，40 ~ 50 岁发病率 <0.5%，而 80 岁以上发病率高达 5% ~ 15%。房颤时快而不规则的心室律可引起心悸、胸闷，过快的心室率可引起血流动力学异常，如出现低血压，诱发心力衰竭、心绞痛等。长期的心室率增快可导致心动过速性心肌病。房颤时心房收缩功能的丧失一方面影响左室的充盈量，另一方面心房内血液淤滞易形成血栓，血栓脱落可导致脑卒中及系统性栓塞。房颤可使脑卒中风险增加 5 倍，且 1/5 的脑卒中原因归因于房颤；而房颤相关脑卒中的死亡风险增加了 2 倍，医疗费用增加了 1.5 倍。由此可见房颤是非良性心律失常，Braunwald 曾预测房颤和心衰是本世纪两大挑战。近年来房颤治疗决策相关理念的更新，药物与非药物治疗的进展，使房颤的诊治更加规范、合理、安全和有效。

一、房颤新分类和症状分级

2014 年美国《心房颤动治疗指南》新分类为：①阵发性房颤，指可自行终止或发作后 7 天内干预可终止的房颤；②持续性房颤，指房颤持续时间 >7 天；③长时程持续性房颤，指房颤持续时间 >1 年；④永久性房颤，指医生和患者共同决定不再尝试采取节律控制的持续性房颤；⑤非瓣膜性房颤：指不伴有风湿性二尖瓣狭窄、二尖瓣机械瓣或生物瓣置换术后、二尖瓣修复术后的房颤。

为了能够更好地描述房颤的症状严重程度，从而针对性地做出处理，2010 年 ESC《心房颤动治疗指南》推荐了欧洲心律学会（EHRA）房颤相关症状的分级（EHRA 分级），EHRA 分级能对房颤相关的症状进行较好的描述，从而有利于临床处理。房颤 EHRA 分级基于患者的症状及日常活动能力分为四级，可用于评估房颤发作期患者的症状及评估房颤治疗的效果。EHRA Ⅰ 级：无症状；EHRA Ⅱ 级：症状轻微，日常活动不受限；EHRA Ⅲ 级：症状严重，日常活动明显受限；EHRA Ⅳ 级：不能从事任何活动。房颤相关症状的 EHRA 分级是治疗策略选择的重要依据。

二、新的卒中风险评分系统——CHA_2DS_2VASc 积分

既往指南推荐 $CHADS_2$ 积分预测卒中和血栓栓塞风险，但该积分系统并未包括所有已知的危险因素。2010 版 ESC《心房颤动治疗指南》不再强调使用"低危""中危""高危"用于房颤患者卒中和血栓栓塞危险程度的评估，而是将非瓣膜性房颤卒中和系统栓塞的危险因素分为主要危险因素（既往有卒中或一过性脑缺血发作或系统栓塞史、年龄≥75 岁）和临床相关的非主要危险因素［心力衰竭或中重度左室功能不全（如左室 EF 值≤40%）、高血压、糖尿病，以及既往指南认为尚不明确的危险因素包括女性、年龄 65～74 岁和血管疾病］。对比 $CHADS_2$ 积分系统，该指南提出新的卒中风险评分系统——CHA_2DS_2VASc 积分（见表 13-2），将年龄≥75 岁由 1 分增加到 2 分，同时增加了血管疾病、年龄 65～74 岁、性别（女性）3 个危险因素，最高积分由 $CHADS_2$ 积分的 6 分增加到 CHA_2DS_2VASc 积分的 9 分。

表 13-2 CHA_2DS_2VASc 积分系统

危险因素	分值
C：充血性心力衰竭/左室功能不全	1
H：高血压	1
A：年龄≥75 岁	2
D：糖尿病	1
S：卒中/TIA/血栓栓塞	2
V：血管疾病（包括既往心肌梗死病史、外周动脉疾病、主动脉斑块）	1
A：年龄 65～74 岁	1
S：性别（女性）	1
	总积分：9

注：TIA：短暂性脑缺血发作。

一些研究证实，与 $CHADS_2$ 积分相比，CHA_2-DS_2VASc 积分具有较好的血栓栓塞预测价值。特别是对卒中低危的患者，CHA_2DS_2VASc 积分优于 $CHADS_2$ 积分，CHA_2DS_2VASc 积分为 0 的患者无血栓栓塞事件，而 $CHADS_2$ 评估为卒中低危的患者血栓栓塞事件发生率为 1.4% oCHA_2DS_2VASc 积分有助于识别真正低危的患者。

三、新的抗凝策略

基于新的卒中和血栓栓塞风险评分系统，2010 年版 ESC《心房颤动治疗指南》推荐新的房颤抗栓治疗策略：存在一个主要危险因素或两个以上临床相关的非主要危险因素，即 CHA_2DS_2VASc 积分≥2 分者推荐口服抗凝药；存在一个临床相关的非主要危险因素，即 CHA_2DS_2VASc 积分为 1 分者，推荐口服抗凝药或阿司匹林（75~325mg/d），但优先推荐口服抗凝药；无危险因素，即 CHA_2DS_2VASc 积分 0 分者，推荐口服阿司匹林（75~325mg/d）或不进行抗栓治疗，优先选择不进行抗栓治疗。

与 2006 年 ACC/AHA/ESC《心房颤动治疗指南》相比，阿司匹林在房颤抗栓治疗中的地位逐渐降低。从分布情况看 CHA_2DS_2VASc 为 0 时的病例数非常少见，其余病例积分均在 1 分以上（见表 13-3），因而新指南根据新的评分系统明显扩大了房颤患者口服抗凝药的适应证。

表 13-3　依据 CHA_2DS_2VASc 积分校正的卒中率

CHA_2DS_2VASc 积分	病例数（$n=7\,329$）	校正的卒中率（%/年）
0	1	0%
1	422	1.3%
2	1 230	2.2%
3	1 730	3.2%
4	1 718	4.0%
5	1 159	6.7%
6	679	9.8%
7	294	9.6%
8	82	6.7%
9	14	15.2%

需要指出的是，应用 CHA_2DS_2VASc 评分系统预测房颤患者血栓风险目前仅来自一项研究，故其预测效能还需要更多、更大样本的研究加以验证。此外，根据该评分系统，大量卒中风险较低的房颤患者（CHA_2DS_2VASc 积分=1 或 2 分）应该或者推荐使用口服抗凝药抗凝。

四、新的出血风险评分系统——HAS-BLED 积分

HAS-BLED 积分（见表 13-4）是基于欧洲心脏调查 398 例房颤患者的资料得出的。HAS-BLED 积分≥3 时，1 年内严重出血发生率为 3.74%；当积分=5 时，严重出血发生率可高达 12.5%。欧洲《心房颤动治疗指南》将 HAS-BLED 积分≥3 定义为出血高危患者，此时无论接受华法林或是阿司匹林治疗，均应谨慎。

表 13 – 4　HAS – BLED 出血积分系统

危险因素	分值
H：高血压	1
A：肝、肾功能异常（各1分）	1 或 2
S：卒中	1
B：出血	1
L：INR 值易变	1
E：年龄 >65 岁	1
D：药物或饮酒（各1分）	1 或 2
	总积分：9

注：高血压定义为收缩压 >160mmHg；肾功能异常定义为慢性透析或肾移植或血肌酐 $\geq 200\mu mol/L$；肝功能异常定义为慢性肝病（如肝硬化）或肝功能的生化指标明显紊乱（如血胆红素 >2 倍正常值上限，血谷丙转氨酶/谷草转氨酶水平 >3 倍正常值上限）；出血定义为既往有出血病史和（或）已知有出血倾向，如出血体质、贫血等；INR 值易变定义为不稳定/高的 INR 值或在治疗窗内的时间较少（如 <60%）；药物/饮酒定义为同时合并使用的抗血小板药物、非甾体抗炎药，或嗜酒等。

对比 CHA_2DS_2VASc 卒中和血栓栓塞风险积分和 HAS – BLED 出血风险积分，可以看出两种积分值均有随年龄增加而增加的趋势，且血栓风险和出血风险具有相同的危险因素，如年龄、高血压、卒中等，对这些患者在考虑抗凝治疗的同时也应注意出血的风险，加强监测。

有研究综合 CHA_2DS_2VASc 积分和 HAS – BLED 积分后，为达到风险与获益之间的平衡，提出房颤患者最佳的抗凝治疗策略：当 CHA_2DS_2VASc 积分 <2，建议不行抗栓治疗；当 CHA_2DS_2VASc 积分为 2 或 3 且 HAS – BLED 积分 <2 时，最佳选择华法林抗凝，否则不行抗栓治疗；CHA_2DS_2VASc 积分 =4 且 HAS – BLED 积分 <3 时，最佳选择华法林抗凝，否则不行抗栓治疗；当 CHA_2DS_2VASc 积分 ≥ 5，HAS – BLED 积分 <4 时，优先选择华法林抗凝，否则选择阿司匹林进行治疗。这说明卒中风险较高的患者使用华法林的净获益较高，而卒中风险较高同时伴出血风险相对较高的患者应用华法林的价值并未下降。当 CHA_2DS_2VASc 积分 ≥ 5 且 HAS – BLED 积分 ≥ 4 时，即卒中和出血风险均高时，阿司匹林可能是最佳选择。

五、新型口服抗凝药

传统的口服抗凝药华法林虽预防非瓣膜性房颤卒中疗效确切，但其代谢易受食物、药物等相互作用的影响，且华法林起效慢，治疗窗口窄，需常规监测并调整剂量保证 INR 在目标范围内，抗凝不足时卒中风险增加，抗凝过度则出血风险增加。因而，新型口服抗凝药的问世可克服华法林的局限性，有望取代华法林。此外，多数新型口服抗凝药物仅抑制单个凝血因子如 IIa 和 Xa，不同于肝素或华法林作用于多个凝血因子。

（一）口服直接凝血酶抑制剂

1. 希美加群　希美加群是第一个口服直接凝血酶抑制剂，在髋或膝关节置换术后静脉血栓栓塞（VTE）的防治中被批准应用于 22 个国家和地区（主要在欧洲，也包括阿根廷、巴西、中国香港、印度尼西亚）。SPORTIF 试验 III 和 V 表明希美加群在房颤卒中预防方面

（主要终点包括所有卒中或系统性血栓），疗效至少与华法林（INR 2.0～3.0）相当，而大出血事件发生率两者无明显差别。然而希美加群的持续应用可导致肝毒性，被迫撤出市场。尽管如此，希美加群的尝试使房颤患者可应用口服、快速起效且不需要常规监测的抗凝药成为可能。

2. 达比加群　达比加群是一种口服直接凝血酶抑制剂，其前体药为达比加群酯。口服达比加群酯后，达比加群的生物利用度约7%，半衰期可达17h，其超过80%通过肾代谢。RE－LY（达比加群酯长期抗凝治疗Ⅲ期随机研究）试验结果显示，达比加群110mg，每日两次抗栓疗效不劣于华法林，且出血风险比华法林更低；达比加群150mg，每日两次抗栓疗效优于华法林，且大出血事件与华法林类似。RE－LY亚组分析评价了达比加群与华法林在既往有卒中或短暂性脑缺血发作二级预防中的作用，同样表明达比加群在降低卒中或系统性血栓方面优于华法林（达比加群110mg，每日两次 RR 0.84；达比加群150mg，每日两次 RR 0.75），且达比加群110mg，每日两次大出血风险较华法林明显降低（RR 0.66，95% CI 0.48～0.90），达比加群150mg，每日两次大出血风险与华法林无明显区别（RR 1.01，95% CI 0.77～1.34）。2010年10月19日，达比加群150mg，每日两次（肌酐清除率 >30ml/min）和达比加群75mg，每日两次（肌酐清除率 15～30ml/min）获得美国食品和药品管理局（FDA）批准上市。2011年 ACCF/AHA/HRS《心房颤动防治指南》建议具有卒中或系统性栓塞危险因素的房颤患者，且未植入人工心脏瓣膜或无影响血流动力学的瓣膜疾病，无严重肾功能不全（肌酐清除率 <15ml/min）或严重肝病（影响基线状态的凝血功能），达比加群可作为华法林的替代治疗预防卒中和系统性栓塞（Ⅰ，B）。鉴于达比加群需每日两次服用且非出血不良反应较高，该指南同时指出服用华法林且 INR 控制良好的患者换用达比加群抗凝获益较少。

（二）口服直接 Xa 因子抑制剂

1. 利伐沙班　利伐沙班10mg口服，绝对生物利用度约80%～100%。其血浆半衰期成人为5～9h，老年人约11～13h。该药通过双通道清除，2/3通过肝代谢（代谢产物一半通过肾清除，一半通道粪便排泄），其余1/3以原药形式通过肾清除。2010年完成的 ROCK－ETAF（利伐沙班与华法林预防卒中和栓塞对比研究）共入选一万四千多例房颤患者，约45个国家1 100家医院参与该研究，该试验旨在比较利伐沙班与华法林用于非瓣膜性房颤患者卒中预防和非中枢神经系统栓塞预防的有效性和安全性。结果显示利伐沙班疗效不劣于华法林，而主要或非主要临床相关出血事件两者相似，但利伐沙班的颅内出血、重要脏器出血、出血相关死亡发生率较华法林低。2011年 ROCKET AF 亚组分析表明，既往有卒中或短暂性脑缺血发作患者中使用利伐沙班的有效性和安全性与整体研究人群一致。

2. 阿哌沙班　阿哌沙班是一种选择性 Xa 因子抑制剂，口服生物利用度约50%，半衰期约8～15h，大部分通过粪便排出，约25%经肾清除。ARISTOTLE（阿哌沙班降低房颤患者卒中及其他血栓栓塞事件）研究入选18 201例至少伴有一个卒中危险因素的房颤患者，以评价阿哌沙班5mg（或特殊患者2.5mg），每日两次与华法林（目标 INR 2.0～3.0）在预防非瓣膜性房颤患者卒中方面的疗效和安全性。结果显示阿哌沙班降低卒中或系统性栓塞优于华法林，且阿哌沙班的大出血、颅内出血、所有原因死亡发生率低于华法林。同时该研究也显示阿哌沙班组心肌梗死及胃肠道出血发生率较低。AVERROES 试验比较阿哌沙班5mg（或特殊患者2.5mg），每日两次与阿司匹林（81～324mg/d）预防卒中的疗效及安全性，观察主要终点为卒中（缺血性或出血性）或系统性栓塞发生率。对于不适合或不耐受华法林的房颤患者，阿哌沙班较阿司匹林能明显降低主要终点事件，且大出血发生率无明显增加，该试验提前终止。

六、预防血栓栓塞的新方法——左心耳封堵术

经食管超声发现非瓣膜性房颤 90% 以上的血栓来源于左心耳，因而左心耳被称为"人类致命的附件"。由于房颤患者服用华法林及新型抗凝药具有一定的出血风险，或存在抗凝药禁忌时，房颤抗栓治疗即面临困境。因而寻找安全有效且能替代口服抗凝药的器械治疗成为发展方向。

近年来发展起来的经皮左心耳封堵术采用特制的封堵器可封堵血栓之源——左心耳，从而达到预防房颤血栓栓塞的目的。常用的 PLAATO 和 WATCHMAN 左心耳封堵器结构基本相似，由自膨胀镍钛记忆合金笼状结构支架及支架外面包被的可扩张高分子聚合物膜组成，封堵器通过特殊设计的房间隔穿刺鞘和释放导管释放。镍钛合金支架的杆上有锚钩，可以协助装置固定在心耳中以免脱落。高分子聚合物膜则可封闭左心耳心房入口，隔绝左心耳和左房体部，阻止血流相通。置入封堵器后，聚合物膜表面一段时间后可形成新的内皮细胞。经皮封堵左心耳治疗成功率较高，可明显降低房颤患者脑卒中的发生率。

PROTECK - AF 研究显示，在安全性和有效性方面，左心耳封堵与华法林同样有效，随着观察时间的增加，左心耳封堵治疗已经呈现出优于华法林的趋势。左心耳封堵术的严重不良事件主要存在于围术期间。

随着左心耳封堵器械的进步以及经验的积累，左心耳封堵术可作为药物治疗预防房颤栓塞事件的重要补充。左心耳堵闭预防有抗凝禁忌的高危房颤患者卒中已经被欧洲指南推荐应用。

七、房颤节律控制和心率控制的抗心律失常药物

抗心律失常药物用于房颤治疗已有近百年历史，其目的包括降低房颤发生的频率及发作持续时间，及降低房颤相关死亡率及住院率等，但传统抗心律失常药物因有限的抗心律失常作用伴随着致心律失常及非心血管毒性作用使其应用受限。尽管如此，抗心律失常药物在房颤心室率控制、药物复律及维持窦性心律方面仍然占据重要地位。

（一）房颤患者心室率控制

心室率控制在于改善患者症状，急性期心室率控制目标为 80 ~ 100 次/分。对血流动力学稳定者可口服 β 受体阻滞剂或非二氢吡啶类钙通道阻滞剂；对症状严重而不能耐受者，通过静脉注射维拉帕米或美托洛尔可迅速减慢房室传导和心室率；伴严重左室功能障碍者可静脉注射胺碘酮。长期心室率控制有严格控制（静息时在 60 ~ 80 次/分，运动时 <115 次/分）和宽松控制（静息时 <110 次/分）两种策略，可根据 EHRA 分级进行。EHRA Ⅰ级或 Ⅱ级的患者可选择宽松的心室率控制；EHRA Ⅲ级或 Ⅳ级患者采取严格心室率控制。

（二）房颤患者转复窦性心律

当患者症状严重不能耐受，合适的心室率控制后患者仍有症状或患者要求进行节律控制

时，可采用药物复律；当快心室率房颤患者伴心肌缺血、症状性高血压、心绞痛或心力衰竭时，房颤伴预激时心室率过快或血流动力学不稳定时可首选电复律。药物转复的策略为：①无器质性心脏病房颤患者可选用氟卡尼或普罗帕酮静脉推注；②器质性心脏病房颤患者，可选用胺碘酮静脉推注；③无明显器质性心脏病房颤患者，可顿服大剂量氟卡尼和普罗帕酮；④器质性心脏病房颤患者，当无低血压和明显心力衰竭时，可选择伊布利特。复律时可选药物的剂量和用法如下：胺碘酮 5mg/kg，>1h 静脉推注；氟卡尼 2mg/kg，>10min 静脉推注或 200~300mg 口服；伊布利特 1mg，>10min 静脉推注；普罗帕酮 2mg/kg，>10min 静脉推注或 450~600mg 口服；维那卡兰 3mg/kg，>10min 静脉推注。电复律成功定义为房颤终止或复律后可记录到 2 个或 2 个以上的 P 波。

（三）转复后窦性心律维持

ACCF/AHA 及 ESC 房颤相关指南推荐对于无明确器质性心脏病（如心力衰竭、冠心病及严重左室肥厚）的房颤患者维持窦性心律可选氟卡尼、普罗帕酮、索他洛尔、决奈达隆、胺碘酮；伴有冠心病的房颤患者可使用索他洛尔、胺碘酮、决奈达隆维持窦性心律，而有症状性心力衰竭的房颤患者推荐使用胺碘酮维持窦性心律。伴左室肥厚的房颤患者维持窦性心律的药物选择同不伴器质性心脏病的房颤患者一样，但严重左室肥厚患者在使用钠通道阻滞剂及钾通道阻滞剂时有致心律失常风险。对于伴严重左室肥厚的房颤患者维持窦性心律的药物选择，ESC 指南推荐决奈达隆或胺碘酮，而美国指南仅推荐胺碘酮。

八、房颤导管消融

2011 年 ACCF/AHA/HRS《心房颤动治疗指南》指出：对症状严重、抗心律失常药物治疗无效且左房正常或轻度增大、左室功能正常或轻度减低并且无严重肺疾病的阵发性房颤患者在有经验的中心（每年 >50 例）行导管消融（Ⅰ类推荐），症状性持续性房颤可行导管消融治疗（Ⅱa 类推荐），伴有显著左房扩大或严重左室功能不全的症状性阵发性房颤行导管消融术（Ⅱb 类推荐）。指南强调，对具体患者而言，是否适宜接受导管消融还应考虑以下情况：心房疾病的程度（房颤类型、左房大小、症状的严重程度等），合并的心血管疾病严重程度，抗心律失常药物或者心室率控制是否满意以及医生的经验、患者的意愿等。

目前阵发性房颤消融策略是针对房颤促发灶行环肺静脉消融并以实现肺静脉电隔离为终点的术式。而慢性房颤除需行环肺静脉消融外，大多数患者同时需对左房基质进行改良。慢性房颤的基质改良包括心房线性消融、心房复杂碎裂电位消融、逐步综合消融等策略。北京安贞医院房颤中心首创的慢性房颤 2C3L 消融策略，即行环肺静脉消融、左房顶部线消融、二尖瓣峡部消融及三尖瓣峡部消融，消融终点为肺静脉电隔离以及所有消融径线均实现完全传导阻滞。该术式不追求术中消融终止房颤，不强调标测慢性房颤消融过程中出现的规律性房速，硬终点是肺静脉电隔离以及消融线的双向传导阻滞。该策略消融术式固定，方法相对简化，避免了左房大面积消融所致的不良后果。

九、房颤上游治疗

上游治疗是指防止心房电及机械重构进展而降低房颤发生率所采取的措施。可能有效的药物包括肾素－血管紧张素阻滞剂、醛固酮受体拮抗剂、多不饱和脂肪酸及他汀类药物。已有研究表明血管紧张素转化酶抑制药及血管紧张素受体拮抗剂可用于房颤的一级和二级预防。血管紧张素受体拮抗剂可降低无明显器质性心脏病的高血压患者新发房颤的发生率。但充血性心力衰竭或伴有多重心血管危险因素的患者使用该治疗的益处却不太可靠。同样，血管紧张素转化酶抑制药及血管紧张素受体拮抗剂用于房颤二级预防未显示获益。目前没有明确证据表明醛固酮受体拮抗剂及多不饱和脂肪酸可用于房颤的一级预防或二级预防。关于他汀类药物用于房颤一级预防或二级预防的研究结论存在争议，且不能有助于其作为抗心律失常治疗的推荐。上游治疗在发展成明显的心房纤维化前更有效。

随着对房颤认识的进一步深入，房颤的治疗取得了较大进展。房颤的治疗不但考虑减轻患者的症状，改善生活质量，更重要的是降低房颤相关并发症发生率，改善患者的远期预后。因而抗凝治疗仍然是目前房颤治疗最重要的方法，新的卒中和栓塞风险评分系统及新的抗凝出血评分系统使抗凝治疗的决策更加科学化。传统的抗凝药华法林由于多方面的局限性有望被新型口服抗凝药取代，然而受经济条件等的制约，华法林在我国未来较长一段时间仍将扮演着重要的角色。新型口服抗凝药的出现将使房颤患者抗凝的疗效更佳，依从性更好。抗心律失常药物仍是房颤治疗的重要措施。选择适宜人群行个体化治疗是抗心律失常药使用有效性和安全性的关键。房颤消融器械的进一步发展，如三维标测系统及导航系统的更新换代、新型消融系统（包括 fronterior 消融系统、冷冻球囊、可视下激光消融系统等）、实时影像学技术以及力感应技术的应用，可使消融过程更加简化，直观及安全，进而提高消融成功率并减少并发症，使导管消融的适应证进一步扩大。

（李 艳）

第五节 室上性心动过速

室上性心动过速（室上速，SVT）是最常见的一种心动过速，其电生理机制也是认识得最清楚的。根据电生理分类，SVT 由房室结折返、房室折返和房性心动过速组成。本文主要针对狭义上的室上速，即房室结折返和房室折返性心动过速的电生理机制及射频消融进行简单介绍。

一、房室结折返性心动过速（AVNRT）

AVNRT 的电生理基础是房室结双径路。房室结双径路被认为是房室结传导功能性纵向分离的电生理现象，可能与房室结的复杂结构形成了非均一性的各向异性有关。

1. 房室结双径路的诊断 典型的房室结双径路表现为：在高位右房的 S_1S_2 刺激中，当 S_1S_2 缩短 $10 \sim 20ms$，而出现 A_2H_2 突然延长 50ms 以上，即出现房室传导的跳跃现象。若跳跃值仅 50ms，诊断应慎重。此时若同时伴有心房回波或诱发 SVT，且能除外隐匿性旁路和房内折返；或连续两个跳跃值都是 50ms，则可诊断。

当高位右房的 S_1S_2 刺激无跳跃现象，应加做以下检查。当出现下述表现时，亦可诊断：

（1）心房其他部位（如冠状窦）S_1S_2 刺激出现跳跃现象。

（2）RVA 的 S_1S_2 刺激出现 V_2A_2 的跳跃现象。快慢型 AVNRT 患者常有此现象。

（3）给 S_2S_3 刺激，或刺激迷走神经，或给予阿托品、异丙肾上腺素、腺苷三磷酸等药物后，出现跳跃现象，或诱发出 AVNRT。

此外，若观察到以下现象，也是诊断房室结双径路的证据。

(1) 窦性心律或相似频率心房起搏时，发现长短两种 PR 或 AH 间期，二者相差在 50ms 以上。

(2) 心房或心室期前刺激，偶尔观察到双重反应（1：2 传导），前者表现为 1 个 A_2 后面有两个 V_2；后者为 1 个 V_2 后有两个 A_2。

(3) 心房或心室快速起搏，房室结正传或逆传出现 3：2 以上的文氏传导时，观察到 AH 或 VA 间期出现跳跃式延长，跳跃值在 50ms 以上。

2. AVNRT 的类型与电生理特性　虽然房室结双径路是 AVNRT 的电生理基础，但要形成 AVNRT，还需要快径路与慢径路在不应期与传导速度上严格地匹配。这就是为什么临床上没有 SVT 的病例，电生理检查中，25% 可以出现房室结双径路现象的原因。根据快慢径路在 AVNRT 中传导方向的不同，可以分为两型：慢快型和快慢型。

(1) 慢快型：又称常见型、占 AVNRT 的 95%。它的电生理特点是正传发生在慢径路，而逆传发生在快径路。由于快速的逆传，使心房的激动发生在心室激动的同时，或稍后，或稍前。因此，心电图上逆行 P 波大多数重叠在 QRS 波中（占 48%）或紧随其后（占 46%），少数构成 QRS 波的起始部（占 2%）。在心内电生理记录可以发现，逆传心房激动呈中心型，最早激动出现在房室交界区［即记录希氏束电图（HBE）的部位］；HBE 的 AH > HA 间期，VA < 70ms，甚至为负值。

(2) 快慢型：又称少见型，仅占 AVNRT 的 5%。它的电生理特点是正传发生在快径路，逆传发生在慢径路，因而逆 P′7 波远离 QRS 波，而形成长的 RP′ 间期。心内电生理检查，逆传心房激动也是中心型，但最早激动点是冠状静脉窦（CS）口；HBE 的 AH < HA 间期。此时，需与房性心动过速、慢传导的隐匿性房室旁路参与的房室折返性心动过速（即 PJRT）相鉴别。

3. AVNRT 诊断要点

(1) 常见型 AVNRT

1) 房性、室性期前刺激，或用引起房室结正向文氏周期的频率进行心房起搏，可诱发和终止。

2) 心房程序刺激，房室结正向传导出现跳跃现象。

3) 发作依赖于临界长度的 AH 间期，即慢径路一定程度的正向缓慢传导。

4) 逆向性心房激动最早点在房室连接区，HBE 的 VA 间期为 -40 ~ +70ms。

5) 逆行 P′ 波重叠在 QRS 波中，或紧随其后，少数构成 QRS 波的起始波。

6) 心房、希氏束与心室不是折返所必需。兴奋迷走神经可减慢，然后终止 SVT。

(2) 少见型 AVNRT

1) 房性、室性期前刺激，或用引起房室结逆向文氏周期的频率进行心室起搏，可诱发和终止。

2) 心室程序刺激，房室结逆向传导出现跳跃现象。

3) 发作依赖于临界长度的 HA 间期，即慢径路一定程度的逆向缓慢传导。

4) 逆向性心房激动最早点在 CS 口。

5) 逆行 P′7 波的 RP′ 间期长于 P′R 间期。

6) 心房、希氏束和心室不是折返所必需，兴奋迷走神经可减慢并终止 SVT，且均阻滞于逆向传导的慢径路。

4. AVNRT 的心电图表现

（1）慢快型 AVNRT 的心电图有以下表现

1）P 波埋于 QRS 波中。各导联无 P'波，但由于 P'波的记录与辨认有时非常困难，因而仅凭心电图判断有无 P'波常常难以做到。

2）SVT 时的心电图与窦性心律时比较。常常可以发现 QRS 波群在 Ⅱ、Ⅲ、aVF 导联多 1 个 S 波（假 S 现象），在 V_2 导联多 1 个 r'波（假 r'现象），这两种现象虽然出现率不太高，但诊断的可靠性相当高。

3）若各导联有 P'波，RP'间期 <80ms，与 AVRT 的区别在于后者的 RP 间期 >80ms。当 RP'间期在 80ms 左右时，诊断应谨慎，因二者在此范围中有重叠。

（2）快慢型 AVNRT 的心电图表现与房速（AT）和 PJRT 一样，仅凭心电图无法区分。

此外，由于 AVNRT 多见于女性，女：男约为 7 ：3，因而仅凭心电因诊断男性患者为 AVNRT 应谨慎。

5. A7NRT 的鉴别诊断　AVNRT 需要与间隔部位起源的房速（AT）或间隔部旁路参与的房室折返性心动过速（AVRT）以及加速性结性心律失常相鉴别。

（1）心动过速时心房与心室激动的时间关系：V - A 间期 <65ms 可排除 AVRT，但不能区别开 AVNRT 和 AT。

（2）室房传导特征：心室程序刺激无递减传导特性，强烈提示有房室旁路，但如有明确递减传导特性，不能排除慢旁路的存在。

（3）希氏束旁刺激：刺激方法是以较高电压（脉宽）刺激希氏束旁同时夺获心室肌和希氏束或右束支（HB - RB），然后逐渐降低电压，使起搏只夺获心室肌，不夺获 HB - RB，观察心房激动顺序，刺激信号至 A 波（SA）以及 H - A 间期变化。如 S - A 间期和心房激动顺序均不变，提示房室旁路逆传；如 S - A 间期延长，H - A 间期不变，而且心房激动顺序也不变，提示无房室旁路，激动经房室结逆传；如心房激动顺序不同提示既有旁路也有房室结逆传。

（4）心动过速时希氏束不应期内心室期前刺激（RS_2 刺激）：希氏束不应期内心室期前刺激影响心房激动（使心房激动提前或推后）或终止心动过速时未夺获心房，均提示房室之间除房室结之外还有其他连接，即房室旁路，但刺激部位远离旁路时会有假阴性。

（5）心室超速起搏可以拖带心动过速，并有 QRS 融合波者提示 AVRT。

以上几个方面的检查有助于 AVNRT 与 AVRT 的鉴别，在排除 AVRT 之后，间隔部起源心动过速的鉴别主要集中在房速与 AVNRT 之间。如心室超速起搏不夺获心房常提示为房速，若能夺获心房，但停止心室起搏后心房激动呈 A - A - V 关系也提示心动过速为房速。非间隔起源房速易于鉴别，心房激动顺序呈偏心性，区别于不同类型的 AVNRT。

6. 典型 AVNRT 的消融　慢径消融治疗 AVNRT 的成功率高，房室传导阻滞发生率低，已成为 AVNRT 的首选治疗方法。不同类型 AVNRT 均可通过慢径消融取得成功，消融可以通过解剖定位或慢径电位指导完成，而目前最常用的方法是将两种方法结合，通过解剖法首先进行初步定位，之后结合心内电图标测，寻找关键的靶点。

解剖定位指导的消融方法：首先将标测消融导管送至心室，慢慢向下并回撤导管至 CS 开口水平，之后回撤并顺时针旋转使消融导管顶端位于 CS 开口和三尖瓣环之间，并稳定贴靠，局部心内电图呈小 A，大 V 波，A/V 在 0.25 ：1 ~ 0.7 ：1 之间，A 波通常碎裂、多幅。

慢径电位指导的消融方法：心内电图指导下的慢径消融是指将标测导管置于 CS 开口和三尖瓣环之间，标测所谓的慢径电位区域作为消融靶点。Jackman 和 Haissaguerre 分别介绍了两种不同形态的慢径电位。Jackman 等描述的慢径电位是一种尖锐快波，窦性心律时位于小 A 波终末部，通常只能在 CS 口周围 <5mm 的直径范围内记录到。Haissaguerre 等描述的慢径电位是一种缓慢、低频、低幅波，在 CS 口前面的后间隔或中间隔区域可以记录到。

消融终点：①房室结前传跳跃现象消失，并且不能诱发 AVNRT；②房室结前传跳跃现象未消失，跳跃后心房回波存在或消失，但在静滴异丙肾上腺素条件下不能诱发心动过速；③消融后新出现的持续性一度或一度以上房室传导阻滞。

消融成功标准：①房室结前传跳跃现象消失，并且不能诱发 AVNRT；②房室结前传跳跃现象未消失，跳跃后心房回波存在或消失，但在静滴异丙肾上腺素条件下不能诱发心动过速；③消融后无一度以上房室传导阻滞。

二、室折返性心动过速（AVRT）

AVRT 的电生理机制是由于房室间存在附加旁路，导致电兴奋在心房、心脏传导系统、心室和房室旁路所组成的大折返环中做环形运动；因此，AVRT 的解剖学基础是房室旁路。房室旁路的产生是由于胚胎发育时，二尖瓣环和三尖瓣环这两个纤维环未能完全闭合，在未闭合处便出现心房肌与心室肌相连，即房室旁路。左前间隔处是主动脉瓣环与二尖瓣环间的纤维连续（亦称心室膜）、二尖瓣环在此处不会发生不闭合。因而，除此处之外，二尖瓣环与三尖瓣环的任何部位都能出现房室旁路。

1. 房室旁路的电生理特性　如前所述，房室旁路的组织学本质是普通心肌，因而它的电生理特性与心房肌和心室肌基本相同，而与心脏传导系统不同。其与房室结传导特性的区别在于，前者表现为全或无传导，而后者是递减传导（亦称温氏传导），即房室旁路的传导时间不随期前刺激的提前而延长，而房室结呈现明显延长。这是鉴别是否存在房室旁路的最根本的电生理依据。

房室旁路的传导方向，可以是双向，也可以是单向。单向中，大多数为仅有逆向传导，少数为仅有正向传导，这可能是由于旁路的心室端电动势大于心房端的缘故。旁路的传导可以持续存在，也可以间断存在。当旁路有双向传导时，患者表现为典型的预激综合征：窦性心律时的心电图有 δ 波（心室预激），且有 SVT 发作。当旁路仅有正向传导时，患者表现为仅有心室预激，而无 SVT（此时临床不应诊断预激综合征，应诊断为心室预激）。当旁路仅有逆向传导时，患者无心室预激，而仅有 SVT（此时临床最好采用隐匿性房室旁路的诊断而不用隐匿性预激综合征的诊断，因为患者没有心室预激）。当旁路存在时，是否发生 SVT，还取决于旁路的不应期、传导速度与房室结是否匹配。一般来说，正传不应期旁路长于房室结，而逆传不应期旁路则短于或等于房室结。这正是 AVRT 中大多数为顺向型，极个别是逆向型的原因。

在间歇性预激中，患者表现为一段时间心电图有 δ 波，一段时间 δ 波消失。这有两种可能：①旁路的正向传导呈间歇性；②旁路的正传实际上始终存在，但由于旁路位于左侧，当房室结传导较快时，δ 波过小而误认为 δ 波消失；当房室结传导较慢时，δ 波加大而显现。另外，δ 波也可表现为与心跳按一定比例出现，多数为 2：1 这是由于旁路的正传不应期过长所致。

所谓隐匿性预激也有两种情况，一种是隐匿性旁路，一种是左侧显性旁路，但由于房室结正传始终较快，δ波太小而误认为是隐匿性预激，后者在刺激迷走神经或注射腺苷三磷酸后就表现为显性预激。

根据近年电生理的研究，无一人能证实 James 束（即房结束）的存在。心电图中 PR 间期 <0.12s 而无 SVT 者，实际上都是房室结传导过快。所谓 L－G－L 综合征（PR 间期 <0.12s，且有 SVT 发作），实际上是房室结传导过快伴 AVNRT 或 AVRT。因此，James 束实际上可能并不存在，只是根据心电图无 δ 波的短 PR 间期的一种推论而已。

另一种特殊旁路 Iahaim 束，以往根据心电图有 δ 波，但 PR 间期 >0.12s 推论它应该是结室束或束室束。但近年电生理研究和射频消融术已证实，结室束或束室束是极少见的，它大多数是连接于右房与右束支远端之间的房束旁路，但它的传导特性不是全或无的，而具有一定程度的递减传导。它一般只有正传而无逆传，因而多引起逆向型房室折返性心动过速。从电生理特性和组织学考虑，Mahaim 束实际上是异常存在的发育不健全的副房室传导系统。

还有一种特殊的慢传导的隐匿性旁路，其逆传十分缓慢，当冲动经旁路、心房抵达房室结时，房室结不应期已过，又可使冲动下传。因而，这种患者的 SVT 十分容易发作且不易终止，故称为无休止的房室交界区折返性心动过速（PJRT）。虽然发作时心电图类似于房速或 AVNRT，但实质上仍是 AVRT。据近年来电生理研究和射频消融术的结果，PJRT 的旁路大多数位于冠状静脉窦口附近，与房室结双径路的慢径路位置相同，因而还需与快慢型 AVNRT 鉴别。少数也可位于其他部位，如前间隔或游离壁。

总之，就大多数的房室旁路而言，其全或无传导特性明显地有别于房室结的显著递减性传导特性。但对于少数特殊旁路或少数房室结传导能力过强者，这种传导特性的区别变得很不明显，对于这些个别患者在进行心电生理检查和射频消融术时，应特别注意仔细鉴别，以免误判。

2. AVRT 的类型

（1）顺向型 AVRT（O－AVRT）：此型 AVRT 是以房室传导系统为前传支，房室旁路为逆传支的房室间大折返。其发生的条件为：房室旁路的前传不应期长于房室结，而逆传不应期短于房室结，而且房室传导系统（主要是房室结）的前传速度较慢。由于大多数旁路的不应期都有上述特点，而房室结的前传速度与不应期又能受自主神经影响而满足上述条件，因此，95% 的 AVRT 者都是顺向型的，由于隐性旁路只能逆传，因而它参与的 AVRT 必然都是顺向型的。

（2）逆向型 AVRT（A－AVRT）：A－AVRT 是少见的房室折返性心动过速，发生于房室旁路有前向传导功能的患者。电生理检查中经心房和心室刺激均能诱发和终止这种房室折返性心动过速。心动过速的前传支为显性房室旁路，由此引起心室激动顺序异常而显示宽大畸形的 QRS 波，结合心腔内各部位电图的特点易与 O－AVRT 合并功能性束支传导阻滞和室性心动过速鉴别。目前电生理研究和射频消融结果均证实 A－AVRT 患者常存在多条房室旁路，而且心动过速的前传支和逆传支由不同部位的房室旁路构成。

（3）持续性交界性心动过速（PJRT）：PJRT 实际上是一种特殊的房室折返性心动过速，具有递减传导性能的房室旁路参与室房传导是心动过速的电生理基础。PJRT 的 P 波或 A 波远离 QRS 波或 V 波，而位于下一个心室激动波之前，与部分房性心动过速和少见型房室结折返性心动过速有某些相似之处，消融前进行鉴别诊断甚为重要。①鉴别室房传导途径：心室多频率或不同 S_1S_2 间期刺激时其室房之间没有 H 波，这一特点说明室房传导不是沿 AVN－HPS 途径传导。因此观察 H 波清楚的 HBE 导联在心室刺激时无逆传 H 波，提示存在房室旁路室房传导。②比较心房顺序：心室刺激或心动过速的心房激动顺序异常无疑可确定心动过速的性质。房室慢旁路仅少数位于左、右游离壁，多数位于间隔区（尤其是冠状静脉窦口附近）。因此应在冠状静脉窦口附近详细标测，寻找到最早心房激动部位有助于诊断。③心动过速与 H 波同步刺激心室是否改变心房激动周期（AA 间期）：房性心动过速或房室结折返性心动过速，与 H 波同步刺激心室因恰逢希氏束不应期而不能逆传至心房，故 AA 间期不受影响。如为房室折返性心动过速，则于希氏束不应期刺激心室仍能逆传至心房，并使 AA 间期改变。由于 PJRT 系房室慢旁路逆向传导，因此心室刺激可使 AA 间期缩短或延长。

（4）多旁路参与的 AVRT：多条房室旁路并不少见，约占预激综合征患者的 10%。电生理检查中，出现下述情况提示存在多条旁路：①前传的 δ 波在窦性心律、房颤或不同心房部位起搏时，出现改变；②逆向心房激动有两个以上最早兴奋点；③顺向型 AVRT 伴间歇性前传融合波；④前传预激的位置与顺向型 AVRT 时逆传心房的最早激动位置不符合；⑤逆向型 AVRT 的前传支为间隔旁路（因为典型的逆向型 AVRT 的前传支都是游离壁旁路）和（或）逆向型 AVRT 的周长明显短于同一患者的顺向型 AVRT 的周长。

在多旁路参与的 AVRT 中，各条旁路所起的作用可能是不同的：可以是两种顺向型 AVRT，以其中一条为主，另一条为辅，也可是仅一种顺向型 AVRT，另一条旁路只是旁观者，当主旁路被阻断后，次旁路才参与形成 AVRT。以上情况是最常见的多旁路情况。有时两条旁路可以是一条作为前传支，另一条作为逆传支，形成不典型的逆向型 AVRT。

遇到多旁路患者应进行详尽的电生理检查。若进行射频消融术，应首先阻断引起 AVRT 或 δ 波明显的旁路；然后，在情况变得比较简单后，再确定另一条旁路的位置并消融。

3. 左侧房室旁路消融术　左侧旁路包括左游离壁（简称左壁）、左后间隔和极少数左中间隔旁路。左壁旁路，特别是左侧壁旁路最常见，而且操作也较其他部位的旁路简单。

大多数左侧旁路消融术采取左室途径，即经股动脉左室二尖瓣环消融，又称为逆主动脉途径。

（1）股动脉置鞘：常选取右侧股动脉穿刺置入鞘管，鞘管内径应比大头导管外径大 1F。股动脉置入鞘管后应注意抗凝，常规注射肝素 3 000～5 000IU，手术延长/h 应补充肝素 1 000IU。

（2）导管跨瓣：大头导管经鞘管进入动脉逆行至主动脉弓处应操纵尾端手柄，使导管尖端弯曲成弧，继续推送导管至主动脉瓣上，顺时针轻旋并推进导管，多数病例中能较容易地跨过主动脉瓣进入左室。

（3）二尖瓣环标测：导管进入左室后，应在右前斜位透视，使导管尖端位于二尖瓣环下并接触瓣环。局部电图记录到清楚的 A 波和高大的 V 波，提示大头导管尖端从心室侧接触瓣环。进一步操作可在右前斜或左前斜透视下标测二尖瓣环的不同部位。

（4）有效消融靶点：放电消融 10s 内可阻断房室旁路，延长放电 30s 以上可完全阻断房室旁路的部位为有效消融靶点。

靶电图的识别：靶电图是指大头电极在放电成功部位（即"靶点"）双极记录到的心内电图。从二尖瓣环不同部位的横截面得知，在游离壁部位心房肌紧靠房室环而且与其他组织相比，所占比例较大，而在左后间隔部位，心房肌距房室环较远，所占比例也较少。因此，游离壁部位的靶电图，A波较大，其与V波振幅之比应为1：4~1：2；而左后间隔部位的靶电图，A波较小，A：V约为1：6~1：4，甚至刚能见到A波就能成功。对于显性旁路，除了A波达到上述标准外，A波还应与V波相连，二者间无等电位线。此外，记录到旁路电位，V波起始点早于体表心电图的QRS波起始点，亦是可供参考的靶电图标准。隐匿性旁路与显性旁路逆传功能的标测，可采用窦-室-窦标测法。前后窦性心律的靶电图，其A波大小应达到上述标准；中间心室起搏的靶电图，V波应与其后的A波相连，二者间无等电位线。

（5）放电消融旁路：当靶电图符合上述标准后，即可试消融10s。显性旁路在窦性心律下放电，同时注意体表心电图δ波是否消失。由于左侧旁路绝大多数为A型预激，因而最好选择V₁导联进行观察。δ波消失时，原有的以R波为主的图形立即变成以S波为主的图形，变化十分明显，容易发现。也可以观察冠状静脉窦内电图，当δ波消失时，原来相连的A波与V波立即分开，二者之间出现距离，这种变化也十分明显，容易发现。隐匿性旁路一般采用在心室起搏下放电，起搏周长多用400ms，频率过快可能引起大头电极移位。试放电中注意观察冠状静脉窦内电图，VA逆传但不能保持1：1，或虽然是1：1，但V波与A波间距离突然加大都表明放电成功。试消融成功后，继续加强消融60s以上。

（6）穿间隔左房途径：利用房间隔穿刺术，可建立股静脉至左房途径达到于二尖瓣心房侧消融左游离壁房室旁路的目的。完成心腔内置管和消融前电生理评价后，进行房间隔穿刺术，大头导管再经鞘管进入左房进行消融。

（7）并发症：左侧旁路消融术的并发症发生率为0.86%~4%，可分为三大类型：①血管穿刺所致并发症，股动脉损伤最常见；②瓣膜损伤和心脏穿孔；③与射频消融直接有关的并发症。

4. 右壁旁路消融术 消融术要点：

（1）由于房室环在透视下无标志，只能依据靶电图来判定大头电极是否在瓣环的心房侧。靶电图的标准为：A波与V波紧密相连，二者振幅之比为1：3~2：3。显性预激的靶电图在实际观察中，最大的困难是不易确定哪个成分是A波，哪个成分是V波。正确的方法是同步记录冠状静脉窦内电图，将靶电图与之对照，凡在冠状静脉窦内电图A波之前的为靶电图A波成分，与A波同时发生的为靶电图V波成分。

（2）由于大头电极在显性旁路附近记录到的电图区别不大，只有相互比较才能看出。因此，在经验不足时，最好用两根大头导管在旁路附近做交替标测：固定二者之中记录的V波较早的导管，移动V波较晚的导管，直到找不到V波更早的位置。隐匿性旁路应采用前述的窦-室-窦标测法。一旦确定旁路位置，最好在荧光屏上做标记，并保持电极头与患者体位不变。操纵大头导管的方法一般是先将大头电极送至房室环的心室侧，并保持在标记的旁路处，观察着记录的心内电图缓慢后撤，待A波振幅够大时停止后撤，然后利用轻微旋转大头导管来控制大头电极位于瓣环房侧，顺钟向旋转可使大头电极略向心室方向移动，逆钟向旋转则向心房方向移动。

（3）由于大头电极在房室环心房侧都难以紧贴心内膜，故输出功率应增大，一般选用30~35W，甚至可增至50W。若在放电过程中出现δ波时隐时现的情况，说明大头电极不稳定，此时术者应用手指稳住导管，同时加大输出功率，延长放电时间。最好能更换新的加硬导管，提高稳定度，使δ波在放电的10s内消失，且无时隐时现的情况。

5. 旁路阻断的验证方法与标准

（1）前传阻断：体表心电图δ波消失和心内电图的A波与V波之间距离明显加大。

（2）逆传阻断：相同频率的心室起搏，消融前1∶1逆传在消融后再不能保持，或虽然保持1∶1逆传，但V波与逆传A波间的距离明显加大。判断有困难时，加做心室程序刺激，室房逆传由消融前的全或无传导变为消融后的递减传导。

显性旁路必须同时达到上述（1）（2）两条，隐匿性旁路只需达到第（2）条即可。

（郭　攀）

第六节　室性心动过速

室性心动过速（室速，ventricular tachycardia）是指起源于希氏束以下水平的左、右心室或心脏的特殊传导系统的快速性心律失常，是急诊科和心内科医师经常面临的临床问题。室速包括多种机制和类型，其中一些类型对患者无特殊损害，而另一些则可能直接威胁患者生命。

室速常发生于各种器质性心脏病患者。最常见为冠心病，特别是曾有心肌梗死的患者。其次是心肌病、心力衰竭、心瓣膜疾病等，其他病因包括代谢障碍、电解质紊乱、长QT间期综合征等，偶可发生在无器质性心脏病者。

一、临床表现

室速的临床症状取决于发作时的心室率、持续时间、基础心脏病变和心功能状况等。非持续性室速的患者可无明显症状。持续性室速常伴有明显血流动力学障碍与心肌缺血。临床症状包括低血压、气促、晕厥等。

二、分型

1. 根据心动过速时QRS波形态分类

（1）单形室速：室速的QRS波形态一致。

（2）多形性室速：有多个不同QRS波形态的室速。

2. 根据室速持续时间分类

（1）持续性室速：发作时间超过30s，需药物或电复律终止。

（2）非持续性室速：能够在30s内自行终止的室速。

（3）室速风暴：24h发作至少3次以上的持续性室速，需要电复律才能终止。

3. 根据室速的机制分类

（1）瘢痕折返性室速：起源于心肌的瘢痕区的室速，并具有折返性室速的电生理特征。

（2）大折返性室速：折返环的范围较广，为数厘米。

（3）局灶性室速：有最早起源点，且由此激动点向四周传播。其机制包括自律性机制、触发机制和小折返机制。

（4）特发性室速：指发生在无明显器质性心脏病患者中的室速。

三、发病率

无明显基础心脏疾病人群的非持续性室速患病率较低，约为1%～3%，且无显著性别差异。在冠心病患者中，非持续性室速的发作取决于疾病的不同时期。经冠状动脉造影证实心肌缺血的慢性冠心病患者约5%发生非持续性室速。其他结构性心脏病也可导致室速发病率明显增加，肥厚型心肌病为20%～28%，左心室肥厚患者为2%～12%，非缺血性扩张型心肌病患者可高达80%。

四、心电图特征

室速的心电图特征为：①3个或3个以上的室性期前收缩连续出现；②QRS波群形态畸形，时限超过0.12s；ST－T波方向与QRS波群主波方向相反；③心室率通常为100～250次/分；心律规则，但亦可略不规则；④心房独立活动与QRS波群无固定关系，形成室房分离，偶尔个别或所有心室激动逆传夺获心房；⑤通常发作突然开始；⑥心室夺获与室性融合波：室速发作时少数室上性激动可下传心室，产生心室夺获，表现为在P波之后，提前发生一次正常的QRS波群。室性融合波的QRS波群形态介于窦性与异位心室搏动之间，其意义为部分夺获心室。心室夺获与室性融合波的存在对确立室性心动过速诊断提供重要依据。

需要注意的是，非持续性的宽QRS波心动过速也可能是室上性心动过速伴差异性传导。Brugada四步法是临床常用的判断宽QRS波心动过速性质的流程，具有较高的敏感性和特异性：①若所有胸前导联均无RS波形，诊断为室速，否则进入第2步；②若任一胸前导联RS波谷时限>100ms，诊断为室速，否则进入第3步；③存在房室分离诊断为室速，否则进入第4步；④QRS波呈右束支传导阻滞型（V_1、V_2导联呈R、QR、RS型，V_6导联呈QR、QS或R/S<1），QRS波呈左束支传导阻滞型（V、V_2导联的R波>30ms或RS时限>60ms，V_6导联呈QR、QS型），诊断为室速。

Vereckei等提出的新的宽QRS波心动过速4步法鉴别流程让人耳目一新，该法使宽QRS波心动过速的鉴别诊断进一步简化，尤其适合急诊应用。aVR单导联鉴别宽QRS波心动过速的4步新流程内容包括：①QRS波起始为R波时诊断室速，否则进入第2步；②QRS波起始r波或q波的时限>40ms为室速，否则进入第3步；③QRS波呈QS形态时，起始部分有顿挫为室速，否则进入第4步；④QRS波的Vi/Vt值≤1为室速，Vi/Vt值>1为室上速。

五、发生机制

室速发生的机制包括局灶性室速和瘢痕相关性折返。局灶性室速有一个最早发生室性激动的起源点，激动从该部位向各处传导。自律性、触发活动或微折返为其发生基础。瘢痕相关性折返是指具有折返特征的、起源于某个通过心电特征或心肌影像学确认的心肌瘢痕区的心律失常。瘢痕相关性折返是由瘢痕区域的折返所造成的。室速的机制决定着标测和确定消融靶点策略选择。对于特发性室速来说，局灶性起源或折返通路的关键位置通常只处于很小的范围内，散在的损伤即可消除室速；对于瘢痕相关性室速来说，消融切断室速的关键峡部。

六、治疗

1. 非持续性短暂室速　无器质性心脏病患者发生非持续性短暂室速，如无症状或血流动力学影响，处理的原则与室性期前收缩相同；有器质性心脏病的非持续性室速应考虑治疗。主要针对病因治疗，抗心律失常药物亦可以选用。

2. 持续性室速 无论有无器质性心脏病，均应给予治疗。

（1）若患者无显著的血流动力学障碍，终止室速发作首选利多卡因，其次胺碘酮、普鲁卡因胺、普罗帕酮（心律平）、苯妥英钠、嗅苄胺等，均应静脉使用。首先给予静脉注射负荷量：①利多卡因 50～100mg；②胺碘酮 150～300mg；③普罗帕酮 70mg，选择其中之一，继而静脉持续滴注维持。

（2）若患者有显著的血流动力学障碍如低血压、休克、心绞痛、充血性心力衰竭或脑血流灌注不足的症状，终止室速发作首选直流电复律。

3. 室性心动过速的导管消融治疗 近十几年来，导管消融被证实是特发性室速和室性早搏唯一有效的根治方法，且随着三维标测系统的发展和灌注消融导管等技术的出现，在多中心临床试验中也显示出导管消融明显减少或消除结构性心脏病室速的反复发作。对导管消融的综合建议见表 13-5。

表 13-5 室性心动过速导管消融的适应证

结构性心脏病患者（包括既往心肌梗死、扩张型心肌病、AVRC/D）

推荐室速导管消融：

1. 有症状的持续单形性室速，包括 ICD 终止的室速，若使用抗心律失常药物治疗后以及抗心律失常药物不耐受或不接受者

2. 非短暂可逆原因所致的室速或室速风暴时

3. 频发可引起心室功能障碍的室性早搏或室速的患者

4. 束支折返性或束支间折返性室速

5. 抗心律失常治疗效果欠佳的反复发作的持续多形性室速和室颤，存在可标测消融的疑似触发灶

考虑导管消融：

1. 患者至少发作一次室速，使用过至少一种 I 类或 III 类抗心律失常药物

2. 既往心肌梗死患者，反复发作室速，左室射血分数＜30%，预期寿命超过 1 年，适合选择胺碘酮以外治疗

3. 既往心肌梗死而残存左室射血分数尚可（＞35%）的血流动力学能耐受的室速者，即使抗心律失常药物治疗失败

无结构性心脏病患者

推荐特发性室速患者导管消融：

1. 造成严重症状的单形性室速

2. 抗心律失常药物疗效欠佳、不耐受或不接受药物治疗的单形性室速患者

3. 抗心律失常治疗效果欠佳的反复发作的持续多形性室速和室颤（电风暴），存在可标测消融的疑似触发灶

室速导管消融的禁忌证

1. 存在活动的心室内血栓（可考虑行心外膜消融）

2. 非导致及加重心室功能不全的无症状室早和（或）单形性室速

3. 由短暂可逆原因所致的室速，如急性缺血、高钾血症或药物引起的尖端扭转型室速

导管消融治疗旨在破坏室速产生或维持的病理性基质、关键折返环。对心动过速起源进行定位的技术主要依据为大多数室速为心内膜下起源，对室速进行定位的方法包括，通过分析室速发作时心电图的形态，心内膜激动顺序标测，心内膜起搏标测，瘢痕区标测，以及孤立电位标测。

根据室速发作时标准 12 导联心电图的 QRS 波形态，能够分辨或识别室速的起源。根据心梗的部位、室速的束支传导阻滞形态、QRS 波额面电轴、胸前导联的演变形式等，能够

显著缩小分析室速起源的范围。室速消融的步骤为：第一步，选择血管途径，右室起源的室速经静脉途径，左室起源室速经动脉逆行途径或穿刺房间隔途径。第二步诱发室速，第三步进行标测和消融，第四部进行检验，判断心律失常是否能再被诱发。

4. 埋藏式心脏复律除颤器（ICD）治疗　目前植入 ICD 已成为治疗室性快速性心律失常最有效的方法之一，能够成功地预防心脏性猝死，降低心血管疾病死亡率（表 13 - 6）。

表 13 - 6　室性心动过速置入 ICD 的适应证

推荐室速 ICD 治疗：

1. 非可逆性原因引起的室颤或血流动力学不稳定的持续性室速所致的心搏骤停

2. 伴有器质性心脏病的自发的持续性室性心动过速，无论血流动力学是否稳定

3. 原因不明的晕厥，在心电生理检查时能诱发有血流动力学显著改变的持续性室速或室颤

4. 心肌梗死所致非持续室速，左室 EF < 40% 且心电生理检查能诱发出室颤或持续性室速

室速考虑 ICD 治疗：

1. 心室功能正常或接近正常的持续性室速

2. 服用 β 受体阻滞剂期间发生晕厥和（或）室速的长 QT 间期综合征

3. 儿茶酚胺敏感型室速，服用 β 受体阻滞剂后仍出现晕厥和（或）室速

不推荐 ICD 治疗的室速：

1. 合并 WPW 综合征的房性心律失常、右室或左室流出道室速、特发性室速，或无器质性心脏病的分支相关性室速，经手术或导管消融可治愈者

2. 没有器质性心脏病，由完全可逆病因导致的室性快速性心律失常（如电解质紊乱、药物或创伤）

七、特殊类型的室性心动过速

（一）加速性心室自主节律

亦称缓慢性室速，其发生机制与自律性增加有关。心电图通常表现为连续发生 3 ~ 10 个起源于心室的 QRS 波群，心率常为 60 ~ 110 次/分。心动过速的开始与终止呈渐进性，跟随于一个室性期前收缩之后，或当心室起搏点加速至超过窦性频率时发生。由于心室与窦房结两个起搏点轮流控制心室节律，融合波常出现于心律失常的开始与终止时，心室夺获亦很常见。

本型室速常发生于心脏病患者，特别是急性心肌梗死再灌注期间、心脏手术、心肌病、风湿热与洋地黄中毒。发作短暂或间歇。患者一般无症状，亦不影响预后。通常无需抗心律失常治疗。

（二）尖端扭转型室速

尖端扭转型室速（torsades de pointes）是多形性室性心动过速的一个特殊类型，因发作时 QRS 波群的振幅与波峰呈周期性改变，宛如围绕等电位线连续扭转而得名，频率 200 ~ 250 次/分。其他特征包括：QT 间期通常超过 0.5s，U 波显著。当室性期前收缩发生在舒张晚期、落在前面 T 波的终末部可诱发此类室速。此外，在长 - 短周期序列之后亦易引发尖端扭转型室速。尖端扭转型室速亦可进展为心室颤动和猝死。临床上，无 QT 间期延长的多形性室速亦有类似尖端扭转的形态变化，但并非真的尖端扭转，两者的治疗原则完全不同。

本型室速的病因可为先天性、电解质紊乱（如低钾血症、低镁血症）、抗心律失常药物（如 I A 类或Ⅲ类）、吩噻嗪和三环类抗抑郁药、颅内病变、心动过缓（特别是三度房室传

导阻滞）等。

应努力寻找和去除导致 QT 间期延长的病因和停用有关药物。Ⅰ A 类或Ⅲ类抗心律失常药物可使 QT 间期更加延长，故不宜应用。亦可使用临时心房或心室起搏。起搏前可先试用异丙肾上腺素或阿托品。利多卡因、美西律或苯妥英钠等常无效。先天性长 QT 间期综合征治疗应选用 β 受体阻滞剂。对于基础心室率明显缓慢者，可起搏治疗，联合应用 β 受体阻滞剂。药物治疗无效者，可考虑左颈胸交感神经切断术，或植入 ICD 治疗。

（郭　攀）

第七节　病态窦房结综合征

病态窦房结综合征（sick slnus syndrome，SSS）简称病窦，又称窦房结功能障碍（sinus node dysfunction），是因窦房结及其周围组织病变，或者由于各种外在因素导致窦房结冲动形成或传导障碍而产生的多种心律失常临床症候群。临床中多见于老年患者，其表现形式多样。可急性产生，或缓慢形成；病程迁延或间歇出现。

一、病因

病窦的病因较为复杂，一般可分为：

（1）心脏疾患：冠心病、心肌炎、心包炎、心肌病、先天性心脏病、传导系统退行性病变等。

（2）内分泌或系统性疾病：淀粉样变性、血色病、硬皮病、系统性红斑狼疮、甲状腺功能减退等。

（3）药物或电解质紊乱：β 受体阻滞剂、钙通道阻滞剂、抗心律失常药物及交感神经阻滞剂（可乐定、甲基多巴）、高血钾及高钙血症等。

（4）自主神经系统紊乱：迷走神经张力增高、血管迷走性晕厥及颈动脉高敏综合征等。

（5）其他：外伤、手术及导管消融等。

二、临床表现

可见于任何年龄，老年人多见。起病隐匿，发展缓慢，病程可长达数年甚至数十年。早期多无症状，当心率缓慢影响了主要脏器如心脏、脑部供血时，则可引发明显的临床症状。

脑部供血不足时可以出现头晕、记忆力减退、一过性黑矇、近似晕厥或晕厥。严重者可出现抽搐乃至猝死。心脏方面多表现为心悸，部分患者可出现心力衰竭或心绞痛。骨骼肌供血不足时则可出现四肢乏力、肌肉酸痛等症状，常因不突出而被忽略。

三、心电图表现

可有多种心电图表现，其中以严重而持久的窦性心动过缓最为常见，同时多伴发快速性心律失常，特别是心房颤动。部分患者也可并发房室传导阻滞或室内阻滞。可表现为：

（1）窦性心动过缓：心率常小于 50 次/分，运动时心率亦不能相应提高，多低于 90 次/分。

（2）窦性停搏：心电图上表现为 P 波脱落和较长时间的窦性静止，其长间歇与基础窦性心动周期不成倍数关系，多伴交界性或室性逸搏。

（3）窦房传导阻滞：理论上可分为三度，但一度和三度窦房传导阻滞体表心电图上不能诊断，故临床上仅见于二度窦房传导阻滞，可分为：莫氏Ⅰ型和莫氏Ⅱ型。其中莫氏Ⅰ型的特点为：PP间期逐渐缩短，直至一次P波脱落；P波脱落前的PP间期最短；长的PP间期短于最短PP间期的2倍；P波脱落后的PP间期长于脱落前的PP间期。莫氏Ⅱ型的特点为：PP间期不变，可见一个长的PP间期；长的PP间期与基础PP间期之间存在倍数关系。

（4）心动过缓-心动过速综合征（bradycardia-tachycardia syndrome）简称慢-快综合征：在窦性心动过缓的基础上，可伴有阵发性心房颤动、心房扑动或室上性心动过速。在心动过速终止时，伴有一个较长的间歇。此类患者中，晕厥常见。心电图特点为：在窦性心动过缓的基础上，间歇出现阵发性房颤、房扑或室上性心动过速；心动过速终止时，窦性心律恢复缓慢状态，可出现窦性停搏、房性或交界性逸搏甚至室性逸搏心律。严重者可反复发作晕厥或发生猝死。此型应与心动过速-心动过缓综合征（简称快-慢综合征）相鉴别。在后者，基础窦房结功能正常，在心动过速（阵发性房颤、房扑或室上速）终止时，可出现较长的间歇；患者甚至出现一过性黑矇或晕厥。

（5）合并其他部位阻滞：在缓慢的窦性心律基础上，可伴发心脏其他部位的阻滞，如房室结、束支或室内阻滞。合并房室传导阻滞时，部分学者将其称为"双结病变"。心电图特点为：在缓慢窦性心律基础上（符合病窦标准），合并出现下列情况：如PR间期0.24s；无诱因出现二度或二度以上房室传导阻滞；完全性右束支、左束支或室内传导阻滞等。

四、实验室检查

病窦综合征的患者往往起病隐匿，发展缓慢。早期多无相关的临床症状而容易被漏诊，也有部分患者因症状间歇发作，难以捕捉而给临床诊断带来困难，因此需要通过各种实验室手段来检测窦房结的功能，以帮助临床诊断及鉴别诊断。这些手段包括：

（一）体表心电图

常规的体表心电图检查，对于临床十分必要。它可提供非常有用的临床线索及诊断价值，但因心电图记录时间短暂，若患者间歇发作，则容易漏诊或忽略一过性心律失常。

（二）动态心电图

动态心电图是评判窦房结功能是否正常的有效检测方法。它比常规体表心电图记录的时间更长，可持续记录24h、48h甚至72h，因而可捕捉到间歇出现的缓慢性窦性心律失常如窦性停搏或窦房传导阻滞等，并证实这些心律失常与临床症状之间的关系，也可提供其他一些心电图信息，如ST-T改变。

（三）心电监测系统

对于临床症状不突出或间歇发作的患者，即便应用了动态心电图，有时亦难以捕捉到一过性心律失常，因而有必要使用记录时间较长或实时的心电监测系统包括电话监测心电图和植入式Holter检查。这些情况下，该系统可能更为有效。

（四）运动负荷试验

在评判窦房结功能状态时，除了强调检测其自律性高低的同时，还应注意其在运动状态下心率的变化能力即心率的变异性是否正常。运动负荷试验检查的目的就是根据运动后的心率增加能否达到预计心率，通常采用根据年龄计算最大心率的 Burce 方案。运动后的最大心率大于 120 次/分，则可排除病窦；若运动后的最大心率小于 90 次/分，则提示窦房结功能低下。

（五）药物试验

包括阿托品和异丙肾上腺素试验。通常情况下，静脉注射阿托品 2mg（或 0.04mg/kg，不超过 3mg）后，分别记录注射后 1min、2min、3min、4min、5min、10min、15min、20min、30min 时刻的心电图，计算最小和最大的心率。若最大心率低于 90 次/分，则认为窦房结功能低下。如试验中或试验后出现了窦性停搏、窦房传导阻滞或交界性逸搏，则可明确病窦的诊断。由于该方法较为简单且容易实施，故在基层医院应用较为广泛。但需注意的是，该方法诊断病窦的特异性不高，因而存在一定的假阳性率，分析时应谨慎。

临床上，部分学者提出也可静脉应用异丙肾上腺素检测窦房结功能。具体方法是：每分钟静脉滴注异丙肾上腺素 1~4μg，观察心率变化。如出现频发或多源室性早搏、室性心动过速或异丙肾上腺素剂量已达 4μg/min，而最大心率仍未达到 100 次/分时，则可考虑窦房结功能低下。

（六）固有心率测定

有学者提出应用心得安和阿托品同时阻断交感神经和迷走神经后，就可使窦房结自身的内在特性显露。具体方法为：给予受试者经静脉滴注 0.2mg/kg 的普萘洛尔（心得安），滴注速度为 1mg/min，10min 后再在 2min 内静脉推注 0.04mg/kg 的阿托品，观察 30min 内的心率。窦房结固有心率与年龄相关。也可用校正的回归方程大致推算受试者窦房结固有心率的正常值。预计固有心率（IHRp）= 118.1 − (0.57 × 年龄)，其 95% 的可信区间为计算值的 14%（小于 45 岁）或 18%（大于 45 岁）。若低于此值则提示窦房结功能低下。

（七）心脏电生理检查

心脏电生理检查包括食管和心内电生理检查。可测定窦房结恢复时间（sinus nodal recovery tlme. SNRT）和窦房传导时间（slnoatrial conductiontlme，SACT）。其原理为窦房结细胞的自律性具有超速抑制的作用，超速抑制的刺激频率越快，对窦房结的抑制越明显。故当心房的超速刺激终止后，最先恢复的应是窦性节律。从最后一个心房刺激信号开始至第一个恢复的窦性 P 波之间的距离，被称为窦房结恢复时间。它反映了窦房结细胞的自律性高低。试验的方法为：停用可能影响检查结果的心血管活性药物如拟交感胺类药物、氨茶碱和阿托品类制剂以及抗心律失常类药物至少 5 个半衰期以上。在受试者清醒空腹状态下，插入食管或心内电极导管，待心率稳定后，用快于自身心率 20 次/分的频率开始刺激，逐渐增加刺激的频率。每次刺激至少持续 30s，两次刺激间隔至少 1min，终止刺激后观察窦性节律的恢复情况。正常成人的 SNRT < 1 500ms，若大于此值则提示窦房结功能低下。为排除自身心率的影响，也可采用校正的窦房结恢复时间（CSNRT）即用测量的 SNRT 减去基础窦性周期，CSNRT 正常值应小于 550ms。

窦房传导时间的计算方法较为复杂，临床上有 Strass 和 Narula 两种方法。Strass 法具体方法为：应用 RS$_2$ 刺激即每感知 8 个自身窦性 P 波后，发放一个房性早搏刺激。在 II 区反应内记录和测量窦性基础周长（A$_1$A$_1$）、早搏联律间期（A$_1$A$_2$）和回复周期（A$_2$A$_3$），II 反应 = 不完全代偿间期（A$_1$A$_1$ + A$_2$A$_3$ < 2A$_1$A$_1$）。Natula 法是取一个平均的窦性周长（记录 10

次基础窦性周长取其平均值），然后用略快于基础窦性频率5～10次/分的频率连续刺激心房（连续发放8～10个刺激脉冲），停止刺激后测量。SNRT的正常值通常小于120ms。

（八）直立倾斜试验

对疑似血管迷走性晕厥特别是心脏抑制型的患者，也可考虑行直立倾斜试验。

五、诊断

由于病窦是一多种心律失常组合的临床症候群，因而必须结合患者的临床症状、心电图及电生理检查结果综合考虑。若能证实临床症状如头晕、一过性黑矇及晕厥与缓慢性窦性心律失常密切相关，则可确定病窦的诊断。

六、治疗

（一）病因治疗

部分患者病因明确，如服用抗心律失常药物、电解质紊乱及甲状腺功能减退等，这些均可通过纠正其病因而使窦房结功能恢复。

（二）对症治疗

对于症状轻微或无症状的患者，可随访观察而无需特殊处理。对于部分症状不明显且不愿接受起搏器治疗的患者，也可给予提高心率的药物如抗胆碱能制剂阿托品、山莨菪碱和β受体激动剂异丙肾上腺素、沙丁胺醇（舒喘灵）和氨茶碱等。

（三）起搏治疗

对于临床症状明显的病窦患者，起搏治疗具有十分重要的作用。需要强调的是，起搏治疗的主要目的在于缓解因心动过缓引发的相关临床症状和提高患者的生活质量。起搏器植入的适应证应有严格的指征，对于临床症状明显且其病因不可逆转或需要服用某些抗心律失常药物控制快速性心律失常的病窦患者均可考虑植入心脏永久起搏器治疗。起搏器植入治疗时，应优先选择生理性起搏模式的起搏器如AAIR、AAI、DDD或DDDR型起搏器。已有研究证实，心室起搏可增加病窦患者发生房颤的概率。此外，心室起搏特别是心尖部起搏由于心室激动顺序的异常和血流动力学的异常均可影响患者的心脏功能，而引发心脏的病理生理改变，因此临床中应尽量避免或减少心室起搏。

（闫奎坡）

第八节 房室传导阻滞

房室传导阻滞是指窦房结发出冲动，在从心房传到心室的过程中，由于生理性或病理性的原因，在房室交界处受到部分或完全、暂时性或永久性的阻滞。房室传导阻滞可发生在心房内、房室结、希氏束以及左或右束支等不同的部位。根据阻滞程度不同，可分为一度、二度和三度房室传导阻滞。三种类型的房室传导阻滞其临床表现、预后和治疗有所不同。

一度房室传导阻滞为房室间传导时间延长，但心房冲动全部能传到心室；二度房室传导阻滞为部分心房冲动不能传至心室；三度房室传导阻滞则全部心房冲动均不能传至心室，故又称为完全性房室传导阻滞。

一、病因

本病常作为其他疾病的并发症出现，如急性下壁心肌梗死、甲状腺功能亢进、预激综合征等都可以引起本病。

（1）以各种原因的心肌炎症最常见，如风湿性、病毒性心肌炎和其他感染。

（2）迷走神经兴奋，常表现为短暂性房室传导阻滞。

（3）药物不良反应可能导致心率减慢，如地高辛、胺碘酮、心律平等，多数房室传导阻滞在停药后消失。

（4）各种器质性心脏病，如冠状动脉粥样硬化性心脏病、风湿性心脏病及心肌病。

（5）高钾血症、尿毒症等。

（6）特发性传导系统纤维化、退行性变（即老化）等。

（7）外伤、心脏外科手术或介入手术及导管消融时误伤或波及房室传导组织时可引起房室传导阻滞。

二、分型说明

按阻滞部位常分为房室束分支以上与房室束分支以下阻滞两类，其病因、临床表现、发病规律和治疗各不相同。还可按病程分为急性和慢性房室传导阻滞；慢性还可分为间断发作与持续发作型。也可按病因分为先天性与后天性房室传导阻滞；或按阻滞程度分为不全性与完全性房室传导阻滞。从临床角度看，按阻滞部位和阻滞程度分型不但有利于估计阻滞的病因、病变范围和发展规律，还能指导治疗，因而比较切合临床实际。

三、临床表现

不同程度的房室传导阻滞，其临床表现各不相同。

①一度房室传导阻滞症状不明显，听诊发现第一心音减弱、低钝；②二度房室传导阻滞临床症状与心室率快慢有关，心室脱落较少时，患者可无症状或偶有心悸，如心室脱落频繁可有头晕、胸闷、心悸、乏力及活动后气急，严重时可发生晕厥，听诊有心音脱落；③三度房室传导阻滞的症状取决于心室率及原有心功能，常有心悸、心跳缓慢感、乏力、气急、眩晕，心室率过慢、心室起搏点不稳定或心室停搏时，可有短暂的意识丧失，心室停搏超过15s时可出现晕厥、抽搐和青紫，即阿－斯综合征发作。迅速恢复心室自主心律时，发作可立即中止，神志也立即恢复，否则可导致死亡。听诊心率每分钟30~40次、节律规则，第一心音强弱不等，脉压增大。

房室束分支以上阻滞，大多表现为一度或二度Ⅰ型房室传导阻滞，病程一般短暂，少数持续。阻滞的发展与恢复有逐步演变过程，突然转变的少见。发展成三度时，心室起搏点多在房室束分支以上（QRS波形态不变），这些起搏点频率较高，35~50次/分（先天性房室传导阻滞时可达60次/分），且较稳定可靠，因而患者症状较轻，阿－斯综合征发作少见，死亡率低，预后良好。

房室束分支以下阻滞（三分支阻滞），大多先表现为单支或二束支传导阻滞，而房室传导正常。发展为不完全性三分支阻滞时，少数人仅有交替出现的左或右束支传导阻滞而仍然保持正常房室传导，多数有一度、二度Ⅱ型、高度或三度房室传导阻滞，下传的心搏仍保持束支传导阻滞的特征。早期房室传导阻滞可间断发生，但阻滞程度的改变大多突然。转为三度房室传导阻滞时，心室起搏点在阻滞部位以下（QRS 波群畸形），频率慢（28 ~ 40 次/分），且不稳定，容易发生心室停顿，因而症状较重，阿 – 斯综合征发作常见，死亡率高，预后差。

四、体表心电图表现

房室传导阻滞可发生在窦性心律或房性、交界性、室性异位心律时。冲动自心房向心室方向传导阻滞（前向传导或下传阻滞）时，心电图表现为 PR 间期延长，或部分甚至全部 P 波后无 QRS 波群。冲动自心室向心房传导阻滞（后向传导或逆传阻滞）时，则表现为 RP 间期延长或部分 QRS 波群后无逆传 P 波。以下主要介绍前向阻滞的表现，后向阻滞的相应表现可以类推。

（一）一度房室传导阻滞

每个 P 波后均有 QRS 波群，但 PR 间期在成人超过 0.20s，老年人超过 0.21s，儿童超过 0.18s。诊断一度逆传阻滞的 RP 间期长度目前尚无统一标准。

应选择标准导联中 P 波起始清楚、QRS 波群以 Q 波起始的导联测量 PR 间期，以最长的 PR 间期与正常值比较。PR 间期明显延长时，P 波可隐伏在前一个心搏的 T 波内，引起 T 波增高、畸形或切迹，或延长超过 PP 间距，而形成一个 P 波越过另一个 P 波传导。后者多见于快速房性异位心律。显著窦性心律不齐伴一度房室传导阻滞时，PR 间期可随其前的 RP 间期的长或短而相应地缩短或延长。

（二）二度房室传导阻滞

间断出现 P 波后无 QRS 波群（亦称心室脱漏）。QRS 波群形态正常或呈束支传导阻滞型畸形和增宽。P 波与 QRS 波群可呈规则的比例（如 5：4、3：1 等）或不规则比例。二度房室传导阻滞的心电图表现可分两型。莫氏 I 型（又称文氏现象）PR 间期不固定，心室脱漏后第一个 PR 间期最短，以后逐次延长，但较前延长的程度逐次减少，最后形成心室脱漏。脱漏后第一个 PR 间期缩短，如此周而复始。RR 间距逐次缩短，直至心室脱漏时形成较长的 RR 间距。P 波与 QRS 波群比例大多不规则。不典型的文氏现象并不少见，可表现为：心室脱漏前一个 PR 间期较前明显延长，导致脱漏前一个 RR 间期延长；由于隐匿传导而使脱漏后第一个 PR 间期不缩短；或在文氏周期中出现交界性逸搏或反复搏动，从而打乱典型的文氏现象。莫氏 II 型 PR 间期固定，可正常或延长，QRS 波群呈周期性脱落，房室传导比例可为 2：1、3：1、3：2 等。

（三）高度房室传导阻滞

二度 II 型房室传导阻滞中，房室呈 3：1 以上比例传导，称为高度房室传导阻滞。

（四）近乎完全性房室传导阻滞

绝大多数 P 波后无 QRS 波群，心室基本由房室交界处或心室自主心律控制，QRS 波群形态正常或呈束支传导阻滞型畸形增宽。与完全性房室传导阻滞的不同点在于，少数 P 波后有 QRS 波群，形成一个较交界处或心室自主节律提早的心搏，称为心室夺获。心室夺获的 QRS 波群形态与交界性自主心律相同，而与心室自主心律不同。

（五）三度或完全性房室传导阻滞

全部 P 波不能下传心室，P 波与 QRS 波群无固定关系，PP 和 RR 间距基本规则。心室由交界处或心室自主心律控制，前者频率 35～50 次/分，后者 35 次/分左右或以下。心室自主心律的 QRS 波群形态与心室起搏点部位有关。在左束支起搏，QRS 波群呈右束支传导阻滞型；在右束支起搏，QRS 波群呈左束支传导阻滞型。在心室起搏点不稳定时，QRS 波群形态和 RR 间距多变。心室起搏点自律功能暂停则引起心室停搏，心电图上表现为一系列 P 波。

完全性房室传导阻滞时偶有短暂超常传导表现。心电图表现为一次交界性或室性逸搏后出现一次或数次 P 波下传至心室的现象，称为魏登斯基现象，其发生机制为逸搏作为对房室传导阻滞部位的刺激，可使该处心肌细胞阈电位降低，应激性增高，传导功能短暂改善。

由三分支阻滞引起的房室传导阻滞的心电图表现有以下类型：①完全性三分支阻滞：完全性房室传导阻滞，心室起搏点在房室束分支以下或心室停顿；②不完全性三分支阻滞：一度或二度房室传导阻滞合并二分支传导阻滞；一度或二度房室传导阻滞合并单分支阻滞；交替出现的左束支传导阻滞和右束支传导阻滞，合并一度或二度房室传导阻滞。

五、心内电图表现

（一）一度房室传导阻滞

以 A–H 间期延长（房室结内阻滞）最为常见，H–V 间期延长且 V 波形态异常（三分支阻滞）较少见。其他尚可表现为 P–A 间期延长、H 波延长、H 波分裂和 H–V 间期延长但 V 波形态正常。

（二）二度房室传导阻滞

①Ⅰ型大多数表现为 A–H 间期逐次延长，直至 A 波后无 H 波，且 H–V 间期正常（房室结内阻滞）；极少表现为 H–V 间期逐次延长，直至 H 波后无 V 波，而 A–H 间期正常（三分支阻滞）；②Ⅱ型以部分 H 波后无 V 波而 A–H 间期固定（三分支阻滞）最为多见；表现为部分 A 波后无 H 波而 H–V 间期固定的情况（房室结内阻滞）少见。

（三）三度房室传导阻滞

可表现为 A 波后无 H 波而 H–V 关系固定，A 波与 H 波间无固定关系（房室结内阻滞）或 A–H 关系固定、H 波后无固定的 V 波，V 波畸形。

六、诊断

根据典型心电图改变并结合临床表现，不难做出诊断。为估计预后并确定治疗，尚需区分生理性与病理性房室传导阻滞、房室束分支以上阻滞和三分支阻滞，以及阻滞的程度。

个别或少数心搏的 PR 间期延长，或个别心室脱漏，多由生理性传导阻滞引起，如过早发生的房性、交界性早搏，心室夺获，反复心搏等。室性早搏隐匿传导引起的 PR 间期延长（冲动逆传至房室结内一定深度后中断，未传到心房，因而不见逆传 P 波；但房室结组织则因传导冲动而处于不应期，以致下一次冲动传导迟缓）也属生理性传导阻滞。此外室上性心动过速的心房率超过 180 次/分时伴有的一度房室传导阻滞，以及心房颤动由于隐匿传导引起的心室律不规则，均为生理性传导阻滞的表现。生理性传导阻滞的另一种表现——干扰性房室分离,应与完全性房室传导阻滞引起的房室分离仔细鉴别。前者心房率与心室率接近而心室率大多略高于心房率;后者心室率慢于心房率。

三分支阻滞的诊断应结合病史、临床表现和心电图分析,有条件时辅以希氏束电图。不完全性三分支阻滞的心电图表现中,除交替出现左束支和右束支传导阻滞可以肯定诊断外,其他几种都可能是房室束分支以上和以下多处阻滞的组合。

一度房室传导阻滞或二度2∶1房室传导阻滞时,如全部或未下传的P波埋在前一个心搏的T波中,可分别被误诊为交界性心律或窦性心动过缓。二度房室传导阻滞形成的长间歇中可出现1~2次或一系列交界性逸搏,打乱房室传导规律,甚至呈类似三度房室传导阻滞的心电图表现,仔细分析可发现P波一次未下传,与QRS波群干扰分离的现象。

七、治疗原则

房室束分支以上阻滞形成的一至二度房室传导阻滞,并不影响血流动力学状态者,主要针对病因治疗。房室束分支以下阻滞者,不论是否引起房室传导阻滞,均必须结合临床表现和阻滞的发展情况,慎重考虑起搏治疗的适应证。

(一)病因治疗

如解除迷走神经过高张力、停用有关药物、纠正电解质紊乱等。各种急性心肌炎、心脏直视手术损伤或急性心肌梗死引起的房室传导阻滞,可试用肾上腺皮质激素治疗,氢化可的松100~200mg加入500ml液体中静脉滴注,但心肌梗死急性期应慎用。

(二)增快心率和促进传导

1. 药物治疗

(1) 拟交感神经药物:常用异丙肾上腺素,能选择性兴奋心脏正位起搏点(窦房结),并能增强心室节律点的自律性及加速房室传导。对心室率在40次/分以下或症状显著者可以选用。每4h舌下含5~10mg,或麻黄碱口服,0.03g,3~4次/天。预防或治疗房室传导阻滞引起的阿-斯综合征发作,宜用0.5~2mg溶于5%葡萄糖溶液250~500ml中静脉滴注,控制滴速使心室率维持在60~70次/分,过量不仅可明显增快心房率而使房室传导阻滞加重,而且还能导致严重室性异位心律。

(2) 阿托品:每4h口服0.3mg,适用于房室束分支以上的阻滞,尤其是迷走神经张力过高所致的阻滞,必要时肌内或静脉注射,每4~6h 0.5~1.0mg。

(3) 碱性药物:碳酸氢钠或乳酸钠有改善心肌细胞应激性、促进传导系统心肌细胞对拟交感神经药物反应的作用,5%碳酸氢钠或11.2%乳酸钠100~200ml静脉滴注,尤其适用于高钾血症或伴酸中毒时。

2. 阿-斯综合征的治疗

(1) 心脏按压、吸氧。

(2) 0.1%肾上腺素0.3~1ml,肌内注射,必要时亦可静脉注射。2h后可重复一次。亦可与阿托品合用。

(3) 心室颤动者改用异丙肾上腺素1~2mg溶于10%葡萄糖溶液200ml中静脉滴注。必要时用药物或电击除颤。

（4）静脉滴注乳酸钠或碳酸氢钠 100~200ml。

（5）对反复发作者，合用地塞米松 10mg，静脉滴注，或以 1.5mg，每日 3~4 次口服，可控制发作。但房室传导阻滞仍可继续存在。其发作可能为：①增强交感神经兴奋，加速房室传导；②降低中枢神经对缺氧的敏感性，控制其发作；③加速心室自身节律。

对节律点极不稳定，反复发作阿－斯综合征者，节律点频率不足以维持满意的心排血量，肾、脑血流量减少者，可考虑采用人工心脏起搏器。

3. 人工心脏起搏治疗　心室率缓慢并影响血流动力学状态的二至三度房室传导阻滞，尤其是阻滞部位在房室束分支以下，并发生在急性心肌炎、急性心肌梗死或心脏手术损伤时，均有用临时起搏治疗的指征。安装永久起搏器前，或高度至三度房室传导阻滞患者施行麻醉或外科手术时，临时起搏可保证麻醉或手术诱发心室停搏时患者的安全，并可预防心室颤动的发生。

植入永久性心脏起搏器的适应证包括：

（1）伴有临床症状的任何水平的高度或完全性房室传导阻滞。

（2）束支一分支水平阻滞，间歇发生二度Ⅱ型房室传导阻滞，且有症状者。

（3）房室传导阻滞，心室率经常低于 50 次/分，有明显临床症状，或是间歇发生心室率低于 40 次/分，或由动态心电图显示有长达 3s 的 RR 间期（房颤患者长间歇可放宽至 5s），虽无症状，也应考虑植入永久起搏器。

4. 禁用使用抑制心肌的药物，如普萘洛尔（心得安）、奎尼丁及普鲁卡因胺等。

（范晓涌）

第九节　早期复极综合征

早期复极变异（early repolarization variant，ERPV）又称早期复极综合征（ERS），系指外观健康和无症状人群出现 ST 段抬高的心电现象，以 ST 段呈凹面向上或上斜型抬高为特征。

1936 年首先由 shiplay 和 Haellaren 首先报道，1951 年 Grant 等命名这一现象，并确立心电图诊断标准。Osborn 在 1953 年低温实验中描述了经典 J 波，进一步完善早期复极综合征的概念。自被发现六十多年来，早期复极综合征一直被认为是一种预后良性的心电图表现，其临床意义主要在于和临床上其他病理性 ST 段抬高的情况，如急性心肌梗死或者心包炎等进行鉴别诊断。近 10 年来文献报道其与恶性心律失常有关，并且《新英格兰杂志》3 篇文献的发表，使 ERS 与心脏性猝死的相关性初步得到大家认可，逐渐颠覆了其良性预后的认识。早期复极综合征与恶性心律失常的关系成为当今心脏科医生的热点话题和研究方向。

一、定义和流行病学

早期复极综合征通常定义为心电图上 2 个或多个连续导联 J 点和 ST 段特征性抬高。具体表现在①J 点（R 波下降支的切迹或钝挫）抬高 0.1~0.4mV，多见于胸前导联；②ST 段抬高呈凹面向上（弓背向下），于 V_3 导联最明显；③部分 J 点不明确而呈 R 波下降支粗钝或类似 γ′波；④T 波常与升高的 ST 段融合，T 波增高，两肢对称；⑤多伴有逆钟向转位；⑥运动和给予异丙肾上腺素后 ST 段下移或恢复正常。

国外流行病学资料显示其常见于年轻人和运动员，随着年龄的增长发生率逐渐下降，≥76岁时约为30%，至年龄最大（达96岁）仅为14%，发病率以往报道约1%～5%，最近研究显示高达10%以上。国内2001年王晓嘉等发现自然人群发病率为3.40%，男性3.99%，女性0.46%。2008年李亚薇等收集3048份泰州社区自然人群心电图，早期复极综合征的发病率为12.8%，男性高于女性。分布呈区域性，具有种族差异，以黑人最为常见，其次为亚洲、拉丁美洲人群。特征性的心电图改变也常见于可卡因应用者、低温、室间隔缺损、室间隔肥厚、梗阻性肥厚型心肌病等心脏疾病患者。有家族遗传倾向，家系与心电图表现说明J波、早期复极、Brugada综合征存在相同的遗传背景与发生机制。

二、发病机制

（一）细胞和离子基础

ERPV发病机制目前尚未完全阐明，1991年Antzelevitch C等第一次理论上推测J波的形成电位，应用跨室壁心电图的先进技术，观察三层心肌细胞动作电位和跨室壁心电图的相关性结果：①心电图的J波和外膜心肌复极1相的"切迹"同步出现；将灌流液温度降低29℃时，外膜层切迹更加突出，心电图的J波也明显增大。证明心电图J波和外膜切迹两者呈对应关系，表明外膜与中、内层心肌细胞动作电位在1相的电位差是J波的细胞电生理基础，中、内层电位大于外膜，电流由内向外，对向探查电极故抬高。②应用5mmol/L的Ito通道阻滞剂4-氨基吡啶（4-AP）灌注10min后，J波和外膜心肌"切迹"同时削减，表明J波源自外膜心肌的切迹，其离子流基础为Ito，尤其外膜的Ito增大。③除/复极顺序对于J波的影响：当正常的内膜→中层→外膜除极顺序发生反转时，外膜心肌复极1相切迹和QRS波同步，J波和QRS波重合，J波消失。Yan等进一步研究表明：J波与室速、室颤的关系主要表现为2相折返。心外膜复极电流增强，动作电位（APD）穹顶完全丢失时，产生两种病理变化：①心室外膜细胞APD穹顶的丢失，引起一个透壁的电压差，表现为ST段抬高；②心室外膜非均一性复极，一部分细胞APD的穹顶会导致另一部分已经丢失穹顶的外膜细胞产生一个新的APD，即发生2相折返，进而导致恶性心律失常的发生。

（二）基因突变

早期复极综合征与恶性心律失常的相关性只是最近才受到关注，因此相关的基因研究也是近年才得到重视。现代研究提示：ERS可能是多基因相关疾病，并受环境因素影响。目前发现ERS与6种基因突变相关。两个独立的人群基础的研究提示ERS在普通人群的遗传倾向；但恶性ERS在家族的遗传尚未得到证实。通过对ERS伴室颤患者候选基因筛查途径确定KCNJ8基因突变，它可以表达一种成孔的ATP敏感型钾通道亚单位。在L型钙通道基因突变，包括CACNAZC、CACNB2B和CAC-NA2D1以及丧失功能SCN5A的突变已显示与特发性室颤相关。Halssaguerre M等研究显示：发生室速和室颤的ERS患者16%存在猝死家族史。随着研究的不断深入，ERS相关基因也会不断发现，ERS与恶性心律失常的神秘面纱也会逐渐被揭开。

（三）迷走神经张力改变

学者在对运动员的研究中认为，迷走神经张力改变增加了心肌局部动作电位1相和2相振幅的不一致性，因而增加了心外膜和心内膜心肌纤维电压梯度，导致心肌除极和复极的时间顺序改变，心室复极波提前，部分抵消了除极波终末电位，使 J 点 ST 段抬高，形成早期复极（ER），这也部分解释了运动员 ER 明显增加。

三、ERS 目前的认识与挑战

过去十余年里大多来自日本的报道描述的猝死的患者与异常 J 波相关 oER 唯一发现的依据是到 2008 年，法国 Halssaguerre 等发表的一篇大样本的关于下侧壁导联早复极综合征与特发性室颤关系的病例对照研究，引起了大家对该"良性"心电图变异的广泛关注。该研究入选了 206 例临床诊断为特发性室颤且均已植入工 CD 的患者，并设立了 412 例由年龄、性别、种族、体力活动相匹配的医务工作者组成的对照组。病例组的入选标准严格参照已发表的指南，即所有患者均无器质性心脏病、冠心病、已知的心室复极疾病及儿茶酚胺敏感型室性心动过速等。该研究发现，特发性室颤组中高达 31%（64 例）的患者存在下侧壁导联的早复极，而对照组中这一数字仅为 5%（$P < 0.001$）。Rosso 等将 45 例特发性室颤的患者心电图与 124 例性别、年龄相当的对照组及 121 例年轻运动员心电图进行对比研究发现，与对照组相比，ERS 在室颤组发生更常见（42% vs. 13%，$P = 0.001$）；同时发现 J 点在下壁导联（27% vs. 8%，$P = 0.006$）和侧壁导联（13% vs. 1%，$P = 0.009$）抬高更多。Tikkanen 等另外一项大规模长期随访研究则引起了人们对早期复极综合征的恐慌。该研究系统回顾了 10 864 名芬兰中年人群的早期复极综合征发生率及预后，平均随访期高达（30 ± 11）年。该组人群的早期复极综合征发生率为 5.8%，其中 J 点抬高 >0.1mV 的发生率在下壁导联中为 3.5%，侧壁导联中为 2.4%，下侧壁导联中为 0.1%。其结果发现，下壁导联的早期复极综合征可增加中年人群心脏性猝死的风险（校正后相对风险 1.28，$P = 0.03$）。值得强调的是，36 名下壁导联 J 点抬高超过 0.2mV 的患者呈现明显增加的心脏性死亡风险 [特发性室颤（$P < 0.000 1$）及心律失常致死风险（$P = 0.01$）]。上述研究的发表重塑了对早期复极综合征的传统认识。因此，目前多数学者的观点认为，在早期复极综合征人群中，至少有很小一部分可能具有较高的恶性室性心律失常风险。

四、早期复极综合征的危险分层

正如以前所描述，ERS 的发生很常见，但无法解释的年轻人猝死却很罕见。Rosso 等研究表明，心电图出现 J 波的年轻人出现室颤的可能性从 3.4 : 100 000 升高到 11 : 100 000，这种升高简直可以忽略不计。因此在常规人群中筛查的 ERS，并不意味着存在猝死高危的风险；而 ERS 患者临床事件一旦发生便是室颤，随之有生命危险，因此筛查出高危的患者显得尤其重要。通过以往研究的结果可以对筛选出高危患者有所帮助，可行的危险分层方案如下：

（一）临床特征

目前认为，应当对不明原因晕厥和有猝死家族史的 ERS 患者进行密切随访。Abe 等研究 222 例 ERS 患者，无器质性心脏病晕厥的发生率为 18.5%，是 3 915 名对照组发病率（2%）的 10 倍。因此 ERS 相关晕厥在某些患者不能除外。迄今为止，ERS 的基因型很大程度上不明。

（二）J 波的幅度

Haissaguerre M 等研究发现，J 波抬高的幅度在室颤组明显高于对照组（2.0mV ± 0.8mV）

vs. 1.2mV ± 0.4mV，P < 0.001）。Tikkanen 等进行的研究显示：下壁导联 J 点抬高 > 0.2mV 的 ERS 与 J 点抬高 > 0.1mV 者相比，不仅心脏原因所致死亡率增加（风险比，2.98；95% CI，1.85 ~ 4.92，P < 0.001），而且增加心律失常导致的死亡（风险比 2.92；95% CI，1.45 ~ 5.89，P = 0.01）。研究提示 J 点抬高幅度可以区分患者室颤风险。然而必须指出 J 点抬高的幅度是波动的，受运动和药物激发影响，这意味着要动态看待 J 点抬高的幅度。

（三）自发的动态性

Haissaguerre M 等对 18 例电风暴（包括频发室早和阵发性室颤）的患者进行连续心电图记录，与基础状态相比电风暴发作期间 J 波持续性明显抬高（从 2.6 ± 1mm 到 4.1 ± 2mm，P < 0.001）。除电风暴前 J 波幅度逐渐抬高，ERS 自发出现每一跳的形态变化。Nam 等观察 5 名发生电风暴前患者的连续心电图监测，发现电风暴发生前有动态的、瞬间的、自发的 J 波增加。现有资料表明：ERS 患者出现瞬间 J 波幅度增加提示室颤风险增加。

（四）J 波的分布

据 Tikkanen 对 630 例 ERS 患者的研究报道：仅 16 例（2.5%）ERS 发生在下壁和侧壁导联。对于室颤患者，49.6% 早期 J 波出现在下侧壁导联。Daisuke Haruta 等随访 5 976 名患者发现早期复极发生在下侧壁导联增加死亡率（风险比 2.50；95% CI，1.29 ~ 4.83；P < 0.01）。Sinner 等研究表明：下侧壁早期复极占 13%，下壁为 7.6%，男性和下侧壁导联早期复极猝死风险增加，约为正常风险 4 倍 oTikkanen 等研究发现下壁导联早期复极化伴 ST 段形态呈水平或下斜型则增加心律失常致死率。

（五）J 波的形态

Merchant 等研究 9 个室速、室颤等恶性 ERS 与对照良性 ERS 心电图特点，$V_4 \sim V_6$ 导联切迹在事件组发生更常见。他们提出左胸前导联 QRS 波终末切迹在恶性 ERS 中更常见，并可用于危险分层。

Gussak 等研究发现，"水平和下移" ST 段与早期复极 "潜在恶性" 有关，并通过长期随访得到证实 oRosso R 等通过对 45 例有明显相关猝死家族史的患者同 124 名年龄、性别相当的对照组与 121 名年轻运动员进行对比研究，有室颤家族史的患者明确出现猝死风险增加（风险比 4，95% CI 2.0 ~ 7.9），出现 J 波并出现 ST 段水平型表现患者的风险进一步增加（风险比 13.8，95% CI 5.1 ~ 37.2）。随后提出出现 J 波伴 ST 段水平和下斜型表现可作为区分恶性 ERS 的标志。

（六）有创电生理检查

在心室两个以上的位点通过 3 个以上的短阵刺激对 132 个室颤的患者进行室颤诱发。研究发现伴 ERS 或不伴 ERS 在诱发率上没有差异。而且诱发率低的室颤患者通过临床症状进行危险分层更不明确。

目前尚没有一种简单可靠的应用于临床进行 ERS 危险分层的方法，也许基因研究和基因芯片有所突破最有前景。目前通过几种指标的联合应用也许较为实用，M. Juhani 等提出了根据 J 波形态和部位等进行危险分层的金字塔，是对临床资料的很好总结，希望对临床有所帮助。

五、早期复极综合征的治疗

目前没有一级预防的大规模对照研究，仅限于小的系列研究和病例报道，尚没有一级预防的有效方法。

二级预防包括：①ICD 植入适用于：心脏骤停幸存者（Ⅰ类推荐）；既往有晕厥史的 ER 综合征患者的家族成员中，有症状，且 12 导联心电图中≥2 个下壁和（或）侧壁导联 ST 段抬高≥1mm（Ⅱb 类推荐）；不明原因猝死家族史，伴或不伴致病基因突变的青少年家庭成员，有 ER 的心电图特征（高耸 J 波，ST 段水平/下斜型压低）的高危患者（Ⅱb 类推荐）；单纯 ER 表现的无症状者不需 ICD（Ⅲ类推荐）。②输注异丙肾上腺素可抑制 ER 综合征患者发生电风暴（Ⅱa 类推荐）；奎尼丁可辅助 ICD，用于 ER 综合征患者发生 VF 的二级预防（Ⅱa 类推荐）。③消融诱发室颤的室早可能是治疗对药物反应差的早期复极室颤患者的潜在方法，但目前缺乏长期随访结果的证据。④接受上述药物治疗并植入 ICD 的患者，心律失常电风暴顽固发作，也可选择左心辅助装置或心脏移植。

越来越多的证据表明，早期复极综合征是一种新的离子通道病，但对其发病率、危险分层、确切的发病机制等还有许多需要进一步研究和确定的解释。关于早期复极综合征、J 波综合征、Brugada 综合征等离子通道病之间的关系需要进一步明确。目前可以肯定的是早期复极综合征的部分人群的确会出现死亡率的增加，寻找一种科学的危险分层的方法是当务之急，希望近期会有所突破。

（范晓涌）

第十节　心脏起搏的最新进展

近年来，起搏器/ICD 技术发展很快，包括脉冲发生器、电极导线和应用软件，使起搏和除颤在临床上的应用适应证更加拓宽和明确，起搏更趋于生理性，同时解决了一些难以逾越的问题，如植入起搏器患者接受磁共振（MRI）检查等等。

一、无导线心脏起搏器及 ICD

目前，临床已使用的起搏器包括脉冲发生器和电极导线系统两大部分，在起搏器植入中都会产生一些问题或者并发症。起搏器脉冲发生器较大，埋置皮下需要手术制作囊袋，影响外观，也可出现起搏器囊袋破溃、感染；经静脉植入电极导线时，穿刺血管可引发血肿、出血、气胸，电极导线本身也可出现脱位、断裂以及绝缘层破坏等。对于 ICD 植入来说更是如此，更换电极导线拔除非常困难。近年来，关于无导线心脏起搏器和 ICD 研究方兴未艾，有些技术已获得初步临床应用。

（一）无导线心脏起搏器

1. 超声起搏器　2006 年，Echt 等进行了无导线超声心脏起搏器的可行性和安全性的动物实验研究。该装置的基本原理是通过股静脉作为导管入路，在 X 线影像指导下植入带有超声波接收器的起搏电极（recelve - electrode，超声电极），外源发射的超声波能量经胸壁被超声电极接收并转换为脉冲电能波，从而达到刺激心肌、起搏心脏的目的。2007 年，Lee 等在《JACC》首先报道了世界第一个应用超声心脏起搏器的临床研究。该研究入选 24 例患者，在 80 个部位中，77 个超声电极能够持续有效起搏，平均起搏阈值 1.01V ± 0.64V。2013 年 Auricchio 等报道 3 例采用超声无导线电极起搏系统（wireless cardiac stlmulation - LV system，WiCS - LVsystem）作为心衰患者的 CRT 治疗，结果也显示出具有良好的安全性。

同时，植入 6 个月后左室射血分数从 23.7% ±3.4% 提高至 39% ±6.2%（P<0.017）。2014
年采用超声无导线电极 CRT 的 WiSE－CRT 研究结果提示，在植入 6 个月随访中患者 QRS 波
时限缩短 42ms（P=0.001 1），左室射血分数也显著提高（P<0.01）。但系统仍需进一步改
进并扩大临床试验规模以进行评价。

2. 磁能起搏器　2009 年，《PACE》杂志发表了 Wieneke 等所做的交替电磁能源无导线
心脏起搏的可行性动物实验研究。其原理是，由脉冲发生器发出的电能传递到埋置于皮下的
线圈转换器并形成电磁场，电磁能量被心内接收器接收再转换成为电能刺激心肌起搏。该研
究在猪模型上在 0.5mT 的磁场强度下经过约 3cm 胸壁的能量传递后，最终由右心室心尖部
固定的螺旋电极转化产生幅度为 0.6～1.0V、脉宽为 0.4ms 的起搏脉冲电流，且能稳定夺获
起搏心脏。该研究初步表明应用电磁感应技术进行无导线心脏起搏是可行的，但电磁发生线
圈的直径较大，为 60mm，宽 10mm，重量 80g，此外，周围潜在的磁场干扰及长期暴露于磁
场产热效应的影响也需要进一步评估。

3. 微型起搏器　无导线起搏器技术的另一重要探索方向是起搏器的微型化。早在 1970
年，Spickler 等在动物实验中，用犬进行无导线起搏技术的可行性研究，该研究采用 β 原子
能（^{147}钷）电池，起搏器可靠性高，寿命可长达 10～20 年。但因为存在放射性同位素辐射
的风险，故这项技术暂时不能被广泛接受。

在 2011 年的美国心律学会 HRS）年会上，美敦力（Medtronic）公司公布了其研发的微
型无导线起搏器的动物实验结果，无导线起搏器植入右室心尖部，起搏器为 2.54cm（1 英
寸）长，圆柱胶囊状，远端为激素涂层起搏电极，近端为环形电极，电池寿命预计为 7～10
年，研究选用了 16 只羊，经静脉系统植入右室心尖部，随访 6 个月的动物实验结果显示，
在 0.2ms 脉宽下起搏阈值为 0.7V±0.3V，且无脱位等不良事件。Reddy 等在 2014 年的
《Circulation》杂志发表了采用无导线单腔起搏器植入右室研究其安全性及有效性。该研究共
纳入 33 例试验对象，除 1 例患者植入过程中出现右室穿孔外，其余 32 例均植入成功，经 90
天随访，植入成功患者，起搏器阈值、阻抗等各项指标均稳定。微型起搏器经股静脉通过可
调鞘管植入，无需制作囊袋，因此无起搏器囊袋及导线相关并发症，并可进行磁共振
（MRI）检查，住院时间缩短，具有良好的临床应用前景。但仍需评估其长期效果。

（二）无导线除颤起搏器

1. 完全皮下埋藏式心脏复律除颤器（SICD）　2010 年《新英格兰医学杂志》首次报道
了一种完全皮下埋藏式心脏复律除颤器（subcutaneouslm－plantable cardioverter－defibrillator,
SICD）的小规模临床实验研究。该装置植入简单，不需要在 X 线下进行，也不需任何穿刺
血管操作；主要针对那些需要预防心脏性猝死（SCD）而无需进行起搏和抗心动过速起搏
（ATP）治疗的患者，或经静脉途径植入电极受限者。在旧金山的 2011HRS 年会上公布的一
项荷兰多中心研究，证实了 SICD 可准确发现并成功转复所有室颤发作。SICD 包括一个脉冲
发生器，一根有两个感应电极的皮下导线和大约 8cm 的电击线圈，无 ATP 和再同步化功能。
脉冲发生器盒置于胸部左外侧皮下囊袋中。导线在囊袋至剑突的皮下组织中穿行，电极的头
端缝合固定于附于剑突筋膜的袖套。脉冲发生器盒大于传统经静脉 ICD 所使用的发生器。
目前 SICD 已在欧洲获准上市，并在等待美国食品药品管理局（FDA）的批准。

2. 经皮埋藏式血管内除颤器（PICD）　在 2011 年 HRS 年会上报道了一种新型的经皮
埋藏式血管内除颤器，该装置为长条形状（24F，容积 22ml），被植入血管内。该研究旨在

避免目前 ICD 植入所造成的囊袋感染等并发症。研究把 10 名缺血性心肌病患者随机分成埋藏式血管内除颤器（PICD）组和传统埋藏式心脏复律除颤器（ICD）组。比较两组间的除颤阈值（DFT）。埋藏式血管内除颤器由 10F 右室单线圈主动电极以及植于上腔静脉和下腔静脉中的钛电极组成全密封系统。PICD 可行无线射频遥测而且预设了拔除装置，从而避免可能出现的电极拔除风险。研究结果显示 PICD 平均 DFT 为 7.6J±3.1J，而传统的 ICD 为 9.5J±4.6J。表明该新型除颤器与传统除颤器拥有相同的除颤阈值。PICD 的出现彻底颠覆了传统除颤起搏器的结构模式，但仍需要更多、更大的实验及临床研究以证实其可靠性及安全性。

（三）抗磁共振检查的起搏器与 ICD

约 50%～75% 的患者在植入起搏器/ICD 后可能需要做磁共振成像检查（MRI）。MRI 对起搏器的影响包括：起搏器移位，重置起搏器，损伤起搏器电子元件，热效应损伤以及影响电池寿命等。对目前植入心血管装置患者接受磁共振检查的安全性仍存在争议。

1. 起搏器兼容　一些研究致力于减少或消除起搏系统（IPG）与磁共振成像（MRI）的不良相互作用。低于 3.0T 的观察中未证实不良事件发生，但仍不能确认安全。52 例植入起搏器/ICD 患者共进行 59 次 MRI 扫描，均程控为 VV1/DDI 模式，保持消磁状态，起搏阈值无变化，发生小幅度的感知振幅与阻抗降低。对于起搏器非依赖患者，MRI 期间暂时关闭起搏功能是最简单的电磁干扰消除方法。另一项包括 32 例植入起搏器患者接受头部 MRI（最大 SAR=3.2W/kg，3.0T）检查研究显示，经过特殊设计的方案行头部 MRI 检查安全有效。患者术前起搏器程控为 60 次/分，VOO 或 DOO 模式，随访 3 个月。一项包括 44 例起搏器患者接受 51 次 0.5T 的 IRI 研究显示，未出现起搏故障、起搏参数改变、起搏器囊袋发热、起搏器抖动以及患者心悸、头晕等不适症状。国内的一项包括 21 例植入不同类型的起搏器患者的研究显示，1.5T 磁共振成像对起搏器的起搏、感知等功能没有明显影响。

尽管有上述的研究显示，常规的起搏器（非 MRI 起搏器）可以接受 1.5T 强度的 MRI 检查，但是，无论是医学指南和 FDA 这样的管理机构，均未批准植入起搏器患者可以常规进行 MRI 检查。非 MRI 兼容起搏器患者接受 MRI 的前提是：①患者重大疾病的诊断急需 MRI 且无其他可替代的方法，且个体化评估后认为做 MRI 利大于弊；②起搏器植入 3 个月以上；③风险告知后征得患者签字同意；④所在医院伦理委员会或主管部门批准。即使上述条件均具备，也需要进行各种充分的准备，包括：①MRI 硬件参数和扫描序列在允许范围，同时与心内科医师讨论一些相关问题。②检查前心内科医师要根据患者对起搏器依赖情况进行起搏器程控，心率≤60 次/分，考虑采用 VOO 模式防止起搏抑制，心率≥60 次/分则考虑采用 VVI 模式防止竞争性起搏。③在 MRI 检查室备好程控仪、药品和在 MRI 环境使用的多参数无创监护设备；心脏科医师和临床护士在检查过程中要全程陪伴。

2. 兼容磁共振的起搏器　美敦力公司首先推出的 SureScan rM 起搏系统具有磁共振检查的兼容性。该系统在以下几个方面进行了改进：①簧片开关被 Hall 传感器替代，解决了簧片开关受磁场影响的问题，增加内部电源电路的保护；②SureScan 5086 导线采用防磁材料，减少干扰电极导线和致热效应；③在脉冲发生器和导线尾部设有专有标识用于 X 线下的识别；④增设专用于 MRI 环境的起搏模式，MRI"on"时，医生可根据患者自身心率选择 DOO、AOO、VOO、ODO 模式，同时起搏频率可根据需要在 30～120 次/分间调整。除了美敦力公司外，百多力公司也推出了防磁的起搏器。

在一项包括464名患者的多中心、随机研究中，植入 SureScan 起搏系统患者随机分为 MRI 组（接受1.5T的 MRI 扫描）和对照组（没做 MRI 扫描），起搏器植入后定期随访，平均观察（11.2±5.2）个月。结果显示，植入 SureScan 起搏系统的患者接受 MRI 检查是安全的，MRI 相关并发症完全没有发生（n=211，P<0.001）。在35个全球中心进行 AdvisaMRI 研究中，263名患者随机进行2∶1分配（MRI 扫描 vs. 非 MRI 扫描）。磁共振检查的磁场强度为1.5T，患者进行头部和胸部扫描，最大射频能量吸收率（specific absorption rate，SAR）2W/kg。结果也证实，Advisa MRI SureScan 系统在1.5TIRI 环境下能安全有效地进行身体任何部位的扫描，起搏阈值没有变化，也没有出现 MRI 相关并发症。该起搏器于2011年8月开始在中国大陆应用。

二、起搏部位与起搏导线进展

传统的右室心尖部起搏表现为类左束支传导阻滞样心电图改变，QRS 波时限增加，引起左室收缩不同步，长时间可能引起心室功能低下。通过采用主动固定电极导线选择右室间隔部起搏，可降低 QRS 波群时限，有助于防止心功能恶化，但仍需更大样本的临床研究。

（一）右室间隔起搏

在右室非心尖部起搏部位中，右室间隔部起搏最受推崇。为了达到在右室间隔部起搏的目的，需要采用主动固定电极导线（常为螺旋式），如美敦力公司的5076，圣犹达公司的1688T 和1888T，百多力公司和波科公司也均有导丝引导的主动电极。这些电极导线需要依赖导丝引导达到选择性起搏的方法。

一种直径4.1Fr 实心螺旋电极（SelectSecure 3830 电极，Medtronic Inc. Minn eapolis，US）与一套不同弯度导管输送系统（Select Site，Iedtron - ic Inc.）配合使用即可实现间隔部电极的固定。2011年，一种多种弯度的三维导引鞘管问世（Se - lectSite C315），使得心室间隔部起搏的方法变得相对简单。预制鞘管有多种型号可供选择，便于临床应用。配套的 SelectSecure 3830 电极导线是目前最细导线，柔韧性好，各项参数与5076等传统导线无差异，无需钢丝塑形。头端两极的距离更短，减少了远场 R 波感知和电极极化。由于电极导线直径变细，递送性更好，便于植入多根导线，也减少了锁骨挤压以及电极导线的磨损。长期可减少静脉血栓形成、三尖瓣反流甚至远期心衰的可能。拔除方便、安全。更换导线时，细的电极导线也更利于导线拔除，避免了钢丝反复塑形，缩短了学习曲线。目前相比较而言，是比较理想的定位工具。

但是，从操作上讲，在输送鞘管撤出或撕开后，电极导线移位的再次调整就比较麻烦，细的导线是否会增加穿孔风险也仍有疑问。Gammage 报道在一个多中心的鞘管输送主动电极应用资料汇总中，共植入237例右室流出道电极及79例心尖部电极，共报道7例急性电极移位但未说明移位电极位置，同时报道了相当数量的并发症，多是与鞘管输送系统导致的损伤有关。在改进了鞘管输送系统后，并发症发生率降到了可接受的水平。

（二）心脏再同步化治疗（CRT）的左心室起搏

CRT 目前已成为合并不同程度的慢性心力衰竭患者的一线治疗手段，可有效改善患者的症状和生活质量，提高其运动耐量，降低心衰住院率和死亡率。但仍存在诸如电极脱位、膈神经刺激（PNS，15%～37%）、阈值增高（30%～50%）、左心室失夺获（10%）等并发症，以及无反应的问题，影响 CRT 疗效。

1. 左室电极导线改进　在这些问题中，左室电极导线植入及其相应的问题是主要原因。常规 CRT 是将左室电极通过冠状窦（coronary sinus，CS）送至静脉分支进行起搏，但存在 CS 开口和靶静脉畸形、电极无法固定、靶静脉电极阈值较高及膈肌刺激等问题。为此，人们又研制了左室四极导线（quartet model 1458Q，St. JudeIedical），并于 2013 年 9 月在中国首次应用于临床。该电极导线由头端至近端分别为 D1、M2、M3、P4，其他三个电极距 D1 的距离分别为 20mm、30mm、47mm，可覆盖左室的大部分；QuartetTM 四极导线中四极都可作为阴极，其中 M2、P4 两极亦可作为阳极，而右室（RV）电极仅可作为阳极，所以可以产生 10 个起搏向量的不同配置，分别为 D1 - M2、M3 - M2、P4 - M2、D1 - P4、M2 - P4、M3 - P4、Dl - RV 线圈，以及 1VI2 - RV 除颤线圈、M3 - RV 除颤线圈、P4 - RV 线圈。

一项针对应对 PNS 的临床研究，入选了美国 13 个中心共 178 例患者，平均随访 4.7 个月，结果显示左室导线植入成功率 95.5%（170/178），术后 PNS 发生率为 13.5%，100% 通过调节左室起搏配置的方法得到了解决，左室导线脱位占 3.5%（6/170），至少存在 2 个以上左室起搏配置阈值 <2.5V，且在随访期内稳定。Tomassoni 等进行了平均 18.8 个月的延长随访，左室阈值持续稳定，累计 PNS 患者 17.1%（29/170），同样通过调节左室起搏配置的方式进行了无创处理，新发 1 例左室导线脱位。以上研究显示了该导线在短期随访期内表现稳定，具有高植入成功率、低脱位率，并通过左室起搏配置的调节，无创地解决了所有患者的 PNS 问题；延长随访中对于膈神经刺激和左室高阈值，四极导线相对于传统双极合并左室起搏配置功能有更好的表现。

2012 年 EHRA/HRS《CRT 植入及随访专家共识》中指出：①四极导线可以有效降低长期左室起搏阈值；②可最小化膈神经刺激（PNS）；③可降低左室导线脱位风险，提高左室电极的稳定性；④进一步改善 CRT 术后患者左室血流动力学，进而提高 CRT 反应率。

2. 左室心内膜起搏　理论上，左室心内膜起搏提供更快的电传导，保留正常的激动顺序，提供左心室更加生理性的电活动，可能会降低室性心律失常的风险。与其相比，心外膜起搏跨壁复极离散度更高，增加了折返性心律失常的风险。一项将 22 只实验犬进行分组的对比研究显示，与传统 CRT 路径相比，左室心内膜起搏提供更快的电传导，保留正常的激动顺序，并有效提高左室射血功能。

与常规的 CS 静脉植入方法相比，心内膜起搏电极导线固定于心肌上，不易脱位，与心肌接触良好，而且可以选择最佳的起搏位点，起搏阈值较低。相对于 CS 静脉植入而言，可有效避免膈肌刺激反应，同时在需要调整时，电极导线的重置也较为容易。

左室心内膜起搏作为一个新的替代方案逐渐引起关注，并进行了一些研究。早期利用心室失同步的非心衰犬模型研究显示，左室心内膜起搏组的左室内压变化速率（±dp/dtmax）比心外膜组高 90%，心衰犬的每搏量也提高了 50%。在诱发左束支传导阻滞的动物实验中，左室心内膜起搏产生的急性血流动力学改善明显优于心外膜对应部位。35 例非缺血性扩张型心肌病患者临床研究结果显示，最佳起搏位置的左室心内膜起搏的血流动力学改善率比标准的心外膜心室侧壁起搏增加 1 倍。另有包括 15 例心衰患者的血流动力学效应的研究显示，左室心内膜最佳起搏位点显著改善 dP/dtmax 以及其他血流动力学参数。但在心脏再同步化治疗患者中的观察结果提示左室心内膜起搏最佳起搏部位的 dP/dtmax 等指标比常规心外膜起搏部位更具优势，而对应部位的心外膜起搏与左室心内膜相比，血流动力学效应并没有明显差异。

Pierre 等学者总结当前动物实验和少量临床应用数据显示，起搏左室心内膜最佳起搏位点显著改善 dP/dtmax，血流动力学改善更佳，同时在室内再同步化、左室长轴缩短率及较高的二尖瓣速度－时间积分方面有更好的表现。有研究指出左室心内膜起搏比传统 CRT 可减少心律失常发生率。此外，Ploux 等学者指出，左室心内膜起搏具有更多起搏位点选择、更高起搏生理性、更低起搏阈值和更少的膈神经刺激等优势，同时可提高 CRT 反应率，也可让 CRT 无反应患者重新同步应答。

植入途径有多种：经房间隔穿刺、经主动脉路径和跨心室间隔路径行左室心内膜起搏。出于操作的便捷和减少并发症目的，经静脉和房间隔穿刺技术最为实用，而且已经有临床经验。此外，也可经过胸腔镜和经胸穿刺心尖部直接植入电极导线，但因操作技术问题和起搏参数的稳定性，仍在探索中。

1998 年 Jals 等学者发表了首例经房间隔穿刺植入左心室心内膜起搏导线的报道。目前通过房间隔穿刺植入左心室心内膜导线可通过颈内静脉或锁骨下静脉、股静脉和混合静脉等入路途径实现。其中，混合静脉入路目前最为常用。而单纯的颈内静脉途径操作方法具有较高的成功率，较少并发症，且电极的长期稳定性好，阈值更稳定。2012 年上海中山医院率先应用混合静脉入路法，成功将主动起搏导线固定于左室侧壁乳头肌水平的心内膜，并初步取得了良好的起搏参数和导线稳定性。

因为安全问题，人们对左室心内膜起搏一直持慎重态度。首先是血栓栓塞问题。左室心功能障碍的患者中，左室心内膜起搏的血栓栓塞并发症十分常见，排除房颤患者，预计每年发生率为 1.5% ~ 3.5%。在左室心内膜起搏患者中，因抗凝不充分发生血栓栓塞的事件已有报道，Jals 和 Pasquie 等学者分别报道了 1 例左室心内膜起搏的患者（分别共纳入 11 例和 6 例患者）在中断抗凝治疗时发生短暂性脑缺血。另有学者发现，在 42 名左室心内膜起搏的患者中，有 3 例患者在充分抗凝时仍然发生了血栓事件，其中一名患者发生于房颤电复律之后，不排除血栓栓塞是房颤电复律所致。这提示血栓栓塞仍然是左室心内膜起搏患者所面临的主要问题，可能需要长期甚至终身进行抗凝治疗。

2014 年美国心律学会科学年会上发布了 AL－SYNC 研究，CRT 患者在标准经静脉 CRT 治疗无反应时可能会受益于左室心内膜起搏。ALSYNC 研究纳入 138 例具备 CRT 适应证的患者，该研究讨论了心内膜起搏 CRT 的安全性和有效性，该研究在欧洲 16 个中心和加拿大 2 个中心进行。138 例患者中，40% 有缺血性心肌病，50% 有房颤。78% 植入 CRT 失败，22% 成功植入 CRT 但 6 个月内无反应。75% 的患者基线时 NYHA Ⅲ ~ Ⅳ 级。89% 的患者成功地使用左室心内膜导线系统进行了 CRT 起搏。6 个月随访时，60% 的患者 NY HA 分级改善，55% 的患者左室收缩期末容积（LVESV）至少改善 15%。但是前 6 个月内有一定的并发症，包括感染、心室内血栓形成（1 例）、脑卒中（2 例）、短暂性脑缺血发作（4 例）、死亡（10 例，其中仅有 1 例与起搏器植入时发生的气胸有关）。

除了上述植入引发的并发症外，另一些潜在的问题包括二尖瓣损伤及二尖瓣反流、二尖瓣感染性心内膜炎也引起关注，左室心内膜电极在拔除时也可能出现电极头端组织粘连、赘生物脱落、二尖瓣及房间隔的损伤等风险。但有限的经验表明，这些问题并不明显。

不管如何，对于经冠状窦植入左室电极导线失败的患者，经左室心内膜起搏进行 CRT 治疗仍然是一种可选择的替代方式。

三、CRT/CRTD 治疗的适应证改变

进一步的研究证实，对于符合 CRT 植入的心力衰竭患者，心脏再同步化治疗—除颤器（CRTD）比 CRT 具有更好的降低死亡率的效果。

（一）CRT 适应证

1. QRS 波群时限　《新英格兰》杂志新公布的一项纳入 809 例患者的国际随机研究——超声心动图引导下心脏再同步化治疗（EchoCRT）研究显示，在 QRS 波时限 < 130ms、左室射血分数 ≤ 35% 且符合左室不同步超声心动图标准的严重心力衰竭患者随机分组，接受心脏再同步化治疗（CRT）者的心血管死亡率比未接受该治疗者增加 1 倍以上（CRT 装置开启组和关闭组分别有 9% 和 4% 的患者发生了心血管死亡），并于 2013 年 3 月 13 日提前终止招募。

5 项由美敦力资助的试验中 3 782 例接受 CRT 治疗的心力衰竭患者的 meta 析结果显示，CRT 对有不同程度心力衰竭症状、窦性心律且 QRS 波时限 ≥ 140ms 的患者是有益的，对于这些患者而言，CRT 是标准治疗。结果还显示，在 QRS 波时限缩短至 140ms 以下后，CRT 的获益减少。QRS 波时限介于 130 ~ 139ms 的患者属于一个"灰色地带"。这项 meta 分析还显示出，QRS 波时限是 CRT 结局的唯一独立预测因素。EchoCRT 结果还显示，超声心动图用于诊断左室不同步性时并不能识别出可从 CRT 中获益的窄 QRS 波时限亚组患者。

英国赫尔大学的心力衰竭专家 John G. F. Cleland 博士评论指出，有相当多的 QRS 波时限介于 120 ~ 129ms 的患者仍在接受 CRT 治疗，而数据提示该治疗应当被视为"最后的手段"。尽管当前的学会建议支持对经过选择的 QRS 波时限介于 120 ~ 149ms 的心力衰竭患者实施 CRT，但很多专家认为需要为这一领域设定新的 QRS 波时限标准。美国心脏病学会（ACC）和美国心脏协会（AHA）的现行建议（《2013 ACCF/AHA 心力衰竭管理指南》）仅明确支持对 QRS 波时限 ≥ 150ms 的心力衰竭患者实施 CRT，并声称 CRT 对于纽约心脏协会（NYHA）心功能 Ⅱ ~ Ⅲ 级心力衰竭、左束支传导阻滞（LBBB）和 QRS 波时限介于 120 ~ 149ms 的患者可能有用。

新指南对于窦性心律患者植入 CRT 的适应证强调左束支传导阻滞和 QRS 波宽度，提示这些患者更可能从植入 CRT 中获益。

2. 合并房室传导阻滞、心功能不全较轻的患者的 CRT 治疗　由美敦力公司支持的 BLOCK - HF 试验纳入 681 例受试者随机分配到 CRTD 或心脏再同步化治疗 - 起搏（CRT - P）三腔起搏器组，装置编程为双心室起搏或标准 RV 起搏。试验入选的适应证包括各种程度房室传导阻滞、NYHA Ⅰ ~ Ⅲ 级的心衰，LVEF ≤ 50%。结果显示，在各观察时间点上，双室起搏组患者的临床复合终点事件评分均显著优于右室起搏组。随访 6 个月时，双室起搏组患者临床改善率高于右室起搏组 14%，无改善率低于右室起搏组 5%。双室起搏组患者在随访 6 个月、12 个月时生活质量显著改善，而右室起搏组无明显差别。

近期美国食品和药品管理局（FDA）批准了 10 种美敦力双心室起搏器用于"不严重"的、需要右室起搏的收缩期心力衰竭合并房室传导阻滞的治疗。

（二）ICD 适应证

对于心肌梗死后左室射血分数（LVEF）≤ 30% 的患者，ICD 降低 20 个月的死亡率达

31%，绝对值降低 5.6%。对于 LVEF≤35%，有轻度和中度心衰的患者，ICD 降低 5 年的死亡率达 23%，绝对值降低 7.2%。这些效果在 ICD 植入一年后就能显现。ICD 植入用于心衰患者猝死的一级预防需要在药物优化治疗 3~6 个月的基础上，重新评估心室功能再决定植入的必要性。

然而，对于急性心肌梗死发生后 40 天内的患者，ICD 一级预防则未能见到上述效果，究其原因可能与其他事件的增加抵消了获益有关。

以下情况时 ICD 植入预防 SCD 的效果欠佳：①反复心衰入院；②75 岁以上老年人；③慢性肾衰竭；④评价生存期 <2 年。

虽然 ICD 用于猝死预防非常有效，但是频繁放电可以降低患者生活质量，甚至造成所谓"创伤后综合征"。临床上需要寻找放电的原因，尤其是了解是否属于所谓不恰当放电。处理方式包括：使用抗心律失常药物以减少心律失常的发生和放电；精细程控，如使用心室刺激（ATP）以终止室速；排除电极故障造成的误放电。虽然 ICD 也可能因为故障而造成误放电，但是临床实际工作中更为常见的是电极断裂。ICD 需要与 CRT 结合使用才能改善患者的心脏功能。

（闫奎坡）

第十一节　高危心律失常的识别与处理

与一般的心律失常不同，高危心律失常有着特殊的诊断与治疗要点，要求临床医师对其具备深刻的认识与扎实的理论基础，方能快速识别、及早处理，以免进一步蜕变恶化为室颤甚至猝死。

一、高危心律失常的定义

因心律失常的发生可引起血流动力学明显的变化，危及患者的生命体征及意识，若不及时处理会引发急剧恶化，或原已有严重器质性心脏病的患者因发生心律失常，原有的心脏病和心功能明显加重、恶化，使患者处于极不稳定的状况，这些心律失常均应视为高危心律失常。

二、高危心律失常的分类

依发作时心室率的快慢，通常可把高危心律失常分为快速性心律失常和缓慢性心律失常两大类，在猝死患者中两者的比例约为 4∶1。

1. 快速性高危心律失常　快速性高危心律失常包括恶性快速性心律失常和潜在恶性快速性心律失常两个亚型。

（1）恶性快速性心律失常：首先，心律失常的类型最重要，最典型的是持续性快速室速或室颤，由于心室率极快且不规则，心排血量几乎为零，使重要的器官（如脑、心等）因急性严重缺血而功能受损，意识丧失，大动脉搏动消失，血压几乎测不出，若不及时救治多在几分钟内死亡，因此需争分夺秒地就地进行心外按压，尽早电复律。其次，患者的基础状态也很关键，比如对于冠状动脉狭窄严重或严重心功能不全的患者，即便是快速的室上性心律失常也会使血流动力学迅速恶化，甚至致命。第三，发作时心室率的快慢亦很重要，比如慢频率的室速可以持续数小时甚至数天，而心房扑动2∶1下传在应用抗心律失常药物后房扑的频率略减慢后，如突然变为1∶1下传心室，快速的心室率则会使患者立即发生阿斯综合征。

（2）潜在恶性快速性心律失常：是指快速性心律失常有潜在的血流动力学影响，如不尽早识别、及时处理，则可能在短时间内蜕变恶化为恶性快速性心律失常。例如急性心梗患者在急性期（尤其电不稳定的最初24h内）出现Lown三级以上的室性早搏（尤其是R on T室早）或短阵室速，因此时心肌梗死已使室颤阈值明显下降，一旦室性心律失常搏动落入心室易损期，就可能立即触发室颤。预激综合征伴发房颤且心室率较快、心房扑动2∶1下传有可能发生1∶1下传亦是潜在的恶性快速性心律失常。

2. 缓慢性高危心律失常　缓慢性高危心律失常主要包括严重的病态窦房结综合征及房室传导阻滞。

（1）恶性缓慢性心律失常：最主要是严重的窦性停搏、窦房传导阻滞，以及三度房室传导阻滞伴极缓慢的室性自搏性心律，因心排血量与心室率成正比关系，极缓慢的心室率使得心排血量急剧下降，血压明显下降或测不出，临床可表现为头晕、黑矇、意识丧失等，应立即进行抢救治疗。

（2）潜在恶性缓慢性心律失常：有些缓慢性心律失常如不尽早识别与处理，有可能突然发生危及患者生命的致死性心律失常。例如双束支交替性阻滞、完全性束支传导阻滞伴PR间期进行性延长、三分支阻滞、严重窦性心动过缓（<35次/分）或一过性3s以上的心脏停搏等，均可能突然蜕变恶化甚至导致猝死，尤其是发生在心梗、心衰或其他严重器质性心脏病患者中时，病情更可能急转直下，因此属于潜在恶性缓慢性心律失常，值得引起临床的高度警惕。

三、临床常见的高危心律失常及简单处理

（一）恶性室性心律失常

恶性室性心律失常包括心室扑动、心室颤动、心室率极快而不规则的多形型及尖端扭转型室速。多形性室速的RR间期极不规则、QRS波形态随时变化，常难与室颤相区别。当存在以基线为中心扭转的多形性室速时称为尖端扭转型室速。多形性室速的血流动力学作用与室颤几乎相同，此外相当部分的室速可蜕化为室颤。

恶性室速心律失常持续存在时很快引起晕厥、抽搐、阿-斯综合征、呼吸停止、瞳孔散大，在1min内进行电复律的成功率可达94%，而每延长1min，室颤阈值增高10%，除颤成功率下降7%~10%。因此，在发生宽QRS波心动过速时，首先应判断患者的意识是否发生改变、大动脉搏动是否存在，而不是听诊心音、测量血压和脉搏、进行心电图鉴别诊断等等。一旦发生意识障碍、大动脉搏动明显减弱或消失，不应鉴别室性还是室上性，应立即电复律，在电复律设备能应用之前，坚持不懈地进行有效的心外按压（快速压：100次/分；用力压：5cm以上）。

1. 电复律　电复律是终止恶性室性心律失常的首选方法，但对尖端扭转型室速、无脉搏型室速和过缓型室性心律等疗效不满意。一般第1次电复律的参考能量为：室速100~150J，室扑和室颤300~400J，体内电复律20~30J，经食管电复律20~50J，儿童电复律应<50J，双相波复律时能量可减半。如要重复除颤，应在5个心肺复苏胸部按压与通气周

期后进行。自动体外除颤仪（automated external defibrillation，AED）的应用可使复律和除颤的成功率提高 2~3 倍。

2. 药物治疗

（1）利多卡因：对急性心肌梗死早期（48h 内）发生的快速性室性心律失常有较好的疗效，并能提高电复律和电除颤的成功率，但对其他原因所致的快速性室性心律失常疗效不及胺碘酮，常在胺碘酮应用无效或有禁忌证（如 QT 间期延长）时应用。静脉：50~100mg，可重复 3~5 次，每次间隔 5~10min，每次快速推注。起效后静滴 1~4mg/min 维持（为使作用时间维持较长可以 150mg 肌内注射一次）。短时间内总剂量≤3mg/kg（或≤200~300mg/h），有效后 1~4mg/min 静滴维持，24h 总量≤1.0~1.5g。作用时间：20s 起效，维持 20min 左右。不良反应：头晕、嗜睡、兴奋等，发生率为 6%。

（2）胺碘酮：无 QT 间期延长时可作为首选药物，尤适用于心脏解剖结构异常性心脏病以及心功能不全的患者。常用剂量为 5.0~7.0mg/kg 缓慢静注（10min 内），后按 1.0~2.0mg/min 持续静滴，有效后逐渐减量，24h 总量<2.0~3.0g。作用时间：10min 至 1h 起效，4~6h 达峰，维持时间长。不良反应：发生率低，肺间质纤维化（1 年后发病，剂量服用大者）；甲状腺功能亢进或减退；窦性心动过缓、胺碘酮晕厥。

（3）β 受体阻滞剂：适用于急性冠状动脉综合征和原发性长 QT 间期综合征（尤其 1 型和 2 型）所致的快速性室性心律失常。由于其具有使室颤阈值升高 60%~80%、中枢性抗心律失常、抑制交感风暴和阻滞心肌细胞多种离子通道等作用，常有较好的疗效。常用剂量为美托洛尔 5mg/5min 静注，必要时可间隔 5min 重复 1 次，共 3 次总量达 15mg，15min 后开始口服，每次 50mg，每日 2 次，有作者主张无禁忌证时可与胺碘酮合用，以提高疗效。

2. 预激综合征合并快速心室率的心房颤动　预激综合征患者当旁路有前传功能、不应期较短又发生房颤时，极快且不整齐的心房颤动波会选择性地沿旁路快速下传心室，从而引起快而不整齐的宽 QRS 波群心动过速，因其心电图表现为宽大畸形的 QRS 波且节律绝对不整齐，相对较易与室速相鉴别。尤其当患者旁路的前传不应期过短时，房颤导致的快速心室反应有可能恶化成室颤而发生猝死。

对预激伴房颤，如血流动力学不稳定，首选同步心脏电复律；如血流动力学尚稳定，首选胺碘酮静脉输注（用法同室速），禁用维拉帕米及洋地黄类药物。

3. 心房扑动伴快速房室结下传　当房扑伴 2：1 下传突然变为 1：1 下传时，血流动力学迅速恶化，发生阿-斯综合征。这可能是由于房扑时心功能受损、交感神经激活、房室结传导突然加速，尤其是应用抗心律失常药物治疗过程中，心房频率减慢，使 1：1 房室传导成为可能。

一旦房扑转为 1：1 房室传导，应立即给予同步电复律，一般选择能量为 50~150J。迄今为止终止房扑最有效的药物是伊布利特，转复成功率可达 70%，但应注意心电监测，警惕尖端扭转型室速的发生，必要时可先补钾、补镁。

4. 心房颤动伴极速心室率　对植入 ICD 患者进行的研究表明，18% 的室颤和 3% 的室速由房颤蜕化而来。快速心室率的房颤引发室颤的机制主要包括：快速的心室率激活交感神经系统，使室颤阈值降低；快速的心室率缩短舒张期，恶化心功能，使室早触发室颤的机会增高；房颤时 RR 间期的绝对不规整引起的短-长-短周期现象，增加室颤发生的风险。

房颤心室率的控制可选 β 受体阻滞剂、洋地黄、地尔硫䓬，一般不难控制。

5. 缓慢性恶性心律失常 缓慢性恶性心律失常多见于程度较重的病窦综合征及三度房室传导阻滞。心率低于 40 次/分时，即使心脏正常，凭借增加每搏量的代偿作用已经不能完全抵消缓慢心率对心排血量的影响，患者会出现脑缺血（头晕、健忘）、肌肉缺血（乏力）、心肌缺血（胸痛）等全身缺血的症状，长此以往还可发生缓慢性心律失常性心肌病。三度房室传导阻滞患者近 45% 阻滞部位在希浦系统，逸搏点的位置更靠下，逸搏心率慢、变时性差、稳定性差，极易发生晕厥、阿－斯综合征甚至猝死。对三分支阻滞的患者亦应提高警惕，因其房室间传导极不稳定，心室逸搏点的部位常较低，易引发晕厥和猝死。

治疗：急性可静脉输注异丙肾上腺素或阿托品，植入临时心脏起搏器。长期治疗是植入永久性心脏起搏器。

四、结语

临床上对于高危心律失常应当反复培训，力求做到熟练，可以快速识别、尽早处理，防治恶化蜕变而发生猝死。对于潜在恶性心律失常，应提高认识，及早采取措施，此外还应注意水、电解质平衡，基础心脏病状态，心功能情况等临床情况，注意心电图的细节改变，如 QTc 间期延长或缩短、窄而高的 QRS 波群、T 波电交替、R on T 室早、短－长－短周期现象等，以及早采取针对性的治疗措施。

（郭 攀）

第十四章

心肌病

第一节 扩张型心肌病

扩张型心肌病（dilated cardiomyopathy，DCM）是以左心室、右心室或双侧心室扩大和心肌收缩功能障碍为特征的心肌病，常伴有心力衰竭和心律失常，是心肌病中最常见的类型。我国扩张型心肌病发病率为（13~84）/10万，可见于各个年龄段，以20~50岁高发，男性多于女性（约2.5：1）。病死率较高，死亡原因多为心力衰竭和严重心律失常。

一、病因和发病机制

病因可为特发性、家族遗传性、病毒性和（或）免疫性、酒精/中毒性等。30%~50%的扩张型心肌病有基因突变和家族遗传背景。近年来认为持续病毒感染可能是心肌细胞损害和免疫介导心肌损伤的重要原因。此外，一些特异性心肌病，如围生期、酒精性、抗癌药物所致、代谢性和神经内分泌性心肌病的主要临床表现与扩张型心肌病相似，提示这些因素也可能参与本病的发病过程。

二、病理生理

心肌细胞肥大、变性、纤维化导致心肌收缩力下降，早期由于反射性神经内分泌激活，通过心率加快维持正常的心排血量，后期出现左心室排空受限、左心室舒张末期压力升高、心脏射血减少、心腔扩大等不同程度的左心衰竭；心腔扩大可导致瓣环扩大，瓣叶无法对合而出现瓣膜关闭不全；由于心肌收缩力减弱，室壁运动减弱，容易形成附壁血栓，血栓脱落可造成栓塞；由于心腔内压力增大和心肌组织的广泛病变，心肌内部容易发生折返和异常电活动，导致心律失常发生。

三、临床表现

各个年龄均可发病，但以中年居多，初诊年龄多在30~50岁之间。起病多缓慢。一部分患者无自觉症状，仅在体检时被发现心腔扩大、心功能损害，而无心力衰竭的临床表现。一段时间后，症状逐步出现，这一时间有时可长达10年以上。症状以心力衰竭为主，大多数患者表现为不同程度的劳力性呼吸困难、心悸、乏力等左心衰竭的表现，也可有肝大、腹胀、周围水肿等右心衰竭的表现。常合并各种心律失常，部分患者发生栓塞或猝死。

体格检查主要为心力衰竭的表现，主要为心界扩大（呈"球形心"）；常听到第三心音或第四心音，心率快时呈奔马律，主要与心肌病变心肌顺应性下降有关；心尖部或三尖瓣区可出现由相对性二尖瓣或三尖瓣关闭不全所致的全收缩期吹风样杂音，心功能改善后杂音可减轻。双肺底湿啰音，可有肝大、下垂部位水肿、胸腔积液和腹水。血压正常或稍低，脉压减小。

四、辅助检查

1. 心电图　可见 P 波增高或双峰，QRS 波低电压，多数导联有 ST－T 改变，少数可见病理性 Q 波，部位多在前间隔（V_1、V_2）导联，为心肌纤维化所致。常见各种心律失常，如心房颤动、室性心律失常、房室传导阻滞和束支传导阻滞等。

2. 胸部 X 线　心影增大，晚期呈"球形心"。可伴肺淤血征和胸腔积液。

3. 超声心动图　早期心脏轻度扩大，后期各心腔明显扩大，以左心室为著，伴左心室流出道增宽。室壁运动普遍减弱，左心室射血分数（LVEF）减少，瓣膜一般无增厚、钙化、粘连，但瓣膜运动减低，运动曲线呈"钻石样"改变，瓣环扩大可导致相对性二尖瓣、三尖瓣关闭不全。附壁血栓多发生在左心室心尖部。

4. 磁共振检查　表现为左心室容积增大，射血分数、短轴缩短率降低。Gd－DTPA 增强后 T_1 加权图上有局灶异常高信号，且射血分数与心肌异常高信号显著相关。

5. 放射性核素检查　放射性核素血池扫描可见左心室容积增大，左心室射血分数降低。放射性核素心肌显影表现为室壁运动弥漫减弱，可见散在、灶性放射性减低。

6. 心导管检查和心血管造影　血流动力学无特征性变化，可有左心室舒张末期压力增高。冠状动脉造影和左心室造影有助于与冠心病鉴别。中老年发病首先要排除冠状动脉粥样硬化所致的缺血性心肌病。心肌病患者冠状动脉造影多无异常，心室造影可见心腔扩大，室壁运动减弱，射血分数减少。

7. 心内膜心肌活检　可见心肌细胞肥大、变性、间质纤维化等。对诊断扩张型心肌病虽缺乏特异性，但有助于与特异性心肌病和急性心肌炎鉴别。

五、诊断与鉴别诊断

本病缺乏特异性诊断标准，临床表现为心脏扩大、心律失常、收缩性心力衰竭的患者，如超声心动图证实有心腔扩大、室壁运动弥漫减弱、射血分数减少，即应考虑本病可能，但需排除各种病因引起的器质性心脏病，如冠状动脉造影除外缺血性心肌病，通过病因、病史及相关辅助检查排除病毒性心肌炎、风湿性心脏瓣膜疾病及各种特异性心肌病等。

六、治疗

治疗原则是保护心功能、改善症状、提高生存率和生存质量。

1. 部分病例　部分病例由病毒性心肌炎演变而来，因此，预防病毒感染很重要。对早期的患者应积极寻找有无病毒感染的病史，就医时病毒感染是否还继续存在，有无其他的致病因素，并进行针对性处理。

2. 治疗心力衰竭

（1）一般治疗：注意休息、避免过度劳累和感染，低盐饮食等。呼吸道感染常为诱发和加重的因素，应积极预防和治疗。

（2）β 受体阻滞剂：大规模循证医学证据表明，β 受体阻滞剂如美托洛尔（metoprolol）、比索洛尔（bisoprolol）、卡维地洛（carvedilol）等能提高患者的生存率，其可能机制是：心力衰竭时持续的交感神经兴奋和血中儿茶酚胺水平增高使 β 受体密度下调，后者反过来使机体交感神经兴奋性增高和分泌更多的儿茶酚胺，引起心肌细胞缺血、坏死、心律失常，同时激活肾素–血管紧张素–醛固酮系统，加重心衰进展。长期口服 β 受体阻滞剂可使心肌内 β 受体密度上调，恢复对儿茶酚胺的敏感性，从而阻断恶性循环，延缓病情进展，改善心功能和预后。病情稳定后，从小剂量开始使用 β 受体阻滞剂，能耐受者 2 ~ 4 周剂量加倍，直至达到目标剂量或最大耐受量（清晨静息心率 55 ~ 60 次/分）。如美托洛尔 12.5 ~ 200mg/d，比索洛尔 1.25 ~ 10mg/d，卡维地洛 6.25 ~ 50mg/d。

（3）ACEI 和 ARB：ACEI 能改善心力衰竭时血流动力学状态和神经内分泌的异常激活，从而保护心肌，提高患者生存率。所有无禁忌证（指药物过敏、低血压、无透析保护的严重肾功能损害、双侧肾动脉狭窄、高血钾等）者都应积极使用。ACEI 不能耐受者换用 ARB。用法是以血压不低于 90/60mmHg 为限，从小剂量开始逐渐增至最大耐受剂量，长期使用。常用药物有：福辛普利（fosinopril）10 ~ 40mg/d，培哚普利（perindopril）2 ~ 4mg/d，氯沙坦（losartan）50 ~ 100mg/d 等。

（4）利尿剂和扩血管药物：均可改善症状。利尿剂一般从小剂量开始，如氢氯噻嗪（hydrochlorothiazide）25mg/d 或呋塞米（furosemide）20mg/d，逐渐增加剂量至尿量增加，每日体重减轻 0.5 ~ 1.0kg。扩血管药物也应小剂量开始，避免低血压。

（5）洋地黄：易发生洋地黄中毒，应用剂量宜偏小，地高辛（digoxin）0.125mg/d。

（6）其他正性肌力药：长期口服可增加患者的死亡率，不主张使用，但重症心力衰竭其他药物效果差时可短期（3 ~ 5 天）静脉使用非洋地黄类正性肌力药，如多巴酚丁胺（dobutamlne）和米力农（milrinone），以改善症状，度过危险期。

3. 抗心律失常治疗　控制诱发室性心律失常的可逆因素，如纠正心力衰竭、纠正低钾低镁、抑制神经内分泌的激活、预防洋地黄及其他药物的毒副作用等。此外，应用胺碘酮（amiodarone）200mg/d 对预防猝死有一定作用。对于药物不能控制的严重心律失常，LVEF < 30%，临床状况较好，预期预后较好的患者，可考虑植入埋藏式心脏复律除颤器（implantable automatlc cardiovertor – defibrillator，ICD），预防猝死。

4. 抗栓治疗　对于有栓塞风险且无阿司匹林禁忌的患者可口服阿司匹林（aspirin）100mg/d 预防血栓形成。对于已有附壁血栓和发生血栓栓塞的患者应长期抗凝，如应用华法林（warfarin），但需监测国际标准化比值（INR），使 INR 保持在 2 ~ 3 之间。

5. 改善心肌代谢　辅酶 Q_{10} 是心肌细胞呼吸链中的必需酶，参与氧化磷酸化和能量生成，具有改善心肌能量代谢、抗氧自由基和膜稳定作用。通常辅酶 Q_{10} 10mg，每日 3 次。维生素 C 具有抗氧化自由基和脂质过氧化作用。曲美他嗪能保护心肌细胞在缺血、缺氧环境下的能量代谢，防止细胞内 ATP 水平的下降，维持细胞处于稳态。用法：曲美他嗪 20mg，每日 3 次，口服。

6. 心脏再同步化治疗　对于心电图 QRS 波 > 120ms 合并左束支传导阻滞的患者，可植入三腔（双心室）起搏器实施心脏再同步化治疗（cardiac resynchronlzation therapy，CRT）。

7. 中医药治疗　鉴于病毒感染、免疫损伤可能是扩张型心肌病发生发展的重要原因，而黄芪等具有抗病毒、调节免疫作用，可试用黄芪治疗扩张型心肌病。

8. 外科手术　反复发生严重心力衰竭、内科治疗无效的患者，可考虑心脏移植。也可试行左心室减容成形术，切除部分扩大的左心室同时置换二尖瓣，以减轻或消除二尖瓣反流，改善心功能，但疗效尚不肯定。左心机械辅助循环是将左心的血液通过机械装置引入主动脉，减少心室作功，以维持全身循环，适用于晚期扩张型心肌病、等待有限心脏供体及不能进行心脏移植的患者。

（荆素敏）

第二节　肥厚型心肌病

肥厚型心肌病（hypertrophic cardiomyopathy，HCM）是以心肌非对称性肥厚，心室腔变小，左心室充盈受阻，舒张期顺应性下降为特征的心肌病。我国患病率 180/10 万，以 30~50 岁多见，临床病例中男多于女，女性患者症状出现早且较重。本病常为青年猝死的原因。

一、病因

属于常染色体显性遗传病，50% 的患者有明显家族史，心肌肌节收缩蛋白基因突变是主要的致病因素。已证实 15 个基因及四百余种突变与肥厚型心肌病相关。还有人认为儿茶酚胺分泌增多、原癌基因表达异常、细胞内钙调节异常、高血压、高强度运动等，均为肥厚型心肌病的促进因子。

二、病理

特征性改变是不对称性室间隔增厚，也可为均匀肥厚型、心尖肥厚型、左心室前侧壁肥厚型、左心室后壁肥厚型和右心室肥厚型等，心室腔变小，常伴有二尖瓣肥厚。光镜下见心肌细胞肥大、形态特异、排列紊乱，局限性或弥漫性间质纤维化，尤以左心室室间隔改变显著。冠状动脉多无异常，但心肌壁内小冠状动脉可有管壁增厚，管腔变小。电镜下可见肌纤维排列紊乱，线粒体肿胀，溶酶体增多。

2003 年美国心脏病学会/欧洲心脏病学会（ACC7ESC）专家共识将肥厚型心肌病分为：①梗阻性肥厚型心肌病，安静状态下左心室腔与主动脉瓣下压力阶差≥30mmHg；②隐匿梗阻性肥厚型心肌病，安静时压力阶差＜30mmHg，负荷运动时压力阶差≥30mmHg；③非梗阻性肥厚型心肌病，安静和负荷状态下压力阶差均＜30mmHg。

三、病理生理

一方面，肥厚的室间隔在心室收缩时突向左心室流出道造成流出道梗阻，使左心室射血阻力增加，心排血量减少，引起低血压和脑供血不足的表现（如头晕、晕厥等）；左心室收缩末期残余血量增多，左心室舒张末期压力、舒张末期容积增高，左心室代偿性肥大，最后失代偿，进而引起肺淤血、肺动脉高压、左心衰竭的一系列临床表现。由于收缩期血流经过流出道狭窄处时的漏斗效应（指快速血流产生的负压），吸引二尖瓣前叶前移，使其靠近室间隔，既加重左心室流出道梗阻，也造成二尖瓣关闭不全。

另一方面，肥厚的心肌使室壁僵硬度增加，左心室顺应性下降，心室充盈受阻，心室壁内血液供应减少，导致心室舒张功能减低。

四、临床表现

临床表现因分型不同而差异很大。部分患者可无自觉症状，仅在体检或猝死时才被发现。常见症状有：①心悸，由于心室功能的改变或发生各种心律失常引起；②心绞痛，由于肥厚的心肌需血量增多，冠状动脉供血相对不足或舒张期冠状动脉血流灌注减少所致；③劳力性呼吸困难，多发生在劳累后，由于左心室舒张末期压力增高，进而肺淤血所致；④乏力、低血压、头晕、晕厥，由于左心室流出道梗阻，左心室顺应性减低而充盈不佳，导致体循环供血不足，尤其是脑供血不足所致；⑤晚期可出现心力衰竭、各种心律失常。本病成人死亡原因多为猝死，而猝死原因多为室性心律失常，特别是心室颤动等。

体格检查随病变的范围和程度不同而有差别。轻者体征不明显。常见的阳性体征有心浊音界向左扩大，胸骨左缘中下段或心尖区内侧闻及较粗糙的递增、递减型喷射性收缩期杂音，可伴震颤，为左心室流出道狭窄所致。凡能改变左心室容量和射血速度的因素都可使杂音的响度发生改变，如增强心肌收缩力药物（用洋地黄类药物、静脉滴注异丙肾上腺素）、体力劳动，硝酸甘油（同时扩张静脉，减少静脉回流），Valsalva 动作（增加胸腔压力，减少回心血量，使左心室容量减少，心肌射血加快加强）及取站立位，均可使杂音增强。相反，使用 β 受体阻滞剂，取下蹲位，下肢被动抬高，紧握拳时，使心肌收缩力下降或伴左心室容量增加，均可使杂音减弱。约50%患者在心尖区可听到收缩中晚期或全收缩期吹风样杂音，为二尖瓣关闭不全的表现。第二心音可呈反常分裂，是由于左心室射血受阻，主动脉瓣延迟关闭所致。可闻及第三或第四心音。

五、辅助检查

1. 心电图　常见左心室肥厚和 ST – T 改变。心尖肥厚型心肌病患者表现为左心室高电压伴左胸导联 ST 段压低和以 V_3、V_4 导联为轴心的胸前导联出现巨大倒置的 T 波。部分患者在 II、III、aVF、$V_4 \sim V_6$ 导联出现"深而窄的病理性 Q 波"，相应导联 T 波直立，有助于与心肌梗死鉴别。此外，室内传导阻滞、阵发性室性心动过速、阵发性室上性心动过速、心房颤动、室性期前收缩等亦常见。

2. 胸部 X 线　心影增大多不明显，发生心力衰竭时心影可明显增大，伴肺淤血征。

3. 超声心动图　是诊断肥厚型心肌病的主要方法。超声心动图的典型表现有：①非对称性室间隔肥厚，室间隔显著肥厚≥15mm，舒张期室间隔厚度与左心室后壁的厚度比值≥1.3，室间隔运动减低；②左心室流出道狭窄；③二尖瓣前叶在收缩期前移（systolic anterior motion，SAM 征），是左心室流出道发生功能性梗阻的标志；④主动脉瓣收缩中期部分关闭。心尖肥厚型心肌病于左心室长轴切面见心尖室间隔和左心室后下壁明显肥厚，可达 20 ~ 30mm。彩色多普勒血流显像可评价左心室流出道压力阶差、尖瓣反流等。

4. 磁共振检查　能直观显示心脏结构，测量室间隔厚度、心腔大小和心肌活动度。

5. 心导管检查和心血管造影　左心室舒张末期压力升高，梗阻型在左心室腔与流出道间存在显著收缩期压力阶差，可发现符合流出道梗阻的"第三压力曲线"（特点是收缩压与降低的主动脉压相同，而舒张压与左心室舒张压相同），根据该"第三压力曲线"即可确诊本病。心室造影显示左心室腔变形，心尖部肥厚型可呈香蕉状、犬舌状、纺锤状等。冠状动脉造影多无异常。一般不做此项检查，仅在疑难病例或进行介入治疗时才做该项检查。

6. 心内膜心肌活检　心肌细胞畸形肥大，排列紊乱。

六、诊断和鉴别诊断

对于年轻发病，无冠心病危险因素，临床和心电图表现为心肌缺血的患者，用其他疾病无法解释时，应考虑本病的可能。绝大多数患者可以通过超声心动图诊断。通过心导管检查和心室造影可进一步确诊。对患者直系亲属行心电图和超声心动图检查，有助于肥厚型心肌病的早期发现。

鉴别诊断：①与可产生同样杂音的疾病鉴别，如主动脉瓣狭窄、风湿性或先天性二尖瓣关闭不全、室间隔缺损。②与可造成心电图 ST－T 改变和病理性 Q 波的冠心病鉴别。③与可造成心肌肥厚的高血压心脏病、运动员心脏肥厚鉴别。

七、治疗

1. 治疗目标　减轻左心室流出道梗阻，改善左心室舒张功能，缓解症状，防治心律失常，预防猝死，提高长期生存率。

2. 治疗方法

（1）对患者进行生活指导，避免剧烈运动、持重、屏气、过度劳累、情绪激动，坚持随诊，及时处理合并症。

（2）避免使用增强心肌收缩力和（或）减少心脏容量负荷的药物（如洋地黄、异丙肾上腺素、硝酸酯类、利尿剂等），以免加重左心室流出道梗阻。

（3）β 受体阻滞剂：一般首选 β 受体阻滞剂。β 受体阻滞剂能抑制心脏交感神经兴奋，减慢心率，使心室舒张期充盈时间延长，减轻心肌耗氧，降低心肌收缩力和室壁张力，减轻左心室流出道梗阻，改善胸痛和劳力性呼吸困难，并具有抗心律失常作用。用法通常从小剂量开始，逐渐增至最大耐受剂量并长期服用，避免突然停药。如美托洛尔 25mg，每日 2 次，最大可增加至 300mg/d。

（4）钙通道阻滞剂：钙通道阻滞剂选择性抑制细胞膜钙离子内流，降低细胞膜钙结合力和细胞内钙利用度，降低心肌收缩力，改善左心室流出道梗阻，另一方面，可以松弛肥厚的心肌，改善心肌顺应性，改善心室舒张功能。如维拉帕米（verapamil）120～480mg/d，分 3～4 次口服，地尔硫草（dilthiazem）90～180mg/d，钙通道阻滞剂常用于 β 受体阻滞剂疗效不佳或有哮喘病史的患者。由于钙通道阻滞剂具有扩血管作用，对于严重左心室流出道梗阻的患者用药初期需严密监测。

（5）抗心律失常：要积极治疗各种室性心律失常，常用药物有胺碘酮。药物治疗无效，必要时行电复律。对于发生快速性室性心律失常的高危患者也有人认为可考虑植入 ICD。

（6）静息状态下流出道梗阻或负荷运动时左心室流出道压力阶差≥50mmHg，症状明显，严重活动受限（NYHA 心功能Ⅲ～Ⅳ级），内科治疗无效者，可考虑室间隔化学消融或手术切除肥厚的室间隔心肌、植入双腔 DDD 型起搏器。

我国 2012 年《肥厚型梗阻性心肌病室间隔心肌消融术中国专家共识》指出经皮穿刺腔内间隔心肌消融术（percutaneous transluminial septal myocardial ablation，PTSMA），是一种介入治疗手段，其原理是通过导管注入无水酒精，闭塞冠状动脉的间隔支，使其支配的肥厚室间隔缺血、坏死、变薄、收缩力下降，使心室流出道梗阻消失或减轻，从而改善患者的临床症状。

PTSMA 禁忌证为：①肥厚型非梗阻性心肌病；②合并需同时进行心脏外科手术的疾病，如严重二尖瓣病变、冠状动脉多支病变等；③室间隔弥漫性明显增厚；④终末期心力衰竭。年龄虽无限制，但原则上对年幼及高龄患者应慎重。

（7）晚期出现心力衰竭者，治疗同其他原因所致的心力衰竭。

（郭　攀）

第三节　限制型心肌病

限制型心肌病（restrictive cardiomyopathy，RCM）是以心内膜及心内膜下心肌纤维化导致的单侧或双侧心室充盈受限和舒张期容量减少为特征的心肌病。一般收缩功能和室壁厚度正常或接近正常。多见于热带及温带地区，我国仅有散发病例。多数发病年龄 15～50 岁，男女比例 3：1。舒张性心力衰竭为最常见死因。

一、病因

病因尚未明确。本病可为特发性，也可能与非化脓性感染、体液免疫异常、过敏反应和营养代谢不良等有关，属于家族性者为常染色体显性遗传。心肌淀粉样变性是继发性限制型心肌病的常见原因。

二、病理

早期表现为心内膜和心内膜下心肌纤维化并增厚，随着病情进展，心内膜显著增厚变硬，可为正常的 10 倍，外观呈珍珠白，质地较硬。常先累及心尖部，逐渐向心室流出道蔓延，可见附壁血栓。纤维化病变可累及瓣膜、腱索导致二尖瓣、三尖瓣关闭不全。通常冠状动脉无受累。显微镜可见心内膜表层为玻璃样变性的纤维组织，其下为胶原纤维层，内有钙化灶，再下面为纤维化的心肌，心肌间质水肿、有坏死灶。

三、临床表现

起病缓慢。早期可有发热，逐渐出现倦怠、乏力、头晕、气急。病变以左心室为主者，表现为心悸、呼吸困难、咳嗽、咯血、肺底部湿啰音等左心衰竭和肺动脉高压的表现；病变以右心室为主者，表现为颈静脉怒张、肝大、腹水、下肢水肿等右心衰竭表现，这些表现类似于缩窄性心包炎。此外，血压常偏低，脉压小，心率快，心浊音界轻度扩大，心脏搏动减弱，可有舒张期奔马律和各种心律失常；可有心包积液；栓塞并不少见，可发生猝死。

四、辅助检查

1. 心电图　可见非特异性 ST－T 改变。部分患者可见 QRS 波群低电压和病理性 Q 波。可见各种类型心律失常，以心房颤动多见。

2. 胸部 X 线　心影正常或轻中度增大，可有肺淤血征。偶见心内膜心肌钙化影。

3. 超声心动图　可见心室舒张末期内径和容量减少，心内膜反射增强或钙化影。心房扩大，室间隔和左心室后壁增厚、运动幅度减低。房室瓣可有关闭不全。早期无收缩功能下降，仅舒张功能下降。约 1/3 的病例有少量心包积液。严重者可有附壁血栓。下腔静脉和肝静脉显著增宽。

4. 磁共振检查　心内膜增厚，内膜面凹凸不平，可见钙化灶。

5. 心导管检查和心室造影　心房压力曲线表现为右房压增高和快速的"Y"形下陷；心室压力曲线表现为舒张早期快速下降，其后压力迅速回升到平台状态，呈现高原波；左心室充盈压高于右心室充盈压 5mmHg 以上；肺动脉压常超过 50mmHg。左心室造影可见心室腔偏小，心尖部钝角化，心内膜肥厚、内膜面粗糙。

6. 心内膜心肌活检　可见心内膜增厚和心内膜下心肌纤维化。

五、诊断和鉴别诊断

早期诊断较困难。对于表现为心力衰竭，而无心室扩大、有心房扩大的患者，应考虑限制型心肌病的可能。心内膜心肌活检有助于明确诊断并区分原发性或继发性。本病主要与缩窄性心包炎鉴别，还要与肝硬化、扩张型心肌病、一些有心肌广泛纤维化的疾病（如系统性硬化症、糖尿病、酒精中毒等特异性心肌病）鉴别。心力衰竭和心电图异常者要与冠心病鉴别。

六、治疗

缺乏特异性治疗，以对症治疗为主。

1. 一般治疗　主要是预防感染，避免过度劳累和情绪激动，以免加重心脏负担。

2. 对症治疗　以控制心力衰竭症状为主。心力衰竭对常规治疗疗效不佳，为难治性心力衰竭。利尿和扩血管治疗可能因降低充盈压而使心室充盈更少，导致低心排血量的症状加重，宜慎用。洋地黄等正性肌力药效果差，但如出现心室率增快或快速性心房颤动时，可小剂量应用洋地黄。糖皮质激素或免疫抑制剂无效。有附壁血栓或曾发生栓塞的患者，可考虑使用华法林等抗凝治疗。对于本病引起的瓣膜关闭不全，一般不行瓣膜置换。但是如果心腔闭塞不明显而二尖瓣关闭不全严重时，可考虑二尖瓣人工瓣膜置换术。严重心内膜心肌纤维化，可行心内膜剥脱术，也可考虑心脏移植。

（范　影）

第四节　酒精性心肌病

酒精性心肌病（alcoholic cardiomyopathy，ACM）是指长期嗜酒引起的心肌病变，以心脏扩大、充血性心力衰竭、心律失常为特征，属于继发性扩张型心肌病。1884 年，Bouinger 首次经尸检发现长期大量饮用啤酒者，心脏明显扩大，并由此命名为"慕尼黑啤酒心脏"。20 世纪中期，Brigden 使用酒精性心肌病这一名称。该病在不同国家、地区及民族间发病率存在差异。欧美国家发病率较高，亚洲人发病率相对较低。近年来，随着酒精性饮料消耗明显增多，ACMI 的发病率呈上升趋势。酒精性心肌病发生危险与每日酒精摄入量及饮酒持续时间有关，戒酒后病情可自行缓解或痊愈。

一、发病机制

目前认为酒精损害心肌为多种机制参与，其发生可能与以下机制有关：①酒精损害心肌细胞：酒精在细胞膜水平对心肌细胞产生毒性作用，破坏其肌纤维膜的完整性，从而导致细胞屏障功能丧失，维持膜电压的离子平衡紊乱，细胞间的信号传导机制破坏及细胞器损害。②酒精影响钙内稳态：酒精通过影响位于细胞膜上的电压依赖的钙通道的数量和活性，而影响进入心肌细胞的钙量，从而对心肌产生负性变力作用。③酒精影响心肌收缩蛋白：位于收缩蛋白之间的横桥是心肌收缩的基础。长期饮酒通过影响肌钙蛋白和原肌球蛋白而改变横桥，从而影响收缩功能。④免疫异常：乙醇代谢产物乙醛可与许多蛋白结合，使某些蛋白丧失正常生理功能，并使原有抗原结构变化触发自身免疫反应，从而造成心肌损伤。⑤长期饮酒可造成 B 族维生素及叶酸不足，造成硫胺素缺乏而引起心肌病变。⑥神经体液因素：由于酒精作用的影响，在酒精性心肌病的发病过程中，交感神经系统、肾素－血管紧张素系统和心房心室利钠肽等神经体液系统均作为酒精性心肌病的重要发病因素及病情恶化的原因之一，可能起到了一定的作用。长时间的高水平交感神经兴奋对心肌是有害的，其后果包括心肌肥厚和细胞凋亡等，使心肌功能进一步恶化。

二、病理改变

关于酒精性心肌病的病理改变，国内外研究报告不多，常描述为无特异性病理改变，颇似扩张型心肌病，因而病理诊断需参考临床过程而做出。

肉眼所见：心脏体积增大，重量增加（平均重441g），可有纤维瘢痕形成。镜下主要改变是心肌细胞肥大（或萎缩）、松弛、苍白、脂肪堆积，心肌细胞排列紊乱、溶解和坏死。伴有弥漫性退行性变，心肌细胞横纹肌消失，胞核皱缩变小，肌纤维空洞、水泡、透明样变性，心肌间质及血管壁周围组织水肿纤维化，有时可累及冠状动脉，室间隔及左室后壁轻度增厚。

孙雪莲等对 28 只成年雄性大鼠按 5.357ml/kg 体重经胃管灌入 56% 乙醇，光镜下观察大鼠心肌细胞的病理改变，说明大量酒精对心肌细胞造成了直接损害。

三、诊断

目前对酒精性心肌病尚无特异性诊断方法及标准，主要根据患者的饮酒史、临床表现、辅助检查、实验室检查以及戒酒后抗心力衰竭治疗的疗效，排除其他原因引起的心脏扩大、心力衰竭和心律失常后，确立酒精性心肌病的诊断。

1. 酒精性心肌病的诊断标准（参照 Donald 提出的诊断条件）

（1）长期大量饮酒史或反复大量酗酒史，长期大量饮酒一般指纯酒精125ml/d 或白酒约150g/d 或啤酒约4 瓶/天以上，持续 6～10 年。

（2）出现心脏扩大和心力衰竭的临床表现，辅助检查示心室扩大，心功能减低，肝、肺淤血征。

（3）可出现多种心律失常（常见为心房颤动）。

（4）除外高血压、冠状动脉粥样硬化性心脏病、心脏瓣膜疾病、先天性心脏病、心肌炎等。

（5）酒精性心肌病尚无心衰的患者戒酒后（6～12个月），心肌病的临床表现可以逆转，这也是酒精性心肌病的一个重要特点。

2. 临床诊断

（1）临床表现：酒精性心肌病多发生于30～50岁，饮酒史在10年以上的患者。临床有时无明显心功能不全症状，也可有心悸、胸闷、胸痛、心律失常、心脏扩大（主要左心室）、左心室肥厚。

（2）体格检查：体检可发现心脏有不同程度的扩大，心尖第一心音（S1）低钝，二尖瓣听诊区可有明显收缩期杂音；可闻及早搏；心房颤动时可闻及心律不齐、第一心音强弱不等；心力衰竭时可闻及舒张期奔马律、肺底湿啰音等。可出现体循环淤血征象，如下肢水肿、肝大、颈静脉怒张、肝颈静脉回流征阳性和浆膜腔积液。

（3）辅助检查

1）心电图可有左房扩大（表现为 P 波双向、增宽、切迹）、各种心律失常、左室肥大及非特异性 ST－T 变化。在心律失常中以窦性心动过速、心房颤动最多，其次是室性期前收缩、房性期前收缩、房性心动过速。Ⅱ、Ⅲ、aVF 导联或部分胸前导联可出现异常 Q 波。部分患者心电图表现为窦性心动过缓、QTc 间期延长。

2）Holter 多见窦性心动过速、室性期前收缩、房性期前收缩、短阵房性心动过速和阵发性或持续性心房颤动。

3）胸片示心影增大，心胸比例 > 0.55，主动脉硬化，两肺纹理增多，心力衰竭时可有肺淤血和肺水肿表现。

4）超声心动图具有重要的临床诊断价值。在酒精性心肌病亚临床期就能发现左心房、左心室扩大，运动时左心室射血分数不能相应提高、舒张期顺应性下降。临床症状出现后，超声心动图检查可见各房室腔扩大，主要是左心房、左心室和右心室，有时右心房也可扩大，左心室心肌肥厚。弥散性室壁运动减弱、二尖瓣及三尖瓣中度反流。还伴有心排血量下降、左室射血分数下降及左心室舒张末压增高。此外，心肌内出现异常散在斑点状回声也是酒精性心肌病的特征性表现，遍及左室各壁段，提示有心肌纤维化。

5）腹部超声示肝损害，包括肝大、脂肪肝、肝硬化，临床可考虑为酒精性肝病，累及认知功能时可诊断为酒精性脑病。

6）实验室检查方面：肝的各种酶、血浆球蛋白、脂蛋白、纤维蛋白原、骨骼肌酶可有升高，白蛋白降低，这可能与酒精性肝损害和肌病有关；肾功能、血脂、红细胞沉降率常在正常范围；心衰时血浆 BNP 可升高。

四、鉴别诊断

酒精性心肌病病程隐匿，一旦确诊，往往病情已很严重，所以应加强筛查，提高对酒精性心肌病的认识。长期饮酒史可成为鉴别关键，一旦确认有饮酒史，必须详细询问饮酒持续时间、平均每日饮酒量及酒精度数等相关问题，因为酒精性心肌病与遗传因素、年龄、酒精的治疗耐受性、每日摄入酒精量及持续时间等均有关系。对高龄患者则要尽可能先除外其他原因所致的心脏疾患。对一些鉴别有困难者，建议行冠状动脉造影等进一步检查，以协助确定诊断。

（1）原发性家族性、遗传性扩张型心肌病：酒精性心肌病是继发性扩张型心肌病的一种，两者的临床表现、辅助检查和组织学所见均有相似之处，鉴别两者的关键是详细询问有无长期大量饮酒史，进行家族调查和经严格戒酒、积极对症处理后，酒精性心肌病病情可以逆转。

（2）高血压性心脏病：无高血压病史者发生酒精性心肌病时，在病程早期患者往往有不同程度的血压升高。心电图提示有左室扩大，或伴有心肌劳损；胸片示主动脉型心脏，心影增大，以左心扩大为主；超声心动图也有类似的表现。易误诊为高血压、高血压性心脏病和心功能不全。但有高血压史的酒精性心肌病患者心脏扩大非常明显，伴有眼底动脉、肾及脑血管的变化则不能完全用酒精性心脏病来解释。合并肝损害是一可以逆转的疾病，很多时候需要通过严格戒酒后随访观察病情发展才能明确诊断。

（3）冠状动脉粥样硬化性心脏病（冠心病）：冠心病尤其是缺血性心肌病与酒精性心肌病有相似的临床表现，心电图检常有异常 Q 波者易误诊为缺血性心肌病，必要时做冠状动脉造影以鉴别，以便采取针对性的预防措施。但酒精性心肌病可与冠心病同时存在，如冠状动脉造影时血管的病变范围及程度与心肌病变的范围及程度不平行时，要考虑两者并存，治疗时需两者兼顾。

（4）瓣膜性心脏病：因有相对性瓣膜关闭不全而需要与瓣膜性心脏病鉴别，超声心动图检查相当重要。当超声心动图检查发现心脏瓣膜结构正常但有明确反流则符合酒精性心肌病诊断，若有长期饮酒史，即可明确诊断酒精性心肌病。

五、治疗

酒精性心肌病作为一种继发性心肌病，由于临床上常对饮酒史调查的忽视及缺乏特异性诊断标准，大部分容易被漏诊，而没有将强制戒酒作为首要的治疗条件，从而无法取得良好的治疗效果及提高预后。酒精性心肌病治疗主要针对酒精性心肌损伤和酒精中毒，除严格戒酒外，酒精性心肌损伤的治疗主要为改善心肌代谢、保护心肌细胞、改善心功能、纠正心律失常、防治各种并发症。酒精中毒的治疗是补充大量的维生素 B、C 等。

（1）酒精性心肌病一经确诊必须立即彻底戒酒，Milani 等和 Segel 等都曾经报道在酒精性心肌病的早期，戒酒可使心腔大小及左心功能恢复正常，即使心脏明显扩大或伴有严重心功能不全，戒酒仍可使预后得到改善。另有研究证实，停止饮酒的酗酒者，其心脏摄取标记的单克隆抗体（一种心肌细胞损伤的标志物）有所减少，表明戒酒后心脏的损伤有所减轻。戒酒成功与否和患者意志力有关，不能耐受者开始可以采用逐步减量法，但心脏扩大并有心衰表现者必须彻底戒酒，包括含酒精饮料。

（2）积极抗心力衰竭治疗：完全按照心力衰竭的治疗指南给予处理，急性时包括洋地黄强心，利尿剂以减轻心脏负荷；长期用药可予以适量的血管紧张素转化酶抑制药抗心肌重塑，并根据患者的血压以及有无咳嗽的副作用调整剂量，均用至最大耐受剂量。水肿消退后所有患者在无禁忌情况下均加用 β 受体阻滞剂，从小剂量开始根据病情变化逐渐加量。有报道还可以用螺内酯防止酒精性心肌病心肌纤维化。

（3）曲美他嗪：曲美他嗪在治疗酒精性心肌病患者时耐受良好，能够降低酸中毒和细胞内钙离子过负荷等缺血缺氧性细胞常见的损害，可改善患者左心室功能和重构过程，对炎症反应也产生一定程度的抑制。曲美他嗪是可以长期使用的药物，对酒精性心肌病患者的心肌细胞过氧化和重构起到积极保护作用。

（4）左卡尼丁：左卡尼丁以补充肉毒碱的形式改善细胞内呼吸功能，有助于逆转酒精性心肌病室间隔肥厚，且效果是中长期的，但对于改善射血分数指标，并未显示出特别的益处。

（5）对心律失常的治疗主要是治疗心功能不全和各种并发症，如电解质失衡、肺部感染等，对频发室性期前收缩和短阵性室性心动过速可给予胺碘酮。由于儿茶酚胺对乙醇的致心律失常作用起到较重要的影响，因此选用β受体阻滞剂更为合适。

（6）另外还应给予补充大量 B、C 族维生素，因为慢性酒精中毒引起镁的排泄增多，易致慢性肝损害，引起多种维生素缺乏，尤其是维生素 B_1 的缺乏，所以及时大量补充维生素 B 作为辅助治疗有积极作用。

（7）对合并存在高血压的患者应积极控制血压于正常水平，首选药物为血管紧张素转化酶抑制药联合钙通道阻滞剂。对合并有糖尿病、高脂血症的患者应该同时给予相应治疗。

（8）酒精性心肌病合并酒精性肌病、酒精性肝硬化、营养不良等并发症时，还应给予高蛋白、高热量、低脂肪饮食，补充缺乏的维生素及微量元素等，并按其专科治疗常规处理。

总之，酒精性心肌病目前发病率高，如果治疗规范，患者积极配合彻底戒酒，预后是良好的。但是需要临床医师注意的是：对该病要高度重视详细询问饮酒史并予以及时的处理。酒精性心肌病早期发现和戒酒治疗是决定能否逆转的关键。此外，要做好患者的宣教工作，提高患者对本病的认识及重视程度是预防此病发病的关键所在，这也必然会减少酒精性心肌病的发病率，提高治愈率。

（范 影）

第五节 致心律失常型心肌病

一、概念及患病率

致心律失常型心肌病（ACM）为一种进展性的遗传性心肌疾病，是 35 岁以下人群发生室性心律失常和 SCD 的主要原因。ACM 可以累及一侧或两侧心室，公认的典型亚型－－致心律失常型右室心肌病/发育不良（ARVC/D）以右室为主，但新近发现发病时即可累及双室。ACM 临床诊断基于特征性的 ECG 表现、心律失常及心脏结构和（或）组织学异常。明确的家族史和（或）致病基因突变有助于诊断。ACM 在形态学方面可以与扩张型心肌病相似，但 ACM 典型临床表现常为心律失常而不是心衰。ACM 介于心肌病与遗传性心律失常之间，早期以心律失常为特征，随着疾病的进展可以出现形态学改变甚至出现心力衰竭。致心律失常型右室心肌病为运动猝死中常见的病因。50%～70% 的病例是家族性的，主要为常染色体显性遗传，外显率不一。大多数病例死亡时的年龄小于 40 岁，有些发生于儿童。致心律失常型右室心肌病的病理特征为右心室内的心肌萎缩和纤维脂肪组织替代。

根据临床研究和参加体育运动前的筛查资料，估计 ARVC 在一般人群中的患病率为 1/5 000～1/10 000 家族性 ARVC 占 50% 以上，由于疾病表型的多样性以及年龄相关的外显率，使家族性 ARVC 的诊断比例降低，导致许多家族性疾病误认为散发性。所以对于临床上已确诊的患者，对其进行家族临床和分子遗传学筛查很重要。

二、发病机制及基因诊断

（一）致病基因

目前已经明确 ARVC 是一种遗传性疾病，至少 50% 的病例表现为典型的常染色体显性遗传。也有常染色体隐性遗传的报道。目前已经发现了与之相关的 8 个基因，plakophilin - 2（PKP2）是 ARVC 最常见的致病基因，其次是桥粒核心糖蛋白 - 2（desmoglein - 2，DSG2）。这些基因大多为细胞连接蛋白基因。盘状球蛋白和桥粒斑蛋白是细胞间连接中细胞桥粒的关键成分。在机械负荷下，突变细胞黏着蛋白作用减弱导致肌细胞的分离和死亡。基因突变造成的桥粒蛋白功能不全可能是其"最后的共同通路"。并且，炎症反应与损伤相伴随，已经证明在尸检中达 67% 的心脏具有散在的淋巴细胞浸润灶，随后出现纤维脂肪替代性修复。室壁压力和室壁厚度的反向关系可以解释右室壁变薄以及早期 ARVC 的好发部位（即发育不良三角）。

（二）ACM/ARVD 基因检测专家共识建议

（1）在先证者发现 ACM/ARVD 致病基因突变后，推荐在家族成员及其他相关亲属中进行该特定突变检测（Ⅰ类推荐）。

（2）在符合 ACM/ARVD 特别工作组诊断标准的患者中进行选择性或综合性 ACM/ARVC 基因（DSC2、DSG2、DSP、JUP、PKP2、TMEM43）检测能够获益（Ⅱa 类推荐）。

（3）符合 2010 年特别工作组标准的可疑 ACM/ARVC 患者（1 项主要标准或 2 项次要标准）可以考虑基因检测（Ⅱb 类推荐）。

（4）仅符合 1 项次要标准的患者（2010 年特别工作组标准）不推荐基因检测（Ⅲ类推荐）。

（三）发病机制

ARVC 纤维脂肪组织进行性替代心肌组织，开始于心外膜下或中层心肌后进展为全层心肌，出现右心室壁变薄和室壁瘤。典型部位为下壁、心尖和漏斗部的右室发育不良三角。ARVC 的特征为纤维脂肪组织替代心肌组织。纤维脂肪组织替代干扰了心电传导，是形成 epsilon 波、RBBB、晚电位和折返性心动过速的病理基础。左室受累一般在后侧壁的心外膜下心肌，可见于一半或更多的患者。组织学检查显示纤维脂肪组织间存在心肌小岛，单纯脂肪浸润不是 ARVC 的病例特征，因为老年人和肥胖者亦可以在心肌组织间出现脂肪组织。除脂肪替代外，必须有纤维替代和细胞坏死才可以明确诊断。已经证明在尸检中达 67% 的心脏具有散在的淋巴细胞浸润灶，说明炎症反应与损伤相伴随，随后出现纤维脂肪替代性修复。

三、临床表现

（一）ARVC 的自然史

ARVC 患者临床表现包括心悸、晕厥甚至猝死，多在运动或精神紧张时出现。常发生于青少年和年轻成人，是运动性猝死常见的原因之一。尽管 ARVC 仅有少数患者逐步进展为晚期，但其自然史分为四个不同的阶段：

（1）早期"隐匿"期：此期可能导致轻微室性心律失常。患者常常无症状，但有 SCD

危险，特别是在剧烈运动期间。结构上的变化轻微，可能局限在所谓的发育不良三角的一个区域：下壁、心尖和漏斗部。

（2）显性电紊乱期：可见症状性室性心律失常，伴有更明显的右心室形态和功能的异常。心律失常典型地表现为左束支传导阻滞图形，提示起源于右心室，可为孤立的室性期前收缩、非持续性或持续性室性心动过速。

（3）右室衰竭期：疾病的进一步进展，此期左心室功能保持相对正常。

（4）双室衰竭期：疾病晚期阶段，显著累及左室，发生双心室衰竭，导致类似于 DCM 的表型。在一项多中心研究中，尸检或移植时取出的心脏，76% 有左室纤维脂肪组织替代的组织学改变，与 ARVC 的临床和病理学特征相关。心律失常事件、心力衰竭和炎症浸润更常见于累及左室的患者。

（二）ARVC 的心电图特点

ARVC 的心电图改变包括 epsilon 波、右胸导联 QRS 波延长、右胸导联 S 波升支 ≥55ms 及 $V_1 \sim V_3$ 导联 T 波倒置。典型的室性心动过速表现为 LBBB 型室性心动过速。

1. epsilon 波　12 导联心电图标准电压或增高电压，在 QRS 波终末记录到低振幅单向或双向波。

2. 右胸导联 QRS 波延长　QRS 波时程 $(V_1 + V_2 + V_3) / (V_4 + V_5 + V_6) \geqslant 1.2$。

3. $V_1 \sim V_3$ 导联 T 波倒置。

（三）电生理学检查

对有自发性室性心动过速史的患者，大多数程序电刺激可诱发单形性或多形性持续性室性心动过速，呈左束支传导阻滞图形。部分可见碎裂电位。

（四）X 线胸片

心脏正常或增大，轮廓可呈球形，多数患者心胸比率 ≥0.5。

（五）超声心动图

（1）右心室扩大，流出道增宽。

（2）右心室运动异常或障碍，舒张期呈袋状膨出或呈室壁瘤样改变。

（3）右心室肌小梁紊乱。

（4）左心亦可受累，病例并不少见。表现与右心室病变相似。

（六）心血管造影

显示右心室扩大，伴收缩功能降低或运动障碍，室壁膨出，造影剂排泄缓慢，射血分数降低。

（七）心导管检查

右房和左、右室压力正常或升高。右房压力可升高，重者可超过肺动脉舒张压。心脏指数减小。左室受累者舒张末期压力稍高，容积指数增大，伴左室射血分数降低。

（八）电子束 CT

（1）右心室扩大，游离壁呈扇形图像，心内膜下肌小梁横过右室腔清晰可见。

（2）能直接显示心外膜脂肪和心肌内脂肪浸润程度。

（3）可显示左室受累的各种形态异常。

（九）磁共振显像

可以精确测定右心室各种形态和功能改变以及左室受累情况。可鉴别正常心肌与脂肪或纤维脂肪组织。

CT 和磁共振具有较高的分辨率，是目前理想的无创性检查手段，可以显示心肌脂肪浸润、肌小梁稀薄化以及右室室壁齿状表现等 ARVC 的特征性改变。

（十）心内膜心肌活检

心内膜心肌活检是确诊 ARVC 的有效方法。至少一份活检标本形态学分析显示残余心肌细胞<60%（或估计<50%），伴有右室游离壁心肌组织被纤维组织取代，伴有或不伴有脂肪组织取代心肌组织，支持诊断。至少一份活检标本形态学分析显示残余心肌细胞60%～75%（或估计50%～65%），伴有右室游离壁心肌组织被纤维组织取代，伴有或不伴有脂肪组织取代心肌组织，应怀疑该诊断。活检取材部位应是病变最常累及的右心室游离壁。但由于该处心壁变薄，质脆而软，有发生穿孔的危险，故应在超声心动图的引导下进行，并应有相应的心外科力量作为后盾。

四、临床诊断

怀疑 ARVC 的患者应该检查 12 导联心电图、信号平均心电图、二维超声心动图和（或）心脏磁共振以及动态心电图检测进行评估。运动试验可揭示室性心律失常，也在推荐之列。对 ARVC 先证病例的所有一级和二级亲属均应进行同样的无创性评估。

ARVC 的临床特征趋于非特异性，单一检查很少能做出诊断。为提高临床诊断并使其标准化，1994 年国际专家工作组提出了 ARVC 的诊断标准。这一指南是以有症状的典型病例和 SCD 罹难者（即疾病谱的严重终末期）为主，按照当时 ARVC 概念由专家共识所制定。因此，专家工作组的诊断标准具有很高的特异性，但对 ARVC 的隐匿期和疾病表现不完全的家族患者缺乏敏感性。因此，主要用于典型病例的诊断。而且，ARVC 表型的变异性也只在目前才逐步阐明。

对 ARVC 先证病例亲属的前瞻性评估发现了不符合专家工作组诊断标准的、单纯而轻微的心脏异常亚组。由于这些特征很可能是常染色体显性遗传形式疾病的表现，因而提出了家族性 ARVC 的修订标准。

五、危险分层

所有确诊 ARVC 的患者均不宜参加竞技性运动或耐力训练。依据有两个方面，交感刺激是已知的心律失常促发因素，而过度的机械负荷可加重疾病的进程。然而，如同 HCM，大多数死亡发生于坐位活动中。β 受体阻断剂对 ARVC 的室性心律失常可能有效，为一线药物。胺碘酮和索他洛尔用于治疗心律失常。心功能不全的患者可以进行规范的抗心力衰竭治疗。

已经报道经过药物治疗的 ARVC 患者年死亡率在 1% 左右。心律失常性死亡占大多数；但在小部分患者中，死于晚期心力衰竭和栓塞性脑卒中。SCD 的发生可无先兆症状，病程常常不可预测。因此，近年来对确诊 ARVC 的患者有植入 ICD 的趋势。随访研究已经证实在某些高危人群中，ICD 的正确电击率很高，可以显著改善生存率。在有心脏骤停或血流动力学不稳定性 VT 的 ARVC 患者中每年的放电率为 10%，在不明原因的晕厥患者中为 8%。

相反，在因 VT 安装 ICD 而无血流动力学受损的 ARVC 患者中仅占 3%。

在未发现 SCD 危险因子的患者中，预防性 ICD 治疗的价值可能因 ICD 显著的并发症风险而降低。在一项三级中心研究中，在安装 ICD 后的 7 年中，有 56% 的 ARVC 患者未发生严重不良事件。因此，不加选择地推荐 ICD 不可能使大多数患者获益。在逐渐增多的家族性 ARVC 患者中，对远期结果则知之更少。大多数患者可能具有良好的预后，类似于无偏倚的以社区为基础的 HCM 的良性病程。建立 ARVC 的危险分层系统是今后的主要挑战。

对纳克索斯病（ARVC 中的一种）的长期随访已经有了如下的 SCD 预测因子：心律失常性晕厥、左室受累、过早出现症状和结构改变过早进展。疾病相关的年死亡率（3%）高于其他患者人群的报道，表明隐性遗传的 ARVC 可能预后更差。值得注意的是，QRS 波离散度≥40ms、耐受良好的持续性 VT 和 SCD 家族史与不良结局之间无显著相关性。

纳克索斯病的资料对常染色体显性 ARVC 的适用性有待确定。然而，对 132 例植入 ICD 的 ARVC 患者进行的一项研究进一步证实，心脏骤停、血流动力学受损的 VT 病史和左室受累（左室射血分数 <55%）是心室扑动或颤动的独立预测因子。进行性加重的年轻患者发生心室颤动的可能性更大，这可能与所谓的"活动期"有关：即进行性肌细胞丧失和炎症反应。纤维脂肪替代性修复最终导致稳定折返环的形成，因此，疾病晚期患者的持续性单形性 VT 耐受良好，恶化为心室颤动的可能性较小。

程序性心室刺激对 ARVC 的危险评估也无价值。诱发 VT 的患者中 50% 以上在 3 年随访中 ICD 未电击治疗，而未诱导 VT 的患者 ICD 正确电击的比例与前者相同。

ARVC 的临床预后与引起致命性室性心动过速的电不稳定性有关，这种室性心动过速存在于疾病的任何时期，随时可能发生。进行性心肌组织的丧失导致心功能障碍和心力衰竭。目前资料显示，年轻患者，先前发生过心脏骤停，快速、血流动力学不稳定的室性心动过速，晕厥，严重的右室功能障碍，左室受累及家族中有少年猝死病例者预后较差。

六、治疗与预后

目前对 ARVC 可选择药物治疗、射频消融、植入 ICD 或心脏移植。

（一）药物治疗

Ⅲ类抗心律失常药，通常用索他洛尔、胺碘酮治疗。其中，索他洛尔效果最好，疗效高达 68% ~82.8%，可作为首选药物。胺碘酮有一定疗效，但未证明比索他洛尔更有效，考虑到长期治疗中潜在的副作用，尤其是年轻患者，胺碘酮并不作为首选药。联合用药方面，胺碘酮和 β 受体阻滞剂合用较为有效，ⅠC 类与 β 受体阻滞剂联合用药也有一定疗效。β 受体阻滞剂可以降低猝死的危险。

（二）非药物治疗

对于药物治疗无效或不能耐受药物的患者，可考虑非药物疗法，包括：

1. 导管射频消融术　射频消融不是长期治本的措施。ARVC 的心律失常多灶位点决定了它的复发性。射频消融仅是一种姑息性治疗或 ICD 的辅助治疗。现阶段小样本的临床试验都支持此观点，但还需进一步对 ARVC 进行电生理研究以及室性心动过速导管消融。Dalal 等在消融 24 例（共计 48 人次）ARVC 患者之后随访 14 个月，发现累积复发率达到 75%。浦介麟等报道 31 例中 14 例接受经导管射频消融治疗，即刻成功 11 例（78.6%），随访（18.3±10.2）个月，6例VT复发（54.5%）。但是对于药物治疗无效的持续性室速以及植入ICD后反复放电的患者，射频消融术仍有其应用价值。近来的三维电解剖标测系统有助于准确定位，提高成功率。

2. 植入埋藏式心脏复律除颤器（ICD） 目前尚无有关ARVC/D药物与ICD SCD二级预防的前瞻性随机研究，但是，多项多中心观察性研究证明ICD能有效预防恶性心律失常导致的猝死。现在越来越多地应用于猝死二级预防。Wichter等观察随访了60例高危患者，安装ICD后，随访10年，证明ICD在预防室性心动过速及生存率方面有重要作用。其对于低危患者，作为一级预防，长期效果尚需进一步研究。ICD安装有一定的风险，会有一定的并发症，但是对于高危患者，其获益大于风险，所以推荐对危险度评估为高危的患者进行ICD治疗。同时要考虑到除颤导联的正确放置，提高除颤成功率。专家建议满足1994年诊断标准的患者是猝死的高危人群，应该植入ICD进行一级预防和二级预防，无论电生理的结果如何。

3. 手术治疗 适用于药物治疗无效的致死性心律失常患者。视病情，并结合术中标测的室性心动过速起源部位，可施行右心室局部病变切除术、心内膜电灼剥离术；对病变广泛者还可以进行完全性右室离断术。

4. 心脏移植术 对难治性反复发作的室性心动过速和顽固性慢性心力衰竭患者，心脏移植是最后的选择。

综上所述，近年来致心律失常型心肌病/致心律失常型右室心肌病的研究进展迅速，从概念到发病机制，从临床认识到治疗都比二十年前有了很大变化，相信随着分子遗传学的进展将对疾病的认识更加充分，治疗上更为有效。

（段　浩）

第十五章

先天性心脏病

第一节 概述

先天性心脏病是胎儿时期心脏血管发育异常而致的畸形，是小儿最常见的心脏病。近几年来发病率有逐渐上升的趋势，由于严重的和复杂畸形的患儿在出生后数周及数月夭折，因此复杂的心血管畸形在年长儿比婴儿期少见。近半个世纪来，由于心血管检查、心血管造影术和超声心动图的应用以及在低温麻醉剂体外循环下心脏直视手术的发展，使临床上对复杂性先天性心脏病的诊断和治疗发生了根本性的变化。许多常见的先天性心脏病得到了准确诊断，大多数可以得到彻底根治；部分新生儿时期的复杂畸形，如大动脉错位等，亦可及时诊断，手术治疗。因此，先天性心脏病的预后大为改观。

一、先天性心脏病的分类

先天性心脏病的分类方法有多种，这里介绍三种分类方法。

（一）传统分类方法

主要根据血流动力学变化将先天性心脏病分为三组。

1. 无分流型（无青紫型） 即心脏左右两侧或动静脉之间无异常通路和分流，不产生紫绀。包括主动脉缩窄、肺动脉瓣狭窄、主动脉瓣狭窄以及肺动脉瓣狭窄、单纯性肺动脉扩张、原发性肺动脉高压等。

2. 左向右分流组（潜伏青紫型） 此型有心脏左右两侧血流循环途径之间异常的通道。早期由于心脏左半侧体循环的压力大于右半侧肺循环压力，所以平时血流从左向右分流而不出现青紫。当啼哭、屏气或任何病理情况，致使肺动脉或右心室压力增高，并超过左心压力时，则可使血液自右向左分流而出现暂时性青紫。如房间隔缺损、室间隔缺损、动脉导管未闭、主肺动脉隔缺损，以及主动脉窦动脉瘤破入右心或肺动脉等。

3. 右向左分流组（青紫型） 该组所包括的畸形也构成了左右两侧心血管腔内的异常交通。右侧心血管腔内的静脉血，通过异常交通分流入左侧心血管腔，大量静脉血注入体循环，故可出现持续性青紫。如法洛四联症、法洛三联症、右心室双出口和完全性大动脉转位、永存动脉干等。

（二）遗传学分类

遗传病共分五大类，即单基因病、多基因病、染色体病、线粒体病和体细胞遗传病，除体细胞病主要与肿瘤有关外，其余四种均与心血管病有关。

1. 单基因病 即孟德尔遗传病，包括常染色体显性遗传、常染色体隐性遗传、X 连锁遗传、Y 连锁遗传。目前约有 120 种单基因病伴有心血管系统缺陷性综合征，其中部分已确定了分子遗传缺陷的基因定位及基因突变，如常染色体显性遗传方式的马凡综合征、Noonan 综合征、Holt - Oram 综合征、不伴耳聋的长 Q - T 综合征（LQT）和主动脉瓣上狭窄等；常染色体隐性遗传方式的 Ellis - Van 综合征、伴耳聋的 LQT 综合征等。

2. 染色体病即由染色体畸变所致疾病 在人类染色体病中约有 50 种伴有心血管异常。常见的主要有 21 - 三体综合征（Down 综合征），该综合征心血管受累的频率为 40% ~ 50%，主要为心内膜垫缺损、室间隔缺损和房间隔缺损，法洛四联症和大动脉转位也有报道。18 - 三体综合征（Eward 综合征）心血管受累的频率接近 100%，最常见的为室间隔缺损和动脉导管未闭，房间隔缺损也很常见，其他心脏异常包括主动脉瓣和/或肺动脉瓣畸形、肺动脉瓣狭窄、主动脉缩窄、大动脉转位、法洛四联症、右位心和血管异常。13 - 三体综合征（Patau 综合征）心血管受累的频率约为 80%，常见的有动脉导管未闭、室间隔缺损、房间隔缺损、肺动脉狭窄、主动脉狭窄和大动脉转位等。这三种综合征的大部分患儿被认为染色体不分离所致也与母亲生育年龄有关。

3. 多基因遗传病 是指与两对以上基因有关的遗传病，其发病既与遗传因素有关，又受环境因素影响，故也称多因子遗传。如法洛四联症等。

4. 线粒体病 是一类由线粒体 DNA 突变所致，主要累及神经系统、神经肌肉方面的遗传性疾病，有些心肌病属于线粒体病。

（三）Silber 分类法

以病理变化为基础，同时结合临床表现和心电图表现对先天性心脏病进行分组。

（1）单纯心血管间交通：包括心房水平分流（如房间隔缺损、Lutembacher 综合征、部分性肺静脉异位引流、完全性肺静脉异位引流及单心房、三心房），室间隔缺损，动脉导管未闭及主肺动脉隔缺损。

（2）心脏瓣膜畸形：包括主动脉瓣狭窄，主动脉瓣二瓣化畸形，肺动脉瓣狭窄，肺动脉瓣关闭不全，爱勃斯坦（Ebstein）畸形及二尖瓣关闭不全。

（3）血管畸形：包括主动脉缩窄，假性主动脉缩窄，主动脉弓畸形，永存动脉干，主动脉窦瘤，冠状动 - 静脉瘘，肺动脉畸形起源于主动脉，原发性肺动脉扩张，肺动 - 静脉瘘，肺动脉狭窄及永存左上腔静脉。

（4）复合畸形：包括法洛四联症，完全性心内膜垫缺损，大血管转位，单心室，三尖瓣闭锁及肺动脉瓣闭锁合并完整室间隔。

（5）立体构相异常（spatial abnormalities）：包括右位心合并内脏转位（dextrocardiawith-sinus inversus），单纯右位心（isolateddextrocardia），中位心（mesocardia）及左位心（levo-cardia）。

（6）心律失常：包括先天性房室传导阻滞，先天性束支传导阻滞，致命性家族性心律失常及预激综合征。

（7）心内膜弹力纤维增生症。

（8）家族性心肌病。

（9）心包缺失（pericardial defects）。

（10）心脏异位（ectopia cordis）和左心室憩室。

二、病因及发病机制

心脏病是遗传和环境因素等复杂关系相互作用的结果，下列因素可能影响到胎儿的发育而产生先天性性畸形：

（一）胎儿发育的环境因素

1. 感染　妊娠前三个月患病毒或细菌感染，尤其是风疹病毒，其次是柯萨奇病毒，其出生的婴儿先天性心脏病的发病率较高。

2. 其他　如羊膜的病变，胎儿受压，妊娠早期先兆流产，母体营养不良、糖尿病、苯酮尿、高血钙，放射线和细胞毒性药物在妊娠早期的应用，母亲年龄过大等均有使胎儿发生先天性心脏病的可能。

（二）遗传因素

先天性心脏病具有一定程度的家族发病趋势，可能因父母生殖细胞、染色体畸变所引起的。遗传学研究认为，多数的先天性心脏病是由多个基因与环境因素相互作用所形成。

（三）其他

有些先天性心脏病在高原地区较多，有些先天性心脏病有显著的男女性别间发病差异，说明出生地海拔高度和性别也与本病的发生有关。在先天性心脏病患者中，能查到病因的是极少数，但加强对孕妇的保健，特别是在妊娠早期积极预防风疹、流感等风疹病毒性疾病和避免与发病有关的一切因素，对预防先天性心脏病具有积极意义。

三、症状

（一）心衰

新生儿心衰被视为一种急症，通常大多数是由于患儿有较严重的心脏缺损。其临床表现是由于肺循环、体循环充血，心输出量减少所致。患儿面色苍白，憋气，呼吸困难和心动过速，心率每分钟可达 160~190 次，血压常偏低。可听到奔马律。肝大，但外周水肿较少见。

（二）紫绀

其产生是由于右向左分流而使动静脉血混合。在鼻尖、口唇、指（趾）甲床最明显。

（三）蹲踞

患有紫绀型先天性心脏病的患儿，特别是法乐氏四联症的患儿，常在活动后出现蹲踞体征，这样可增加体循环血管阻力从而减少心隔缺损产生的右向左分流，同时也增加静脉血回流到右心，从而改善肺血流。

（四）杵状指（趾）和红细胞增多症

紫绀型先天性心脏病几乎都伴杵状指（趾）和红细胞增多症。杵状指（趾）的机理尚不清楚，但红细胞增多症是机体对动脉低血氧的一种生理反应。

（五）肺动脉高压

当间隔缺损或动脉导管未闭的患者出现严重的肺动脉高压和紫绀等综合征时，被称为艾森曼格氏综合症。临床表现为紫绀，红细胞增多症，杵状指（趾），右心衰竭征象，如颈静脉怒张、肝肿大、周围组织水肿，这时患者已丧失了手术的机会，唯一等待的是心肺移植。患者大多数在40岁以前死亡。

（六）发育障碍

先天性心脏病的患儿往往发育不正常，表现为瘦弱、营养不良、发育迟缓等。

（七）其他

胸痛、晕厥、猝死。

四、诊断

确定是否患有先天性心脏病可根据病史、症状、体征和一些特殊检查来综合判断。

（一）病史

1. 母亲的妊娠史　妊娠最初3个月有无病毒感染，放射线接触，服药史，糖尿病史，营养障碍，环境与遗传因素等。

2. 常见的症状　呼吸急促，青紫，尤其注意青紫出现时的年龄、时间，与哭叫、运动等有无关系，是阵发性的还是持续性的。心力衰竭症状：心率增快（可达180次/min），呼吸急促（50次/min～100次/min），烦躁不安，吃奶时因呼吸困难和哮喘样发作而停顿等。反复发作或迁延不愈的上呼吸道感染，面色苍白、哭声低、呻吟、声音嘶哑等，也提示有先天性心脏病的可能。

3. 发育情况　先天性心脏病患儿往往营养不良，躯体瘦小，体重不增，发育迟缓等，并可有蹲踞现象。

（二）体格检查

如体格检查发现有心脏典型的器质性杂音，心音低钝，心脏增大，心律失常，肝大时，应进一步检查排除先天性心脏病。

（三）特殊检查

1. X线检查　应熟悉正常婴儿胸部X线的特点，如胸腺增大，心胸比例可达55%，新生儿心脏可呈球形等。X线透视可了解心房、心室和大血管的位置、形态、轮廓、搏动以及有无肺门"舞蹈"等情况。必要时可做食管吞钡检查，观察有无压痕或移位及食道与大动脉的关系等。摄片检查通常采取前后位及侧位，有时辅以左前斜位或右前斜位。此外，可根据需要选择计波摄片、断层摄片或心血管造影。先天性心脏病患儿可有肺纹理增加或减少、心脏增大。但是肺纹理正常，心脏大小正常，并不能排除先天性心脏病。

2. 超声心动图检查　超声心动图是一项无痛、非侵入性的检查方法，能显示心脏内部结构的精确图像，对心脏各腔室和血管大小进行定量测定，用以诊断心脏解剖上的异常及其严重程度，是目前最常用的先天性心脏病的诊断方法之一。可分为M型超声心动图、二维超声心动图心脏扇形切面显像、三维超声心动图、多普勒彩色血流显像等。目前使用最多的是二维超声心动图心脏扇形切面显像和多普勒彩色血流显像。

3. 心电图检查　能反映心脏位置、心房、心室有无肥厚及心脏传导系统的情况。

4. 心脏导管检查　是先天性心脏病进一步明确诊断和决定手术前的重要检查方法之

一。根据检查部位不同，分为右心、左心导管检查两种，临床上以右心导管较为常用。通过导管检查，了解心腔及大血管不同部位的血氧含量和压力变化，明确有无分流及分流的部位。

5. 心血管造影　通过导管检查仍不能明确诊断而又需考虑手术治疗的患者，可作心血管造影。将含碘造影剂通过心导管在机械的高压下，迅速地注入心脏或大血管，同时进行连续快速摄片，或拍摄电影，观察造影剂所示心房、心室及大血管的形态、大小、位置以及有无异常通道或狭窄、闭锁不全等。造影术分为静脉、选择性和逆行三种方法。最常用的是选择性造影，即将导管查到需要显像了解的部位近端，然后注射造影剂：如法络四联症一般将造影剂注入右心室，以便观察肺血管形态和主动脉骑跨等情况。

6. 色素稀释曲线测定　将各种染料（如伊文思蓝、美蓝等），通过心导管注入循环系统的不同部位，然后测定指示剂在动脉或静脉血中稀释过程形成的浓度曲线变化，根据此曲线的变化可判断分流的方向和位置，进一步计算出心排血量和肺血容量等。

7. 磁共振成像　这是 20 世纪 80 年代初期应用于临床的一项非侵入性心脏检查技术，今后有可能代替心导管检查心内分流，定性和定量研究瓣膜反流，计算心室容量和射血分数等。电影磁共振成像也已用于临床。

根据以上的病史、体检及特殊检查得出的阳性体征，加以综合分析判断，以明确先天性心脏病的诊断。

（李　伟）

第二节　房间隔缺损

一、疾病概述

房间隔缺损（atrial septal defect，ASD）是先天性心脏病中最常见的一种病变。房间隔缺损多发于女性，与男性发病率之比约为 2∶1。房间隔缺损是左右心房之间的间隔发育不全遗留缺损造成血流可相通的先天性畸形。胚胎的第 4 周末，原始心腔开始分隔为四个房室腔。发育的过程是：原始心腔腹背两侧的中部向内突出生长增厚，形成心内膜垫。腹背两心内膜垫逐渐靠近，在中线互相融合，其两侧组织则形成房室瓣膜组成的一部分，在右侧为三尖瓣的隔瓣；左侧为二尖瓣的大瓣。此外，侧垫亦发育成瓣膜，共同组成三尖瓣和二尖瓣，将心房和心室隔开。与此同时，心房和心室也有间隔自中线的两端向心内膜垫生长，将心腔分隔成为两个心房和两个心室（图 15-1）。

心房间隔自后上壁中线开始，对向心内膜垫生长，下缘呈新月形，终于和心内膜垫融合，称为原发房间隔，将心房分隔为左、右两个腔隙。

如在发育的过程中，原发房间隔停止生长，不与心内膜垫融合而遗留间隙，即成为原发孔（或第一孔）缺损。在原发缺损病例中，往往有房室瓣膜甚至心内膜垫发育不全现象，如二尖瓣大瓣和三尖瓣隔瓣的分裂，以及腹背心内膜垫呈分裂状态而禾融合，称为房室通道。有时还兼有室间隔缺损。

当原发房间隔向下生长而尚未和心内膜垫融合以前，其上部逐步被吸收，构成两侧心房的新通道，称为房间隔继发孔。在继发孔形成的同时，于原发房间隔的右侧，另有继发房间隔出现，其下缘的新月形开口并不对向心内膜垫，而是偏向后下方，对向下腔静脉入口生长。

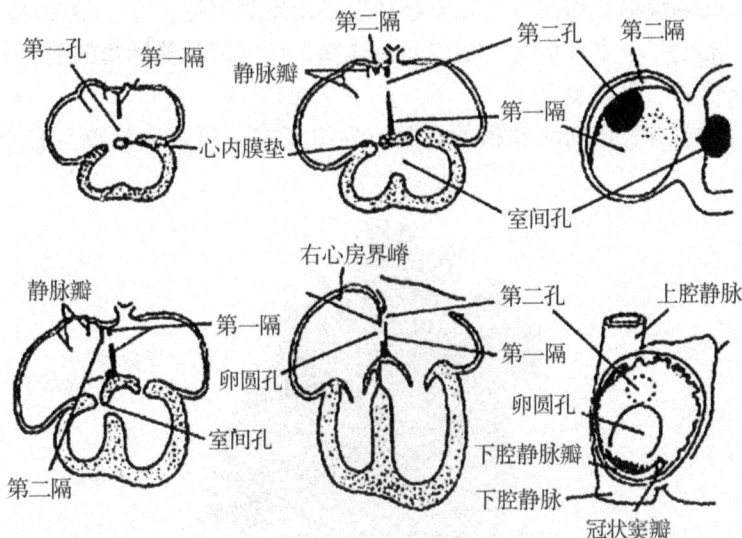

图 15-1　胚胎期心房间隔发育示意

为了维持胎儿左心的血循环，继发房间隔的下缘和原发房间隔的上缘虽然互相接触，但并不融合。原发房间隔如同瓣膜（卵圆孔瓣膜），只允许血液自右向左转流，而能防止自左向右的逆流。继发房间隔遗留的缺损呈卵圆形，称为卵圆孔。

婴儿出生后，开始呼吸，肺循环的血容量大为增加，但左、右心室肌肉的厚度和发育依然是相等的。随着婴儿的成长，主动脉瓣超过肺动脉时，左心室肌肉开始增生、肥厚，压力逐渐增大，影响左心房血液的排出。因而使左心房压力大于右心房，卵圆孔瓣膜紧贴继发房间隔，关闭卵圆孔。一般在第八月或更长的时间，完全断绝左、右两心房间的血运。但有 20%~25% 的正常人，卵圆孔瓣膜和房间隔并不全部融合，遗留着探针大小的小孔，称为卵圆孔未闭。这种小孔的存在，并不引起血液分流，在临床上并无重要意义。但在施行心脏导管术检查时，偶尔心导管可能通过卵圆孔进入左心房，这应该值得注意，以免与房间隔缺损混淆。

如原发房间隔被吸收过多，或继发房间隔发育障碍，则上下两边缘不能接触，遗留缺口，形成继发孔（或第二孔）缺损，这是临床上常见的一种。有时原发孔和继发孔缺损可同时存在。

二、疾病类型

分类方法较多，各学者意见尚不一致。根据胚胎学和病理解剖，分为两大类，即原发孔缺损和继发孔缺损，继发孔型又分为上腔型、下腔型、中央型、混合型。

三、病理生理

继发孔型房间隔缺损由于正常左、右心房之间存在着压力阶差，左房的氧合血经缺损分流至右房，体循环血流量减少，可引起患儿发育迟缓，体力活动受到一定限制，部分患者亦可无明显症状。氧合血进入肺循环后可引起肺小血管内膜增生及中层肥厚等病变，导致肺动脉压及肺血管阻力升高，但其进程较缓慢，多出现在成人患者。

原发孔型房间隔缺损又称部分心内膜垫缺损或房室管畸形。在胚胎发育过程中心内膜垫发育缺陷所致。形成一个半月形的大型房间隔缺损，位在冠状静脉窦的前下方，缺损下缘邻近二尖瓣环，常伴有二尖瓣裂。

图 15－2 显示了有心房间隔缺损的心脏，导致了左心房富氧血液与右心房缺氧血液的混合。

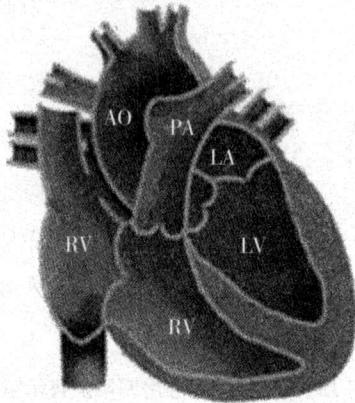

图 15－2 房间隔缺损示意

房间隔缺损的大小并不完全相同。小的房间隔缺损只会将一小部分血液渗漏到另一侧心房。很小的房间隔缺损不会影响心脏的正常工作，因此也没有必要进行特殊的治疗。很多较小的缺损随着孩子的发育甚至会自行闭合。而较大的缺损则会导致比较多的血液流入另一侧的心房，而且通常也不太可能自行闭合。

据美国心肺与血液研究院统计，大约50%的房间隔缺损可能会自行闭合或者很小而不必治疗，而另外50%的缺损则需要心导管手术的治疗。

四、临床表现

继发孔型房间隔缺损：活动后心悸、气短、疲劳是最常见的症状。但部分儿童可无明显症状。房性心律紊乱多见成年患者。若有严重肺动脉高压引起右向左分流者，出现紫绀。

原发孔型房间隔缺损：活动后感心悸、气短，易发生呼吸道感染。伴有严重二尖瓣关闭不全者，早期可出现心力衰竭及肺动脉高压等症状。患儿发育迟缓。心脏扩大，心前区隆起。

五、诊断检查

（一）胸部 X 线检查

左至右分流量大的病例，胸部 X 线检查显示心脏扩大，尤以右心房、右心室增大最为明显。肺动脉总干明显突出，两侧肺门区血管增大，搏动增强，在透视下有时可见到肺门舞蹈、肺野血管纹理增粗、主动脉弓影缩小（图 15－3）。慢性充血性心力衰竭患者，由于极度扩大的肺部小血管压迫气管，可能显示间质性肺水肿、肺实变或肺不张等 X 线征象。

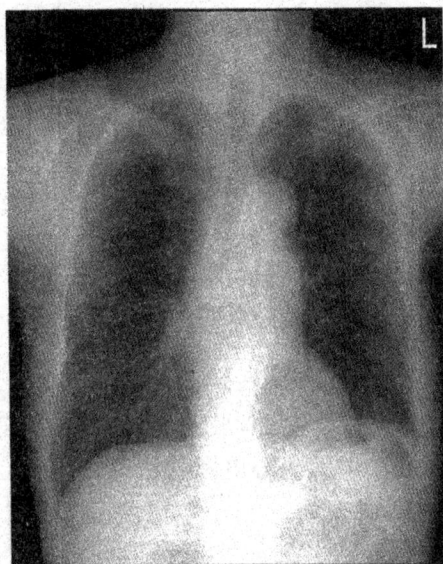

图 15-3　房间隔缺损的 X 线胸片

（二）心电图检查

典型的病例常显示右心室肥大，不完全性或完全性右束支传导阻滞。心电轴右偏。P 波增高或增大，P－R 间期延长。额面心向量图 QRS 环呈顺时针方向运行。30 岁以上的病例室上性心律失常逐渐多见，起初表现为阵发性心房颤动，以后持续存在。房间隔缺损成年人病例，呈现心房颤动者约占 20%。

（三）超声心动图检查

超声心动图检查显示右心室内径增大，左室面心室间隔肌部在收缩期与左室后壁呈同向的向前运动，与正常者相反，称为室间隔矛盾运动（图 15－4）。双维超声心动图检查可直接显示房间隔缺损的部位和大小。

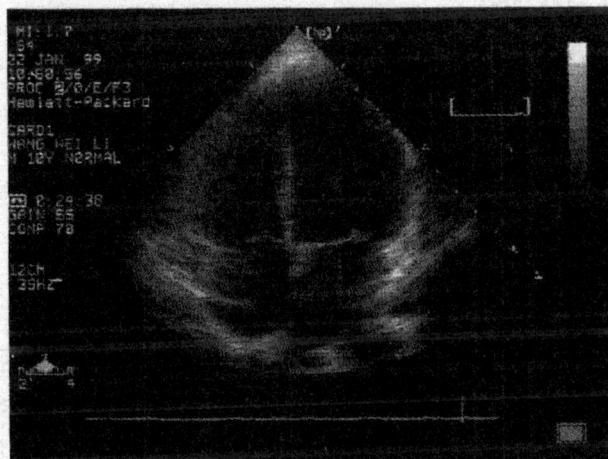

图 15-4　房间隔缺损的超声心动图

（四）心导管检查

右心导管检查是诊断心房间隔缺损的可靠方法。右心房、右心室和肺动脉的血液氧含量高于腔静脉的平均血液氧含量达 1.9% 以上，说明心房水平由左至右血液分流。

此外，心导管进入右心房后可能通过房间隔缺损进入左心房，从心导管在缺损区的上下活动幅度，尚可推测缺损的面积。从大隐静脉插入的心导管通过房间隔缺损进入左心房的机遇更多。

六、鉴别诊断

（一）本病体征不很明显的患者需与正常生理情况相鉴别

如仅在胸骨左缘第 2 肋间闻及 2 级吹风样收缩期杂音，伴有第二心音分裂或亢进，则在正常儿童中亦常见到，此时如进行 X 线、心电图、超声心动图检查发现有本病的征象，才可考虑进一步做右心导管检查等确诊。

（二）较大的心室间隔缺损

因左至右的分流量大，其 X 线、心电图表现与本病可极为相似，体征方面亦可有肺动脉瓣区第二心音的亢进或分裂，因此可能造成鉴别诊断上的困难。但室间隔缺损杂音的位置较低，常在胸骨左缘第 3、第 4 肋间，且多伴震颤，左心室常有增大等可资鉴别。但在儿童患者，尤其是与第一孔未闭型的鉴别仍然不易，此时超声心动图、右心导管检查等有助于确立诊断。此外，左心室 - 右心房沟通（一种特殊类型的心室间隔缺损）的患者，其体征类似高位心室间隔缺损，右心导管检查结果类似心房间隔缺损，也要注意鉴别。

（三）瓣膜型单纯肺动脉口狭窄

其体征、X 线和心电图的表现，与本病有许多相似之处，有时可造成鉴别上的困难。但瓣膜型肺动脉口狭窄时，杂音较响，常伴有震颤，而肺动脉瓣区第二心音减轻或听不见；X 线片示肺野清晰，肺纹稀少，可资鉴别。超声心动图见肺动脉瓣的异常，右心导管检查发现右心室与肺动脉间有收缩期压力阶差，而无分流的证据，则可确诊。

（四）原发性肺动脉高压

其体征和心电图表现，与本病颇为相似；X 线检查亦可发现肺动脉总干弧凸出，肺门血管影增粗，右心室和右心房增大；但肺野不充血或反而清晰，可资鉴别。右心导管检查可发现肺动脉压明显增高而无左至右分流的证据。

七、治疗方法

先天性心脏病治疗方法有两种：手术治疗与介入治疗。

（一）手术治疗为主要治疗方式

手术最佳治疗时间取决于多种因素，其中包括患儿的年龄及体重、全身发育及营养状态等。一般简单先天性心脏，建议 1~5 岁，因为年龄过小，体重偏低，全身发育及营养状态较差，会增加手术风险；年龄过大，心脏会代偿性增大，有的甚至会出现肺动脉压力增高，同样会增加手术难度，术后恢复时间也较长。对于合并肺动脉高压、先天畸形严重且影响生长发育、畸形威胁患儿生命、复杂畸形需分期手术者手术越早越好，不受年龄限制。

（二）介入治疗

1. 关于房间隔缺损的介入治疗发展过程　1976 年，King 及 Miller 应用双面伞封堵器关闭成人型房间隔缺损获得成功，但由于递送系统过于粗大，仅堵塞＜20mm 的房缺，难以临床推广。至 20 世纪 80 年代，Rashkind 等应用堵塞动脉导管未闭的双面伞关闭房间隔缺损，但仅用于＜10mm 的房缺；此后虽几经改进，但由于递送导管仍粗大、成功率不高、应用范围小，仍不能适应临床应用需要。但为以后进一步的材料研制及方法学的改进提供了不少有用的借鉴与依据。如何扬长避短，不少改进型及创新的堵塞装置不断推出，包括 Sideris 纽扣式堵塞装置、CardioSEAL 和 StarFlex 闭合器等，都经一些心血管中心临床应用，获得一定疗效，但在堵塞效果、使用范围及操作方法上都不能满足临床需求。直至 1997 年 Amplatzer 房间隔封堵装置（图 15 - 5，图 15 - 6）由于其自膨性、自向心性、可回收再定位、操作简便、稳定、递送系统小、残余分流少、很快为临床所接受，使房间隔的介入治疗获得突破性进展。手术治疗和介入治疗两者的区别主要在于，手术治疗适用范围较广，能根治各种简单、复杂先天性心脏病，但有一定的创伤，术后恢复时间较长，少数患者可能出现心律失常、胸腔、心腔积液等并发症，还会留下手术疤痕影响美观。而介入治疗适用范围较窄，价格较高，但无创伤，术后恢复快，无手术疤痕。

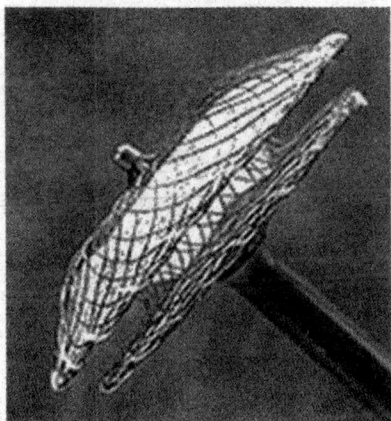

图 15 - 5　房缺封堵器

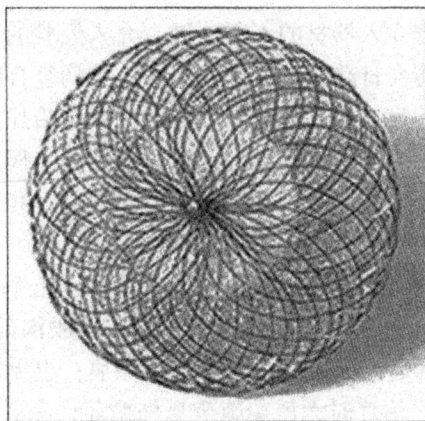

图 15 - 6　房缺封堵器封堵器

2. 房间隔介入治疗的适应证　继发孔型房间隔缺损，缺损边缘至冠状静脉窦、上下腔静脉及有上肺静脉的距离 ≥5mm，至房室瓣的距离 ≥7mm；房缺伸展径 ≥4mm，成人 ≤35mm，儿童通常 ≤30mm，其房间隔缺损长径应大于 ASD 伸展径 14mm；年龄通常 ≥3 岁。外科修补术后残余分流；复杂先心病做 Fontan 等手术后留有房间隔通道，一旦血流动力学完成调整，经血流动力学检测后可堵塞房间隔通道；卵圆孔未闭合并脑卒中，尚需进一步研究。

3. 房间隔缺损介入治疗禁忌证　原发孔型房缺；静脉窦型房缺；需外科手术的心脏畸形；严重肺动脉高压伴双向或右向左分流；心内膜炎或出血性疾病；下腔静脉血栓形成，心腔内血栓形成；封堵数千 1 个月内有严重感染、败血症等。房间隔缺损目前我国采用进口 Ampatzer 封堵器治疗房间隔缺损封堵术达 3 500 余例，技术成功率 98.1%。严重并发症发生率为 0.9%（包括封堵器脱落 0.5%，心包堵塞 0.4%），死亡率仅 0.2%（图 15 - 7 为封堵示意图）。

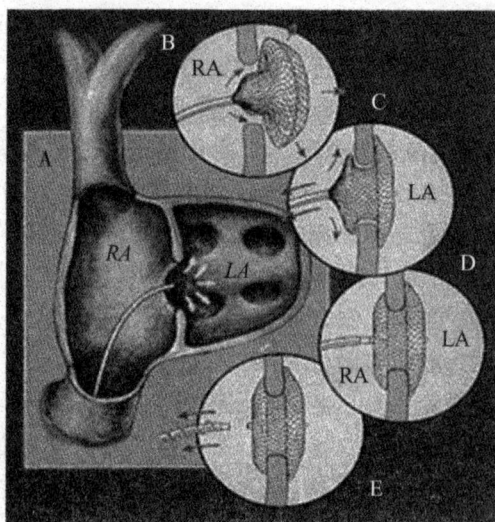

图 15 -7 房间隔缺损封堵示意

随着介入器材的不断改进、介入经验的积累和操作技术的提高，先天性心脏病介入治疗的范围将会日趋扩大，如先天性心脏病复合畸形的介入治疗、外科术后残余分流或残余狭窄的介入治疗、介入技术与外科手术联合治疗复杂先天性心脏病等。

不可否认，仍然有一部分先天性心脏病是无法通过介入技术治疗的，因此在治疗之前，应该进行全面的检查，严格区分介入治疗和外科手术治疗的适应证，权衡利弊，制定合理、可行的最佳方案。

4. 先心病介入治疗与外科手术 先心病介入治疗与外科手术相比有如下优点：

（1）无需在胸背部切口，仅在腹股沟部留下一个针眼（3mm 左右）。由于创伤小，痛苦小，术后几天就能愈合，不留疤痕；也无需打开胸腔，更不需切开心脏。

（2）治疗时无需实施全身外循环，深低温麻醉。患儿仅需不插管的基础麻醉就能配合，大龄患儿仅需局部麻醉。这样，可避免体外循环和麻醉意外的发生，也不会对儿童的大脑发育产生影响。

（3）由于介入治疗出血少，不需要输血，从而避免了输血可能引起的不良反应。

（4）相比外科手术，介入治疗手术时间较短，住院时间短，术后恢复快。一般在 30min 至 1 个小时左右就开始进饮，术后 20h 就可下床活动，住院 1 ~3d 即可出院，局麻的患儿可在门诊完成。

（5）目前，对合适做介入治疗的患儿，各种介入治疗的成功率在 98% 以上，术后并发症少于外科手术。它就像外科手术一样，可起到根治效果。

（李 伟）

第三节　室间隔缺损

一、疾病概述

室间隔缺损（ventricular septal defect，VSD）指室间隔在胚胎发育不全，形成异常交通，在心室水平产生左向右分流，它可单独存在，也可是某种复杂心脏畸形的组成部分。室缺是最常见的先天性心脏病。

室间隔缺损约为先心病总数 20%，可单独存在，也可与其他畸形并存。缺损在 0.1 ~ 3cm 间，位于膜部者则较大，肌部者则较小，后者又称 Roger 氏病。缺损若 <0.5cm 则分流量较小，多无临床症状。缺损小者以右室增大为主，缺损大者左心室较右心室增大明显。

二、疾病类型

根据缺损的位置，可分为三型：

（一）漏斗部缺损

又分为干下型（室上嵴上缺损）和嵴内型缺损（室上嵴下缺损）。干下型位于右心室流出道，室上嵴上方和主、肺动脉瓣之下，少数病例合并主、肺动脉瓣关闭不全。嵴内型缺损位于室间隔膜部，此型最多见，约占 60% ~ 70%。

（二）膜周部缺损

又分为单纯膜部、膜周型和隔瓣后缺损，其中隔瓣后缺损位于右心室流入道，三尖瓣隔瓣后方，约占 20%。

（三）肌部缺损

位于心尖部，为肌小梁缺损，收缩期时间隔心肌收缩使缺损变小，所以左向右分流量小。

三、病理生理

室间隔缺损意味着隔离左右心室（心脏下部的两个腔室）的间隔出现了缺损。这种心脏缺损会导致左心室的富氧血液流入右心室而不是正常流入主动脉。而心室间隔缺损（VSD）导致了左心室富氧血液与右心室缺氧血液的混合。

VSD 也是大小不一。较小的 VSD 临床表现不明显，甚至有可能自行闭合。而较大的 VSD 会导致大量的血液由左心室分流到右心室，肺循环的血流量可达到体循环的 3 ~ 5 倍，不但会导致左心室负荷过重，而且由于右心室血液过多，进而导致右侧心脏及肺部血压过高。随着病情的发展，由于肺循环量持续增加，并以相当高的压力冲向肺循环，致使肺动脉发生痉挛，产生动力性肺动脉高压。日久肺小动脉发生病理性变化，中层和内膜层增厚，使肺循环阻力增加，产生梗阻型肺动脉高压。此时左向右分流量显著减少，最后出现双向分流或反向分流而呈现青紫。当肺动脉高压显著时，产生右向左分流，即称为艾森曼格（Eisenmenger）综合征。

四、临床表现

在心室水平产生左至右的分流，分流量多少取决于缺损大小。缺损大者，肺循环血流量明显增多，流入左心房、室后，在心室水平通过缺损口又流入右心室，进入肺循环，因而左、右心室负荷增加，左、右心室增大，肺循环血流量增多导致肺动脉压增加，右心室收缩期负荷也增加，最终进入阻塞性肺动脉高压期，可出现双向或右至左分流。

缺损小，可无症状。缺损大者，症状出现早且明显，以致影响发育。有心悸气喘、乏力和易肺部感染。严重时可发生心力衰竭。有明显肺动脉高压时，可出现紫绀，本病易罹患感染性心内膜炎。

心尖搏动增强并向左下移位，心界向左下扩大，典型体征为胸骨左缘Ⅲ～Ⅳ肋间有4～5级粗糙收缩期杂音，向心前区传导，伴收缩期细震颤。若分流量大时，心尖部可有功能性舒张期杂音。肺动脉瓣第二音亢进及分裂。严重的肺动脉高压，肺动脉瓣区有相对性肺动脉瓣关闭不全的舒张期杂音，原间隔缺损的收缩期杂音可减弱或消失。

五、诊断检查

（一）X线检查

小型室间隔缺损心扉X线检查，无明显改变。中度以上缺损心影轻度到中度扩大，左心缘向左向下延长，肺动脉圆锥隆出，主动脉结变小，肺门充血。重度阻塞性肺动脉高压心影扩大反而不显著，右肺动脉粗大，远端突变小，分支呈鼠尾状，肺野外周纹理稀疏。

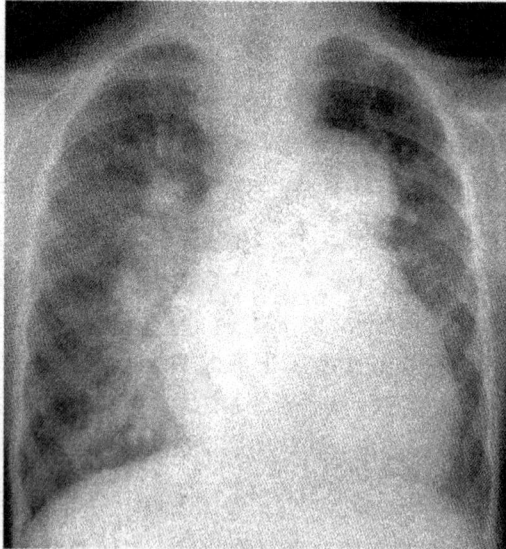

图15-8　室间隔缺损X线胸片

（二）心电图检查

缺损小示正常或电轴左偏。缺损较大，随分流量和肺动脉压力增大而示左心室高电压、肥大或左右心室肥大。严重肺动脉高压者，则示右心肥大或伴劳损。

（三）超声心动图

左心房、左、右心室内径增大，室间隔回音有连续中断，室间隔活动正常，主动脉内径缩小；多普勒超声：由缺损右室面向缺孔和左室面追踪可深测到最大湍流，能直接见到分流的位置、方向和区别分流的大小。

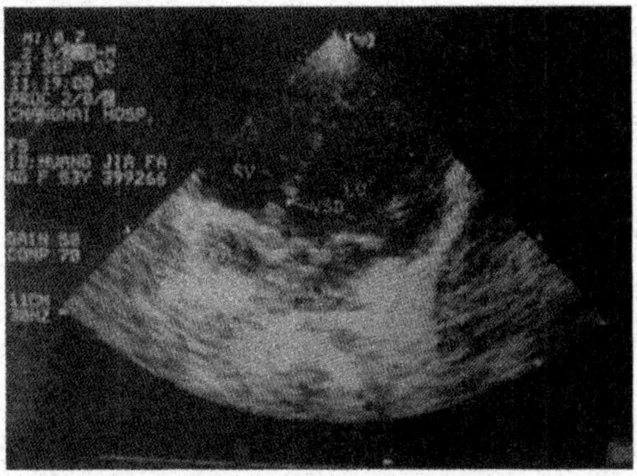

图 15 - 9　室间隔缺损超声心动图

（四）心导管检查

右心室水平血氧含量高于右心房 0.9% 容积以上，小型缺损增高不明显。大型缺损，偶尔导管可通过缺损到达左心室。依分流量的多少，肺动脉或右心室压力有不同程度的增高，肺动脉阻力显著高于正常值。

室间缺损易并发支气管肺炎、充血性心力衰竭、肺水肿、亚急性感染性心内膜炎，干下型室间隔缺损未见自然闭合者，容易发生主动脉瓣脱垂。

1. 感染性心内膜炎　在 1 岁以下婴儿很少见。Corone 等的一组患者中，以 15～29 岁的发生率最高。一般说来，生存时间愈长，并发感染性心内膜炎的机会愈大。根据文献统计，发生率达 25%～40%。但从抗生素和化学疗法广泛应用以来发生率大为降低，约 5%～6%，低到 2%～3.7%。不过其患者年发生率仍为 0.15%～0.3%。

2. 主动脉瓣关闭不全　室间隔缺损位于右心室流出道和室上嵴下方者，容易伴有主动脉瓣关闭不全。Nodas 报告发生率为 4.6%，Tatsuno 报告为 8.2%。造成关闭不全的原因有二：①缺损位于主动脉瓣环的紧下方，瓣环缺乏足够的支持。高速的分流自左向右喷射时，把主动脉瓣叶拉向下方，先使其延长，再产生脱垂，形成关闭不全。如不及时修补缺损，关闭不全将逐渐加重。②有些缺损边缘变厚，机化收缩，甚至形成纤维带，牵拉主动脉瓣，产生关闭不全。

六、鉴别诊断

（一）单纯肺动脉口狭窄

其体征、X 线和心电图的表现，与本病有许多相似之处，有时可造成鉴别上的困难。但瓣膜型肺动脉口狭窄时，杂音较响，常伴有震颤，而肺动脉瓣区第二心音减轻或听不见；X线片示肺野清晰，肺纹稀少，叮资鉴别。超声心动图见肺动脉瓣的异常，右心导管检查发现右心室与肺动脉间有收缩期压力阶差，而无分流的证据，则可确诊。

（二）主动脉窦瘤破裂

本病在我国并不罕见。临床表现与动脉导管未闭相似，可听到性质相同的连续性心杂音，只是部位和传导方向稍有差异；破入右心室者偏下偏外，向心尖传导；破入右心房者偏向右侧传导。如彩色多普勒超声心动图显示主动脉窦畸形以及其向室腔和肺动脉或房腔分流即可判明。再加上逆行性升主动脉造影更可确立诊断。

（三）动脉导管未闭

动脉导管未闭听诊杂音在胸骨左缘 2~4 肋间隙，听诊为粗超响亮的连续的机器样杂音，彩色多普勒可清晰观察到动脉导管的位置、形态、长度及血流信号。

七、治疗方案

（一）外科治疗

1. 手术适应证　巨大的室间隔缺损，25%~50% 在 1 岁内因肺炎、心力衰竭而死亡。因此，心力衰竭反复发作婴儿应行缺损修补治疗；6 月至 2 岁的婴儿，虽然心力衰竭能控制，但肺动脉压力持续增高、大于体循环动脉压的 1/2，或者 2 岁以后肺循环量与体循环量之比大于 1/2，也应该及早行手术修补缺损。肌部和膜部的室间隔缺损（20%~50%）可能自行闭合，一般发生在 5 岁之前，尤其 1 岁以内。除并发细菌性心内膜炎外，室间隔缺损的患儿可观察到学龄前再考虑手术治疗。很小的缺损可终生不需手术。分流量超过 50% 或伴有肺动脉压力增高的婴幼儿应早日手术，以防肺高压持续上升。如已为严重阻塞性肺高压则为手术反指征。

2. 手术方法　在气管插管全身麻醉下，行正中胸骨切口，建立体外循环。阻断心脏循环后，切开右心室流出道前壁，虽可显露各类型室间隔缺损，但对心肌有一定损伤，影响右心功能和损伤右束支。目前多采用经右心房切开途径，这对膜部缺损显露更佳。高位缺损，则以经肺动脉途径为宜。对边缘有纤维组织的较小缺损，可直接缝合，缺损 >1cm 者，则用涤纶织片缝补。传导束走经膜部缺损下缘，隔瓣后缺损缝补时容易误伤，应该避开，缝靠隔瓣根部为宜。

（二）介入治疗

1. 室间隔缺损介入封堵发展过程　多年来室间隔缺损封堵术一直是介入治疗的难点，其原因除缺损解剖部位特殊外，还缺少理想的封堵器，致使该技术发展缓慢。1988 年，Lock 率先采用 Rashkind 双伞封堵装置关闭 VSD 以来，后改良层蚌状夹式封堵器（CardioSE-AIL），多用于肌部 VSD 及外壳手术残余分流的 VSD 患者，但其有一定的缺点：由于双伞直径达，易损伤瓣膜组织，双伞连接点小、移动度达，易出现残余分流；此外，还可出现伞臂断裂等并发症。1994 年，Sideris 采用纽扣式补片法关闭 VSD，其输送管虽较双伞法小，但由于补片扣合不紧，残余分流多，且可损伤主动脉或影响主动脉瓣、房室瓣的功能。此外上述办法均未获广泛推广。1999 年美国 AGA 公司研制出 Amplatze 肌部 VSD 封堵装置；2002 年又开发研制出 Amplatzer 膜部 VSD 封堵装置（图 15-10，图 15-11），一种新型自膨胀非对称性双盘状膜部室间隔缺损封堵器，使 VSD 的介入治疗获得突破性进展，经过国内外近多年的临床应用，取得了满意的效果。Amplatzer 堵塞装置避免了以往双伞法及 Sideris 法的缺点，其腰部直径与缺损大小一致；此外由于自膨性特点，其递送管道较小。此外，专用的

Amplatzer 膜部 VSD 堵塞装置的研制，是根据膜部室间隔缺损的特点，采用非对称性设计，可避免对主动脉瓣及房室瓣的损伤，减少并发症。

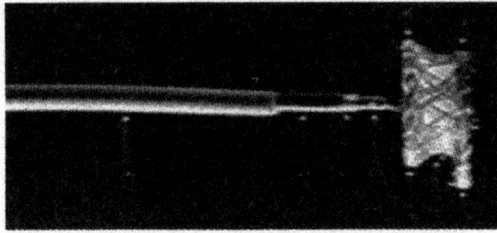

图 15 – 10　室缺封堵器

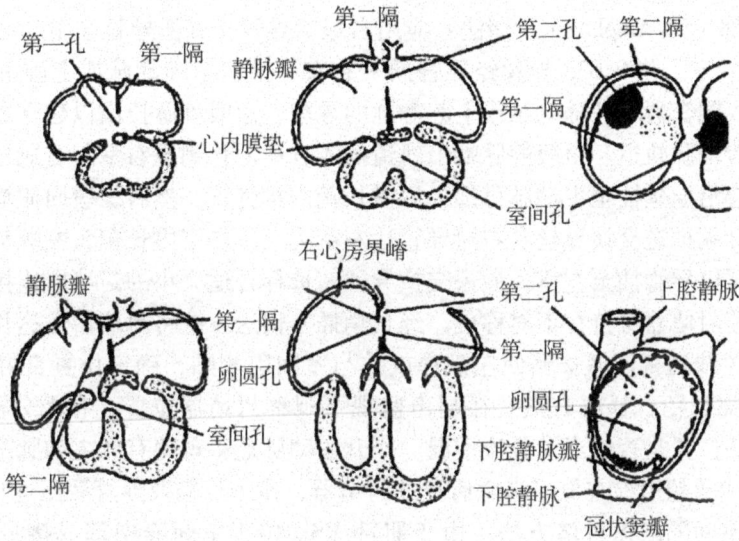

图 15 – 11　室缺封堵器

2. 适应证

（1）膜周部 VSD：年龄≥3 岁；对心脏有血流动力学影响的单纯性 VSD；VSD 上缘距主动脉右冠瓣≥2mm，无主动脉右冠瓣脱入 VSD 及主动脉瓣反流。

（2）肌部室缺≥5mm。

（3）外科手术后残余分流。

（4）心肌梗死或外伤后室缺。

3. 禁忌证

（1）活动性心内膜炎，心内有赘生物或引起菌血症的其他感染。

（2）封堵器安置处有血栓存在，导管插入处有静脉血栓形成。

（3）缺损解剖位置不良，封堵器放置后影响主动脉瓣或房室瓣功能。

（4）重度肺动脉高压伴双向分流者。

4. 操作准备

（1）心导管术前常规化验检查，心电图、X 线胸片及超声心动图检查等。

（2）术前 1d 静脉注射抗生素 1 剂。术前 1d 口服阿司匹林，小儿 3 ~ 5mg/kg/d，成人

$3mg/kg/d$。

5. 操作程序

（1）左、右心导管及心血管造影检查。局麻或全麻下做股静脉及股动脉插管，常规给予肝素$100u/kg$，先行右心导管检查，测量压力及血氧，检测肺动脉压力及 QP/Qs。以猪尾巴导管进行主动脉及左室测压，左室长轴斜位造影，测量 VSD 大小及其距主动脉瓣的距离，随后作升主动脉造影观察有无主动脉瓣脱垂及反流。

（2）经胸或经食道超声检查。评价 VSD 位置、大小、数目、邻近结构、与瓣膜的关系，膜部 V5D 需测缺损边缘距主动脉瓣距离，膜部瘤形成等。近心尖部肌部 VSD 周围解剖的检查有助于封堵器的选择。

6. 封堵方法

（1）膜周部 VSD Amplatzer 封堵法：应用右冠脉导管或其他导管经主动脉至左室。导管头端经 VSD 入右室。将 0.035 导丝经导管插入右室并推送至肺动脉或上腔静脉。由股静脉经端孔导管插入圈套器套住肺动脉或上腔静脉的导丝，由股静脉拉出以建立股静脉 - 右房 - 右室 - 左室 - 股动脉轨道。由股静脉端沿轨道插入合适的长鞘至右室与右冠导管相接。将长鞘及扩张管一起沿导丝插至主动脉弓部，后撤长鞘内扩张管，然后缓缓回撤输送长鞘至左室流出道。由动脉端推送交换导丝及右冠导管达左室尖端。左室内长鞘头端顺势指向心尖，然后动脉端换猪尾巴导管插至左室，撤去交换导丝。选择合适大小的封堵器连接专用的输送导丝和递送导管使封堵器维持在不对称位。经长鞘插入输送系统将封培器送达长鞘末端，在超声导引下结合 X 线透视回撤长鞘使左盘释放并与室间隔相贴，确定位置良好后，封堵器腰部嵌入 VSD 后撤长鞘，释放右盘。在超声监视下观察封堵器位置、有无分流和瓣膜反流，做左室造影确认位置是否恰当及分流情况。作升主动脉造影观察有无主动脉瓣反流及主动脉瓣形态。在 X 线及超声检查效果满意后释放封堵器，撤去长鞘及导管后压迫止血。

（2）肌部室间隔缺损封堵方法：由于肌部 VSD 位于室间隔中部或接近心尖，建立经 VSD 的动静脉轨道在技术上与膜部 VSD 堵塞术不尽相同。通常建立左股动脉 - 主动脉 - 左室 - 右室 - 右颈内静脉（或右股静脉）的轨道。①顺向途径：长鞘经颈内静脉（或股静脉）插入右室，经 VSD 达左室然后按常规放置封堵器。②逆向途径：当肌部 VSD 接近心尖，右室面肌小梁多或右室面缺损较小难以顺向途者。

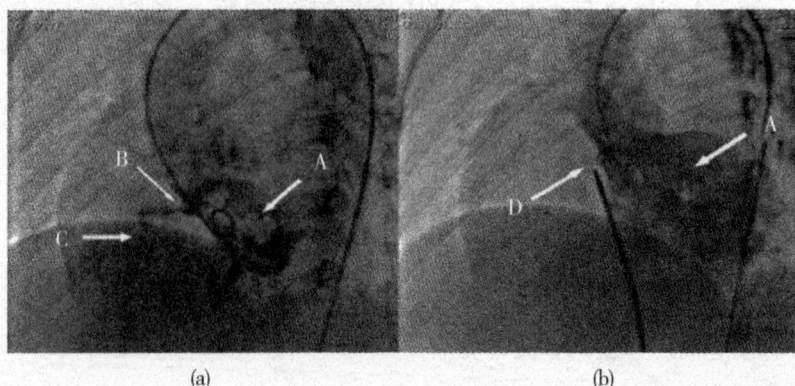

(a)　　　　　　　　　　　(b)

图 15 -12

（a）A：左心室；B：室间隔缺损；C：右心室；（b）A：左心室；D：室缺封堵器

（3）注意事项

1）术后常规平卧 12h，根据术中出血情况静脉可以不进行沙袋压迫。

2）心电、血压监护 24h。

3）注意心率、血压变化，有无胸闷、气短症状，体、肺循环栓塞迹象。

4）观察局部穿刺处有无渗血、血肿及感染的征象，足背动脉搏动情况。

5）术后低分子肝素皮下注射两次。

6）口服阿司匹林，小儿 3~5mg/（kg·d），成人 3mg/（kg·d），6 个月。

7）预防性应用抗生素 3~5d。

8）术后 24h，1、3、6 及 12 个月复查超声心动图、心电图及 X 线胸片。

（4）并发症及防治

除其他介入治疗常见的共同并发症外，本介入术中可能出现的并发症包括：

1）术后可能出现溶血，严重者可以导致急性肾功能衰竭。治疗措施：注意术后血尿常规检查，一旦发生需要积极给予透析治疗，严重者需取出封堵器。

2）术中或术后发生封堵器脱落。治疗措施：需用网蓝抓捕器取出或开胸取出。

3）残余分流，甚至需要再次封堵或开胸手术。治疗措施：尽量选择合适的封堵器，一旦发生需要再次封堵或开胸手术。

4）心脏传导系统受累导致一过性或永久性房室传导阻滞，甚至需要安置永久起搏器。治疗措施：术后严密心电监护，一旦发生可以进行激素治疗，房室传导阻滞长期存在可以安置永久起搏器治疗。

5）封堵器压迫周围组织导致左肺动脉及降主动脉狭窄，主动脉及房室瓣穿孔反流，主动脉 - 右房瘘等，对封堵器材料过敏等。治疗措施：严重者需开胸取出封堵器。

6）由于封堵器脱落或所诱发的血栓导致冠状动脉栓塞、脑栓塞、脑出血、局部血栓形成及周围血管栓塞等。治疗措施：对症治疗。

目前国内采用此技术已完成室间隔缺损封堵术数千余例，成功率达 97.3%。由于技术要求高，操作复杂，初期开展缺乏经验，其并发症发生率相对较高，达 2.7%，主要有封堵器脱落、溶血、房室传导阻滞、主动脉瓣或三尖瓣关闭不全等。因此，未经过严格培训的医师及不具备相当技术条件的医院不应盲目开展此技术。

（李 艳）

第四节 动脉导管未闭

一、疾病概述

动脉导管未闭（patent ductus arteriosus，PDA）本系胎儿时期肺动脉与主动脉间的正常血流通道。由于该时肺不司呼吸功能，来自右心室的肺动脉血经导管进入降主动脉，而左心室的血液则进入升主动脉，故动脉导管为胚胎时期特殊循环方式所必需。出生后，肺膨胀并承担气体交换功能，肺循环和体循环各司其职，不久导管因废用即自选闭合。如持续不闭合，则构成病态，称为动脉导管未闭（症）。应施行手术，中断其血流。动脉导管未闭并存于肺血流减少的紫绀型心脏病时，导管是其赖以存活的重要条件，当作别论。动脉导管未闭是一种较常见的先天性心血管畸形，占先天性心脏病总数的12%～15%，女性约两倍于男性。约10%的病例并存其他心血管畸形。

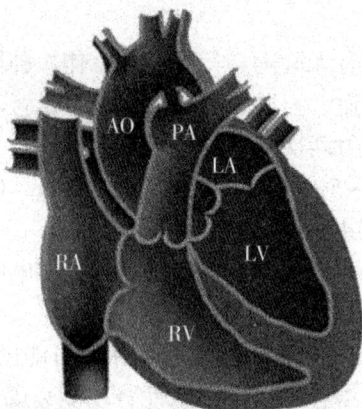

图15-13　动脉导管未闭示意图

二、疾病类型

按动脉导管形态分五型：①漏斗型：导管的主动脉端粗大，肺动脉端偏小，呈漏斗状。②管型：导管呈管状，可有1处或多处狭窄；管型长短不一，长者3厘米，短者仅3～5毫米。③窗型：导管极短，主动脉侧漏斗浅。④哑铃型：导管中间细，两端粗大似哑铃状。⑤动脉瘤型：导管两端较细，中间呈瘤状膨大。漏斗型和管型为常见。

三、病理生理

动脉导管为位于左肺动脉基部与主动脉起始部之间的管道。胎儿时期，肺呈萎陷状态，肺血管的阻力较高，由右心室排至肺动脉的血液绝大多数通过动脉导管进入降主动脉。出生后，肺膨胀并随着呼吸而张缩，肺循环阻力随之下降，右心室排出的血液乃进入两侧肺内进行气体交换。当肺动脉压力与主动脉压力持平时，动脉导管即呈功能上的闭合。进而由于生理上的弃用、肺膨胀后导管所处位置角度的改变和某些尚未阐明的因素，导管逐渐产生组织学上的闭合，形成动脉韧带。据统计，88%的婴儿在出生后两个月内导管即闭合，98%在8个月内已闭合。如果在1周岁时导管仍开放，以后自行闭合的机会较少，即形成导管未闭（症）。

未闭动脉导管的直径与长度一般自数毫米至2cm不等，有时粗如其邻近的降主动脉，短至几无长度可测，为主动脉与肺动脉壁之间直接沟通，所谓穿形动脉导管未闭。

动脉导管未闭产生主动脉向肺动脉（左向右）血液分流，分流量的多寡取决于导管口径的粗细及主动脉和肺动脉之间的压力阶差。出生后不久，肺动脉的阻力仍较大、压力较高，因此左至右分流量较少，或仅在收缩期有分流。此后肺动脉阻力逐渐变小，压力明显低于主动脉，分流量亦随之增加。由于肺动脉同时接受右心室排出的和经导管分流来的血液，从肺静脉回至左心室的血量增加，加重左心室负荷，导致左心室扩大、肥厚以至功能衰竭。流经二尖瓣孔的血量过多时，会出现二尖瓣相对性狭窄。肺静脉血排流受阻、压力增高，可导致肺间质性水肿。由于流经升主动脉和主动脉弓的血量增多而使其管腔扩大；肺动脉血量增加亦呈同样反映。长期的肺血流量增加，可引起肺小动脉反射性痉挛，后期可发生肺小动脉管壁增厚、硬化，管腔变细，肺循环阻力增加，使原先由于肺血流量增加引起的肺动脉压力升高更形严重，进一步加重右心室负担，出现左、右心室合并肥大，晚期时出现右心衰竭。随着肺循环阻力的增加和肺动脉高压的发展，左至右分流量逐渐减少，最终出现反向（右至左）分流，躯体下半部动脉血氧含量降低，趾端出现紫绀。长期的血流冲撞，可使导管壁变薄、变脆，以至发生动脉瘤或钙化。并易招至感染，发生动脉内膜炎。近端肺动脉可因腔内压力增高呈现动脉瘤样扩大。

四、临床表现

动脉导管未闭的临床表现主要取决于主动脉至肺动脉分流血量的多寡以及是否产生继发肺动脉高压和其程度。轻者可无明显症状，重者可发生心力衰竭。常见的症状有劳累后心悸、气急、乏力、易患呼吸道感染和发育不良。抗生素广泛应用以来，细菌性动脉内膜炎已少见。晚期肺动脉高压严重，产生逆向分流对，出现下半身紫绀。

体检时，典型的体征是胸骨左缘第2肋间听到响亮的连续性机器样杂音，伴有震颤。肺动脉第2音亢进，但常被响亮的杂音所掩盖。分流量较大者，在心尖区尚可听到因二尖瓣相对性狭窄产生的舒张期杂音。测血压示收缩压多在正常范围，而舒张压降低，因而脉压增宽，四肢血管有水冲脉和枪击声。

婴幼儿可仅听到收缩期杂音。晚期出现肺动脉高压时，杂音变异较大，可仅有收缩期杂音，或收缩期杂音亦消失而代之以肺动脉瓣关闭不全的舒张期杂音（Graham Steell杂音）。

五、诊断检查

（一）心电图检查

轻者可无明显异常变化，典型表现示电轴电偏、左心室高电压或左心室肥大。肺动脉高压明显者，示左、右心室均肥大。晚期则以右心室肥大为主，并有心肌损害表现。

（二）超声心动图检查

左心房和左心室内径增宽，主动脉内径增宽，左心房/主动脉根部内径>1.2。扇形切面显示导管的位置和粗细。多普勒彩色血流显像可直接见到分流的方向和大小。

（三）胸部X线检查

示心影增大，早期为左心室增大，晚期时右心室亦增大，分流量较多者左心房亦扩大，升主动脉和主动脉弓阴影增宽，肺动脉段突出，肺动脉分支增粗，肺野充血图（图15-14）。有时透视下可见肺门"舞蹈"征。

（四）心导管检查

可行右心导管检查，可示肺动脉血氧含量高于右心室0.5%以上，说明肺动脉部位由左向右分流。肺动脉和右心室压力可正常、轻度增高或显著升高。部分患者导管可通过未闭的动脉导管，由肺动脉进入降主动脉（图15-15）。

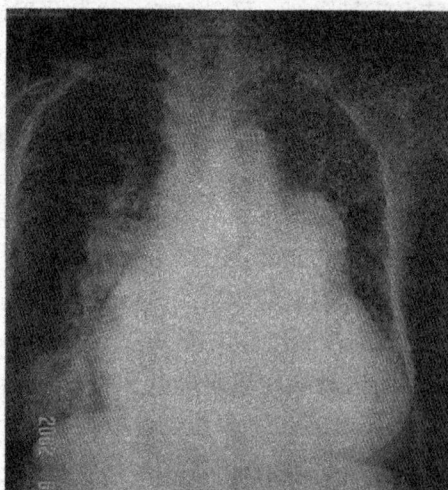

图 15 – 14　动脉导管未闭 X 线胸片

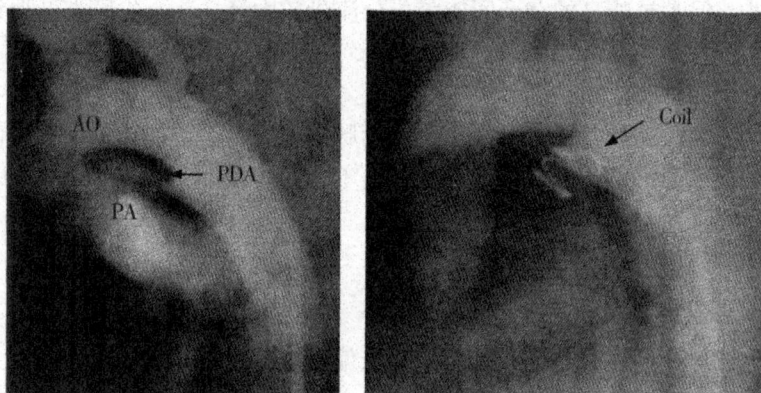

图 15 – 15　动脉导管未闭右心导管检查

（五）心血管造影

如插管通过动脉导管进入降主动脉更可确诊逆行性主动脉造影，可见对比剂经动脉导管进入肺动脉的情况位连续摄片示升主动脉和主动脉弓部增宽，降主动脉削狭，峡部内缘突出，造影剂经此处分流入肺动脉内，并显示出导管的外形、内径和长度。

六、鉴别诊断

有许多从左向右分流心内畸形在胸骨左缘可听到同样的连续性机器样杂音或接近连续的双期心杂音，难以辨识。在建立动脉导管未闭诊断进行治疗前必须予以鉴别，现将主要的畸形按发病顺序分别论述如下。

（一）高位室间隔缺损合并主动脉瓣脱垂

当高位室间隔缺损较大时往往伴有主动脉瓣脱垂畸形，导致主动脉瓣关闭不全，并引起相应的体征。临床上在胸骨左缘听到双期杂音，舒张期为泼水样，不向上传导，但有时与连续性杂音相仿，难以区分。目前彩色超声心动图已列入心脏病常规检查。在本病可显示主动脉瓣脱垂畸形以及主动脉血流反流入左心室，同时通过室间隔缺损由左心室向右心室和肺动脉分流。为进一步明确诊断可施行逆行性升主动脉和左心室造影，前者可示升主动脉造影剂反流入左心室，后者则示左心室造影剂通过室间隔缺损分流入右心室和肺动脉。据此不难作出鉴别诊断。

（二）主动脉窦瘤破裂

本病在我国并不罕见。临床表现与动脉导管未闭相似，可听到性质相同的连续性心杂音，只是部位和传导方向稍有差异；破入右心室者偏 T 偏外，向心尖传导；破入右心房者偏向右侧传导。如彩色多普勒超声心动图显示主动脉窦畸形以及其向室腔和肺动脉或房腔分流即可判明。再加上逆行性升主动脉造影更可确立诊断。

（三）冠状动脉瘘

这种冠状动脉畸形并不多见，可听到与动脉导管未闭相同的连续性杂音伴震颤，但部位较低，且偏向内侧。多普勒彩超能显示动脉瘘口所在和其沟通的房室腔。逆行性升主动脉造影更能显示扩大的病变冠状动脉主支，或分支走向和瘘口。

（四）主动脉 – 肺动脉间隔缺损

非常少见。常与动脉导管未闭同时存在，且有相同的连续性杂音和周围血管特征，但杂音部位偏低偏内侧。仔细的超声心动图检查当能发现其分流部位在升主动脉根部。逆行性升主动脉造影更易证实。

（五）冠状动脉开口异位

右冠状动脉起源于肺动脉是比较罕见的先天性心脏病。其心杂音亦为连续性，但较轻，且较表浅。多普勒超声检查有助于鉴别诊断。逆行性升主动脉造影连续摄片显示冠状动脉异常开口和走向以及迂回曲张的侧支循环，当可明确诊断。

七、治疗方案

动脉导管未闭诊断确立后，治疗分为手术治疗和介入封堵治疗，特别是近十年介入材料的介入封堵技术的成熟，大部分 PDA 患者均可行封堵治疗。

（一）手术治疗

近年来，对早产儿因动脉导管未闭引起呼吸窘迫综合征者，亦多主张手术治疗，而较少采用促导管闭合药物（前列腺素合成酶抑制剂 – 消炎痛）治疗，因后者用药剂量难以掌握，量少作用不明显，量大则有副反应，或停药后导管复通。

动脉导管闭合手术，一般在学龄前施行为宜。如分流量较大、症状较严重，则应提早手术。年龄过大、发生肺动脉高压后，手术危险性增大，且疗效差。患细菌性动脉内膜炎时，暂缓手术，但若药物控制感染不力，仍应争取手术，术后继续药疗，感染常很快得以控制。有下列情况之一者，应视为手术禁忌证：①并患肺血流减少的紫绀型心血管畸形者，导致紫绀的病变不能同期得到纠治时。②静止时或轻度活动后出现趾端紫绀，或已出现杵状趾者。③动脉导管未闭的杂音已消失，代之以肺动脉高压所致肺动脉瓣关闭不全的舒张期杂音（Graham Steell 杂音）者。④（股）动脉血氧测定，静止状态血氧饱和度低于95%或活动后低于90%者。⑤超声多普勒检查，示导管处呈逆向（右至左）分流，或双向分流以右至左为主者。⑥右心导管检查，测算肺总阻力已超过10Wood单位者。

手术一般采用左胸侧后切口，经第4肋间或骨衣内切除第5肋骨经肋床进入胸腔。以导管处为中心，纵向剪开降主动脉表面的纵隔胸膜，沿主动脉表面向前解剖，直至显露导管。如此，左侧迷走神经、喉返神经和肺动脉端导管表面的心包返折处均被拉向前方，脱离导管本身，因而可免受损伤。以弯形直角钳（米氏钳）自导管下方沿着主动脉壁向导管后壁滑动，待导管全长游离后，参照导管的具体情况、器械条件和手术医师的技术能力和经验等，分别选用下列闭合导管的手术方式。又分单纯结扎法和加垫结扎法。手术的主要并发症为：①动脉导管破裂并大出血。②喉返神经的损伤。③假性动脉瘤的形成。④导管再通。因此手术时一定要熟悉局部解剖结构（图15-16为动脉导管和周围的解剖关系）。

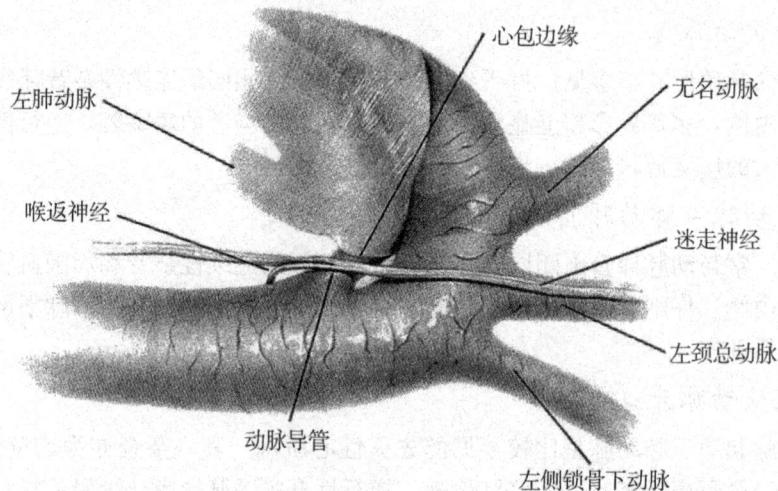

图 15-16　动脉导管和周围的解剖关系

（二）介入治疗

自从1967年Portmann采用泡沫塑料封堵先天性动脉导管未闭以来，先天性心脏病介入治疗走过了漫长的道路。包括后来相继研制成功的双盘堵塞装置（Rashkind）、蚌壳状关闭式（Lock）、纽扣式双盘装置（Sideris）等，由于参与分流发生率高，递送导管粗，不便于操作，较难应用于小婴儿及过大的动脉导管，因此手术指征不广。指导20世纪90年代，经导管关闭动脉导管未闭于国内外均未获得广泛使用。至1992年，国外首先报道应用Gianturco弹簧圈（Cook Inc，USA）堵塞中小动脉导管未闭获得成功。1996年，双盘Duc-occlud弹簧圈（pfm Inc，Germany）应用于临床。1995年，国内报道应用此法堵塞小儿动脉导管未闭。由于操作简便、效果好、损伤小、可应用于婴儿，该法疗效获得一致肯定。但对于中等以上动脉导管未闭，仍无合适的堵塞装置，虽然可应用多个或改进型弹簧圈，但操作不便。直到1998年美国首先报道应用自膨性蘑菇伞堵塞器（AGA Corp）堵塞中、大型PDA，获得良好经验。该法安全、有效、简便、残余分流少，目前为首选方法。应用自膨性蘑菇伞封堵装置封堵动脉导管要求如下：

1. 适应证和禁忌证

（1）适应证：直径≥2mm的单纯性动脉导管未闭；体重≥4kg；年龄≥6个月；手术后

的残余分流。需要提示的是，≥14mm 的 PDA，操作困难，成功率低，并发症多，因此要慎用此法。

（2）禁忌证：感染性心内膜炎，心脏瓣膜和导管内有赘生物；严重肺动脉高压出现右向左分流，肺总阻力 > 14woods；合并需要外科手术矫治的心内畸形；依赖 PDA 存活的患者；合并其他不宜手术和介入治疗疾病的患者。

2. 介入器材选择　主要介绍应用最为广泛自膨性蘑菇伞堵塞器（Amplatzer PDA 封堵器）及其递送系统。

封堵器由镍钛记忆合金编织，呈蘑菇形孔状结构，内有三层高分子聚酯纤维，具有自膨胀性能。Amplatzer 封堵器主动脉侧直径大于肺动脉侧 2mm，长度有 5mm、7mm 和 8mm 三种规格，肺动脉侧直径可分为 4~16mm 7 种型号。封堵器是由镍钛合金网丝制成的自膨胀装置，由于其形状呈蘑菇样，故常称为 Amplatzer 蘑菇伞封堵器。其内缝制有聚酯纤维补片，可以帮助封堵器内血栓的快速形成，以及封堵器表面的快速内皮化。

常用以下几个数字描述封堵器的形状大小（图 15 – 17）：A 代表主动脉侧蘑菇柄的直径、B 代表肺动脉侧蘑菇柄的直径、C 代表肺动脉侧伞的直径、D 代表封堵器的长径；封堵器的常用规格有 4/5 mm、4/6 mm、6/8mm、8/10mm、10/12mm、12/14mm 以及 14/16mm，前一数字代表肺动脉侧蘑菇柄的大小（即 B 值），后一数字代表主动脉侧蘑菇

3. 操作方法

（1）术前准备：常规签写书面同意书，与患者及其家属或监护人交待介入治疗中可能发生的并发症，取得同意后方可进行手术。

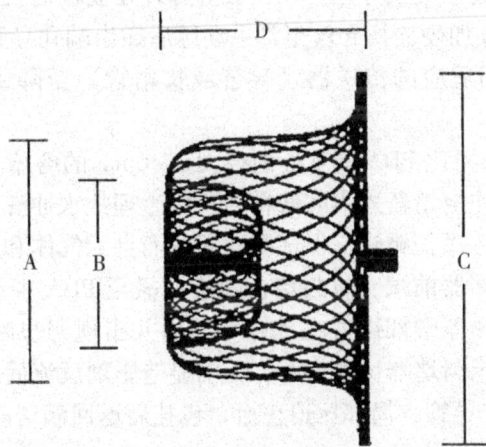

图 15 – 17　Amplatzer 蘑菇伞封堵器几何示意图柄的大小（即 A 值）。

Amplatzer 蘑菇伞封堵器的输送系统包括了输送鞘、扩张管、主控钢丝、以及装载鞘（图 15 – 18）。

（2）操作过程

1）麻醉：婴幼儿采用全身麻醉，术前 5~6h 禁食水，同时给予一定比例添加钾镁的等渗盐水和足够热量的葡萄糖静脉补液。成人和配合操作的大龄儿童可用局部麻醉。

2）常规穿刺股动、静脉，送入动静脉鞘管，6kg 以下婴幼儿动脉最好选用 4F 鞘管，以免损伤动脉。

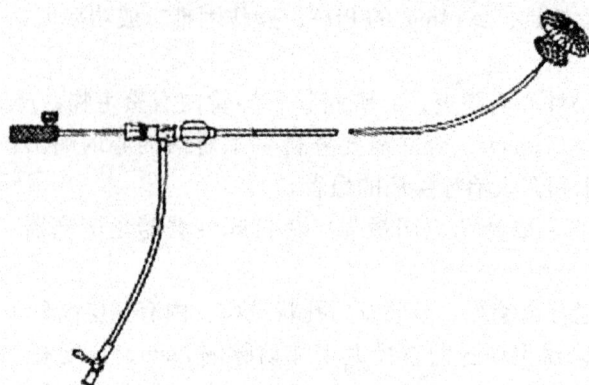

图 15 – 18　封堵器的输送系统

3）行心导管检查测量主动脉、肺动脉等部位压力。合并有肺动脉高压者必须计算体、肺循环血流量和肺循环阻力等，判断肺动脉高压程度与性质，必要时行堵闭实验。行主动脉弓降部造影了解 PDA 形状及大小，常规选择左侧位 90°造影。成人动脉导管由于钙化、短缩，在此位置不能清楚显示时可加大左侧位角度至 100°～110°或采用右前斜位 30°抬头 15°～20°来明确解剖形态。注入造影剂的总量≤5ml/kg。

4）将端孔导管送入肺动脉经动脉导管至降主动脉，若 PDA 较细或异常而不能通过时，可从主动脉侧直接将端孔导管或用导丝通过 PDA 送至肺动脉，采用动脉侧封堵法封堵；或者用网套导管从肺动脉内套住交换导丝，拉出股静脉外建立输送轨道。

5）经导管送入 260cm 加硬交换导丝至降主动脉后撤出端孔导管。

6）沿交换导丝送入相适应的传送器（导管或长鞘管）至降主动脉后撤出内芯及交换导丝。

7）蘑菇伞封堵法：选择比 PDA 最窄处内径大 3～6mm 的蘑菇伞封堵器，将其连接于输送杆前端，回拉输送杆，使封堵器进入装载鞘内，用生理盐水冲洗去除封堵器及其装载鞘内气体。使用肝素盐水冲洗传送长鞘管，保证鞘管通畅而且无气体和血栓。从传送鞘管中送入封堵器至降主动脉打开封堵器前端，将封堵器缓缓回撤至 PDA 主动脉侧，嵌在导管主动脉端，回撤传送鞘管，使封堵器腰部镶嵌在动脉导管内并出现明显腰征，观察 5～10min，重复主动脉弓降部造影，显示封堵器位置良好，无明显造影剂反流后可释放封堵器。

8）撤除长鞘管及所有导管，局部压迫止血，包扎后返回病房。

（3）术后处理及随诊

1）术后局部压迫沙袋 4～6h，卧床 20h；静脉给予抗生素 3d。

2）术后 24h，1、3、6 个月至 1 年复查心电图、超声心动图，必要时复查心脏 X 线片。

随着病例的增加及经验的积累，操作技术日益成熟，在大型医疗单位已成为治疗先天性心脏病的常规方法。国内近 50 所医院开展了此类手术。动脉导管未闭目前我国采用进口 Ampatzer 封堵器已完成动脉导管未闭封堵术数千例，技术成功率 98.4%。严重并发症发生率为 1.6%（其中溶血 1.36%，封堵器脱落 0.2%。心包填塞 0.04%），死亡率仅 0.04%。

（池　豪）

第五节 法洛氏四联症

一、疾病概述

法洛氏四联症（tetralogy of Fallot，TOF）是由肺动脉狭窄、室间隔缺损、主动脉骑跨及右室肥厚四种畸形并存，其中以室间隔缺损、肺动脉口狭窄两者为主，是临床最常见的紫绀型先天性心脏病。

二、病理生理

本病的心室间隔缺损位于右心室间隔的膜部。肺动脉口狭窄可能为瓣膜、右心室漏斗部或肺动脉型，而以右心室漏斗部型居多。主动脉根部右移，骑跨在有缺损的心室间隔之上，故与左、右心室均多少直接相连。在 20% ~ 25% 的患者，主动脉弓和降主动脉位于右侧。右心室壁显著肥厚。肺动脉口狭窄严重而致闭塞时，则形成假性动脉干永存。

由于肺动脉口狭窄造成血流入肺的障碍，右心室排出的血液大部分经由心室间隔缺损进入骑跨的主动脉，肺部血流减少，而动静脉血在主动脉处混合被送达身体各部，造成动脉血氧饱和度显著降低，出现紫绀并继发红细胞增多症。肺动脉口狭窄程度轻的患者，在心室水平可有双向性的分流。右心室压力增高，其收缩压与左心室和主动脉的收缩压相等，右心房压亦增高，肺动脉压则降低。

三、临床表现

症状主要是自幼出现进行性紫绀和呼吸困难，哭闹时更甚，伴有杵状指（趾）和红细胞增多。病孩易感乏力，劳累后的呼吸困难与乏力常使病孩采取下蹲位休息，部分病孩由于严重的缺氧而引起昏厥发作，甚至有癫痫抽搐。其他并发症尚有心力衰竭、脑血管意外、感染性心内膜炎、肺部感染等。如不治疗，体力活动大受限制，且不易成长。

体征可见发育较差，胸前部可能隆起，有紫绀与杵状指（趾）。胸骨左缘第二、三肋间有收缩期吹风样喷射型杂音，可伴有震颤。此杂音为肺动脉口狭窄所致，其响度与狭窄的程度呈反比例，因狭窄越重则右心室的血液进入骑跨的主动脉越多，而进入肺动脉的越少。其与单纯性肺动脉口狭窄杂音的其他不同处尚有历时较短，高峰较早，吸入亚硝酸异戊酯后减轻而非增强，出现震颤的机会少等。肺动脉口狭窄严重者此杂音消失而可出现连续性杂音，为支气管血管与肺血管间的侧支循环或合并的未闭动脉导管所引起。非典型的法洛四联症和肺动脉口狭窄程度较轻而在心室水平仍有左至右分流者，还可在胸骨左缘第三、四肋间听到由心室隔缺损引起的收缩期杂音。肺动脉瓣区第二心音减弱并分裂，但亦可能呈单一而响亮的声音（由主动脉瓣区第二心音传导过来）。主动脉瓣区可听到收缩喷射音，并沿胸骨左缘向心尖部传导。心浊音界可无增大或略增大。心前区和中上腹可有抬举性搏动。

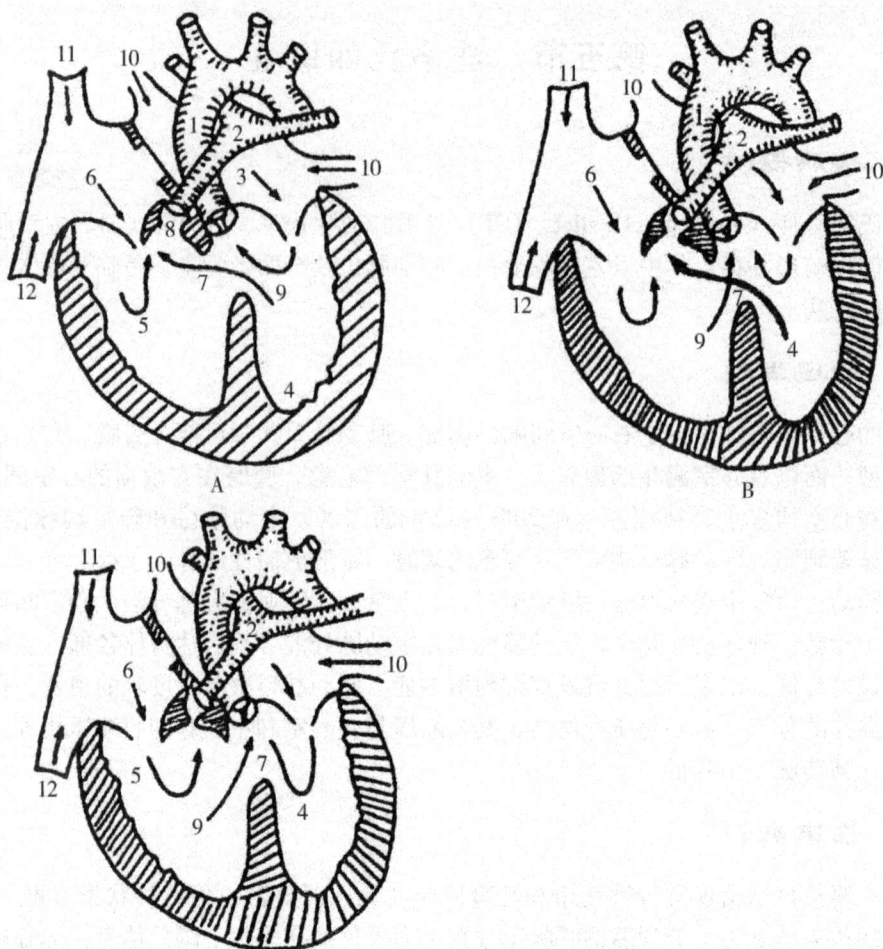

图 15－19　法洛氏四联症的病理生理

A. 轻度肺动脉狭窄的法洛四联症：经过室间隔缺损（7）的分流血液（9）以左向右为主。临床表现轻度紫绀；B. 中－重度肺动脉狭窄的法洛四联症：经过室间隔缺损（7）的血液分流为双向的，左向右分流量可能多于右向左分流。临床表现中度紫绀；C. 重度肺动脉狭窄的法洛四联症：经过室间隔缺损（7）的血液分流以右向左为主。临床表现紫绀严重；1. 主动脉；2. 肺动脉；3. 左心房；4. 左心室；5. 右心室；6. 右心房；7. 室间隔缺损；8. 狭窄的右室流出道及肺动脉开口；9. 经过室间隔缺损的血液分流方向；10. 肺静脉；11. 上腔静脉；12. 下腔静脉

四、诊断检查

（一）X 线检查

肺野异常清晰，肺动脉总于弧不明显或凹入，右心室增大，心尖向上翘起，在后前位片上心脏阴影呈木鞋状（有如横置的长方形）。在近 1/4 的患者可见右位主动脉弓。

（二）心电图检查

心电图示右心室肥大和劳损，右侧心前区各导联的 R 波明显增高，T 波倒置。部分患者

标准导联和右侧心前区导联中 P 波高而尖，示右心房肥大。心电轴右偏。

（三）超声心动图检查

见主动脉根部扩大，其位置前移并骑跨在心室间隔上，主动脉前壁与心室间隔间的连续性中断，该处室间隔回声失落，而主动脉后壁与二尖瓣则保持连续，右心室肥厚，其流出道、肺动脉瓣或肺动脉内径狭窄。超声造影法还可显示右心室到主动脉的右至左分流。

（四）磁共振电脑断层显像

显示扩大的升主动脉骑跨于心室间隔之上，而心室间隔缺损，肺动脉总干小，右心室漏斗部狭窄，肺动脉瓣环亦可见狭窄。

（五）心脏导管检查

右心导管检查可有下列发现：

（1）肺动脉口狭窄引起的右心室与肺动脉间收缩压阶差，分析压力曲线的形态，可帮助判定狭窄的类型。

（2）心导管可能由右心室直接进入主动脉，从而证实有骑跨的主动脉和心室间隔缺损。

（3）动脉血氧饱和度降低至89%以下，说明有右至左分流，如同时有通过心室间隔缺损的左至右分流，则右心室的血氧含量高于右心房。

（4）心室间隔缺损较大而主动脉右位较明显的患者，主动脉、左心室与右心室的收缩压相等。

（六）选择性指示剂稀释曲线测定

通过右心导管分别向右心房、右心室和肺动脉注射指示剂（染料或维生素 C 等），在周围动脉记录指示剂稀释曲线（用耳血氧计或铂电极系统等），可见在右心室及其上游心腔注入指示剂时记录到出现时间短、曲线降支呈双峰的右至左分流曲线，而在肺总动脉及其下游注入指示剂时则记录到正常曲线，从而定出右至左分流的部位。

（七）选择性心血管造影

通过右心导管向右心室注射造影剂，可见主动脉与肺动脉同时显影，并可了解肺动脉口狭窄属瓣膜型、漏斗部型或肺动脉型，此外还有可能见到造影剂经心室间隔缺损进入左心室。

（八）血常规检查

红细胞计数、血红蛋白含量和红细胞压积均显著增高。

五、鉴别诊断

本病临床表现较具特征性，一般不难诊断，但需与其他有紫绀的先天性心脏病相鉴别。

1. 肺动脉口狭窄　合并心房间隔缺损伴有右至左分流（法洛三联症），本病紫绀出现较晚。胸骨左缘第二肋间的收缩期杂音较响，所占据时间较长，肺动脉瓣区第二心音减轻、分裂。X 线片上见心脏阴影增人较显著，肺动脉总干弧明显凸出。心电图中右心室劳损的表现较明显。右心导管检查、选择性指示剂稀释曲线测定或选择性心血管造影，发现肺动脉口狭窄属瓣膜型，右至左分流水平在心房部位，可以确立诊断。

2. 艾森曼格综合征　心室间隔缺损、心房间隔缺损、主动脉 - 肺动脉间隔缺损或动脉导管未闭的患者发生严重肺动脉高压时，使左至右分流转变为右至左分流，形成艾森曼格综合征。本综合征紫绀出现晚；肺动脉瓣区有收缩喷射音和收缩期吹风样杂音，第二心音亢进并可分裂，可有吹风样舒张期杂音；X 线检查可见肺动脉总干弧明显凸出，肺门血管影粗大而肺野血管影细小；右心导管检查发现肺动脉显著高压等，可资鉴别。

3. 埃勃斯坦畸形和三尖瓣闭锁　埃勃斯坦畸形时，三尖瓣的隔瓣叶和后瓣叶下移至心室，右心房增大，右心室相对较小，常伴有心房间隔缺损而造成右至左分流。心前区常可听到 4 个心音；X 线示心影增大，常呈球形，右心房可甚大；心电图示右心房肥大和右束支传导阻滞；选择性右心房造影显示增大的右心房和畸形的三尖瓣，可以确立诊断。三尖瓣闭锁时三尖瓣口完全不通，右心房的血液通过未闭卵圆孔或心房间隔缺损进入左心房，经二尖瓣入左心室，再经心室间隔缺损或未闭动脉导管到肺循环。X 线检查可见右心室部位不明显，肺野清晰。心电图有左心室肥大表现。选择性右心房造影可确立诊断。

4. 大血管错位　完全性大血管错位时肺动脉源出自左心室，而主动脉源出自右心室，常伴有心房或心室间隔缺损或动脉导管未闭，心脏常显著增大，X 线片示肺部充血。选择性右心室造影可确立诊断，不完全性大血管错位中右心室双出口患者的主动脉和肺动脉均从右心室发出，常伴心室间隔缺损，X 线片示心影显著增大、肺部充血、选择性右心室造影可确立诊断。如同时有肺动脉瓣口狭窄则鉴别诊断将甚困难。

5. 动脉干永存　只有一组半月瓣，跨于两心室之上，肺动脉和头臂动脉均由此动脉干发出，常伴有心室间隔缺损。法洛四联症患者中如肺动脉口病变严重，形成肺动脉和肺动脉瓣闭锁时，其表现与动脉干永存类似称为假性动脉干永存。要注意两者的鉴别。对此，选择性右心室造影很有帮助。

六、治疗方法

本病的手术治疗有姑息性和纠治性两种：

1. 分流手术　在体循环与肺循环之间造成分流，以增加肺循环的血流量，使氧合血液得以增加。有锁骨下动脉与肺动脉的吻合、主动脉与肺动脉的吻合、腔静脉与右肺动脉的吻合等方法。本手术并不改变心脏本身的畸形，是姑息性手术，但可为将来作纠治性手术创造条件（图 15 - 21 为体 - 肺动脉转流术）。

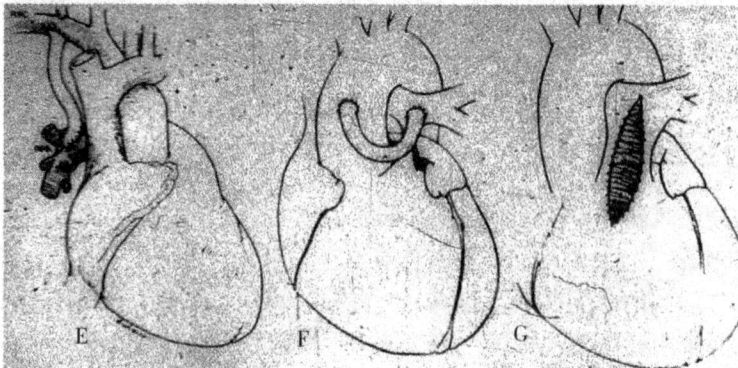

图 15 - 21　体 - 肺动脉转流术

2. 直视下手术　在体外循环的条件下切开心脏修补心室间隔缺损，切开狭窄的肺动脉瓣或肺动脉，切除右心室漏斗部的狭窄，是彻底纠正本病畸形的方法，疗效好，宜在 5 ~ 8

岁后施行，症状严重者 3 岁后亦可施行。

法洛氏四联症的诊断并不困难，患儿有典型的症状和体征，一般经过心脏彩超检查就可明确诊断。一经确诊应尽早手术治疗。随着心外科技术水平的提高，法乐氏四联症手术患者的年龄越来越小，一般在 2 岁前完成手术。绝大多数患儿可行根治术，只有在不适于行根治手术时才考虑行姑息（体-肺分流）手术，后期再行根治术。上海远大心胸医院实施的根治手术效果好，绝大多数患儿可完全恢复正常生活。

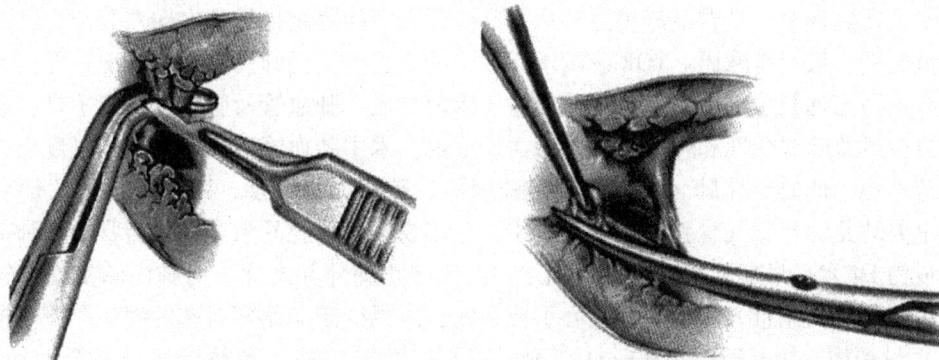

图 15 - 22　TOF 根治术：疏通右室流出道肥厚的肌束

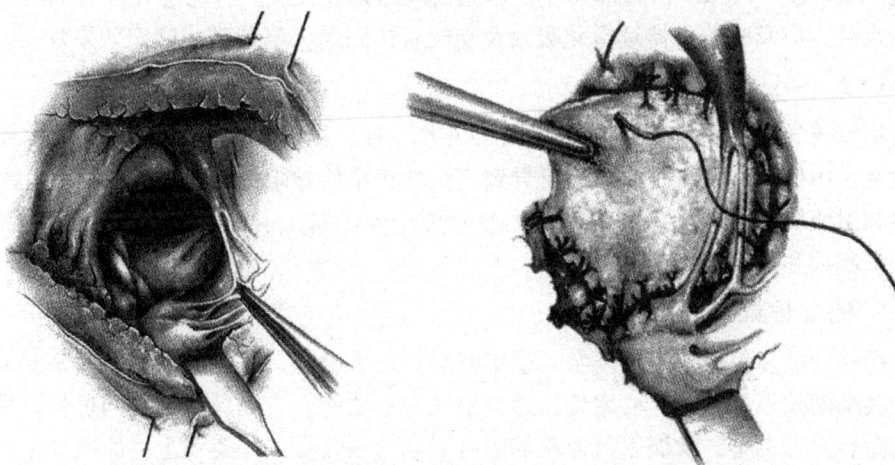

图 15 - 23　TOF 根治术：显露和修补室间隔缺损

随着医疗水平的提高，近年来大龄儿童和成人的法乐氏四联症患者已经很少见，但是依然存在。大龄患者多存在心脏继发病变，如心肌肥厚、心肌纤维化等，但这类患者由于肺动脉和左心室发育较好，因此手术常可取得较好效果。成人患者即使到了 40 岁，只要没发生过心力衰竭，均可行根治手术。

近年来，法洛氏四联症根治术的死亡率已明显下降，婴幼儿与儿童死亡率仅为 3% ~ 5%，成人为 1.3% ~ 1.4%。一般而言，患者术后早期死亡的原因多为低心排血量综合征、灌注肺或肺水肿、肾衰竭、心包填塞、心律失常和感染等。绝大多数患者术后恢复很好，青紫、低氧血症等可立即消失，杵状指（趾）逐渐恢复正常，但多数患者仍可听到不同程度的心脏杂音。患者可正常工作学习、结婚生子，不需长期用药。

七、并发症

最常见的并发症为脑血栓（系红细胞增多，血黏稠度增高，血流滞缓所致）、脑脓肿（细菌性血栓）及亚急性细菌性心内膜炎。而积极接受手术治疗的患儿，也会并发一些术后并发症。

（一）肺部并发症

TOF 主要病理变化是右室流出道狭窄和高位巨大室间隔缺损导致右向左分流，肺血流减少，血液黏稠，氧运送障碍。TOF 影响治疗效果的主要因素是肺动脉发育状况，尤其是左右肺动脉分支乃至远侧分支细小者，疗效较差。术前贫血，肺血管及肺重度发育不良，血液黏稠和肺血少可致肺泡变性和肺毛细血管微血栓形成。术中肺血管因侧支过多而过度充盈，肺静脉回流不畅，形成灌注肺。右室流出道疏通后，肺血大量增加，术后肺血灌注量明显升高，加上婴幼儿肺及支气管脆嫩，管腔狭小，分泌物多，管腔易阻塞，术后常出现肺部并发症，而成为 F4 术后早期死亡的主要原因之一。为防止肺部并发症，对肺内侧支循环较多者术中采用深低温低流量方法，保证左心引流通畅，以减少侧支循环对肺的灌注。严格控制输液（血）量和质，体外循环预充时红细胞压积不应低于 20%，胶体渗透压不低于 113kPa，防止肺内渗出。降温及复温的温差不超过 10℃，转流中持续静态膨肺及间歇正压膨肺，术后呼吸机 PEEP 15～113kPa，肺部体疗，雾化吸入，充分吸痰。有的患儿拔管后可能出现哮喘或喉头水肿，应及时给予持续雾化吸入及支气管扩张剂，氨茶碱或喘定效果好。

（二）完全性房室传导阻滞

Ⅲ度房室传导阻滞是 TOF 根治术后的常见并发症，由于术中直接创伤，牵拉或缝线位置不当以及术中低温，缺氧缺血等，可导致完全性房室传导阻滞，但多为一过性，经复温及拔除腔静脉引流管即可恢复窦性心律，无效时可用异丙肾上腺素 5～10μg 静脉注射，可用暂时性心脏起搏和激素治疗。

（三）低心排综合征

低心排综合征多因畸形过度复杂，手术畸形纠正不满意，室间隔缺损有残余漏或流出道及肺动脉狭窄解除不够充分，心室切口过大损伤右室功能，主动脉阻断时间过长，术中心肌保护差，左心发育不全，常温下低血压等因素引起。预防方法是避免上述原因发生，术后严密观察，及早处理，在排除血容量不足或心包填塞等情况下，可应用硝普钠等扩张血管药，并辅以多巴胺、异丙肾上腺素等，以减轻心脏前后负荷，增强心肌收缩力，控制低心排。

（四）渗血出血

TOF 患者由于侧支循环丰富，凝血机制障碍和体外循环时间较长等致使术后渗血机会增加，除失血量多外还可引起心包填塞，影响心功能，甚至危及生命。防治方法是尽量缩短体外循环时间，严密采用 ACT 监测，手术结束前仔细止血，术后保持引流管通畅，严密观察引流液量，必要时及早开胸止血。

（五）全身毛细血管渗漏综合征

新生儿及小婴儿体外循环后常发生渗漏现象，这可能与炎性介质释放，致毛细血管内皮损伤有关，临床表现为全身严重水肿，胸腹腔大量渗出，常需较大剂量的儿茶酚胺类药物和输入大量胶体液来维持血压，目前尚无有效的预防办法，应用激素可能增加毛细血管稳定性，但不能阻止渗漏发生，对这类患儿要随时测定血浆蛋白，使总蛋白维持在 7 ~ 8mmol/L，血红蛋白 12 ~ 14mg/L。

（郭　攀）

第六节　完全性大动脉转位

一、疾病概述

完全性大动脉转位（TGA）是新生儿期最常见的紫绀型先天性心脏病，发病率为 2% ~ 3%。约占先天性心脏病总数的 5% ~ 7%，居紫绀型先心病的第二位，男女患病之比为 2 ~ 4 : 1。患有糖尿病母体的发病率较正常母体高达 11.4 倍，妊娠初期使用过激素及抗惊厥药物的孕妇法律率较，若不治疗，约 90% 的患者在 1 岁内死亡。正常情况下，肺动脉瓣下圆锥发育，肺动脉位于左前上方。主动脉瓣下圆锥萎缩，主动脉位于右后下方。大动脉转位时，主动脉瓣下圆锥发达，未被吸收，主动脉位于左前上方，肺动脉瓣下圆锥萎缩，肺动脉位于作后下方。这因使肺动脉向后连接左心室，主动脉向前连接右心室，主动脉瓣下因有圆锥存在，与三尖瓣间呈肌性连接，肺动脉瓣下无圆锥结构存在，与二尖瓣呈纤维连接。常见的合并畸形有：房间隔缺损或卵圆孔未闭，室间隔缺损，动脉导管未闭，肺动脉狭窄等。

二、临床表现

（一）青紫

出现早、半数出生时即存在，绝大多数始于 1 个月内。随着年龄增长及活动量增加，青紫逐渐加重。青紫为全身性，若同时合并动脉导管未闭，则出现差异性青紫，上肢青紫较下肢重。

（二）充血性心力衰竭

生后 3 ~ 4 周婴儿出现喂养困难、多汗、气促、肝脏肿大和肺部细湿罗音等进行性充血性心力衰竭等症状。患儿常发育不良。

（三）体检发现

早期出现杵状指、趾。生后心脏可无明显杂音，但有单一的响亮的第 2 心音，是出自靠近胸壁的主动脉瓣关闭音，若伴有大的室隔缺损或大的动脉导管或肺动脉狭窄等，则可听到相应畸形所产生杂音。如合并动脉导管未闭，可在胸骨左缘第二肋间听到连续性杂音，合并室间隔缺损，可在胸骨左缘第三四肋间听到全收缩期杂音，合并肺动脉狭窄可在胸骨左缘上缘听到收缩期喷射性杂音。杂音较响时，常伴有震颤。一般伴有大型室隔缺损者早期出现心力衰竭伴肺动脉高压，但伴有肺动脉狭窄者则紫绀明显，而心力衰竭少见。

三、病理生理

完全性大动脉转位若不伴其他畸形，则形成两个并行循环。上、下腔静脉回流的静脉血通过右边一心射转位的主动脉供应全身，而肺静脉回流的氧合血则通过左心射入转位的肺动脉到达肺部。患者必须依靠心内交通（卵圆孔未闭、房间隔缺损、室间隔缺损）或心外交通（动脉导管未闭、侧支血管）进行血流混合。本病血液动力学改变取决以是否伴同其他畸形，左由心血液沟通混合程度及肺动脉是否狭窄。根据是否合并室间隔缺损及肺动脉狭窄可将完全性大动脉转位分为三大类：

（一）完全性大动脉转位并室间隔完整

右心室负荷增加而扩大肥厚，随正常的肺血管阻力下降，左心室压力降低，室间隔常偏向左心室，两者仅依靠未闭的卵圆孔及动脉导管沟通混合，故青紫、缺氧严重。

（二）完全性大动脉转位合并室间隔缺损

完全性大动脉转位伴室间隔缺损可使左右心血液沟通混合较多，使青紫减轻、但肺血流量增加可导致心力衰竭。

（三）完全性的动脉转位合并室间隔缺损及肺动脉狭窄

血液动力学改变类似法洛四联症。

四、诊断检查

（一）X线检查

主要表现为：①由于主、肺动脉干常呈前后位排列，因此正位片见大动脉阴影狭小，肺动脉略凹陷，心底部大血管影狭隘而心影呈"蛋形"。②心影进行性增大。③大多数患者肺纹理增多，若合并肺动脉狭窄者肺纹理减少。

（二）心电图

新生儿期可无特殊改变。婴儿期示电轴右偏，右心室肥大，有时尚有右心房肥大。肺血流量明显增加时则可出现电轴正常或左偏，左右心室肥大等。合并房室通道型室间隔缺损时电轴左偏，双室肥大。

（三）超声心动图

是诊断完全性大动脉转位的常用方法。若超声显示房室连接正常，心室大动脉连接不一致，则可建立诊断。主动脉常位于右前，发自右心室，肺动脉位于左后，发自左心室。彩色及频谱多普勒超声检查有助于心内分流方向，大小的判定及合并畸形的检出。

（四）心导管检查

导管可从右心室直接插入主动脉，右心室压力与主动脉相等。也有可能通过卵圆孔或房间隔缺损到左心腔再入肺动脉，肺动脉血氧饱和度高于主动脉。

五、心血管造影

选择性左心室造影时可见主动脉发自右心室，左心室造影可见肺动脉发自左心室，选择性升主动脉造影可显示大动脉的位置关系，判断是否合并冠状动脉畸形。

六、治疗方案

诊断后首先纠正低氧血症和代谢性酸中毒等。

（一）姑息性治疗方法

球囊房隔成形术（Rashkind procedure）：缺氧严重而又不能进行根植手术时可行球囊房隔造漏或房缺扩大术，使血液在心房水平大量混合，提高动脉血氧饱和度，使患儿存活至适合根治手术。

肺动环缩术：完全性大动脉转位伴大型室间隔缺损者，可在6个月内作肺动脉环缩术，预防充血性心力衰竭及肺动脉高压引起的肺血管病变。

（二）根治性手术

1. 生理纠治术（Senning 或 Mustard 手术）　可在生后 1~12 个月内进行，即用心包膜及心房壁在心房内建成板障，将体循环的静脉血导向二尖瓣口而入左心室，并将肺经的回流血导向三尖瓣口而入右心室，形成房室连接不一致及心室大血管连接不一致。以达到生理上的纠治。

2. 大动脉调转手术（Switch 手术）　可在生后 4 周内进行，即主动脉与肺动脉互换及冠状动脉再植，达到解剖关系上的纠正。手术条件为：左/右心室压力比 >0.85，左心室射血分数 >0.45，左心室舒张末期容量 > 正常的 90%，左心室后壁厚度 >4~4.5mm，室壁张力 <12 000dyn/cm。

（郭　攀）

第十六章

先天性心脏病的介入治疗

第一节 房间隔缺损的介入治疗

一、概述

房间隔缺损（atrial septal defect，ASD）是指房间隔在其发生、吸收的过程中出现异常，致使其不完整，在左、右心房之间残留房间孔。房间隔缺损的发病率占先天性心脏病的10%~20%，女性多于男性约为（2~3）：1，是成人最常见的先天性心脏病。

二、房间隔缺损病理解剖

房间隔缺损可分为原发孔型和继发孔型，原发孔型房间隔缺损是指胚胎心脏发生过程中原发房间隔发育不良或心内膜垫发育异常，致使两者不能会合，形成第一房间孔不能闭合，常合并二尖瓣、三尖瓣裂，亦称为部分型心内垫缺损或部分性房室隔缺损。由于原发孔型房间隔缺损前下缘紧邻房室瓣，且合并二、三尖瓣关闭不全，故不能用封堵术治疗，需行手术修复。与封堵治疗有关的是继发孔型房间隔缺损。在心脏胚胎发生过程中先由第一间隔向房室孔方向延伸生长，与心内膜垫会合将原始心房分为左、右两侧心房，第一房间隔与心内膜垫融合后，在第一房间隔的根部自行吸收形成左、右交通，称为继发房间孔；同时继发间孔右侧又从前上向后下生长的第二房间隔遮挡第二房间孔。如果第一房间隔吸收不多或第二房间隔发育不良，致使第二房间隔不能完全遮挡第二房间孔，则称为继发孔房间隔缺损。根据继发孔房间隔缺损的部位、大小及其形成机制，可分为四型：中央型、上腔型、下腔型和混合型。中央型是最常见的一种，约占全部房间隔缺损的80%，缺损位于卵圆窝或其附近，周围为心房间隔组织，缺损面积一般较大，直径多为1~4cm；上腔型为高位缺损，缺损位于上腔静脉入口下方，下缘为房间隔，从上腔静脉回流来的血液可以直接流入左、右心房，常合并右上肺静脉异位引流；下腔型为低位缺损，下缘缺乏心房间隔组织，直达下腔静脉入口处，有较大的下腔静脉瓣；混合型为两种或两种以上的缺损同时存在，心房间隔几乎完全缺如，其血流动力学变化与单心房相似。

三、房间隔缺损病理生理

通过房间隔缺损的左向右分流的量和方向取决于缺损的大小、心室的相对顺应性和肺循环、体循环的相对阻力。在小型房间隔缺损或卵圆孔未闭者，左房压力可超过右房几个毫米汞柱；当缺损较大时，两房压力差不多相同。左向右分流主要在心室收缩晚期和舒张早期，当心房收缩时增加，分流使右室舒张期负荷增加，并使肺血流增加。出生后数天至数周，肺循环阻力下降，体循环阻力上升，有利于右室排空，妨碍左室排空，左向右分流增加。在婴儿早期，通过大的心房间交通的左向右分流常受到新生儿右室肥大、顺应性降低、肺循环血管阻力增高、体循环阻力降低等因素的限制。

房间隔缺损时心房水平左向右分流可导致右心容量负荷增加，逐渐发生右房、右室扩大，由于肺循环阻力低容量大，可容纳大量的房间隔缺损分流，故早期肺动脉压力可维持在正常水平。长期分流，肺循环血流量持续增多，可逐渐导致肺动脉高压。初期肺动脉高压属于动力性肺动脉高压，晚期肺小血管出现纤维化等病理改变，逐渐形成阻力性肺动脉高压。由于肺动脉高压导致右室壁逐渐增厚和右心衰竭，出现肺动脉高压后，房水平左向右分流逐渐减少或出现房水平的双向分流。随着肺动脉压力进一步升高，出现右向左为主的双向分流或全部右向左分流，患者出现发绀，形成艾森门格综合征。

文献报道房间隔缺损自然性闭合的发生率为 14% ~66%。Cockerham 等研究发现自然闭合的机会大多在 2 岁以内。Radzik 等应用超声心动图连续对 104 例继发孔型房间隔缺损的患者观察 0.7 ~8.1 年，结果表明自然闭合的主要影响因素是初始诊断时房间隔缺损的大小，33 例小缺损（<6mm）中 3 例闭合，7 例增加至中等大小，3 例增加至大缺损；40 例中等缺损（<12mm），3 例减小，8 例增加；30 例大缺损（≥12mm），无一例减小。因此，房间隔缺损患者选择治疗的时机应该注意自然闭合的规律研究。

四、房间隔缺损的诊断

1. 症状 房间隔缺损症状轻重不一，常见症状有劳累后心悸、气短、乏力，有些病例可有咳嗽、咯血，患者易患感冒，肺部感染，晚期发生肺动脉高压，使肺循环阻力增高而出现右向左分流时，患者出现口唇和皮肤发绀、杵状指（趾）。

2. 体征 生命早期可无症状，常常是体检时发现心脏杂音而促使做进一步心脏检查。常见杂音为经肺动脉瓣血流量增加引起的收缩中期肺动脉喷射性杂音，若分流量大，增多的血流流经三尖瓣从而产生三尖瓣的相对狭窄，形成了三尖瓣区的舒张早中期隆隆样杂音。第二心音的固定分裂，是房间隔缺损的典型体征，部分是由于右束支传导阻滞造成，此外，比较大的心房间分流使体循环回流至右心房的血流量因呼吸的影响而波动消失，这导致在整个呼吸周期静脉回流至右心房的血流量增大而致第二心音分裂固定。如果肺血管阻力增高，使左向右分流减少，肺动脉瓣和三尖瓣杂音强度均减弱，肺动脉第二心音增强或亢进，第二心音的两个成分融合呈单一，肺动脉瓣关闭不全而产生舒张期杂音。

3. 辅助检查 ①心电图显示完全性或不完全性右束支传导阻滞，轻度的右心室肥厚是儿童房间隔缺损常见表现。②超声心动图能够准确地发现心房间隔缺损的位置、大小、有无合并畸形等。③心脏 X 线可见肺血增多，肺动脉段突出，右心房室不同程度增大，主动脉结小，大量分流时有肺门舞蹈。④心导管检查导管易通过房间隔缺损到达左房，右心房平均血氧含量超过上、下腔静脉平均含量 15ml/L，或右心房血氧饱和度大于上、下腔静脉血氧饱和度 9%，可诊断房水平有左向右分流存在，多用于肺动脉高压时判断血流动力学改变。

五、房间隔缺损介入治疗的选择和方法

以往房间隔缺损均采用传统的外科手术修补方法，此项技术相当成熟，死亡率已低于1%。但外科手术治疗需要开胸和体外循环，术中输血，创伤较大，有一定并发症，如切口处留下瘢痕，有可能并发晚期心律失常，出现房室传导阻滞和房性心律失常，以及输血可能带来的并发症等。为了避免外科手术的缺点，多年来诸多医师在不断探索创伤小、并发症少的介入治疗方法。1976 年，King 和 Mills 首次使用的双伞形装置行经导管房间隔缺损封堵术，但因运载补片的导管系统粗达 23F，临床上难以接受。20 世纪 80 年代，Rashkind 等先后研制出单盘带钩闭合器、无锚钩双面伞关闭器。1989 年，Rashkind 和 Lock 将堵闭 PDA 的 Rashkind 装置改良成为蚌状夹式闭合器（Clamshell），输送鞘管从 16F 减小至 IIF，并进行了大量的动物实验，显示有较好的疗效，但在临床试验中发现残余分流率高达 27% ~ 44%，补片弹簧臂断裂发生率相当高而中止了临床试用。1990 年，Sideris 发明风筝状的纽扣式补片关闭 ASD，其优点是能通过 8F 导管传送系统，但操作复杂，补片易移位，残余分流率高，置入成功率仅 87%。1991 年又在原蚌状夹关闭器的基础上研制出 CardioSEAL 新的一代封堵器，CardioSEAL 封堵器采用具有抗疲劳特性的合金骨架和聚酯涤纶片组成的盘状结构，具有很好的安全性，但该方法需 11F 输送鞘管，对≤2 岁或体重≤8kg 的小儿不适用，且封堵器型号少，只适用于封堵 20mm 以下的缺损。1997 年，Amplatz 发明了双盘状的镍钛合金封堵器。它由超弹性镍钛合金丝编织而成，外形呈圆盘形，两个圆盘中间部分为圆柱形，长4mm，圆盘部分比中间部分的直径左房面大 14mm，右房面大 10mm。封堵器中缝有 3 层聚脂片，封堵器两端受力牵拉时呈线条状，放松后可自行恢复原状。自 1998 年起在全球应用和推广，累计 3 万余例患者的治疗结果表明，此项技术操作简单、安全，并发症少，是一项值得推广的技术。国内也已有类似的房间隔缺损封堵器应用于临床，2002 年，经国家食品药品管理局批准注册的有 3 家。上海形状记忆合金材料有限公司研制的房间隔缺损封堵器，已在国内应用 1 000 余例，封堵器最大直径为 46mm，已成功治疗了直径 40mm 的房间隔缺损，最长随访时间达 5 年以上未出现不良反应。国产封堵器的质量与性能与进口的封堵器无显著差别，价格仅为进口同类产品的 1/3 左右。

1. 适应证和禁忌证

（1）适应证：根据 2004 年《中华儿科医学杂志》"先天性心脏病经导管介入治疗指南"中，房间隔缺损封堵术的适应证：①年龄通常 ≥3 岁。②直径≥5mm，伴右心容量负荷增加，≤36mm 的继发孔型左向右分流房间隔缺损。③缺损边缘至冠状窦，上、下腔静脉及肺静脉的距离≥5mm；至房室瓣≥7mm。④房间隔的直径 > 所选用封堵伞左房侧的直径。⑤不合并必须外科手术的其他心脏畸形。

（2）禁忌证：①原发孔型房间隔缺损及静脉窦型房间隔缺损。②心内膜炎及出血性疾患。③封堵器安置处有血栓存在，导管插入处有静脉血栓形成。④严重肺动脉高压导致右向左分流。⑤伴有与房间隔缺损无关的严重心肌疾患或瓣膜疾病。

2. 封堵器材 目前国内外使用的房间隔缺损封堵器主要有以下几种：

（1）CardioSEAL 封堵器：由蚌状夹式装置的双伞和八个放射状可张开的镍钛金属臂构成，上面覆有高分子聚合材料薄膜。该封堵器直径约 17 ~ 40mm，可关闭 20mm 以下的继发孔 ASD。优点是不易移位，操作装置简便，成功率高；封堵器金属含量较低；其盘状结构

更易贴壁，最小贴壁边缘仅需2mm，适应证相对扩大。缺点是只能封堵20mm以下的继发孔房间隔缺损；需11F输送鞘管，不适于婴幼儿。FDA已于2001年批准其用于继发孔房间隔缺损。STARFlex封堵器是CardioSEAL封堵器的改良型，两个伞面之间由高弹性镍钛合金丝连接，具有自行中心定位功能，输送鞘管直径进一步缩小，可通过10F的输送鞘管进行释放和回收，释放前封堵器可以旋转，释放后较少引起房间隔扭曲，有利于更好地定位。封堵器大小不合适可以回收，目前有5种规格：17mm、23mm、28mm、33mm、40mm，但临床应用表明残余分流率较CardioSEAL并没有明显下降。

（2）Amplatzer封堵器：由美国AGA公司生产的具有自膨胀性的双盘及连接双盘的腰部三部分组成，双盘及腰部均是由镍钛记忆合金编织而成的密集网状结构，双盘内填充高分子聚合材料，根据腰部直径决定封堵房间隔缺损的大小，封堵器的型号有6~40mm，直径大小为封堵器的腰部圆柱直径，每一型号相差2mm，封堵器的左房侧的边缘比腰部直径大12~14mm，右心房侧比腰部直径大10~12mm。目前国内也有类似产品用于临床，封堵器最大直径46mm，最长随访5年以上，未出现不良反应，但由于封堵器的金属成分多，长期疗效尚需长期观察。

（3）HELEX封堵器：最新型的封堵器，由可延伸的聚四氟乙烯（ePTFE）补片缝合在超弹性镍钛合金丝支架上，ePTFE补片表面有亲水涂层，封堵器受外力牵拉时可呈线条状，释放后自然恢复成双盘状。输送系统包括9F的输送鞘管、6F的操作导管和一根中心导丝，操作导管上配有一根Gore-Tex制成的回收绳，用于调整封堵器位置和回收封堵器。封堵器有15~35mm共5种规格（每个相差5mm），与Amplatzer封堵器相比，其金属成分含量明显减少。优点是输送鞘管较短，在输送过程中引起空气栓塞的机会较少；压缩直径较小，有利于快速输送；突出的优点是即使封堵器已经与推送系统分离，若发现封堵器与房间隔贴靠或位置不好，仍可以通过与封堵器相连的由GoreTex制成的回收绳将封堵器拉出体外。缺点是仅能封堵直径在22mm以下的房间隔缺损，选择封堵器直径与房间隔缺损直径的比值为1.6：1；另外操作过程较复杂，封堵器无自行中心定位功能，对术者的操作要求高。

3. 操作步骤　主要介绍目前在国内应用最多的Amplatzer封堵器的操作过程。

（1）术前准备：行常规血、尿检查，行X线、心电图及超声心动图检查，了解房间隔缺损的基本情况，决定是否适合行封堵治疗，常规履行签字手续，向患者及家属交待介入过程中可能发生的并发症，经同意后方可进行手术。

（2）麻醉：年长儿及成人用1%利多卡因或普鲁卡因溶液局麻，小儿用静脉氯胺酮复合麻醉。

（3）刺股静脉，行右心导管检查。

（4）肝素化：首剂静脉推注肝素100U/kg，如术中超过1小时，追加初始肝素剂量的半量。

（5）将端孔导管或Judkin右冠造影导管由右股静脉、下腔静脉通过房间隔缺损置于左上肺静脉，沿右心导管将0.035in（260cm长）加硬导丝置于左上肺静脉内。

（6）沿该导丝送入测量球囊明确房间隔缺损的伸展直径，选择适宜的房间隔缺损封堵器。沿导丝送入测量球囊导管远端至左心房，以稀释造影剂充盈球囊，在超声心动图和X线透视监测下调整球囊大小，使其与房间隔缺损边缘充分接触，球囊呈现凹陷的腰部时，分别用超声心动图及X线测量房间隔缺损球囊凹陷直径，根据球囊内造影剂的量在体外充盈球囊并测量其球囊的直径。小房间隔缺损选择封堵器要大于球囊伸张直径1~2mm，大房间隔缺损的封堵器要大于缺损直径4~6mm，并要测量房间隔的总长度，保证封堵器放置后心房内有足够空间。进口封堵器有6~40mm型号，国产封堵器有6~46mm型号可供选择。

（7）沿导丝退出测量球囊后再更换输送鞘管于左房内；将合适的封堵器安装于输送器的远端经输送鞘管送至左房内，在透视及超声心动图监测下，先打开封堵器的左房侧伞，回撤至房间隔缺损的左房侧，然后固定输送导丝，继续回撤鞘管打开封堵器的右房侧伞。

（8）经透视及超声心动图下监测封堵器位置及形态满意，且无残余分流时，可少许用力反复推拉输送鞘管，重复超声及透视，当封堵器固定不变，可操纵旋转柄释放封堵器。

（9）撤出鞘管压迫止血，局部置沙袋4~6h，24h后可下地活动。

（10）术后处理：皮下注射肝素100U/（kg·d）×2d，连续用抗生素3d预防感染，一旦有感染迹象可延长使用抗生素时间；阿司匹林口服3~6个月［儿童按5mg/（kg·d）］。

六、房间隔缺损介入治疗的并发症及处理

据多中心统计，使用Amplatzer封堵器封堵ASD的并发症发生率为6.1%~11.1%，其并发症主要包括：

1. 术后残余分流　国内外报道显示Amplatzer封堵器术后即刻闭合率约81.4%~98%，3个月闭合率为90%~98%，6个月闭合率为91.4%~100%，1年完全堵塞率达94.9%。术后残余分流主要是由于封堵器大小不合适或封堵器移位引起，微量及少量的分流可随着封堵器的血栓形成而逐渐消失，封堵术前应仔细行超声心动图检查观察缺损的大小、数目，选择合适的封堵器。

2. 心律失常　操作时导丝、鞘管及封堵器的刺激和压迫有关。通过Holter观察术后短期内心律失常，90%患者的基本心律正常，约7%患者术后出现一过性的房室传导阻滞，考虑为封堵器植入后局部受刺激或局部组织水肿导致房室结及其周围组织传导功能降低所致；约63%患者有房性早搏发生，多为一过性；偶有一过性下壁导联ST段抬高，这主要由于导管及封堵器压迫、损伤心内膜传导系统所致。术中操作动作应轻柔规范以减少对心房的刺激，术后常规行心电图检查，注意观察病情变化，及时发现病情进行处理，以防止意外发生。

3. 栓塞　主要为血栓栓塞和气体栓塞，血栓栓塞其原因是左、右心房的封堵器表面形成的血栓随血流运送至全身，可引起相应的器官栓塞，如外周动脉栓塞、视网膜动脉栓塞和肺栓塞等，气体栓塞主要是未能排尽封堵器内的气泡，或导管及输送鞘管排气不彻底或推送封堵器时带入气体；另外，操作时患者处于仰卧位，右冠状动脉开口朝上，一旦气体进入左心房–左心室–升主动脉后极易发生右冠状动脉空气栓塞。如发生血栓栓塞可用尿激酶溶栓、肝素抗凝及血管扩张剂罂粟碱等药物，效果较好，发生冠状动脉空气栓塞后应立即吸氧，并酌情使用阿托品及血管扩张药，对于脑栓塞等也应尽快行高压氧治疗，减少气栓。

4. 封堵器移位或脱落　封堵器位置不当可导致栓塞，发生在术中时可尝试通过鹅颈状的圈套或网篮器将封堵器打捞，重新收回至输送系统，若失败需急诊行外科手术。封堵器离瓣膜太近或放置时操作不当损伤瓣叶，可引起二尖瓣关闭不全、三尖瓣关闭不全、冠状窦回流障碍、肺静脉回流受阻等。精确测量房间隔缺损、选择合适大小的封堵器可减少此类并发症。

5. 主动脉右心房瘘 Chun 等报道 1 例用 Amplatzer 封堵器的患者，于术后 3 个月发生主动脉右心房瘘，可能与右心房的盘片损伤主动脉有关。Aggoun 报道 1 例 Amplatzer 房间隔缺损封堵器放置 3 周后，因发生冠窦 – 左心房瘘而引起急性溶血，需要急诊外科手术治疗。

6. 镍过敏 目前大部分封堵器的支架部分含有镍成分，有研究显示在封堵器植入体内后，血中镍的水平明显升高，但仍在正常范围。说明镍钛合金封堵器植入体内后有镍的释放，如对镍过敏应引起治疗方面的问题。

7. 眼镜蛇样变形 指在释放封堵伞时，左房面伞打开时仅左房面伞部分打开，右房伞和伞腰部扭曲不能打开，而形成眼镜蛇样变形。产生机制可能为输送过程中封堵装置扭曲及伞前部顶在左房游离壁与瓣膜上致使封堵器在释放中扭曲。有效的处理方法为将封堵伞回收至输送鞘内，甚至可将封堵器回拉出体外，用手解除扭曲后可使其恢复至正常形状。

8. 血肿和动脉 – 静脉瘘 静脉穿刺尽管放置的长鞘直径较粗，但静脉压力低，很少引起血肿。发生血肿可能是静脉穿刺同时穿过动脉，术后压迫止血不当造成血肿。

9. 其他 少见并发症包括急性左心衰、髂静脉血栓形成、腹股沟血肿形成、心脏压塞、测量球囊破裂、周围血管如下肢动脉血栓形成、术后猝死、感染性心内膜炎、左房血栓形成等。减少术中粗暴操作，适当应用抗血小板凝集药物及抗生素可减少此类并发症。

七、房间隔缺损介入治疗的疗效评价

早期房间隔缺损封堵主要应用双面伞和 Sideris 纽扣补片为主，在 5 组 420 例报告显示，有 26.3% ~ 44.4% 随访中有残余分流，高于外科手术的 7.8% ~ 16.4%，限制了其临床应用。STARFlex 闭合器，可减少并发症，降低残余分流。Sideris 纽扣式第四代补片成功率虽可达 98.6%，但其有效率为 90%，仍有 5% 需要再次介入治疗。一组国际多中心研究，总结应用 Amplatzer 封堵器介入治疗 4 008 例房间隔缺损的报告，其成功率达 97.3%，1 年完全封堵率 94.9%。成人房间隔缺损经 Amplatzer 封堵器关闭后左心大小和形态的变化，发现房间隔缺损封堵术后 48h 患者左心已开始增大，左心功能有所改善。术后 3 个月左心室明显增大，左室功能显著改善，对于介入治疗房间隔缺损远期效果仍需要进一步的长期随诊观察。房间隔缺损的介入治疗目前已在国内大部分三级医院临床上广泛应用，并进行远期疗效的随访观察。此项技术成功率高，并发症低，已成为治疗房间隔缺损的首选方法。笔者医院自 1998 年 10 月开始使用截止 2005 年 4 月已完成 519 例，成功率 98%，即刻闭合率 92%，3 天为 97%，6 个月为 99%，无死亡者。

（范 影）

第二节 室间隔缺损的介入治疗

一、概述

室间隔缺损（ventricular septal defect，VSD），指左右心室间隔的完整性遭受破坏，导致了心室间的异常交通，绝大多数为先天性，少数为后天性。先天性室间隔缺损系由于胚胎期心室间隔发育不全而形成，是新生儿期最常见的先天性心脏病，其发生率占先天性心脏病的 20% ~ 25%，它可单独存在，也可为复杂心内畸形的组成部分之一，如法洛四联症、完全性房室管畸形、大动转位、三尖瓣闭锁和永存动脉干等。后天性室间隔缺损包括外伤引起的室间隔破裂和急性心肌梗死伴发的室间隔穿孔等，其通常为肌部缺损，常常因缺损口较大引起急性血流动力学障碍，死亡率很高。

二、室间隔缺损的病理解剖

室间隔是由纤维组织构成的膜部间隔和心肌组织为主构成的肌部间隔两部分组成。肌部又分为流入道间隔、心尖小梁部间隔和流出道间隔三个部分（图16-1）。

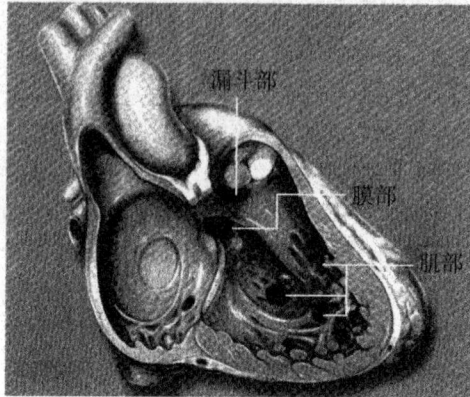

图 16-1　室间隔缺损分型示意图

室间隔缺损可出现于室间隔的任何部位，主要发生于膜部间隔和肌性间隔，或其交接处。室间隔缺损多为单发缺损，也可为多发缺损，缺损的大小差异较大，可小至针尖，大到几乎整个室间隔，多数呈圆形或接近于圆形，少数呈不规则形。一般室间隔缺损直径多在1cm左右，临床习惯将直径小于主动脉口径1/3的缺损为小型室间隔缺损，直径为主动脉口径1/3～2/3的缺损认为中型室间隔缺损，而缺损等于或大于主动脉口径则为大型室间隔缺损。室间隔缺损命名亦不统一，Kirklin将其分为：室上嵴上型、室上嵴下型、隔瓣下、肌部、室间隔完全缺如。目前根据胚胎发育、形态学特征和临床实用意义将室间隔缺损分为三大类型，即膜部、漏斗部和肌部。膜部室间隔缺损分为单纯膜部、膜周部和隔瓣下型；单纯膜部缺损仅限于膜部间隔的小缺损，缺损边缘均为纤维组织，有的与三尖瓣隔瓣腱索粘连，有的纤维组织或腱索可横跨于缺损上将其分为两个或多个孔隙，当缺损超出膜部界限延伸到流入道、流出道或室间隔小梁部位，称之膜周部缺损，约占70%～80%；隔瓣下型缺损又称流入道型，位于三尖瓣隔瓣下方，其上缘多有膜样间隔组织残留，后缘直接由三尖瓣环构成，前缘是肌肉，距主动脉瓣较远而靠近房室结和希氏束，约占5%；漏斗部缺损包括干下型和嵴内型，多是由于圆锥部间隔融合不良所致，亦占5%左右，干下型室间隔缺损多位于肺动脉瓣下方，室上嵴上方，缺损上缘由肺动脉瓣环构成，没有肌肉组织，缺损临近主动脉右冠瓣，最高可达右冠瓣与左冠瓣交界处，容易造成主动脉右冠瓣缺乏支撑而脱垂，形成关闭不全，由于缺损位置较高，由左心室分流入右心的血液可直接喷入肺动脉；嵴内型缺损位于室上嵴结构之内，四周均为肌肉缘，其上方有一漏斗隔的肌肉桥将肺动脉瓣环隔开，左心室分流来的血液喷入右心室流出道；肌部缺损较少见，是由肌部室间隔处肌小梁发育不全，排列稀疏，留有小孔而成，约占室间隔缺损的10%～15%，可发生于肌部小梁间隔的任何部位，最常见的发生部位在心尖部。室间隔完全缺如是由共同房室瓣或左、右房室瓣为入口的单一心室腔，又称为单心室，需根据情况外科手术治疗。室间隔前部缺损和多发性室间隔缺损在临床上很少见。

近年来通过左心室造影所显示的室间隔缺损形态学改变，又分为漏斗形、管形、囊袋形和窗形4种类型，其中漏斗形的室间隔缺损最为常见，漏斗形、管形和窗形室间隔缺损较容易封堵，而囊袋形室间隔缺损的封堵治疗有一定的难度，需要不断的积累经验和随访封堵治疗后的长期疗效。目前除了嵴上型及室间隔完全缺如不宜行介入治疗外，其他各种类型室间隔缺损均有介入治疗成功的病例报道。

房室结位于冠状窦口至室间隔膜部之间、卵圆窝下方、三尖瓣隔瓣瓣环上方的右房心内膜下，其远端逐步集中即为希氏束。希氏束分为穿支部和分支部，穿支部穿过中心纤维体，多数沿室间隔膜部下缘到达肌部室间隔顶端的左室面，然后分为左、右束支。在膜周型缺损，传导束多在缺损的下缘或后下缘行走，很接近缺损边缘，少数的隔瓣后型室间隔缺损传导束在缺损的前上缘走行。漏斗部的边缘距传导束比较远，对房室传导系无影响。肌部室间隔缺损位于室间隔较低部位，相当于室间隔光滑部或小梁部，与传导束关系不大，如果合并膜周室间隔缺损，传导束的走行同膜周型缺损，位于膜周和与肌部缺损之间。高位后上部肌部缺损，传导束位于缺损前上缘。

三、室间隔缺损的病理生理学改变

正常人右室的收缩压仅及左室的 $1/6 \sim 1/4$，肺循环阻力为体循环阻力的 $1/10$ 左右。室间隔缺损对血流动力学的影响，决定于缺损面积大小及体肺循环的差异。小型缺损分流量小，对血流动力学的影响小，不易发生肺动脉高压，右心室压和肺动脉压均在正常范围内或轻度增高，左心室的容量负荷不明显，可长期无症状或仅有轻微症状，此为低阻力、小分流状态。中等或较大缺损产生左向右分流量大，肺血流量增多，右心室压力和肺循环阻力有不同程度升高，左心房压增高，左心室扩大。如果肺血管阻力明显增高，肺血管已发生广泛的器质性病变，右心室压力升高接近或超过左心室压力，左向右分流将显著减少，甚至形成双向分流或右向左分流，肺循环血流量等于或小于体循环血流量，肺动脉压力仍保持于高水平，这种情况称为艾森曼格综合征，一般开始于少儿期，也是成年期的常见表现之一。

小型室间隔缺损常可自发性关闭，自然关闭的时间文献报道不一。一般统计，室间隔缺损自发缩小或关闭多发生于3岁以内，其后闭合的可能性很小。部分大型室间隔缺损随着病程推移，缺损也可缩小，但很难自然关闭。大型室间隔缺损的新生儿在出生后2~3周内肺血管阻力逐渐下降至正常水平，左右心室压力阶差加大，左向右分流量剧增，左心容量负荷加重，导致急性左心衰而早期死亡。有些大室间隔缺损的婴儿，因肺循环血流量很多，可能在两岁以内肺血管病变发展很快，阻力急剧增强，很快达到体循环压力水平，甚至有的婴儿出生后肺血管保持胎儿型阻力很大而且不下降。对于此类患者应该密切随访观察，警惕出现容量负荷过高、肺动脉高压、主动脉反流、感染性心内膜炎等并发症。由于室间隔缺损导致左房、左室容量负荷增加的患者应该及早手术以防止并发症的发生。

四、室间隔缺损的诊断

1. 症状　缺损小，血液分流量少，可以没有自觉症状，缺损较大者可有发育不良，劳累后心悸、气短、咳嗽、乏力和易患肺部感染等。

2. 体征　胸骨左缘第 3、4 肋间可闻及较响亮而粗糙的全收缩期杂音，有时可触及震颤，如缺损大使左向右分流量增大的患者，可闻及因二尖瓣口相对狭窄而产生的心尖部短促的舒张期隆隆性杂音，肺动脉瓣区第二音增强或正常。随着病情的发展，肺血管阻力的增高，临床可出现发绀，杂音常常减轻，肺动脉瓣区第二音明显亢进。

3. 特殊检查

（1）心脏 X 线：室间隔缺损小时仅有少量左向右分流，右心室压力可正常，心脏外形没有明显改变，或仅有肺动脉纹理增粗增多，肺动脉段延长或轻微凸出，双心室圆隆或轻度增多，主动脉结多正常，X 线表现很难与正常区别，此时诊断主要靠超声心动图和临床体征。中至大的缺损，左、右心室可见增大，通常右心室增大较明显，左心房也多增大，肺动脉段凸隆，肺门搏动增强，肺内血管扩张、充血，主动脉段正常或相对较小等；如见到右心室显著增大，右心房增大和肺动脉段高度凸隆，肺门血管及主要肺动脉分支粗大呈"残根状"而外围分支变细小，两肺野变为清晰时，则提示合并肺动脉高压。

（2）心电图：小缺损大多正常或有左心室高电压；中等缺损心电图示左心室肥厚，并随肺血管阻力逐步增高，心电图也由左心室肥厚转变为双室肥厚；大缺损者则表现为右心室肥厚、心房扩大及右束支传导阻滞的心电图。

（3）超声心动图：能够显示室间隔缺损的部位、大小和合并畸型，特别对于介入治疗患者的选择、术中监测和术后随访起着非常重要的作用。

（4）心导管检查及心血管造影：对室间隔缺损的诊断及选择治疗手段均有重要参考意义，右心室平均血氧含量超过右心房平均血氧含量的9ml/L以上，或右心室内某一标本的血氧含量突出升高，均表明心室水平有左向右分流。但小型缺损、分流量小或伴有较重肺动脉高压达不到诊断标准或心室内血氧含量无差异，应做具体分析。心导管检查测定肺动脉压力和计算肺血管阻力是用以判断病情、临床选择手术适应证的重要指标之一。

五、室间隔缺损介入治疗的选择和方法

（一）适应证

根据 2004 年《中华儿科杂志》"先天性心脏病经导管介入治疗指南"，我们认为如下条件可作为室间隔缺损介入治疗的适应证：

（1）患者年龄≥3 岁，文献报道室间隔缺损 3 岁以内约有的 40% ~60% 自然闭合概率。

（2）对心脏有血流动力学影响的单纯性室间隔缺损，缺损左室面直径 3 ~12mm，少儿缺损直径一般≤8mm。右室面呈多孔缺损时，其缺损大孔直径应≥2mm。膜周部室间隔缺损伴发膜部膨出瘤时，缺损左室面直径≤18mm，右室面膨出瘤出口小，且粘连牢固。

（3）室间隔缺损上缘距主动脉右冠瓣≥1mm，无主动脉冠状窦脱入室间隔缺损内和主动脉瓣反流；缺损缘距三尖瓣距离≥2mm，无明显三尖瓣发育异常及中度以上三尖瓣反流。

（4）肌部室间隔缺损直径通常≥5mm。

（5）外科手术后残余分流。

（6）合并可以介入治疗的心血管畸形。

（7）心肌梗死后室间隔穿孔、外伤性室间隔缺损等。

（二）禁忌证

（1）膜部室间隔缺损有自然闭合趋势者。

（2）膜部室间隔缺损合并严重的肺动脉高压导致右向左分流出现发绀者。

（3）膜部室间隔缺损局部解剖结构不适合或放置封堵器后影响主动脉瓣或房室瓣功能。

（4）膜部室间隔缺损合并其他不能进行介入治疗的先天性心脏畸形者。

（5）感染性心内膜炎，心内有赘生物，或引起菌血症的其他感染。

（三）室间隔缺损封堵器材的选择

1988年，由Lock等采用Rashkind双面伞封堵器封堵室间隔缺损成功，随后出现了Clamshell、CardioSEAL封堵器。1994年，Sederis应用纽扣补片式封堵器关闭室间隔缺损，但上述封堵器由于操作复杂，伞面直径需大于缺损直径的2倍，置入过大的伞状闭合器，容易影响主动脉瓣的正常活动和左心室收缩功能，术后残余分流大，并发症多，限制了在临床上的广泛应用。由于室间隔缺损解剖位置的复杂性，根据具体患者的室间隔缺损位置、大小、形态来选择合适的封堵器及传送装置更为合理，但目前临床上往往只能依据现有的条件来选择合适的病例，许多临床研究正是建立在严格选择病例的基础上。目前有两种封堵器可以在临床上使用：

1. Amplatzer膜部室间隔缺损封堵器　美国AGA公司（AGA Medical Corp, Golden Valley, MN, USA）2000年生产。该封堵器是一自膨胀镍钛合金金属网结构的非对称型双面伞，左室盘靠近主动脉端边缘比腰部直径大0.5mm，靠近心尖端边缘比腰部直径大5.5mm，其向下边缘端有一铂金标记点作为释放时定位标志，右室盘两端边缘均比腰部直径大2mm，由4~18mm不同型号组成，每一型号以2mm递增。

2. Amplatzer肌部室间隔缺损封堵器　是由0.004~0.005in的高弹性镍钛合金丝编织成的盘状结构，两盘片之间连接部分呈圆柱形，长7mm，盘片和圆柱部分中都缝有聚酯片，左室面的圆盘直径比圆柱部分大4mm，右室面直径比圆柱部分大3mm，封堵器的两端由316L不锈钢圈固定，其中一端有与推送杆相匹配的螺纹。肌部封堵器直径由4~24mm不同型号组成，每一型号以2mm递增，需要6~12F的传送鞘。AGA公司的输送系统包括两根特制的输送钢丝和有一定弧度的输送长鞘。两根钢丝中一根是中空的，另一根是实心钢丝，空心钢丝中间可以通过实心钢丝。在空心钢丝一端的内面有一平台，其形状和大小与封堵器的右心室面的固定钢圈相匹配。

3. 国产膜部室间隔缺损封堵器　国产的膜部室间隔缺损封堵器有两种，一种为对称型双盘状膜部室间隔缺损封堵器，由直径0.1mm的高弹性镍钛合金丝编织盘状结构，两盘片之间连接的腰部呈圆柱形，长2mm，盘片和腰部都缝有聚酯片，左、右室面盘片直径比腰部大4mm。封堵器的两端由316L不锈钢圈固定，其中一端有与推送杆相匹配的螺纹。腰部直径规格4~18mm，10mm以内封堵器之间相差1mm，10mm以上相差2mm。另一种为偏心型膜部室间隔缺损封堵器，封堵器腰部长2mm，两盘片的边缘呈不对称型，在靠近主动脉侧的边缘较其对侧的盘片小，边缘为0或0.5mm，与其相对的边缘为5~6mm，右心室侧的盘片比腰部直径大2mm。腰部直径规格同对称型封堵器。偏心型封堵器的优点是减少对主动脉瓣膜的损伤。

4. 非对称型封堵器　为上海医用形状记忆合金有限公司新近生产的一种新型封堵器，

封堵器左室面盘片直径比腰部大 8mm，右室面盘片直径比腰部大 4mm，主要用于膜部室间隔缺损伴发较大膜部瘤，右室面多孔、最大孔径较小的病例。封堵器设计的优点是腰部小、左盘大、腰部伸展大、封堵器成形好，右心室侧盘小以减少对三尖瓣的影响。

5. 输送系统　封堵器可通过 6～9F 鞘管推送，目前多选用抗折鞘。国产封堵器的传送系统不同于进口产品的是只有一根实心推送钢丝。

6. 其他器材　①鹅颈圈套器：选用 Bard 公司或 CooK 公司生产的圈套器。②特殊导丝：0.81mm×60cm 泥鳅导丝，其前端较软、光滑，容易直接通过室间隔缺损进入右心室、肺动脉或腔静脉。或 0.89mm×300cm 面条导丝，导丝很软，容易将输送鞘管引入左心室。③5F 或 6F 右冠状动脉造影导管和 Cobra 导管用于通过室间隔，以便建立轨道。

（四）室间隔缺损封堵术操作

1. 术前准备　主要检查血常规、尿常规、粪便常规以及肝肾功能，心电图、心脏超声心动图等，以排除手术禁忌证；患者家属及本人签手术知情同意书；手术前 1 天静脉应用抗生素。

2. 心脏超声心动图检查　①左心室长轴切面测量室间隔缺损上缘距主动脉右冠瓣距离及缺损口大小；②大血管短轴（主动脉根部短轴）切面测量室间隔缺损上缘距三尖瓣隔瓣距离及缺损口大小，一般适合封堵治疗的位置在 9～11 点；③胸骨旁、心尖、剑下五腔心切面主要测量室间隔缺损上缘距主动脉右冠瓣距离及缺损口大小。西京医院对比研究了二维超声和左心室造影的关系，发现大血管短轴和五腔心切面测量缺损口大小与左心室造影测量值最接近。

3. 麻醉　年长儿童及成年人用 1% 普鲁卡因或利多卡因溶液局部麻醉，小儿用基础诱导麻醉，术前禁食水 4～6 小时，同时给予适量的糖盐离子液体静脉滴注。

4. 心导管检查和心血管造影　常规腹股沟处消毒铺巾，穿刺右或左股动、静脉，分别置入 6F 动脉鞘管。全身肝素化（100U/kg 体重），如术程超过 1 小时，每小时追加半量。先行右心导管检查，测量右心房、右心室和肺动脉压力，并测定各部位血氧饱和度，计算 Qp/Qs。将 6F 的猪尾巴导管送入左心室，在左前斜 45°～60° 加头 20°～25° 的体位行左心室造影，以确定室间隔缺损的形态、大小和缺损上缘距主动脉右冠瓣的距离，必要时行升主动脉造影确定有无主动脉瓣脱垂和反流。

5. 建立动静脉轨道　根据左心室造影室间隔缺损的形态，选择 5F 或 6F 右冠造影导管，从股动脉导入左心室，逆时针旋转导管使其顶端指向室间隔缺损口处，缓慢移动导管，顶端会跳动穿过室间隔缺损口到达右心室，然后固定导管，将面条导丝（或泥鳅导丝）导入到肺动脉或上、下腔静脉。从股静脉侧将圈套器送到肺动脉或上、下腔静脉，套住面条或泥鳅导丝，将导丝从股静脉侧拉出体外，建立动静脉轨道，沿此轨道，将右冠导管送到下腔静脉。然后从静脉侧沿导丝插入 6～9F 传送长鞘与右冠导管对接，固定导丝，推送传送长鞘至升主动脉，然后将长鞘管送入左心室，退出导丝、右冠导管和鞘内扩张器，将长鞘留在左心室内。若难以将传送长鞘送入左心室，也可将此长鞘保留在升主动脉内。

6. 封堵室间隔缺损　根据造影测量的缺损直径选择封堵器，通常封堵器的直径比造影直径大 1～2mm。将装载封堵器的短鞘连接到传送长鞘内向前推送封堵器，将封堵器送到左心室，先释放出左心室面伞，对称型封堵器不需要调整方向，而偏心型封堵器的左心室侧伞的标记应指向心尖处。使封堵器的左心室伞紧贴室间隔，通过手感、透视和超声甚至心室造影确定封堵器的位置，如位置合适，超声检查无明显分流，则可固定推送钢丝，回撤传送长鞘，释放出封堵器的右心室伞。重复左心室造影和升主动脉造影，检查有无分流和主动脉瓣反流。经胸心脏超声检查证实不影响三尖瓣、主动脉瓣功能，左心室造影确认封堵器的位置良好后，逆时针旋转推送钢丝，释放出封堵器。拔除传送长鞘，局部压迫止血包扎，手术完毕。

7. 术后处理　术后卧床 24h，皮下注射 1 天肝素 100U/kg，连用 3 天抗生素，预防感染，一旦有感染迹象可延长用抗生素时间；连续心电监测 5～7d，病情稳定出院，口服阿司匹林 3～6 个月［儿童按 5mg/（kg·d）］。

六、膜部室间隔缺损封堵治疗的并发症和防治

1. 封堵装置移位和栓塞　发生率为 0.3%，多由于封堵器放置或选择不当引起。准确测量缺损的大小，选择合适的封堵器会使封堵器发生移位的概率降低。封堵器可以脱落到左室、升主动脉或右室、肺动脉等处，封堵器一旦移位可以经导管用圈套器取出。若采用介入方法不能取出时，可用外科手术取出，并行室间隔缺损的修补；操作中气栓发生率很低，精细的导管检查能够降低该并发症的发生率。

2. 残余分流　发生率为 9% 左右，小的分流在术后早期常会遇到，一般不影响血流动力学方面的指标，不能造成不良后果。如果是微量分流可随着封堵器内的血栓形成而消失。大的残余分流若对血流动力学影响较大时，应通过网篮或外科手术取出移位的封堵器，再实施介入治疗或外科手术修补。

3. 主动脉瓣和三尖瓣穿孔、关闭不全　发生率约为 0.6%，主动脉瓣穿孔主要发生在右冠瓣，三尖瓣穿孔多发生在隔瓣，多由于封堵器离主动脉瓣、三尖瓣太近或放置封堵器时操作不当。轻微的三尖瓣关闭不全不需处理，若封堵装置严重移位造成严重的瓣膜关闭不全，应及时开胸手术取出封堵器同时进行修补。

4. 传导阻滞　在封堵器植入过程中或封堵后可出现左、右束支传导阻滞、房室传导阻滞等，多为一过性，发生率约为 12%。严重者不能恢复，需放置永久起搏器或经外科手段取出封堵器。目前认为可能是由于封堵器对膜部室间隔内的传导束局部压迫，周围组织水肿而造成，水肿期多发生在术后 5～7 天，适当的给予激素等治疗大多会消失。

5. 溶血　发生率约 0.5%，一般发生在有较大的残余分流的情况下造成机械性溶血。轻微的溶血可暂时观察，给予激素和碳酸氢钠碱化尿液等治疗，严重病例必须取出封堵装置。因此，应准确测量缺损的大小，选择合适的封堵器合理放置以避免和减少发生封堵器移位和残余分流。

6. 心脏压塞　发生的心脏压塞比较少见，多是由于送入传送鞘管时操作动作不规范所致。如果术中患者出现血压低、意识淡漠、心影增大等现象，应该及时识别。一旦确诊，立即行心包穿刺回抽心包腔内血液，并经股静脉鞘管输入体内，绝大多数患者能够转危为安；上述处理无效时应急诊外科手术治疗。

7. 感染性心内膜炎　这是极少见而严重的并发症，因此要严格无菌操作和术后常规用抗生素预防感染和密切观察体温及血象变化。

8. 血管损伤、出血、动静脉瘘、颈神经丛损伤等　系由于常规穿刺引起的并发症，一般做相应的处理。

七、膜部室间隔缺损封堵治疗的疗效评价

自从 Amplatzer 膜部室间隔缺损封堵器临床应用以来，效果令人满意。Holzer 等人报道了用 Amplatzer 膜部室间隔缺损封堵器进行膜部室间隔缺损封堵 61 例，成功率为 97%，死亡率为 0，1 例由于出现了完全房室传导阻滞而行永久起搏器植入术。Arora 等人做的室间隔缺损封堵大样本研究显示，包括 137 例膜部和肌部室间隔缺损患者，其中 130 例封堵成功（94.8%），死亡率为 0，90 例采用 Amplatzer 肌部室间隔缺损封堵器，17 例采用膜部室间隔缺损封堵器，29 例使用 Rashkind 双面伞，弹簧圈封堵 1 例。Amplatzer 封堵器组成功率 97.1%，24 小时有残余分流 1 例（占 0.9%），Rashkind 双面伞成功率 86.2%，24 小时残余分流者占 32%，此结果充分显示了 Amplatzer 封堵器短期的优势。国内秦永文等应用自制双盘形室间隔缺损封堵器闭合膜部室间隔缺损 196 例，191 例患者封堵成功，成功率 97.4%；未成功的 5 例中，3 例因导管未能通过室间隔缺损处，2 例因封堵器放置后影响主动脉瓣关闭，而放弃封堵治疗。180 例术后左心室造影、经胸心脏超声检查显示完全封堵，11 例术后即刻造影示少量分流，1 个月后超声复查，8 例完全封堵，并发右房室瓣少量反流 3 例。术中并发短暂的左、右束支传导阻滞和一过性完全性房室传导阻滞各 2 例。封堵治疗术后 1 个月至 2 年随访期间，未发生感染性心内膜炎，血栓栓塞和溶血等并发症。沈阳军区总医院报道了 292 例膜周部室间隔缺损封堵成功，出现右束支传导阻滞 44 例（17.2%）；三度房室传导阻滞 3 例（1.1%）：2 例恢复正常，1 例转为左束支传导阻滞；房室交界性心律共 11 例（4.3%），非阵发性交界性心动过速共 4 例（1.5%），后转为正常。随访 2 年无一例发生残余分流。

综上所述，室间隔缺损介入治疗近中期效果满意，具有住院时间短、痛苦少、无手术瘢痕及心脏切口瘢痕所致远期心律失常的优点，因此被越来越多的患者所接受，至于远期疗效则需要严格的、大规模的、多中心的长期临床随访才能得出结论。随着器材的改进和操作技术的提高，将会使更多的室间隔缺损患者受益。

（范　影）

第三节　动脉导管未闭的介入治疗

一、概述

动脉导管未闭（patent ductus arteriosus，PDA）是临床上最常见的先天性心脏病之一，是指主动脉和肺动脉之间的一种先天性的异常通道，多位于主动脉峡部和左肺动脉根部之间。其发病率约占先天性心脏病的 15%～21%，女性是男性 2 倍，大约每 2 500～5 000 例存活新生儿中即可发生 1 例动脉导管未闭。早产儿中发病率明显增加，出生体重 < 1 000g 者，其发病率可高达 80%。发病率的增加与多种因素有关，包括导管壁平滑肌减少、平滑肌对氧的敏感性降低、血液循环中扩血管性物质如前列腺素增高以及遗传因素等。动脉导管未闭可以是单一的畸形，也可与其他先天性心脏畸形同时存在。

二、动脉导管未闭病理解剖改变

导管通常位于主动脉峡部和肺总动脉的左肺动脉侧（图 16-2）。正常人为左位主动脉

弓，未闭动脉导管的肺动脉端通常开口于左、右肺动脉分叉处略偏左侧，而主动脉端一般位于左锁骨下动脉起始以远的主动脉前侧壁。右位主动脉弓者，动脉导管位于无名动脉根部远端的主动脉和右肺动脉之间，双侧动脉导管者极为罕见。若为镜面型右位主动脉弓，则导管走行可左可右：右行者导管连接于主动脉弓与右肺动脉之间；左行者导管位于左锁骨下动脉与左肺动脉根部之间。未闭导管长短多在 0.5 ~ 10mm，管径粗细差异很大，一般为 1 ~ 20mm 不等。小儿动脉导管未闭前，内径约 5 ~ 6mm，最长约 12.5mm。根据未闭动脉导管的形态学改变分为漏斗型、管型和窗型 3 种类型，漏斗型较多见，长度与管型相似，但近主动脉处粗大，近肺动脉处狭小，呈漏斗状，有时甚至类似动脉瘤形；管状导管连接主动脉和肺动脉的两端口径相近，管壁厚度介于主动脉与肺动脉之间，此型最为多见；窗型者动脉导管极短，口径极粗，外观似主动脉，呈肺动脉窗样结构，管壁往往极薄，此型较少见。Krichenko 根据动脉导管未闭造影的具体形态分为 5 种类型（图 16 - 3）：A 型呈漏斗形，最狭窄端位于肺动脉，根据与气管的关系分为 1 型、2 型和 3 型；B 型动脉导管短，肺动脉与主动脉紧贴呈窗状，一般直径较大；C 型呈管状，长度约在 10mm 内，导管两端基本相等，无狭窄；D 型多处狭窄；E 型形状怪异，呈伸长的喇叭状结构，最狭窄处远离支气管前缘。动脉导管未闭除上述变化外还可有肺动脉及其分支扩张，甚至类似动脉瘤样改变，导管内可有血栓形成，若导管粗大可有左右心室肥厚与扩张。

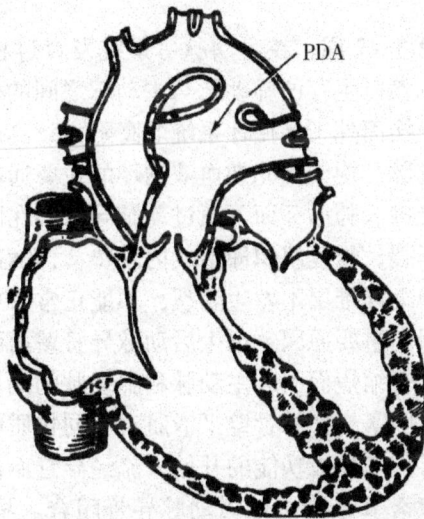

图 16 - 2 未闭动脉导管的解剖位置示意图

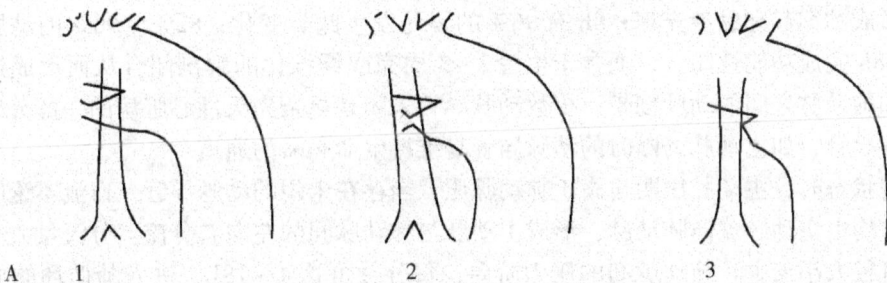

A 1

2

3

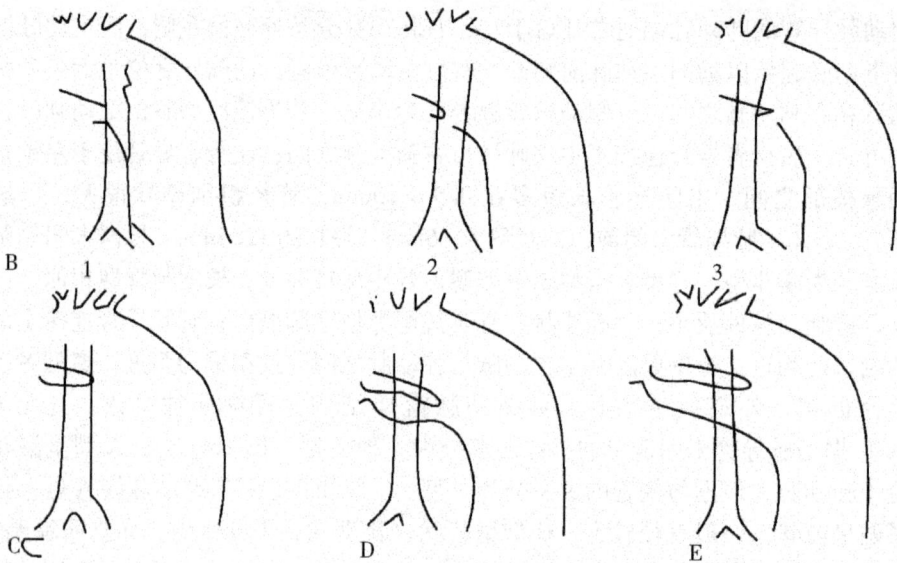

图 16 - 3　Krichenko 根据动脉导管未闭造影的形态分类示意图

三、动脉导管未闭病理生理改变

动脉导管是胚胎发育的第 5~7 周，在主动脉弓系统发育过程中，由第 6 对腮弓的左背侧部演变而成，是胚胎期胎儿赖以生存的肺动脉与主动脉之间的生理性血流通道。胎儿时肺呈萎陷状态，不能进行气体交换而处于肺循环系统的高阻力、高压力状态，右心室血液大部分经未闭动脉导管流入降主动脉，构成胎儿期血液循环的主要通路。生后随着肺膨胀，肺循环阻力减低，右心室血液直接进入肺循环而不通过动脉导管。在胚胎 4 个月左右，动脉导管壁的内弹力纤维层发生局部断裂，修复组织即形成内膜垫，伴随出生后管壁平滑肌收缩而填塞导管腔，使之密闭。若内弹力纤维层不发生断裂，不能正常形成局部内膜垫，则出生后无法如期关闭，是动脉导管未闭的重要原因。出生后动脉导管壁由肺纤维构成的平滑肌组织收缩保证将管腔闭合，不会使导管缩短而引起主动脉和肺动脉的局部变形。亦有人注意到出生后影响动脉导管的闭合有许多因素，如导管壁平滑肌对不同物质的敏感性，妊娠期长短均有较密切关系。足月胎儿出生后，随呼吸功能的开始，流经导管血流氧张力增高，使导管壁平滑肌收缩而促进闭合；前列腺素 E 系列则延缓动脉导管闭合。早产儿的动脉导管壁平滑肌对高氧的敏感性降低而对前列腺素的敏感性升高，从而造成早产儿动脉导管未闭发生率极高。多普勒超声心动图研究显示，正常足月胎儿 30% 在分娩 1h 内导管腔内有由内膜和中层增生而形成的突起和黏液充填；8h 有 96% 的婴儿发生此类变化；82%~96% 的动脉导管于出生后 48h 完成功能性闭合，通常于生后 2~3 周完成纤维化的解剖闭合从而形成连接于降主动脉和肺动脉之间的动脉韧带。少数动脉导管未闭是复杂先天性心脏病的一部分，有时甚至是生命导管，如主动脉离断时的动脉导管是维持生命必需的通道。

生理状态时，主动脉压明显高于肺动脉压，当存在未闭的动脉导管，血流不论收缩期或舒张期，均由主动脉流向肺动脉，形成主动脉与肺动脉间的左向右分流。分流量大小取决于导管的直径大小与主、肺动脉间的压力阶差，每分钟可达 4~18L。进入肺循环的血液再返回左心房和左心室，使左心容量负荷增加，为弥补主动脉向肺动脉的分流对体循环的损失，左心室代偿性增加心排血量，从而可造成左心房与左心室肥厚、扩大，最终导致左心衰竭。由于主动脉血流入肺动脉，引起动脉舒张压降低，致脉压增大，而发生末稍血管现象。少量的左向右分流仅增加左心容量负荷，不会导致右心压力改变。若导管内径较粗，肺循环血流量增多并长期冲击肺动脉系统，使肺动脉内压力增高、右心室排血受阻、压力负荷增加，逐步产生右心室肥厚。早期大量地左向右的分流所引起的肺动脉高压，为动力性肺动脉高压。如未能及时进行阻断分流的手术，会使上述改变进一步加重，肺血管阻力增高，肺小动脉发生硬化。造成永久性病理改变，而成为阻力性肺动脉高压。当肺动脉压接近或超过主动脉压时，则使分流减少或停止，甚至肺动脉血逆流入主动脉，产生双向或右向左分流，从而引起发绀或杵状趾。因分流在降主动脉左锁骨下动脉之下，所以发绀以下肢为主，称为"差异性发绀"。

四、动脉导管未闭诊断

根据动脉导管未闭管径大小而有不同的临床表现。

1. 症状 动脉导管未闭患者的症状与导管的解剖形态及病理生理改变相一致。小动脉导管未闭（内径≤2mm）早期无明显症状，多在体检时偶然发现心脏有连续性血管性杂音或单纯性收缩期杂音。中、大动脉导管未闭（Qp/Qs≥1.5~2.0）者，有活动后心悸气短乏力和反复上呼吸道感染史，可逐步产生左心功能不全症状。大导管并重度肺高压者，导管的解剖直径大多≥6mm，常生长发育不良，有感染和心衰病史，或由于肺动脉压力过高而产生右向左分流的差异性发绀。动脉导管未闭患者容易并发细菌性心内膜炎，此时患者可有高热、大汗、心力衰竭及周围血管脓性栓塞等症状；某些患有巨大动脉导管未闭的婴儿，在生后3~6周即可有呼吸急促、喂养困难、多汗虚弱、体重不增等发育障碍。患者以自然病程发展预期寿命不超过50岁。

2. 体征 根据动脉导管未闭大小和肺动脉压力高低有不同的心脏杂音体征，可分为典型连续性隆隆样或机器样杂音、两期性杂音、单纯性收缩期杂音、单纯性舒张期杂音和哑性5种。连续性隆隆样杂音紧随第一心音之后逐渐增强，多掩盖第二心音，后渐弱至下一次第一心音开始，杂音性质粗糙，于胸骨左缘第2肋间最明显，可扪及连续震颤，并向左锁骨下传导。当患者的动脉导管未闭极细小时，临床上可听不到杂音。如动脉导管较小，杂音可呈高调而局限的单纯性收缩期杂音。巨大导管的杂音可向全胸廓传导，同时由于左心血流量增加，出现二尖瓣相对狭窄，于心尖部可听到舒张早中期隆隆样流量性杂音。婴幼儿由于肺血管阻力较大，于出生数周内可无心脏杂音或仅有收缩期杂音，典型杂音在两岁时才开始。随病程进展，肺血管阻力增大进而分流量逐步减少，或发生心力衰竭、血压下降时，舒张期杂音逐渐减弱甚至消失，当病理进展到右向左分流或双向分流时，杂音可消失，或仅留有第二心音亢进及分裂。由于舒张期主动脉-肺动脉的分流使主动脉舒张压降低，脉压增大，大导管时主动脉脉压可达收缩压的一半以上，检查周围血管时，可触及水冲脉，观察到颈动脉搏动，于大动脉表浅部可听到枪击音，于甲床及黏膜部可发现毛细血管搏动。

3. 特殊检查

（1）心脏X线平片：可见肺部充血，肺纹理明显增多，心脏右1~2号向下垂直，心脏左移左心室增大，主动脉增宽有漏斗征占37%~48%。心胸比值与动脉导管未闭管径的大小相关：≤0.5cm者心胸比值正常；0.6~1.0cm者心胸比值增大占80% ≥1.0cm者心胸比值增大占95%。肺动脉高压时可见右心室增大、肺动脉段隆起、肺门血管影加深，呈肺多血表现。约一半患者在平片上可见左心房增大的双心房影。

（2）心电图：心电图表现为左室肥厚、双室肥厚或右室肥厚。心房颤动发生率约10%。中度以上的动脉导管未闭者，可在心电图上发现左心室肥厚和左心房增大。但随着病程进展，肺血管阻力和右心压力增大，心电图逐渐从单纯左心室肥厚向左右心室肥厚和右心室肥厚发展，同时可有电轴右偏。

（3）超声心动图：是确诊动脉导管未闭最好的非创伤性检查。应用二维超声可探明主动脉及肺动脉的导管连接部；超声多普勒可探及肺动脉内的异常血流，在明确动脉导管未闭诊断的同时还可以排除或探明其他心内畸形。超声心动图显示左房左室内径增大，在肺动脉分叉处与降主动脉有一通道，可见异常血流束通过。

（4）心导管及造影检查：一般不需要进行心导管检查，当有重度肺动脉高压和伴有其他心血管畸形，决定患者能否进行手术矫治用以判断血流动力学时，才需做心导管检查。通常肺动脉平均血氧含量高于右心室平均血氧含量5ml/L即可诊断肺动脉水平有左向右的分流，再根据Fick法计算出分流量的大小。多数患者行右心导管检查时，心导管可通过动脉导管达降主动脉。某些干下型室缺或主肺动脉窗的患者，检查时导管从异常位置进入升主动脉，其走行与动脉导管有明显差别。主动脉弓降部造影是施行动脉导管未闭封堵术不可缺少的必要步骤，常规选择左侧位90°造影。成人动脉导管由于钙化、短缩，在此位置不能清楚显示时可加大左侧位角度至100°～110°或采用右前斜位30°加头位15°～20°来明确解剖形态。注入造影剂的总量为≤5ml/kg。

五、动脉导管未闭介入治疗的选择和方法

1938年，Gross成功地为1例7岁女孩进行了动脉导管未闭结扎手术，开创了外科动脉导管未闭的手术治疗。1966年，Porstmann首先应用经导管泡沫塑料塞子栓塞动脉导管未闭获得成功，此后许多学者相继开展相关的研究和应用，并对栓塞方法和材料进行了改进。如1986年Rashkind研制了双盘伞状闭合器；1990年Sideris（buttoned double disc device）纽扣式双盘状封堵器的应用补片；1992年Cambier采用Cook弹簧圈，1995年德国pfm公司研制Duct-Occlud弹簧圈，1997年Masura报道首例Amplatzer蘑菇形封堵器治疗动脉导管未闭成功。国内方面，1983年上海儿童医院钱晋卿等在Porstmann方法的基础上加以研制，率先开展了经皮动脉导管未闭栓塞术，1998年Amplatzer蘑菇形封堵器在许多医院相继使用，尤其是国产化的封堵器材的临床推广普及，传统的开胸手术已逐渐被动脉导管未闭封堵术所替代。以往外科动脉导管未闭结扎手术，创伤大，住院时间长，其手术并发症为：死亡率0.5%～1%，左喉返神经麻痹2%～5%，动脉导管未闭再通2%～10%。介入性治疗动脉导管未闭具有疗效可靠，操作方法安全、简便，术后恢复快，并发症少等特点，并适用于手术结扎后再通者，随着介入治疗技术和应用材料的不断改进，临床应用范围得到进一步扩大。目前临床上已经不采用Porstmann等方法，在此不予介绍，本专题仅就弹簧圈和Amplatzer封堵器的应用进行讨论。

（一）适应证

根据2004年《中华儿科医学杂志》"先天性心脏病经导管介入治疗指南"中，动脉导管未闭封堵术的适应证是：

（1）Amplatzer 法：①左向右分流不合并需外科手术的心脏畸形的动脉导管未闭，动脉导管未闭最窄直径≥2.0mm，年龄通常≥6 个月，体重≥4kg；②外科术后残余分流。

（2）弹簧栓子法：①左向右分流不合并需外科手术的心脏畸形的动脉导管未闭，动脉导管未闭最窄直径（单个 cook 栓子≤2.0mm；单个 pfm 栓子≤3.0mm）。年龄通常≥6 个月，体重≥4kg；②外科术后残余分流。

动脉导管未闭诊断一旦成立，即可不计年龄进行手术。在小儿，动脉导管未闭可能并发生长发育迟缓、屡发呼吸道感染、心脏增大和心力衰竭、肺叶气肿或不张、细菌性动脉内膜炎，并随着年龄增长，动脉导管管腔钙化逐年加重，发展为不可逆的阻力性肺动脉高压，使生存期明显缩短，所以手术不宜犹豫延误。我们认为年龄≥3 个月、体重 3kg 以上的患儿诊断明确后即应考虑介入治疗。

（二）禁忌证

（1）感染性心内膜炎，动脉导管未闭内有赘生物者。

（2）严重肺动脉高压出现右向左的分流，肺总阻力 >8Wood 单位。

（3）同时合并有需要外科手术矫治的心内畸形。

（三）封堵器材选择

1. 可控弹簧圈 主要应用于临床的是德国 pfm 公司生产的 Duct - Occlud 弹簧圈及美国 Cook 公司生产的 Gianturco 弹簧圈和 Detachable 弹簧圈，上述弹簧圈均具有回收功能。1994 年，D. Redel 发明了 pfm 螺旋状弹簧圈，此可控螺旋弹簧圈的头部和尾部较大，中间较小呈哑铃状，根据弹簧圈两端螺旋连接镍钛记忆合金而分为标准型（无记忆合金）、加强型（主动脉侧为记忆合金）和 S 型（两端均有记忆合金），可根据动脉导管未闭形态和直径选择不同型号；适用于直径 <3.5mm 的动脉导管未闭，输送鞘管均为 5F 或 4F 输送系统，带有内芯和锁扣装置及控制手柄，具有释放和回收双重保险功能，提供使用的安全可靠性。Cook 弹簧圈由白金和合成纤维制成，适用于直径 <2.0mm 的动脉导管未闭，动、静脉径路均可以输送，根据弹簧圈的直径及圈数可分为 3mm 5 圈（MWCE3 - PDA5）；5mm 5 圈（MWCE - 5PDA5）；8mm 5 圈（MWCE - 8 - PDA5）等型号，目前 Cook 公司防磁性的弹簧圈已用于临床。

2. Amplatzer 蘑菇伞封堵器 为美国 AGA 公司制造，多用于直径 >2mm 的 PDA，经静脉途径输送。封堵器由镍钛记忆合金编织，呈蘑菇形孔状结构，内有三层高分子聚酯纤维，具有自身膨胀性能，反复牵拉不变形，耐疲劳性较好，植入体内后无金属支架折断现象。用激光技术焊接铂标记在 X 线下可显示封堵器的位置，封堵器的长度有 5mm、7mm、8mm 三种规格；肺动脉侧直径分为 4 ~ 16mm 不同直径的 7 种型号，用旋钮与输送器相连能够回收，输送器由长鞘管和装载器组成。国内已能生产且价位较低，国产的封堵器腰部直径呈圆柱形，腰部直径有 4mm、5mm、6mm、7mm、8mm、9mm、10mm、12mm、14mm、16mm、18mm、20mm、22mm、24mm 共 14 种型号，已广泛应用于临床。与以往应用的封堵器相比，主要优点是输送鞘管细（6 ~ 9F），通过静脉传送，能闭合较大内径的动脉导管未闭，操作方便，当封堵器选择不合适时也容易退回导管鞘内，便于取出，使用更安全可靠。

（四）操作步骤

（1）术前准备常规履行签字手续，与患者及其家属交代介入治疗中可能发生的并发症，并取得同意后方可进行手术。

（2）婴幼儿采用静脉氯胺酮麻醉，术前6h禁食，2h禁水，同时给予一定比例的钾镁等渗盐水和足够热量的葡萄糖静脉补液。较大儿童能够配合者和成人选用局麻。

（3）常规穿刺右股动静脉，送入动静脉鞘管，4kg以下婴幼儿动脉最好选用4F鞘管，以防动脉损伤。先行右心导管检查后再作主动脉弓降部正侧位造影，测量动脉导管未闭形态、大小、选择合适的封堵材料。术中可用少量肝素0.5mg/kg。

（4）将端孔导管送入肺动脉经动脉导管至降主动脉，若动脉导管未闭较细或异常而不能通过时，可从主动脉侧直接将端孔导管或用导丝通过动脉导管未闭送至肺动脉，采用动脉侧封堵法封堵或用网套导管从肺动脉内套住通过端孔导管的交换导丝，拉出股静脉外建立输送轨道。

（5）经导管送入260cm长交换导丝至降主动脉后撤出导管。

（6）沿长交换导丝送入相适应的传送器（导管或长鞘管）至降主动脉后撤出内芯及交换导丝。

（7）弹簧圈堵塞法选择适当的弹簧栓子装置到传送导丝顶端，并顶入端孔导管内，小心将其送出导管顶端2~3圈。回撤全套装置，使该弹簧圈封堵动脉导管的主动脉一侧。端孔导管退至动脉导管的肺动脉侧，回撤导丝内芯，并旋转传送装置，使弹簧栓子在肺动脉侧形成1.5~2圈后旋转传送柄，使弹簧栓子释放。从动脉侧放置弹簧圈方法基本与经静脉途径相同，不同是增加股动脉穿刺，经鞘管送入猪尾导管，行主动脉造影评价封堵效果。

（8）Amplatzer封堵法要选择比动脉导管未闭最窄处内径大3~6mm的Amplatzer封堵器连接于输送导丝前端，将输送杆通过装载鞘管与伞的螺丝口旋接，将用生理盐水浸泡的封堵伞完全浸在盐水中回拉输送杆，使伞进入装载鞘管内。用肝素盐水冲洗传送长鞘管，保证鞘管通畅及无气体和血栓。从传送鞘管中送入封堵器至降主动脉打开封堵器前端，将封堵器缓缓回撤至动脉导管未闭主动脉侧，嵌在动脉导管未闭主动脉端，回撤传送鞘管，使封堵器腰部镶嵌在动脉导管内，观察5~10分钟，重复主动脉弓降部造影，封堵器位置良好，无明显造影剂反流可释放封堵器。

（9）撤除长鞘管及所有导管，压迫止血。

（五）术后处理

（1）术后卧床24h。静脉给予抗生素，3~5日。

（2）一般不需服用阿司匹林，术后24h，1、3、6个月及1年时复查心电图、超声心动图和心脏X线片。

六、动脉导管未闭介入治疗的并发症及处理

应用弹簧圈和Amplatzer封堵器介入治疗的并发症发生率低，文献报道2 836例接受弹簧圈和1 327例接受Amplatzer封堵器治疗的患者，总并发症分别为7.6%和2.2%。主要包括以下并发症：

1. 死亡率　小于0.1%，仅见1例Amplatzer封堵器的报道，死亡原因为Amplatzer封堵器严重阻塞降主动脉。因此，规范化操作是非常重要的，可以避免死亡。

2. 封堵器脱落发生率　为0.3%，主要为器材本身质量问题所致，个别操作不当也可引起。封堵器植入体内前应仔细检查，包括输送鞘管及其附件等。术中推送封堵器切忌旋转动

作以免发生脱载。一旦发生弹簧圈或封堵器脱落可酌情通过网篮或异物钳将其取出，栓塞重要脏器而难于取出时要急诊外科手术。严格按照操作规程，选择合适的封堵器材，一般不会造成脱落。

3. 溶血　发生率为 < 0.8%。主要与术后残余分流过大或封堵器过多突入主动脉有关。可发生于术后 1 ~ 24h 内。尿颜色呈洗肉水样，严重者为酱油色，可伴发热、黄疸、血色素下降等。防治措施：尽量避免高速血流的残余分流；一旦发生术后溶血可使用激素、止血药、碳酸氢钠碱化尿液，保护肾功能等治疗，多数患者可自愈。残余分流较大者，内科药物控制无效时，可再植入一个或多个封堵器（常用弹簧圈）封堵残余缺口后溶血能治愈。若患者持续发热、溶血性贫血及黄疸加重等，则应酌情外科处理。

4. 降主动脉狭窄　应用 Amplatzer 封堵器的发生率为 0.2%，主要发生在婴幼儿，封堵器过多突入降主动脉造成。轻度狭窄（跨狭窄处压差小于 15mmHg）可严密观察，如狭窄较重需考虑接受外科手术。

5. 左肺动脉狭窄　主要由于封堵器突入肺动脉过多造成。应用弹簧圈的发生率为 3.9%，Amplatzer 封堵器的发生率为 0.2%。与动脉导管未闭的解剖形态有关，如动脉导管较长，入口较大而出口较小，如选择封堵出口，封堵器占据左肺动脉的管腔较多，就有可能发生左肺动脉狭窄。因此术中应对动脉导管未闭的形态有充分的了解，根据解剖形态选择合适的封堵器来避免发生此种并发症。术中可行超声监测，观察封堵前后血流速度的变化。如血流速度明显增加，应调整弹簧圈的位置。必要时行肺动脉造影评价。轻度狭窄可严密观察，若狭窄较重则需要外科手术。

6. 动静脉血管损伤　尤其是婴幼儿操作应十分小心细致。由于穿刺、插管损伤引起动脉痉挛，术后下肢不能活动，伤口加压致血流缓慢，在穿刺口处形成血凝块，造成动脉栓塞或部分栓塞。因此，在拔出动脉套管时，应用食指轻轻压迫穿刺部位 10 ~ 15min，压迫的力量以穿刺部位不出血且能触及足背动脉博动为标准，止血后再包扎伤口。如足背动脉搏动不能触及，下肢皮肤温度低，要考虑有股动脉栓塞；个别出现下肢颜色紫暗，肿胀明显时要考虑有股静脉的血栓形成；这两种情况时均应行抗凝、溶栓和扩血管治疗。如药物治疗后上述症状不能缓解，应考虑外科手术探查。股动脉的出血、血肿形成，多是由于穿刺后未能适当加压或外鞘管较粗，血管损伤大造成。一般小血肿可自行吸收，大血肿则将血肿内血液抽出后再加压包扎。

7. 封堵术后残余分流　动脉导管未闭封堵后再通，弹簧圈的发生率为 0.9%，Amplatzer 封堵器的发生率 ≤ 0.1%。一般封堵后再通，可以采用一个或多个弹簧圈将其封堵，必要时接受外科手术。封堵器移位的发生率为 0.4%，需严密观察，如移位后发现残余分流明显或移位至影响正常心脏内结构，须行外科手术取出封堵器。

8. 失血过多　需接受输血治疗的发生率为 0.2%，全都发生在婴儿。

9. 心前区闷痛　Amplatzer 封堵器发生率为 0.3%。主要由于植入的封堵器较大，扩张牵拉动脉导管及周围组织造成，一般随着植入时间的延长逐渐缓解。

10. 一过性高血压　如短暂血压升高和心电图 ST 段下移，多见于较大的动脉导管未闭患者在动脉导管封堵后，动脉系统血容量突然增加等因素所致，可用硝酸甘油或硝普钠静脉滴注，也有自然缓解。部分患者出现术后高血压可用降压药物治疗。

11. 声带麻痹　Liang 等报道 1 例小的动脉导管未闭，应用弹簧圈封堵后出现声带麻痹。作者分析可能是动脉导管较长，直径较小。植入弹簧圈后引起动脉导管张力性牵张和成角，导致对其附近的左侧喉返神经的损伤。认为在年龄小于 1 岁的幼儿，动脉导管长度≥12mm，直径＜1mm 者是发生喉返神经损伤的危险因素。

12. 感染性心内膜炎　患有动脉导管未闭的患者多有反复呼吸道感染病史，机体抵抗力差，若消毒不严格，操作时间过长，术后发热而抗菌素应用不当，都有患感染性心内膜炎的可能。因此，导管室的无菌消毒，规范操作，术后抗菌素的应用，是防止感染性心内膜炎的有力措施。

13. 术后出现心律失常　上海长海医院报道一例大直径动脉导管未闭合并肺动脉高压和心衰，术后因心功能改善，尿量增加，继之发生低血钾。术后 18 小时发生扭转型室速、室颤，经心肺复苏 2 小时后心跳恢复，人工呼吸 2 周，住院 2 个月后完全康复。另一例 65 岁患者，术中发生心室率较快的心房颤动，心室率达 160～180 次/分，出现血压下降和急性左心衰，经电击后恢复窦性心律，心衰控制后继续完成封堵治疗。

综上所述，严谨的操作步骤及娴熟的心导管技术是提高成功率、减少并发症的保证。

七、动脉导管未闭介入治疗的疗效评价

应用弹簧圈和 Amplatzer 蘑菇伞封堵器介入治疗动脉导管未闭均取得了满意的疗效。文献报道，弹簧圈的手术技术成功率为 94.7%，Amplatzer 蘑菇伞的手术技术成功率为 98.9%，不成功的病例主要是因为动脉导管未闭的直径过小或者是特别大的导管。术后残余分流是评价动脉导管未闭介入治疗疗效的最主要指标，上述病例中，弹簧圈的即刻术后残余分流发生率为 36.2%，术后 24～48h 为 17.7%，术后 1～6 个月为 11%，术后 1 年为 4.3%；而 Amplatzer 蘑菇伞术后即刻残余分流发生率为 34.9%，其中主要为微量至少量分流，术后 24～48h 为 12.3%，术后 1～3 个月为 1%，术后 6 个月为 0.2%。沈阳军区总医院从 1998 年以来，选用弹簧圈和 Amplatzer 封堵器治疗 600 余例动脉导管未闭患者（年龄 3 个月～68 岁，体重 3.5～76kg，动脉导管未闭最窄内径 1.2～14.7mm，平均肺动脉压 11～97mmHg），结果显示：2 例出现残余漏，1 例选用 Amplatzer 蘑菇伞在原伞中重新封堵，另 1 例采用外科修补，均治愈；发生重度溶血 1 例，轻度 3 例，均用药物治疗痊愈；早期因封堵伞器材原因脱落 2 例，外科手术治疗；血管损伤包括股动脉搏动消失 4 例，股静脉血栓形成 2 例，经溶栓、抗凝等治疗好转，无其他严重并发症。随访 6 个月至 1 年以上的中重度肺高压患者心功能都得到明显改善，心悸气短症状完全缓解，增大的心室腔缩小，心电图左右心室肥厚减轻甚至消失。国内许多研究已经发现介入治疗术后心功能是可以逐步改善的。

（李　伟）

第十七章

心血管疾病的介入治疗技术

第一节　冠状动脉造影

　　1964 年，Sones 完成了第一例经肱动脉切开的冠状动脉造影术。1967 年，Judkins 采用穿刺股动脉的方法进行选择性冠状动脉造影，使这一技术进一步完善并得以广泛推广应用。冠状动脉造影是利用导管对冠状动脉进行的放射影像学检查，迄今为止，它仍是评价冠状动脉疾病的重要方法之一，是决定究竟对冠状动脉疾病进行药物治疗、经皮冠状动脉介入治疗（PCI）还是冠状动脉旁路移植术（CABG）的主要判断依据。

一、冠状动脉的分支及其供血范围

　　1. 左冠状动脉（left coronary artery，LCA）　　左冠状动脉开口于左 Valsalva 窦的中上部，窦嵴下约 1cm 处，位于主动脉根部的左后方。发出后为左主干（left main，LM），走行于主肺动脉和心耳间的左房室沟内，右室流出道的后面。LM 直径 4~7mm，可延伸 0~10mm，再分支成左前降支（left anterior descending，LAD）和左回旋支（left circumflex artery，LCX）。

　　（1）左前降支（LAD）：由 LM 向前下沿前室间沟走行于左右心室间，远达心尖部，在 78% 的心脏中折向心脏膈面的后室间沟与后降支吻合。主要向左室游离壁、室间隔前上 2/3 及心尖部供血。沿途发出对角支和前室间隔支。

　　对角支（diagonal，D）：从 LAD 发出 1~3 支至左室游离壁，向左室前侧壁、前壁供血。部分心脏的第 1 对角支由左主干上 LAD 和 LCX 之间发出，称为中间支（intermedius ramus，IR）。

　　前间隔支（sepal，S）：从 LAD 向室间隔垂直发出 5~10 支，向室间隔前上 2/3 和心尖部供血。

　　（2）左回旋支（LCX）：呈近乎直角从 LAD 发出，沿左房室沟向左后走行至后室间沟。向左室侧壁、后壁供血。约 10% 的受检者呈左优势型，此时，LCX 延伸至后降支（posterior descending，PD）中止在心尖部，与前降支终末端吻合。

　　钝缘支（obtuse marginal，OM）：从 LCX 发出 1~3 支，向左室游离壁和心尖部走行，向左室侧壁、后壁供血。

　　左房旋支：从 LCX 近侧端发出 1~2 支至左房，向左房侧面、后面供血。

　　2. 右冠状动脉（right coronary artery，RCA）　　开口于右 Valsalva 窦的外侧中上部，窦

嵴下约1cm处，位于主动脉根部的右前方。发出后，走行于主肺动脉干和升主动脉根部间的右房室沟内，绕向心脏右后方再向左后走行至后十字交叉处，分成后降支和左室后侧支。直径约3~5mm。其开口和起始部的走行有较大的生理变异。

圆锥支（conus branch, CB）：右冠状动脉的第1分支，向左前上方经右室流出道走行，向右室左前上方和肺动脉圆锥供血。约50%的心脏CB单独开口于RCA开口上方。

窦房结支（slnus branch, SN）：向右后上方走行，供应窦房结和右心房。

右室支（right ventricular, RV）：向左前方走行，通常为1支，供应右室前壁。

锐缘支（acute marginal, AM）：向右下方走行，有1支或1支以上，供应右室侧壁。

后降支（posterior descending artery, PDA）：从RCA由后十字交叉处分出，沿后室间沟下行至心尖与LAD吻合。沿途发出数支后室间隔支与前间隔支吻合。供应左、右室后壁，右室下壁，后室间隔。

左室后侧支（poster lateral, PL）：为RCA越过十字交叉后的延续，沿途发出数支分支，末端与LCX吻合。供应左室膈面。

房室结支（branch of AV node, AVN）：在房室交叉处附近由优势动脉发出，供应房室结和房室束。

优势血管是指发出PDA和PL供应室间隔后部和左心室膈面的血管。约85%的人群是RCA优势型（right domlnant），即RCA发出PDA及PL（但这并不代表RCA比LCA更重要）。8%的人群是LCA优势型（left dominant），即PDA、PL及AVM均由LCX发出。7%的人群为均衡型，即RCA发出PDA，而LCX发出PL，同时还可能发出第2支PDA而形成双PDA。此外，AVN约90%由RCA发出，8%~10%由LCX发出。而SN59%由RCA发出，38%由LCX发出，3%有双重血供。

二、冠状动脉造影的适应证

1. 以诊断为主要目的

（1）不明原因的胸痛，无创性检查不能确诊，临床怀疑冠心病。

（2）不明原因的心律失常，如顽固的室性心律失常或新发传导阻滞；有时需冠状动脉造影除外由冠心病引起。

（3）不明原因的左心功能不全，主要见于扩张型心肌病或缺血性心肌病，两者鉴别往往需要行冠状动脉造影。

（4）经皮冠状动脉介入治疗（PCI）或冠状动脉旁路移植术后复发心绞痛时查明冠状动脉及桥血管情况。

（5）先天性心脏病和瓣膜病等重大手术前，患者年龄大于50岁，因其容易合并冠状动脉畸形或动脉粥样硬化，需要在外科手术前查明冠状动脉情况，必要时可以在外科手术的同时对冠状动脉进行干预。

（6）无症状但必须要除外冠心病，如患者从事高危职业：飞行员、汽车司机、警察、运动员及消防队员等，或在医疗保险有此需要时。

2. 以治疗为主要目的

（1）稳定型心绞痛或陈旧心肌梗死，内科治疗效果不佳，影响学习、工作及生活时。

（2）不稳定型心绞痛，首先采取积极的内科强化治疗，一旦病情稳定，行冠状动脉造影，必要时血运重建；内科药物治疗无效，一般需紧急造影尽快提供治疗决策。对于高危的不稳定型心绞痛患者，以自发性为主，伴有明显心电图的 ST 段改变及梗死后心绞痛，也可直接行冠状动脉造影以决定血运重建策略。

（3）发作 6h 以内的急性心肌梗死（AMI）或发病在 6h 以上仍有持续性胸痛，拟行急诊 PCI 手术；如无条件开展 PCI 术，对于 AMI 后溶栓有禁忌的患者，应尽量转入有条件的医院。AMI 后静脉溶栓未再通的患者，应适时争取补救性 PCI。对于 AMI 无并发症的患者，应考虑梗死后 1 周左右择期行冠状动脉造影。AMI 伴有心源性休克、室间隔穿孔等并发症应尽早在辅助循环的帮助下行血管再灌注治疗。对于高度怀疑 AMI 而不能确诊，特别是伴有左束支传导阻滞、肺栓塞、主动脉夹层、心包炎的患者，可直接行冠状动脉造影明确诊断。

（4）无症状性冠心病，其中对运动试验阳性、伴有明显危险因素的患者，应行冠状动脉造影明确诊断。

（5）CT 等影像学检查发现或高度怀疑冠状动脉中度以上狭窄或存在不稳定斑块者，可行冠状动脉造影明确病变程度。

（6）原发性心搏骤停复苏成功、左主干病变或前降支近段病变可能性较大的高危人群，应早期进行血管病变干预治疗，需要评价冠状动脉。

（7）冠状动脉旁路移植术后或 PCI 术后，心绞痛复发，往往需要再行冠状动脉造影评价病变。

三、冠状动脉造影的禁忌证

（1）对碘或造影剂过敏者。
（2）有严重的心肺功能不全，不能耐受手术者。
（3）未控制的严重心律失常，如室性心律失常者。
（4）存在未纠正的电解质紊乱。
（5）严重的肝、肾功能不全者。

四、冠状动脉造影的术前准备

（1）导管室应具备一定的设备、抢救药品及具有相应资质的工作人员。
（2）患者及家属在术前签署手术的知情同意书。
（3）术前完善超声心动图，X 线片，生化，血、尿、便常规，凝血指标等常规检查。
（4）术前为患者备皮、行碘过敏试验和留置穿刺针等。

五、冠状动脉造影的血管入路及造影方法

1. 冠状动脉造影多取四肢动脉为入路，尤其经皮穿刺桡动脉最常用，也可穿刺股动脉或肱动脉。

2. 冠状动脉造影 经桡动脉途径行左冠状动脉造影首选 5F 多功能导管（经桡动脉途径）或 JL4.0（经股动脉途径）。当然，一般女性，年轻、较瘦时可选用 JL3.0 导管。男性伴有明显的主动脉硬化、高血压病、主动脉疾病导管者，可选用 L4.5 或 JL5.0 导管。最主要的还是要根据影像的状态来调整所用的导管，以保证成功率。所有的推进导管的操作，要严格遵循 J 型导丝引路的原则，既导丝在前，导管在后，无阻力前进，特别要避免盲目进

管。导管达主动脉弓水平时，一定要在 X 线下操作，尽量避免导管反复进入头臂动脉系统，减少不必要的并发症的发生。最常用的 X 线体位是取正位投照下推送进管，当导丝达升主动脉水平时，由助手固定导丝，术者推送导管达主动脉根部，撤除导丝，连接好压力监测系统，缓慢推送，当发现管尖明显地向前跳动时，提示导管进入左冠状动脉口内。正位 X 线下，导管尖端一般要达脊柱的左侧 1~2cm 左右，此时试推造影剂证实导管在冠状动脉开口内，采用不同体位进行造影。在缓慢推进导管进入冠状动脉开口内时，有时需要缓慢逆顺时针旋转导管，以保证导管尖端指向左冠状动脉开口。

3. 右冠状动脉造影　右冠状动脉造影的基本要求与左冠状动脉造影相同，包括推送导管技术，注射造影剂的方法和原则。导管首选 5F 多功能导管（经桡动脉途径）或 JR4.0（经股动脉途径），X 线体位选左前斜位 45°，右冠状动脉造影时在导管达主动脉根部时，需要顺时针旋转 180°方能使导管进入右冠状动脉开口内，操作时其关键之处在于要慢。先将导管送达主动脉瓣上，稍向上提 1~2cm，管尖指向后，此时右手慢慢顺时针旋转导管，同时左手轻轻向上提导管，一边旋转，一边上提，使管尖逐渐转向前，进入右冠状动脉开口。上提导管可以避免导管进入右冠状动脉过深，引起嵌顿，缓慢旋转才能使导管的尖端与尾端保持同步，避免管尖在进入右冠状动脉开口部位后，仍在尾端旋转，使导管在冠状动脉内转圈。主动脉内径的宽度与导管的臂长的选择关系不大。如果右冠状动脉开口朝上，可选择 JR3.5 导管，稍小一点，导管尖端可指向上。如果右冠状动脉开口朝下，可选用 Amplatzer 导管。

六、冠状动脉的投照体位

冠状动脉造影只能看到主要的心外膜支及其第 2、3 级分支，第 4 级和无数的心肌内分支是看不见的。心脏倾斜地位于胸腔内，主要冠状动脉横跨房室沟和室间沟，依次排列成心脏的长轴和短轴。从冠状动脉的解剖可知，左回旋支和右冠状动脉分别在左、右房室沟内走行并在心脏背面相连，形成冠状动脉水平环。左前降支和后降支分别在前、后室间沟内走行并在心尖部附近相连，形成冠状动脉的纵环。两环分别位于心脏的房室瓣平面和室间隔平面上且相互垂直。在 RAO 30°投照时，沿房室瓣平面观察，面对的是室间隔平面；在 LAO 60°投照时，沿室间隔平面观察，面对的是房室瓣平面。故冠状动脉造影检查的最佳投照位是斜位。但心脏的 RAO 和 LAO 有导致冠状动脉分支重叠和假性缩短的缺点，故投照时几乎总是需要伴随头和足向的倾角。头位投影冠状动脉近中段短缩，足位可充分显示中远段血管。冠状动脉造影显示病变必须采用两个相互垂直的角度，例如 LAO 与 RAO 成垂直角度，头位与足位成垂直角度。血管造影投照位的选择在很大程度上还要取决于体型、冠状动脉解剖的变异和病变的部位。常用的造影体位见表 17-1。

图 17-1A、B 上的小弯箭头指示：回旋支的小的第一钝缘支。在标准的左前斜位上，由于透视缩短效应和重叠，左主干、左前降支近端、回旋支、对角支开口、小的第一钝缘支均显示欠佳。左前斜 + 头位显示"左主干病变"，而该"病变"在标准左前斜位根本无法显示（此狭窄实际上是在冠状动脉灌注钡剂时，导管周围结扎所致）。此角度也可以更清楚地显示左前降支近端、回旋支和对角支开口及钝缘支。左前斜 + 足位在观察回旋支开口方面，具有特别的优势，并且也能很好显示左主干和左前降支近端。在标准右前斜位投影中，整个左前降支和对角支有显著的重叠，回旋支近端有缩短现象。在右前斜 + 头位投影中，左前降支、对角支、回旋支彼此分开，整个左前降支可被清晰显示，没有重叠现象，而对角支和回

旋支有一定程度的重叠。在右前斜+足位，左前降支、对角支、回旋支分离程度最佳，是观察后两支血管最佳的右前斜投照体位，左前降支在此体位有缩短。此图显示了正常人冠状动脉解剖的一般结构，并说明在右前斜位和左前斜位基础上，结合应用头位和足位的益处。当然，每一种投照体位的应用价值会根据不同病例的冠状动脉解剖结构的变异而变化。

表 17-1　冠状动脉造影常用投影体位

	投影体位	暴露血管部位
左冠状动脉	RAO（右前斜位）	LAlD 近、远，S，LCX，OM
	RAO+CRANIAL（右前斜+头位）	LAD 中、远，D，S
	RAO+CAUDAL（右前斜+足位）	LM. LAD 近，LM. LAD、LCX 分叉
	LAO+CRANIAL（左前斜+头位）	LCX 近、中、远，D，OM
	LAO+CAUDAL（蜘蛛位）	LM，LM、LAD、LCX 分叉，LCX
	AP+CRANIAL（后前+头位）	LAD 近、中、远，D，S，LAD/D
	AP+CAUDAL（后前+足位）	LM，M、LAD. LCX 分叉，LCX，OM
左冠状动脉	LAO	RCA 近、中、远及各分支
	RAO	RCA 中，PDA
	LAO+CRANIAL	RCA 中、远，PDA 与 PL 分叉

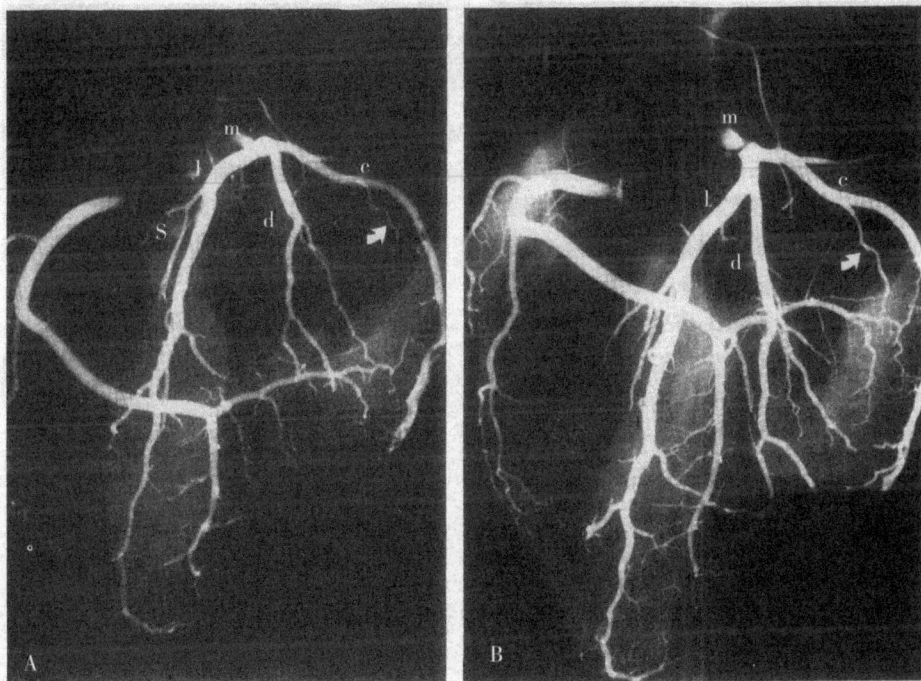

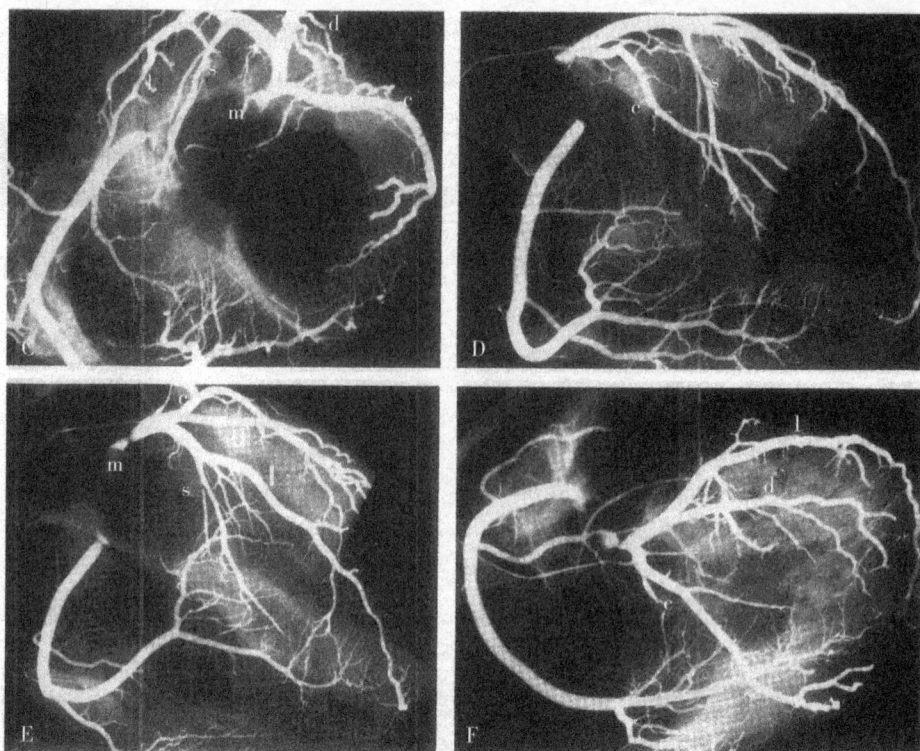

图 17-1　钡剂填充冠状动脉的心脏标本，经石蜡包埋后以不同角度投照

A. 标准左前斜位；B. 左前斜＋头位；C. 左前斜＋足位；D. 标准右前斜位；E. 右前斜＋头位；F. 右前斜＋足位。在以上各图中，m：左主干，1：左前降支，S：左前降支的第一间隔支，d：左前降支的对角支，C：回旋支

七、冠状动脉循环的畸形

冠状动脉变异（或畸形）是指冠状动脉起源、分布和结构的异常，其发生率约1%～2%，多数情况是生理性的，即起源或分布异常但不影响冠状动脉血流。少数情况下，冠状动脉畸形可导致心肌缺血、梗死、心功能不全和猝死。有些畸形需经手术矫正以改善症状和延长寿命。

（一）引起心肌缺血的先天性畸形

1. 冠状动脉瘘　在冠状动脉先天性畸形中冠状动脉瘘是常见的。虽然约半数较大的瘘的患者无症状，但另一半发生充血性心力衰竭、感染性心内膜炎、心肌缺血或动脉瘤样瘘的破裂。其中一半起自 RCA 或它的分支，其余则是多起源的。瘘的41%引流入右室，26%引流入右房，17%引流入肺动脉，3%引流入左室，1%引流入上腔静脉。因而，90%以上的病例存在由左至右分流。选择性冠状动脉造影是证实瘘起源部位的唯一方法。

2. 左冠状动脉起自肺动脉　LCA 起自肺总动脉的患者，大多在早年发生心肌缺血。大约25%存活到青少年或成年，但常伴有二尖瓣反流、心绞痛或充血性心力衰竭。

主动脉造影典型地显示一粗大的 RCA，而左主动脉窦无左冠状动脉开口。在主动脉造影图的延迟相时，散在的 LAD 和 LCX 分支通过来自 RCA 的侧支循环充盈。在电影顺序中仍延迟，从 LAD 和 LCX 来的逆流使 LCA 主干和起自肺总动脉的起源部显影。如果有广泛的侧支循环，患者的临床过程倾向于比较有利。在罕见病例中，RCA 而非 LCA 可能起自肺动脉。

3. 先天性冠状动脉狭窄或闭锁　先天性冠状动脉狭窄或闭锁可作为一个孤立的病变或伴随有其他的先天性疾病，如钙化性冠状动脉硬化、主动脉瓣上狭窄、高胱氨酸、Friedreich 共济失调、Hurler 综合征、早老症和风疹综合征。在后面这些病例中，闭锁的冠状动脉一般通过来自对侧的侧支循环来充盈。

4. 冠状动脉分别起自对侧冠状窦的畸形起源　LCA 起自 RCA 近段或右主动脉窦，紧接着在主动脉和右室流出道之间通过，在年轻人中此畸形可伴有运动时或运动后不久猝死。LCA 迷路起源后突然向左转变，进入主动脉和右室流出道之间。此种畸形造成猝死是由于患者在运动时通过主动脉和肺动脉的血流增加，因为冠状动脉的畸形走行，大量的血流在突然向左弯曲时扭结或在通道中钳夹，从而引起畸形 LCA 的暂时性阻塞造成猝死。起自 LCA 或主动脉窦的 RCA，从主动脉和右室流出道之间通过，其危险性稍低。然而，这种畸形也伴随心肌缺血或猝死，推测可能是通过同样的机制。LCA 起自右主动脉窦的罕见畸形病例中，即使向前经过右室流出道或向后经过主动脉（即不通过这两根大血管之间的通道）也可能发生心肌缺血，但其缺血原因不明。

畸形冠状动脉的行程易被 RAO 位血管造影所评价。畸形起自右 Valsalva 窦的 LCA 有 4 种常见的行程，起自左 Valsalva 窦的畸形 RCA 有一种常见的行程，起自右 Valsalva 窦的畸形 LCA 可能有向间隔的、向前的、向动脉间的和向右的行程。起自左 Valsalva 窦的畸形 LCA 的向后行程类似于起自右 Valsalva 窦的畸形 LCX 的行程，而起自左 Valsalva 窦的畸形 RCA 的常见的动脉间行程，对称地类似于起自右 Valsalva 窦的畸形 LCA 的动脉间的行程。

虽然血管造影对建立畸形冠状动脉的诊断有用，但经食管超声对明确血管的行程可能是一种重要的辅助诊断工具。

（二）不引起心肌缺血的先天性冠状动脉畸形

在这组畸形中，冠状动脉起自主动脉，但起源部在少见的部位。虽心肌灌注正常，但血管造影者可能会遇到动脉定位的困难。这些畸形发生在大约 0.5% ~ 1.0% 的接受冠状动脉造影的成年患者中。

1. 左回旋支动脉起自右主动脉窦　LCX 畸形地起自右主动脉窦是最常见的一种。畸形 LCX 在右冠状动脉的后面处发生，在主动脉下后部走行进入左房室沟。

2. 单根冠状动脉　这种畸形有无数的变异，当其一个主要的分支经过主动脉和右室流出道之间时有血流动力学的重要意义。

3. 全部 3 根冠状动脉经由多个开口分别起自右或左主动脉窦

这种罕见畸形类似于单根冠状动脉。在左或右主动脉窦常无冠状动脉开口，"遗失"的血管起自对侧的主动脉窦，但不是发出一单根冠状动脉，而是通过 2 个甚至 3 个开口分别发出。

4. 右冠状动脉的高前位起源　此种畸形常遇到，但无血流动力学意义。不能从常规的导管操作选择性地进入 RCA 的开口部，提示有窦管嵴上方 RCA 的高起源部位。非选择性地用力把造影剂注入到右 Valsalva 窦，可能发现 RCA 的畸形起源点，然后用 Judkins 右 5 （JR5）导管或 Amplatzer 左 1 或 1.5（AL1 或 1.5）导管可选择性地进入 RCA。

八、冠状动脉造影结果分析

（一）冠状动脉血流的血管造影评估

TIMI 0 级：无灌注。闭塞远端血管无前向血流灌注。

TIMI Ⅰ 级：部分灌注。造影剂穿过阻塞点，但进入远段血管的速度慢于同一患者的非阻塞动脉。

TIMl Ⅱ 级：经 3 个以上的心动周期后，病变远端血管才完全充盈。

TIMIⅢ级：完全灌注，在 3 个心动周期内造影剂完全充盈病变远端血管。

（二）冠状侧支循环

冠状动脉之间的吻合在出生后即存在，但这些冠状动脉侧支通常是关闭的，只有在冠状动脉严重狭窄或闭塞时才会开放。在正常人的心肌中，有无数细小的吻合血管。这些吻合支的直径大多数 <200μm，它们是形成侧支循环的基础。在正常或有轻度冠状动脉病变患者的冠状动脉造影图中，它们不能被看见，因为它们只携带极少量的血流，同时它们细小的内径超过了影像系统的空间分辨能力。然而，一旦发生冠状动脉主支阻塞，会在连接受累冠状动脉远段的吻合处及病变冠状动脉的近段或靠近其他正常血管的吻合处产生压力阶差。随着这种压差的产生，增加的血量被推进并通过吻合血管，这些吻合血管进行性地扩张，并最终变成血管造影时可见的侧支通道。部分患者侧支循环建立较好，部分建立较差。这个侧支建立过程在有些患者中似乎有效地发生，而在另一些患者中未能有效地发生，形成这种差异的原因还不完全清楚，但它可能牵涉到发生阻塞的速度。最有利的临床情况是病变血管的阻塞逐渐发生，这样允许在其完全阻塞之前有足够的时间让侧支血管来代偿供血。

影响侧支发生的其他因素是滋养动脉的通畅和阻塞后血管段的大小以及血管的阻力。在冠状动脉造影时，侧支通常不能被显示，除非该病变血管已发生肉眼估计下至少 90% 的直径狭窄。

在严重冠状动脉疾病的患者中存在大量侧支循环。研究发现严重冠状动脉阻塞而无侧支循环的患者[201]铊心肌灌注缺损的发生率明显高于有侧支循环的患者。这提示侧支可能改善缺血区心肌的灌注。

经皮腔内冠状动脉成形术（PTCA）的问世，提供了研究冠状侧支循环血流动力学方面和血管造影特点的机会，因为在行 PTCA 时，球囊扩张类似以前狭窄血管的突然闭塞。Rentrop 和 Cohen 利用双侧冠状动脉造影发展了一个 0~3 级的分级系统，使侧支充盈分级如下：

0 级：无侧支存在。1 级：勉强能检出的侧支血流。造影剂通过并显示侧支管道，但在任何时候接受侧支的血管主支均不显影。2 级：部分侧支血流。造影剂进入，但不能使接受侧支的血管主支血管完全显影。3 级：完全灌注。造影剂进入，并使接受侧支的血管主支血管完全显影。

侧支循环的方式：①同侧侧支循环；②对侧侧支循环；③双侧侧支循环；④桥侧支——自身搭桥。

侧支循环的作用：①改善病变冠状动脉供血区内的心肌功能；②缩小心肌梗死范围；

③若侧支循环建立在冠状动脉完全闭塞之前，则可避免心肌梗死的发生；④在冠状动脉介入性治疗时，可保证病变冠状动脉区的心肌供血，从而增加手术的安全性。

有良好的侧支循环患者与侧支循环发育不良的患者相比较少感到胸痛，较少见左室收缩不协调，心电图上 ST 段抬高的总和较低。远侧冠状动脉的灌注压在有良好发育侧支的患者中比侧支发育不良的患者中更高。

（三）冠状动脉病变形态学

冠状动脉病变的分析和评价是选择治疗方案和估计预后的重要依据，病变类型按 1988 年美国心脏病学会/美国心脏协会（ACC/AHA）专家组总结过去 10 年的经验，被定义为简单型（A 型）、中度复杂型（B 型）和复杂型（C 型）（表 17 - 2），多数病变为中等复杂型。

表 17 - 2　ACC/AHA 冠状动脉病变分型

A 型病变	
局限性（长度 <10mm）	无或有轻度钙化
中心性	未完全闭塞
容易到达	非开口病变
管壁光滑	未累及大分支
无血栓	非成角病变（ <45°）
B 型病变	
管状狭窄（长度 10 ~ 20mm）	中、重度钙化
偏心性	完全闭塞（ <3 个月）
近端血管中度迂曲	开口处病变
管壁不规则	分叉处病变
冠状动脉内血栓	成角病变（ >45°，但 <90°）
C 型病变	
弥漫性（长度 >20mm）	近端血管严重迂曲
易碎的退化静脉桥病变	完全闭塞（ >3 个月）
严重成角病变（ >90°）	

1. 狭窄冠状动脉病变类型　狭窄的分析方法：

（1）目测法：以紧邻狭窄段的近心端和远心端的正常血管段内径为 100%，狭窄处血管直径减少的百分数为狭窄程度。估测直径时，参照已知导管的直径（6F = 2.0mm，7F = 2.3mm，8F = 2.7mm）与动脉的粗细比较便可。目测狭窄直径简单易行，至今仍广泛应用，缺点是重复性差和常常高估狭窄程度。

（2）计算机辅助的定量冠状动脉造影（QCA）：目前的血管造影机多具有 QCA 功能，其机制是血管轮廓测定或影像密度的测定。QCA 的优点是重复性好，大规模临床研究通常采用这种方法。

（3）血管内超声检测（IVUS）：有助于对狭窄程度做出较为精确的判断。

2. 钙化　冠状动脉钙化在 X 线透视下，一般为沿血管走行的条状影，其亮度和大小反映了钙化的严重程度。钙化的观察对判断病变的性质和部位，以及选择治疗方案很有帮助。

3. 血栓　血栓在冠状动脉造影上的表现分成两大类，一类是虽有血栓但血管还是通畅的，在造影上主要表现为球状的充盈缺损，完整地被造影剂所围绕，通常位于最严重狭窄点的远侧；另一类是血栓很大以致完全阻塞了血管。

4. 夹层　多为 PTCA 并发症，诊断性动脉造影操作偶尔伴有血管夹层分离形成。美国心肺血液研究所根据夹层的形态将其分为 6 型，见表 17 - 3。

表 17 - 3　冠状动脉夹层的分型

类型	影像特征
A	X 线透光区，无或有少量造影剂滞留
B	X 线透光区，并形成假腔，无或仅有少量造影剂滞留
C	造影剂出现在管腔外，且有明显造影剂滞留
D	螺旋状充盈缺损影，常伴广泛造影剂滞留
E	新出现且持续的充盈缺损影
F	夹层血管无前向血流充盈

5. 瘤样扩张或冠状动脉瘤　动脉粥样硬化的后果既可以是狭窄，也可以是动脉瘤或瘤样扩张。

6. 心肌桥　冠状动脉主要在心脏的心外膜表面上经过。然而 5% ~ 12% 的人中，不同的距离内小段冠状动脉降入心肌内走行，且总是限于 LAD。因为心肌纤维"桥"每次收缩期都可引起动脉的狭窄。造影上特征性的表现是在舒张期桥段血管的内径正常，但在每次收缩期都有突然的狭窄，不应与动脉粥样硬化斑块相混淆。当它在收缩期严重狭窄时，可产生心肌缺血，甚至心肌梗死。

7. 其他各种冠状动脉病变特征

（1）成角病变：狭窄端血管的中心线与狭窄远端血管的中心线夹角≥45°。

（2）偏心狭窄：需在两个相互垂直的造影平面观察，病变始于一侧血管壁至直径的 3/4 以上。

（3）分叉处病变：在血管狭窄部位有中等或较大分支（直径 > 1.5mm）发出，或者待扩张的病变累及重要边支。

（4）病变长度：从未使病变短缩的体位测量，病变的两个"肩部"之间的距离。

（5）病变血管迂曲：中度迂曲是指病变近端血管有 2 个弯曲；重度迂曲指病变血管近端有 3 个或 3 个以上弯曲。

（6）开口处病变：位于前降支、回旋支或右冠状动脉起始部，距开口 3mm 以内的病变。

九、冠状动脉造影术后的常规处理

（1）监测患者有无不适，注意心电图变化及生命体征等。

（2）补足液体，防止迷走反射。心功能差者补液慎重。

（3）桡动脉穿刺径路在拔除鞘管后对穿刺点局部压迫 4 ~ 6h 后可以拆除加压绷带。股动脉入路在进行冠状动脉造影后，可即刻拔管，常规压迫穿刺点 20min 后，若穿刺点无活动性出血，可进行术侧制动并加压包扎，18 ~ 24h 后可以拆除绷带开始轻度活动。如果使用封堵器，患者可以在平卧制动6h后开始床上活动。

（4）注意穿刺点有无渗血、红肿及杂音，穿刺的肢体动脉搏动情况、皮肤颜色、张力、温度及活动有无异常。

（5）术后或次日查血、尿常规，电解质，肝肾功，心肌酶等。

十、冠状动脉造影术后的常见并发症

1. 假性动脉瘤　指血液自股动脉穿刺的破口流出并被邻近的组织局限性包裹而形成的血肿。血液可经此破口在股动脉和瘤体之间来回流动。假性动脉瘤与真性动脉瘤的区别在于前者的瘤壁由血栓和周围组织构成，而无正常血管壁的组织结构。其常见症状为局部疼痛，有时较剧烈，瘤体过大时也可产生周围神经、血管的压迫症状。触诊可发现皮下血肿，有搏动感，听诊可闻及明显的血管收缩期杂音，其确诊有赖于超声多普勒检查。大部分直径较小的假性动脉瘤可自行愈合，无需特殊处理。而直径较大者可通过压迫、瘤体内凝血酶注射和外科修复等方法进行根治，前提是停用肝素、低分子肝素等抗凝药物。

2. 股动静脉瘘　指股动脉穿刺造成股动、静脉之间有异常通道形成。大部分股动静脉瘘无明显症状，也不导致严重并发症，许多小的动静脉瘘可自行愈合。少数情况下因动静脉瘘血流量大，可导致静脉扩张、曲张，或患者自身存在严重的股动脉远端血管狭窄，股动静脉瘘导致"窃血"现象，使下肢缺血加重。触诊皮下无血肿，听诊可闻及血管双期杂音。对未能自行愈合或有严重并发症的股动静脉瘘可考虑手术治疗或在超声引导下压迫封闭瘘管。

3. 腹膜后出血　指血流经股动脉穿刺口、通常沿腰大肌边缘流入腹膜后腔隙。由于腹膜后腔隙具有更大的空间，可储存大量血液。腹膜后血肿起病隐匿，当有明显症状出现时，如低血压，常提示已有严重出血，如诊断处理不及时，会导致患者死亡。这是与股动脉径路相关的最凶险的并发症。其主要症状及体征是贫血、低血压、腹部紧张及下腹部疼痛及出汗等，确诊有赖于CT检查。治疗包括以下原则：①立即停用抗凝药物。②使用血管活性药物升压，快速补充血容量，输血、输液，输注量和速度以使血压持续稳定为目标。③严密监测血压、心率，定时复查血象，判断有无继续出血，并给予针对性治疗。④患者应绝对卧床。⑤对不能有效止血的患者应尽早介入封堵或外科治疗。

4. 前臂血肿和前臂骨筋膜室综合征　前臂血肿是由于在桡动脉远离穿刺点的部位有破裂出血所致，常见的原因主要是超滑引导钢丝推送中极易进入桡动脉分支或桡侧返动脉致其破裂穿孔或由于桡动脉痉挛、指引导管推送遇阻力时用力不慎、过大，致其破裂所致。其症状主要表现为前臂疼痛，触诊张力高。由于出血可为周围组织所局限，大部分前臂血肿有自限性。但如果桡动脉破裂穿孔大，出血量大，可导致前臂骨筋膜室综合征，是前臂血肿的极端表现。主要症状有疼痛、活动障碍、感觉障碍、被动牵拉痛、肢体肿胀、血管搏动减弱或消失及骨筋膜室内压力增高等。前臂血肿可使用弹力绷带包扎前臂，但应注意包扎力度。前臂骨筋膜室综合征应强调早诊断、早治疗。一旦确诊就要及时（6h内）切开深筋膜，彻底减压。切口要足够大，方能彻底解除骨筋膜室内的压力。手术要保持无菌，防止感染，如有肌肉坏死应一并切除干净。

5. 颈部及纵隔血肿　是经桡动脉介入治疗的特有并发症，主要原因为导丝误入颈胸部动脉小分支致其远端破裂，出血常导致颈部肿大、纵隔增宽和胸腔积血等。主要表现为相应部位疼痛、低血压等。如出血自限，预后良好。如有气管压迫，常有呼吸困难，表现凶险，应行气管插管。

6. 血管迷走反应及处理　常发生于冠状动脉造影术中、术后，拔除血管鞘管、压迫止血（股动脉）或穿刺点剧烈疼痛时。主要表现为面色苍白、大汗淋漓、头晕或神志改变，严重者可以意识丧失。部分患者可感气促、心悸、极度乏力。而最重要的表现为窦性心动过缓和低血压状态。处理措施包括静脉注射阿托品、快速扩容及应用多巴胺等升压药。

7. 冠状动脉穿孔和心脏压塞　偶尔在有阻力情况下用力推进钢丝引起血管穿孔破裂而导致心脏压塞。常表现为：精神焦虑不安、多需坐位、呼吸困难、以浅快多见，皮肤湿冷、脉压减少、血压下降、心率增快等。对于急性心脏压塞有诊断价值的检查是超声心动图和冠状动脉造影。强调早诊断、早处理。总的治疗原则：迅速逆转肝素化、导丝在真腔时以球囊封闭血管破裂口 15～20min，若无效，及时置入带膜支架。如出现心脏压塞，应立即进行心包穿刺引流、抗休克治疗或外科干预。抗休克治疗包括麻醉机吸氧、多巴胺等升压药静注及静脉补液等。

8. 重要脏器栓塞　如脑栓塞、肺栓塞等。

（范晓涌）

第二节　经皮冠状动脉介入治疗

一、经皮冠状动脉介入治疗简史

1844 年，Bernard 首次将导管插入动物的心脏。1929 年，德国医生 Forssmann 首次将一根导尿管从自己的肘静脉插入，经上腔静脉送入右心房，并拍摄下了医学史上第一张心导管胸片，开创了人类心导管技术发展的先河。在此基础上，先后开展了右心导管和左心导管术。1967 年 Judkins 采用股动脉穿刺的方法进行冠状动脉造影，从此这一技术在冠心病领域得以进一步发展。德国 Gruentzig 于 1977 年首先施行了经皮冠状动脉介入术（percutaneous coronarylntervention，PCI）。此后，该技术从欧洲到美洲迅速推广，适应证不断扩大。与之相关的工业产品也迅速发展，各种操作设备（如导管、球囊）不断改进以适应不同病变的处理。1986 年，Puol 和 Sigmart 将第一枚冠状动脉支架置入人体。冠状动脉内支架置入术可显著减少球囊扩张的再狭窄，可以处理夹层和急性血管闭塞，成为冠状动脉介入治疗的又一里程碑。2003 年药物洗脱支架（drug eluting stent，DES）投入临床，支架的再狭窄率明显降低，使冠状动脉介入治疗又进入到一个新纪元。

二、冠状动脉介入治疗适应证

（1）对于慢性稳定型冠心病有较大范围心肌缺血证据的患者，介入治疗是缓解症状的有效方法之一。

（2）不稳定型心绞痛和非 ST 段抬高型心肌梗死的高危患者，提倡尽早介入治疗。高危患者主要包括：反复发作心绞痛或心肌缺血，或经充分药物治疗时活动耐量低下；血心肌酶指标升高；心电图新出现的 ST 段压低；出现心力衰竭或出现二尖瓣反流或原有反流恶化；血流动力学不稳定；持续室速；6 个月内接受过介入治疗；曾行冠状动脉旁路移植术等。

（3）对于急性 ST 段抬高型心肌梗死患者早期治疗的关键在于开通梗死相关血管（in-farct related artery，IRA），尽可能挽救濒死心肌，降低患者急性期的死亡风险并改善长期预后。

三、冠状动脉介入治疗的常规策略

（一）直接 PCI

在急性心肌梗死发病 12h 内行 PCI 直接开通 IRA。直接 PCI 可以及时、有效地开通 IRA。建议首次医疗接触 - 球囊开通时间在可以进行直接 PCI 的医疗单位控制在 90min 内，条件较好的医疗单位或梗死面积较大的危重患者，时间最好控制在 60min 内。对于发病超过 12h，但仍有缺血症状、心功能障碍、血流动力学不稳定或严重心律失常的患者也建议行直接 PCI。发生心源性休克的患者，可将 PCI 时间放宽至心肌梗死发病 36h 内或心源性休克发生 18h 内。而对发病已超过 12h、无缺血症状的患者，则不建议行 PCI。

（二）转运 PCI

首诊医院无行直接 PCI 的条件，而患者不能立即溶栓，则转至具备条件的医院行直接 PCI，首次医疗接触 - 球囊开通时间控制在 120min 内（梗死面积较大的危重患者时间最好控制在 90min 内）。

（三）补救 PCI

溶栓失败后 IRA 仍处于闭塞状态，对于 IRA 所行的 PCI。

（四）易化 PCI

发病 12h 内，于 PCI 术前有计划地预先使用溶栓药物，然后对 IRA 进行的 PCI。

四、冠状动脉介入治疗的基本过程

冠状动脉介入治疗的基本过程主要包括 5 个步骤。①进行冠状动脉造影，根据冠状动脉造影结果找到罪犯血管；②将导丝通过病变，到达罪犯血管远端；③送入合适的球囊，球囊到达病变时，释放球囊，扩张病变；④置入支架；⑤送入后扩张球囊，进行支架后扩张。

（一）冠状动脉造影，找到罪犯血管

冠状动脉造影术的主要目的是评价冠状动脉血管的走行、数量和畸形；评价冠状动脉病变的有无、严重程度和病变范围；评价冠状动脉功能性的改变，包括冠状动脉的痉挛和侧支循环的有无；同时可以兼顾左心功能评价。在此基础上，可以根据冠状动脉病变程度和范围进行介入治疗；评价冠状动脉旁路移植（搭桥）术和介入治疗后的效果；并可以进行长期随访和预后评价。

冠状动脉造影的主要体位：

1. 观察左冠状动脉的主要体位

（1）右前斜位 + 足位：观察 LAD、LCX 起始部、LCX 体部、OM 开口和体部。

（2）正位 + 头位：观察 LAD 中、远段，LAD 与对角支分叉处。

（3）左前斜位 + 头位：观察 LAD 中、远段和对角支开口。

（4）蜘蛛位：观察 LM、LAD、LCX 开口部位；LM 体部、远端分叉部位；LAD、LCX

近段，OM 开口部位。

2. 观察右冠状动脉的主要体位

（1）左前斜位：RCA 呈"C"型，观察 RCA 开口以及近、中远段；左室后支。

（2）后前位＋头位：RCA 呈"L"型，观察 RCA 中段、远端分支及后降支。

造影结束后，根据造影的结果和患者病史、心电图情况，找出患者的罪犯血管和最急需处理的病变，对该病变进行处理。

（二）导引导丝通过病变，到达罪犯血管的远端

导引导丝的作用是通过冠状动脉狭窄或闭塞病变至血管远端，为球囊导管或支架送达狭窄病变处加压扩张提供轨道。导引导丝应具有可视性、可控制性、通过性和支持力等重要特性。原则上介入治疗导引导丝的选择与介入手术入径没有太大关系，主要取决于冠状动脉病变特点。介入治疗导丝的使用有两个要点：一是正确选择导丝；二是正确操作导丝，做到这两点是保证冠状动脉介入治疗成功的关键。

PCI 导引导丝的分类有多种方法。根据导丝尖端硬度不同分为柔软、中度硬度和标准硬度导丝三种。软导丝通过性差，但柔顺性好，相对安全；硬导丝通过性好，但易导致冠状动脉损伤和穿孔。一般来说，对普通狭窄病变，均可选择软导丝，只有在慢性完全闭塞病变时才选择中等硬度或标准硬度导丝。

根据导丝表面涂层的特点分为亲水涂层和疏水涂层导丝两种。目前，常用的导丝分类方法是根据不同的冠状动脉病变特点分为通用型导丝和闭塞型导丝。通用型导丝：主要是软导丝，这一类型的导丝可调控性好和支持力强，操作方便，实用性更强，多用于普通冠状动脉病变和急性闭塞病变。代表性导丝有 BMW 系列、Floppy 系列导丝；StabilizerSupersoft、ATW、Soft 等系列导丝；RunthroughNS 导丝等。闭塞型导丝：针对一些特殊的冠状动脉病变，多为硬导丝。根据导丝护套特点分为：①超滑导丝，如 Pilot 系列、Fielder 系列、PT2 系列导丝；②缠绕型导丝，如 Cross IT 系列导丝、Miracle 及 Conquest 系列导丝等。

根据病变特点选择不同的导丝，是 PCI 成功的关键。

1. 普通病变　是临床最多见的冠状动脉病变，占全部病变的90%。针对这类病变应选择既具有良好的支持力，又具备优异的操纵性、柔顺性和尖端柔软的导丝，如 Balance、BMW、BMW Universal 及 RunthroughNS 导丝以及 Rinato 等系列导丝。

2. 扭曲、成角、钙化和重度狭窄病变　该类病变要求导丝具有易于通过扭曲血管的柔软尖端，还应具备良好的血管跟踪性、通过性和柔顺性，同时应有较强的拉伸扭曲血管的能力和强的支持力，以使球囊、支架能够顺利到达病变处。该类病变可选用如 Whisper MS、Pilot 50、Fielder 系列导丝；Stabilizer Supersoft、ATW 导丝；PT2 系列导丝；Runthrough NS 导丝和 Rinato 等系列导丝。

3. 冠状动脉分叉病变　冠状动脉分叉病变，需对分支血管进行保护或需对吻球囊扩张时，选择一些可控性、柔顺性和支持力均好的导丝，顺利进入分支或分支支架网孔到达分支远端。这时可选择 BMW、BMW Universal 系列或超滑的软导丝如 Whisper 导丝、PT2 导丝、Pilot 50 导丝等以减少穿过支架网孔阻力进入分支血管。

4. 急性闭塞病变　急性闭塞病变多为斑块破裂形成血栓所致，聚合物涂层的超滑导丝因为超滑导丝的尖端触觉反馈差，导丝极易从斑块破裂处进入假腔。所以，对于急性心肌梗死导致的闭塞病变，特别是血栓闭塞性病变，建议使用缠绕型导丝，增加尖端的触觉反馈能

力，减少进入假腔的概率，如 BIW、BMW Uni – versal 系列；Runthrough NS 导丝等。

5. 慢性完全闭塞病变（chronic total occlusion，CTO） CTO 由于闭塞时间长，闭塞纤维帽厚硬，普通导丝难以通过，所以要选择通过性好、可控性好的硬导丝。如超滑系列导丝如 Pilot 等系列和硬导丝如 Miracle 系列、Cross IT 系列及 Conquest 系列等导丝。

根据冠状动脉病变类型正确选择导丝，是 CTO 导丝操作技术的更为关键要素。

（1）正确对导丝进行塑型：根据血管病变特点、血管内径粗细、血管走向和主支与分支血管角度的大小对导丝进行塑型，弯曲角度一般 45°左右，弯曲导丝远端长度约为血管内径大小的 2/3 左右。对于主支与分支血管之间角度 >70°者，可在近端再塑一小的弯曲，这样更易于导丝进入分支血管。对于闭塞病变，导丝弯曲的尖端更短些，一般需要在远端弯曲近端 1cm 左右再塑一小的弯曲，有利于导丝调控。

（2）正确推送导引导丝：导丝至导引导管口部时，注射少量造影剂确认导管在冠状动脉口并且同轴，再缓慢将导丝送入冠状动脉，缓慢转动和轻轻推送导丝，并密切注意导丝头端，不能有任何阻力，如果导丝远端有阻力，立即注射少量造影剂显示导丝的位置，少量回撤导丝重新调整方向再向前推送，在毫无阻力的情况下送至冠状动脉远端较大的分支血管内，无阻力前进是向前推送导丝的关键。

（3）CTO 导丝的操作技巧：一些缠绕型导丝头端硬度大、具有较好的操控性、扭转力和触觉反馈，适于穿透坚硬的纤维化、钙化的 CTO 病变；超滑导丝适用于较为疏松、存在较多微孔道的 CTO 病变，缺点是易进入内膜下的假腔，在逆向开通 CTO 病变时有较好的通过侧支血管的能力。选用硬导丝慢慢转动，轻轻推送至冠状动脉病变的闭塞处，准确识别血管走向，转动导丝，给予适当的推送力使导丝远端扎破闭塞处的纤维帽，穿过闭塞病变段至远端血管的真腔内。如果导丝穿过闭塞段进入血管真腔，导丝在血流和冠状动脉舒缩力的作用下会顺利到达血管远端分支内。如果导丝进入闭塞段未能进入真腔，就会感到导丝前进有阻力，此时，保留第一根导丝，再选另一根导丝重新寻找血管真腔，两根导丝可交替前送即平行导丝法，必要时可再选用第三根导丝，更换导丝的原则可以为先选硬导丝，再选超滑导丝；也可以先选超滑导丝，再选硬导丝。导丝穿过闭塞病变处至血管远端，正确判断导丝是否在真腔内极为重要，如果导丝不在冠状动脉真腔内，球囊一旦扩张会致冠状动脉破裂，发生严重的并发症甚至死亡。识别方法有：①沿导丝送入 1.5mm 的球囊看是否能够通过闭塞病变处顺利到达血管远端，如果能到达远端一般为真腔；②导丝远端能否顺利进入血管远端的多个分支，如果能顺利进入不同方向的分支，一般是真腔；③对侧冠状动脉造影依据侧支循环逆行显影，判断导丝走向更为准确。PCI 全程应监视导丝尖端不要太远，不要有张力，尤其是硬导丝和超滑导丝，很容易发生血管末梢穿孔，导致心脏压塞。

（三）球囊通过病变，到达罪犯血管远端

球囊主要包括两种类型：整体交换型球囊和快速交换型球囊。整体交换型包括三个部分：导管尖端（导管远端）、球囊和推送杆（导管近端）。快速交换型球囊除上述三部分外还包括球囊与推送杆的连接段。

根据扩张目的的不同，可以将球囊扩张分为预扩张和后扩张。预扩张是在支架置入前的扩张，其主要作用有三方面：①可以为支架的置入开辟通道；②可在一定程度上了解病变的性质，是普通病变，还是高阻力病变；③辅助确定病变的直径和长度。不对病变进行预扩张，而直接将支架置入称为直接支架术。

球囊具有以下五种特性：推送性；跟踪性；通过性；顺应性；回收性。通过性是球囊跨越病变的能力。

1. **球囊加压方式** 球囊的加压减压需在监视压力显示器下进行。用压力泵将1∶1稀释的造影剂注入球囊，压力逐渐上升，先用低压观察球囊的充盈情况，并判定球囊是否在病变部位。逐渐升高压力的充盈方式可以减少血管壁的撕裂和斑块的脱落，并可以了解病变的软硬程度。

2. **球囊充盈压力大小** 一般选用使腰征消失的压力即可。若扩张效果不满意，第二次可以升高760~1 520mmHg（1~2atm）。对于一般病变，3 040~4 560mmHg（4~6atm）即可达到满意的扩张效果。而较硬的病变或钙化病变则需用高压［>7 600mmHg（10atm）］。此时需注意球囊的命名压、爆破压。

3. **球囊充盈时间** 因机械阻塞血流导致缺血症状，首次充盈时间以20~30min为宜，可反复加压多次，直至扩张结果满意为止。

（四）支架释放

支架置入过程中，应将Y连接头止血阀充分放开，使支架通过时无任何阻力。在支架释放前，应确认支架定位是否满意，如为偏心或有螺旋形夹层的病变，应使用药物洗脱支架。

同一血管置入多个支架时的顺序：长节段病变需要置入多个支架时，应先远后近，尽量避免穿过近端支架再置入远端支架。

（五）后扩张的必要性

为了使支架的贴壁性更好，特别是对于长支架，往往在支架置入后，使用非顺应性球囊进行后扩张。需要后扩张的情况有高阻力病变（包括钙化和斑块负荷较重的病变）；小血管病变；近端和远端参考血管直径不匹配；弥漫性支架内再狭窄；支架血栓和发生靶血管血运重建（TVR）高风险的患者。

五、冠状动脉介入治疗后的处理措施

（1）观察患者有无不适，注意心电图及生命体征等。

（2）补足液体，防止迷走反射，心功能差者除外。

（3）桡动脉穿刺径路在拔除鞘管后对穿刺点局部压迫4~6h后可以拆除加压绷带。股动脉入路进行冠状动脉造影后，可即刻拔管，常规压迫穿刺点20min后，若穿刺点无活动性出血，可进行制动并加压包扎，12h后可以拆除绷带开始轻度床上活动，24h后下床活动。如果使用封堵器，患者可以在平卧制动后4~6h开始下床活动。

（4）注意穿刺点有无渗血、红肿及杂音，穿刺的肢体动脉搏动情况、皮肤颜色、张力、温度及活动有无异常。

（5）术后或次日查血、尿常规，电解质，肝肾功，心肌酶及心梗三项等。

（昝春辉）

第三节 射频消融术

射频消融术是通过心脏电生理检查技术在心内标测定位后，将导管电极置于引起心律失常的病灶处或异常传导径路区域，应用射频能量产热，使该区域的心肌损伤或坏死，达到治疗心律失常的目的。射频消融技术与埋藏式心脏复律除颤器（ICD）使心律失常的治疗发生了革命性变化，正如美国著名电生理学家 Zipes 指出，在心脏病学治疗领域射频消融心律失常是唯一真正的根治性技术，该项技术自 1986 年应用于临床以来，取得了巨大的进展，使成千上万的心律失常患者得到了治愈。

一、房室结折返性心动过速的射频消融

房室结折返性心动过速（AVNRT）是一种十分常见的室上速，国外约占所有室上速的 65%，国内约为 40%～50%。其产生机制与房室结中存在的双径路即不应期短、传导缓慢的慢径路（α 径路）和不应期长、传导较快的快径路（β 径路）有关，少数病例证实有多条径路。临床上常见慢快型，占 80%，快慢型和慢慢型各占 10%。消融多在窦性心律下放电，消融部位可选择慢径，也可选择快径，快径位于 Koch 三角的顶部，邻近房室结致密区，慢径位于 Koch 三角的基底部，在冠状窦口前上方。据统计慢径消融的成功率为 98%～100%，快径消融的成功率为 82%～96%，靶点的确定可采用解剖定位和心内电位定位，常用两者结合定位方法。比较靶点确定方法的有效性，多数报导以心内电位确定靶点消融成功率较解剖定位法高，前者为 97%，后者约 88%～96%。

慢径消融后心动过速的复发率国外报道为 0～2%，国内 <3%，快径消融的复发率为 5%～14%，成功慢径消融后可能约 40% 的患者仍有慢径传导，但这并非表明这部分患者将会再发心动过速，两者间无任何关联。由于慢径消融的成功率高，复发率和并发症发生率低，因此一般多采用慢径消融治疗房室结折返性心动过速。

二、房室折返性心动过速的射频消融

经房室旁路折返的室上性心动过速（AVRT），国外报道占所有室上速的 30%，国内约占 45%～60%。其中 95% 为经房室结前传，旁路逆传的窄 QRS 波心动过速（顺向型），5% 为经旁路前传，房室结逆传的宽 QRS 波心动过速（逆向型）。国外报道 60% 的旁路既有前传也有逆传呈双向传导，40% 仅有逆传的单向传导，国内的报道与之相反。左侧旁路消融多在二尖瓣环心室侧，少数情况下在冠状静脉内；右侧旁路消融多在三尖瓣环心房侧。房室旁路射频消融长期成功率国外为 76%～100%，复发率为 3%～9%。我国成功率约为 90%～100%。临床实践证实，射频消融房室折返性心动过速的成功率与房室旁路的位置有关。右侧房室旁路比左侧旁路射频消融的成功率低，复发率高，原因之一可能与右房和左室的解剖结构不同有关。消融左侧旁路几乎全在二尖瓣的左室侧进行，而消融右侧旁路在三尖瓣环的右房侧进行，右房心内膜面不规则，大头电极难以固定，消融时导管随心跳在心内膜面滑动，往往难以完全阻断右侧旁路的传导。

房室旁路位于间隔部位者约占 30%，前间隔部位存在房室结及希氏束，导管消融间隔旁路有可能损伤正常房室传导束。后间隔部位解剖较为复杂，这可能会影响这一部位旁路的消融效果。中间隔旁路同样邻近房室结及希氏束，射频消融旁路时也有可能阻断正常房室传导途径，这可能是该部位旁路消融成功率低的重要原因。国外报道在消融 85 例中间隔旁路病例时 75 例获得成功，占 84%。由于后间隔的解剖较复杂，其旁路分布和消融部位也明显不同。文献报导后间隔旁路射频消融总的成功率在 1993 年前为 81%～98%，复发率高达 7%～10%，最近文献资料显示间隔旁路治疗成功率甚至可达 100%，术后复发率极低。

同一患者存在两条或两条以上的多房室旁路并非少见，约占房室旁路患者的 4% ~ 15%。在有 Ebstein 畸形病例，多条旁路的发生率甚至可高达 50%。一般来说，多旁路射频消融的成功率与单旁路无明显区别，但也有文献报道多旁路消融成功率低于单旁路，在 Ebstein 畸形病例，由于其解剖学异常，标测及消融的技术难度增加，消融成功率低和术后复发率增加是不难理解的，其消融成功率约为 76%。

三、快速性房性心律失常的射频消融

起源于心房的快速性心律失常有多种，近年来 Lesh 等将这些统称为"房性心动过速"，主要包括四种类型：大折返性房速、局灶性房速、不适当性窦性心动过速（窦速）和心房颤动（房颤）。

（一）大折返性房性心动过速的射频消融

1. 典型心房扑动（房扑）　占住院患者的 0.14% ~ 1.2%，为心房内大折返所致，折返激动的解剖学屏障包括：三尖瓣环、界嵴、下腔静脉和欧氏嵴，根据折返的传导方向可分为顺钟向型和逆钟向型，以逆钟向型多见。折返的关键峡部在下腔静脉和三尖瓣环之间，是导管消融典型房扑的靶点。目前采用解剖法完成三尖瓣环和下腔静脉之间的线性消融，消融成功率可达 95%，消融终点的判断为房扑终止、不能被诱发、峡部双向传导阻滞，典型房扑术后复发率 < 10%。

2. 非典型房扑　非典型房扑是指不依赖于下腔静脉和三尖瓣环之间峡部缓慢传导的大折返房性心动过速。有时也被称为非峡部依赖性房扑，折返环可位于右房，也可位于左房。应用常规电生理检查方法对非典型房扑进行导管消融治疗的成功率为 70% 左右，近年来随着三维电解剖标测技术的应用，非典型房扑的消融成功率接近典型房扑，可达 90% 以上。

3. 外科矫正手术所致的房速　接受过外科手术的先天性心脏病患者可发生房速，折返是由于某些先天性和手术切口瘢痕、补片等屏障所致。线性消融一个或多个维持心动过速的关键峡部，其成功率为 71% ~ 93%，但复发率高达 40% ~ 46%。较高复发率的原因可能与基础心脏病变相关。通常消融成功的部位为心房切口瘢痕下端与下腔静脉间的峡部和心房切口瘢痕上端与上腔静脉间的峡部。

（二）局灶性房速的射频消融

局灶性房速如不能及时诊断和有效治疗，常因其无休止性发作最终导致心动过速性心肌病。局灶性房速主要以儿童多见，成人少见。抗心律失常药物治疗效果往往较差，长期服用可有明显的副作用。

局灶性房速的机制主要包括微折返、自律性增高和触发活性。由自律性增高或触发活动引起的房速常常呈单形性，研究发现这些心动过速起源部位的分布有一定的特征性。在左房，病灶常位于肺静脉入口处、左心耳、三尖瓣环，而右房房速常起源于界嵴、冠状静脉窦入口、右心耳、二尖瓣环。与房室旁路不同，局灶性房速缺乏特征性的电生理表现，因而常规标测方法困难较大，最好使用三维标测方法准确定位心动过速起源点。但由于灶性房速部位局限，消融成功率可达 80% ~ 100%。长期随访复发率为 10% ~ 20%，复发病例再次接受消融仍安全、有效。

（三）不适当的窦性心动过速综合征的射频消融

这一综合征的主要特征为静息时或轻微体力活动时心率增加。导致不适当窦速的可能机制包括：窦房结细胞的异常自律性和自主神经系统的调节紊乱；另外，窦房结细胞对 β 受体激动的高敏性也可能起到一定的作用。随着经验的积累，现已证实在界嵴的上 1/3 部分行射频消融可使基础心率有效减慢至少 25%，并能有效控制体力活动时心率变化，这些效应的产生主要可能是减慢了心脏固有心率，故又称为"窦房结改良术"。

（四）心房颤动的射频消融

房颤的人群发生率为 0.15% ~ 1%，65 岁以上者发生率达 5.9%，是临床上最常见的心律失常，主要以血栓栓塞、恶化心功能为主要危害。房颤的治疗主要包括抗栓、维持窦律、控制心室率三个方面。应用导管消融治疗房颤主要包括以下两方面：

1. 控制心室率的导管消融　对于药物治疗难以有效控制的房颤伴快心室率患者，可采取消融房室结、术后置入永久起搏器的方法控制房颤时过快的心室率。

2. 维持窦律的导管消融　1998 年起，Haissaquerre 等报告了肺静脉内异常电活动在房颤触发机制中的作用，并应用导管消融治疗取得较满意的效果，成为房颤导管消融的里程碑。目前房颤导管消融的主要方法包括：①针对肺静脉触发灶的环肺静脉电隔离术；②改良房颤维持基质的辅助线性消融（包括左房顶部线、二尖瓣环峡部、三尖瓣环峡部线性消融）和碎裂电位消融，而肺静脉的完全电隔离目前被认为是导管消融房颤的基石。

随着三维标测技术、心腔内超声等新技术的应用及术者经验的积累，有效较低了导管消融房颤的复发率，同时也使房颤导管消融的适应证不断扩大，最新指南提出：在有经验的中心，对于反复发作的、有症状的阵发性房颤，应用抗心律失常药物疗效不佳或不能耐受，导管消融可作为一线治疗手段。尽管如此，由于房颤存在多重机制，不同的患者其机制不完全相似，理想的消融策略应是针对不同的患者，确定其不同的机制，采用不同的消融策略。就目前对房颤发病机制的理解以及消融技术而言，尚不能完全做到个体化治疗。

四、特发性室性心动过速的射频消融

特发性室性心动过速（室速）是指发生于无器质性心脏病（心电图、冠状动脉造影、心脏超声均为阴性）患者的室速，临床常见两种形式，分别为：起源于左室后下间隔部的左室特发性室速，另一为起源于右室流出道的右室特发性室速，前者心动过速时心电图显示左束支传导阻滞图形，额面电轴左偏或右偏，QRS 波宽度多在 0.12 ~ 0.14s；后者心动过速时心电图提示左束支传导阻滞图形，QRS 波宽度一般在 0.14 ~ 0.16s，下壁导联 QRS 主波向上。二维电生理时代，左室特发性室速以激动标测为主，即于左室间隔面标测提前的心室激动电位或 P 电位，起搏标测可作为辅助标测方法；右室流出道室速以起搏标测为主，起搏形态越接近心动过速时的 12 导联 QRS 波形态成功率就越高。随着三维标测技术的应用，大大简化特发性室速的手术流程，同时提高了导管消融的成功率。目前左室特发性室速消融成功率国外报道最高可达 100%。复发率多 <10%。右室流出道室速的消融成功率在 90% 以上，复发率 <10%，这与国内报道结果相似。

五、器质性心脏病室性心动过速的射频消融

器质性心脏病室速主要包括冠心病、心肌病和致心律失常性右室心肌病（ARVC）室速，以及少数先天性心脏病修补术后室速。

（一）冠心病室速的射频消融

冠心病室速绝大部分为持续性单形性室速，其发生与折返有关。折返环的缓慢传导区位于瘢痕组织内或瘢痕组织周围。常规方法消融治疗主要针对血流动力学稳定、电生理检查能被诱发、胺碘酮和索他洛尔等抗心律失常药治疗无效的反复发作的持续性单形性室速，无休止性室速也是消融治疗的适应证，三维标测技术的应用使室速消融的适应证扩大至非持续性和血流动力学不稳定的室速。冠心病室速的标测方法主要包括激动标测、拖带标测和舒张中期电位标测。由于冠心病室速常起源于心肌内或心外膜，射频往往不足以阻断折返环路，因此总成功率并不是很高，大约在60%~90%，且复发率高，为20%~40%。

（二）其他器质性心脏病室速的射频消融

束支折返性室速主要见于扩张型心肌病，约占可诱发的持续性室速的6%，文献报道通过消融右束支治疗束支折返性室速。一些小样本的临床研究报道成功率约为95%~100%，且无一例复发。其他心肌病室速的射频消融尚未见较大样本的报道。

在先天性心脏病矫正术后室速中，临床报道较多的为法洛四联症修补术后室速。其心动过速起源于切口瘢痕和补片周围组织，消融关键部位（峡部）可以根治心动过速。

致心律失常性右室心肌病的心动过速多数起源于右室，若起源于右室流出道则成功率较高，与特发性右室流出道室速相近，但复发率明显增高；若起源于右室其他部位则成功率很低；若同时有不同起源部位的室速则不宜进行消融治疗。

六、射频消融的并发症

射频消融的并发症较少，包括完全性房室传导阻滞、血栓形成与栓塞、主动脉瓣穿孔、出血、血气胸，严重的有心房、心室壁破裂所致心脏压塞，以及与房颤导管消融相关的左房食管瘘，后者虽少见但死亡率极高。

总体来说，射频消融是治疗快速性心律失常的一种安全有效的技术，属于根治性疗法。随着心脏电生理标测技术的进步，消融电极导管设计的改进，相信射频消融技术在快速性心律失常治疗领域将会得到进一步发展。

（段　浩）

第四节　永久心脏起搏器

心脏起搏器是一种植入人体内的电子治疗仪器，它通过程控发放电脉冲，通过电极的传导，刺激电极所接触的心肌，使心脏激动和收缩，从而达到治疗因某些心律失常所致的心功能不全的目的。自1958年第一台起搏器植入后，经过数十年的发展，起搏器功能日趋完善，从最初的应用于缓慢性心律失常，到如今已经被用于快速性心律失常及非心电性疾病的治疗，如抗心动过速起搏（ATP）功能的应用、心室再同步治疗（CRT）用于治疗药物难治性充血性心力衰竭、埋藏式心脏复律除颤器（ICD）用于转复快速性心律失常和除颤等。目前心脏起搏器治疗已成为一种成熟的治疗技术，在临床广泛应用。

一、起搏原理和组成

脉冲发生器定时发放一定频率和振幅的脉冲电流，通过导线和电极传输到电极所接触的心肌（心房或心室），使局部心肌细胞受到外来电刺激而产生兴奋，并通过细胞间的缝隙连接或闰盘将兴奋扩布至周围心肌，从而使整个心房或心室兴奋而产生收缩活动。

心脏起搏系统主要包括两部分：脉冲发生器和电极导线。常将脉冲发生器单独称为起搏器。起搏系统除了上述起搏功能外，尚具有将心脏自身心电活动回传至脉冲发生器的感知功能。

起搏器主要由电源和电子线路组成，能产生和输出电脉冲。

电极导线是外有绝缘层包裹的导电金属线，其功能是将起搏器的电脉冲传递到心脏，并将心脏的腔内心电图传输到起搏器的感知线路。

二、心脏起搏器的代码和起搏模式

（一）起搏器的代码

1987 年北美心脏起搏电生理学会（NASPE）/英国心脏起搏与电生理学组（BPEG）在心脏病学会国际委员会（ICHD）1981 年制定的五位字母代码起搏器命名的基础上制定了 NBG 代码（表 17 - 4）。

表 17 - 4　NGB 起搏器五位代码命名

位置	I	II	III	IV	V
功能	起搏心腔	感知心腔	反应方式	程控、频率适应和遥测功能	抗心动过速和除颤功能
代码字母	O = 无	O = 无	O = 无	O = 无	O = 无
	A = 心房	A = 心房	T = 触发	P = 简单程控功能	P = 抗心动过速起搏
	V = 心室	V = 心室	I = 抑制	M = 多功能程控	S = 电转复
	D = 双腔	D = 双腔	D = 触发 + 抑制	C = 遥测功能	D = 两者都有
				R = 频率应答	
制造商专用	S = 单腔（A 或 V）				

（二）起搏模式

1. 单腔起搏

（1）AAI 模式：此模式的工作方式为心房起搏、心房感知，感知心房自身电活动后抑制起搏器脉冲的发放。在本模式下，心室信号不被感知（如图 17 - 2）。

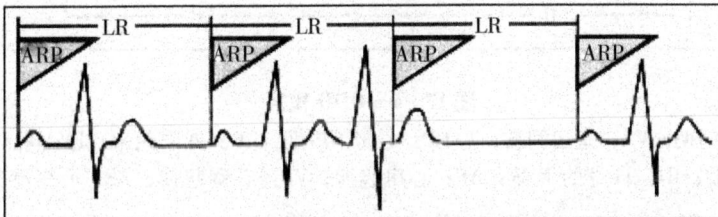

图 17 - 2　AAI 模式

LR：低限频率；ARP：心房不应期

图中一个早搏引起的心室事件并不能改变下一个 ARP 的起点（即心室事件没有被 AAI 起搏器感知），心房起搏钉仍是以 LR 为准规律地出现。

（2）VVI 模式：此模式的工作方式为心室起搏、心室感知。当起搏器感知到心室事件后，将抑制心脏起搏信号输出，每次起搏或感知心室事件后，起搏器均设有不应期，在此时间内的事件均不被起搏器感知，也不会重整计时周期。VVI 模式用于治疗致命性的心动过缓，但此种起搏模式不是房室同步的模式。

VVI 计时周期由低限频率和心室不应期组成。（图 17 - 3）。

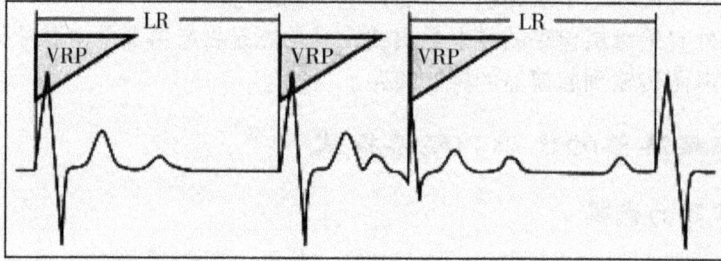

图 17 - 3　VVI 模式
LR = 低限频率；VRP = 心室不应期

图 17 - 3 中显示当起搏器未感知到心室事件时，以低限频率起搏（第二个 QRS 波），当感知到心室事件或起搏心室（第三个 QRS 波）后，心室不应期将重新计算。

2. 双腔起搏

（1）DDD 模式：又称房室全能型起搏，是具有房室双腔顺序起搏、心房心室双重感知、触发和抑制双重反应的生理性起搏模式（图 17 - 4）。

图 17 - 4 中第一个周期为 AP - VP，第二个周期为 AP - VS，第三个周期为 AS - VP。

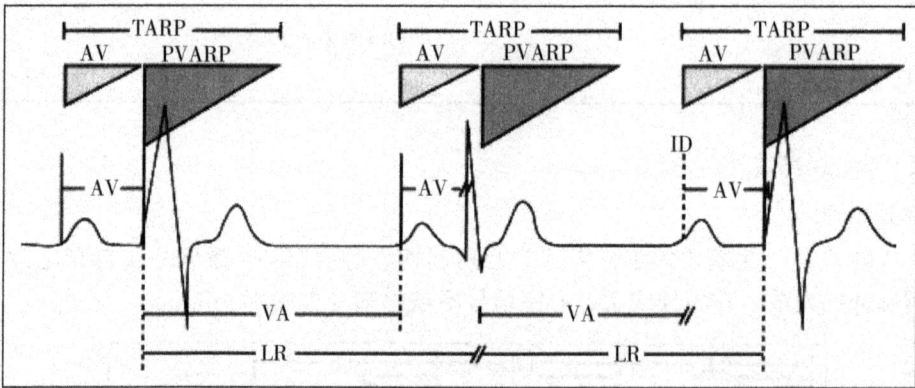

图 17 - 4　DDD 模式
AV：房室间期；VA：室房间期；TARP：心房不应期；LR：低限频率；PVARP：心室后心房不应期；ID：自身的 P 波；AP：心房起搏；VP：心室起搏；AS：心房感知；VS：心室感知

（2）VDD 模式：又称心房同步心室抑制型起搏器。心房、心室均具有感知功能，但只有心室具有起搏功能。在整个 VDD 起搏系统中，P 波的正确感知是其正常工作的关键。

（3）DDI模式：心房、心室均具有感知和起搏功能，P波感知后抑制心房起搏（与DDD相似），但不触发房室间期，即不出现心室跟踪。如患者有正常的房室传导，基本类似AAI；如患者存在房室传导阻滞，则在心房起搏时可房室同步，而在心房感知时房室则不能同步。因此自身心房活动后的房室延迟时间长短不一。该起搏模式的特点为心房起搏时能房室同步，而心房感知时房室不能同步。它不作为一个单独的起搏模式而仅作为DDD（R）发生模式转换后的工作方式。

三、常见起搏参数及基本概念

1. 起搏阈值　能持续地使心脏除极所需要的最低能量即为起搏阈值，包括电压和脉冲时间两个方面，它可表示为幅度（mA或V）、脉宽（ms）、电能（μC）或能量（μJ）。

2. 输出电压　指起搏器向心脏每发放一次刺激冲动并引起心室起搏的电压，用V表示。

3. 脉宽（或脉冲时间）　刺激电压传输给心肌的时间长度，用ms表示。

4. 强度 - 脉宽曲线　指输出电压和脉宽之间的双曲线，可用于定义起搏阈值。

5. 心房感知/感知灵敏度　一个可程控的参数。定义为能被装置忽略的最小信号，因此决定了能被起搏器或ICD心房通道所检测到的信号大小。双腔起搏模式DDD中的心房感知能在心房逸搏间期末（室房间期）抑制心房冲动发放，开始房室间期，而在房室间期末触发心电活动。

6. 心室感知/感知灵敏度　一个可程控的参数。定义为能被装置忽略的最小信号，因此决定了能被起搏器或ICD心室通道所检测到的信号大小，双腔起搏模式（EDD）中的心室感知能抑制在心房逸搏间期或房室间期末心房和心室脉冲的发放，并触发一个新的心房逸搏间期（室房间期）。

7. 心房过度感知　即心房电极导线感知可能来自心房组织外的信号，如远场心室信号、胸大肌或膈肌的肌电信号，或者功能异常的电极产生的噪声（绝缘层或传导体断裂或螺丝松动）。在不同的起搏模式下，心房过度感知会抑制或触发心房（室）的脉冲发放。

8. 心室过度感知　心室电极导线可能感知来自心室外的信号，如在单极导线系统中胸大肌的肌电信号或电极功能异常产生的噪声（导线绝缘层或传导体断裂或螺丝接触处松动等原因所致）。有时心室电极可以过度感知心房起搏输出信号从而抑制心室脉冲发放，这种现象称为交叉抑制。通常可以通过在心房发出起搏冲动时，设置心室感知放大器的空白期来防止。

9. 变时功能　通过恰当调整心率变化来改变心排血量以满足自身代谢变化需要的一种能力。

10. 下限频率　也称逸搏频率。是起搏器允许心脏跳动的最慢频率。计算公式如下：

下限频率 = 60 000/（VA间期 + AV延迟）ms

11. VA间期　也称心房逸搏间期，计算公式为最小频率间期减去起搏的房室间期便是VA间期，起始于心室起搏或感知，终止于心房起搏或为心房/心室感知事件所中断。

12. AV延迟　AV延迟为心房感知或起搏至心室起搏之间的间期，除非被心室感知事件（通过房室结下传的激动或室性早搏）中断。通常设置心房感知的AV延迟时间比心房起搏的AV延迟短。

13. 上限频率　心室跟踪P波或在频率适应性起搏时心室能跟踪传感器的最大频率。上限频率计算如下：上限频率＝60 000/（感知的 AV 延迟＋PVARP）ms。

14. 心室后心房不应期（PVARP） 心室后心房不应期是指在心室感知或心室起搏事件后，心房电极处于不应期的时间窗。其目的是避免心房感知和跟踪任何由心室或心房的逆传信号，从而避免起搏器介导的心动过速。

四、永久心脏起搏适应证

随着起搏工程学的完善，起搏治疗的适应证逐渐扩大。早年植入心脏起搏器的主要目的是挽救患者的生命，目前尚包括恢复患者工作能力和生活质量。目前主要的适应证可以简单地概括为严重的心搏缓慢、心脏收缩无力、心搏骤停等心脏疾病。2012 年美国心脏病学会/美国心脏协会/美国心律协会重新制定了植入心脏起搏器的指南。

起搏器植入 I 类适应证：

1. 窦房结功能不全 ①记录到有症状的窦房结功能障碍，包括经常出现导致症状的窦性停搏。②有症状的变时功能不全。③由于某些疾病必须使用某类药物，而这些药物又可引起窦性心动过缓并产生症状。

2. 成人获得性房室传导阻滞 ①任何阻滞部位的三度房室传导阻滞（AVB）和高度AVB，伴发有症状的心动过缓（包括心衰）或有继发于 AVB 的室性心律失常。②长期服用治疗其他心律失常或其他疾病的药物，而该药物又可导致三度 AVB 和高度 AVB（无论阻滞部位），伴发有症状的心动过缓。③清醒状态下任何阻滞部位的三度 AVB 和高度 AVB 且无症状的患者，被记录到有3s 或更长的心脏停搏，或逸搏心率低于 40 次/分，或心室率＞40次/分伴有心脏增大或左室功能异常，或逸搏心律起搏点在窦房结以下。④清醒状态下任何阻滞部位的三度 AVB 和高度 AVB，无症状的心房颤动和心动过缓者有一个或更多个至少 5s的长间歇。⑤导管消融房室结后出现的任何阻滞部位的三度 AVB 和高度 AVB。⑥心脏外科手术后没有可能恢复的任何阻滞部位的三度 AVB 和高度 AVB。⑦神经肌肉疾病导致的任何阻滞部位的三度 AVB 和高度 AVB，如强直性肌营养不良、卡恩斯－塞尔综合征（Kearn － Sayre 综合征）、进行性假肥大性肌营养不良、腓侧肌萎缩患者。⑧伴有心动过缓症状的二度AVB，无论分型或阻滞部位。⑨活动时出现的二度或三度 AVB。

3. 慢性双分支阻滞 ①伴有高度 AVB 或一过性三度 AVB；②伴有二度Ⅱ型 AVB；③伴有交替性束支传导阻滞。

4. 急性心肌梗死伴房室传导阻滞 ①ST 段抬高型心肌梗死后，希浦系统的持续性二度AVB 合并交替性束支传导阻滞或三度 AVB；②一过性严重二度或三度房室结下的 AVB 合并束支传导阻滞；③持续性、有症状的二度或三度 AVB。

5. 颈动脉窦过敏和心脏神经性晕厥 自发性颈动脉刺激和颈动脉按压诱导的心室停搏时间＞3S 导致的反复性晕厥。

五、永久心脏起搏器植入方法

目前绝大多数使用心内膜电极导线。技术要点包括静脉选择、导线电极固定和起搏器的埋置。

1. 静脉选择 通常可供电极导线插入的静脉：浅静脉有头静脉、颈外静脉，深静脉有锁骨下静脉、腋静脉、颈内静脉。通常多首选习惯用手对侧的头静脉或锁骨下静脉，如不成功，再选择颈内或颈外静脉。

（1）头静脉：头静脉解剖部位比较固定，位于肩三角肌与胸大肌交界的胸间沟（胸三角沟内）与腋静脉汇合延续为锁骨下静脉。局麻后沿胸三角沟纵向切开 3～5cm，钝性分离皮下组织至三角肌与胸大肌之间的胸三角沟，沟内可见一薄层脂肪组织，分离此层脂肪组织即可见到头静脉。头静脉途径几乎无并发症。

（2）锁骨下静脉或者腋静脉：自1979年始锁骨下静脉用于起搏器植入，方法简单，迅速可靠，尤其在需要植入多根电极时。腋静脉常称为锁骨下静脉的胸外段，也是永久起搏器电极植入的极好途径，可避免锁骨下静脉对起搏电极的压迫现象发生。

2. 电极导线的放　根据需要将电极导线放置到所需要起搏的心腔，一般采用被动固定，也可采用主动固定电极导线。主动固定电极导线在电极头端设有螺旋固定装置，通过旋转可使电极头端螺旋头端伸出，旋入心内膜起到固定作用。主动固定电极的好处有：①根据要求可将电极导线固定于心房、心室的任何部位；②固定牢靠不易脱位；③可反向旋出，易于撤回电极导线，这一点在需要电极导线拔除的患者尤为重要。起搏电极导线放置到位后，进行起搏参数测试，若各项参数符合要求，将电极近端固定于起搏器囊袋的浅筋膜层。

3. 起搏器的埋置　起搏器一般埋置于电极导线同侧的胸部皮下的起搏器囊袋中。将电极导线与脉冲发生器相连，把多余的导线近肌肉面、起搏器近皮肤面放入皮下袋包埋缝合。

六、永久性心脏起搏并发症

1. 与植入手术有关的并发症　多数并发症如术中仔细操作可以杜绝，有些则难以完全避免。发生率与植入医生的经验密切相关。

（1）心律失常：通常无需特别处理。

（2）局部出血：通常可自行吸收。有明显血肿形成时可在严格无菌条件下加压挤出积血。

（3）锁骨下静脉穿刺并发症及处理

1）气胸：少量气胸不需干预，气胸对肺组织压迫 >30% 时需抽气或放置引流管。

2）误入锁骨下动脉：应拔除针头和（或）导引钢丝并局部加压止血（切勿插入扩张管），通常无需特殊处理。

（4）心脏穿孔：少见。处理：应小心将导管撤回心腔，并严密观察患者血压和心脏情况。一旦出现心脏压塞表现，应考虑开胸行心包引流或作心脏修补。继续安置电极时应避免定位在穿孔处。

（5）感染：少见。起搏器感染有多种治疗方法，但其治疗原则十分明确：①囊袋表层感染时采用以抗生素治疗为主的保守治疗；②囊袋及更为严重的感染时，必须实施感染装置的拔除加抗生素治疗。而装置的拔除有静脉、外科手术及杂交手术三种方法。

（6）膈肌刺激：少见。可引起顽固性呃逆。植入左室电极导线时较常见。处理：降低起搏器输出或改为双极起搏。若症状持续存在，应重新调整电极位置。

2. 与电极导线有关的并发症及处理

（1）阈值升高：通过程控增高能量输出来处理，必要时需重新更换电极位置或导线。

（2）电极脱位与微脱位：明显移位时X线检查可以发现，而微脱位者X线透视可见电极头仍在原处，但实际已与心内膜接触不良。处理：通常需重新手术，调整电极位置。

（3）电极导线折断或绝缘层破裂：如阻抗很低则考虑绝缘层破损；如阻抗很高，则要考虑电极导线折断。处理：多需重新植入新的电极导线。

3. 与起搏器有关的并发症及处理 随着工程学方面的进展，起搏器本身的故障已罕见，偶见的起搏器故障为起搏器重置、起搏器电池提前耗竭，前者为受外界干扰（如强磁场）所致，需重新程控起搏器，后者需及时更换起搏器。

另外，尚可出现感知功能障碍，多为起搏器设置了不适当感知参数而非起搏器本身的机械故障，包括感知不良和感知过度。

4. 与起搏系统有关的并发症及处理

（1）起搏器综合征（PMS）：使用 VVI 起搏器的某些患者可出现头晕、乏力、活动能力下降、低血压、心悸、胸闷等表现，严重者可出现心力衰竭，称为起搏器综合征。处理：若发生 PMS 且为非起搏依赖者，可减慢起搏频率以尽可能恢复自身心律，必要时更换双腔起搏器。

（2）起搏器介导的心动过速（PMT）：是双腔起搏器主动持续参与引起的心动过速。为心房电极感知到逆传的 P 波，启动 AVD 并在 AVD 末发放心室脉冲，后者激动心室后再次逆传至心房，形成环形运动性心动过速。室性期前收缩、心房起搏不良是诱发 PMT 的最常见原因。可通过程控为更长的 PVARP、适当降低心房感知灵敏度、延迟感知房室间期或启动起搏器对 PMT 的自动预防程序等预防。终止方法有起搏器上放置磁铁、延长 PVARP、程控起搏方式为心房无感知（DVI、VVI、DOO）或非跟踪方式（DDD）或启用起搏器所具有的终止 PMT 的自动识别和终止程序。

（李　艳）

第五节　先天性心脏病的介入治疗

导管治疗目前广泛应用于各种先天性心脏病（先心病），目前对于继发孔型房缺和动脉导管未闭，经导管介入治疗是安全有效的手段。球囊扩张可以有效缓解先天性肺动脉狭窄或主动脉瓣狭窄，但对于钙化或发育不良的瓣膜可能效果不佳。球囊扩张支架可以有效缓解先天性肺动脉狭窄，但随着小儿的生长发育，可能需要再次干预。主动脉缩窄可以通过支架球囊扩张治疗，对于年龄较大的患者及如果存在主动脉脆弱等不利因素可以选择覆膜支架以提高成功率。在西方国家，经导管肺动脉瓣置入治疗应用右室肺动脉外管道治疗肺动脉瓣病变已经成为常规手段。

一、肺动脉瓣球囊扩张术

肺动脉瓣狭窄是常见的先天性心脏病，大约占所有先心病的 8%。除了新生儿期严重的肺动脉瓣狭窄外，大部分患者可以活到成年。但是中度以上的肺动脉瓣狭窄需要干预，以免造成梗阻加重和右心压力负荷过重，并产生进行性加重的右室肥厚和右室心肌纤维化及功能异常。如果不能得到及时治疗，患者会出现乏力、呼吸困难、活动耐量下降等临床表现。如果在儿童时期得到治疗，其远期生存情况接近正常人群。实际上，对影响血流动力学的肺动脉瓣狭窄，在任何时间都有治疗指征。肺动脉瓣球囊扩张安全有效，创伤小，对于单纯肺动脉瓣狭窄的治疗明显优于外科直视下肺动脉瓣成形手术。

1. 技术　肺动脉瓣球囊扩张比二尖瓣球囊扩张和主动脉瓣球囊扩张容易。它不需要穿房间隔进入左心，单纯经静脉技术即可完成。与主动脉瓣球囊扩张不同的是，它可以选择较大的球囊以达到减轻瓣膜狭窄的目的。通常，肺动脉瓣收缩期跨瓣峰压大于40mmHg时就需要肺动脉瓣扩张，但对严重肺动脉瓣梗阻的小婴儿，心房水平右向左分流，及存在动脉导管未闭时，肺动脉瓣跨瓣峰压不足40mmHg时也有指征行肺动脉瓣球囊扩张。手术操作一般选择经股静脉手术入路。应用右心导管测量肺动脉跨瓣压，右室造影确认病变特征并测量肺动脉瓣环直径。一般侧位投影能较好地显示肺动脉瓣环。一旦决定实施肺动脉瓣环球囊扩张后，将右心导管送入左肺动脉。这是因为左肺动脉比右肺动脉能使导丝和球囊更稳定。然后将交换导丝送入左肺动脉末端，移除右心导管。沿交换导丝将球囊扩张导管送入。扩张球囊较肺动脉瓣环直径大15%～25%。较大的球囊扩张可以增加肺动脉瓣成形的成功率。只要扩张球囊小于肺动脉瓣环直径的140%，一般不会发生肺动脉瓣环的损伤。如果肺动脉瓣环直径超过20mm或者单一球囊太大，以致不能安全进入患者的股静脉，可以选择双球囊扩张，即同时用两个球囊进行扩张。两个球囊直径之和差不多是单一球囊直径的120%～130%。当球囊通过肺动脉瓣，位于肺动脉瓣的中点时，先用盐水和造影剂的混合物部分扩张，这样可以精确确定肺动脉瓣的位置。然后手推造影剂增加球囊扩张的压力，直至肺动脉瓣因球囊形成的腰征完全消失。为减少右室流出道梗阻的时间，球囊扩张的时间尽可以短。微调球囊的位置进行3～4次扩张以保证肺动脉瓣充分扩张。扩张结束后，撤出球囊导管，更换为普通检查导管，测算右室流出道的残余压力和心排血量，以判断球囊扩张的效果。必要时可以重复右室造影。

2. 并发症　此技术较为安全，只有非常小的婴儿才有死亡报道，其他的并发症包括血管损伤并发症，局部血肿，术中有可能会出现一过性早搏和束支传导阻滞。

二、间隔缺损封堵

房间隔缺损有不同类型，原发孔型房缺多合并二尖瓣的瓣裂及室缺，静脉窦型房缺可能合并肺静脉异位引流，尽可能外科手术。只有继发孔型房缺且缺损周边有足够的房间隔组织者（＞5mm）才适于介入封堵。

房间隔缺损在20岁以前通常没有症状。患者常常因为肺动脉瓣听诊区的杂音而发现房间隔缺损。房缺在儿童时期很少影响患者的生长发育，一般没有明显反复肺部感染。如果不经治疗，患者在30～40岁后会逐渐出现乏力、活动时气短和心悸的症状。小儿的心电图可以正常，随病情进展会出现右房、右室增大，心电图会出现电轴右偏、右房右室增大的表现。超声检查是诊断的主要依据。如果经胸超声显示不清，可以进行经食管超声检查。超声可以判断肺动脉压力并除外其他畸形。

1. 技术　目前大部分继发孔型房间隔缺损都可以经皮介入封堵治疗。目前国内有多种房间隔缺损封堵器可供选择，最早应用的是Amplatzer封堵伞。封堵伞为双面伞状结构，释放后一面位于左房，另一面位于右房，中间通过腰部连接并封堵缺损。封堵伞大小的选择可以经验性根据超声测量的缺损直径增加15%。更精确的方法为应用球囊测量。根据测量的缺损大小选择合适的封堵伞以保证封堵伞的两面都足够大，这样，封堵伞释放后可以牢固地固定在房间隔上。但较大的伞有可能会影响心脏其他结构如肺静脉、冠状窦及房室瓣的功能，需要注意。一般选择股静脉为输送途径。穿刺股静脉，置入鞘管，经鞘管放入右心导管，经下腔静脉进入右房，过房间隔进入左房，经右心导管引导交换导丝至肺静脉，撤出右心导管及鞘管，经导丝建立输送轨道，沿输送轨道送入合适大小的房缺封堵伞，分别于左房侧与右房侧释放封堵伞，位置固定后复查超声，证实封堵伞位置良好后释放封堵伞，撤除输送鞘。术后第二日复查胸片及超声证实封堵效果。

2. 并发症　经导管房缺封堵术治疗效果与外科手术相似，但手术创伤更小，并发症更少。栓塞风险的发生与操作者技术不熟练相关，其发生率小于 0.1%。急性并发症有心律失常，如一过性房扑与室上性心动过速，发生率小于 1%。为防止封堵器血栓形成及栓塞并发症，术后需要应用阿司匹林 3～6 个月。

三、动脉导管未闭的介入封堵术

动脉导管是胚胎时期的一个重要结构，出生后很快闭合，如果出生后动脉导管持续存在，可产生左向右分流，巨大的动脉导管可引起患儿反复肺部感染、心衰等并发症，最终引起肺动脉高压、艾森门格综合征，影响患者的生存。

目前，经导管介入封堵已成为动脉导管未闭的标准治疗手段，很少患儿因动脉导管未闭行开胸手术治疗。封堵器与弹簧圈是目前常用的两种封堵器械。

1. 技术　较小的动脉导管可应用弹簧圈封堵。应用弹簧圈封堵时，先经股动脉穿刺，降主动脉造影，明确诊断后，选择合适大小的弹簧圈。存在一明显狭窄、主动脉侧壶腹明显的动脉导管适于弹簧圈封堵，部分弹簧圈位于主动脉壶腹部可以减少对主动脉血流的影响。后退释放方法是先将释放导管（一般选择右冠状动脉导管）通过动脉导管。先将弹簧圈的前 2/3 推出导管，再将导管和弹簧圈整体后退，当弹簧圈稳定地抓住导管最窄部位后后退导管，用导丝推出弹簧圈。撤出释放导管后，弹簧圈即可跨越动脉导管，2/3 位于肺动脉侧，一部分位于主动脉壶腹。最后再次主动脉造影确认弹簧圈位置及有无残余分流。

动脉导管封堵伞为一蘑菇形镍合金装置，其一侧有一帽状边缘。通过顺行方法释放，释放后仍然与输送钢丝连接。通过输送钢丝可以回收和重新释放封堵器。应用经静脉途径将输送鞘送过动脉导管进入降主动脉后，向前推送动脉导管封堵器，在主动脉侧将封堵器的主动脉端帽状边打开，将输送鞘和封堵器同时向肺动脉侧回撤至封堵器前伞位于主动脉壶腹的位置，再保持释放钢丝不动，后撤输送鞘，将封堵器从鞘中送出。重复造影，证实封堵器位置后再撤除输送钢丝，完成封堵器的最终释放。动脉导管封堵器尤其适用于中到大型动脉导管，效果可靠，并发症少。

2. 并发症　溶血，主动脉缩窄，临床少见。溶血多可自行缓解，必要时可加用弹簧圈治疗。

四、主动脉瓣球囊扩张成形术

1. 指征　对于儿童时期的重度主动脉瓣狭窄，由于主动脉瓣环小，难于行主动脉瓣替换者可以行主动脉瓣球囊扩张以争取时间让患者生长到有机会行主动脉瓣替换术。由于主动脉瓣球囊扩张术后存在一定再狭窄发生率，故一般对主动脉瓣狭窄经导管测压大于 65mmHg，或伴有左室功能异常、心衰、心肌缺血、心绞痛、晕厥发生者才考虑行主动脉瓣球囊扩张。儿童时期先天性主动脉瓣狭窄由于瓣叶结构柔软，手术效果较好，而对于那些钙化的主动脉瓣膜其扩张效果并不理想。

2. 技术　经皮主动脉瓣扩张术通常经外周动脉逆行方式进行，亦有人通过穿房间隔顺行扩张。逆行方式者亦常选择一穿房间隔导管至左室，在手术全程进行测压。当穿房间隔导管到位后，患者需要肝素化使 ACT 达 250~300s。在左室造影前先分别测量左室压与主动脉压，记录主动脉瓣梗阻程度。根据超声或造影测量的主动脉瓣环直径以选择合适大小的扩张球囊。应当选择比主动脉瓣环小 1mm 或直径为主动脉瓣环直径 90%~100% 的球囊。如果应用双球囊，则选择直径之和为理想直径 1.2~1.3 倍的两个相同球囊。双球囊方法可以减少球囊导管的直径及动脉穿刺鞘的大小。徒手扩张球囊即可，扩张时间尽可能短，以减少低血压时间。由于扩张球囊有可能从主动脉瓣口移位，所以经常需要扩张几次并调整位置以达到最好的扩张效果。扩张后重复测压以定量残余狭窄压差。最后行主动脉根部造影以检测有无球囊扩张所致主动脉瓣关闭不全。

3. 结果　大部分球囊扩张可以很好缓解主动脉瓣梗阻，效果与外科手术相当。术后理想的主动脉跨瓣压降至 20~40mmHg。

4. 并发症　经皮主动脉瓣球囊扩张相对安全，年长儿很少有死亡病例。小婴儿有一定风险，新生儿期死亡率可达 13%~18%，5 年生存率 72%~83%。其他并发症有心律失常、左室穿孔等，主动脉瓣关闭不全的发生率为 24%，多为轻度反流，重度主动脉瓣反流的发生率为 3%~6%，多数可以外科修复。其他的并发症如动脉血管损伤、血栓及栓塞并发症等发生率较低。

五、经导管肺动脉瓣替换

一些先心病如法洛四联症、永存动脉干、自体肺动脉瓣移植术（ROSS 术）后等，需要置入右室肺动脉带瓣管道。这些带瓣管道会逐渐发生瓣膜狭窄及反流等并发症。最终会引起患者运动耐量下降、心律失常及猝死风险。对功能异常的瓣膜及外管道的干预可以中止或逆转患者病情进展。外科手术替换这些带瓣管道存在一定手术风险，而经皮肺动脉瓣替换则提供了一种可选择方式。

1. 适应证　右室射血分数下降或右室舒张末容积超过 $160~180ml/m^2$ 时需要对狭窄或反流的肺动脉瓣干预。目前，经导管介入治疗只能处理 16mm 以上的外管道病变。由于带瓣管道可能压迫冠状动脉，因此此技术不适用于有肺动脉跨瓣补片的患者。

2. 技术　Melody 肺动脉瓣是经皮置入的商用肺动脉瓣膜。手术通常选择股静脉途径，亦有人成功应用颈静脉途径完成手术。先用右心导管完成血流动力学检查后，进行右室造影评价右室功能，进行右室肺动脉管道及瓣膜功能检查，并评价肺动脉发育情况。确认球囊扩张不会造成冠状动脉受压非常重要。在高压球囊将外管道扩张至目的直径的同时行冠状动脉造影，确认冠状动脉不会受压后，将超硬导丝送至左肺动脉。清洗并装配 Melody 瓣膜至扩张球囊释放系统上。在超硬导丝引导下将瓣膜送至右室肺动脉管道，一旦瓣膜到位后，撤回输送鞘管，再次造影确认瓣膜位置后，先扩张内球囊，再扩张外球囊。扩张结束后排空球囊，撤回输送系统，重复血流动力学检查和右心造影并记录结果。如果仍存在残余狭窄可以用球囊再次扩张瓣膜支架。手术全程需要肝素化，并保证 ACT 大于 250s。

3. 并发症　经皮肺动脉瓣置入术安全有效，手术死亡率小于 0.2%。手术过程要避免造成冠状动脉受压，因可造成严重后果。在支架瓣膜置入后有瓣膜支架断裂发生，多发生于 Zahn 支架。其他并发症有右室肺动脉管道破裂、支架移位、宽 QRS 波心动过速、右肺动脉开口阻塞等。术后发热的发生率较高，可达 40%~80%，但没有明确感染报道。

六、主动脉缩窄的球囊支架扩张

由于主动脉单纯球囊扩张的复发率高，所以球囊扩张支架治疗成为主动脉缩窄的最新介入治疗手段。其效果可靠，适用于主动脉原发性或术后复发性狭窄。大部分儿科介入医生只对那些大孩子和青春期的孩子应用球囊扩张支架，以减少小孩子在生长发育过程中需要再次干预的次数。支架置入可以用于那些复杂病变如主动脉弓发育不良、Norwood 术后主动脉弓部梗阻及过去外科认为不宜手术的轻度主动脉缩窄。在相对大龄患者主动脉壁脆弱，对缩窄主动脉的扩张有导致主动脉夹层风险，应用覆膜支架可以提高安全性。此种技术的长期结果还需要临床观察，以明确有无支架内再狭窄、动脉瘤形成。随小儿的生长发育，需要支架再扩张的安全性，及硬支架血管节段在运动时的反应等亦需要明确。

七、其他

1. 肺动脉狭窄的球囊支架扩张　动物实验和临床资料证实肺动脉球囊支架扩张可以有效治疗大部分肺动脉狭窄或发育不良等疾病。单纯球囊扩张的失败率达 50% ~ 60%，所以支架球囊扩张是大部分肺动脉狭窄的一线治疗手段。随患儿的生长，置入的支架可以再次扩张。但对于置入较大的支架较为困难的小儿应当选择外科手术。

2. 卵圆孔未闭封堵术　没有明确原因反复发作晕厥且药物治疗无效的卵圆孔未闭患者可以考虑封堵治疗，在美国指南中为Ⅱb推荐等级，C 级证据水平。可以选择房缺封堵伞也可以选择专门的卵圆孔封堵伞进行卵圆孔封堵。操作方法同房缺封堵。其并发症亦与房缺封堵相似。

3. 室间隔缺损封堵术　肌部室缺和部分嵴内型室缺封堵效果较好。但大的膜周部室缺及干下室缺由于缺损周围结构复杂，在封堵治疗指征上尚有争议。

（李　艳）

第六节　心脏瓣膜疾病的介入治疗

在各种心脏病中，心脏瓣膜疾病曾一度是威胁国人生命健康的头号杀手，近二十余年来，其发病率虽呈逐渐下降趋势，但现仍为心脏外科的三大疾病之一。在我国就病因而言，损害瓣膜最常见的原因还是风湿热，约占所有心脏瓣膜疾病的 90% 以上。此外，先天性发育畸形、感染性心内膜炎、外伤、退行性病变、心肌梗死等病因均可累及心脏瓣膜引起瓣膜的功能障碍。对心脏瓣膜疾病的治疗，简单来说，可分为内科保守治疗、介入治疗及外科手术治疗三种。仅靠药物治疗不可能逆转瓣膜疾病，内科保守治疗只是患者用于介入治疗及外科手术治疗的前期准备；对绝大多数窄、漏并存或合并血栓的患者而言，外科手术可能是唯一的解决办法。对瓣膜弹性尚好、不合并左房血栓的单纯二尖瓣狭窄或不合并右室流出道狭窄的单纯肺动脉瓣狭窄患者，介入治疗是最佳选择。现对临床常见的三种 VHD 的介入治疗方法进行综述。

一、经皮肺动脉瓣球囊成形术：拉开介入治疗 VHD 的序幕

最早治疗肺动脉瓣狭窄（pulmonary stenosis，PS）是在低温下阻断上、下腔静脉后切开

肺动脉，解除瓣膜部狭窄。经典的手术是在体外循环下切开狭窄瓣膜或进行瓣环及流出道成形，该方法需开胸，手术创伤大。1979 年 Semb 等首次描述 1 例 PS 患者接受球囊瓣膜交界分离术，拉开了经皮腔内球囊肺动脉瓣成形术（percutaneous balloon pulmonary valvuloplasty，PBPV）的序幕。当时是用一根带球囊的造影导管，球囊充以二氧化碳后从肺动脉向右心室回拉，结果使肺动脉压力阶差从 29mmHg 降为 6mmHg（lmmHg = 0.133kPa）。1982 年 Kan 等在动物实验的基础上，成功地为 1 例 8 岁儿童作 PBPV。术中将直径 14mm 的球囊导管自右股静脉插入肺动脉，扩张后跨瓣压力阶差自 48mmHg 降至 14mmHg。而后，这一方法又应用于 4 例年龄在 3 个月至 14 岁的小儿，即刻效果十分满意，无一发生合并症。

1. PS 的分型　①瓣膜型：占 90%，收缩期 PV 开放受限呈"圆顶征"，血流束自狭窄瓣口射出呈"喷射征"，肺动脉干狭窄后扩张。Milo 将该型再分为三种亚型：Ⅰ型即圆顶型：占 60% ~ 70%，瓣膜交界融合稍厚，瓣叶有弹性；Ⅱ型即发育不良型：瓣叶增厚、坚硬、高低不平，瓣环小；Ⅲ型即沙漏样畸形伴瓶样瓣窦型。②漏斗型：流出道弥漫性心肌肥厚或局限性充盈缺损、梗阻，即双腔右心室或第三心室形成。③瓣上型：肺动脉瓣上即肺动脉干狭窄。上述三型均有右心室压和肺动脉跨瓣压差（△P）增高，以右心导管测定值为金标准。

2. 超声心动图在 PBPV 中的应用　①术前应用：了解 PV 的解剖特征、狭窄程度、瓣膜厚度、开放口径和是否合并右室流出道狭窄；测量 PV 瓣环直径、血流速度，测算 △P，选择球囊。②术中监视：在心尖四腔切面和大动脉短轴切面下，引导球囊到达瓣膜狭窄处进行扩张，并观察 △P 变化。③术后复查：术后 24h 复查 △P、血流速度。④术后 3 个月、6 个月和 12 个月随诊。

3. PBPV 的适应证和禁忌证

（1）适应证：①明确适应证：取代外科手术的一期治疗，包括单纯 PBPV 扩张治疗 PS 的 Iilo－Ⅰ型、AP≥35mmHg 和轻度 Milo－Ⅱ型患者；PBPV 结合房间隔缺损封堵，同期治疗法洛三联症等畸形。②相对适应证：△P≥35mmHg 有射流征和 PS 后扩张，重症 PS，法洛三联症，PS 轻、中度发育不良，PS 伴动脉导管未闭或房、室间隔缺损。③作为外科手术的先期治疗，如法洛四联症等疾病先用 PBPV 姑息疗法缓解发绀，取代体循环－肺循环分流术。④与外科手术同期治疗（杂交手术），减少外科手术的难度或并发症。⑤外科手术的补充治疗，主要针对术后 PV 再狭窄进行扩张。

（2）禁忌证：①PS 为漏斗型或瓣上型；②PS 重症：Milo－Ⅱ型、Milo－Ⅲ型、二叶畸形、瓣环发育不良、无瓣窦、肺动脉干无狭窄后扩张；③婴幼儿 PS 伴重度心力衰竭，多为瓣口极度狭窄，导管极难通过；④PS 伴重度三尖瓣反流须外科手术治疗。

4. PBPV 的操作方法　从右股静脉穿刺导引钢丝至肺动脉干和肺小动脉，沿导丝送入球囊导管至 PV 瓣口，球囊中部固定于 PS 处，推注稀释造影剂使球囊充盈至囊腰切迹消失。球囊扩张至吸瘪时间为 5 ~ 10s，对血压、心率影响较小。球囊腰凹消失再连续扩张 2 次，即完成 PBPV。只要球囊/瓣环径比值足够，仅扩张 1 次即可撕裂狭窄瓣口。术后用端孔导管测右心室压和 △P，必要时行右心室造影。双球囊法、三球囊法：操作同单球囊法。穿刺股静脉，用超硬导丝支撑球囊到位后，先扩张 1 个球囊 1 ~ 2 次，再同时充盈 2 个或 3 个球囊。操作过程中观察球囊腰凹和压力来判断球囊扩张后瓣膜是否满意。

5. PBPV 的疗效评估和影响因素　术中即刻的疗效评估包括：①PV 跨瓣压差降低；

②动脉血氧饱和度增加 12% ~20%；③球囊腰凹征消失；④胸骨左缘第 2、3 肋间震颤消失，杂音减弱。术后远期疗效评估有：①跨瓣压力进行性降低；②心电图改善直至恢复正常；③临床症状及体征改善。

影响 PBPV 疗效的因素包括以下几点：①适应证选择不当：跨瓣压下降不理想者多为适应证选择不当和术后再狭窄。②PV 损伤：球囊选择与 PV 损伤关系较大，球囊/瓣环径比值不当是 PV 损伤的关键因素。

综上，从 1982 年 Kan 的成功尝试后，PBPV 被广泛应用来缓解患者严重的肺动脉瓣狭窄。PBPV 的最佳适应证是应用于压力阶差大于 50mmHg 的肺动脉瓣狭窄患者。目前推荐膨胀球囊的直径和瓣环直径的比例是 1 ：（1.2 ~1.25）。PBPV 的效果是立竿见影的，扩张后，压力梯度立刻减小，经肺动脉瓣的射血宽度立刻增加，肺动脉瓣的瓣叶活动也增加，同时我们并没有在扩张术后观察到明显的瓣叶隆起。PBPV 改善了右室功能、三尖瓣关闭不全和右向左分流的情况。对于 PBPV 的并发症，我们可以用"少之又少"来表述。在早期对 PBPV 研究的中期随访中，无论是用导管在术中测肺动脉压力阶差还是用超声多普勒的方法测量肺动脉瞬时压力阶差，都显示得到了持续的改善。但是还是有将近 10% 的患者发生了术后再狭窄（再狭窄定义为压力阶差大于或等于 50mmHg）。造成再狭窄的原因最常见的是术中操作时膨胀球囊直径与肺动脉瓣环的直径比值小于 1.2，同时如果术后即刻的压力阶差仍≥30mmHg，也是再狭窄发生的一个原因。此外，肺动脉瓣环过小、患者处于术后一年和外科术后引起的肺动脉瓣狭窄都是预测 PBPV 再狭窄的因素。对于再狭窄的患者往往会对其进行再扩张。再扩张时选用明显大于初次手术用的球囊，这样的选择取得了很好的疗效，所以再扩张手术经常会被用于术后瓣膜再狭窄的患者。三十余年来的临床实践证实，PBPV 简便、有效、安全、经济，已经成为治疗 PS 的首选方法。目前对于大部分的病例，PBPV 可替代外科开胸手术。

二、经皮球囊二尖瓣成形术：介入治疗 VHD 的经典之作

二尖瓣狭窄（mitral stenosis，MS）的主要病因包括风湿性心脏病、老年瓣膜退行性变，以及先天性瓣膜疾病。近年随着国内卫生条件逐年改善，风湿性心脏病发病率有所下降，老年瓣膜退行性变有逐年升高趋势，但风湿性心脏病所致二尖瓣狭窄仍占二尖瓣狭窄患者的绝大多数。风湿性心脏病所致瓣膜损害 80% ~90% 累及二尖瓣，而二尖瓣病变超过半数为二尖瓣狭窄。自 1982 年井上宽治（Kanji Inoue）首次提出经皮二尖瓣球囊成形（per - cutane-ous balloon mitral valvuloplasty，PBMV）治疗二尖瓣狭窄，Inoue 球囊法已成为目前国内治疗二尖瓣狭窄的重要方法之一。

1. 经皮二尖瓣球囊成形术适应证 ①有症状的中、重度二尖瓣狭窄且瓣膜形态适合，不合并左心房血栓或中、重度二尖瓣反流；②无症状的中、重度二尖瓣狭窄，瓣膜形态适合，无肺动脉高压，无左心房血栓或中、重度二尖瓣反流；③心功能Ⅲ~Ⅳ级，中、重度狭窄，瓣膜僵硬钙化，外科手术风险高；④无症状的中、重度二尖瓣狭窄且瓣膜形态适合，新发房颤，无左心房血栓或中、重度二尖瓣反流；⑤有症状，二尖瓣瓣口面积 >1.5cm^2，二尖瓣狭窄致血流动力学改变；⑥心功能Ⅲ~Ⅳ级，二尖瓣瓣口面积 <1.5cm^2，瓣膜钙化的外科手术替代方案。

2. 经皮二尖瓣球囊成形术疗效评价

（1）即时疗效最主要的评定标准是术后二尖瓣瓣口面积 > 1.5 cm^2，无中或重度二尖瓣反流。

（2）远期的疗效评价：①心功能维持在 NYHA Ⅰ ~ Ⅱ级，无事件生存期延长；②二尖瓣再狭窄率同闭式分离术。

3. PBMV 在老年患者中的应用　国外的一项研究发现，在 55 例年龄大于 70 岁且被认为不适宜进行外科手术的二尖瓣狭窄患者中，51% 的患者 PBMV 术后 1 年内心功能改善维持在 1 个级别以上，且无需进行外科换瓣手术，25% 的患者心功能改善可持续 5 年以上；而在 25 例年龄大于 70 岁且可考虑进行外科手术的二尖瓣狭窄患者中，PBMV 术后 1 年和 5 年心功能改善维持在 1 个级别以上的患者所占比例分别为 64% 和 36%。

综上，尽管国内风湿性心脏病患病率有所下降，但仍有较多二尖瓣狭窄患者。PBMV 成功率高，并发症少，即刻疗效与外科手术相当，远期结果疗效确切。PBMV 在二尖瓣狭窄合并轻到中度二尖瓣反流或合并三尖瓣反流，以及在二尖瓣介入或外科术后再狭窄、老年二尖瓣狭窄等方面均有较好的应用前景。在严格把握手术指征的前提下，PBMV 是一项安全、有效的治疗二尖瓣狭窄的重要手段。

三、经导管主动脉瓣置换术：介入心脏病学中璀璨的 "明星"

经典的经皮主动脉瓣成形术（percutaneousballoon aortic valvuloplasty，PBAV）是指通过将单个或多个球囊穿过单纯狭窄的主动脉瓣，从而降低主动脉瓣狭窄程度。

PBAV 方法是在局麻下穿刺右股动脉，插入导管至左心室，沿导管插入交换导丝，行常规左心导管检查，包括测量左心室及主动脉压力，左心室及主动脉根部造影，同时测量主动脉瓣环直径。然后选择大小合适的球囊（直径比瓣环小 10%）。将选择好的球囊导管沿导引钢丝逆行推送至主动脉瓣口，手推造影剂充盈球囊约 3s，再迅速回抽吸瘪，如此可反复扩张几次，至腰形切迹消失，提示瓣膜撕裂，狭窄的瓣口得以扩张。主动脉瓣狭窄介入治疗的适应证为瓣膜部狭窄和瓣上及瓣下隔膜型狭窄。心导管及超声心动图检查测得 PSG > 50mmHg 者。先天性或风湿性主动脉瓣狭窄，瓣叶无重度钙化，跨瓣压差 ≥ 50mmHg 者为 PBAV 的适应证。老年退行性或风湿性主动脉瓣狭窄、瓣叶钙化严重，或合并中度以上主动脉瓣关闭不全者为 PBAV 的禁忌证。

近年来以经导管主动脉瓣置换术（transcathe – ter aortlc valve implantatlon，TAVI）为代表的经导管心脏瓣膜治疗术（transcatheter heart valvetherapetics，TVT）备受关注。2002 年 4 月 16 日，"TVT 之父"克里比耶（Alain Cribier）成功实施了全球第一例人体 TAVI，证实了其可行性。此后，随着临床研究证据的积累和技术设备的改良，TAVI 迅速被全球心脏介入医师了解和效仿。

TAVI 是指通过股动脉送入介入导管，将人工心脏瓣膜输送至主动脉瓣区打开，从而完成人工瓣膜置入，恢复瓣膜功能。对不能手术的严重主动脉瓣狭窄患者，TAVI 与药物治疗相比可使病死率降低 46%，并显著提高患者的生活质量。到目前为止，全球实际上已实施了 8 万多例经导管主动脉瓣置入术。欧美国家的心血管学界认为，TAVI 是介入心脏病学一个新的突破，它很可能会取代原来的外科手术，大大减低由手术引发的出血、感染、脑卒中等并发症的风险。

2010 年 PARTNER 研究及其后系列研究的发表是 TAVI 发展史上的里程碑。PART – NER

研究是迄今为止唯一一项 TAVI 分别与保守治疗和外科换瓣术进行头对头比较的前瞻、随机、对照研究。PARTNER A 研究比较了 TAVI 术（使用 Edwards 支架）与外科换瓣治疗术（AVR 组）。研究结果，两者术后30天及术后1年的全因死亡率无明显差异，两组在减轻症状和提高心功能方面疗效相似。并发症方面 TAVI 组卒中和血管并发症发生率高于 AVR 组，而大出血和新发房颤的发生率，AVR 组明显高于 TAVI 组。PARTNER B 研究比较了不适合行外科手术的主动脉瓣狭窄患者，使用 Edwards 支架进行 TAVI 治疗与传统保守治疗方法比较。研究结果，术后30天随访 TAVI 组全因死亡率要高于传统治疗组，但无统计学差异。30天 TAVI 组大出血发生率、血管并发症和脑卒中发生率均高于传统治疗组。术后1年的随访，TAVI 组的全因死亡率和心血管死亡率均显著低于传统治疗组。研究表明 TAVI 可以作为严重主动脉瓣狭窄而外科手术风险较高患者的替代治疗。

基于 PARTNER B 研究结果，2011年10月美国食品与药物管理局（FDA），批准 TAVI 用于不能手术的严重主动脉瓣狭窄（AS）患者，2012年10月又基于 PARTNER A 研究结果，批准 TAVI 用于手术高危患者。2012年欧洲心脏病学会（ESC）《瓣膜性心脏病管理指南》推荐，在可手术、但经心脏团队评估后更倾向于实施 TAVI 的高危严重 AS 患者，可考虑 TAVI（Ⅱa，B）。

TAVI 术的主要适应证是无法耐受外科手术的晚期主动脉瓣狭窄患者。目前应用最广泛的 TAVI 装置有两种，Edwards 球囊扩张支架和 CoreValve 自膨胀支架。Edwards 支架材料为医用不锈钢管，人工瓣叶材料为经处理的牛心包，瓣叶手工缝制在管状支架上，支架通过球囊扩张后展开。新一代的 Edwards 支架采用钴铬合金为材料，该支架更为坚固，体积更小，最小可通过 18F 鞘管输送。Core - Valve 支架由镍钛记忆合金制成，人工瓣膜材料为经处理后的猪心包，由18~25F鞘管输送。Core - Valve 置入路径主要为股动脉逆行法。目前全球已经成功完成10 000例以上的 CoreValve 支架置入，绝大部分是经股动脉途径，少数通过锁骨下动脉或腋动脉途径置入。

2010年10月复旦大学附属中山医院葛均波院士带领团队完成国内首例经皮主动脉瓣置换。2011年4月，该团队又成功完成了4例 TAVI。TAVI 术是一种全新的微创瓣膜置换技术，为高龄钙化性主动脉瓣狭窄患者的治疗带来新的希望。

目前 TAVI 的推荐适应证是钙化性 AS。已有学者开始探讨 TAVI 治疗无钙化自体 AS 的可行性。罗伊（Roy DA）等分析了43例因自体主动脉瓣反流行 TAVI 的患者。所有患者超声心动图均未发现 AS，17例 CT 或超声心动图显示有主动脉瓣环钙化。手术成功率为97.7%，8例由于残余瓣周漏需要置入第2个瓣膜，这些病例均有瓣环钙化。34例患者术后主动脉瓣反流≤1级，30天死亡率为9.3%，30天卒中发生率为4.7%。该研究提示，对于外科手术高危的自体主动脉瓣反流患者，TAVI 也是可行的，但需要置入第2个瓣膜，并且术后瓣周漏发生率较高。

Direct Flow Medical 介入式主动脉瓣是一种非金属结构新型瓣膜，2013年1月通过欧盟认证并上市。与以往的瓣膜相比，该瓣膜具有可回收、永久置入前可评价瓣膜功能、防瓣周漏等优点，2013年8月获得欧盟认证。该装置采用了独特的自适应密封功能以减少瓣周反流发生率，还有双向无损伤定位功能可帮助精确定位。REPRISE Ⅰ和Ⅱ期研究已证实其安全性和有效性。新型瓣膜较既往瓣膜有明显革新，可能会使 TAVI 并发症，尤其是瓣周漏明显减少，从而拓宽 TAVI 的适应证。

TAVI 围术期和术后的主要并发症包括以下几方面：①支架定位不准或移位。发生率为 2%～4%，如发生可通过紧急再次置入支架解决。②瓣周漏或反流。瓣周漏或反流的发生几乎不可避免，因瓣叶钙化组织的不规则，支架与主动脉瓣环不能完全紧密结合。研究表明，轻中度瓣周漏或反流对预后没有影响，重度反流则需要处理，可通过支架内球囊再扩张或再次置入支架解决，无效者需要外科处理。③冠状动脉堵塞。发生率很低，为 1%～2%，但可致命。原因主要为支架放置过高致支架瓣膜挡住了冠状动脉开口。④脑卒中，发生率为 2%～4%。TAVI 时钙化的主动脉瓣被撑开，其粥样硬化物质易脱落致脑栓塞，或因为置入时升主动脉壁粥样斑块脱落所致。⑤传导阻滞，发生率较高，而且术后迟发现象突出，CoreValve 支架置入术后 2 年随访有 31.3% 的患者安置了永久起搏器。CoreValve 支架的传导阻滞发生率较 Edwards 支架高（Edwards 支架的永久起搏器安装率为 5%～8%），这与 Core-Valve 支架较长，下缘更易压迫传导束有关。另外 CoreValve 支架的形状记忆功能会对传导束有一个持续的压迫作用，以上都使得其传导阻滞的发生率更高。⑥肾衰竭，发生率为 3%～10%。原因可能有以下几点：患者年龄大，本身肾功能下降；支架置入时主动脉壁粥样斑块脱落堵塞肾小动脉；介入治疗时造影剂的使用也对肾功能有损害；术中因球囊扩张主动脉瓣和释放支架时快速心脏起搏造成的一段时间的低血压也是肾功能损害的原因。⑦血管损伤，主要发生在经股动脉途径。因为置入鞘管较粗，老年人周围血管钙化、狭窄较为严重，支架置入时造成的血管破裂、夹层、血管瘤等情况并不少见。另外少见的并发症还有不明原因死亡、心脏压塞、恶性心律失常、感染性心内膜炎等等。随着 TAVI 相关器材的发展和置入技术的提高，TAVI 相关的各种并发症发生率已有明显下降。

经过飞速发展的三十多年，介入治疗已经成为 VHD 的重要治疗手段之一。它的发明为合并多种其他疾病而难以承受外科手术创伤的患者提供了治疗的机会。在影像学技术进展、经皮介入水平提高的大背景下，新器械、新技术、新指南、新热点、新动力以及新的强有力证据竞相迸发，推动了 VHD 介入治疗的迅速发展，它必将成为推动心血管学科飞速前进的重要组成部分。

（刘建飞）

第七节　右心导管术

右心导管术是利用导管评估右心系统血流动力学和进行疾病诊断的一种检查方法，1929 年 Forssmann 首次进行了右心导管检查，直到 1941 年 Coumand 等经右心导管测定了人的心排血量后才开始应用于临床。1960 年 Swan-Ganz 发明的球囊漂浮导管显著推动了右心导管的发展，广泛用于测定中心静脉压、心排血量、右心室压、肺动脉压和混合静脉血血氧饱和度以及肺动脉楔压等。近年来，利用心导管治疗和评价某些心血管疾病治疗效果方面也显现了其重要的临床价值，包括电生理研究、起搏、经导管溶栓、球囊扩张治疗瓣膜疾病、经导管矫治心内畸形等，大大扩展了右心导管的应用范围。

一、适应证

1. 以诊断为主要目的

（1）对不明原因的休克及肺水肿进行鉴别。

（2）评价肺动脉高压。

（3）将心脏压塞从缩窄性心包炎和限制性心肌病中鉴别出来。

（4）对心内左向右分流进行诊断。

（5）右心和肺动脉造影。

（6）心内膜心肌活检。

（7）心肌电生理检查。

2. 以治疗为目的　对术后病人、存在并发症的心肌梗死、休克和心力衰竭病人指导液体管理和进行血流动力学监测。

二、禁忌证

右心导管检查无绝对的禁忌证，但在实施过程中应注意以下几点。

（1）严重肺动脉高压及高龄病人中须谨慎进行。

（2）对于已存在左束支传导阻滞的病人，需在透视下进行操作，以免损伤右束支造成完全性房室传导阻滞。

（3）已知有出血性疾病或正在接受抗凝治疗者，避免进行检查，如确实需要，应避免穿刺不宜压迫止血的静脉。

（4）避免在感染部位进行穿刺。

三、设备和物品

要完成右心导管检查，一般所需的设备包括无菌手套、消毒液、局部麻醉药、肝素盐水及穿刺包，其中穿刺包通常包含有手术巾、穿刺针、手术刀片、注射器、导引钢丝、扩张管、右心导管、缝皮针、丝线等（图17-5）。

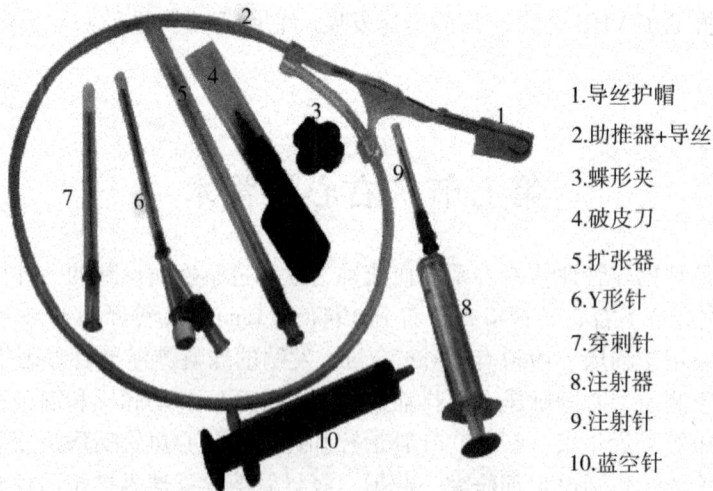

1.导丝护帽
2.助推器+导丝
3.蝶形夹
4.破皮刀
5.扩张器
6.Y形针
7.穿刺针
8.注射器
9.注射针
10.蓝空针

图17-5　静脉穿刺器械

1. 穿刺针　进行右心导管查检时所用的穿刺针一般为单构件针，由硬的不锈钢制成，针尖斜面边缘锐利，可刺穿血管壁，多用于静脉的单层壁穿刺，如经皮锁骨下、颈内静脉穿刺，成人及儿童常用穿刺针型号为16～18G，婴儿为20～22G。

2. 导引钢丝　导引钢丝由一根直钢丝内芯上精细缠绕不锈钢丝制成，可为直头或 J 形，其长度一般为 45~150cm。用于心导管检查时使导管变伸，易于通过弯曲的血管以及协助经皮插入导管或引导管。

3. 扩张鞘管　扩张管可使穿刺部位皮肤、组织和血管扩张。扩张管外侧可有一根略短的外套管，用以更换导管或放置多根导管时减少出血和对组织、血管损伤。外套管尾端有止血活瓣和侧臂管，以减少插管过程中的出血、降低血栓和空气栓塞的发生率，并可进行输液、用药和测压。

4. 右心导管　右心导管是一种光滑、软硬适中、不易变形、不易形成血栓和不透 X 线的塑料导管。根据其外径、长度、管壁薄厚、侧孔、管腔数、末端气囊等有不同区分。其规格以 F 表示，代表导管外径毫米数，编号越大导管越粗，对于成人患者，常用的外径选择为 7F 或 8F，而儿童常用外径为 4~5F。

（1）普通右心导管：具有标准管壁厚度、远端逐渐弯曲的塑料导管，容易进入右心，可用于压力测定和抽取血液标本，根据有无侧孔分为端孔导管、侧孔导管、和端侧孔导管。端孔导管，主要用于进行压力测定和抽取血液标本。侧孔导管主要行右心系统造影，缺点是不能沿导丝插入。端侧孔导管，功用同侧孔导管，可沿导丝插入（图 17-6）。

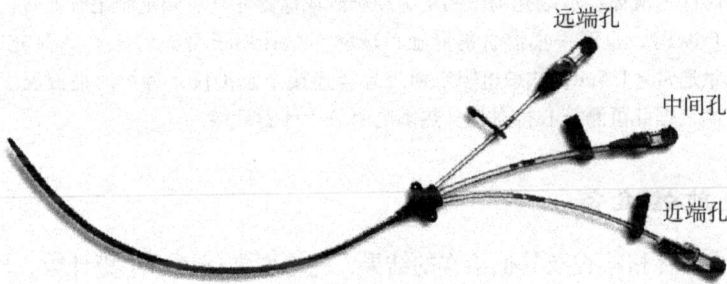

图 17-6　三腔右心导管
近端孔用于血液采样、给药、输血；中间孔用于完全肠外营养、给药；远端孔
用于中心静脉压监测、输血、大量或黏性液体输入如胶体给药

2）球囊漂浮导管：是一种顶端带有气囊的多腔右心导管，用于测定肺动脉压、肺动脉嵌顿压和心排血量，球囊端孔导管及侧孔导管分别替代普通端孔及侧孔导管功能。球囊漂浮导管可有 2~5 个管腔、一个用于热稀释法测定心排血量的远端热敏电阻和一根心室起搏电极导线；至少有一个管腔开口于远端，用于测定肺动脉压和肺动脉嵌顿压，另一个管腔与气囊相通；三腔导管有一个管腔开口于近端，用于监测心房压；四腔导管的另一管腔顶端为热敏电阻以导线连接于计算机，用于热稀释法测定心排血量；五腔导管则另有一管腔开口于近端，用于在测定心输出量的同时进行输液或给较先进的气囊漂浮导管可带有光学纤维，能持续监测混合静脉血血氧饱和度（图 17-7）。

（3）其他导管，如电极导管、球囊扩张导管等。

5. 换能器和生理多道仪　换能器可将压力信号转化为电信号。生理多道仪主要热用于记录各种压力、血氧饱和度、心电图、呼吸以及温度等的变化。

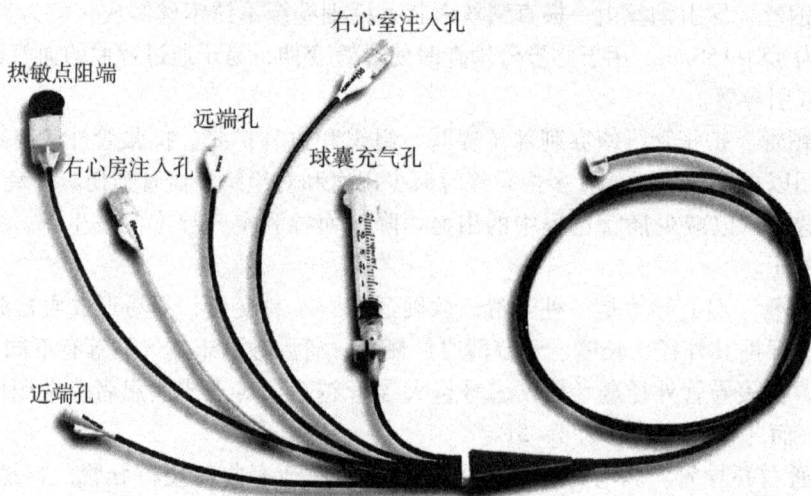

图 17 - 7　球囊漂浮导管

近端孔（CVP 孔）用于测定右心房及中心静脉压，也可用于给药或测定心排血量时注入液体；远端孔用于测定肺动脉压或球囊充气后测定肺毛细血管嵌顿压（PCWP），也可采集混合静脉血；球囊充气孔用于给导管末端球囊充气，充气量通常 < 1.5ml；热敏电阻端通过导线连接于监护仪，持续对血液温度进行监测，据此可测算心排血量，热敏电阻位于球囊近端

四、检查前的准备

详细了解病史、体格检查及其他检查的结果，完善血常规、血小板计数、出血时间、凝血时间、凝血酶原时间和部分凝血酶原时间等检查，排除检查禁忌情况以减少并发症出现。检查前应向患者解释操作过程及其可能出现的一些情况，消除患者的顾虑，并签署手术同意书。

五、体位

患者一般取仰卧位，充分暴露穿刺部位，可用软垫进行局部支撑。根据不同的检查目的和操作者习惯，可选择不同的穿刺部位。通常的穿刺部位包括颈内静脉、锁骨下静脉、贵要静脉或股静脉等，一般经股静脉进行右心导管检查和选择放置起搏器须在透视下进行。

六、麻醉

右心导管检查，多采用局部麻醉，婴幼儿及不能合作儿童可行基础麻醉。局部麻醉药最常选择利多卡因，一般剂量为 1% 利多卡因 5～20ml，亦可选用普鲁卡因，最大剂量为 1mg/kg，方法为逐层浸润麻醉。麻醉完成后，一般在撤走注射器前，通过抽吸注射器有回血而进行静脉定位，正式穿刺时，可沿该途径送入导管穿刺针，以减少穿刺针误穿入动脉的危险性。

七、操作要领

1. 经皮穿刺

（1）使用带注射器穿刺针在保持回抽的状态下进行穿刺，针尖斜面向上，进针方向与皮肤呈35°~45°，刺穿血管直到明显回血，减少进针角度，并沿血管走行方向稍进针，使针头位于血管内。

（2）沿穿刺针送入导丝柔软端15~20cm，以一手压迫穿刺点以止血和固定导丝，另一手退出穿刺针，用无菌纱布擦净导丝。

（3）用手术刀在穿刺点处皮肤切一1~2mm的小口。

（4）沿导丝送入扩张鞘管，扩张皮肤及软组织，并将扩张导管外鞘套在扩张器上并固定，边顺时针旋转边沿导丝送入血管腔内，操作过程中保持扩张器尾端露出导丝约10cm，防止导丝滑入血管内，然后退出扩张器和导丝。

（5）从鞘管侧管处回抽血，见回血良好弃之回抽血，注入肝素盐水关闭侧孔。

（6）沿导丝送入右心导管，在使用引与管时可直接将右心导管送入引导管，然后进行右心导管检查。

（7）拔除导管后需局部压迫15min以防止出血。

2. 径路选择

（1）颈内静脉：颈内静脉从颅底静脉孔穿出，包裹在颈动脉鞘内，先位于颈内动脉后侧，然后在颈内与颈总动脉外侧下行。颈内静脉上段在胸锁乳突肌胸骨头内侧，中段在胸锁乳突肌两个头的后方，下端位于胸锁乳突肌胸骨头与锁骨头构成的颈动脉三角内。该静脉末端后方是锁骨下动脉、膈神经、迷走神经和胸膜顶，在该处颈内静脉和锁骨下静脉汇合，汇合后进入右头臂静脉。颈内静脉位置固定，到右心房距离短，穿刺成功率高，重危病人可经静脉快速输血、补液和给药，导管位于中心循环，药物起效快，可监测中心静脉压，可经导管鞘插入漂浮导管，并发症较锁骨下静脉少，相对较为安全。缺点是插管后颈部活动受限，固定不方便。目前临床多采用颈内静脉穿刺法行右心导管检查。按其入路可分：①前侧径路，在胸锁乳突肌内侧缘甲状软骨水平，颈内动脉搏动之外侧，

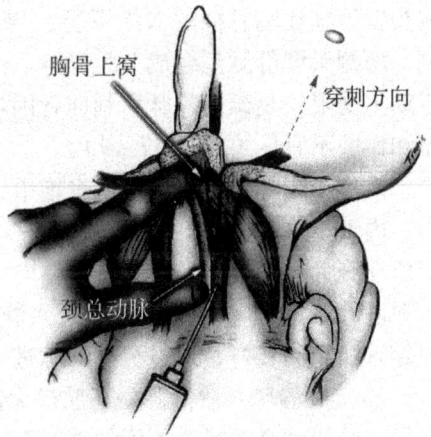

图17-8　颈内静脉穿刺

与皮肤呈60°进针约2cm；②中间径路，在胸锁乳突肌三角顶点，与皮肤呈30°，沿中线平行进针；③后侧径路，在胸锁乳突肌与颈外静脉交点上缘进针，于肌肉下向胸骨切迹方向穿刺。其中中间径路位置较高，且偏离颈动脉，因此较为安全，为临床首选入路（图17-8）。

操作步骤如下。①平卧，头低位15°~30°，转向穿刺对侧，必要时肩后垫高。②常规消毒铺巾，局部用1%利多卡因或1%普鲁卡因浸润麻醉。③找出胸锁乳突肌的锁骨头、胸骨头和锁骨三者所形成的三角区，该区的顶部即为穿刺点。左手示指定位，右手持针，进针方向与胸锁乳突肌锁骨头内侧缘平行穿刺，针尖对准乳头，指向骶尾外侧，针轴与额平面呈45°~60°。④进针深度一般深度是3.5~4.5cm，以针尖不超过锁骨为度，否则易穿破胸膜或其他血管，边进针边抽吸，见有明显回血，减小针与额平面的角度，当血液回抽和注入十分通畅时，注意固定好穿刺针。

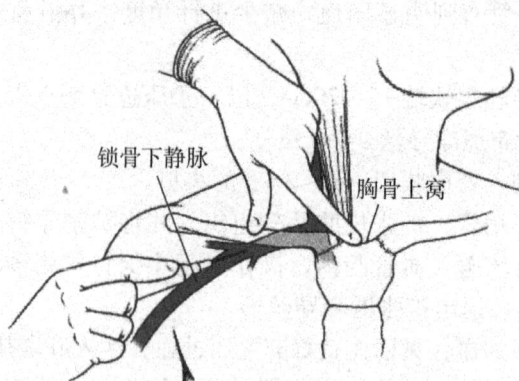

图 17 - 9　锁骨下静脉穿刺

（2）锁骨下静脉：锁骨下静脉是腋静脉的延续，直径 1～2cm，起于第 1 肋骨外侧缘，于前斜角肌的前方，跨过第 1 肋骨，前斜角肌厚 10～15mm，将锁骨下静脉与位于该肌后侧的锁骨下动脉分开；静脉在锁骨下内 1/3 及第 1 肋骨上行走，在前斜角肌内缘与胸锁关节后方，与颈内静脉汇合，左侧较粗的胸导管在靠近颈内静脉的交界处进入锁骨下静脉上缘，右侧头臂静脉在胸骨柄的右缘下行，与跨越胸骨柄后侧的左头臂静脉汇合；在靠近胸骨角后侧，两侧头臂静脉汇合成上腔静脉。优点是可长时间留置导管，导管容易固定及护理，颈部活动不受限，是颈内静脉穿刺插管困难者的另一途径。缺点是并发症较多，易穿破胸膜，出血和血肿不宜压迫（图 17 - 9）。

操作步骤如下：①常规消毒铺巾，仰卧位，去枕，头低 15°，局部浸润麻醉。②在锁骨中、内 1/3 段交界处下方 1cm 定位，右手持针，保持注射器和穿刺针与额面平行，左手示指放在胸骨上凹处定向，穿刺针指向内侧稍上方，紧贴锁骨后，对准胸骨柄上切迹进针，进针深度一般为 3～5cm，穿刺针进入静脉后，即可回抽到血，旋转针头，斜面朝向尾侧，以便导管能顺利转弯，通过头臂静脉进入上腔静脉。

（3）股静脉：股静脉是下肢最大静脉，位于腹股沟韧带下股动脉内侧，外侧为股神经，在股动脉搏动微弱或摸不到的情况下也易穿刺成功，但易于发生感染，下肢深静脉血栓形成的发生率也高，不宜于长时间置管或静脉高营养治疗。寻找股静脉时应以搏动的股动脉为标志。穿刺位置：穿刺点在腹股沟韧带下方 2～3cm，股动脉搏动内侧 1cm，针与皮肤呈 45°（图 17 - 10）。

3. 肺动脉插管

（1）肺动脉插管步骤：将右心导管经导引钢丝或引导管插入静脉内，顺血流无阻力轻轻前送可依次呈现不同的压力曲线（图 17 - 11）。以 Edward 漂浮导管颈内静脉途径为例，当送入导管 20cm 左右时，压力监测可示中心静脉压力曲线，呈典型的心房压力波形，表现为 a、c、v 波，压力波动幅度 0～8mmHg；将气囊充盈至 1.0～1.5ml，然后继续前行深度达 30～35cm 可出现右心室压力曲线，右心室收缩压可达 25mmHg，舒张压 0～5mmHg；将导管继续前行至 40～45cm，可出现肺动脉压力波形，肺动脉收缩压为 15～25mmHg，舒张压为 5～15mmHg，此时常可见室性期前收缩；送导管前行直至 50～55cm 可出现肺动脉嵌顿压力曲线，范围 5～12mmHg。不同穿刺途径进行检查，送入导管的深度不同（表 17 - 4）。

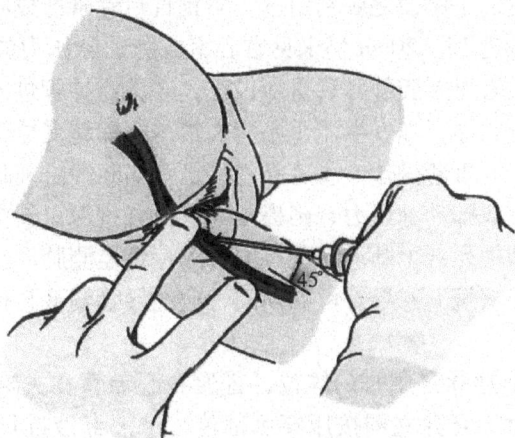

图 17 - 10 股静脉穿刺

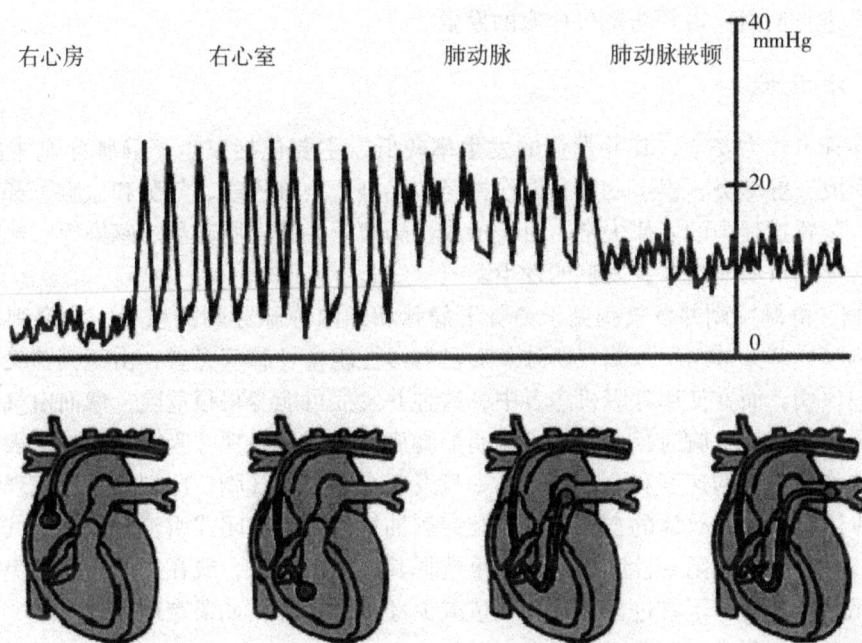

图 17 - 11 前送肺动脉导管过程中压力变化特征

表 17 - 4 不同静脉穿刺途径时的导管深度

穿刺途径	导管深度（cm）		
	右心房	右心室	肺动脉（楔入）
锁骨下静脉	10 ~ 15	25 ~ 30	35 ~ 45
颈内静脉	15 ~ 20	30 ~ 40	50 ~ 55
股静脉	30 ~ 40	45 ~ 55	55 ~ 70
右前臂静脉	40	55 ~ 60	65 ~ 75

（2）注意事项：①避免导管在心腔内打结，特别是在推送导管时，如遇阻力不要强行

送管，应使用退、转、进的手法使之顺利前进，防止盲目置管造成心脏穿孔等并发症。②若导管自右心房后，继续推进 15～20cm 仍未见右心室或肺动脉压力波形，提示导管心腔内打结，应将气囊放气并将导管退至腔静脉后重新推进。③漂浮导管进入右心室流出道后容易发生心律失常，如室性期前收缩，如发生严重心律失常需立即转变导管方向或退出导管，必要时给予抗心律失常药物后再重新操作。④若充气不足 0.6ml 即出现肺动脉嵌顿压，或放开气囊，嵌顿压不能立即转变成肺动脉压力，则提示导管位置过深。⑤为防止漂浮导管进入肺小血管，长时间堵塞导致肺梗死甚至肺动脉破裂等，应持续监测肺动脉压，且每次测定肺毛细血管嵌压的时间应尽可能缩短。⑥导管留置期间，应经导管输液孔持续滴入肝素生理盐水以免形成血栓。

4. 右心导管拔除　取静脉穿刺时的体位，普通右心导管在去除敷料、剪断缝线后，让患者暂停呼吸，直接拔除导管并立即按压穿刺部位，予消毒液进行局部消毒处理，敷料覆盖。漂浮导管首先用注射器抽吸气囊内气体进行主动排气，去除敷料、缝线后，迅速将导管退至引导管前端的位置，将导管和引导管一起拔除，对导管留置时间较长者，应采用油纱对皮肤穿刺点进行密封，以预防空气栓塞的发生。

八、并发症

右心导管术较为安全，其并发症的发生率较低，主要包括发生于静脉穿刺中的局部血肿、血栓形成、静脉炎、误穿动脉、误伤神经、感染、空气栓塞、气胸和血胸，和发生于肺动脉插管、留置过程中的心律失常、血栓形成、肺梗死、肺动脉破裂、感染等。严格按照操作规程进行穿刺可明显减少并发症的发生。

1. 气胸　静脉穿刺并发气胸见于锁骨下静脉和颈内静脉穿刺的患者，为穿刺针损伤肺尖部位的胸膜或刺穿肺组织致漏气所致。对已有慢性阻塞性肺病患者，由于其肺尖升高和膨胀，极易被误伤，而在使用呼吸机患者中，这种并发症可能变得很危险，然而由气胸所致的死亡比较少见。发生气胸时，患者可出现明显胸痛，随即可出现呼吸困难的临床表现，后者与气体进入胸膜腔内的速度和容积有关。一旦发现穿刺导致气胸，应视其临床表现和胸膜腔积气的多少进行处理，具体的方法包括胸腔穿刺抽气以及胸腔闭式引流等。预防气胸发生的措施包括，对存在慢性阻塞性肺病患者尽量选择其他穿刺部位，或在操作时应避免穿刺进针点不应太靠外侧，进针不宜过深，以及尽量减少穿刺次数等，如果穿刺次数已达 3 次，仍未成功者应选择另一侧进行穿刺。

2. 空气栓塞　为操作过程中空气经开放的静脉管道进入血循环所致，其发生率非常低，多见于接受颈内静脉和锁骨下静脉穿刺的患者。主要由于气体经过未封闭的穿刺针、心导管及连接管等重复进入，积聚至出现严重并发症，包括急性呼吸窘迫综合征、严重低血压、晕厥、低氧血症，甚至严重心律失常和心搏骤停等。一旦发生空气栓塞，应立即将患者置于左侧垂头仰卧位，给予高浓度吸氧和辅助通气，或高压氧治疗，并可经肺动脉导管进行抽气，发生心搏骤停时进行心肺复苏。空气栓塞的预防措施，重在严格按操作规程进行操作，注意管道连接及液体的补充等。

3. 肺动脉破裂　导管进入肺动脉后，可因导管尖端送入过深、球囊过度充气，或球囊偏心性充气以及用力冲洗嵌顿的导管等原因，均可引起肺动脉破裂。肺动脉高压、老年人或存在心脏疾病者，较易发生该并发症，常导致患者迅速死亡。进行连续导管压力监测，确保导管位于较大的肺动脉内，减少球囊充气次数，球囊充气时应缓慢进行，进行冲洗时应先排气等措施，可预防肺动脉破裂的发生。

4. 感染　血流动力学监测过程中，可因导管带菌或导管留置时间过长（超过 3d）等而继发感染，引起败血症和感染性心内膜炎。一旦发生，应立即拔除导管，进行抗菌治疗。其预防措施包括，严格进行无菌操作，穿刺点局部皮肤重复消毒超过 40s，并于固定导管后进行敷贴覆盖，定期更换连接部件及液体，缩短导管留置时间等。右心导管在审慎的防感染措施下，可留置数周而不发生感染。

5. 肺梗死　由于导管嵌顿时间过长或血栓栓塞，可引起肺梗死。患者出现明显胸痛，呼吸困难，咳嗽、咯血、严重低血压等表现。尽量减少导管嵌顿时间，以及预防血栓形成等措施，均可减少肺梗死的发生。

（刘建飞）

第八节　房间隔穿刺术

自 ROSS 等首先报道了房间隔穿刺术至今，随着心血管病介入治疗的开展，房间隔穿刺术已成为多种心血管病介入治疗的共同基础，包括先天性心脏病导管介入治疗、左心房—股动脉循环支持，特别是经皮二尖瓣成形术和射频消融术，尤其是心房颤动射频消融术的开展，使该技术成为电生理医生必须掌握的技术之一。

一、应用解剖

房间隔位于右心房和左心房之间，居于右心房后内侧壁，其前界与主动脉窦相毗邻，前下方为三尖瓣口，下方为下腔静脉口，两口间的隔面侧有冠状窦口，后界为后房室沟。房间隔中下 1/3 处为卵圆窝，卵圆窝直径为 2cm，中心部很薄，厚约 1mm，此位置是房间隔穿刺的最佳部位。卵圆窝大小不一，其右侧面凹呈窝状，左侧面则轻度凸出于左心房腔内。卵圆窝在主动脉根部下后方，后缘靠近右心房游离壁，前下方为冠状窦和三尖瓣环隔侧。如果有主动脉瓣或二尖瓣疾病，那么这些解剖结构就会有些变形。主动脉狭窄时，房间隔平面变得更加垂直，卵圆窝位置更加靠前。二尖瓣狭窄时，房间隔方向更加水平平坦，卵圆窝位置更低。加上房间隔（卵圆窝）可能会凸入右心房，如果在那些晚期心脏瓣膜病的患者行房间隔穿刺术，详细熟悉局部解剖就显得更为重要。

二、适应证

（1）二尖瓣球囊成形术。
（2）心房颤动导管消融术。
（3）起源于左心系统的其他心律失常的导管消融术。
（4）左心房 - 股动脉循环支持。
（5）经皮左心耳堵闭术。
（6）经皮经导管主动脉瓣及二尖瓣放置术等。
（7）动物实验研究。

三、禁忌证

1. 绝对禁忌证

（1）房间隔部位有血栓。

（2）因房间隔缺损接受了金属伞封闭的术后患者。

2. 相对禁忌证

（1）华法林有效抗凝治疗中的患者。

（2）巨大的右心房。

（3）心脏大动脉的畸形。

（4）显著胸椎侧凸后凸。

（5）主动脉根部显著扩张。

四、手术操作

房间隔穿刺的经典方法是由 Ross 创立的，在 Ross 法的基础上，先后出现许多改良方法以增加成功率，如利用左右心房造影确定透视标志的几种推导方法，或者由猪尾导管在 Valsalva 主动脉窦（非冠状动脉）的后方来帮助定位经房间隔穿刺最佳位置，右前斜位 45°透视指导房间隔穿刺点定位，以及希氏束定位法，电生理方法定位，右心导管定位法，经食管超声定位法，经心内超声定位法等。结合笔者所在中心的经验，此处重点介绍房间隔穿刺的经典方法和右前斜位 45°透视指导下房间隔穿刺术。

1. 房间隔穿刺的经典方法　Ross 于 1966 年将房间隔穿刺的方法做了系统的总结，形成了我们所说的经典方法，其要领是在后前位透视下将穿刺导管沿导丝送入上腔静脉，再将穿刺针送至穿刺导管顶端距开口约 1cm 处，这时穿刺导管和穿刺针指向前方，再从上腔静脉向下缓慢回撤到右心房的同时顺钟向旋转指向左后方向（在从下至上看为时钟 4 点的位置），继续向下缓慢回撤时顶端越过主动脉根部的隆突向右移动（患者的左侧）而与脊柱影重叠，再向下回撤时顶端滑进卵圆窝，透视下可见穿刺导管突然向心脏左侧的移动，此时轻轻地将导管顶端顶紧卵圆窝，推送穿刺针即可刺入左心房腔内。房间隔穿刺点一般在右心房影的中间部分，左心房轻度增大时房间隔的穿刺点在脊柱中右 1/3 交界线心脏投影的较高位置，随着左心房的继续扩大，穿刺点偏向下方（右心房影中下 1/3）和脊柱右缘，穿刺针指向也更为向后。

2. 右前斜位 45°透视指引下房间隔穿刺术　Ross 的经典房间隔穿刺法是在后前位透视下完成，而右前斜位 45°透视指引下房间隔穿刺术是在后前位透视下初步定位，然后在右前斜位 45°透视下精确定位，主要是定位穿刺点的前后位置。①穿刺点高度的确定：后前位透视下沿脊柱中线左心房影下 1 个椎体高度，范围 0.5~1.5 个椎体高；左心房影下缘不清楚者可行肺动脉造影顺向显示左心房影以定位左心房下缘或以冠状静脉窦电极与脊柱中线交界代表左心房下缘。②穿刺点前后位置的确定：右前斜位 45°透视下穿刺点位于心影后缘前 1 个椎体高度至心影后缘（指右前斜位 45°透视下心房侧心影边缘，相当于心房影边缘）与房室沟影（指右前斜位 45°透视下房室沟位置的透亮带，自左上至右下方向）的中点之间。③穿刺方向的确定：穿刺针及鞘管远段弧度消失呈直线或接近直线状，此时鞘管尖的位置即是穿刺点的准确位置，这说明鞘管头端指向左后 45°方向，即垂直于房间隔，并且在房间隔中央，沿该方向穿刺可避免穿刺点过于偏前（主动脉根部）和过于偏后（右心房后壁）而导致心脏穿孔或穿入主动脉，而后前位不能准确判断穿刺点的前后位置。后前位透视下认为理想的穿刺点在右前斜位 45° 透视下可能明显偏离房间隔，因此右前斜 45° 是房间隔穿刺点准确定位不可替代的体位（图 17 - 12）。

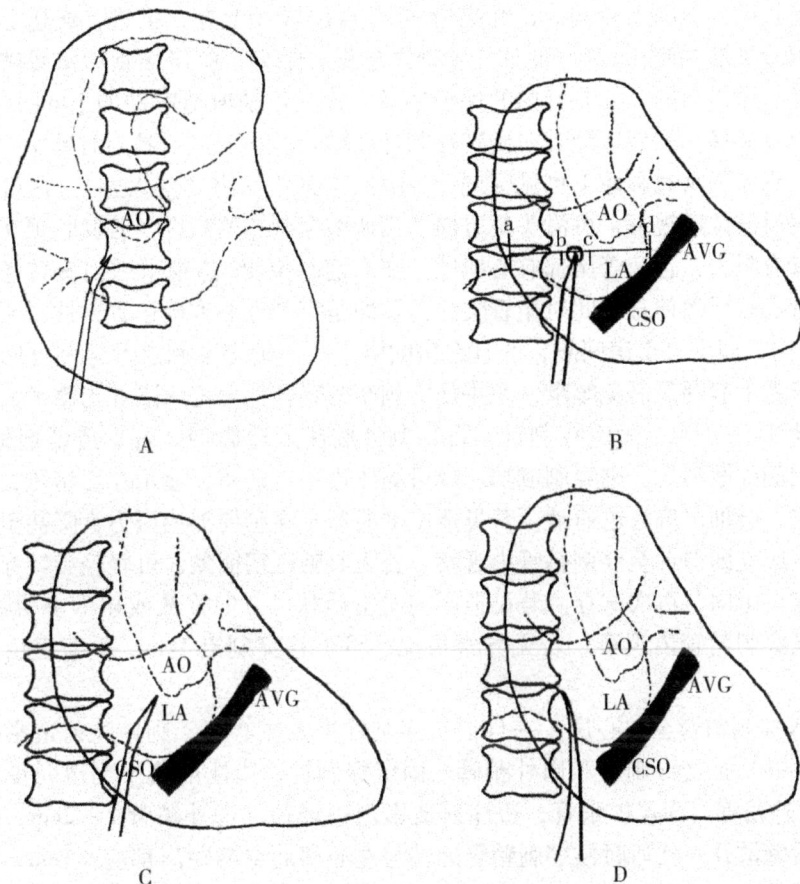

图 17 - 12　右前斜位 45° 透视指导下房间隔穿刺

A. 正为标准穿刺点；B. 右前斜 45° 标准穿刺点，C. 穿刺点偏前；D. 穿刺点偏后

3. 房间隔穿刺步骤

（1）术前准备：正侧位胸片，注意观察心房边缘，升主动脉大小和走行，胸廓脊柱形态以及肺血管情况。心脏超声测定主动脉和心腔内径，房间隔方向、偏斜、膨出和厚度，最好采用食管超声明确左心房内有无血栓。

（2）器械：血管穿刺器械同 Seldinger 血管穿刺。房间隔穿刺针常用 Brockenbrough 穿刺针，其尖端由 18G 变细为 21G，穿刺阻力及损伤小，针尾箭头状方向指示器指示针尖方向，成人一般用 18G 71cm 的前端弧形穿刺针，巨大右心房者也可用直形穿刺针。小儿用 19G 56cm 的穿刺针。房间隔穿刺套管常用 Mullins 鞘管，其由外套管和扩张管组成，前端呈 1/3 至半圆形弯曲，无侧孔，外套管尾端有止血活瓣及带三通的侧管。成人一般用 8F 67cm 的 Mullins 套管，小儿用 6F 或 7F 52cm 的 Mullins 套管；同样可选用 Swartz 鞘管；导丝一般用

0.813mm（0.032in）或0.889mm（0.035in）长度145cm的弹性导丝；造影剂。

（3）穿刺过程：患者取仰卧位，以Seldinger法穿刺右股静脉，将0.813mm（0.032in）导引钢丝送至上腔静脉，沿导引钢丝将Mullins鞘管或Swartz鞘管送至上腔静脉，套管头端指向左侧，退出导引钢丝，给Brockenbrough穿刺针腔充满1 000U/ml的肝素盐水，在后前位透视下经鞘管插入房间隔穿刺针，针尖指向12点位置（上方）推进，送达上腔静脉，但穿刺针需在鞘管头端内侧0.5～1cm处，若推送过程有阻力，应将穿刺针稍回撤并稍微改变方向后再推送。撤出房间隔穿刺针内的保护钢丝，接上已抽取造影剂的10ml注射器，推造影剂以验证导管通畅。然后边顺钟向旋转穿刺针和鞘管，从下至上看为时钟4～5点的位置，边同步回撤，到卵圆窝时影像上可见穿刺针尖端向左突然移位（落入感），这就是初步定为的穿刺点，在后前位透视下，可沿头足方向适当调整穿刺点的高度。若套管顶在卵圆窝，则轻轻推进套管有阻力，且套管尾部有心搏感。在右前斜位45°透视下适当旋转穿刺针鞘，使穿刺针及鞘管头端影像伸直，此时鞘管尖的位置即是穿刺点的准确位置，这说明鞘管头端指向左后45°方向，即垂直于房间隔，并且在房间隔中央。确定穿刺点及穿刺方向后，右前斜位透视，嘱患者平静呼吸避免咳嗽，左手使穿刺鞘管轻轻抵向房间隔并与患者大腿固定，右手推进穿刺针0.5～1cm，固定穿刺针，自穿刺针腔注入造影剂。若见造影剂呈线状喷出，并迅速向心尖侧弥散消失，则穿刺成功。也可测压进一步证实，显示左心房压力曲线，压力值高于右心房，会抽出鲜红色血液。若见造影剂滞留于穿刺局部或压力突降甚至消失，则示穿入心包腔，应立即退针至穿刺鞘管内观察。若无心脏压塞征象，可轻轻旋转穿刺鞘管和穿刺针，重新定位定向，再次试穿。若见造影剂向主动脉弓方向弥散或显示主动脉压力曲线，应立即退针至穿刺鞘管内观察，若无异常情况，可下移穿刺点1cm，重新定位定向，再次穿刺。

（4）导入穿刺鞘管至左心房：一旦证实穿刺针进入左心房，则边注射造影剂边同步缩短距离（约1cm）推送穿刺针和内外鞘管。固定穿刺针，边注射造影剂边同步短距离（约1cm）推送内外鞘管。固定扩张管，边注射造影剂边轻轻推送外鞘管1～2cm。造影剂喷射束在左心房后壁散开，任何时候穿刺鞘管远端与左心房后壁的距离都应＞1cm，以防左心房后壁穿孔。左手固定外鞘管于患者大腿上，一并退出穿刺针和扩张管。经穿刺鞘管注入肝素5 000U，完成房间隔穿刺。对房间隔较厚或穿刺点未在膜部者穿刺针通过房间隔后鞘管通过会遇较大阻力，此时应避免盲目用力推送，即使用力推送也应避免鞘管通过后惯性前进。

（5）注意事项：当一针穿刺失败时，首先可以微调穿刺点：将穿刺针撤入鞘管内，在右前斜位45°透视下，确保前段伸直前提下，适当旋转鞘管，适当调整穿刺点位置并再次穿刺，仍失败者需将鞘管送至上腔静脉重新按原方法定位。最好在导丝引导下将鞘管送至上腔静脉，经验丰富的术者亦可以直接将鞘管和穿刺针送至上腔静脉：将鞘管撤至右心房中部，保证穿刺针头端撤至鞘管内，同步旋转鞘管和穿刺针，使方向指示器指向12点方向（胸骨方向），然后一边左右摆动鞘管和穿刺针，一边推注造影剂，并向上腔静脉方向推送，以避免或及时发现鞘管刺入心房壁。通过鞘管在左心房内操作导管时也应注意，每次更换电生理导管时要先回抽鞘管内血液并用盐水冲鞘管，从鞘管内撤换电生理导管时不宜速度过快，以免负压进气，经鞘管送入电生理导管时要尽早透视，以免穿破左心房，因经鞘管送导管时力量传导至头端，尤其是进入左心耳时更易穿出。

五、并发症及处理

房隔穿刺的并发症同术者的经验有关，对于熟练的术者来说，房间隔穿刺术并发症通常很少（针尖穿孔＜1%，心脏压塞＜1%，死亡＜0.5%），多数并发症发生在初期的50次操作。房间隔穿刺最主要的并发症是心脏压塞。在房间隔穿刺点过于偏向前方时，有可能损伤三尖瓣和冠状静脉窦，造成心脏压塞。也有可能穿入主动脉，如果只是穿刺针穿入主动脉，立即退出，多数不会引起症状。如果已经将鞘管送入主动脉则需要外科手术。在房间隔穿刺点过于偏向后方时，可能穿透右心房后壁引起心脏压塞。尽管心脏压塞属于严重的并发症，但如果诊断及时。处理得当，可无严重不良后果。心脏压塞的主要表现为病人烦躁、淡漠甚至意识丧失，面色苍白、心率减慢、血压下降。症状的轻重同出血速度密切相关，有时少量的出血即可造成严重症状。在明确了已发生了心脏压塞的情况下，首先要穿刺引流，在行心包穿刺前应尽可能行超声心动图检查以明确诊断，可行超声引导下心包穿刺引流或X线透视与造影剂指示下的心包穿刺引流。如果引流后仍然出血不止，则应外科治疗。同时，通过房间隔鞘管在左心房内操作电生理导管过程中，应注意在每次更换电生理导管时，要先回抽鞘管内血液并用盐水冲洗鞘管，从鞘管内撤换电生理导管时不宜速度过快，以免负压进气，导管和针腔存有气泡和血块，左心房附壁血栓和肝素使用不足，都是导致栓塞的根源，术中应注意避免。

（池　豪）

第九节　锁骨下静脉穿刺术

一、适应证

（1）缺乏外周静脉通道或条件不好。
（2）需要反复输入刺激性药物、高渗或黏稠的液体、血液制品等。
（3）需要使用压力泵或加压输液（如输液泵）。
（4）需要反复、长期输液治疗。
（5）需每日多次采集血样。
（6）需连续中心静脉压监测、各种紧急抢救。
（7）各类大而复杂手术。
（8）放置起搏导管、电极导管、漂浮导管等。

二、禁忌证

（1）已知或怀疑与穿刺相关的感染：菌血症或败血症的迹象。
（2）病人身体条件不能承受者。
（3）既往在预定插管部位有放射治疗史。
（4）既往在预定插管部位有静脉血栓形成史、外伤史或血管外科手术史。
（5）局部组织因素：影响导管稳定性或通畅者（凝血障碍、免疫抑制者慎用）。
（6）胸廓畸形或锁骨和肩胛畸形。

（7）锁骨和肩胛带外伤，局部有感染。

（8）横膈上升，纵隔移位等胸腔疾患。

（9）明显肺气肿。

（10）凝血机制障碍。

三、应用解剖

锁骨下静脉是腋静脉的延续，长 3~4cm，直径 1~2cm，由第 1 肋外缘行至胸锁关节后方，与颈内静脉汇合形成头臂静脉，其汇合处向外上方开放的角叫静脉角。邻近胸骨角处两条头臂静脉汇合成上腔静脉（图 17-13）。

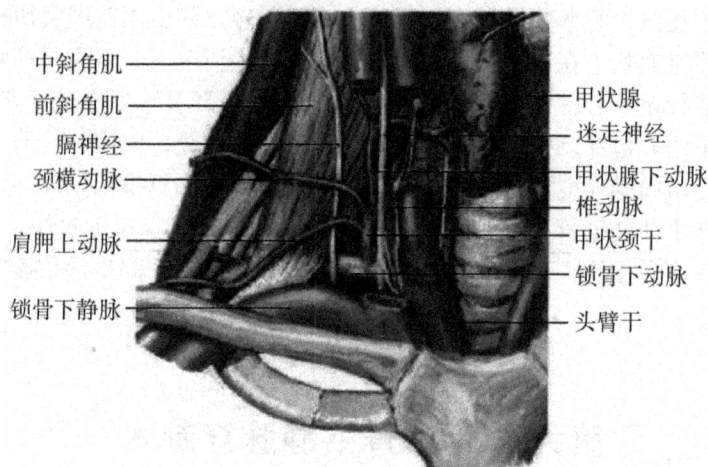

图 17-13　锁骨下静脉解剖

四、术前准备

（1）术前向病人适当解释，消除病人的紧张心理，病人或家属签署置管同意书。

（2）无菌贴膜、无菌辅料、静脉穿刺包、肝素盐水、生理盐水、利多卡因注射液。常规消毒用品。

（3）器械准备：静脉穿刺套件。

五、手术操作

1. 体位　患者去枕仰卧、双侧肩背部垫高、术侧略高，胸廓自然伸展，头偏向对侧，充分显露穿刺部位。

2. 消毒范围　胸部（上至下颌骨下缘，下至乳头水平）、肩部及上臂前面。

3. 穿刺部位

（1）锁骨上穿刺法：胸锁乳突肌外缘与锁骨交界之顶角，存角的平分线上，距顶点 0.5~1.0cm 处为进针点，进针方向对侧胸锁关节。

（2）锁骨下穿刺法：确定穿刺点，锁骨下缘的中点内侧 1.0~2.0cm（中、内 1/3 交界处），体表位置可选取锁骨由内向外弯曲处，其下 1~2cm 即为穿刺点。

4. 穿刺技巧　临床中更常用锁骨下穿刺法，以该法为例。

（1）选取穿刺点，以2%利多卡因注射液局部浸润麻醉满意后，左手拇指按固定穿刺部位皮肤，示指置于胸骨上窝标记穿刺方向。

（2）从定位点穿刺皮肤，针尖指向胸骨上窝方向，穿刺针与胸廓呈15°～30°，持续负压吸引下沿锁骨下后缘缓慢进针，穿刺针通过锁骨与第1肋骨的间隙。密切观察有无回血。如无回血，则将穿刺针尖退至皮下，向上或向下调整穿刺方向，重复操作。如见回血，即停止进针，固定穿刺针，拔离注射器，观察穿刺针尾端流出血液颜色及流速，判断是否为静脉血。当证实为静脉血，送入导丝，在X线透视下将导丝送入下腔静脉，证实位于静脉系统，拔出穿刺针，用刀片在穿刺部位做一小切口，置入扩张管和鞘管，将导引钢丝连同扩张管一并拔出，固定鞘管。

（3）如反复穿刺仍未成功，可在X线透视下观察穿刺针方向进行穿刺。

（4）穿刺成功后导丝需无阻力送入，如感阻力，可能针尖脱出血管。有时也可能为导丝进入分支静脉或进入颈内静脉，透视明确，可旋转针头并调整导丝头端方向再重新试一下。

（5）以肝素盐水冲洗鞘管（先回抽血液，排尽空气）。

（6）鞘管拔除：术毕，鞘管可即刻拔除，局部压迫止血后加压包扎。

六、并发症及处理

1. 气胸、血胸、液胸　为锁骨下静脉穿刺常见并发症，可透视明确。如确诊可酌情行胸腔闭式引流。少量慢性气胸可不处理。

2. 穿刺部位血肿　当误穿动脉或凝血机制障碍，或在较强的抗凝下，或反复多次同一部位穿刺，造成血管损伤，可发生穿刺部位血肿。应避免反复多次同一部位穿刺，如误穿动脉应退针后压迫。

3. 误穿锁骨下动脉　穿刺中有可能误穿锁骨下动脉，如仅穿刺针或导丝进入，多可自行愈合，极少引起严重后果。但当未能准确判断而误将鞘管穿入锁骨下动脉，极可能危及生命，切勿随意拔除鞘管，常需外科手术处理，近来也有通过介入方法处理的报道，如血管缝合或置入覆膜支架，但均需外科保驾。

4. 淋巴管损伤　锁骨下静脉与颈内静脉汇合形成静脉角，有淋巴导管、胸导管汇入，穿刺中有误穿刺可能。因此当穿刺成功后，必须保证有通畅回血，否则重新穿刺。

（池　豪）

第十八章

冠状动脉内支架植入术

第一节　冠状动脉内支架置入的指征

1969 年，Dotter 首先报道了在人体外周动脉置入支架治疗动脉狭窄性病变的经验。他发现经过球囊扩张后，在外周动脉病变部位置入支架能有效预防或减轻术后近、远期再狭窄的发生。但是，在 1977 年 Gruanzig 发明经皮球囊冠状动脉腔内成形术（PTCA）后，外周血管支架技术未能马上被移植采用。其原因是：①最初的 PTCA 都限制在单支病变的 A 型病变上，PTCA 效果较好；②有限的病例数目对处理急性闭塞和再狭窄的要求尚不迫切；③临床上没有现成的冠状动脉支架可供使用。

随着 PTCA 适应证的不断扩大和治疗病例的积累，PTCA 的急性闭塞率和远期再狭窄率逐渐增加，且越来越成为制约冠心病介入治疗发展的重要因素。1986 年，在法国工作的瑞士籍学者 Ulrich Sigwart 首次将冠状动脉支架应用于人体，他的研究成果被发表在 1987 年《新英格兰医学杂志》上，冠状动脉支架时代从此开始。1994 年，Palmaz – Schatz 裸金属支架率先通过美国 FDA 认证并应用于临床，从此，冠状动脉支架术得以在临床上广泛推广。然而，裸金属支架术后令人难以接受的较高的再狭窄率也逐渐成为制约冠状动脉内支架置入技术发展的最大障碍，直到 2001 年 9 月，欧洲心脏病学会议上公布了第一个药物洗脱支架的临床试验结果（RAVEL 试验），从此冠状动脉支架进入了药物支架时代，药物洗脱支架以其卓越的抗再狭窄效果荣登当年 AHA 十大研究进展的榜首，从而也改变了冠心病血运重建治疗的格局，扩大了支架治疗冠心病的适应证。

根据支架在冠状动脉病变处的释放方式，可将支架主要分为两大类，即自扩张支架和球囊扩张支架。前者多呈螺旋状，预先被压缩在导管腔内，当定好位后，固定支架，回撤导管，于是支架从导管的束缚中逐渐松脱恢复原有形状，从而达到支撑病变组织的目的。由于支撑力有限、操作复杂、脱载率高、支架定位不准确等缺点，目前，冠状动脉支架中，这种自扩张支架已经被球囊扩张支架所取代。

下面将重点介绍不同支架时代的冠状动脉内支架置入指征。

一、裸金属支架时代的支架置入指征

球囊扩张支架的操作原理是：金属支架被预先压缩在折叠好的球囊导管上，通过导丝和指引导管将预装好的球囊支架送到病变部位，在透视下准确定位支架，然后通过压力泵充盈

球囊，使支架充分扩张并支撑在血管病变部位。这种支架具有操作简单、通过性好、脱载率低、定位准确和支撑力强等优点（图18-1）。

　　裸金属支架时代，在国外多数医疗机构的心脏介入治疗中心，采用支架置入手段治疗冠心病的比例在80%左右，而国内由于受各个医疗机构介入医生的经验、技术以及设备状况差异较大的限制，一些到没有实施介入手术条件或条件欠缺的医疗机构就诊的冠心病患者，常常被转往大的心脏介入中心接受支架置入治疗，因此在大的心脏介入中心，支架的使用率高达95%以上。由于支架置入可有效解决PTCA夹层引起的急性冠状动脉闭塞、冠状动脉弹性回缩和提高冠状动脉长期开通率的作用，加之心脏介入医生技术和经验不断积累完善、有效抗血小板药物的不断发展和广泛应用、支架设计和制作工艺的不断改进以及患者对支架治疗冠心病的观念的改变，支架的使用越来越广泛，冠状动脉内支架置入的指征也在不断扩大。然而，冠状动脉支架置入也有其局限性和并发症。作为术者，要时刻从患者能否获益或获益是否最大角度出发，让支架置入真正成为救治患者并改善患者生活质量的一种治疗手段。通过回顾以往的临床研究结果并结合作者的经验，建议在以下情况选择支架置入：

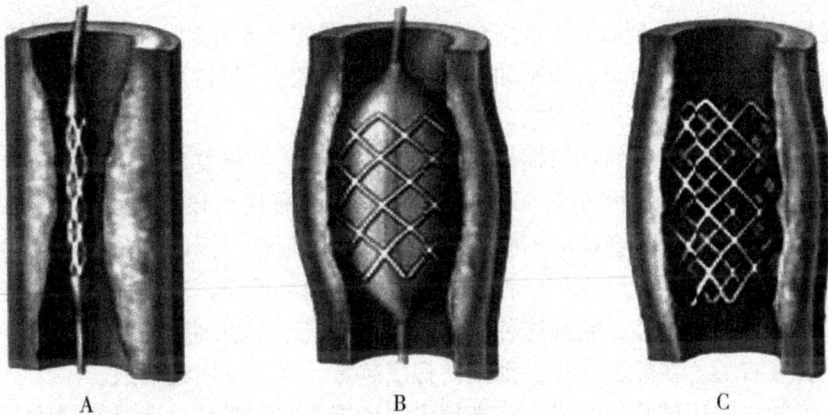

图18-1　球囊扩张支架治疗冠状动脉狭窄性病变的示意图
A. 在病变部位定为支架；B. 通过压力泵充盈球囊，使支架充分扩张并支撑在血管病变部位；
C. 退出球囊后，支架依靠自身的轴向支撑力继续对血管病变部位起支撑作用

（一）处理PTCA后急性血管闭塞或夹层

　　被扩张段冠状动脉夹层和继发性血栓是PTCA后急性冠状动脉闭塞的主要原因。在冠状动脉内支架问世以前，对这类严重并发症的处理方法是采用灌注球囊长时间低压贴靠或进行紧急冠状动脉搭桥手术。由于病变部位血管内膜撕裂是PTCA发生作用的主要机制，因此，如何处理好扩张不够导致弹性回缩和扩张过度导致严重夹层就成为PTCA操作者必须很好把握的重要问题之一。

　　1987年，Sigwart等首先报道了使用Wallstent自扩张支架的经验。随后，数种球囊扩张支架陆续应用于临床，均取得了满意结果。在PTCA的血管病变部位置入支架，由于支架的支撑作用，使得血管弹性回缩情况大大降低；其次，支架使得发生夹层部位的血管内膜与中膜贴靠更好，从而减少和防止了内膜下血栓形成的发生，降低了PTCA后急性冠状动脉闭塞率。

在 PTCA 中出现下列情况时，提示单纯球囊扩张效果不好、发生急性冠状动脉闭塞的可能性较大或者远期再狭窄率高，应置入支架加以预防：①血管壁弹性回缩造成 PTCA 后管腔直径残余狭窄 > 30%；②严重血管夹层；③血管病变处存在血栓影或管腔内膜不光滑，前向血流缓慢；④多次球囊扩张后患者仍然存在持续性心绞痛或心电图提示有心肌缺血；⑤无保护左主干 PTCA 后；⑥主要冠状动脉开口病变 PTCA 后。

在置入支架前，应首先明确如下问题：①造成急性冠状动脉闭塞的主要原因是血管夹层还是血栓形成。如果是前者，应尽快置入支架；如果是后者，置入支架后有可能诱发新的血栓形成，使病情恶化。应该在支架置入的同时或先后进行溶栓、抽吸血栓和有效的抗血小板治疗。②发生急性闭塞的冠状动脉病变处是否存在严重的冠状动脉痉挛。严重的冠状动脉痉挛一方面造成支架通过病变困难，另一方面影响对支架参数的正确选择。因此，当判断此情况存在时，应先向冠状动脉内注射硝酸甘油 100 ~ 200μg，缓解冠状动脉痉挛，恢复冠状动脉的实际管腔。

（二）预防近、远期再狭窄的发生

靶病变再狭窄是制约 PTCA 技术广泛应用和发展的主要原因。冠状动脉内支架问世以前，临床上曾探索过很多预防、抑制和减轻再狭窄的措施，包括药物治疗、冠状动脉内放射治疗和激光治疗等，但效果并不理想。

理论上，对在体血管壁的任何损伤都会引起内膜增生性修复反应，如果这种非特异性组织增生反应过度，就会造成再狭窄。对机体组织而言，冠状动脉内支架一方面是一种异物，另一方面在支架置入过程中会造成不同程度的血管内膜损伤。因此，在置入支架后即开始出现血管壁对异物刺激的增生反应和血管对损伤产生的修复反应，表现为血管内膜的增生、中层平滑肌细胞的增殖和迁移，而且这种血管内膜和中层平滑肌细胞的增殖反应程度与血管壁损伤的严重程度有关，在哺乳动物，则损伤程度越重，修复反应越强烈。

随着大量随机临床试验的完成，越来越多的证据表明，对经过选择的冠状动脉病变，支架置入可使 PTCA 术后的再狭窄率显著下降，对于复杂病变和再狭窄风险高的病变，PTCA 后置入支架是非常必要的。这些病变包括大血管开口病变、弥漫性长病变、成角病变、钙化病变、完全闭塞病变、严重偏心病变、分叉病变、溃疡病变、PTCA 后再狭窄病变以及旋切/旋磨后的病变。

冠状动脉内支架的抗再狭窄作用主要是通过增加有效管腔面积来实现的，除了少数特制的支架如放射支架、涂层支架外，大多数普通支架本身对血管的再狭窄过程并无抑制作用。研究结果表明，PTCA 后，血管壁的弹性回缩可使 PTCA 获得的最大管腔损失 50% 以上，置入支架可将这种损失减少到小于 8%（图 18 - 2）。

（三）处理冠状动脉桥血管的狭窄病变

冠状动脉动脉搭桥术后，因桥血管或桥血管吻合口部位发生狭窄或闭塞而再次发生心绞痛的治疗较为困难。早期曾经采用再次搭桥术进行处理，但手术难度较大，并发症和病死率较高，患者难以接受。裸金属支架时代，对这类病变的处理，只要技术上可行，应首选 PTCA 后支架置入术。

冠状动脉动脉搭桥术后早期（< 30 天）发生心肌缺血，通常是桥血管血栓形成所致，可发生在大隐静脉桥和动脉桥，应在积极抗血小板的前提下尽早实施介入治疗；如缺血发生

在术后 1~12 个月,其病因通常是吻合口附近的桥血管发生狭窄,这段吻合口狭窄(无论是动脉桥还是静脉桥)对球囊扩张反应较好,只要技术上可行,应首选 PTCA 后支架置入术,对大隐静脉桥血管实施介入治疗时,可因为斑块脱落等原因造成桥血管血流减慢,常可导致血栓形成、远端血管栓塞和急性心肌梗死发生,远端保护装置能降低远端血管栓塞的并发症,建议在介入治疗时应用远端血栓保护装置;冠状动脉动脉搭桥术后 1 年以上发生的缺血,通常提示桥血管和(或)自体冠状动脉发生了新的狭窄病变,对于自体冠状动脉的病变,只要技术上可行,应首选 PTCA 后支架置入术,对于桥血管病变的介入治疗要充分评价患者的获益后做出决定。

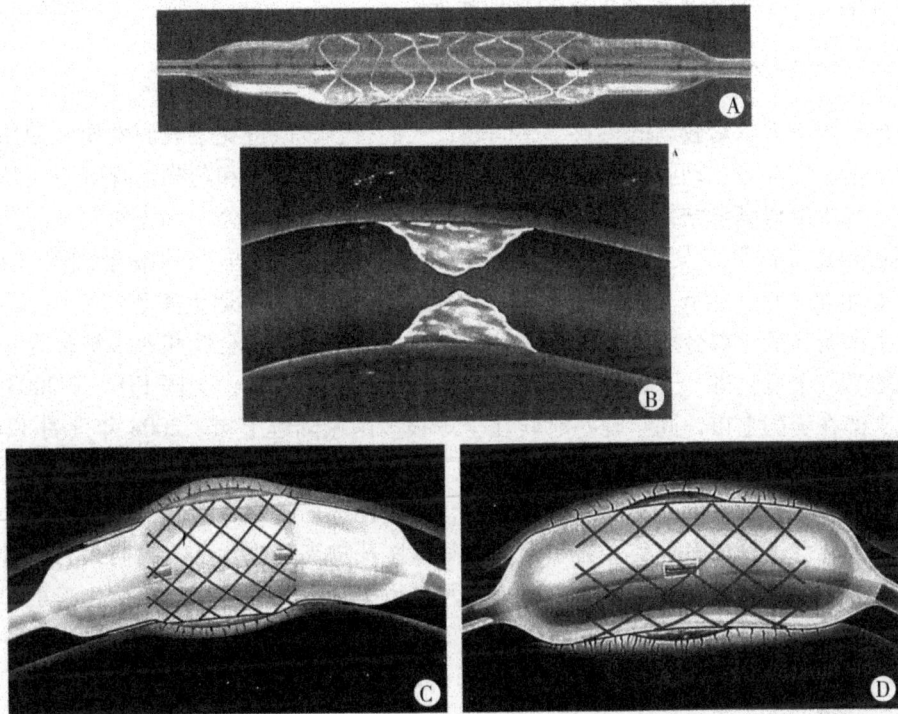

图 18-2 对冠状动脉内病变置入支架后,能增加球囊扩张后的最小内径,有效防止病变血管壁的弹性回缩,预防再狭窄;图示 CVD 公司根据病变特点设计的"聚焦"支架(focus stent)

A. 扩张支架的球囊两端逐渐变细,称为无损伤两端,可防止在扩张支架时球囊两端过度扩张造成支架近端或远端血管壁损伤或夹层;B. 典型的冠状动脉内局限性狭窄病变模式图;C. 聚焦支架扩张时,球囊张力主要集中于支架和支架下病变血管壁,防止对病变近远端血管壁(支架两端)的过度撕裂;D. 采用常规球囊扩张支架时,有可能对支架两端对正常的血管壁造成过度撕裂或夹层,诱发支架内血栓或早期支架内再狭窄

(四)冠状动脉内支架置入的具体适应证

药物洗脱支架问世以前,多数冠心病介入治疗专家认为,在下列情况下实施冠状动脉内支架置入具有较好的危险/利益比:

(1)球囊成形术后明显弹性回缩或残余狭窄 >30% 的病变。

(2)急性血管闭塞或接近闭塞的病变(如严重夹层、血栓等)。

（3）大隐静脉桥血管的狭窄病变。

（4）左主干和主要冠状动脉开口部狭窄病变。

（5）直径较大的血管的局灶性狭窄病变。一般认为，对于直径 > 3mm 的血管置入支架能明显降低再狭窄率。

（6）直径较大的血管再狭窄病变，尤其是经单纯 PTCA、旋切/旋磨和支架治疗后的再狭窄病变。

（7）急性心肌梗死的罪犯血管病变。

（8）严重影响心脏功能的重要血管的狭窄病变，如左前降支和优势右冠近段的病变。

（9）术者认为需要置入支架处理的其他病变。

二、药物洗脱支架时代的支架置入指征

针对裸金属支架术后较高的再狭窄率问题，人们曾尝试改进支架表面性质、使用切割球囊血管成形术、定向冠状动脉内斑块切除术、血管内近距离放射和药物治疗等方法消除支架内再狭窄，都未取得满意结果。为了解决上述问题，由美国强生公司率先研制出的药物洗脱支架（即雷帕霉素洗脱支架 – Cypher™）在欧洲应用于临床，早期的临床试验（如 FIM、REVAL）显示置入该支架 6 个月时的支架内再狭窄率和靶病变血运重建率均为 0，心脏不良事件的发生率明显低于裸金属支架，药物洗脱支架以其卓越的安全性和效果被誉为介入心脏病学领域的又一个里程碑，开创了介入心脏病学的新纪元。于是，美国 FDA 于 2003 年 4 月批准了该支架在美国上市，同年晚些时候在全球很多国家陆续上市。2004 年 3 月 FDA 又批准另一种药物洗脱支架——紫杉醇洗脱支架（TAXUS™）上市。此后，国内一些企业研发的药物洗脱支架也陆续上市。不同厂家的支架，其制作工艺有所不同。到目前为止，市场上的药物洗脱支架已经有较多种类。为了便于了解这些药物支架的特点，我们人为地对其进行了分类。按照支架所携载的药物分为雷帕霉素及其衍生物洗脱支架（如美国生产的 Cypher™和 Endeavor™；国产的 Firebirdr™、Partner™和 EXCEL™等）和紫杉醇洗脱支架（如美国生产的 TAXUS™系列支架）两种；按照支架使用的聚合物是否可降解分为聚合物不可降解药物洗脱支架（如 Cypher™、Endeavor™、Firebird™、Partner™以及 TAXUS™系列支架）和聚合物可降解药物洗脱支架（如 EXCEL™）。

在介绍药物洗脱支架之前，首先要明确药物支架的概念。到目前为止，药物支架大体上分为两大类：一类是在金属支架表面包被磷酸胆碱、肝素、地塞米松和碳化物的药物涂层支架；一类是通过高分子聚合物将具有抗增殖作用的药物携载到支架表面的药物洗脱支架。本章节将要介绍的是后者。目前，国内使用的药物洗脱支架主要有强生公司生产的 Cypher™和 CYPHER Select™支架、波士顿公司生产的 TAXUS™系列支架、美敦力公司生产的 Endeavor™支架和我国上海微创公司生产的 Firebird™支架、山东吉威医疗制品有限公司生产的 EXCEL™支架和北京乐普医疗器械有限公司生产的 Partner™支架等。这些药物洗脱支架的共同特点：它们都是由裸金属支架平台、高分子聚合物（药物载体）和抗平滑肌增殖药物三个部分组成的。所不同的是：①高分子聚合物不同。EXCEL™支架所使用的高分子聚合物在体内 3 ~ 6 个月以后可以降解成 H_2O 和 CO_2，而其余支架的高分子聚合物都不能降解，将和金属支架部分一起永久留在冠状动脉内。②所携载的抗平滑肌增殖作用的药物不同。TAXUS™支架携载的是具有抗肿瘤作用的紫杉醇，Endeavor™支架携载的是 ABT – 578（一种雷帕霉

素衍生物），其余支架携载的均为雷帕霉素。③涂层方法和工艺不同。EXCEL™支架采用的是专利技术的单面涂层工艺，即仅在支架接触血管壁的一侧涂聚合物和药物，而其他支架则是在支架的所有部位都涂有聚合物和药物。正是药物洗脱支架之间的这些不同特点，导致了它们不同的临床效果。

自2003年美国FDA批准药物洗脱支架（Cypher™）上市以来，全球实施的心脏介入手术量逐年增加。2004年，美国有近100万例、我国大约5万例冠心病患者接受了冠状动脉支架置入治疗；到2005年，全球冠心病介入手术量超过240万例，我国有8万例。而事实上，我国需要置入支架治疗的冠心病患者远远大于这个数字，实际的年增长率在30%～40%，其中使用药物洗脱支架的比例为70%～90%，在许多大的心脏介入中心这个比例高达95%以上。

因为药物洗脱支架表面有聚合物和药物涂层，为防止因操作不当造成支架涂层的破坏，操作时要注意：避免用手直接抓握或擦拭支架、对钙化或狭窄较重的病变要充分预扩张后再送入支架；其余操作与裸金属支架相同。

药物洗脱支架在处理PTCA后靶血管急性闭塞或夹层等方面的作用与裸金属支架完全相同。所不同的是药物洗脱支架对预防靶血管近、远期再狭窄的作用明显优于裸金属支架。目前为止，关于药物洗脱支架的临床试验结果和专家共识都认为，对于再狭窄风险高的患者（如合并糖尿病的患者）和冠状动脉病变（如左主干病变、开口病变、前降支病变、小血管病变、弥漫性病变、偏心性狭窄病变、慢性闭塞病变和严重狭窄病变等），只要技术上可行，均可首选介入治疗并植入药物洗脱支架。但以下情况应列为药物洗脱支架的禁忌证：①对316L不锈钢、支架所使用的高分子聚合物和药物过敏者；②存在抗凝和抗血小板禁忌证者；③预期寿命小于6个月者；④孕妇及哺乳期妇女；⑤严重钙化病变，预期支架不能被充分扩张者。

具体植入药物洗脱支架的指征如下：

（1）术前存在PTCA后再狭窄的高危因素的患者，如高龄、不稳定型心绞痛、糖尿病、高血压、高胆固醇血症、肾脏疾病、吸烟及多支冠状动脉病变的患者。

（2）合并或不合并左前降支近段严重病变、无创检查提示有大面积或中等面积存活心肌的不稳定心绞痛/非ST段抬高性心肌梗死患者的1支或2支冠状动脉病变者。

（3）病变的解剖特点适合支架置入治疗，且患者左心室功能较好的多支冠状动脉病变患者。

（4）药物治疗无效、不适合再次外科手术治疗的大隐静脉桥局限性狭窄或多处狭窄的患者。

（5）严重的左主干病变（直径狭窄＞50%）患者，存在外科手术禁忌证或者存在血流动力学不稳定情况需要在冠状动脉造影时急诊介入治疗的患者。

（6）术者认为需要置入药物支架的其他病变。

三、临床常用支架及其特点

（一）裸金属支架及其特点

临床上应用的支架绝大多数都是球囊预装被动扩张支架，反映这种支架主要特点的参数有：①支架直径，主要包括两个直径，即预装在球囊上的外径和球囊扩张、支架伸展后的内径。前者主要影响支架的通过能力和到位率，常用 French 号数表示；后者主要用于与病变血管相匹配，常用毫米（mm）表示。②支架长度，一方面反映支架金属撑杆的节段数，另一方面反应与病变长度的匹配情况，常用毫米（mm）表示。值得注意的是，当支架扩张后，都存在不同程度的缩短，因此，在定位病变（尤其是开口部位）时要考虑到这一点。③支架的支撑力，为了直观反映支架扩张后的支撑力，临床上常根据支架的结构进行大致分类，即支撑力较强的管状支架、较弱的缠绕支架和介于二者之间的混合支架。④支架扩张压力，包括 3 种。命名压，指将支架伸展到其标定直径所需要的压力，用大气压表示；爆破压：即引起支架球囊破裂的最小压力；伸展压：指支架伸展超过标定直径所需要的压力，介于命名压和爆破压之间。⑤可透视性，指支架两端的 X 线标志及支架本身在透视下的可见程度，可以帮助支架到位和准确定位。⑥顺应性，指支架通过弯曲血管或阻力病变时的可变形通过能力（图 18-3）。⑦分支血管保护能力，即当支架盖过非开口病变分支血管时，对分支血流的影响程度；当盖过开口存在病变的分支血管时，通过支架网眼送入导丝、球囊和支架扩张分支病变的能力。

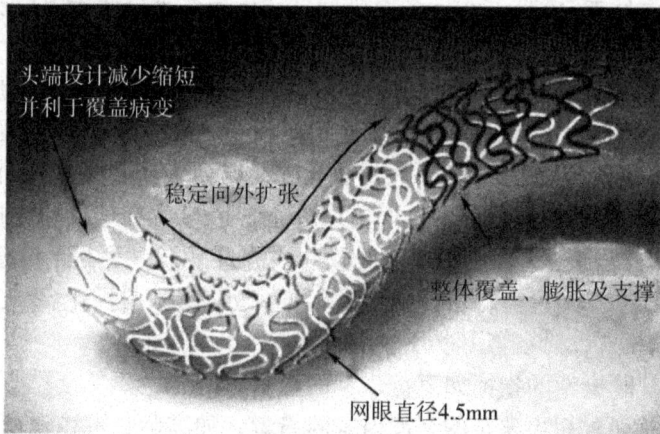

图 18-3　举例说明冠状动脉内支架的常用参数，包括：①扩张后的外径（如 3.0mm）；②扩张后的长度（如 20mm）；③扩张后对血管壁的支撑力（管状支架）；④支架扩张压力（命名压：6 个大气压；爆破压：16 个大气压）；⑤可透视性（不带 X 线标记）；⑥顺应性：通过弯曲病变的能力；⑦分支保护能力（能通过支架网眼扩张分支血管）

　　世界各国制造冠状动脉内支架的厂家很多，他们所生产的支架在材料的选择、结构和外形的设计、制作工艺和性能方面都有所不同。由于受多种因素的影响，不同的医院、不同的导管室和不同的术者针对不同或相同的病变或病例所选用的支架也很不相同。这些情况虽然有利于支架制造的多样化和发展，但客观上也增加了临床医生对支架选择、使用和评价的难度。因此，目前很难从整体角度来评价各种支架之间的优缺点。对支架的比较结果大多数是基于支架的某一个或某几个特性而得出的。临床医生往往根据各自的知识、经验、条件和实际情况来选择支架。临床上曾应用较多的几种主要冠状动脉内裸金属支架有以下几种：

　　1. AVE 支架　该支架的材料是 316L 不锈钢。早期的支架由 0.008in 的不锈钢丝编制而成，形状类似多个"Z"字连成的圈。单节长 4mm，将不同数量的单节用激光焊接起来分别制成直径大小为 2.5mm、3.0mm、3.5mm 和 4.0mm；长度为 8mm、12mm、24mm、30mm 和

40mm 几种规格的支架。X 线下有一定可视性，易于准确定位。后期推出的支架仍然使用了不锈钢材料，但是采用较为先进的激光切割技术成形、之后采用特殊的清洗和抛光等一系列处理程序制成，在支架的节段长度和节段数方面都做了相应的调整，因此，依然保留了该支架良好顺应性的特点。另外，该支架的网眼直径还能满足通过支架网眼对分支血管进行扩张和置入支架。因为这些优点，该直径常常被首选用于冠状动脉弯曲多、弯曲幅度大的病变和分叉病变。

2. BeStent 支架　BeStent 支架是美敦力公司生产的一种管状支架。支架材料是 316L 不锈钢，经激光雕刻而成。由于采用了多节结构，其顺应性好，可通过弯曲的冠状动脉到达病变。常用型号有：直径 2.5mm、3.0mm、3.5mm、4.0mm、4.5mm、5.0mm 和 5.5mm；长度 15mm、25mm 和 35mm。

BeStent 支架的辐射支撑力较好；伸展后无缩短现象；支架两端各有一个金标志点，是准确定位支架的重要标志；其支架网眼也可满足对分支血管进行扩张或支架置入的操作。BeStent 支架的缺点是使用前需要术者将支架捏装在球囊上，因此，降低了支架的顺应性，增加了支架的脱载率；此外，如果支架扩张不充分或者球囊有压迹，还需换用非顺应性高压球囊对支架未充分扩张部位进行后扩张。因为这些原因，临床上几乎不再使用该种支架。

3. XT 支架　是由爱尔兰 BARD 公司生产的球囊扩张支架。1995 年 10 月用于临床，有非预装和预装球囊扩张支架两种。XT 支架结构与 AVE 支架类似的 "Z" 构造，每个 "Z" 圈由一根钢丝联接，用以增加支架的顺应性。支架在 X 透视下可视性较好，易于定位。

XT 支架的钢丝较粗，支撑力较好，但弹性回缩的程度也较大，需通过 7F 指引导管输送。常用型号有：直径有 2.5mm、3.0mm、3.5mm 和 4.0mm 四种；长度有 6mm、11mm、15mm、19mm、24mm、30mm 和 37mm 七种。除严重钙化病变外，XT 支架可用于其他各类病变。

4. Gianturco - Roubin Ⅱ 支架　Gianturco - Roubin Ⅱ 支架（简称 GR Ⅱ 支架）是一种缠绕型球囊预装支架，对分支血流影响较小。与其前身 GR 支架相比，GR Ⅱ 具有重要改进：①由不锈钢圆柱体变成椭圆体，提高支架的顺应性，更容易通过弯曲血管；②各圈之间由长条钢丝焊连，防止在置入过程中因血管壁和球囊挤压而变形；③在支架两端增加 X 线识别标志，便于准确定位。常用型号有：直径 2.5mm、3.0mm、3.5mm、4.0mm、4.5mm 和 5.0mm 六种，长度为 20 ~ 40mm。

5. Multi - Link 支架　Multil - Link 支架（又称为 Bronco ACS 支架），1993 年用于临床。材料为不锈钢，经激光雕刻制成。由于环与环之间的间隙较小，伸展后所支撑的血管内壁也较光滑，对血管壁夹层、血栓和内膜片等具有较好的覆盖和贴附作用。与其他支架相比，Multi - Link 支架的金属表面积有所降低，有利于减少血栓形成。

常用型号有：直径 2.5 ~ 4.0mm，长度 15mm、25mm 和 35mm 三种。支架伸展后其长度基本不缩短。由于外径较小和顺应性较好，这种支架可通过 6F 指引导管输送。

6. Nir 支架　Nir 支架由 Boston Scientific 公司生产，也是由不锈钢管经激光雕刻而成，支撑力适中，纵向弯曲性能好，可通过明显弯曲的血管到达远端病变，而且支架伸展后病变血管段仍然能保持原有的弯曲度。常用型号有：直径 2.5 ~ 5.0mm，长度 9mm、16mm、25mm 和 32mm 四种。

Nir 支架的优点有：①外径小（ < 1.0mm）；②金属表面积小（11% ~ 18%），可通过

6F 指引导管输入；③弹性回缩小于 <1%，支撑力适中，伸展后的缩短率 <3%；④适用于绝大多数类型和部位的狭窄性病变。

7. Palmaz – Schatz 支架　Palmaz – Schatz 支架（简称 PS 支架）是由美国 Cordis – Johnson&Johnson 公司生产管状支架，由不锈钢管经激光雕刻而成，具有较强的支撑能力。

同其他类型的支架相比，PS 支架的顺应性相对较差，通过弯曲度较大或角度较大的分支血管较为困难，常需使用支持力较强的指引导管，例如 Amplatz 指引导管。

PS 螺旋支架 1994 年试用于临床，对原有 PS 支架作了很多改进：骨架厚度增加 60%，达到 0.07 ~ 0.09mm，支撑力增强，可透视性提高。有四种长度可供选择，分别为 8、10、15 和 20mm。8mm 支架为单节结构，中间无关节；10mm 支架为双节，中间 1 个关节；15mm 和 20mm 支架为三节，中间有两个关节。这种设计提高了长支架的顺应性。

PS 支架多用于无明显弯曲的冠状动脉血管病变（如主干病变）、开口处病变和严重钙化的病变。此外，PS 支架在首次膨胀后，常需要再次使用非顺应性球囊进行高压扩张，使支架壁贴良好。

8. Wallstent 支架　是由瑞士的公司制造的自膨胀支架，也是第一种应用于临床的冠状动脉支架。支架由数根不锈钢丝编成，经压缩后固定在球囊上，支架外面包有二层反折膜，向后回拉支架包膜可使支架释放并自动膨胀。为了使支架扩张完全，多数情况下须采用球囊对支架进行辅助扩张，使支架贴壁更好，减少血栓发生率。常用型号：直径 2.5 ~ 6.0mm，长度 15 ~ 50mm。

1989 年以后出厂的 Wallstent 支架在其钢丝表面镀上了一层聚乙烯膜，目的是减少血栓形成。Wallstent 自膨胀支架主要用于粗大、走行较直且无重要分支的血管病变，如右冠、大隐静脉桥等。

Wallstent 支架的禁忌证：①距左主干不到 10mm 的病变，防止因 Wallstent 支架两端血管内膜增殖造成左主干狭窄；②漏斗状或锥形血管病变；③过度弯曲的病变；④病灶近端血管径 <3.0mm。

9. Wiktor 支架　是由美国 Medtronic 公司生产的一种球囊扩张支架。用钽丝交错弯曲织成，各个弯曲之间互不重叠，在扩张状态下结构疏松，按表面积算只覆盖很少一部分血管内壁（<10%）。钽丝表面经过特殊电化学处理，能减少血栓形成。Wiktor 支架经压缩后预装在聚乙烯球囊上，支架扩张后缩短不明显。由于柔顺性较好，易于通过弯曲的血管段；在 X 线下可视性好，易于示踪和准确定位；但是该支架的支撑力略低于 PS 支架，与 GR 支架相似。

10. Tenax – X 支架　是由德国 Biotronik 公司生产的 316L 不锈钢支架，表面覆盖一层 0.08μm 的 S – H 膜，在支架靠两端的两个单元骨架外表面还覆盖一层 7μm 厚的金膜，透视下清晰可见。

此外，该公司还生产一种球囊和支架联体导管，球囊和支架呈串联方式排列在导管头端。主要设计目的是可以不必交换导管，就可以一次完成对病变的预扩张和支架置入。

11. CVD 支架　CVD 公司生产一种具有独特特点的冠状动脉内支架，即聚焦支架（focus stent）。特点是当球囊扩张支架时，球囊两端的非损伤性设计可以防止对病变近远端血管壁的过度扩张或撕裂，对预防血管夹层和术后再狭窄有益。

聚焦支架由于球囊压力相对集中于支架部位，因此，可采用高压力安全扩张病变，同时发生支架两端血管壁撕裂和夹层的危险性并不增加很多。这样，能更为完全地扩张病变，增加病变部位的最小管腔内径，减少血管弹性回缩，降低术后支架内再狭窄率（图 18 - 4，图 18 - 5）。

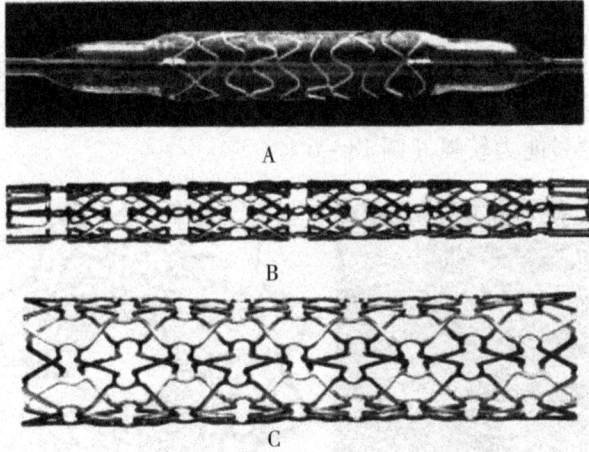

图 18 - 4 CVD 公司的聚焦支架

A. 球囊扩张时，张力主要集中在支架部分以及支架周围血管壁的病灶，对支架两端相对正常的血管壁损伤很小，能有效防止发生支架近远端血管撕裂或夹层；B. 呈球囊捆绑状态的聚焦支架；C. 完全扩张后，支架长度有所缩短

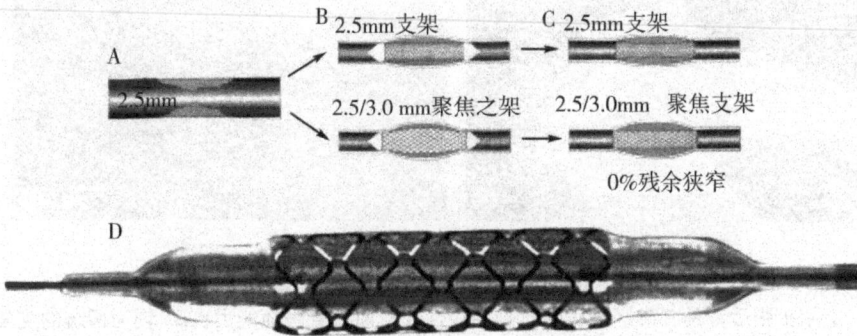

图 18 - 5 CVD 公司聚焦支架的病变扩张原理

A. 直径 2.5mm 冠状动脉血管的局限性狭窄病变模式图；B. 采用不同的支架扩张病变，普通支架能达到支架外径：血管内径 1 : 1（上图），而聚焦支架则能扩张到支架外径：血管内径 1.2 : 1（下图）；C. 撤除球囊后，经普通支架扩张的病变将发生弹性回缩，留下不同程度的残余狭窄（上图），经聚焦支架扩张的病变虽然也存在弹性回缩，但可以不遗留残余狭窄（下图）；D. 聚焦支架扩张到标准外径时，支架两端的非损伤性设计使裸露的球囊部分不会过度扩张，有效减轻对支架两端临近血管的撕裂和损伤

12. BiodivYsio 支架 BiodivYsio 公司生产的特征性支架有两种：①PC 涂层支架：这种支架的骨性结构表面涂有一层亲水涂层，能有效防止血小板的黏附和聚集，预防支架内血栓形成；②小血管支架：一般认为，对直径为 3.0mm 以下的冠状动脉小血管置入金属支架的再狭窄率和支架内血栓发生率都很高，因此，临床上一直避免在这些小血管内置入支架，大多

数公司在很长时间内也一直不生产直径 3.0mm 以下的冠状动脉支架。自从 BiodivYsio 公司的亲水涂层支架获得满意的临床效果后，便开始向临床推广应用直径≤2.75mm 的小血管支架。实际应用结果表明，支架内血栓和再狭窄的发生率与直径 3.0mm 以上的支架相比没有显著差别。

13. AMG 支架　Arng GMBH 公司生产的冠状动脉内支架具有很好的柔顺性和血管跟随性，也容易通过支架网眼扩张被支架覆盖的血管分支。在高倍镜下观察，支架基本骨架结构表面非常光滑，病变通过能力较强（图 18 - 6）。

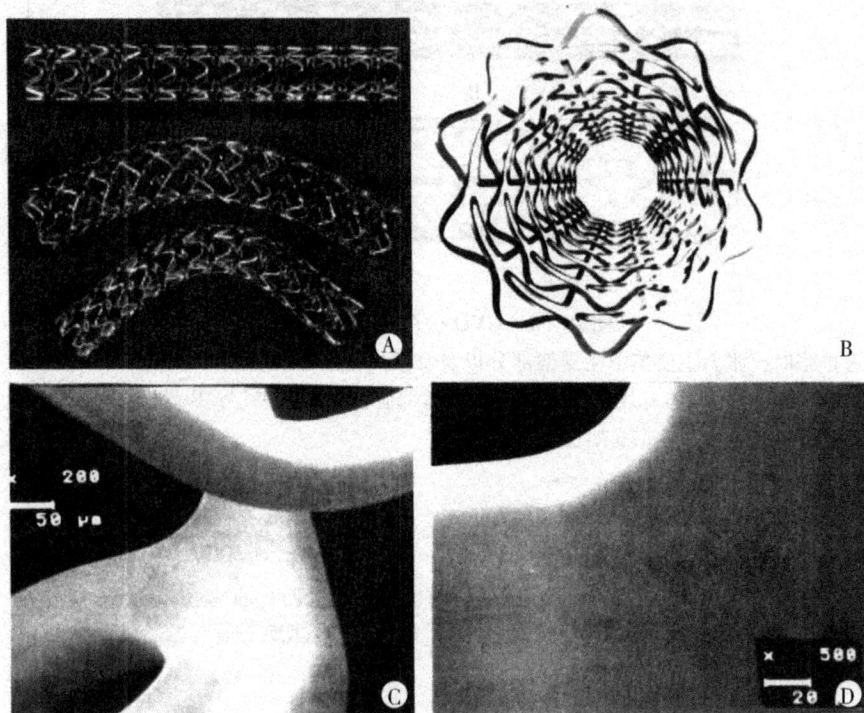

图 18 - 6　Amg GMBH 公司生产的冠状动脉内支架

A. 支架扩张后，具有很好的病变血管顺应性和弯曲血管跟随能力；B. 较为稀疏的支架网眼很容易通过导丝、扩张球囊和支架球囊，处理被支架覆盖的分支血管病变；C. 放大 200 倍观察，支架骨架结构表面光滑；D. 放大 500 倍观察，支架表面仍然很光滑

14. 国产微创支架　中国微创公司生产的 microport 冠状动脉内支架。为激光雕刻的 316L 不锈钢支架，预装在 monorail 球囊导管上，价格相对便宜。

（二）药物洗脱支架及其特点

1. Cypher™支架　是全球第一个药物洗脱支架。由强生公司生产制造，最早于 2000 年 8 月在欧洲进行了多中心人体试验研究（RAVEL 试验），该试验于 2001 年 8 月全部完成随访工作。该支架通过对 RPM 的可控性释放来抑制血管平滑肌细胞的增长，降低再狭窄的发生。心扉支架在 2003 年 4 月获得美国 FDA 认证，试验结果于 2001 年 9 月在斯德哥尔摩召开的欧洲心脏病学会议上公布。6 个月 QCA 分析：试验组（Cypher™支架组）平均管腔直径减少（0.01 ±0.33）mm，再狭窄发生率 0，随访 1 年试验组 MACE 发生率 5.8%；对照组（裸支架组）平均管腔直径减少（0.80 ± 0.53）mm，再狭窄发生率为 26%，随访 1 年试验组 MACE 发生率 28.8%。该支架以其神奇的抗再狭窄效果和较低的心脏事件率被誉为介入心脏病学领域的第三个里程碑，并荣登 2001 年 AHA 十大研究进展榜首，开创了冠心病介入治疗的新纪元。

Cypher™的裸支架平台为闭环结构的 Bx VELOCITY™，是经激光雕刻而成的 316L 不锈钢支架，支架被三层不同的不可降解聚合物包被。其中，第一层（最里面的一层）为聚对二甲苯 - C，这一层不含有雷帕霉素；第二层为高分子的 PEVA 和 PBMA 聚合物和雷帕霉素的混合物，两种高分子材料为雷帕霉素的载体；第三层（最外面的一层）：是 PEVA 和PBMA 两种高分子材料的混合物，作为控制层控制雷帕霉素的释放速度，这些聚合物在体内均不能降解。

随后，强生公司又开发出了 Cypher™系列产品 Cypher - Select™支架。二者的裸支架材料、涂层材料、所携载的药物和涂层工艺完全相同，只是改进了裸支架的结构，见图18 - 7。

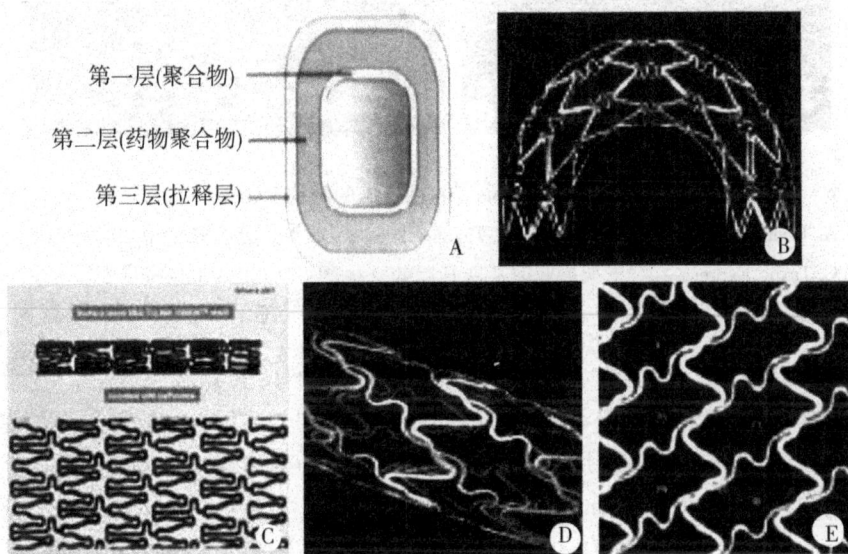

第一层(聚合物)
第二层(药物聚合物)
第三层(拉释层)

图 18 - 7　Cypher™系列支架（图 A、B 和 C 是 Cypher™支架；
图 D 和 E 是 Cypher - Select™支架）的结构及特点

A. 支架撑杆的截面图，所示为涂层的三层结构示意图；B. 为支架展开的立体结构图，显示了支架顺应性和支架网眼情况；C. 支架展开前及展开的平面图；D. 支架展开的立体结构图，与 Cypher™支架比较，在金属环的连接臂方面做了改进；E. 支架展开的平面图

2. Taxus™支架　是波士顿科技公司制造的另一种药物洗脱支架，其裸支架平台是Express - 2，所使用的药物是具有抗肿瘤作用的紫杉醇，通过聚合物将紫杉醇携载到裸支架上，其中的聚合物起到控制紫杉醇释放速度的作用，紫杉醇则通过多种途径抑制支架内平滑肌细胞过度增生而防止再狭窄。进入人体后药物的释放方式与 Cypher™支架有所不同，最初的 48 小时，药物以爆炸式的方式释放，随后 10 天内缓慢释放，30 天内，支架上药物释放完毕。2003 年 11 月获得美国 FDA 认证。随后在欧洲的许多国家、新加坡、中国香港、印度、南非、中东部分地区、墨西哥、阿根廷、土耳其、中国内地和巴西等国家和地区上市。

有 Taxus SR™、Taxus MR™、Taxus Express－2™和 Taxus Liberte™等几个品种的支架。Taxus Liberte™是针对弯曲度大、直径小的血管病变设计的，见图 18－8。

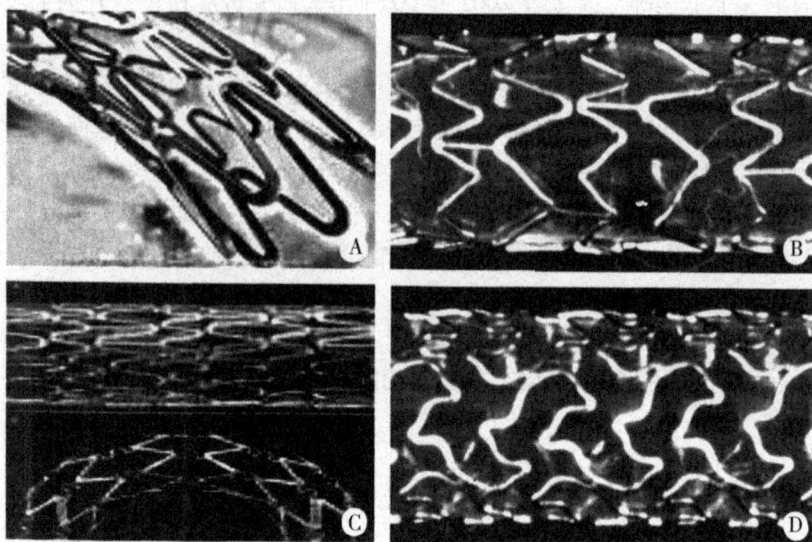

图 18－8　Taxus™系列支架的结构及特点

A. Taxus™展开的立体结构图；B. Taxus Express－2™支架展开的立体结构图；
C. Taxus Express－2™支架展开前及展开后的立体图；D. Taxus Liberte™支架展开
的立体结构图

3. Champion™支架　是佳腾（Guidant）公司研制生产的药物洗脱支架，有两种不同的类型。两者的裸支架平台分别为不锈钢材料的 S－支架和 ML Vision 支架，前者使用了可降解聚合物作为药物载体，后者使用了不可降解聚合物作为药物载体，但是二者所携载的药物都是雷帕霉素的衍生物（everolimus）。

4. Endeavor™支架　是美顿力（Medtronic）公司研制生产的，其裸支架平台是钴铬合金材料的 Driver 支架，使用的药物载体是磷酸胆碱，所携载的药物是一种平滑肌细胞抑制剂 ABT－578，与雷帕霉素的作用机制近似。该支架进入中国市场的时间较晚。

5. Firebird™支架　2003 年，国产第 1 个药物洗脱支架在上海微创医疗器械有限公司研制成功，2004 年 10 月经国家食品药品监督管理局（SFDA）批准上市。2008 年 1 月 16 日，该公司又研制出第二代药物洗脱支架也获得了 SFDA 的上市批准。

6. Excel™支架　是由吉威医疗制品有限公司率先开发和研制的第一个聚合物可降解药物洗脱支架。其生产商将其称为第三代药物洗脱支架，其裸支架平台是开环结构的不锈钢 S－Stent，使用的聚合物为可降解聚乳酸，聚合物所携载的药物为雷帕霉素。与其他的药物洗脱支架比，其突出的特点有：第一，载药聚合物为聚乳酸，在人体内最终可降解为 CO_2 和 H_2O；第二，单面涂层（也称为非对称涂层），仅在支架接触血管壁一侧的支架撑杆上涂一层聚合物和雷帕霉素的混合物；第三，现有的管状支架中，其顺应性和分支保护能力较好，易于通过成角病变、弯曲较多的血管到达病变，常用于成角和分叉病变。理论上，该支架除了具有抗再狭窄的作用外，可以克服以前的药物洗脱支架因为全面涂层导致的内皮化延迟和聚合物不降解所致的局部炎症反应的缺点,见图18-9。

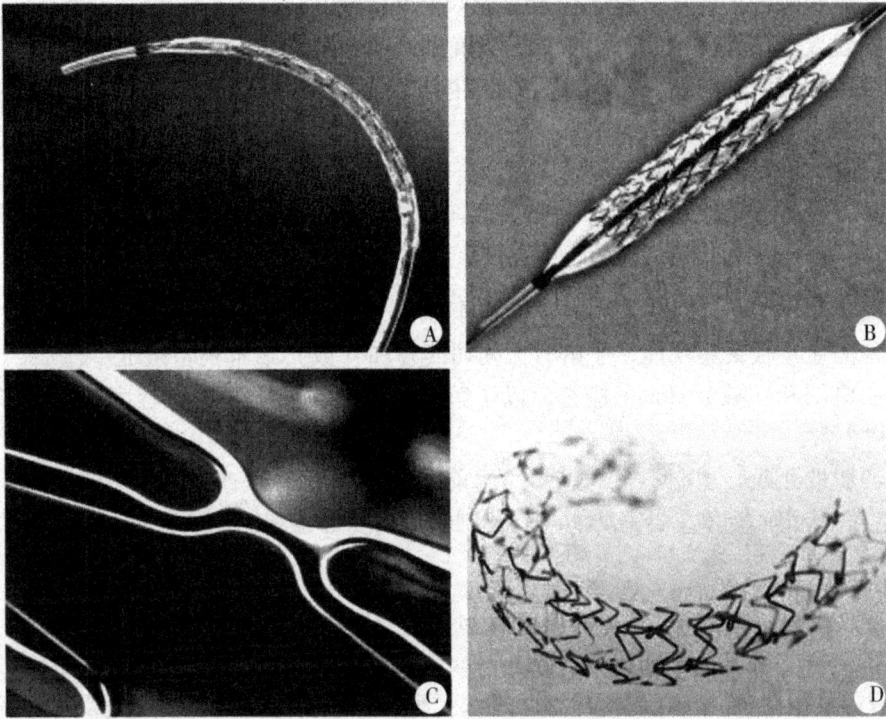

图18-9 Excel™支架的结构及特点

A. 支架预装在球囊上,支架预装后整个输送系统的顺应性较好;B. 支架被充分扩张后,
其缩短率较低;C. 涂层后的支架撑杆表面;D. 充分扩张后的支架,其顺应性较好

7. Partner™支架 2005年12月经国家食品药品监督管理局(SFDA)批准上市,在支架
材料、涂层材料和涂层工艺方面与Firebird™和Cypher™支架相似。

(尚晓峰)

第二节 支架置入的术前准备与术后处理

一、患者术前准备

(一)一般准备

(1)术者要向患者及家属讲明手术的主要操作过程、危险性、可能的并发症及其处理
措施(尤其临时起搏器和IABP置入等严重并发症的处理措施)。

(2)再次询问相关病史(是否有心肌梗死、糖尿病、肾脏病、消化性溃疡及不能长时
间卧床等病史)。

(3)碘过敏试验。

(4)触诊双侧股动脉、足背动脉和双侧桡动脉搏动并听诊有无血管杂音,拟行桡动脉
途径手术者,需做Allen试验并将结果记录在手术中请单上。

（5）深吸气、屏气、咳嗽及床上排尿、排便训练。

（6）双侧腹股沟区备皮（桡动脉途径的双上肢备皮）。

（7）对过度紧张焦虑的患者，术前一天晚上给适当镇静剂口服，保证休息。

（8）术前6h禁食、禁水并建立静脉通道酌情补液。

（9）签署手术知情同意书。

（10）核实手术押金的落实情况。

（二）常规检查项目

（1）血、尿、粪常规及粪潜血。

（2）血生化（尤其肾功能、肝功能、电解质、心肌标志物）和血清学检查。

（3）检测血小板聚集功能，了解有无阿司匹林和（或）氯吡格雷抵抗。

（4）心电图和（或）Holter检查，以了解术前心肌缺血的部位、程度和有无影响手术安全的心律失常。

（5）心肌梗死或心功能不全的患者，术前行超声心动图检查，了解室壁运动、有无室壁瘤、左心室附壁血栓和左心室功能，以便判断靶病变部位和选择恰当的血运重建策略。

（三）药物准备

1. 阿司匹林　100~325mg，每日1次，术前3~5天开始至术后长期服用。

2. 氯吡格雷　术前3~5天开始口服75mg，每日1次；如果急诊手术，则至少术前6h顿服300mg；置入裸金属支架者术后继续口服至少1个月；置入药物洗脱支架者双联抗血小板治疗至少1年，但近年来随着对药物洗脱支架晚期血栓事件的关注和认识，国外一些学者建议对复杂病变和血栓形成风险高的患者置入药物洗脱支架（尤其是置入多支架）者，双联抗血小板治疗的时间应延长到患者不能耐受为止；但是随着药物支架的不断改进，支架术后的抗血小板治疗也将发生改变。

3. 在进行介入操作前，确认患者已经肝素化。

4. 糖蛋白Ⅱb/Ⅲa受体阻断剂　该类药物的抗血小板效果和安全性已经被国外多个大规模临床试验证实。目前国产的盐酸替罗非班已经在临床上广泛应用，PCI术中的使用方法：在导丝通过病变前，10μg/kg静脉注射3min以上，之后0.15μg/（kg·min）持续静脉滴注36h；用药期间检测血小板数量和血小板聚集功能；对于年龄>75岁以上者，术中肝素用量应减半。

5. 他汀类药物　对于急性冠状动脉综合征患者，其重要性不亚于抗血小板药物。

（四）特殊准备

（1）对术中急性闭塞风险高、心功能较差和高危左主干病变等患者，要事先通知心血管外科做急诊搭桥手术的准备。

（2）对术前肾功能异常（尤其肌酐清除率<30ml/min）的患者，术前6~12h至术后12h持续静脉输入等渗生理盐水1~1.5ml/（kg·h）水化治疗，监测尿量，对左心功能不全者要监测血流动力学和合理使用利尿剂；术中使用等渗造影剂并严格控制造影剂用量。术前1天口服乙酰半胱氨酸600mg，每日2次，对预防造影剂肾病更为有利。

二、术者的术前及术中准备

（1）参加术前讨论，全面了解患者的病情和主要病史。

（2）亲自核实患者各项术前准备的落实情况和结果。

（3）对曾经接受 PCI 治疗的患者，要仔细阅读其手术光盘以获取必要信息。

（4）对高危和病情复杂的患者应制定个体化的术前准备和手术方案，并通知手术班子成员做好手术设备（包括除颤器、IABP 和临时起搏器等）、器械、抢救药品和物品的准备。

（5）完成冠状动脉造影后，仔细分析病变特点，评价所选择的支架能否顺利通过并到达病变部位；对于需要预扩张的病变，确认进行了充分预扩张并借此了解病灶的可扩张性。

（6）检查并确认指引导丝稳定位于病变血管的最远端，能为支架置入提供必要的支撑力和轨道。

（7）检查指引导管与病变血管开口处于稳定的同轴状态，不至于因为推送支架或在需要深插指引导管提供额外支撑力时，造成引起指引导管移位而损伤血管内膜。

（8）打开支架无菌包装前，再次核对包装上所标示的支架参数与所需要的参数一致。

（9）分析支架不能通过或到达病变时，为防止支架脱载所采取的撤出支架的措施的安全性和可能性。

（10）术者在术中要不断根据随时发生的情况，分析和判断支架置入后，通过支架处理远端血管严重夹层、冠状动脉穿孔、大的分支闭塞、无复流、再灌注心律失常、循环崩溃等紧急情况的可能性和具体方法。

三、患者的术后处理

（一）普通情况的处理

（1）返回病房即刻测血压、做心电图（病情不稳定者给予心电监护）、听诊心肺。

（2）患者转移到病床后，即刻查看血管穿刺部位有无出血、血肿；比较双侧肢体的皮肤温度、颜色、静脉回流及足背动脉（或桡动脉）搏动情况；之后 2h 内，每 15min 巡视上述情况 1 次，2~6h 期间每 1h 巡视 1 次，6h 后常规巡视。

（3）术后 ACT < 180 秒即可拔除鞘管，在压迫止血过程中出现迷走反射者，可静脉注射阿托品（0.5~1.0mg/次）和（或）多巴胺（5~20mg/次），与此同时可适当加快补液速度，使血压维持在 90/60mmHg 以上、心率不低于 50 次/分为宜。

（4）股动脉穿刺部位的止血方法不同，术肢制动和平卧时间不同。缝合止血者卧床 4~6h 后可床上活动（老年患者要适当延长卧床时间）；手工压迫止血者，弹力绷带加压包 12h，之后改成非加压包扎，12~24h 可以在床上活动，无血管并发症者 24h 后可下床活动。

（5）对卧床期间排尿困难者，可在医生协助下在床上排尿，仍排尿困难者，应及时导尿，以免因为尿潴留引起心率、血压波动。

（6）置入药物洗脱支架者，术后双联抗血小板时间至少 12 个月（阿司匹林 100~325mg，每日 1 次；氯吡格雷 75mg，每日 1 次），之后阿司匹林长期服用；期间注意监测血小板数目、血小板聚集功能和有无消化道出血等情况；对于术后需要持续静脉输注 GP IIb/IIIa 受体拮抗剂者，要监测血小板聚集功能和血小板数目，防止致命性出血并发症的发生。

（7）监测心电图变化，术后 6h 常规复查 CK、CK-MB 及肌钙蛋白的变化，了解有无术后新发心肌梗死。

（8）对于具有造影剂肾病高危因素的患者，术后 2～3 天要及时复查肾功能。

（9）对于无并发症的患者，术后 72h 可以出院。

（10）所有患者都应该接受冠心病危险因素的干预和预防。

（11）根据患者的具体情况，出院前制定未来的运动或体力劳动计划。

（12）出院前，详细告知患者随访时间、方式和随访内容。

（二）特殊情况的处理

（1）可疑腹膜后出血者，快速静脉补液，争取时间行超声和腹部 CT 检查明确诊断；对确诊腹膜后出血者，根据血压、血红蛋白（或红细胞比积）变化，快速补液或输血，如补液或输血中血压仍难维持者，急诊外科手术修补。

（2）发生动静脉瘘者，先保守治疗，无效者请外科手术修补。

（3）发生假性动脉瘤者，根据超声检查结果采取手工压迫、超声引导下压迫或者超声引导下瘤腔内注射凝血酶粉的方法消除瘤腔，之后理疗促进积血吸收。

（4）因卧床导致下肢深静脉血栓者，应及时发现，尽早给予抗凝或溶栓治疗，无效者请血管外科取栓或者放置下腔静脉滤器。

（5）术前存在肾功能损害者，术后继续水化治疗 12h，600mg 乙酰半胱氨酸每日 2 次口服，连服 1～2 天；监测血肌酐变化，必要时血滤或透析治疗，防止永久性肾功能不全发生。

（6）心绞痛复发且持续不缓解者，尤其伴有心电图缺血改变或较术前缺血加重者，应急诊复查冠状动脉造影了解是否发生了支架内血栓。

（7）对于发生了支架内血栓者，根据现有条件、患者血流动力学情况、靶血管供血范围、术者对手术成功的把握以及患者和家属的愿望，选择药物治疗（包括溶栓、抗血小板和抗凝治疗等）、再次 PCI 或急诊冠状动脉旁路移植术。

（尚晓峰）

第三节　冠状动脉支架置入的操作技术

无论是 Bail Out 还是 De Novo 支架置入，其操作步骤基本相同。在实际送入支架以前，首先要根据病变特征和病变所在血管的特征选择合适的支架。一旦支架选择妥当，即可按下述步骤进行置入操作。

一、支架置入前的准备工作

（一）药物准备

请参见本章第二节。

（二）仔细判读病变，对将要采取的支架置入策略心中有数

（1）首先分析判断所选择的支架能否顺利到达和通过病变：对于需要预扩张的病变，确认进行了充分预扩张（尤其是拟置入药物支架的病变）。对病变预扩张的目的是：①了解病变的可扩张性。球囊不能充分预扩张的钙化性病变不宜置入支架，以免支架被卡在病变处脱载或者支架伸展不理想，造成支架贴壁不良。②为送入支架建立通道。为达到这一目的，

对于预扩张后有明显弹性回缩者，可考虑更换较大直径的球囊再次扩张。③了解患者对病变血管完全闭塞的反应，以便在置入支架前采取适当的预防措施。例如对于预扩张时出现严重心绞痛者，可进行抗心绞痛治疗；出现心动过缓者，放置临时起搏器；出现明显血压下降者要用升压药或考虑置入 IABP；出现心律失常者使用抗心律失常药物。

（2）检查导丝稳定位于病变血管的最远端，能为支架置入提供必要的支撑力和轨道。

（3）检查指引导管与病变血管开口处于稳定的同轴位置，不至于因为推送支架引起移位；当需要深插指引导管提供额外支撑力时，导管头端不至于引起血管壁损伤。

（4）评价如果支架不能到达或通过病变时，撤出支架的可能性、安全性和方法。

（5）评价支架扩张后，通过支架处理远端血管严重夹层的可能性和方法。

（三）支架和相关器械的准备

（1）再次核对无菌包装上的支架参数与所需要的参数一致。

（2）牢记将要扩张支架的命名压和球囊爆破压。

（3）不要浸泡、挤压、折叠、手捏或用纱布擦拭药物洗脱支架。

（4）不要预先负压抽吸预装支架的球囊。

（5）根据病变特点选择合适的导丝并对导丝头端进行塑形。

（6）检查压力泵并抽吸适量经过稀释的造影剂。

二、支架的输送和定位

目前使用的大多数球囊预装支架都采用端轨球囊导管。具体输送操作步骤如下：

（1）术者固定指引导管和导丝，助手将导丝尾端穿入球囊导管端轨开口并轻轻送至指引导管尾端附近并固定导丝。

（2）术者完全松开指引导管 Y 形接头的活瓣开口，轻柔、无阻力地向前推送支架，直至球囊导管的端轨结束，导丝和导管分开。

（3）拧紧 Y 形接头活瓣，松紧程度以既能顺利抽送导管又不出血为宜。

（4）此时助手松开导丝，术者一手固定指引导管和导丝，一手稳定向前推送支架。当到达导管尾部的两个标志处时，开始在透视下观察指引导管、导丝和支架的位置。

（5）在透视下前送支架，观察球囊标志的移动，直到支架到达指引导管开口处。

（6）造影确认指引导管和导丝的位置是否正常，留意病变周围的透视参照标志，以便帮助粗略地指导支架定位。

（7）在透视下前送指引导管，体会支架输送过程中的阻力，同时观察指引导管回缩和移位情况。一旦阻力过大或指引导管移位明显，应停止前送支架。

（8）调整好指引导管的位置，仔细查找阻力过大的原因。如果是由于指引导管的支撑力太小引起，可考虑深插指引导管增加其支撑力。

（9）当预计支架到达病变部位时，停止向前推送支架。推注造影剂以协助支架准确定位。必要时进行电影造影确认支架位置满意（图 18-10B）。

（10）术者固定指引导管、球囊导管和导丝，助手连接压力注射器，负压抽吸排空球囊，迅速充盈球囊使支架扩张。

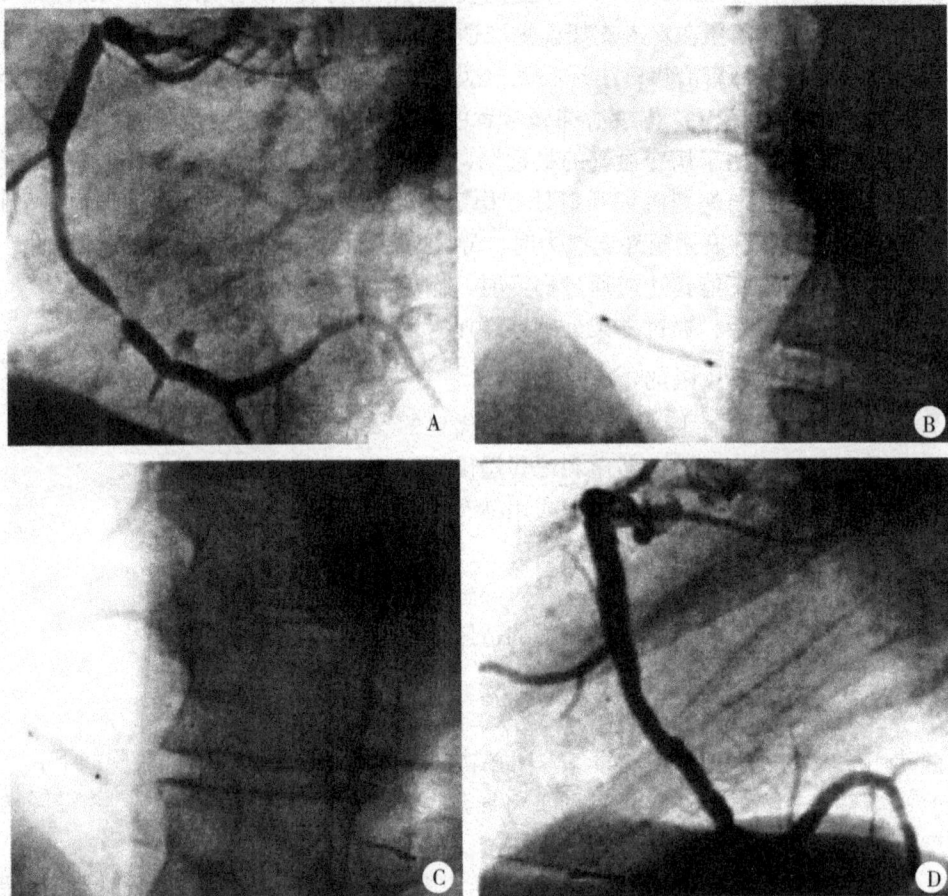

图 18 - 10　右冠状动脉中段病变内支架置入基本操作过程

A. 支架置入前右冠状动脉造影，评价需置入支架的病变特点，选择合适的支架参数；B. 将支架送至病变处完全覆盖病变，透视或造影评价支架定位准确；C. 在透视下观察球囊充盈情况；D. 撤除球囊导管后，造影评价支架扩张效果，仔细排除血管夹层、痉挛或血栓情况

对于经过较完全预扩张的病变，较容易将支架输送到位。但对于未能充分预扩张的钙化病变或严重弯曲的血管，在输送支架时如果阻力较大，不要勉强用力推送，以免造成支架脱载或嵌顿。一条重要的经验是：推送单纯球囊导管具有明显阻力的血管或病变，在输送支架时一定会非常困难。此时，应换用顺应性好的短支架或者采用耐高压球囊再次对病变进行充分预扩张。必要时可对支架进行适当的预成形，但这种操作只能由具有丰富经验的术者进行。

在定位支架时，应注意如下问题：①对于左主干开口和右冠开口的病变，由于主动脉壁肌肉丰富，弹性回缩明显，应使支架近端超出血管开口 1.0～2.0mm（突出于主动脉腔内1.0～2.0mm），以便支架能发挥有效的支撑作用。此外，当支架扩张后，一定要用耐高压球囊对冠状动脉开口处或支架扩张不充分的部位进行高压后扩张，保证支架贴壁良好；②对于冠状动脉其他大分支开口处的病变（三叉病变），则不应使支架超过开口，以免影响分支血管的血流；③对夹层病变置入支架时，首先要保证支架远端能完全覆盖夹层，以便在支架偏短时能顺利地在支架近端置入第 2 枚支架，尽可能避免通过支架处理远端病变。

三、支架的扩张和效果评价

（1）在透视下充盈支架球囊（图 18 - 10C），达到命名压力并保持 15 ~ 30 秒后排空球囊，如果扩张到命名压时球囊仍然存在切迹，可继续增加压力直到切迹消失或接近球囊爆破压。必要时换用耐高压球囊再次进行扩张，直到球囊切迹消失。此时，应谨慎地考虑到可能出现的支架近、远端严重夹层问题。在左主干内扩张支架时，每一次球囊扩张充盈时间不宜超过 10 秒。

（2）有些术者习惯将球囊回撤 3 ~ 5mm 后，在支架近端以略微增加的压力进行一次整形扩张，目的是确保支架贴壁良好。但是，大多数术者习惯先造影评价支架扩张效果（图 8 - 10D），然后决定是否进行高压后扩张；已有研究发现，药物洗脱支架的支架内血栓和再狭窄与支架贴壁不良密切相关，因此，建议对支架扩张不充分或者弹性回缩明显的部位一定要进行高压后扩张，确保支架贴壁良好。

（3）调整指引导管位置，将深插的指引导管回撤到冠状动脉开口处。

（4）将支架的球囊撤回到指引导管内，取两个以上体位造影，评价支架扩张效果和是否出现支架近远端夹层（图 18 - 10D）。

（5）根据造影结果，决定是否进行高压后扩张。理想的支架效果是：①支架贴壁良好，在两个以上造影体位上显示血管腔光滑，无残余狭窄；②无支架近远端夹层和支架内血栓；③前向血流 TIMI 3 级。

四、注意事项

（1）当准备置入支架的血管段存在大分支血管时，应选用支架网眼疏松的支架，以免影响分支血流；或者当分支血管因支架扩张导致血流受影响时，能通过支架网眼对分支血管扩张或置入支架。

（2）当输送球囊穿过支架网眼进入分支或从分支撤出球囊时，应谨慎操作，防止因此造成支架移位；当输送支架通过主支支架的网眼时，应非常谨慎，以防分支支架被卡在主支支架网眼上或造成支架脱载。

（3）对于支架置入后，支架近远端血管出现新的狭窄或支架远端无血流的情况，应冠状动脉内给硝酸甘油，以区别是否有血管痉挛、夹层、支架内血栓或残余狭窄，以便采取合适的处理措施。

具体处理方法是：①以不同体位进行冠状动脉造影，分析发生上述情况的原因；②如果鉴别困难，可向冠状动脉内注射硝酸甘油 100 ~ 300μg。如果狭窄解除，远端血流恢复，表明是冠状动脉痉挛所致；如果注射硝酸甘油效果不明显，但又没有明显的血管夹层，可对狭窄血管段进行低压（<4atm）持续扩张整形（1 ~ 2min），有利于消除严重的冠状动脉痉挛或急性血栓；③如果确定存在支架远端夹层，可先用球囊在夹层处持续低压贴靠性扩张（持续 1 ~ 2min），如果扩张后夹层消失，前向血流正常，可不再做特殊处理。如果扩张后夹层持续存在且影响到前向血流，则置入支架处理；④通过支架向远端血管置入支架时，操作有一定难度，有可能造成支架嵌顿在已置入的支架上或支架脱载。因此，要充分估计发生支架嵌顿或脱载的风险，最好选择顺应性好、外径小、预装牢固的短支架解决这一问题。

（4）如果支架不能顺利到达病变部位，应尽早将支架撤出，查找原因并确认病变已被充分扩张后再次前送支架到位。注意：回撤支架时，应在持续透视监视下缓慢而轻柔地操作，如果支架在退入指引导管开口处遇到阻力，应避免强行回撤支架，以免造成支架脱载。正确的做法是将支架导管、指引导管和导丝一起撤出。

（5）一旦支架脱载，应尽量保证脱载的支架位于导丝上，以便使用圈套器或钳具将支架取出。

（叶科峰）

第四节　分叉病变药物支架置入技术

目前，对冠状动脉分叉病变的分类基本沿用金属裸支架时代的分类方法。其特点是充分考虑各大分支的病变特征，根据分叉类型预期病变对介入操作的反应，同时协助制定介入策略和选择介入器械。当介入心脏病学进入药物支架时代后，这些原则和观念虽然仍然非常重要，但是在分类对介入操作的指导作用方面，增加了不少新的内容。例如，虽然支架技术的应用越来越多，Y形和V形支架术的应用明显减少。

结合各种分叉病变分类方法的特点，我们从实际介入应用角度出发，提出了针对分叉病变的两步分类法，具体方法如下。

第一步，根据分支血管参考直径的大小分为大分支分叉病变和小分支分叉病变。大分支分叉病变是指两个分支的参考直径都大于2.5mm，在实际介入操作中一般按双支架原则处理，即对两个分支的原发或继发病变都要积极处理，必要时置入两枚支架。小分支分叉病变是指两个分支中至少有一支的参考直径小于2.5mm，在实际介入操作中一般按照单支架原则处理，即对参考直径小于2.5mm的分支原则上只进行保护，必要时也只作球囊对吻扩张，不置入支架。对于大分支分叉病变，作如下进一步的分类。

第二步，根据分支血管参考直径是否相等分为对等分支分叉病变和优势分支分叉病变。对等分支分叉病变是指两个分支的参考直径相等或接近（相差小于30%），在实际介入操作中一般按照双支架原则处理。优势分支分叉病变是指两个分支血管的参考直径相差较大（30%以上），在实际介入操作中一般按照单支架原则处理，只是在十分必要时才置入小分支支架。

尽管金属裸支架时代针对分叉病变的各种操作技术都能用于药物支架，但是，越来越多的大型随机临床试验结果都表明：①对分叉病变进行简单处理的效果等于或好于复杂处理。②对分叉病变采用单支架术的效果好于或等于双支架术。因此，我们建议只要情况许可，对分叉病变尽量采用单支架术做简单化处理。以下介绍这些操作技术在药物支架时代的应用和操作特点。

一、单支架术

单支架术（single stent technique）适用于具有如下特点的分叉病变：①分支血管直径小于2.5mm。②分支血管开口和近段无病变。③主支血管置入支架后分支血管开口狭窄小于70%。采用单支架术处理分叉病变的优点是操作简单、手术和辐射时间短、费用相对低、并发症少，缺点是分支受累严重时需要进行补救性支架术，甚至需要更换器械后再操作。

对分叉病变进行单支架术的操作与普通病变的介入操作基本相同，所不同的是在操作前、中和后要充分考虑非介入小分支闭塞的危险性。其处理原则是：①在置入支架前，对开口原发性狭窄 50% 以上的小分支要事先进行导丝保护，对开口原发性狭窄在 70% 以上的小分支除了导丝保护外，还要进行预扩张。②在撤出被主支支架压迫的分支保护导丝后，要重新对主支支架进行整形扩张。③在置入支架后，对开口继发性狭窄 70% 以上的小分支，要进行双球囊对吻扩张。

二、侧吻支架术

侧吻支架术（T - stenting）是指将分支支架在主支支架的分支开口处进行吻合扩张，其优点是支架能良好覆盖全部分叉病变，没有支架重叠，分叉处支架金属成分少，支架贴壁好。缺点是分支支架难以准确定位，容易在分支开口处（尤其是开口顶部）造成支架覆盖不全，称为区域丢失，从而诱发再狭窄。根据分支支架的置入时机不同，可以细分为经典侧吻支架术、补救侧吻支架术和改良侧吻支架术。

（一）经典侧吻支架术（standard T - stenting）

这种技术在金属裸支架上市初期应用的比较普遍，其优点是操作步骤相对简单，手术即刻效果好。缺点是置入分支支架后，主支支架难以到位和容易造成分支支架开口处变形。目前已经较少应用于药物支架的置入。

经典侧吻支架术的基本操作步骤如下：

（1）分别向两个分支送入 0.014in 的导丝至血管远端。

（2）预扩张主支分叉处和分支开口后，撤出球囊，保留导丝。

（3）送入分支支架，定位于分支开口处，支架近端突入主支血管腔内 1～2mm（图 18 - 11A）。

（4）充分扩张分支支架后，撤出支架球囊和分支导丝，保留主支导丝（图 18 - 11B）。

（5）送入主支支架并准确定位，充分扩张后撤出球囊（图 18 - 11C、D）。

（6）通过主支支架网眼向分支送入 0.014in 的导丝至血管远端（图 18 - 11E）。

（7）通过分支导丝将预扩张球囊送至分支开口处，对开口处主支支架网眼进行预扩张后，撤出球囊，保留导丝（图 18 - 11F）。

（8）分别向主支和分支送入高压后扩张球囊，准确定位于分叉处后，同时充盈两个球囊进行高压后扩张（图 18 - 11G）。

（9）先抽空位于分支开口的高压球囊，再抽空位于主支的内的高压球囊。

（10）依次退出高压球囊，保留导丝，造影评价即刻效果（图 18 - 11H）。

（二）补救侧吻支架术

对于计划不置入分支支架的分叉病变，如果主支支架置入后分支发生继发性高度狭窄或闭塞，可以采用补救侧吻支架术（provisional T - stenting）来保证分支的安全。

补救侧吻支架术的基本操作步骤如下：

（1）分别向两个分支送入 0.014in 的导丝至血管远端。

（2）预扩张主支分叉处和分支开口后，撤出球囊，保留导丝。

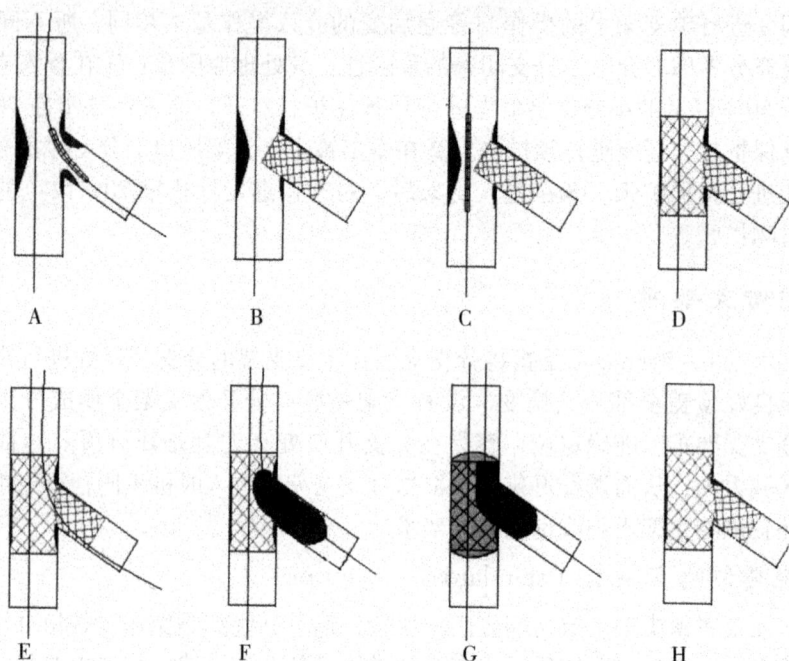

图 18 −11　经典侧吻支架术主要操作过程

A. 送入分支支架，定位于分支开口处，支架近端突入主支血管腔内 1 ~ 2mm；B. 充分扩张分支支架后，撤出支架球囊和分支导丝，保留主支导丝；C、D. 送入主支支架并准确定位，充分扩张后撤出球囊；E. 通过主支支架网眼向分支送入 0.014in 的导丝至血管远端；F. 通过分支导丝将预扩张球囊送至分支开口处，对开口处主支支架网眼进行预扩张后，撤出球囊，保留导丝；G. 分别向主支和分支送入高压后扩张球囊，准确定位于分叉处后，同时充盈两个球囊进行高压后扩张；H. 造影评价即刻效果

（3）送入主支支架并准确定位，充分扩张后撤出支架球囊（图 18 − 12A）。

（4）撤出被主支支架压迫的分支导丝，造影评价分支开口（图 18 − 12B）。

（5）如果分支开口狭窄 70% 以上，通过主支支架网眼向分支送入 0.014in 的导丝至血管远端（图 18 − 12C）。

（6）通过分支导丝将预扩张球囊送至分支开口处，对开口处主支支架网眼进行预扩张后，撤出球囊，保留导丝（图 18 − 12D）。

（7）向分支开口处送入支架并准确定位后充分扩张；定位时尽量保证支架近端突入主支管腔内 1 ~ 2mm（图 18 − 12E、F）。

（8）向主支送入高压后扩张球囊，准确定位于分叉处。

（9）对主支和分支球囊同时充盈进行高压后扩张（图 18 − 12G）。

（10）先抽空位于分支开口的高压球囊，再抽空位于主支的内的高压球囊；依次退出高压球囊，保留导丝，造影评价即刻效果（图 18 − 12H）。

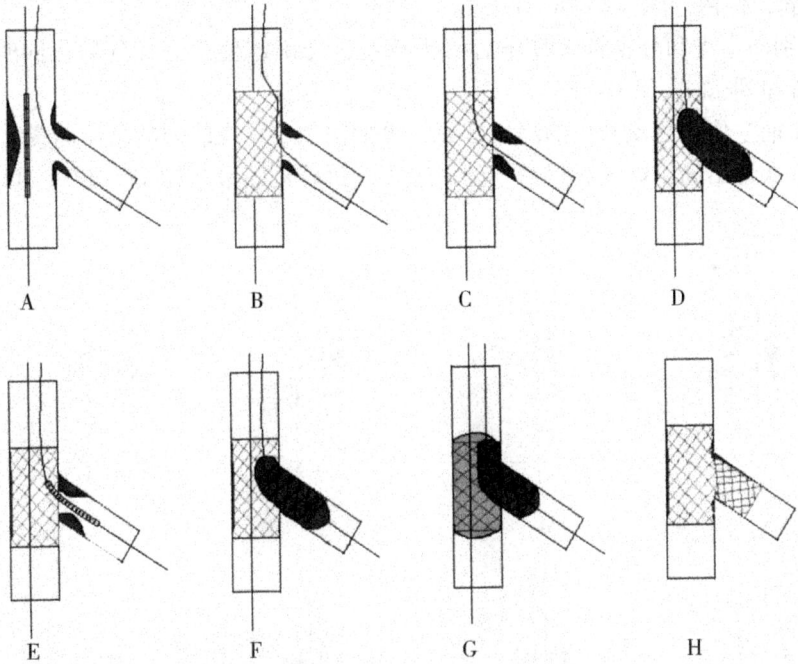

图 18 - 12 补救侧吻支架术主要操作过程
A. 送入主支支架并准确定位，充分扩张后撤出支架球囊；B. 撤出被主支支架压迫的分支导丝，造影评价分支开口；C. 通过主支支架网眼向分支送入 0.014in 的导丝至血管远端；D. 通过分支导丝将预扩张球囊送至分支开口处，对主支支架网眼进行预扩张后，撤出球囊，保留导丝；E、F. 向分支开口处送入支架并准确定位后充分扩张。定位时尽量保证支架近端突入主支管腔内 1~2mm；G. 对主支和分支球囊同时充盈进行高压后扩张；H. 依次退出高压球囊，保留导丝，造影评价即刻效果

（三）改良侧吻支架术

采用经典侧吻支架术操作时，在置入好分支支架后，主支支架有时很难再通过分叉部位，甚至需要对分支支架头端整形扩张后才能将主支支架送到位。改良侧吻支架术（modi - fied T - stenting）就是为了克服上述缺点而设计的，其具体操作步骤如下：

（1）分别向两个分支送入 0.014in 的导丝至血管远端。

（2）预扩张主支分叉处和分支开口后，撤出球囊，保留导丝。

（3）送入分支支架，定位于分支开口处，支架近端突入主支血管腔内 1~2mm（图 18 - 13A）。

（4）送入主支支架，准确定位在分叉处（图 18 - 13A）。

（5）充分扩张分支支架后，撤出支架球囊和分支导丝，保留主支导丝和支架（图 18 - 13B）。

（6）充分扩张主支支架后，撤出支架球囊，保留导丝（图 18 - 13C）。

（7）通过主支支架网眼向分支送入 0.014in 的导丝至血管远端（图 18 - 13D）。

（8）通过分支导丝将预扩张球囊送至分支开口处，对开口处主支支架网眼进行预扩张后，撤出球囊，保留导丝（图18-13E）。

（9）分别向主支和分支送入高压后扩张球囊，准确定位于分叉处后，同时充盈两个球囊进行高压后扩张（图18-13F）。

（10）先抽空位于分支开口的高压球囊，再抽空位于主支的内的高压球囊。

（11）依次退出高压球囊，保留导丝，造影评价即刻效果（图18-13G、H）。

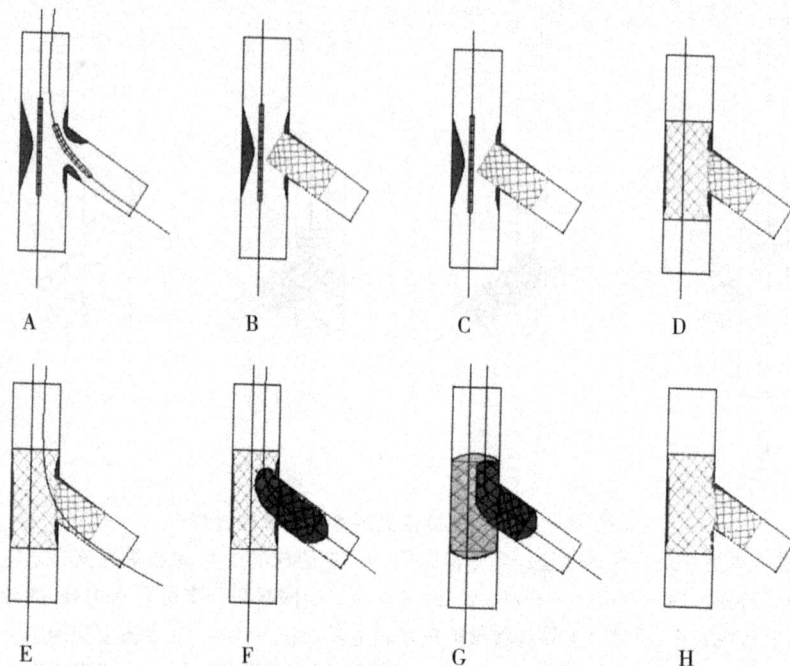

图18-13 改良侧吻支架术主要操作过程

A. 送入分支支架，定位于分支开口处，支架近端突入主支血管腔内1~2mm，送入主支支架，准确定位在分叉处；B. 充分扩张分支支架后，撤出支架球囊和分支导丝，保留主支导丝和支架；C. 充分扩张主支支架后，撤出支架球囊，保留导丝；D. 通过主支支架网眼向分支送入0.014in的导丝至血管远端；E. 通过分支导丝将预扩张球囊送至分支开口处，对主支支架网眼进行预扩张后，撤出球囊，保留导丝；F. 分别向主支和分支送入高压后扩张球囊，准确定位于分叉处后，同时充盈两个球囊进行高压后扩张；G. 依次退出高压球囊，保留导丝；H. 造影评价即刻效果

三、挤压支架术

在金属裸支架时代，为了完全覆盖分叉部位的病变，减少区域丢失，在侧吻支架技术的基础上，进一步设计了挤压支架术（crush stenting）。其主要原理是在置入分支支架时，将支架近段直接定位在主支血管内5mm左右，完全扩张后，再以主支内的支架或球囊将露出分支开口的分支支架头端挤压到主支血管壁上，最后通过双球囊对吻扩张对分叉部位进行整形。该方法的优点是分叉部位的病变组织覆盖完全，即刻效果好，缺点是分叉部位的金属成分多，有时导丝再次进入被挤压的分支支架困难，术后再狭窄率较高。根据挤压分支支架的方法和时机不同，可以分为经典挤压支架术（standard crush stenting）、微型挤压支架术

（mini – crush stenting）、补救挤压支架术（provisional crush stenting）、球囊挤压支架术（balloon crush stenting）、对吻挤压支架术（kissing crush stenting）。

（一）经典挤压支架术

由于需要向分叉病变部位同时送入两枚支架，因此在开始操作前，尽量选用7F以上的指引导管。为了完成精细的定位操作，指引导管需要有较好的支撑力或后座力。为了两枚支架定位操作顺利和保证定位期间的前向血流，应尽可能对病变进行较为充分的预扩张。其主要操作步骤如下：

（1）选择7F以上有较强支撑力的指引导管，调整头端与血管开口良好同轴且保持稳定。

（2）分别向主支和分支送入0.014in的指引导丝，避免相互交叉。

（3）分别对主支和分支病变进行较为充分的预扩张后，撤出球囊，保留导丝。

（4）将主支和分支支架分别送达分叉病变部位（图18 – 14A）。

（5）调整主支支架位置，使其能够完全覆盖分叉前后的病变组织。

（6）在保持主支支架位置稳定的前提下，调整分支支架位置，使其完全覆盖分支开口病变，同时头端进入主支腔内与主支支架重叠5mm左右。

（7）造影确认两个支架位置正确后，充分扩张分支支架，保持主支支架在位（图18 – 14B）。

（8）撤出分支支架球囊和导丝后，再次确认主支支架位置正确（图18 – 14B）。

（9）充分扩张主支支架，将分支支架头端完全挤压至分支开口上端的主支血管壁内，撤出主支支架球囊（图18 – 14C）。

（10）将分支导丝送至分支开口处，通过主支支架网眼和受到挤压的分支支架头端进入分支远端（图18 – 14D）。

（11）通过分支导丝对分支开口处的主支支架和分支支架网眼进行充分预扩张后，撤出球囊（图18 – 14E）。

（12）根据主支和分支血管参考直径选择两个高压球囊送至分叉病变部位，准确定位后进行高压对吻扩张（图18 – 14F）。

（13）先抽空分支球囊，再抽空主支球囊。

（14）先撤出分支球囊，再撤出主支球囊。

（15）造影评价即刻效果，必要时以IVUS或OCT检查支架置入质量（图18 – 14G）。

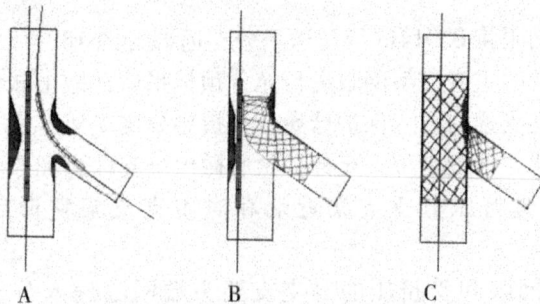

A   B   C

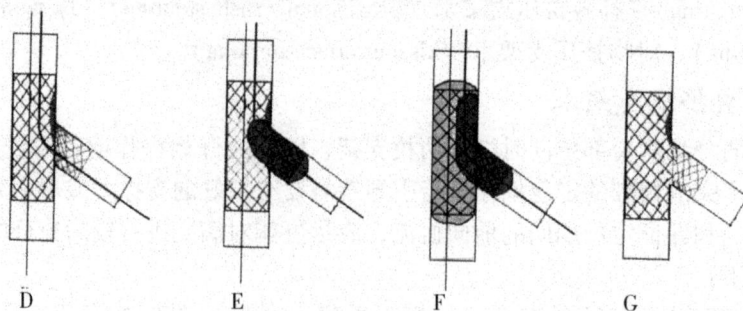

图 18 - 14　经典挤压支架术主要操作过程

A. 将主支和分支支架分别送达分叉病变部位；B. 造影确认两个支架位置正确后，充分扩张分支支架，保持主支支架在位；C. 充分扩张主支支架，将分支支架头端完全挤压至分支开口上端的主支血管壁内，撤出主支球囊；D. 将分支导丝送至分支开口处，通过主支支架网眼和受到挤压的分支支架头端进入分支远端；E. 通过分支导丝对分支开口处的主支支架和分支支架网眼进行充分预扩张后，撤出球囊；F. 根据主支和分支血管参考直径选择两个高压球囊送至分叉病变部位，准确定位后进行高压对吻扩张；G. 造影评价即刻效果

（二）微型挤压支架术

微型挤压支架术的基本原理和操作方法都与经典挤压支架术相同，所不同的是在定位分支支架时，其头端进入主支血管腔内较少，在 1 ~ 2mm 左右，分支支架头端在主支内受到挤压的长度介于经典侧吻支架术和经典挤压支架术之间。其主要目的是在保证完全覆盖病变、防止区域丢失的前提下，尽量减少分支支架受挤压的长度，进而减少分叉部位的金属成分，降低术后再狭窄和血栓形成的风险。

（三）补救挤压支架术

补救挤压支架术主要用于在置入好主支支架后，较大的分支血管开口原有病变因斑块移位而加重或者新出现了 70% 以上的继发性病变，需要补救性置入分支支架进行处理的情况。其主要操作原理和方法与经典挤压支架术基本相同，所不同的是主支支架已经置入好，需要通过主支支架网眼向分支开口置入分支支架。其主要难点是在以主支球囊挤压分支支架后，分支导丝难以再次通过主支和分支支架网眼进入分支远端，造成对吻扩张失败。其主要操作步骤如下：

（1）经主支支架网眼将 0.014in 导丝送至分支远端（图 18 - 15A）。

（2）对分支开口处的主支支架网眼进行充分预扩张后，撤出球囊（图 18 - 15B）。

（3）在分叉处主支支架内置入保护球囊，并指导分支支架定位（图 18 - 15C）。

（4）送入分支支架并仔细定位，充分扩张后撤出分支球囊和导丝（图 18 - 15D）。

（5）扩张主支球囊挤压分支支架近端和对主支支架整形后，撤出主支球囊（图 18 - 15E）。

（6）经主支支架网眼和受挤压的分支支架头端网眼送入分支导丝到达其远端（图 18 - 15E）。

（7）对分支开口进行充分预扩张后撤出球囊，有时需要从小到大换用多个球囊（图

18 – 15F)。

（8）向主支和分支分别送入高压球囊，对分叉处进行对吻扩张整形（图 18 – 15G）。

（9）先抽空分支球囊，再抽空主支球囊。

（10）先撤出分支球囊，再撤出主支球囊。

（11）造影评价即刻效果，必要时以 IVUS 或 OCT 评价分叉处支架置入质量（图 18 – 15H）。

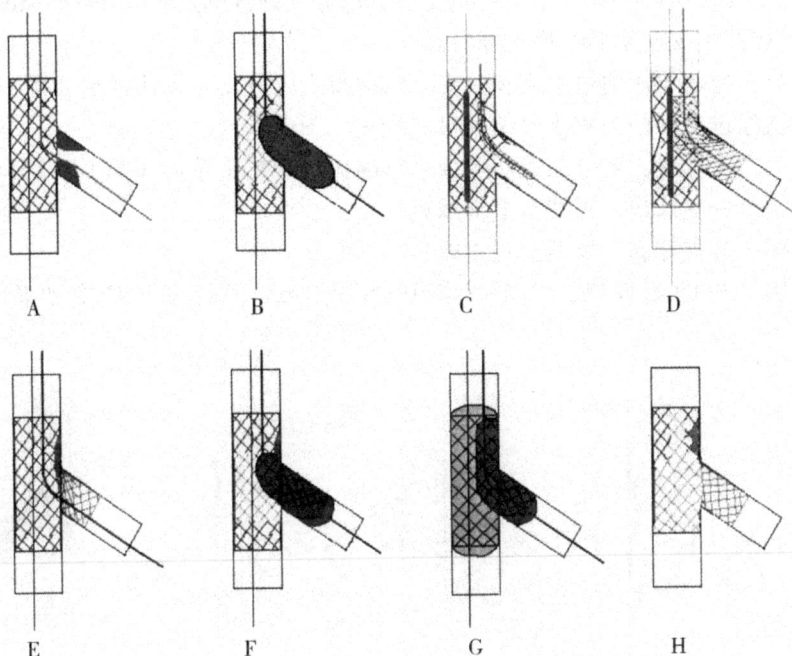

图 18 – 15 补救挤压支架术主要操作过程
A. 经主支支架网眼将 0.014in 导丝送至分支远端；B. 对分支开口处的主支支架网眼进行充分预扩张后，撤出球囊；C、D. 在分叉处主支支架内置入保护球囊，送入分支支架并仔细定位，充分扩张后撤出分支球囊和导丝；E. 扩张主支球囊挤压分支支架近端和对主支支架整形后，撤出主支球囊，经主支支架网眼和受挤压的分支支架头端网眼送入分支导丝到达其远端；F. 对分支开口进行充分预扩张后撤出球囊；G. 向主支和分支分别送入高压球囊，对分叉处进行对吻扩张整形；H. 造影评价即刻效果

（四）球囊挤压支架术

球囊挤压支架术的基本原理和主要操作步骤与经典挤压支架术基本相同，所不同的只是在分支支架到位后，向主支送入挤压扩张球囊，而不是主支支架，其主要目的是保证分支支架准确定位、保护分支支架在充分扩张前不受到损伤、便于在主支支架扩张前先扩张分支支架网眼，为成功进行最终对吻扩张奠定基础。该方法的缺点是操作较复杂，分支导丝和球囊通过多个支架网眼再次进入分支有时较困难，球囊挤压支架术的主要操作步骤如下：

（1）分别向主支和分支送入 0.014in 导丝到达血管远端。

（2）预扩张主支和分支病变后撤出球囊，保留导丝。

（3）向主支送入挤压扩张球囊，定位于分叉处后，向分支送入支架（图 18 – 16A）。

（4）准确定位分支支架，充分扩张后撤出球囊和导丝（图 18 – 16B）。

（5）扩张主支球囊，挤压分支支架位于主支内的头端部分（图 18 – 16C）。

（6）撤出主支球囊，将分支导丝通过受到挤压的分支支架网眼进入分支到达远端（图 18 – 16D）。

（7）以预扩张球囊扩张分支开口，为最终双球囊对吻扩张做准备（图 18 – 16E）。

（8）撤出分支球囊和导丝，送入主支支架到达分叉处准确定位（图 18 – 16F）。

（9）充分扩张主支支架后，撤出球囊。

（10）将分支导丝再次通过主支和分支支架网眼送入分支并到达远端（图 18 – 16G）。

（11）再次通过支架网眼扩张分支开口（图 18 – 16H）。

（12）送入主支球囊，对分叉后病变处进行高压对吻扩张整形（图 18 – 16I）。

（13）先抽空分支球囊，再抽空主支球囊。

（14）先撤出分支球囊，再撤出主支球囊。

（15）造影评价即刻效果，必要时以 IVUS 或 OCT 评价分叉处支架置入质量（图 18 – 16J）。

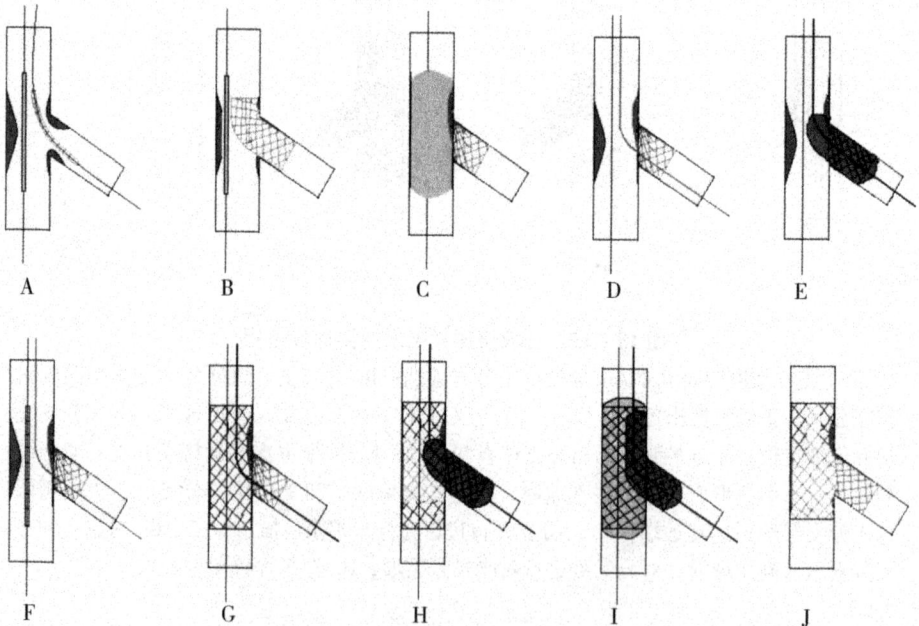

图 18 – 16　球囊挤压支架术主要操作过程

A. 向主支送入挤压扩张球囊，定位于分叉处后，向分支送入支架；B. 准确定位分支支架，充分扩张后撤出球囊和导丝；C. 扩张主支球囊，挤压分支支架位于主支内的头端部分；D. 撤出主支球囊，将分支导丝通过受到挤压的分支支架网眼进入分支到达远端；E. 以预扩张球囊扩张分支开口；F. 撤出分支球囊和导丝，送入主支支架到达分叉处准确定位；G. 充分扩张主支支架后，撤出球囊，将分支导丝再次通过主支和分支支架网眼送入分支并到达远端；H. 再次通过支架网眼扩张分支开口；I. 送入主支球囊，对分叉后病变处进行高压对吻扩张整形；J. 造影评价即刻效果

（五）对吻挤压支架术

对吻挤压支架术的基本操作过程相同，所不同的是主支球囊挤压分支支架后，对分叉处先进行对吻扩张整形，然后在置入主支支架。其优点是能够保证在主支支架扩张后，导丝能够顺利进入达分支血管并安全到达远端。其主要操作过程和步骤如下：

（1）分别向主支和分支送入 0.014in 导丝到达血管远端。

（2）预扩张主支和分支病变后撤出球囊，保留导丝。

（3）向主支送入球囊，定位于分叉处后，向分支送入支架（图 18 – 17A）。

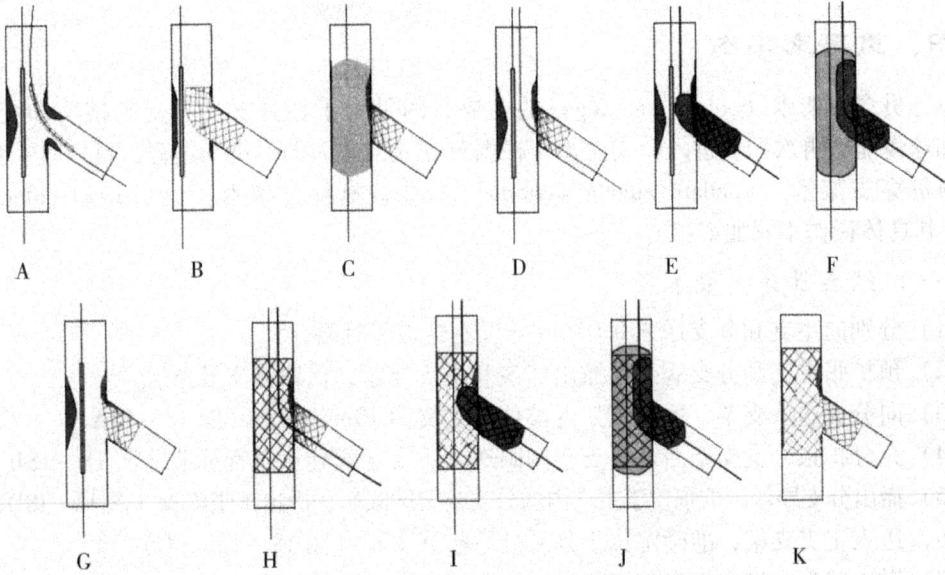

图 18 – 17　对吻挤压支架术主要操作过程

A. 向主支送入球囊，定位于分叉处后，向分支送入支架；B. 准确定位分支支架，充分扩张后撤出球囊和导丝；C. 扩张主支球囊，挤压分支支架位于主支内的头端部分；D. 将分支导丝通过受到挤压的分支支架网眼进入分支到达远端；E. 以预扩张球囊扩张分支开口，为最终双球囊对吻扩张作准备；F. 同时扩张主支和分支球囊，对分叉处进行对吻扩张整形；G. 将主支支架送至分叉处准确定位；H. 将分支导丝再次通过主支和分支支架网眼送入分支并到达远端；I. 再次通过支架网眼扩张分支开口；J. 再次同时送张主支和分支球囊，对分叉后病变处进行最终高压对吻扩张整形；K. 造影评价即刻效果

（4）准确定位分支支架，充分扩张后撤出球囊和导丝（图 18 – 17B）。

（5）扩张主支球囊，挤压分支支架位于主支内的头端部分（图 18 – 17C）。

（6）将分支导丝通过受到挤压的分支支架网眼进入分支到达远端（图 18 – 17D）。

（7）以预扩张球囊扩张分支开口，为最终双球囊对吻扩张做准备（图 18 – 17E）。

（8）同时扩张主支和分支球囊，对分叉处进行对吻扩张整形（图 18 – 17F）。

（9）先撤出分支球囊和导丝，再撤出主支球囊。

（10）将主支支架送至分叉处准确定位（图 18 – 17G）。

（11）充分扩张主支支架后，撤出球囊。

（12）将分支导丝再次通过主支和分支支架网眼送入分支并到达远端，再次通过支架网眼扩张分支开口（图18－17H、I）。

（13）再次同时送张主支和分支球囊，对分叉后病变处进行最终高压对吻扩张整形（图18－17J）。

（14）先抽空分支球囊，再抽空主支球囊。

（15）先撤出分支球囊，再撤出主支球囊。

（16）造影评价即刻效果，必要时以IVUS或OCT评价分叉处支架置入质量（图18－17K）。

四、贯穿支架术

设计贯穿支架术（culotte stenting）的主要目的是为了在分支支架受到挤压和变形后，导丝和球囊能够再次顺利进入分支血管。根据分支支架置入的时机和过程，可以进一步分类为经典贯穿支架术（standard culotte stenting）和补救贯穿支架术（provisional culottestenting），其具体操作步骤如下：

（一）经典贯穿支架术

（1）分别向主支和分支送入0.014in导丝到达血管远端。

（2）预扩张主支和分支病变后撤出球囊和主支导丝，保留分支导丝。

（3）向分支送入支架，保证支架近端位于主支内10mm以上（图18－18A）。

（4）充分扩张分支支架后，经支架网眼送入主支导丝到达血管远端（图18－18B、C）。

（5）撤出分支导丝，扩张位于主支内的分支支架网眼后，撤出扩张球囊（图18－18D、E）。

（6）送入主支支架，准确定位于分叉处后扩张支架（图18－18F、G）。

（7）撤出球囊，经主支支架网眼送入分支导丝到达血管远端（图18－18H）。

（8）经主支支架网眼扩张分支开口（图18－18I）。

（9）送入主支高压球囊，定位于分叉处。

（10）同时扩张主支和分支球囊，对分叉处进行高压对吻扩张整形（图18－18J）。

（11）先抽空分支球囊，再抽空主支球囊。

（12）先撤出分支球囊，再撤出主支球囊。

（13）造影评价即刻效果，必要时以IVUS或OCT评价分叉处支架置入质量（图18－18K）。

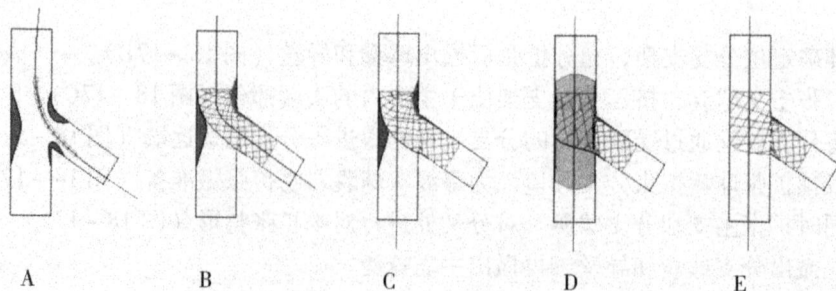

A B C D E

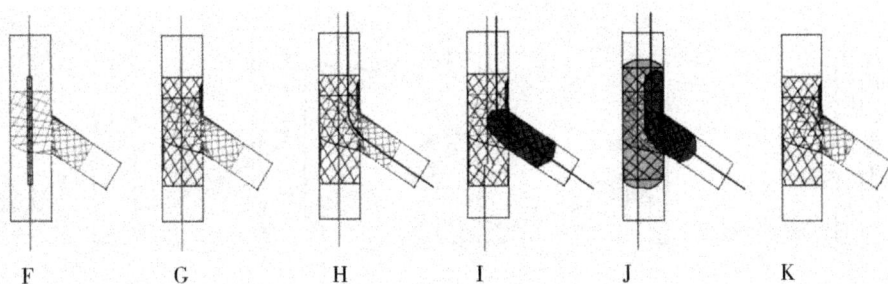

图 18 - 18   经典贯穿支架术主要操作过程

A. 向分支送入支架，保证支架近端位于主支内 10mm 以上；B、C. 充分扩张分支支架后，经支架网眼送入主支导丝到达血管远端；D、E. 撤出分支导丝，扩张位于主支内的分支支架网眼后，撤出扩张球囊；F、G. 送入主支支架，准确定位于分叉处后扩张支架；H. 撤出球囊，经主支支架网眼送入分支导丝到达血管远端；I. 经主支支架网眼扩张分支开口；J. 同时扩张主支和分支球囊，对分叉处进行高压对吻扩张整形；K. 造影评价即刻效果

（二）补救贯穿支架术

（1）分别向主支和分支送入 0.014in 导丝到达血管远端。

（2）预扩张主支和分支病变后撤出球囊和分支导丝，保留主支导丝。

（3）向主支送入支架，准确定位于分叉处（图 18 - 19A）。

（4）充分扩张主支支架后，经支架网眼送入分支导丝到达血管远端（图 18 - 19B）。

（5）经主支支架网眼扩张分支开口后，撤出扩张球囊（图 18 - 19C）。

（6）送入分支支架定位于分叉处，同时保证支架近端位于主支内 10mm 以上（图18 - 19D）。

（7）撤出主支导丝，充分扩张分支支架（图 18 - 19E）。

（8）通过位于主支内的分支支架网眼再次送入主支导丝并到达血管远端（图 18 - 19F）。

（9）撤出分支导丝，经主支导丝扩张分支支架近端，打通主支管腔（图 18 - 19G）。

（10）再次送入分支导丝并到达血管远端（图 18 - 19H）。

（11）经分支导丝送入球囊，充分扩张分支开口（图 18 - 19I）。

（12）经主支导丝送入高压球囊，定位于分叉处。

（13）同时扩张主支和分支球囊，对分叉处进行高压对吻扩张整形（图 18 - 19J）。

（14）先抽空分支球囊，再抽空主支球囊。

（15）先撤出分支球囊，再撤出主支球囊。

（16）造影评价即刻效果，必要时以 IVUS 或 OCT 评价分叉处支架置入质量（图 18 - 19K）。

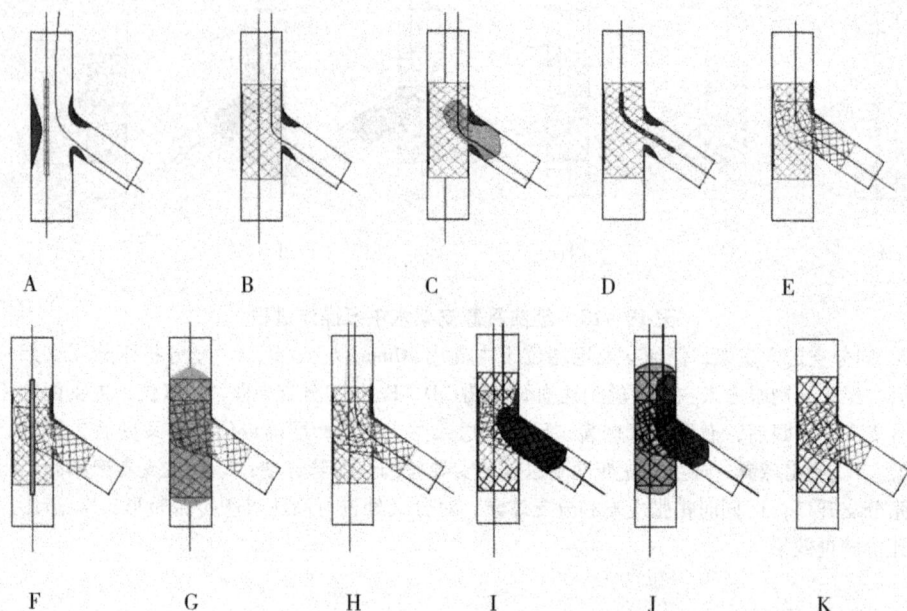

图 18 - 19　补救贯穿支架术主要操作过程

A. 向主支送入支架，准确定位于分叉处；B. 充分扩张主支支架后，经支架网眼送入分支导丝到达血管远端；C. 经主支支架网眼扩张分支开口后，撤出扩张球囊；D. 送入分支支架定位于分叉处，同时保证支架近端位于主支内 10mm 以上；E. 撤出主支导丝，充分扩张分支支架；F. 通过位于主支内的分支支架网眼再次送入主支导丝并到达血管远端；G. 撤出分支导丝，经主支导丝扩张分支支架近端，打通主支管腔；H. 再次送入分支导丝并到达血管远端；I. 经分支导丝送入球囊，充分扩张分支开口；J. 同时扩张主支和分支球囊，对分叉处进行高压对吻扩张整形；K. 造影评价即刻效果

五、对吻支架术

对吻支架术（kissing stenting）一般应用于主支和分支都比较粗大且两个分支直径接近相等的分叉病变，根据两个支架头端接触的程度，可以进一步分为 Y 形对吻支架术和 V 形对吻支架术。其具体操作步骤如下：

（一）Y 形对吻支架术（Y stenting）

（1）分别向两个大分支送入导丝并到达血管远端（图 18 - 20A）。

（2）对分叉病变进行预扩张后撤出球囊，保留导丝。

（3）分别向两个大分支送入支架，使两个支架的远端覆盖各自的病变，近端在粗大的主支内平行排列（图 18 - 20B）。

（4）同时以相同压力扩张两个支架，在主支的中央形成由两层支架组成的金属中脊（图 18 - 20C）。

（5）同时抽空两个支架球囊并撤出分叉处。

（6）造影评价即刻效果，必要时以 IVUS 或 OCT 评价分叉处支架置入质量（图18 - 20D）。

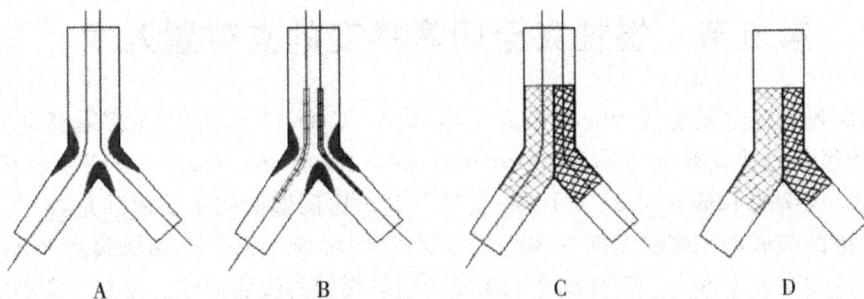

图 18 - 20　Y 形对吻支架术主要操作过程

A. 分别向两个大分支送入导丝并到达血管远端；B. 分别向两个大分支送入支架，使两个支架的远端覆盖各自的病变，近端在粗大的主支内平行排列；C. 同时以相同压力扩张两个支架，在主支的中央形成由两层支架组成的金属中脊；D. 造影评价即刻效果，必要时以 IVUS 或 OCT 评价分叉处支架置入质量

（二）V 形对吻支架术（V stenting）

（1）分别向两个大分支送入导丝并到达血管远端（图 18 - 21A）。

（2）对分叉病变进行预扩张后撤出球囊，保留导丝。

（3）分别向两个大分支送入支架，使两个支架的远端覆盖各自的病变，近端位于各自的分叉开口处；同时以相同压力扩张两个支架（图 18 - 21B）。

（4）同时抽空两个支架球囊并撤出分叉处。

（5）造影评价即刻效果，必要时以 IVUS 或 OCT 评价分叉处支架置入质量（图18 - 21C）。

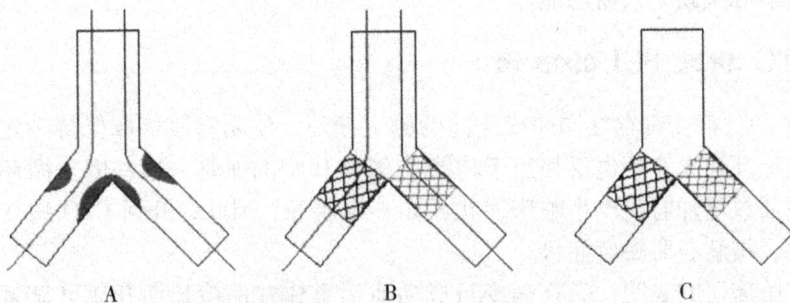

图 18 - 21　V 形对吻支架术主要操作过程

A. 分别向两个大分支送入导丝并到达血管远端；B. 分别向两个大分支送入支架，使两个支架的远端覆盖各自的病变，近端位于各自的分叉开口处；同时以相同压力扩张两个支架；C. 造影评价即刻效果

（范晓涌）

第五节　慢性完全闭塞病变的支架置入术

冠状动脉慢性完全闭塞（chronic total occlusions，CTO）病变约占全部冠状动脉造影的1/3，但接受经皮冠状动脉介入治疗（percutaneous coronary intervention，PCI）者少于8%，约占全部 PCI 病例的10%~20%。CTO 病变接受 PCI 比例偏低的主要原因是技术上存在难点，文献报道即刻成功率多在50%~80%，平均仅约65%，远低于其他病变 PCI，且其术后再闭塞和再狭窄发生率高。CTO 病变 PCI 成功后可缓解心绞痛症状、改善左室功能、提高远期生存率，但 PCI 失败或术后发生再闭塞者长期预后较差。虽然近年来随着 CTO 专用器械的研发、推广及术者经验水平的提高使 CTO 病变 PCI 的总体成功率有所提高，但 CTO 仍被认为是目前 PCI 领域最大的障碍和挑战。

一、定义

CTO 的定义主要包括闭塞时间和闭塞程度两个要素。闭塞时间可由冠状动脉造影证实，如缺乏既往造影资料则常根据可能造成闭塞的临床事件推断，如急性心肌梗死、突发或加重的心绞痛症状且心电图改变与闭塞部位一致等，但部分患者闭塞时间的判断并不十分肯定。以往文献关于 CTO 闭塞时间的定义差异较大，范围从 >2 周到 <3 个月不等，由于闭塞时间 <3 个月的病变 PCI 成功率较高，因此 CTO 闭塞时间的定义不统一可影响临床研究结果。2005 年在美国《循环》杂志发表的"CTO 经皮介入治疗共识"建议闭塞时间 >3 个月方可称为"慢性"，以此作为目前临床诊断的统一标准，有利于对 CTO 临床研究结果进行对比。根据冠状动脉造影结果将 CTO 闭塞程度分为前向血流 TIMI 0 级的绝对性 CTO（真性完全闭塞）和 TIMI 血流 1 级的功能性 CTO，后者尽管有微量造影剂的前向性充盈，但闭塞管腔的微量灌注血流实际上缺乏供血功能。

二、CTO 病变 PCI 的依据

绝大多数 CTO 病变都存在同向或逆向的侧支循环，使闭塞段远端保持一定的血供，但是，即使侧支循环建立充分也仅相当于功能上 90% 狭窄的血管，这些侧支循环维持心肌存活，但在心肌需氧增加时仍产生临床症状，如心绞痛等。因此，开通 CTO 病变有助于改善远端心肌供血，缓解心肌缺血症状。

此外，有临床研究表明，CTO 病变行成功血运重建并保持长期开通可显著提高左室功能、降低远期死亡率并减少外科搭桥（coronary artery bypass graft，CABG）的需要。美国中部心脏研究所对连续 2007 例 CTO 病例 PCI 结果进行分析，发现 PCI 成功者住院期间主要不良心脏事件（major adverse cardiac events，MACE）发生率低于 PCI 失败者（3.2% 比 5.4%，P = 0.02），且其 10 年存活率远高于 PCI 失败者（73.5% 比 65.0%，P = 0.001）。英国哥伦比亚心脏注册研究中，共对 1 458 例 CTO 病变患者行 PCI，随访 7 年 PCI 成功者死亡风险较失败者降低 56%。前瞻性的 TOAST - GISE 研究对 369 例患者的 390 处 CTO 靶病变行 PCI，1 年随访结果表明，PCI 成功者心性死亡和心肌梗死发生率（1.1% 比 7.2%，P = 0.005）和 CABG 的比例（2.5% 比 15.7%，P < 0.000 1）均显著低于 PCI 失败者。荷兰胸科医院报道对 10 年间 874 例 CTO - PCI 病例进行随访，结果表明，PCI 成功者 5 年存活率（93.5% 比

88.0%，P＝0.02）及无 MACE 存活率（63.7% 比 41.7%，P＜0.000 1）均显著高于未成功者。因此，对 CTO 病变行 PCI 可使患者长期获益，具有较大的临床意义。

三、患者选择与治疗策略

并非所有的 CTO 病例都适合 PCI 治疗。由于 CTO 病变实施 PCI 技术难度较大，成功率较低，应结合患者临床及造影特点，如年龄、症状严重程度、合并疾病（糖尿病、肾功能不全等）、全身重要脏器功能状况、造影所见病变复杂程度、左室射血分数、是否存在瓣膜性心脏病等因素，充分权衡获益/风险比，选择合适的病例进行 PCI。

CTO 病变实施 PCI 的主要指征如下：①有心绞痛症状或无创性检查存在大面积心肌缺血的证据，CTO 远端侧支血管直径≥2.5mm，长度≥30~40mm；②CTO 病变侧支循环较好；③闭塞血管供血区存在存活心肌；④术者根据经验、临床及影像特点判断成功可能性较大（60% 以上）且预计严重并发症发生率较低。

对单支血管 CTO，如存在心绞痛且影像学提示成功概率较高者可优先考虑行 PCI，如临床存在活动受限，即使影像学提示成功概率不高也可尝试行 PCI。如患者为多支病变且伴有一支或多支血管 CTO，尤其存在左主干、前降支 CTO 病变、复杂三支病变伴肾功能不全或糖尿病、多支血管 CTO 等预计成功率不高者，应慎重考虑 PCI 或 CABG 何者更为合适。原则上应先对引起心绞痛或局部心肌运动障碍的罪犯 CTO 病变血管行 PCI，如手术时间过长，患者不能耐受，可仅对罪犯血管或主要供血血管行部分血运重建 PCI，其后对其他病变血管行择期 PCI 达到完全血运重建；经较长时间 PCI 手术仍未成功或预计成功率不高时可转行 CABG。

四、PCI 成功率及其影响因素

受术者经验、器械选择、操作技术、CTO 定义不同及病例选择等因素影响，文献报道 CTO 病变 PCI 的成功率差异较大，在 55%~90%，平均约 65%。近 5 年来，随着术者经验、技术水平的不断提高以及新器械的研发，CTO 病变 PCI 成功率有增高趋势，尤其一些经验丰富的术者个人成功率可达到 80%~90% 甚至更高，但总体水平仍远低于非闭塞病变 PCI。在所有的失败病例中，导丝不能通过 CTO 病变是最主要的原因，约占 80%~89%，其次为球囊不能通过病变，约占 9%~15%，球囊不能扩张病变占失败总例数的 2%~5%。

CTO 病变特征与 PCI 成功率密切相关，以往文献报道下列因素是导致 PCI 失败的预测因素：①闭塞时间长，尤其＞1 年者；②闭塞段长度＞15mm；③残端呈截然闭塞状；④闭塞段起始处存在分支血管；⑤闭塞段或其近端血管严重迂曲；⑥严重钙化病变；⑦血管开口处病变；⑧远端血管无影；⑨近端血管严重狭窄；⑩存在桥侧支（图 18-22）。有学者根据临床经验总结的 CTO 病变特征难度分型详见表 18-1，可用以预测 CTO 病变 PCI 成功率。

表 18-1　CTO 病变特征难度分型

	简单	中等	复杂
闭塞时间	3~12 个月	1~3 年	≥3 年
远端 TIMI 血流	1 级	0~1 级	0 级
闭塞端形态	长鼠尾状	短鼠尾状	齐头

	简单	中等	复杂
闭塞段长度	≤15mm	15～30mm	>30mm
桥侧支	无	无或微量	少量到大量
近端迂曲或钙化	无	轻度	中到重度
首次 PCI	成功	首次失败无假腔	失败并出现假腔
病变处分支	无	不需要保护或易保护分支	多个需保护或不易保护分支
病变部分	近段	近中段	口部或远段
病变血管	前降支	小夹角旋支	大夹角旋支或右冠
再狭窄病变	否	是，次全闭塞	是，完全闭塞
冠状动脉开口	正常	轻度畸形或狭窄	严重畸形或狭窄
外周血管	基本正常	轻度狭窄迂曲	严重狭窄迂曲
有无同侧、对侧侧支	完好	少量	无或极少量
CTO 近端血管	基本正常	轻度狭窄	多处严重弥漫性狭窄
其他狭窄或闭塞冠状动脉	无	其他冠状动脉有狭窄	其他冠状动脉有闭塞病变
病变段钙化	无	轻至中度	重度

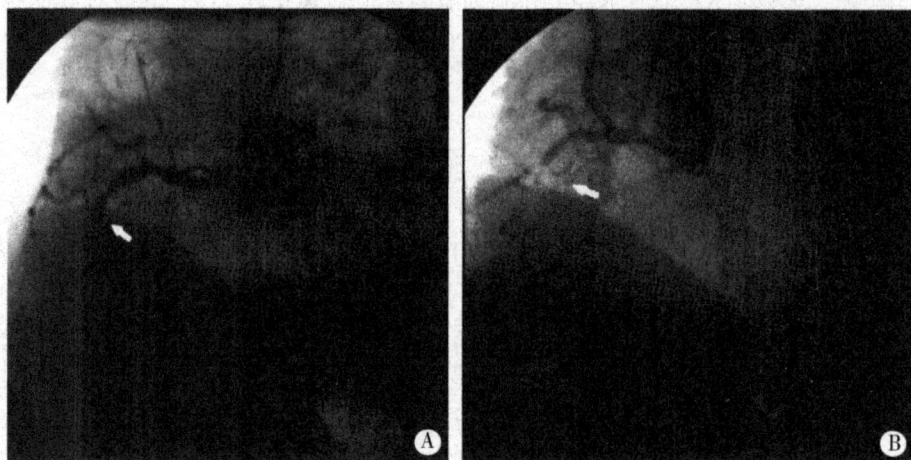

图 18-22　复杂 CTO 病变

A. RCA 中段 CTO，残端呈截然闭塞，附近有分支血管开口，近端血管多处严重狭窄；
B. RCA 中段 CTO，伴大量桥侧支

五、通过闭塞段的技巧

CTO 病变 PCI 失败最主要的原因是导丝或球囊不能通过闭塞段，约占全部失败病例的 90% 以上。除术者的手法和经验外，适当选择器械、合理应用特殊技术有助于提高导丝/球囊通过闭塞段的成功率。

（一）器械选择

1. 指引导管　原则上应选择强支撑力的指引导管，如 XB、EBU、Amplaz 等，必要时选用双层套接指引导管（如 5F 指引导管套在 6F 或 7F 指引导管腔内的"子母型"指引导管）。左前降支（left anterior descending，LAD）病变首选 Voda、左 XB、EBU，支持力不够时可选左 Amplatz；左回旋支病变首选左 Amplatz、XB、EBU，主动脉根部扩张或 JL4.0 顶端指向 LAD 则选 JL5.0、EBU；右冠状动脉（right coronary artery，RCA）病变首选右 XB、EBU 或左、右 Amplatz。对较简单的 CTO 病变，指引导管的外径以 6F 或 7F 为宜，可防止导丝远端受阻时在较大指引导管腔内拱起，而且远端较细的指引导管有利于在必要时深插入冠状动脉内以便增加主动支持力。对病变复杂、需要较强支撑或需要在同一指引导管内插入双套球囊或支架导管时，应选用 7F 或 8F 外径指引导管。

2. 指引导丝　指引导丝（简称导丝）的选择是影响 CTO 病变 PCI 成败的关键。理想的 CTO 介入治疗导丝应具有一定硬度，在阻塞段中可被灵活旋转，不易进入内膜下，易穿过 CTO 病变两端的纤维帽，但目前尚无任何一种用于 CTO 完美无缺的导丝。影响导丝性能的主要特征包括硬度、头端形状、涂层性质等（详见表 18-2），不同材质和结构的导丝在 PCI 术中表现出的扭矩反应、触觉感受、推进力、支持力、可操控性、尖端塑形和记忆能力也大相径庭。

硬度越大的导丝越容易穿透坚硬病变，但并非所有病变都需选用硬导丝，有些简单 CTO 甚至采用较软导丝即可开通。初学者通常首选中等硬度导丝，失败后可渐次提高导丝硬度，技术熟练者可首选较硬导丝或在中等硬度导丝失败后直接选用硬或超硬导丝，以节省手术时间和减少器材消耗。

表 18-2　CTO 病变 PCI 常用指引导丝的特征

制造商	导丝商品名	头端特征			
		形状	直径（in）	涂层	硬度（g）
Guidant	Cross IT 100~400	锥形	0.010	非亲水	2~6
	Whisper	平头	0.014	亲水	1
	Pilot 50~200	平头	0.014	亲水	2~6
BSC	Choice PT	平头	0.014	亲水	2
	PT Graphix Int/PT2 MS	平头	0.014	亲水	3~4
Cordis	Shinobi/Shinobi Plus	平头	0.014	亲水	2, 4
Terumo	Crosswire NT	平头	0.014	亲水	2
Asahi	Miracle 3~12	平头	0.014	非亲水	3~12
	Conquest/Conquest Pro	锥形	0.009	非亲水*	9, 12

注：* Conquest Pro 头端 1mm 为非亲水涂层，其余部分为亲水涂层。

亲水涂层导丝的优点在于推进时阻力小、容易循新生毛细血管或微孔道到达远端真腔，尤其适合于摩擦力较大的病变；其缺点是操纵性差，导丝常沿阻力最低的路径前进，易进入 CTO 近端分支或主支血管内膜下，触觉感知亦较差，即使进入假腔仍能前进较长距离而无明显的阻力感，易于造成更大的假腔，也容易穿入细小分支或滋养血管而造成穿孔。亲水导丝常适用于闭塞段近段无分支开口、病变长度 <20mm、闭塞残端呈鼠尾状以及有微孔道的

CTO 病变。闭塞段或其近端血管有严重迂曲的病变可首选亲水导丝。硬的亲水导丝较其他导丝更容易进入内膜下或造成穿孔，不推荐初学者使用。

非亲水涂层导丝的优点是触觉感知较好，有利于术者以微细动作精确操纵导丝穿过纤维钙化或存在桥侧支的病变。但其寻径能力不如亲水导丝，需要术者有较强的操控能力。目前常见的非亲水导丝均为头端缠绕型导丝，如 Cross IT 系列、Miracle 系列、Conquest 系列等，均适用于血管残端呈齐头或仅存在较小的鼠尾形态、长度 >20mm 且较硬的病变。在具体临床选用时几种非亲水涂层导丝之间有一定差别，有学者根据临床经验和操作体会总结于表18 - 3。

CTO 病变 PCI 常需根据不同的病变特征，手术步骤选用不同的导丝，因此 PCI 过程中可能需要更换几种导丝。大部分病例可首选 Cross IT 100 ~ 200、Miracle 3 ~ 4.5g、Pilot 50 和 Whisper。如 CTO 血管扭曲或钙化则宜选用 PT2 MS、PT Graphix Intermediate、Pilot50、Whisper 或 Crosswire NT 等亲水导丝。普通导丝通过失败后换用更硬的非亲水导丝（如 Cross IT 300 ~400）或亲水导丝（如 Shinobi 或 Shinobi Plus，Pilot 150 ~200），仍有 30% ~60% 通过的概率。硬度更高的非亲水导丝除可选用 Cross IT 300 ~400 之外，还可选用近年日本 Asahi 公司生产的 CTO 专用导丝 Conquest 9g、Conquest pro 9g、Conquestpro 12g 以及 Miracle 6 ~12g 等。

表 18 - 3　缠绕型指引导丝的病变适应证

	Cross IT	Miracle	Conquest
TIMI 血流	0 ~1 级	1 ~2 级	0 ~1 级
病变近端及走行	轻中度弯曲	中重度弯曲	较直
闭塞段长度	中 ~长段（>30mm）	长段（>30mm）	短 ~中等，短更佳
残端形态	齐头或小鼠尾	小鼠尾	齐头
纤维帽硬度	有一定硬度	较硬	坚硬
钙化、纤维化	轻度	轻中度	中重度
需要穿透支架网眼	可行	不易	较佳
存在桥侧支	可试用	可试用	适合
球囊通过能力	可	最好	较好

3. 球囊　球囊的作用在于帮助导丝通过 CTO 病变（借助球囊快速交换导丝，改变导丝尖端形状、提高导丝硬度及在病变段内的操作能力，便于其跨越病变，并证实导丝在真腔）和扩张病变。常选单标记、整体交换、直径 1.25 ~ 1.5mm、外形小的球囊，如 Maverick，Sprinter、Rujin 等。熟练术者对预计成功率较高的病变可直接选用 1.5 ~2.5mm 小直径快速交换球囊，如 Maverick、Sprinter、Rujin、Voyager 等。

4. 其他新型器械　近年日本及欧美研发了许多新型器械以提高开通 CTO 的成功率，如 Safe Cross 光学相干反射系统（Intraluminal Therapeutics）、Frontrunner 导管系统（Lumend）、CROSSER 导管系统（Flowcardia）、Venture 导丝控制导管（St Jude）、Tornus 螺旋穿透导管（Terumo）等，对常规方法不能开通的 CTO，使用上述器械后额外有 50% ~85% 的机会通过闭塞段。但是上述器械的价格均较昂贵、临床应用经验不多，尚未在临床广泛推广，其有效性、安全性及效价比还有待进一步观察。

（二）操作技巧

1. 穿刺方法 要求动脉穿刺安全顺利。如病变复杂、手术过程又不需要置入大直径的器械时，通常用6F指引导管。需要双侧冠状动脉造影时同侧或对侧股动脉或桡动脉可插入4~5F动脉鞘。对髂动脉高度迂曲者可插入长鞘。

2. 术前造影 选择合适的体位充分暴露病变对开通CTO病变非常重要。下述影像信息对评价CTO病变成功率十分必要：CTO是否位于血管口部或远端；与最近的分支血管的关系；是否存在钙化；阻塞类型（鼠尾状或刀切状）；闭塞长度；CTO病变近端是否存在高度迂曲；是否存在桥侧支等。血管造影机的"放大"功能（Zoom）对分析信息有助。某些CTO病变行同步双侧冠状动脉造影是评价病变长度的最好方法。

3. 导丝尖端塑形的方法 可根据病变形态将导丝尖端塑成不同的弯度：①渐细和同心状的断端，做成约30°角小J形弯曲以利于导丝通过CTO病变，J形头部分的长度接近参考血管直径。②渐细和偏心的断端，增大J形角度（约50°）及长度（较参考血管直径长约1/3），有利于通过CTO病变。③刀切状（齐头）的断端，需要30°小角度和较长的J形（较参考血管直径长约1/4~1/3）。

4. 导丝通过CTO病变的方法 逐渐递增导丝硬度。可将快速交换球囊、微导管或OTW球囊其中之一送至CTO闭塞段的近端处，以增加导丝支撑力，利于其通过病变近端纤维帽，但应注意除非已确认导丝走行在真腔内，不要轻易将球囊或微导管送至闭塞段内。球囊辅助下应用硬导丝的技术可增高导丝穿透血管壁的危险，需要术者有丰富经验及很强的控制远端导丝的技术。导丝在CTO中段行进时可顺时针和反时针≤90°旋转，同时缓慢推送导丝。如果CTO病变长、弯曲、超过3个月、含有钙化的混合性斑块，并有明显的负性血管重塑，则导丝通过的难度较大。触到动脉壁时可能阻力感减小，此时应将导丝退回至CTO近端换成另外的通路推进，或换为另一条导丝重新送入。在保证导丝在真腔内行进的前提下，可小心加用球囊辅助以利于通过病变。如无近端纤维帽或闭塞时间较久的CTO，则可能存在远端纤维帽。此时导丝的选择同近端存在纤维帽的CTO，有时需要更换导丝。如通过困难，可≤180°旋转导丝，并最好做一次穿刺动作以设法使导丝通过远端纤维帽。

5. 检测远侧导丝位置的方法 导丝穿过CTO病变全段之后，应当被较易推进且进入远端真腔血管内。需用至少2个不同体位投照检测导丝位置并确定导丝不在分支。如不能确定导丝是否在真腔，或球囊不能通过病变而必须用旋磨术，或应用加强型硬导丝（尤其是应用球囊支持）时，则必须应用对侧造影或OTW球囊行中心腔造影来检测远端导丝的位置，以确保导丝在真腔内。其他判断导丝位于真腔的方法还包括多体位投照；导丝穿过闭塞段时的突破感；导丝推送顺畅、转向灵活且回撤后仍能按原路径前进（进入心包腔则走行无定路）；导丝尖端塑形存在（不变直）且可进入相应分支；球囊易通过病变等。

6. 球囊通过与扩张 如果指引导管的支撑力良好，球囊的通过与扩张均比较容易。先选择尖端超细的1.25~2.5mm直径球囊，球囊可被扩张至"命名压"或以上。如CTO长度超过20mm，则最好应用长球囊。扩张之后原先消失的远端血流可被显示，但常较细小，系因缺乏长期灌流所致的负性血管重塑，需要冠状动脉内注射较大剂量的硝酸酯类以恢复远端血流。有时需要再次球囊扩张以使新开通后的血管变粗。如球囊通过失败，可试用以下方法：①改善指引导管的支撑力。交换器械时可将第二条0.035in或0.014in导丝置于指引导管内主动脉的部位，以加强指引导管支撑力。②检测导丝远端位置后应用旋磨术，需要送入较硬旋磨专用导丝，1.25~1.5mm 直径的磨头足以扩大血管腔并改善斑块的顺应性。③采用 Tornus 导管辅助球囊通过。④多导丝挤压斑块使导丝周围腔隙变大。如球囊通过病变后扩张失败，可尝试用双导丝球囊、切割球囊、乳突球囊或耐高压（30atm）非顺应性球囊扩张，或采用旋磨术。

7. 高级技巧　在常规方法失败后可尝试采用下列技巧，有助于提高 PCI 成功率，但部分技术较常规方法的风险更大，仅适用于操作熟练和经验丰富的术者。

（1）平行导丝（parallel wire）或导丝互参照（seesaw wire）技术："平行导丝技术"是指当导丝进入假腔后，保留导丝于假腔中作为路标，另行插入导丝，以假腔中的导丝为标志，尝试从其他方向进入真腔，避免再次进入假腔。"导丝互参照技术"与"平行导丝技术"原理相近，以第 1 根进入假腔的导丝作为路标，调整第 2 根导丝方向；如第 2 根导丝亦进入假腔，则以其为参照，退回第 1 根导丝重新调整其尖端方向后再旋转推进，如此反复，两根导丝互为参照，直至进入真腔，必要时可用 3 条导丝互为参照。

（2）双导丝轨道（buddy wire 或 track wire）技术：PCI 过程中向 CTO 病变远端插入两根导丝，为球囊或支架顺利通过病变提供轨道；或向另一非 CTO 血管插入另一根导丝，与单导丝相比，双导丝能提供更强的支撑力，使指引导管更为稳定。向同一病变血管内插入双导丝可使迂曲或成角的血管变得略直，因而促进支架通过钙化成角病变或近端的支架，在球囊扩张时还可防止球囊滑动以减少损伤。因此"Buddy 导丝技术"适用于成角或迂曲病变、近端已经放置支架的病变、纤维化钙化病变以及支架内再狭窄病变。

（3）多导丝斑块挤压（multi-wire plaque crushing）技术：用于导丝成功通过闭塞段而球囊通过失败时。保留原导丝在真腔内，沿原导丝再插入 1~2 根导丝进入真腔使斑块受到挤压，然后撤出其中 1~2 根导丝，使 CTO 病变处缝隙变大，有利于球囊通过病变（图 18-23）。多导丝斑块挤压技术的特点是较为安全、效果好，且受血管本身条件限制少，对设备要求不高。对于多数 CTO 病变，在开通时使用的导丝常≥2 根，因此使用此方法通常不会明显增加患者的经济负担，是一项安全且效价比高的新技术。

（4）逆向导丝（retrograde wire）技术：适用于正向导丝通过病变困难且逆向侧支良好的病例。在微导管或球囊支持下由对侧冠状动脉插入导丝（多为亲水滑导丝），经逆向侧支循环到达闭塞段远端。此时可将逆向导丝作为路标，操控正向导丝调整其方向从病变近端进入远端真腔，亦可采用逆向导丝穿过病变远端纤维帽到达病变近端，与正向导丝交会（图 18-24）。特定条件下应用"逆向导丝技术"可提高 CTO 介入治疗的成功率，如某些 CTO 斑块近端存在不利于 CTO 介入治疗成功的形态学特点，或近端纤维帽较硬使导丝难以通过，而远端斑块可能较松软，导丝易于通过。"逆向导丝技术"的另一优势是，即使逆向导丝进入假腔（内膜下），因正向血流方向与逆向导丝行进的方向相反，故病变开通后血管壁受正向血流压力的影响，假腔容易自然闭合。而正向导丝一旦造成假腔，因冠状动脉血流与导丝行进方向一致，可使假腔不断扩大而致血管真腔闭塞。虽然"逆向导丝技术"在特定条件下有较大的应用价值，但因其技术难度大，耗材多，且有损伤侧支血管的风险，因此不应作为 PCI 的常规技术，在实际应用中应当严格掌握适应证。

（5）锚定（anchoring）技术：指引导管移位或支撑力不足是球囊不能通过闭塞段的主要原因之一。"锚定技术"是指在靶病变近端的分支血管或另一支非靶血管中扩张球囊并轻轻回拖，以此固定指引导管并增强其同轴性和支撑力，有利于球囊或支架通过病变（图

18-25）。"锚定技术"适用于预计球囊或支架通过比较困难的病变，需采用外径6F以上的指引导管。潜在的风险包括导管损伤靶血管口部、锚定球囊损伤分支血管等，因此回拉球囊前应操纵指引导管使其同轴并处于安全位置，锚定球囊应尽量采用低压扩张。以上技术称为"分支锚定技术"。在CTO近端无分支的情况下，也可采用"主支锚定技术"，即在CTO病变近端扩张球囊的同时推进硬导丝，适用于病变坚硬而指引导管支撑力不够的近端CTO病变。

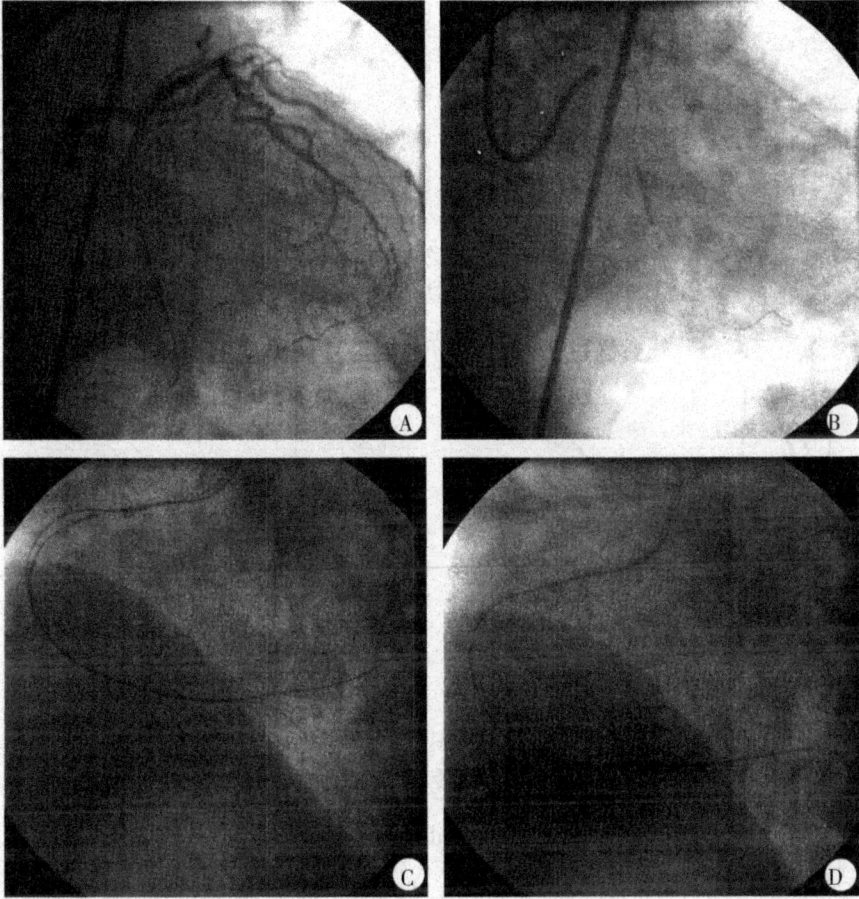

图18-23 多导丝斑块挤压技术

球囊不能通过病变，分别通过双导丝（A）和三导丝（C）挤压斑块，其后撤出其他导丝，

仅保留1根导丝在真腔内，使球囊顺利通过。B和D为球囊通过靶血管闭塞段后的影像

（6）内膜下寻径及重入真腔（subintimal tracking and reentry，STAR）技术：在球囊支持下操纵导丝（通常为亲水滑导丝）进入内膜下造成钝性撕裂，导丝在内膜下行进直至进入远端真腔，然后在内膜下空间行球囊扩张并置入支架。"STAR技术"的优点是在常规技术失败后较快地经内膜下进入远端真腔，可提高成功率，但缺点是容易损伤远端分支、穿孔风险较大、再狭窄发生率高等。"STAR技术"适用于主要分支远离CTO的病变（如RCA病变），不适合用于分支较多的LAD病变，置入支架应尽量采用药物洗脱支架（drug eluting-stent，DES）。"STAR技术"仅作为常规方法失败后的补救措施，初学者慎用。

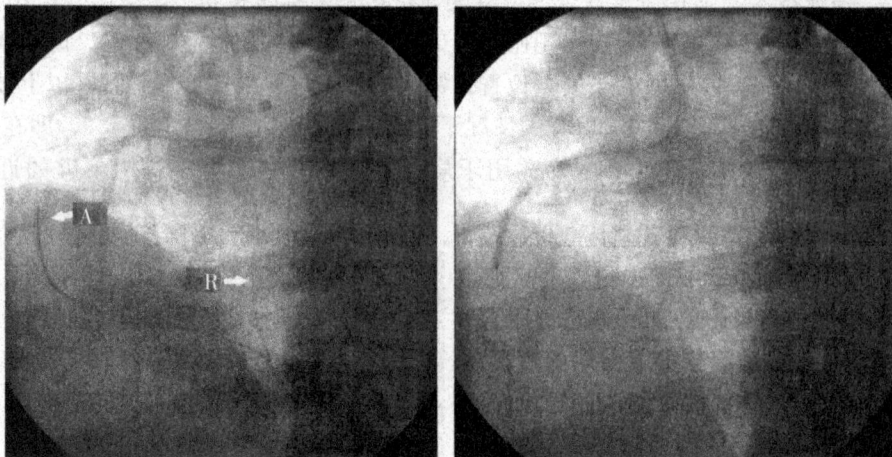

图 18 - 24　逆向导丝技术

左图为反向导丝（R）通过间隔支侧支循环从远端真腔逆向通过 RCA 闭塞段，与正向导丝（A）交会。右图为球囊沿正向导丝通过闭塞段并扩张

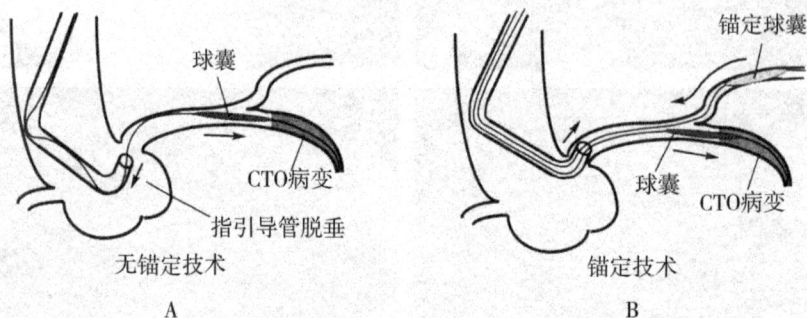

图 18 - 25　锚定技术示意图

A. 无锚定技术，指引导管脱垂；B. 锚定技术，指引导管支撑力加强

（7）血管内超声指导导丝（intravascular ultrasound guiding wire）技术：在有分支的情况下，可用血管内超声（intravascular ultrasound. IVUS）确定 CTO 病变的穿刺入口。PCI 术中一旦导丝进入内膜下假腔且尝试进入真腔失败时，可采用 IVUS 定位指导导丝重新进入真腔，但此时需先用 1.5mm 小球囊扩张假腔，IVUS 导管才能进入内膜下。此方法可导致较长的夹层，可损伤大分支，并有引起穿孔的风险，仅作为常规方法失败后的应急手段，初学者慎用。

（8）控制性正向和逆向内膜下寻径（controlled antegrade and retrograde subintimaltracking，CART）技术：采用正向和逆向导丝在 CTO 病变局部造成一个局限的血管夹层，便于正向导丝进入远端真腔。具体操作过程如下：首先，将正向导丝从近端血管真腔进入 CTO，然后使其进入内膜下，有经验的 CTO 介入医生可以从导丝头端或导丝前进时阻力减小判断导丝进入内膜下。然后从对侧冠状动脉在微导管或球囊支持下逆向插入导丝，经间隔支的侧支循环送至 CTO 病变远端。将逆向导丝从远端真腔插入 CTO，然后进入内膜下，随后用直径 1.25 ~ 1.3mm 的小球囊以 2 ~ 3atm 扩张间隔支，其后沿逆向导丝进入内膜下并扩张球囊。

扩张后将球囊撤压并留置于内膜下以维持内膜下通道开放（图18-26）。通过上述步骤，正向和逆向的内膜下空间很容易贯通，正向导丝得以循此通道进入远端真腔。"CART技术"操作方法较复杂，与"STAR技术"相比其优点在于可使内膜下撕裂仅限于闭塞段内，避免了损伤远端大分支的风险。与STAR及IVUS指导导丝技术一样，此技术也需在闭塞远端的血管内膜下扩张球囊，有造成穿孔的危险，不宜作为常规手段，仅用于常规技术开通比较困难和解剖特点比较适合的病变。

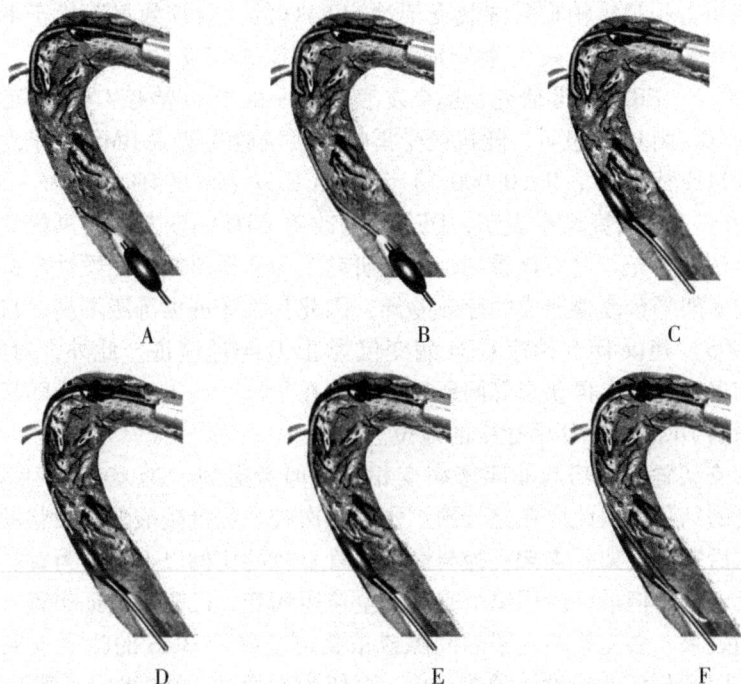

图18-26　CART技术示意图

六、支架置入术

1996年发表的慢性冠状动脉闭塞支架术研究（SICCO）随机对比了单纯球囊扩张术和冠状动脉内裸金属支架（bare metal stent，BMS）植入术治疗CTO病变的疗效。结果发现，BMS组患者心绞痛缓解率高于球囊扩张组（57%比24%，$P < 0.001$），接受BMS治疗者6个月造影随访再狭窄（32%比74%，$P < 0.001$）和再闭塞（12%比26%，$P = 0.058$）发生率以及300天靶病变血运重建（TLR）发生率（22%比42%，$P = 0.025$）均低于接受单纯球囊扩张者。GISSOC研究对110例成功行CTO-PCI的患者进行了长达6年的随访，结果表明，接受BMS治疗者无MACE存活率与接受单纯球囊扩张者相比有降低趋势（76.1%比60.6%，$P = 0.0555$），而无TLR存活率则显著低于后者（85.1%比65.5%，$P = 0.0165$）。美国Mayo心脏中心25年CTO-PCI经验表明，支架时代治疗CTO病变的成功率与支架前时代相比并无显著提高，但住院期MACE及1年随访的靶病变血运重建率降低约50%。因此，为防止再闭塞和减少再狭窄发生，CTO病变成功开通后均应置入支架。

尽管冠状动脉内支架的广泛应用显著降低了CTO介入治疗术后发生急性再闭塞的风险，但长期再狭窄率仍高达30%~40%。近年DES在临床得到广泛应用，且已被证实能够降低

"真实世界" PCI 后的再狭窄率。新近发表的数项临床研究表明，与 BMS 相比，DES 能够显著降低 CTO 介入治疗后的长期再狭窄率和 MACE 发生率，初步证实了 DES 治疗 CTO 病变的长期疗效和安全性。SICTO 研究观察了雷帕霉素洗脱支架治疗 25 例 CTO 的长期疗效，12 个月再狭窄率和 MACE 发生率均为 4%，显著优于 BMS 时代的结果。Werner 等对比了紫杉醇洗脱支架与 BMS 治疗 CTO 的效果，接受紫杉醇洗脱支架治疗者 12 个月造影再狭窄率（8.3% 比 51.1%，P < 0.001）和 MACE 发生率（12.5% 比 47.9%，P < 0.001）均显著低于 BMS 治疗者。葛雷等报道雷帕霉素洗脱支架治疗 CTO 的长效疗效显著优于 BMS 历史对照，6 个月造影再狭窄率和 MACE 发生率分别为（9.2% 比 33.3%，P < 0.001）和（16.4% 比 35.1%，P < 0.001）。PRISON II 研究是迄今发表的唯一的 DES 治疗 CTO 病变的随机对照研究，研究共入选 200 例 CTO 患者，随机接受雷帕霉素洗脱支架或 BMS 治疗，DES 组 6 个月造影再狭窄率（11% 比 41%，P < 0.000 1）和 MACE 发生率（4% 比 20%，P < 0.001）均显著低于 BMS 组。上述研究结果表明，DES 作为改善 CTO 病变 PCI 后再狭窄的一项有效手段，其前景已经初现曙光。但应该看到，上述研究多为注册研究或回顾性分析，不能完全排除因技术进步或支架平台改善造成的疗效差异，因此其临床证据等级不高，目前欧洲心脏协会 PCI 指南（2005）建议 DES 治疗 CTO 病变仅为 II aC 类适应证。此外，对第一代 DES 的迟发不良事件如迟发血栓、再狭窄等问题目前仍存在争议，还需要大规模随机临床研究的长期随访结果来明确 DES 在 CTO 治疗中的地位。

CTO 病变的支架置入技巧与非闭塞病变相同，但考虑到 CTO 病变往往斑块负荷较重、常存在不同程度的钙化，因此应在充分预扩张及多次较大剂量硝酸酯类冠状动脉内注射使血管腔充分扩张之后置入支架。支架直径与参考血管直径的比例以 1∶1 为宜。支架与病变长度的比值目前无定论，但最好应用单个支架完全覆盖病变，已有报道证实置入单个长支架可产生理想的长期效果，多支架的支架间间隙或重叠可能降低 BMS 的临床效果。葛雷等报道的一组病例中，DES 与病变长度比值为 1.8，而作为对照的 BMS 组中支架与病变长度比值仅为 1.2，每病变支架数在 DES 组为 1.4 个，BMS 组则为 1.2 个，提示在 DES 时代有采用长支架或多个支架重叠充分覆盖病变的趋势，但 Moschi 等报道支架长度是 DES 治疗 CTO 病变术后再狭窄的独立危险预测因素，病理研究则表明重叠 DES 可导致局部血管内皮化进一步受损从而增加再狭窄和血栓风险，因此，即使应用了 DES，仍宜选用合适长度的支架，尽量避免多支架重叠置入。此外，DES 置入后应以较短的球囊在支架内实施后扩张以使支架充分贴壁，在支架重叠处尤应注意充分后扩张，但应避免后扩张球囊在支架范围之外扩张，以免损伤血管内皮导致再狭窄。

七、并发症

过去通常认为 CTO 病变 PCI 的风险较小，但事实上临床研究报道其住院期主要不良事件发生率在 4% 左右，与非完全闭塞病变 PCI 相近。

1. 死亡　发生率 <1%，可能的原因包括术中侧支循环中断、损伤近端血管或主要分支血管、血栓形成、心律失常、空气栓塞以及穿孔导致的心脏压塞和失血性休克等。

2. 心肌梗死　发生率约 2%，多为非 Q 波心肌梗死，常由开通的靶血管再次闭塞引起，早年多为血管塌陷引起的急性闭塞，支架时代则多为血栓性闭塞所致。由于 CTO 血管再闭塞后较少引起急性心肌缺血，因此后果多不严重。

3. 血管撕裂 多由导丝或球囊进入假腔导致，一旦证实导丝进入假腔，切忌旋转导丝或继续推送导丝以避免穿孔。闭塞段血管的撕裂后果多不严重，如无成功把握可停止手术，如闭塞段已开通则可置入支架。有时也可因导管操作不当或频繁操作导管引起近端血管开口处撕裂，如损伤左主干开口则应及时置入支架或行急诊 CABG。

4. 穿孔 是 CTO 病变 PCI 最常见的并发症之一，可由导丝或球囊走行至血管壁内，误扩张分支血管，以及损伤了连接滋养血管的新生孔道等多种机制而造成。通常冠状动脉造影即可做出诊断，但其后需要迅速用球囊扩张近端以限制血流流向穿孔处假腔，静脉注射鱼精蛋白中和肝素，使活化凝血时间（ACT）尽快降至 130 秒以下。根据穿孔的解剖部位考虑是否应置入带膜支架封阻破口，根据临床病情决定是否行心包穿刺放血术及自体血液回输等。心包穿刺放血后向心包腔内局部注射鱼精蛋白可能比全身应用鱼精蛋白更有效。绝大多数穿孔，如果仅是导丝穿孔而未行球囊扩张，或患者接受的肝素剂量适当，均可通过药物治疗治愈。少数情况下患者必须急送至手术室行心包切开引流术及 CABG。

5. 急诊 CABG 发生率 <1%，公认的指征是大的边支闭塞、重要血管近端损伤（如左主干）、血管壁穿孔和器械断裂、嵌顿等。器械不能通过闭塞病变或靶血管急性闭塞均不属于急诊 CABG 的指征。

6. 器械打结、嵌顿或断裂 PCI 过程中频率交换和重复使用器械、操作不当等可导致各种器械的打结、嵌顿或断裂。操作中应避免同一方向旋转导丝超过 180°，发生导丝打结或嵌顿后可小心逆方向旋转导丝，以减少扭转力。经微导管或整体交换（OTW）球囊选择性冠状动脉内注射硝酸酯或钙拮抗剂有时可帮助解除器械嵌顿。器械断裂后可通过扩张球囊将器械固定于指引导管内取出，或采用 Snare 装置抓取，如失败则转外科行 CABG 或外周血管手术，以便取出断裂在血管中的器械。

7. 其他 由于 CTO 病变 PCI 通常造影剂用量较大、X 线曝光时间长，因此可能导致造影剂肾病和放射性皮肤损害。应尽量选用非离子型等渗造影剂，轻度肾功能不全（内生肌酐清除率 30~50ml/min）者造影剂用量应控制在 150ml 以内，如 PCI 持续 2~3 小时仍无明显成功迹象者，可停止手术以免对患者造成损伤。对多支病变手术耗时较长者，可考虑分次行 PCI，以减少单次造影剂用量和曝光时间。

（尚晓峰）

第六节 弥漫性长病变的现代处理策略

一、概述

一般认为，对冠状动脉弥漫性长病变介入治疗的成功率低，并发症率高，出现这种反向关系的原因主要是斑块总质量大以及球囊扩张对内膜的撕裂重。此外，经常与弥漫性长冠状动脉病变合并存在的糖尿病和慢性肾功能不全也会对介入治疗结果产生不利影响。

近年来，人们研究了很多设备和药物来克服冠状动脉病变介入治疗时的限制因素。例如，采用更好的指引导管和导丝提供更好的支撑效果，研制多种导丝协助通过严重弯曲的血管和坚硬的慢性闭塞性病变；对严重钙化性病变采用旋切技术消除或减小斑块质量；生产具有很好跟随性的各种支架，加强抗血小板治疗来防止术后血小板聚集和血栓形成。但是，在弥漫性长病变的介入治疗方面则进展较少。因此，随着人口老年化程度的加重和慢性病的增加，冠状动脉弥漫性长病变仍然是介入工作必须面临的重要挑战之一。

二、定义

对冠状动脉病变长度的测量一般采用从肩部到肩部的方法，即在最能反映病变长度的透视体位上（最小的透视缩短）测量从病变近端"肩部"到远端"肩部"的距离。如果此距离短于10mm，称为局限性病变；如果长度在10～20mm则称为管状病变；如果长度大于20mm则称为弥漫性病变。这种长度分类分别对应于ACC/AHA分类法的A、B、C三类。这三种长度的病变呈规律性的阶梯性递减，即局限性病变占95%，管状病变占85%～91%，弥漫性病变占78%～89%。

根据临床观察，目前弥漫性长病变介入治疗前并发症的发生率是局限性病变的2.6倍（弥漫性病变为8.5%，局限性病变为3.3%）。但是，不同术者报道的急性闭塞性发生率各有不同，出现这种差别的原因与技术上的区别外，还与对病变长度的测量有关。目前多数术者以指引导管的内径作为参考尺寸来测量病变的长度。例如，根据所用指引导管的型号不同，参考血管的内径可以是指引导管的0.8～2.0倍。当采用这种方法来测量长病变时，误差会很大。根据上述测量方法，当病变长度大于指引导管内径2倍时，发生急性闭塞的可能性要比短病变增加2倍。

采用"从肩到肩"的测量方法的另外的一个限制是难以准确确定病变"肩部"的起点。有人采用狭窄程度作为"肩部"的起点，他们发现以58%狭窄作为起点测量病变的长度时，对急性闭塞发生率的预测价值最大。

三、弥漫性长病变单纯球囊扩张术

在20世纪80年代，当采用标准的长度20mm的球囊扩张弥漫性长病变时，成功率很低（80%～90%），并发症率高（5%～20%）。有人发现，多次、反复和节段性扩张与并发症有关。于是开始采用特殊的长球囊技术来扩张弥漫性长病变。理论上，较长的球囊能更好的适合于血管的自然弯曲，对动脉壁产生更好的渐进性应力分布，从而使动脉壁逐渐伸展。但是，长球囊也有其缺点。首先，长球囊更容易破裂，尤其是当病变钙化较严重时，通常需要较高的扩张压力才能完全充盈球囊和扩张病变，这样，很容易在球囊两端相对正常的血管段造成血管破裂或夹层。其次，对于一条逐渐变细的30～40mm长的血管，如果采用一个较长的非逐渐变细的球囊扩张容易引起血管损伤，但如果采用一个逐渐变细的球囊或用两个不同直径球囊顺序扩张，则对血管的损伤较小。

四、弥漫性长病变介入治疗并发症

由于病变本身比较长，因此病变段常常发出分支，存在弯曲段，远端逐渐变细，病变远端常累及远端分支血管。例如，右冠的长病变常累及远端的右降支和左室后侧支。这些因素都明显增加弥漫性长病变介入治疗的并发症。根据20世纪90年代初期ACC/AHA公布的资料，A、B、C三类病变进行单纯球囊扩张的成功率分别为95%、89%和56%，并发症率分别为1.2%、3.7%和13%。弥漫性长病变患者很多是老年人，伴有糖尿病，且合并陈旧心梗和左心功能不全，常常不适合于冠状动脉搭桥手术。如果弥漫性长病变多支多处病变，小血管病变和严重钙化病变同时出现，则远端血管更不适合于搭桥，即使搭桥后，其近远期效果也差。

五、再狭窄

造影测定的病变长度是再狭窄的重要预测因素之一，其他相关因素有病变部位，PCI 前后狭窄程度和血管直径。值得庆幸的是，长病变发生再狭窄时，再狭窄段一般比较短，比较容易再次扩张。

六、长病变的支架置入对策

虽然随机试验表明，支架能改善很多种冠状动脉病变的近远期预后，包括主动置入支架的病变、再狭窄病变、完全闭塞病变和大隐静脉桥病变。但支架术对长病变的影响目前尚不清楚。以前对长病变采用支架治疗不满意的原因主要有两个：一是支架内血栓发生率较高；二是序贯式置入多个支架的再狭窄率高达 70%。

但随着抗血小板药物的使用，支架设计、制作和置入技术的改进，冠状动脉内支架术的近远期效果得到了大幅度提高。

长期随访结果表明，置入支架长度 <20mm、20～35mm 和 >35mm 的患者的再狭窄率分别为 24%、35% 和 47%。

为了减少对弥漫性病变使用长支架时的再狭窄率，人们采取了很多办法。例如 Colombo 等提出采用点状支架术，即在血管内超声指引下，先根据病变处血管中膜到中膜的内径为参考选择 1：1 的球囊对病变进行扩张，然后重复血管内超声检查，如果病变处达到管腔截面积（CSA）$\geq 5.5mm^2$ 或大于病变处血管截面积的 50%，则不置入支架，如果没有达到上述标准，则置入支架。通过比较分析，发现采用这种方法置入支架的长度要比采用传统方法置入支架的长度明显缩短 [（10.4±13）mm 比（32.4±13）mm，P<0.005]，同时，远期的并发症和再狭窄率也明显降低。点状支架术的缺点是操作时间长，基本材料费用高，且对 20mm 以内的病变效果不如传统支架术。

有人比较对长病变系统置入支架和因并发症放支架的效果。发现对长病变采用 1：1 球囊扩张发生影响血流的夹层并发症和残余狭窄大于 50% 的比例高达 30% 以上，而且系统支架组和补放支架组两者远期效果相同。因此，对长病变进行 PCI 时，如果效果不理想或残余狭窄明显，应补放长支架。

七、对弥漫性血管激光切割成形术

激光成形术曾被试用于处理弥漫性长病变，即刻效果和远期临床造影结果均比单纯球囊扩张优越。但是并发率和再狭窄率高。因此，目前临床上很少采用这种技术。

八、对弥漫性病变旋磨治疗

与短病变相比，采用旋磨治疗弥漫性长病变手术成功率低、围手术期并发率高，远期再狭窄率高。尤其是慢血流现象发生率高。此外，旋磨后置入支架，其远期再狭窄率仍然明显高于常规支架术，因此，目前临床已较少采用这种方法。

九、病例选择

对弥漫性长病变是选择 PCI 还是搭桥，可参考表 18 - 4。

表 18 - 4　弥漫性长病变治疗对策

PCI	CABG
临床有 Comorbid 情况	无 Comorbid 情况
高龄	低龄
左室功能差	左室功能好
无糖尿病	有糖尿病
单支病变	多支病变
参考血管直径 > 2.75mm	参考血管直径 < 2.75mm
远端造影剂排空差	造端造影剂排空好

十、操作技术

（1）所有病例术前口服阿司匹林 100mg（1 次/日）、噻氯匹定 250mg（2 次/日）或者氯吡格雷 75mg（1 次/日），并累计剂量达到 300mg。

（2）操作前全身肝素化（70 ~ 100U/kg，使 ACT > 300 秒）。

（3）为了获得良好的指引导管支持，建议对弥漫性病变选用股动脉径路，常规选用 8F 指引导管。

（4）对于预计需要置入支架的病变，建议使用支撑力较好的指引导丝。

（5）最后根据定量冠状动脉造影结果选择预扩张球囊的大小和长度，球囊的长度最好长于病变长度，以免在球囊 - 病变结合部造成夹层。

（6）逐步缓慢对球囊加压，直到透视上球囊的腰凹消失，球囊充盈时间应足够长（如大于 3 分钟），以便充分扩张病变并良好贴靠可能的血管夹层。

（7）如果长球囊通过病变有困难，可先采用短的标准球囊对病变预扩张以建立通道。

（8）球囊扩张后，造影评价扩张结果。如果病变远端血流好（残余狭窄 < 30%），可以不必置入支架。如果一小段病变出现明显回缩或夹层，可采用点状支架术处理。

（9）如果出现长夹层，可置入长支架或重叠支架处理。

（10）如果是多个病变被相对正常的血管段分隔，建议采用非重叠的短球囊或标准球囊进行扩张，以免损伤正常血管段，然后，在扩张处置入短支架。

（11）对非常重要的病变部位（如前降支近端病变），建议在预扩张后常规置入支架。

（12）如果血管很细（如 < 2.5mm）并伴有明显僵硬或钙化，建议最好选用旋磨术，目的是为预扩张球囊建立通道。但应采用较小的旋磨头，因为大旋磨头常引起无血流现象。

（13）在进行旋磨操作时，保护远端血流非常重要。当采用小旋磨头通过病变数次后，进行球囊预扩张。扩张压力以恰好充盈球囊为准。然后，仅在存在明显夹层或回缩的病变部位置入支架。

（14）操作结束 6 小时后拔除动脉鞘管，根据患者病情、支架置入效果决定术后是否持续静脉泵入 GP Ⅱ b/ Ⅲ a 受体拮抗剂，或者是否皮下注射低分子肝素。

十一、展望

过去数十年间尽管采用了很多扩张器械来处理长弥漫病变，但仍然存在不少问题。与局限性病变相比，对长弥漫病变进行球囊扩张并以支架备用虽然存在急性闭塞和远期再狭窄率较高的危险，但仍然能取得相当比例的可以接受的成形效果。

就目前而言，处理长弥漫病变的各种复杂技术和旋磨和旋切等的效果仍然很有限。此外，采用冠状动脉支架处理非局限性病变的作用也存在争议。考虑到远期再狭窄的危险，目前不主张对长弥漫病变常规放置非药物支架。点状支架术可能有利于降低远期再狭窄。放射治疗术可能是防止长弥漫病变球囊扩张后较有前途的方法之一。目前正进行随机对照试验验证其效果。临床研究表明，药物涂层支架能明显降低局限性病变和主动支架术的远期再狭窄率。虽然关于涂有抗增生药物紫三醇或雷帕霉素的支架能否减少长弥漫病变的远期再狭窄尚存疑问，但这种新的技术可能仍将改变我们将来对长弥漫病变的处理策略。

（郭　攀）

第七节　小血管病变的支架置入术

一、小血管病变的定义

小血管病变的概念源于 Benestent 等试验，这些试验中将经过确定的参照血管内径 <3mm 的病变规定为小血管病变，也有将参照血管内径 <2.7mm 的病变规定为小血管病变的。

冠状动脉造影证实需行 PCI 的冠状动脉病变中小血管病变约占 30% ~ 40%，尽管小血管支架置入术的成功率和手术并发症发生率与大血管支架置入术无差异显著，但远期再狭窄率明显高于后者。因此，如何提高冠状动脉小血管病变 PCI 的远期疗效是目前冠状动脉介入研究领域的热点之一，提高多支小血管病变 PCI 的远期疗效更是备受关注的挑战性课题。

二、小血管病变 PCI 操作要领

（1）因血管病变直径小容易嵌顿，应选择带侧孔的 6F 指引导管，并保持较好的同轴性和较强的支撑力。

（2）应选择头端较软的导丝，最好不用中等强度和更硬的导丝；导丝前端的 J 形弯头不宜太长，以利增强导丝的控制力。

（3）应选择小直径球囊以利于通过病变处；因小血管病变较硬，多需高压扩张；小血管病变近远端直径相差较大，有时需选用不同直径的球囊扩张，有时还需适当延长球囊的扩张时间。

（4）球囊扩张后理想结果应无血管内膜撕裂，残余狭窄 <20%，远端血流好并无弹性回缩。根据 IVUS 测量的血管内径选择球囊和支架，QCA 球囊/支架/血管直径比为 1：1：1。

（5）小血管病变往往伴随长病变，应选择尽量短的支架，以能覆盖残余狭窄 >30% 的血管段为标准。

（6）支架通过病变时用力应适中，避免长时间和过度用力操作；如果支架不宜通过病变时可采用 deep sitting 技术。

（7）支架扩张以前应多体位透视使支架准确定位。

（8）对支架扩张后远端变细的血管，用较大的短球囊扩张支架近端可取得最佳效果。

（9）小血管病变置入支架后扩张应充分，远端不能有残余狭窄和血管内膜撕裂。

（10）小血管病变置入支架后应强化抗血小板治疗。

随着 DES 的广泛临床使用，对于小血管支架的应用有了新的观点。C – SIRIUS 试验对比分析了 Cypher 支架与 BMS 治疗冠状动脉小血管病变 9 个月的随访结果，发现无论是再狭窄率、靶血管重建率还是 MACE 发生率（4.0% 对 18.3%，P < 0.05），Cypher 支架组都明显低于 BMS 组。东方人种的冠状动脉直径较西方人种略小。冠状动脉小血管病变也可从置入 DES 的 PCI 治疗受益，其机制是 DES 可对抗术后早期血管壁弹性回缩和远期负性重构，并能显著降低术后平滑肌细胞和新生内膜过度增生而导致的再狭窄。

Eeckhout 等报道，直径小于 3.0mm 的冠状动脉病变置入支架后亚急性血栓发生率较高，亦有置入 DES 后数月甚至数年发生血栓的报道。因此，需要重视 DES 置入后的强化抗血小板治疗。

对于多支冠状动脉病变的 PCI 治疗，目前欧洲心脏学会 PCI 指南将此类指征列为 Ⅱb。有些研究者不主张对直径 <3mm 的冠状动脉小血管置入长支架或多个支架重叠置入。在实际临床工作中，Cypher 支架和 TAXUS 支架治疗小血管病变安全可行且疗效显著，对多支冠状动脉小血管病变也可得到较为理想的疗效。

三、小血管病变 PCI 总结

（1）小血管病变药物洗脱支架置入后近期疗效与大血管相同，支架内血栓发生率并不比大血管内高，而再狭窄率则较大血管高（32% 比 20%），GPⅡb/Ⅲa 受体拮抗剂等的合理应用会使小血管病变 PCI 更安全。

（2）对无再狭窄高危因素者支架可改善长期预后，但有再狭窄高危因素如糖尿病、复杂病变及长病变的小血管病变支架置入后再狭窄发生率较高。

（3）小血管内放置支架的长度应短于 20mm，尤其对前降支病变和糖尿病患者等高危因素者，仅对残余狭窄 >30% 的血管段放置短支架。

（4）小血管病变置入支架后用球囊/血管直径（B/A）比为 1.3 : 1（QCA）的球囊后扩张可获得较好的结果；若以 IVUS 测量直径，大小血管 B/A 比均接近 1 : 1。

（郭　攀）

第八节　开口病变的支架置入术

一、定义

冠状动脉开口病变指距主动脉或主支冠状动脉开口部 3mm 以内的严重的动脉粥样硬化性病变，其冠状动脉造影的检出率约为 0.13% ~2.7%。

二、分型

根据其具体位置以及便于介入治疗的目的，通常将开口病变做如下分型：

（一）主动脉－冠状动脉开口（aorto－ostial）病变

1. 原位血管主动脉－冠状动脉开口病变　指左主干开口病变和右冠状动脉开口病变。

2. 移植血管主动脉－冠状动脉开口病变　指外科冠状动脉搭桥术后静脉桥血管吻合口病变。

（二）非主动脉－冠状动脉开口（non aorto－ostial）病变

该病变指冠状动脉主要分支开口病变，包括前降支和回旋支开口部病变以及二级分支（对角支、钝缘支和右冠状动脉远端分支）开口部病变。临床研究主要涉及前降支和回旋支开口病变。事实上，非主动脉－冠状动脉开口病变属于分叉病变范畴，不属于真正意义上的开口病变范畴。

三、开口病变介入治疗的一般特点

开口病变的病理特征为存在致密的纤维细胞性和钙化性粥样斑块，加之开口病变位于主动脉壁，使得开口病变的僵硬度和弹性回缩明显增加。

由于开口病变的位置处在血管的开口部位，给造影评价带来一定困难，虽然指引导丝易通过病变达远端血管，但指引导管易堵塞开口造成冠状动脉血流中断，患者可能会出现缓慢或快速心律失常，有创压力监测示压力迅速衰减，影像显示造影剂不向主动脉内溢出而滞留于冠状动脉内，同时，患者可能出现心绞痛发作，此时，应迅速后撤导管，暂停操作，因此，指引导管最好能选择带侧孔的短头导管，以避免或减轻导管嵌顿，同时，选择指引导管，要特别注意导管与血管有很好的同轴性及良好的支撑力，便于在需要时轻轻推送或后撤导管，保证清晰的冠状动脉显影。当指引导管不能很好地与冠状动脉口同轴时，可以微调导管，并可借助指引导丝稳定导管操纵，获得良好的导管支撑力和与冠状动脉血管开口的同轴性。

如开口病变有钙化，球囊扩张往往不能奏效，且容易造成冠状动脉夹层，导致冠状动脉急性缺血及闭塞，即使扩张成功，未置入支架，也容易出现再狭窄。支架置入前多需旋磨或旋切，使支架可有效地支撑起开口病变，即刻与长期效果都优于单纯球囊扩张术，经旋切、旋磨后再置入支架，手术更易获得成功，并能在很大程度上改善预后。

大隐静脉桥开口病变的特点与患者自身主动脉－冠状动脉开口病变相类似，一般都伴有较大的、松脆的斑块，其中包含粥样坏死的组织碎片，有的病变血管内膜有血栓附着。静脉桥血管病变的钙化程度相对较轻，但通常较硬且富有弹性，难于扩张，且弹性回缩更加明显，所以，一般不主张单纯球囊扩张术。有时指引导管不能置于开口位置，造影效果不良，给支架置入造成困难。血管内超声（intravascular ultrasound，IVUS）的应用，有助于了解病变情况，能更好地指导介入治疗。如果不进行 IVUS 可将球囊扩张至命名压或稍高于此压力，此时，如球囊不能完全充盈，则需先行旋磨处理。对于球囊不能扩张的硬病变实施旋磨时远端血管很少发生栓塞并发症。对于存在大量血栓负荷的病变，使用血小板（GP）Ⅱb/Ⅲa 受体阻断剂有助于降低远端栓塞的发生率。另外，应用远端保护装置也可有效减少远端栓塞的概率，提高血管再通率。还有研究表明，低压球囊扩张后，高压置入带膜支架 Stent graft™ 可有效阻止静脉桥血管壁上血栓性碎屑的脱落，同样可以减少栓塞发生率。

当左心室功能减低，射血分数小于 40% 或同时合并多支血管病变、严重主干钙化以及左主干短于 8mm 时，左主干开口病变不宜考虑介入治疗。

一般情况下，开口病变不宜采用直接支架术。

四、非主动脉－冠状动脉开口病变介入治疗的一般特点

非主动脉－冠状动脉开口病变位于冠状动脉血管分叉处，具有一定的分叉病变的特点：分叉病变介入治疗成功率低，主要心脏事件及再狭窄发生率高，一支血管放置支架可能会使另一支血管开口狭窄；一支血管发生夹层可能会波及另一支血管或主支血管；支架近端再狭窄可能会导致主支血管再狭窄，等等。以往分叉病变是属于外科冠状动脉搭桥的适应证，近年来随着介入器械的不断改进，陆续有多种技术用于分叉病变的介入治疗，如双导丝技术、双球囊对吻扩张技术以及各种支架技术（包括 T 形支架、Y 形支架、CRUSH 技术等），大大提高了非主动脉－冠状动脉开口病变以及分叉病变的手术成功率。

五、开口病变支架置入术及相关技术的应用

（一）主动脉－冠状动脉开口病变支架置入术

1. 投照体位　投照体位的选择是准确判断开口病变特点的关键所在，合适的体位应充分暴露开口病变，指引导管的同轴性及病变远端情况。如左主干开口病变支架置入术中常用投照角度有：正位加头位、右前斜加头位以及左前斜加足位；支架术后评价角度应选择暴露前降支及回旋支开口较好的体位。

2. 指引导管的选择及操作技巧　原则上应选择支撑力好且不影响血管远端灌注的指引导管，一般选择 6F 或 7F 带侧孔的短头指引导管。对原位主动脉－冠状动脉开口病变而言，在处理左主干开口病变时，通常选择标准的左 Judkins 或 Judkins－ST 指引导管，当主动脉扩张或开口向上时可以选用 EUB、Amplatz2 或 Voda－Left 等指引导管；处理右冠状动脉开口病变，如果开口向下，常选择右 Judkins－ST 指引导管，如果开口向上，常选择 Hockey－Stick 或左 Amplatz，对于水平开口的右冠状动脉，可选用右 Judkins－ST、右 Amplatzl、Amplatz2 以及 Hockey－Stick 指引导管；对移植血管主动脉—冠状动脉开口病变，右冠状动脉静脉桥指引导管应选择多功能导管，也可选用右 Amplatz 或右 Judkins 导管，但同轴性不如多用途导管；左冠状动脉静脉桥血管，应视开口方向而定，对于开口向上的前降支静脉桥血管，Hockey－Stick 或 LCB 指引导管可提供良好的同轴性，水平开口者，选择标准的右 Judkins 导管为宜；处理开口病变时，维持指引导管同冠状动脉口的同轴性或使用带侧孔的导管可以避免压力波形的衰减或消失。虽然带侧孔的导管可以减轻压力衰减，但仍有机械性损伤冠状动脉口的可能，所以，应密切注意压力变化，有时需要重新调整指引导管的位置，行球囊预扩张及释放支架前，将指引导管回撤脱离开口，此时，造影显像质量差，给支架置入造成困难，操作应格外小心、谨慎。

3. 指引导丝的选择　尽量使用尖端柔软的导丝，以避免损伤开口病变斑块，尤其是易损斑块；在操作中常需将指引导管撤离血管开口，或经切割球囊切割、旋磨、旋切后再置入支架，故一般选择支撑力好的指引导丝。

4. 支架的选择及释放　由于开口病变位于主动脉壁，富含弹性纤维及常合并粥样硬化斑块钙化，且开口部位受到主动脉内血流剪切力的冲击，给操作带来困难，易造成治疗结果不满意，且容易发生急性血管并发症，术后再狭窄率高等。因此，在选择支架时，应选择可

视性好、辐射张力好、金属覆盖率高、闭环的管状支架;因为药物洗脱支架再狭窄率低,所以开口病变一般都选择药物支架。支架置入定位时,近端应突出冠状动脉开口外1~2mm,支架过远,不能覆盖开口病变;支架过近,深入主动脉内,支架易被指引导管损伤变形,使球囊及其他器械再次通过困难,无法治疗其他血管病变,且急性、亚急性血栓发生率和再狭窄发生率高;支架打开时应高压力(一般16~18atm)、快速释放支架,有时支架近端需换用大型号高压球囊后扩张,使支架外口呈喇叭状。如果支架因移位而没有覆盖口部,通常需要在近端置入第二个支架。

5. 主动脉-冠状动脉开口病变支架置入术基本原则及图示说明

(1)基本原则

1)选择6F或7F带侧孔的短头指引导管。

2)应用短时、高压球囊预扩张。

3)选择支撑力好的闭环的药物洗脱支架,支架定位应突出冠状动脉开口1~2mm,高压扩张使开口外的支架部分呈喇叭状。

4)多角度、多体位投照充分暴露开口病变以及前降支和回旋支开口(指左主干开口病变治疗时支架置入后,明确分支开口是否受到影响)。

(2)图示说明(图18-27A~F):主动脉-冠状动脉开口病变支架置入术示意图。

(二)非主动脉-冠状动脉开口病变支架置入术

临床研究主要涉及前降支和回旋支开口病变。

1. 投照体位 投照体位对于非主动脉-冠状动脉开口病变支架置入术能否获得成功非常重要,蜘蛛位(左前斜加足位)是前降支和回旋支开口病变介入治疗时常用体位之一,在此基础上,前降支开口病变治疗时右前斜或正位加头可以使前降支更好的展开,利于选择大小合适的球囊和支架;回旋支开口病变治疗时常选右前斜加足体位,更好地暴露病变;有时由于个体差异,具体投照角度的增减需要进行个体化调整,方能满足手术需要。总之,选择合适的投照体位是正确判断开口病变特点并给予针对性治疗的关键,合适的体位应考虑充分暴露病变,并强调与指引导管的同轴性。

2. 指引导管的选择及使用 选择原则为大腔、支撑力好的指引导管。6F大腔导管内径为0.070in,能够满足一般双球囊对吻扩张术的要求,但不能适用对吻支架技术,或使用支架球囊行对吻后扩张;7F指引导管为最常使用型号,而对于需要进行斑块消蚀术(主要指旋切和旋磨)或同时释放两个支架的病变,有时需选用8F甚至10F的指引导管,依据左冠状动脉开口位置及形状,前降支及回旋支与主干成角情况,结合患者年龄及血管钙化程度,来选择常用的Judkins指引导管,还是选择XB指引导管以及Amplatz指引导管等。

一般情况下,高龄、血管钙化较重及成角大时,常需要选择强支撑力的XB指引导管;当左主干较短,距离开口病变较近时,常需要选择短头指引导管,且在操作时应小心,避免指引导管损伤支架近端。

3. 指引导丝的选择及使用 原则上应选择可控性好和操作性能良好的指引导丝。常用的有红或绿的PT导丝、BMW导丝、ATW导丝、Stabilizer Supersoft导丝等。

应根据开口病变分叉处血管发出的角度确定指引导丝头端塑形的角度,再根据开口病变前主支血管的直径确定指引导丝头端塑形的长度,即成角越大,指引导丝头端成形的弯曲也大，主支血管直径越大，指引导丝头端需要成形的长度越长，反之亦然。在一些特殊的病变，指引导丝直接进入严重狭窄的开口病变血管困难，可先将指引导丝送入分叉处的另一支血管，再后撤指引导丝跳入病变血管的开口，此时，旋转指引导丝的动作宜轻、小、慢、柔，不宜重、大、快、粗。

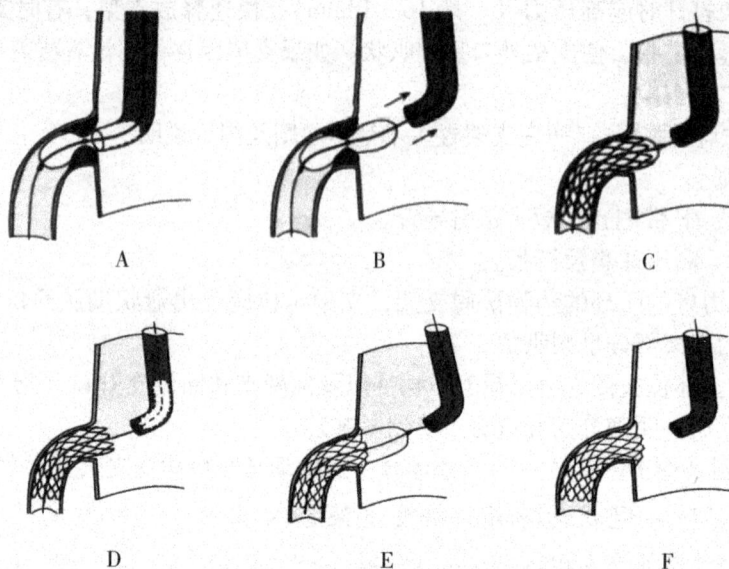

图 18 – 27　主动脉 – 冠状动脉开口病变支架置入术示意图
A. 球囊到位；B. 指引导管回撤脱离冠状动脉开口，球囊加压扩张；C. 支架送入冠状动脉内，尾端突入主动脉内 1mm，支架释放前将指引导管回撤离冠状动脉开口；D. 支架释放后回撤球囊时保持对指引导管的回撤张力，防止指引导管前移损伤支架；E. 用高压球囊进行后扩张，保证支架完全展开并贴壁，使支架尾端展开呈喇叭状；F. 最后结果

对于一般开口病变而言，普通导丝就能较容易通过病变，到达血管远端，如遇到高度狭窄的开口病变，且病变处血管与主支血管成角较大，导丝通过困难时，可试用尖端操纵性能良好的 ATW 导丝。

当严重开口病变治疗时，由于斑块"铲雪效应"（指动脉粥样硬化斑块在球囊扩张时受压而移行），处于分叉处的另一支血管开口可能会受到斑块挤压，造成新的开口狭窄，因此，应进行双导丝保护技术，即分叉处的两支血管各放置一根导丝，一般被保护侧血管选择 BMW 导丝，而应避免使用带超滑涂层的导丝，如 PT 系列，以防止支架置入时导丝受压，断裂于血管内。

支架置入后，如被保护侧血管开口狭窄较重，需进行导丝交换技术，即将治疗侧血管内导丝回撤，经支架网眼送入被保护侧血管，而将原被保护侧血管内导丝回撤后重新送入治疗侧血管内，便于进行接下来的双球囊对吻扩张治疗（如被保护侧血管开口未受影响或虽受影响，但狭窄不重，可不必进行导丝交换）；当导丝通过支架网眼困难时，选择带亲水涂层的指引导丝可能会有所帮助，如 PT 系列导丝。

如果分叉处两支血管都有严重开口病变，必须施行双导丝保护技术。

4. 球囊导管及支架的选择

（1）球囊选择：常规使用单轨球囊导管（monorail），操作方便、可以快速交换；球囊大小最好以病变远段血管直径为参照。

（2）支架的选择：由于普通裸支架开口病变支架内再狭窄率较高，所以，药物洗脱支架在开口病变的应用越来越受到重视，成为首选。支架长短应根据病变位置（距离分叉的远近）、狭窄程度、分叉处血管成角大小、是否合并分叉处另一支血管开口病变等，并根据术者的经验来决定，是选择仅覆盖病变不盖过开口的短支架，还是选择充分覆盖粥样硬化斑块，盖过分叉开口的长支架；因为支架置入时可能会由于"铲雪效应"而引起分叉处另一支血管开口严重狭窄，造成治疗失败，并给补救性治疗带来困难。绝大多数病例仅需一个球囊、一个支架，分叉处另一支血管开口一般不需球囊扩张及置入支架，如果需要处理，球囊应进行双球囊对吻扩张，支架应选择头端外径小、在透视下可见、两端标志清楚的支架，有助于该支架穿过已置入支架的网眼和准确定位。随着药物洗脱支架的临床应用，目前多建议选用药物涂层支架。

（3）双球囊对吻扩张技术（kissing balloon）：指位于开口病变分叉处的两支血管用两个球囊同时加压和减压进行扩张的过程。一般开口病变治疗时不一定需要使用此技术，只有当位于分叉处的两支血管均有严重开口病变，或一支有严重开口病变，治疗时因"铲雪效应"而致另一支血管开口狭窄，必需治疗时，才使用双球囊对吻扩张技术。

（4）由于非主动脉-冠状动脉开口病变位于血管分叉处，如何处理病变，受诸多因素影响，如该部位两支血管是否都有严重开口病变、两支血管成角大小（夹角成锐角时更易受"铲雪效应"影响，夹角大接近直角时受影响相对小些）、斑块扩张时斑块移行的方向（一般分为纵向移动和横向移动）、术者的经验以及对病变的判断及理解等，都将对病变的处理产生影响，归纳起来，常见处理原则及技术有：

1）一支支架+另一支血管不需处理：包括两种情况，一为支架仅覆盖病变，不盖过分叉开口，当病变相对较轻或稍远离分叉处，球囊扩张后另一支血管开口不受影响时，或开口病变斑块经过消蚀处理后，斑块负荷明显减轻时，可以应用此技术，但支架定位时必须反复寻找暴露开口病变的最佳体位，如两支血管分出的切线位，确保支架定位准确，此时可选择相对短些的支架；二是 Stent Cross–over 技术，有病变侧血管可以放置长支架，跨过并覆盖另一支血管开口，如果后者血管较细小（一般认为直径小于 1.5～2mm，分支较少，供血范围小的血管），开口未被累及，以及"铲雪效应"对分叉处另一支血管开口影响较小时，可以应用此技术。

2）一支支架+另一支球囊扩张：有病变侧血管置入支架，另一支血管开口球囊扩张，亦是处理非主动脉-冠状动脉开口病变常用的方法，而且费用低、再狭窄率比双支支架低。

3）T–Stent：用于一支放置支架、另一支球囊扩张后有闭塞危险者，第二个支架通过第一个支架网孔置入，最后双球囊对吻扩张。

4）Crush Stenting 技术：与传统双支架置入技术相比，该技术保证了药物涂层支架可完全覆盖病变。需要强调的是拟行 Crush Stenting 的开口病变中两支血管（习惯性称为主支与分支，但前降支与回旋支血管不应称为主支与分支，以下只为描述方便）均较为粗大，有置入支架的必要。其主要步骤是：

A. 放置指引导丝并分别球囊扩张两支血管。

B. 确定药物支架在两支血管的位置。

C. 分支支架突出于主支血管内至少 5mm，扩张分支血管支架。

D. 抽出分支血管导丝。

E. 扩张主支血管支架。

F. 再通过主支血管支架放置导丝至分支血管。

G. 行主支和分支血管双球囊对吻扩张术。

5）改良型的 Crush 技术，其主要步骤是：

A. 放置主支血管支架。

B. 通过主支血管支架放置导丝至分支血管。

C. 应用球囊将支架分支开口的金属网扩开。

D. 放置分支血管支架。

E. 扩张分支血管支架并行 Crush 技术。

F. 行主支和分支血管双球囊对吻扩张术。

6）其他：Y Stent，对吻支架或 V 形支架等，已较少应用。

总之，开口病变介入治疗处理原则是：置入支架时支架的定位非常重要，如果由于"铲雪效应"使另一支血管开口受压，则可能需要对该支血管进行 PTCA 或支架置入；另外可以应用斑块消蚀术或切割球囊技术，然后再置入支架。

（5）图示说明非主动脉 – 冠状动脉开口病变及其治疗

1）非主动脉 – 冠状动脉开口病变（分为 A、B 两种情况，见图 18 – 28A、B）。

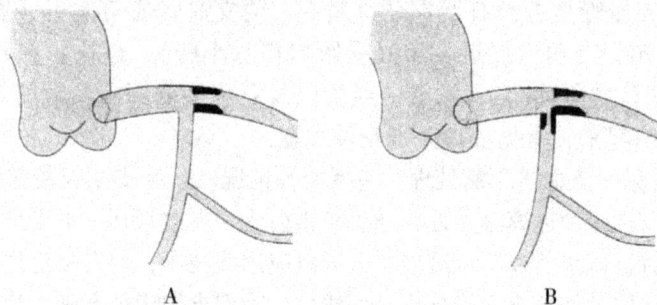

图 18 – 28 非主动脉 – 冠状动脉开口病变（A、B 两种情况）

A. 血管分叉处只有一支血管开口病变；B. 血管分叉处两支血管均有开口病变

2）双球囊对吻扩张术图示（见图 18 – 29A、B）：双球囊对吻扩张术。

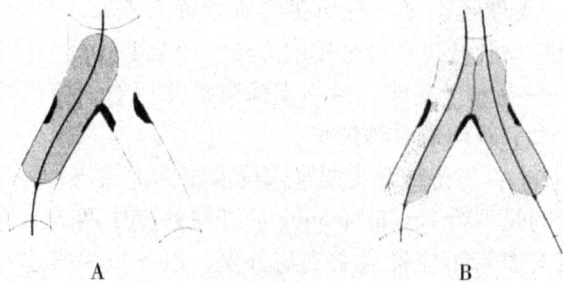

图 18 – 29 双球囊对吻扩张术图示

A. 单个球囊扩张开口病变；B. 双球囊对吻扩张

3）非主动脉–冠状动脉开口病变支架置入常见几种情况

A. 一个支架，但不盖过开口（见图18－30A～E）。

B. 一个支架，但盖过开口（见图18－31A～E）。

C. 需要双球囊对吻，包括两种情况：

其一，仅一支血管置入支架（见图18－32A～H）。

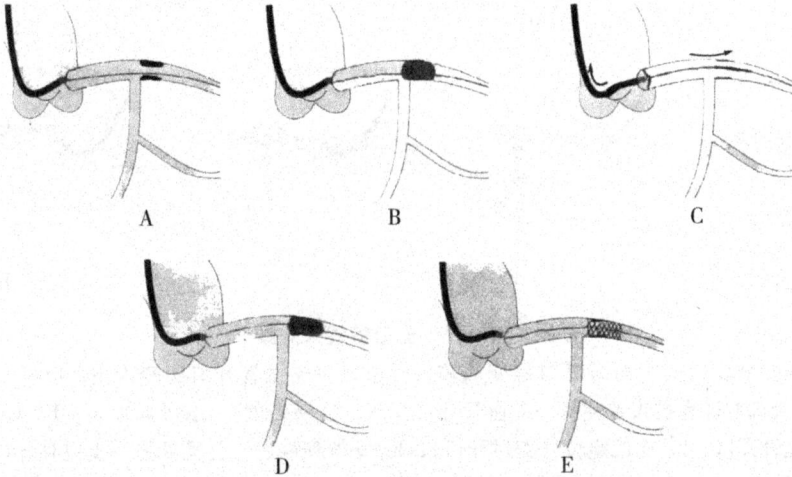

图18－30　一个支架，但不盖过开口

A. 分叉处单支血管开口病变；B. 球囊扩张病变；C. 支架定位（不盖过开口）；
D. 支架球囊扩张；E. 最后结果（支架对分叉处另一血管开口无明显影响）

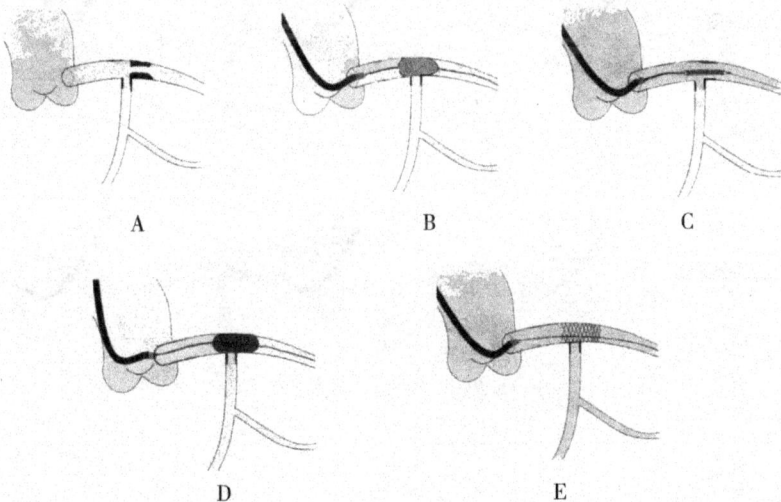

图18－31　一个支架，但盖过开口

A. 分叉处单支血管开口病变（另一支血管开口无病变或病变很轻）；B. 球囊扩张病变；C. 支架定位（盖过开口）；D. 支架球囊扩张；E. 最后结果（支架对分叉处另一血管开口无明显影响）

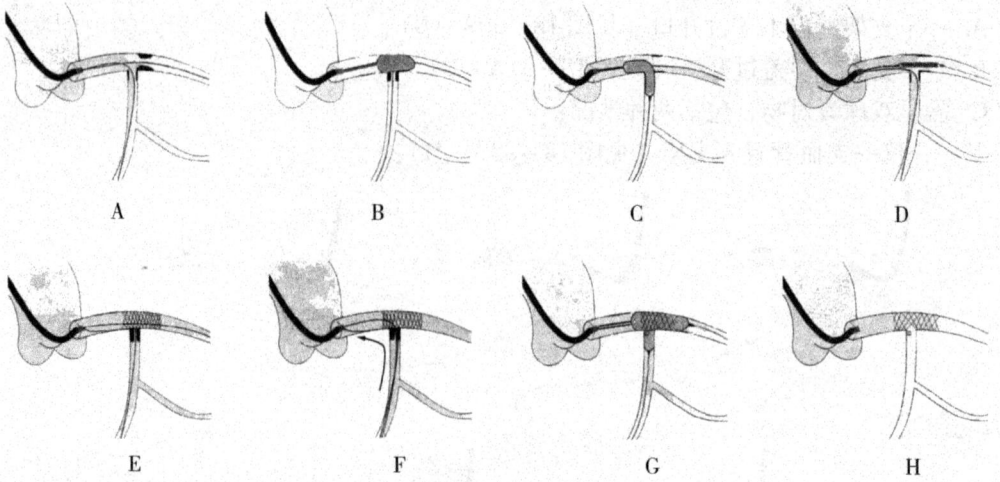

图18-32　仅一支血管置入支架

A、B. 开口病变情况（两支血管开口病变均较重或虽以一支血管开口病变为主，但因"铲雪效应"，一支血管病变球囊扩张致使另一支血管开口受压，需要处理），双导丝保护；B、C. 分别球囊扩张两支血管开口；D. 支架定位（盖过开口）；E. 支架释放后，分叉处另一支血管开口狭窄加重；F. 交换导丝；G. 双球囊对吻扩张；H. 最后结果

其二，两支血管都置入支架（见图18-33A~K）。

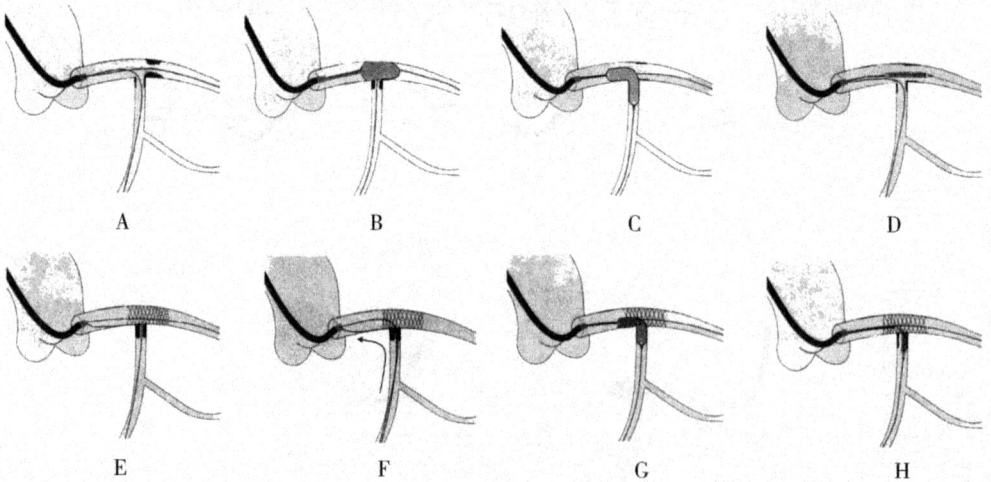

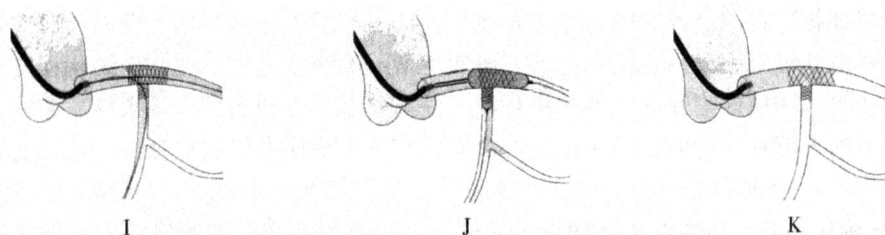

图 18-33 非主动脉-冠状动脉开口病变支架置入术（需双球囊扩张，置入两个支架）

A、B 开口病变情况（两支血管开口病变均较重或虽以一支血管开口病变为主，但因"铲雪效应"，一支血管病变球囊扩张致使另一支血管开口受压，需要处理），双导丝保护；C. 另一支血管开口球囊扩张；D. 支架定位（盖过开口）；E. 支架释放后，分叉处另一支血管开口狭窄加重；F. 交换导丝；G. 双球囊对吻扩张；H. 通过第一个支架的网眼送入第二个支架并定位；I. 第二个支架释放后的影像；J. 在两个支架内同时进行双球囊对吻扩张；K. 最后结果

（三）开口病变介入治疗相关技术的应用

1. **远端保护装置（distal protective device）** 远端保护装置是一种可以置于冠状动脉介入治疗血管的远端，捕捉和过滤能引起栓塞的物质的特殊装置，主要有两大类：球囊堵闭系统和滤网系统。堵闭系统在介入治疗时可以堵闭远端血流，在治疗完成后将碎屑和血栓抽吸出体外，从而达到远端保护的目的；滤网系统能使血流通过，通过过滤碎屑和血栓栓子达到远端保护的目的。

开口病变远端保护装置的应用：远端保护装置主要用于外科冠状动脉搭桥术后静脉桥血管再狭窄病变、急性心肌梗死血栓病变以及部分心绞痛患者冠状动脉血管病变的远端保护，包括开口病变和非开口病变；能有效降低术中慢血流及无再流的发生率，降低恶性心脏事件的发生率，改善预后。

2. **血管内超声（IVUS）** 血管内超声为一种独特的血管内评价动脉粥样硬化斑块的方法，通过指引导管送入冠状动脉内超声导管至靶血管病变的远端，回撤导管采集图像，能提供360度环状实时切面，由成像系统进行分析，可得到血管形状、内径、面积、厚度、狭窄程度、斑块大小及成分等信息。由于粥样硬化斑块性质的不同，所以超声回声不同，富含脂质的斑块、肌纤维性斑块和钙化性斑块的回声强度依次递增，回声的强度以血管外膜为参照，回声反射较低说明是高度细胞性病变及富含脂质性病变。冠状动脉内膜增厚但回声强度低于外膜的称为软斑块，反之，回声强度类似或超过外膜的称为硬斑块。

血管内超声在开口病变的应用：

（1）血管内超声与冠状动脉造影比较，对诊断开口病变冠状动脉狭窄有更大的优势。①定量优势：冠状动脉造影不能像超声那样提供血管腔和血管壁横切面的图像，血管内超声可敏感地反映斑块形态学特征和斑块性质，甚至可以直接测定斑块的厚度，准确提供参照血管的直径；②揭示造影未检出病变的优势：部分临床怀疑冠心病而行冠状动脉造影正常的患者，血管内超声检查接近一半的患者血管内存在粥样硬化斑块，另外，对于自发性冠状动脉夹层、造影剂在血管内分布不均匀等，超声可做出进一步的评价；③揭示造影图像不佳难以确定诊断的优势：有时肥胖、肺气肿或胸廓畸形可导致冠状动脉造影图像质量不佳，对开口病变即使多角度投照也难以做出正确诊断。

（2）血管内超声在开口病变介入治疗中的用途：①精确测定靶血管的大小，有助于选择与血管粗细相适宜的介入器械。②确定斑块性质，有助于选择对病变性质针对性强的治疗措施，如病变处仅有表浅钙化适宜旋磨，斑块负荷大的病变适宜旋切，而钙化程度重的病变不适宜旋切等。③估计临界病变的严重程度，以指导进一步的治疗。④指导支架的置入：在超声引导下的支架置入能使支架定位良好，展开充分，确保支架贴壁良好。帮助支架准确放置的方法有：a. 根据 IVUS 测量的中层径选择支架与球囊；b. 超声显像同时注射造影剂，找到 IVUS 确定的开口位置在造影图像上的标志；c. 根据造影图像开口标志将支架准确放置在开口位置；d. 高压球囊扩张后用 IVUS 验证支架位置，应伸出至主动脉内 1mm；e. 开口有回缩或支架未覆盖真正开口部分超过 1mm 时应再放一枚支架。⑤明确支架内再狭窄的性质并指导进一步治疗：血管内超声对支架内再狭窄定性及定量测定效果好，可以分辨清再狭窄是否由机械原因所致，如支架未完全释放到病变部位、支架扩张不充分贴壁不好、重新放入支架时，导丝经由支架孔进入血管壁或经由支架与血管之间穿过，球囊加压将支架挤压到血管壁的一侧或球囊扩张时支架已经脱落，等等。

3. 开口病变切割球囊成形术的应用　切割球囊是在普通球囊基础上的改进。它在常规球囊上安装了 3~4 个纵行的刀片，球囊扩张时，依靠压力和切割力，刀片沿血管壁纵向切开斑块纤维帽、弹力纤维和部分平滑肌，有效地减少了普通球囊扩张时发生的血管壁螺旋型撕裂，减少球囊扩张后血管的弹性回缩和内膜增生，进而减少球囊扩张后的再狭窄。切割球囊的长度有 10mm 和 15mm 两种，直径 2.0~4.00mm 不等，以 0.25mm 标准递增，形成 9 种不同的规格；切割球囊直径的选择需参考病变处正常血管直径来决定。球囊与血管直径的比值为 1∶1.1~1.2，如果以 IVUS 为指导，对同心性、纤维性软斑块病变，切割球囊的直径应比血管直径小 1/4。

开口病变切割球囊成形术的应用：开口病变是较为理想的切割球囊的适应证，但严重钙化开口病变及无保护左主干开口病变应相对禁忌使用切割球囊，以免造成血管破裂，导致急性血管并发症。开口病变经切割球囊扩张后，可以明显减少常规球囊扩张出现的"铲雪效应"，利于支架置入。研究结果显示：单纯切割球囊成形术的再狭窄率仍较高。

4. 定向冠状动脉内斑块旋切术（directional coronary atherectomy，DCA）　定向冠状动脉内斑块旋切术是采用高速旋转的旋切导管，对冠状动脉内斑块进行切割，并将切割下来的组织碎屑收集在导管远端收集室内，最终移出冠状动脉的介入治疗方法。旋切术不仅切除了斑块组织，而且还切除了动脉中层组织，使动脉壁变薄，血管顺应性增大，管腔扩大。

开口病变定向冠状动脉内斑块旋切术的应用：开口病变可以作为定向冠状动脉内斑块旋切术的适应证，尤其是直径大于 3mm 的非钙化的偏心病变和溃疡病变适于行 DCA。DCA 通过机械装置可以有效地将斑块清除，和扩大管腔。在此基础上再行球囊扩张或置入支架更易获得成功。由于主动脉-冠状动脉开口病变 DCA 操作难度较大，一定程度上限制了其应用。大隐静脉桥开口病变 DCA 成功率高，但预后差。非主动脉-冠状动脉开口病变 DCA 结果优于主动脉-冠状动脉开口病变。DCA 疗效总的评价并不优于 PTCA，DCA 和冠状动脉支架置入术的比较资料较少，DCA 与 PTCA 结合应用优于两者单独使用，DCA 后斑块负荷减轻，有利于支架的释放和展开，因此，DCA 后支架置入成功率提高，预后改善。

5. 冠状动脉内斑块旋磨术（rotational coronary ablation，RCA）　冠状动脉内斑块旋磨术是采用高速旋转的钻石旋磨头将冠状动脉内硬化的斑块组织研磨和切削成极为细小颗粒，由血液冲刷到血管远端并最终予以清除的介入治疗方法。高速旋转的钻头对钙化的或无弹性的斑块组织作用显著，对弹性斑块消蚀的作用略轻，对软斑块的消蚀作用较弱，对正常的血管壁组织无消蚀作用。

开口病变的冠状动脉内斑块旋磨术应用：开口病变是 RCA 的适应证，尤其是合并中 - 重度钙化的开口病变更适于 RCA。RCA 较单纯 PTCA 获得更大的管腔，但单纯 RCA 再狭窄率高。旋磨后斑块负荷及移位减轻，可以减少分支受压和闭塞的危险，不必进行分支保护，从而避免使用双导丝、双球囊及双支架技术，一定程度上降低手术时间，减少手术费用；另外，RCA 后病变表面光滑，血管的顺应性改善，有利于支架的释放和展开，因此，RCA 后支架置入成功率明显提高，大大改善治疗效果。

6. 斑块旋切吸引术（transluminal extraction catheter，TEC）　斑块旋切吸引术是利用特殊导管将冠状动脉内粥样硬化斑块和管腔内碎屑，特别是血栓成分予以切下并吸出的一种斑块消蚀技术。TEC 切下来的基本上是粥样斑块表面组织，偶尔可达介质层近腔内的 1/4。

开口病变斑块旋切吸引术的应用：冠状动脉搭桥术后大隐静脉桥开口病变是 TEC 的适应证，尤其适用于含血栓的大隐静脉桥开口病变。一般 TEC 与 PTCA 结合使用，单纯 TEC 再狭窄率很高，大隐静脉桥开口病变高达 80%。TEC 后行 PTCA，与单纯 PTCA 相比，管腔增大 22%。

7. 激光冠状动脉成形术（laser coronary angioplasty LCA）　激光冠状动脉成形术是通过高能光纤导管利用激光的液化作用将冠状动脉粥样硬化斑块和血栓消蚀的介入治疗方法。以往研究显示：LCA 可应用于开口病变，手术操作成功率较高，与单纯 PTCA 相比可获得较大的管腔，但近年药物洗脱支架的广泛应用，LCA 已很少单独用于开口病变的介入治疗。

（四）开口病变支架术的预后

开口病变的介入治疗应追求简单、快速、安全、有效，同时还要考虑治疗的费用/效益比，以改善患者的主要症状为目标，而不是去处理所有病变，追求影像的"美观"，以免得不偿失，给患者造成大的损失。目前一致认为：支架置入可有效地支撑弹性较强的开口病变，即刻结果和长期随访结果较单纯球囊扩张和旋切、旋磨等好，合理的应用切割球囊、旋切、旋磨等技术，并在此基础上置入支架，尤其是药物洗脱支架，可以很大程度上改善手术预后，但尚需大规模随机对照试验进一步验证。支架放置的操作成功率达 97% 以上，同其他部位病变一样，开口病变裸金属支架置入的术后再狭窄率较高，初步的试验显示，雷帕霉素洗脱支架明显降低再狭窄率及靶病变血运重建率。

（尚晓峰）

第九节　成角病变的支架置入术

成角病变（图 18 - 34）在临床中多见，但在实际工作中，对其难度及危险性的认识往往被初学者忽略，从而造成不必要的"损伤"。目前，随着科技的不断发展，越来越多新型的导丝、球囊、支架不断的问世，可以满足临床中的应用，在成角病变处理方面保证了手术的成功。

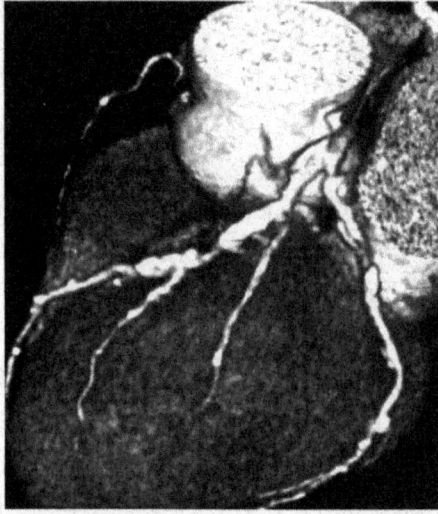

图 18 - 34　可见右冠近中端成角病变

一、成角病变的定义

大多数研究者认为成角≥45°定义为成角病变。

轻度成角：<30°

中度病变：45°~60°

重度成角：>60°

严重成角：>90°

成角病变 PCI 主要表现为内膜撕裂和血管急性闭塞，尤其是重度成角病变，发生原因主要是球囊或支架扩张时使血管拉直造成球囊或支架近端内膜撕裂。成角病变支架置入后多见的并发症是病变近、远端内膜撕裂、血管痉挛、成角病变斑块未被完全覆盖而突入管腔。

Tan K 等对成角病变患者做介入治疗研究显示：对于成角病变 PTCA 及支架置入的成功率 85% 以上，成角越大，其并发症发生率越高。目前对于成角病变的介入治疗，其中旋磨、旋切技术的应用效果并不十分理想。

二、成角病变的器械选择及操作技巧

成角病变介入治疗的关键是选择合适的手术器械，器械超支持力是支架置入成功的主要因素。

1. 导引导管的选择　选择最好的同轴性和最大支持性，比如 XB、EBU、AMPLATZE 系列。在实际应用中最好选用 6F JL 短头以便于使用深插技术，减少主干损伤风险，便于支架输送。

2. 导引导丝的选择　柔软导丝易通过成角病变远端，但推送支架困难，比如 Choice Pt-Floopy、StaBlizer Supersoft 等利用导引导管的主动支持将支架顺利送至病变远端。超支持力导丝便于支架传送，但不易通过血管远端，而且可能出现狭窄的假象，需置入支架后将导丝撤至近端，通过造影协助判断狭窄的假象，比如 Wizdom - ST、ACS HiTorque Floppy、ATW、

BHW 等。因此在临床工作中应根据情况选择合适的导丝。

3. 球囊的选择　尖端柔软、循迹性好、推送杆支持力好、球囊与中心杆同轴性好易通过病变，如 Sprinter，AquaT3、Maverick2 等。

SPRINTER、Extensor 球囊选择性的 Dura – Trac 涂层包裹，能提供耐久的光滑跟踪，易通过病变。CrossSail™球囊冠状动脉扩张导管涂有在湿化时可被激活的 HYDROCOAT 亲水涂层，更适合通过曲折、弯曲的病变。Power Sail™柔软的锥形头端适合穿越曲折的病变，Aqua T3 球囊跟踪性的锥形头端 Tapered Tip 的直径是目前市场上最小的。Trackflex 段具有柔软、易弯曲的远端推送杆，使其在成角血管中具有极佳的跟踪性。但在实践中为防止球囊移位，不太选择短球囊。扩张的压力也不宜过大。当导丝不能通过多个、连续成角时，可采用球囊跟随支持。对于球囊的选择，应避免应用尖断过长、过硬、低顺应性的高压球囊。

4. 支架的选择　支架长度的选择应尽量跨越成角段，以完全覆盖着病变减少成角病变两端血管内膜撕裂的危险（图 18 – 35）。选择支架时，应尽量选择相对长的支架（图 18 – 36），以便能跨越病变近、远端，达到完全覆盖病变的作用，减少并发症的发生。

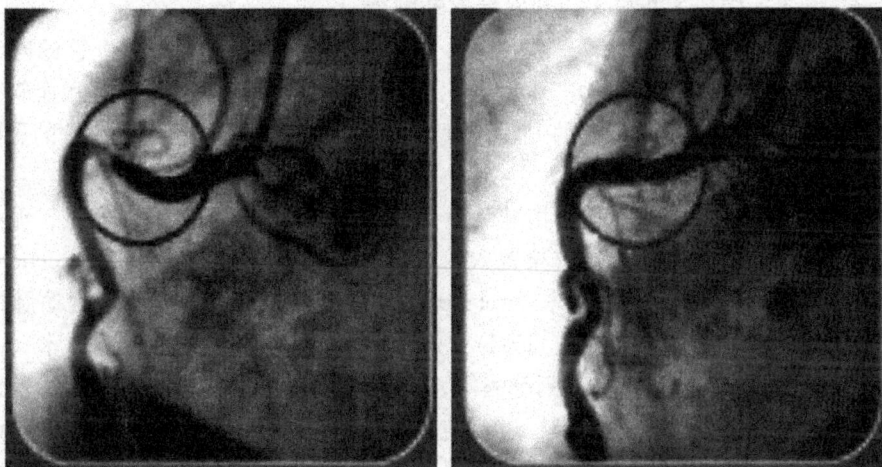

图 18 –35　DRIVER 支架置入前后造影效果对比

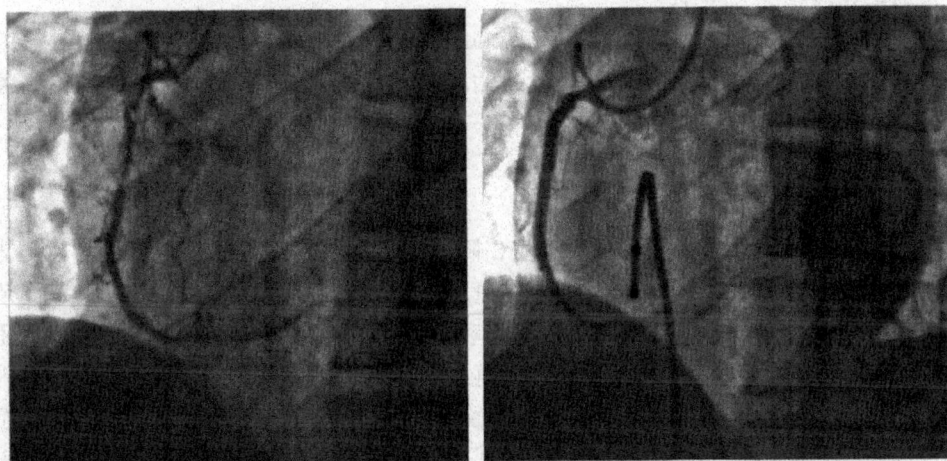

图 18 –36　支架置入前后造影效果的比较

对于成角病变，应用缠绕支架以及环状支架将会造成斑块从支架内脱垂，因此术后血管亚急性血栓、再狭窄率均会增加。正弦曲线型的管状支架的应用可以防止斑块的脱落现象，但通过病变的能力较差，如使用"S"形桥连支架，不仅通过成角病变能力强，而且防止斑块脱落。对成角病变推送球囊或支架受阻时，可再送一根导丝，增加对近端扭曲血管的支撑力，以易于支架平滑通过。当支架推送有阻力时，可使患者咳嗽、深吸气、拉直近端成角血管，增加腔内振动，易于推送支架。成角病变不推荐直接置入支架。

（尚晓峰）

第十节　严重钙化病变的支架置入术

1977 年，Gruentzig 首先将经皮冠状动脉成形术（percutaneous transluminal coronaryangioplasty，PTCA）应用于临床，开创了介入心脏病学新纪元。30 年来，随着经验的积累、器械的改进和技术的提高，经皮冠状动脉介入治疗（percutaneous coronarv intervention，PCI）取得迅速发展，PCI适应证不断扩大，并发症逐渐减少。

早在 1988 年，美国心脏病学院（ACC）/美国心脏学会（AHA）心血管诊断和治疗操作评估工作组发布的报告提出，中至重度钙化病变被认为是 PTCA 手术失败和血管急性闭塞的非常重要的危险因素。钙化病变的 PCI 难度以及对手术成功率和近远期疗效的影响问题越来越被众多心血管介入医生所重视。

多年来，为了克服 PTCA 不足又相继开发了球囊导管的替代和辅助性器械，派生了一些新的介入诊疗技术，如冠状动脉内支架置入术（Stent）、定向斑块旋切术（directional coronary atherectomy，DCA）、斑块旋磨术（rotational atherectomy，ROTA）、冠状动脉内旋切吸引术（transluminal extraction cathrter，TEC）、冠状动脉内准分子激光血管成形术（excimerlaser coronary angioplasty，ELCA）、切割球囊等，这些新技术在拓宽冠心病介入治疗的适应证及处理 PTCA 的急性血管并发症中曾起过一定的积极作用，但其技术操作均较 PTCA 复杂，再狭窄率并不低于 PTCA，而且其自身缺陷又带来了各种各样新的问题，或被改善或被淘汰，冠状动脉内支架置入术脱颖而出。随着药物涂层支架的广泛应用，明显降低了即刻严重并发症及后期再狭窄的发生率。

在冠状动脉内超声（intravascular ultrasound imaging，IVUS）指导下对冠状动脉钙化病变的斑块旋磨与球囊扩张和（或）支架置入的联合治疗可明显降低手术并发症，改善介入的即刻效果。

一、钙化病变的病理学基础

冠状动脉粥样硬化是冠心病的基本病变，随着其演变进展，可引起心脏解剖与功能的改变。冠状动脉钙化是指在冠状动脉粥样硬化斑块中的钙盐沉着，其形成机制较为复杂。首先，钙化的发生与细胞的变性坏死有关，组织和细胞内的蛋白质变性后暴露出反应基团，后者与细胞分解时释放的磷酸盐结合，磷酸盐再与钙结合形成磷酸钙沉着于粥样斑块内。其次，钙盐的沉积亦与脂质有关，类脂质中磷酸酰丝氨酸对钙的亲合性强，引起钙盐的沉积。

冠状动脉钙化是冠状动脉粥样硬化发展到一定阶段的结果。随着冠状动脉内膜脂质沉积、纤维斑块及复合斑块形成，钙盐沉积使斑块变硬、变脆，容易破裂，从而导致局部出血及血栓形成，使斑块扩大。许多研究表明，冠状动脉钙化多发生于复合斑块期，是动脉粥样硬化的晚期表现。但因为此时粥样斑块可能尚未导致明显的管腔狭窄（狭窄≤50%），所以，相对于已引起明显临床症状的病灶而言，冠状动脉钙化可称为冠状动脉病变的早期表现。

冠状动脉钙化与冠状动脉粥样硬化有着密切联系，是冠状动脉粥样硬化的标志。但两者的病变过程截然不同。Clair等观察到，在动脉粥样硬化病变退化过程中的动脉壁上显示有钙化成分的增加。Young等对比观察了冠状动脉粥样硬化与钙化，发现更多的钙化发生于左前降支的近段部分，远段部分相对较少见，这与动脉粥样硬化病变的分布情况显然不同。

少量钙化常发生在邻近内弹力板的纤维斑块内，不伴内膜坏死，冠状动脉狭窄程度很轻；大量钙化灶则见于坏死的内膜内，内弹力板大量消失，这类病变常见明显的冠状动脉狭窄。

冠状动脉钙化与冠状动脉狭窄的关系：大量研究证明冠状动脉钙化与冠状动脉狭窄间有着直接的关系。冠状动脉钙化的记分与冠状动脉狭窄的程度正相关。冠状动脉钙化预测冠状动脉狭窄有着较高的敏感性及特异性。也有研究结果认为，血管钙化作为动脉粥样硬化的标志并非总是意味着所示的冠状动脉显著狭窄。有意义的是，与造影的对照研究表明，EBCT检出冠状动脉钙化是唯一能够发现尚未引起梗阻的亚临床冠状动脉粥样硬化的无创性检查方法。总之，冠状动脉钙化的程度及范围与冠状动脉粥样硬化存在的范围和程度成正相关，钙化计分越高则冠状动脉粥样硬化的发病率越高。冠状动脉钙化病变的检出对具体病例应具体分析，包括患者的临床症状、心电图、冠心病危险因素、年龄及性别等。

二、钙化病变的影像学评价

1. 胸部平片　X线平片不易检出冠状动脉钙化，其准确性较低，仅为42%，仅在高密度及广泛冠状动脉钙化时显示。由于设备、解剖位置的重叠以及心脏瓣膜、锥体钙化的影响，其敏感性低。

2. X线透视　X线影像增强透视，由于其有较高密度分辨力，被广泛应用于临床检出冠状动脉钙化。其检出造成50%狭窄的冠状动脉钙化的敏感性是40%~70%，特异性为52%~95%。Loecker对613例无症状的年轻男性［平均年龄（40±5）岁］进行透视检出的冠状动脉钙化与冠状动脉造影对照，发现对于严重冠状动脉病变的敏感性为66%，特异性为78%，阳性预测值为38%，阴性预测值为92%。透视检出的冠状动脉钙化有助于缺血性与非缺血性心脏病的鉴别，但对于老年人，其重要性减低。观察体位的多少，设备条件，患者体型，解剖结构的重叠等因素的影响，且长时间透视X线剂量较大，因此，透视不能作为临床检出冠状动脉钙化的常规方法。

3. 超声心动图　经胸超声心动图或经食管超声心动图对于冠状动脉钙化的检查价值不大。

4. 螺旋CT　CT具有较高密度分辨率，是检出组织钙化的有效手段。因此有作者也用常规CT检查冠状动脉钙化。Timins等报告常规CT检出导致显著冠状动脉狭窄的钙化病变敏感性为16%~78%，特异性为78%~100%，阳性预测值为83%~100%，常规CT对钙化病变的显示与冠状动脉造影对比相关性差。螺旋CT的扫描速度有所提高，有人尝试将其用于冠状动脉钙化，但其扫描速度仍不足以消除心脏移动伪影，对于主动脉窦部及瓣膜的钙化与冠状动脉钙化的鉴别认识难题，对于少量钙化难以发现，且亦不能作精确的定量分析，因此不能作为常规在临床应用。

5. 电子束CT（electron beam computed tomography，EBCT）检查　EBCT的扫描速度达毫秒级，较常规CT大为提高，消除了心脏的运动伪影，易于检出冠状动脉钙化并可作精确的定量，是冠状动脉钙化检查的较佳方法。发现冠状动脉钙化即表明有冠状动脉粥样硬化存在（但并不一定等于有50%冠状动脉狭窄的冠心病存在），冠状动脉钙化记分诊断冠心病的敏感性、特异性与年龄组有关，40岁以下敏感性虽低，但是特异性达100%。50岁以上老年组敏感性虽高，但特异性低。对50岁年龄组以上的患者，如果未发现冠状动脉钙化存在，仅5%病例有冠心病的可能性。对于青年组（50岁以下年龄组）少数病例，特别是有冠心病高危因素，已有临床症状或异常心电图者，可以有无钙化性冠状动脉事件发生。冠状动脉明显狭窄甚至阻塞，而EBCT未见冠状动脉钙化，多见于年轻患者，冠状动脉痉挛或粥样硬化斑块破裂，引起血小板聚集，不完全血栓堵塞，使病变急剧增大，或血栓完全堵塞，因病变时间短而进展快，可无钙化。尽管EBCT检查冠状动脉钙化病变较敏感，但用于冠心病诊断及指导冠心病介入治疗却较少。

6. 多层螺旋CT（multislice spiral computed tomography. MSCT）　一次扫描可同时获得多幅图像的高空间和时间分辨率的多排螺旋CT问世，通过与回顾性心电门控技术的结合，加之多种图像后处理的功能，在诊断冠状动脉狭窄病变，用于冠状动脉狭窄的定量评价和介入治疗的筛选很重要。检测冠状动脉钙化和斑块等方面具有较高的应用价值，为冠状动脉疾病的诊断开辟了一条新的检查途径，成为临床选择性冠状动脉疾病的筛查、诊断重要影像检查方法之一。MSCT可以显示冠状动脉主干及其主要分支血管近段的粥样硬化斑块，并且根据斑块的密度可大致判断斑块的类型，如软斑块、中间斑块和硬斑块，能可靠地鉴别富含脂质的斑块与富含纤维的斑块，对斑块稳定性的评价有一定帮助。MSCT有可能检出有破裂倾向的软斑块，以便及早给予治疗，预防急性冠状动脉事件的发生。尽管MSCT对冠状动脉斑块的脂核和钙化病变的显示较好，但对斑块组织结构的细微观察如纤维帽厚度等的评价仍有限度。

7. 冠状动脉造影术　是常规诊断冠状动脉疾病的主要方法和金标准，在临床上广泛应用。病理研究表明冠状动脉造影所提示的影像与病理解剖结果有很大差异，其原因之一是冠状动脉造影仅能提供被造影剂充盈的管腔，而不能显示管壁的病变，其二是冠状粥样硬化常是偏心性或不规则性斑块，其三冠状动脉在粥样斑块形成时通常发生代偿性扩大。在这些情况下冠状动脉造影不能完全正确诊断病变的存在及其导致的狭窄程度，不能提供病变的详细形态学特征及斑块的主要成分的区别。

8. IVUS　是应用于临床诊断血管病变的一种新的诊断手段，可显示冠状动脉管腔的断面图像，不仅可显示管壁增厚的状况，尚可提供管腔的结构特征，具有直观、准确等优点，被认为是诊断冠心病新的"金标准"。由于钙质对超声有强烈的反射，超声不能穿透钙质，所形成的声影掩盖其后方的组织结构，因此钙化斑块在IVUS中表现为比血管壁外膜回声强并且后方有清楚的声影，即钙化灶表现为有声影的强回声，而无钙化的纤维斑块表现为无声影的强回声。根据钙化在IVUS图像上的分布范围，可将钙化程度分成0～Ⅳ度。0度：无钙化；Ⅰ度钙化：在90°弧度范围内；Ⅱ度钙化：91°～180°弧度范围内；Ⅲ度钙化：在181°～270°弧度范围内；Ⅳ度钙化：271°～360°弧度范围内。

IVUS 能明确病变形态、斑块的组成特征、狭窄程度以及对功能的影响，而这些信息对决定治疗方案非常重要。比如定向旋切选择偏心狭窄并且是非钙化的斑块治疗效果较好，而 ROTA 则对钙化斑块效果更好。严重钙化的斑块最好不用球囊扩张术，因可发生大而深的夹层形成，后者常引起血管闭塞导致急性心肌缺血甚至心肌梗死。即选择合适的技术治疗特定的病变，以期达到更好的效果，尽量减少合并症。

尽管用于冠状动脉钙化病变程度和分类的诊断和评价方法较多，尤其是无创性 MSCT 在临床也逐步广泛应用，但目前冠状动脉介入诊治中有关钙化病变的程度和概念主要取决于冠状动脉造影和 IVUS 评价。在冠状动脉病变中造影发现 15% 病变有不同程度的钙化，IVUS 检查发现的阳性率达 85%。IVUS 较冠状动脉造影评价钙化程度和部位更准确，有更好的特异性和敏感性。两者对照评价见表 18-5。

表 18-5 冠状动脉造影检测钙化病变的敏感性

	IVUS 检查	造影的敏感性（%）
钙化弧度（度）	<90	25
	91~180	50
	181~270	60
	271~360	85
钙化长度（mm）	≤5	42
	6~10	63
	≥11	61
钙化位置	浅表	60
	深层	54
	混合	24

三、钙化病变与临床预后

临床研究表明，冠状动脉粥样硬化的进展对将来的冠心病事件发生是一个强力的独立预测因子。Margolis 等研究了 800 例心绞痛患者，观察发现，传统 X 线检查显示钙化且有症状的患者，其 5 年生存率为 58%，而无钙化者的 5 年生存率为 87%。因此，冠状动脉钙化的预后意义似乎是独立于年龄、性别和冠状动脉造影病变血管的。另外，冠状动脉钙化也独立于运动试验和左室射血分数。Detrano 等的研究也指示，传统 X 线检查显示的冠状动脉钙化有助于识别 1 年期间无症状高危患者心脏事件的风险增加。Naito 等对 241 例老年患者随访 4 年，发现有冠状动脉钙化的 82 例中其 4.9% 发生心肌梗死，而在 159 例无冠状动脉钙化患者中无一例发生心肌梗死，但是这两组的总死亡率无显著差异。Witteman 等应用 EBCT 对 2 013 例男女性的钙化记分进行了评价，平均年龄 71 岁，其中 229 例有 MI 病史，冠状动脉钙化量与 MI 之间存在一种明显并且呈分级性的相关关系，且这种关系在高龄患者中仍然存在。

动脉粥样硬化的钙沉积与疾病严重性和不良预后明确相关，因此认为冠状动脉钙化属于"不良"现象。而有些临床和生物力学研究显示，钙沉积趋于去减低斑块破裂的脆弱性，因此认为冠状动脉钙化似乎属于一种"良好"的标志。客观的评价认为，冠状动脉钙化同时具有两方面的作用，钙沉积指示了动脉粥样硬化病变的存在，一般来说，钙沉积越严重，动脉粥样硬化病变范围也越广。然而，一组动脉粥样硬化病变，特别是不稳定型病变可能是无钙化性的，易于造成冠心病事件，而稳定型病变则更可能常为钙化性的。认为冠状动脉钙化属于"不良"现象，是因为钙化斑块的数量大约反映了在冠状动脉分支中动脉粥样硬化区域的总和。然而，决定冠状动脉预后的因素不仅仅是动脉粥样硬化数量，而且也与每一斑块易于破裂的可能性等有关。

四、钙化病变的分类

内膜面钙化：即表浅钙化，严重者可能影响球囊、支架的充分扩张，一般需要旋磨。

外膜或斑块基底部钙化：即深部钙化（位于或接近中膜－外膜交界），虽然造影显示钙化明显，通常不影响 PTCA 或支架置入，一般不需要旋磨。

在冠心病钙化病变 PCI 中，CAG 对轻中度钙化病变诊断敏感性低，但对重度钙化病变检出率与 IVUS 相似，目前仍是钙化病变最主要的评估手段。CAG 可发现钙化灶的存在，然后最好应用 IVUS 检查评价钙化灶的深度和范围，见图 18－37。

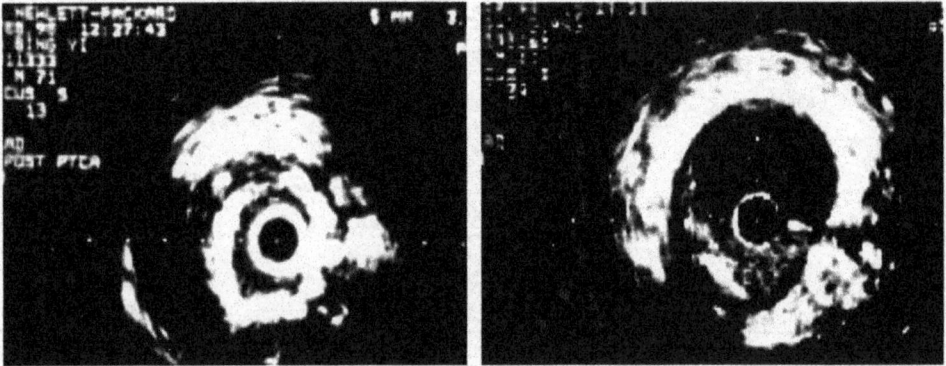

图 18－37　IVUS 诊断冠状动脉钙化病变
左图示表浅性钙化，周径大于 270°；右图示深部钙化，周经小于 90°

五、钙化病变的介入诊断与治疗难点

（1）单纯 CAG 评价钙化病变程度和范围欠准确，如不正确指导治疗，将直接造成手术失败；IVUS 能更加精确判断钙化病变，但国内较多的导管室尚无 IVUS 设备，或不能术中常规进行 IVUS 检查。

（2）钙化病变的 PTCA，单纯 PTCA 成功率低，夹层率高，急性血管闭塞率高，高压扩张易出现球囊破裂。

（3）钙化病变的支架置入，如未预扩张或扩张不充分，支架通过病变困难，易造成支架脱载的风险；严重钙化病变，常常高压力（＞20atm）扩张，仍可能不会达到满意支架释放，增加内膜夹层撕裂、血管破裂、心脏压塞及亚急性血栓发生率。

（4）旋磨术适用内膜弥漫钙化病变，利于置入支架的充分扩张，但长病变可能发生无复流和再狭窄的风险较高。

（5）斑块切除术（DCA、TEC、ELCA）等对中、重度钙化病变帮助较小。

六、钙化病变介入治疗的临床评价

钙化病变在临床上较为常见，且手术难度大，再狭窄率高。因此钙化病变的临床评价优为重要。

Boulmier 等评价了长病变 PTCA 后支架置入的疗效，多中心入选 128 名患者，病变平均长度为（20.7±5.4）mm，平均支架长度（21.4±3.8）mm，采用多变量分析结果显示，钙化病变与直接支架术失败关系密切。在另外一大型多中心研究中，入选患者共 1000 处病变，其结果也证实钙化与 PCI 早期成功率降低相关。Hoffmann 等对 306 例冠状动脉（管径 >3mm）的钙化病变进行斑块旋磨术、支架置入术或两术并用，结果示支架置入术前先行斑块旋磨术处理可获得最好的即时造影结果和更满意的晚期临床疗效。

1. 单纯球囊扩张术（PTCA） 成功率很低（74%），夹层率高，急性血管闭塞率高，IVUS 研究显示，钙化病变对 PTCA 过程中夹层的产生有直接作用，血管夹层最常发生在钙化和非钙化病变的交界处，可能与球囊高压扩张产生不相宜的剪切力有关。但多数钙化病变 <10atm 即可充分扩张；轻中度的钙化病变球囊高压扩张可将斑块撕裂开，中重度的钙化病变在行介入治疗时容易出现球囊扩张不开、急性闭塞以及其他的一些严重并发症。有3%~5% 的极严重钙化病变即使球囊加压到 20atm 也不能将球囊完全扩张，很有可能会出现血管弹性回缩引起 PTCA 后存在明显的残余狭窄或严重者甚至球囊破裂。

2. 球囊及支架术 在球囊预扩张基础上，行支架置入术可改善钙化病变球囊扩张的后果，提高成功率；但严重钙化病变，单凭高压力置入支架，并发症高，再狭窄率高；有研究表明严重的钙化病变可增加支架不完全扩张和再狭窄的风险。如果病变不能用球囊完全扩张，那么支架置入应视为禁忌证。极严重的钙化斑块应先用旋磨祛除坚硬的钙化斑块后再行球囊扩张或支架置入。

3. ROTA 是目前处理严重钙化病变的独特而有效的方法，是重度钙化病变首选的介入治疗手段。研究表明，旋磨治疗钙化病变的成功率较高可达 90% 以上，与非钙化病变相比。钙化病变旋磨后管腔较大，与非钙化区相比，钙化区分离夹层较少，且更具向心性，同时增加病变的顺应性和对 PTCA 的反应性。在钙化病变斑块旋磨后再行球囊扩张和（或）支架可明显改善钙化病变介入治疗即刻和远期效果。在一项旋磨术加支架术（Rotastent）的 IVUS 研究中显示，Rotastent 能达到更大管腔和更小残余狭窄。ROTA 存在 >5% 的并发症率，如急性血管闭塞、无血流或慢血流现象等，且并不改善再狭窄率。

4. 准分子激光血管成形术 ELCA 治疗与旋磨术治疗相似，对球囊不能扩张的钙化病变效果较好，但其治疗机制与斑块旋磨不同，ELCA 并不消蚀钙化斑块，只能增加钙化病变的顺应性，在其后的球囊扩张时在钙化病变内产生撕裂，从而使管腔增大，Bitt 等报告 170 个钙化病变使用 ELCA 治疗，成功率为 83%，比非钙化病变稍低，从较细的纤维和较高的频率开始可能取得更好效果。但 ELCA 术后血管再狭窄率为 40%~50%，其再狭窄的发生与钙化病变本身关系不大。

5. 定向冠状动脉斑块旋切术 DCA 切除钙化病变的作用有限，而中等或严重钙化病变应避免使用此方法，IVUS 研究显示 DCA 仅切除的是非钙化部分的斑块，而对钙化部分的斑块作用不大，病变钙化和 DCA 切除斑块无效相关。现在 DCA 几乎不应用于临床。

6. 切割球囊 切割球囊是利用球囊上的 3~4 个刀片在球囊扩张时切割血管内膜钙化组

织。适合轻度钙化而普通球囊不能扩张的病变，对高度狭窄的中、重度钙化病变，不宜使用切割球囊。

7. 禁忌证　TEC 不适用于钙化病变。

8. 不能充分扩张的钙化病变处理　旋磨、激光成形术可改善病变顺应性，用切割球囊、旋磨或"双导丝力量聚集型"解除张力，祛除斑块，增加管腔，便于支架置入。

七、钙化病变的介入手术器械选择和介入治疗操作要点

（一）介入手术器械选择

由于钙化病变坚硬不宜完全扩张，有时弹性回缩较明显，因此对预扩张的球囊和置入支架要求比较高。

1. 导引导管　与其他复杂病变一样，选择提供良好支持力的导引导管是严重钙化病变的 PCI 成功关键。一般选用 7F 或 6F 导引导管，对中、重度钙化病变估计旋磨治疗尤其是旋磨头直径大于 1.75～2.0mm 者，应选用 8F 导引导管，以免需要进行旋磨时再次更换导引导管。

2. 导引导丝　大多数钙化病变适合应用 BMW 导引导丝，其前端柔软、扭力好、可控性好、有一定支撑力。如钙化病变狭窄严重，可选择远端亲水涂层导丝，通过病变能力较好、支撑力更好，可帮助球囊和支架顺利通过病变。如进行旋磨术，则需用旋磨专用导丝。

3. 球囊导管　最好选用外径小、推送杆推力好比血管直径小 0.5mm 以上的半顺应性、耐高压球囊。球囊不能通过钙化病变时，同时无法使用旋磨技术时，尽可能短的切割球囊可能是另一选择，适用于轻度钙化或斑块内有纤维环状组织的病变。

4. 支架　一般认为环状或缠绕支架柔韧性好，易通过扭曲病变，但其结构松散，在通过钙化和成角病变时，易与斑块相刮，更不容易通过，选择有适当连接桥的支架更有利于通过病变；早期管状支架较硬，目前改良的管状支架柔韧性明显改善，闭环、支撑力好、金属覆盖率好的支架可保证支架更理想的扩张，血栓率低、再狭窄率可能也低。对长病变优先选择点状支架（短、柔软、网管支架），开口病变选择支撑力强的支架。

5. 旋磨头　主要依据钙化病变的血管直径，由小到大更换，最大旋磨头应选直径不大于血管直径的 75%；但目前多选用 1.5mm 旋磨头旋磨。

（二）介入治疗操作要点

钙化病变的介入操作与一般病变基本相同，但对于中、重度的钙化病变，介入器材能否顺利通过、球囊或支架能否充分扩张无疑是一个重要问题。需注意以下几点：

（1）IVUS 是评价钙化病变的金标准，对严重钙化病变应先行斑块旋磨术，然后再行球囊扩张或置入支架，可减少缺血并发症及改善远期效果。

（2）钙化病变时单纯球囊扩张容易出现夹层，支架置入是最常用而有效的介入治疗方法。而支架常常不能直接通过钙化病变或支架不能充分扩张，球囊预扩张是非常有必要的。

（3）钙化病变应充分扩张，扩张压力通常在 8atm 以上，逐渐增加压力，直至球囊切迹消失。如果球囊不能充分扩张时，可以尝试换用 ≥20atm 的高压球囊。严重钙化时应选用旋磨术祛除内膜的钙化层。如不能旋磨，可改行 CABG，不易强行扩张。

（4）支架置入时，为保证支架与钙化斑块的良好帖附，常需要较高压力释放支架，建

议选择略小于血管直径的支架并以高压力释放，常需 14 个 atm 以上，但为避免支架远端血管内膜撕裂，应先以支架释放压力（8～10atm）释放支架，再将球囊远端退入至支架内以 14atm 以上充分扩张支架。对于逐渐变细或闭塞的长病变，根据病变特点一般有两种方式选择，其一是使用长支架，由于近段血管直径较大，用较高的压力扩张支架近段，使支架与需治疗的动脉较好匹配；或是使用多个短的不同直径支架，与需治疗的病变各节段更完全匹配，然而后者费用较高同时伴有无支架间隙或支架重叠问题。

（5）旋磨技巧，从 1.5mm 的磨头开始用，逐渐增加磨头的直径。前进时压力要小，每次工作时间以 45 秒为宜。当磨头与动脉的直径比接近 0.8 而且残余狭窄≤20% 时，则加用球囊扩张。磨头前进与后退的速度差不能超过 10%，否则容易造成远端栓塞。

（6）严重弥漫性钙化病变，当深插导引导管、超支持力导丝、球囊预扩张及旋磨后，支架仍不能通过钙化病变，首选较大旋磨头再次旋磨，小于血管直径 0.5mm 球囊扩张，并平行植入另一或两根超支持力导丝辅助支架置入。

（7）如果钙化病变不能用球囊完全扩张，置入支架后可引起支架伸展不全，增加支架内血栓形成和再狭窄的危险，是支架置入的禁忌证。

（8）对明显钙化病变不主张直接支架置入术。

（9）支架释放时，高压仍不能充分扩张支架，建议放弃并加强抗凝，防止亚急性血栓形成。

八、钙化病变的介入治疗策略

轻度钙化病变一般不做 IVUS 检查，进行常规冠状动脉介入治疗，中、重度钙化病变使用 IVUS，以指导介入器械的选择。如导管室无 IVUS，建议使用斑块旋磨加 PTCA 和（或）支架。基本治疗策略选择参见图 18－38。

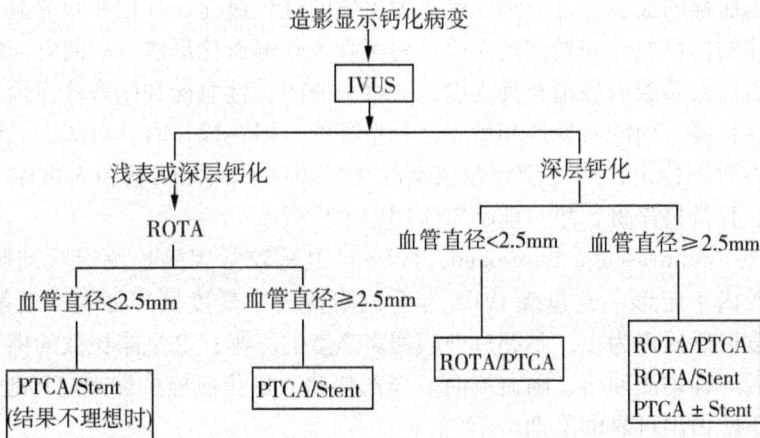

图 18－38　钙化病变的治疗策略（有 IVUS 的情况下）
ROTA：旋磨术；PTCA：球囊扩张术；Stent：支架置入术

（荆素敏）

第十一节　血栓性病变的支架置入术

一、冠状动脉内血栓性病变的检测

冠状动脉血管在各种危险因素作用下，血管内皮细胞功能损伤，血液中脂类物质沉积在内皮细胞下，最终形成动脉粥样硬化斑块，粥样斑块对血流动力学等方面造成影响，受血液的剪切力、体内的神经体液调节等作用，斑块由稳定转为不稳定，发生破裂，继发形成血栓，导致冠状动脉管腔急剧狭窄或闭塞。

早在 20 世纪初已经提出，在粥样斑块基础上的血栓形成是导致急性心肌梗死（acute-myocardial infarction，AMI）的主要原因。但在 20 世纪 70 年代，冠状动脉血栓形成被认为是继发事件，而非心肌梗死的启动因素，20 世纪 70 年代后期及 80 年代早期，来源于血管造影术、外科探查、血管镜、生化标记物以及尸体解剖的大量数据表明，冠状动脉血栓形成是引发急性冠状动脉综合征（aoute coronary syndrome，ACS）包括不稳定型心绞痛（unstable angina pectoris，UAP）、AMI 及猝死的直接原因。

冠状动脉血栓形成大都发生在有粥样硬化的病变（灶）处，特别是在已引起血流动力学改变的狭窄部位。病理学资料显示，UAP 的斑块大部分为纤维组织的细胞成分，含粥样物质较少，严重狭窄的冠状动脉内常有多孔通道形成，伴或不伴有小的非闭塞性血栓，其血栓成分主要由血小板构成（白色血栓）；AMI 的斑块大部分为纤维组织的非细胞成分，含粥样物质多，常形成闭塞性血栓，其血栓主要成分是纤维素和红细胞（红色血栓）。

冠状动脉内血栓的检测方法，目前最直接的是冠状动脉血管内镜（coronory angioscopy，CA），冠状动脉血管内镜具有清晰度高、色彩鲜明等特点，而且通过肉眼可进行活体组织的病理诊断。根据血栓的颜色，可分为以红色为主体的红色血栓，红白相间的混合性血栓，以及以白色为主体的白色血栓和粉红色血栓，前两者为新鲜血栓形成，后两者为陈旧性血栓形成；根据其是否向血管腔内突出及其程度，又可分非闭塞性血栓和闭塞性血栓。血管内镜在冠状动脉内血栓检测方面的特异性和敏感性是最高的，但在操作时，可能会导致短暂的心肌缺血或血流动力学不稳定，并可能导冠状动脉夹层撕裂、急性闭塞和无再流（no - reflow）现象等的发生，且价格昂贵，故目前临床应用并不广泛。

血管内超声（intravascular ultrasound，IVUS）也是较常用的检测冠状动脉内血栓的方法，表现为管腔内不定形，或包绕 IVUS 导管或附壁的中低度回声团块。新鲜血栓回声特点：①回声强度以低回声为主，不超过外膜回声强度的一半；②呈略松散的棉絮状、层片状结构；③点状闪烁样均质回声，随血流而呈局部移动，机化血栓的回声略增强。但 IVUS 对血栓和软斑块不能做出可靠的鉴别。

光学相干层析技术（optical coherence tomography，OCT）是近十年迅速发展起来的一种成像技术，它利用弱相干光干涉仪的基本原理，检测生物组织不同深度层面对入射弱相干光的背向反射或几次散射信号，通过扫描，可得到生物组织二维或三维结构图像。它将新发展的光学技术与超灵敏探测合为一体，加上现代计算机图像处理，是一种新的高分辨率断面成像模式，与血管内超声对比，图像更为清晰，目前已经进入临床应用阶段。

临床上目前仍是以冠状动脉造影（coronary arteriongraphy，CAG）作为诊断冠状动脉内血栓的主要手段。血栓的冠状动脉造影（图 18 –39A ~ E）显示分两大类：一类是虽有血栓但血管还是通的，可在多个投射角度显示冠状动脉腔内有球形或不规则充盈缺损；另一类血栓很大以致完全阻塞了血管，则可看见圆拱状造影剂边缘，并且有造影剂滞留（但经几个心周期后可消失）。冠状动脉造影检测冠状动脉内血栓的特异性高，达 100%，但敏感性低，资料报道最低仅为 19%，而且冠状动脉造影对夹层撕裂或斑块所致的充盈缺损，或图像模糊发白与血栓所致的充盈缺损很难做出肯定的区别。

冠状动脉血栓临床上表现为急性冠状动脉综合征，据报道在 UAP 中血栓发生率为 20% ~60%，AMI 则占 85% ~100%，冠状动脉内大量血栓常见于粗大的右冠状动脉和大隐静脉桥血管，随着冠心病介入治疗的大量开展，支架内血栓形成也越来越受到广泛关注。

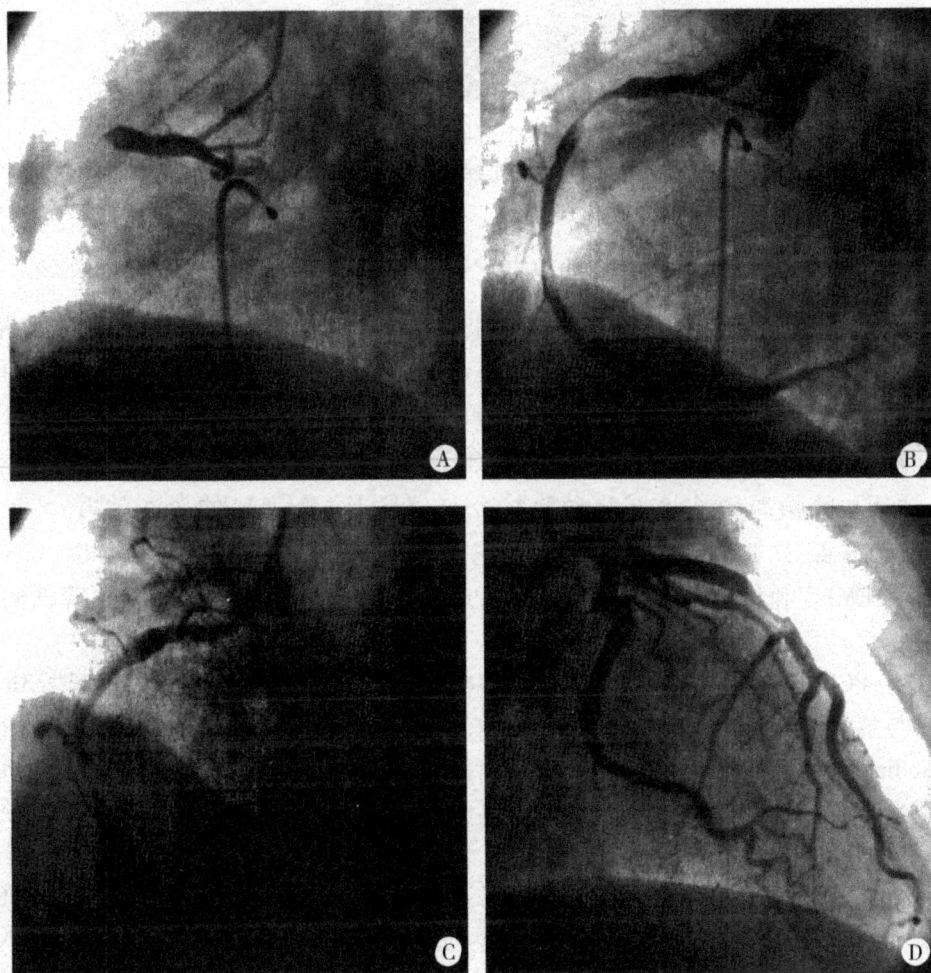

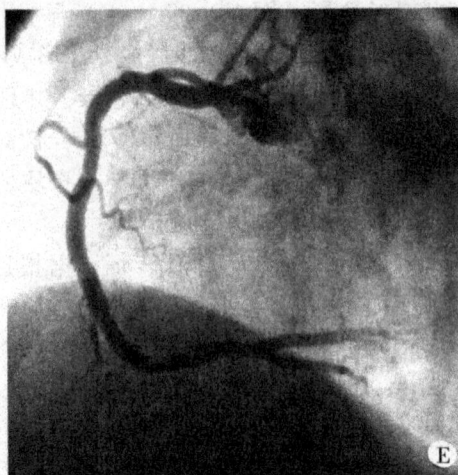

图 18 - 39　血栓的冠状动脉造影

A. 右冠近端闭塞性血栓；B. 右冠非闭塞性血栓；C. 大量血栓负荷；D. 前降支狭窄伴血栓；
E. 右冠远端非闭塞性血栓

二、急性冠状动脉综合征的介入治疗策略

急性冠状动脉综合征（ACS）是一组临床综合征，根据心电图表现分为 ST 段抬高型
（STE - ACS）和非 ST 段抬高型（NSTE - ACS），两者有相似的病理生理改变，即冠状动脉
粥样硬化斑块由稳定转为不稳定，继发破裂导致血栓形成，NSTE - ACS 大部分为血栓不完
全堵塞动脉或微栓塞，STE - ACS 则为血栓完全堵塞动脉血管。

（一）ST 段抬高的急性冠状动脉综合征（STE - ACS）的介入治疗

STE - ACS 即 ST 段抬高的急性心肌梗死（ST - segment elevation myocardial infarction，
STEMI），STEMI 是血栓急性闭塞引起，及时打开闭塞的冠状动脉恢复血流可降低病死率，
改善预后。

1. 直接 PCI　介入治疗的有效时间窗和溶栓治疗的有效时间窗是一致的。起病 3h 以内，
药物溶栓与急诊经皮冠状动脉介入两种策略效果相似；AMI 发病 3 ~ 12h 内打开梗死相关动
脉（infarction related artery，IRA）可明显改善患者预后；发病在 12 ~ 24h 内，若患者仍有胸
痛症状或血流动力学不稳定，开通 IRA 利大于弊，发病 24h 后若患者血流动力学已经稳定，
此时介入治疗不仅无益，反而有害。

2. 补救性 PCI　对于溶栓治疗未通的患者及时行介入治疗称为补救性 PCI。对溶栓治疗
后仍有明显胸痛，ST 段抬高无明显回落，发病时间仍在 12h 之内，应尽快行补救性 PCI。冠
状动脉造影 TIMI 2 级血流再次血栓形成阻塞血管的概率大，而且发生梗死后心绞痛的发生
率极高，因此需即刻行补救性 PCI。当冠状动脉造影已达 TIMI 3 级，无论 IRA 残余狭窄程度
如何，原则上不主张即刻 PCI。因为 TIMI 3 级血流血管残余狭窄为 90% 时，再次发生血栓
闭塞的概率为 5% 左右，而此时介入治疗发生无再流的概率为 10% ~ 15%，故此时介入治疗
（无远端保护装置）常得不偿失。

3. 延期介入治疗　对于未行介入治疗或溶栓治疗未再通者，以及错过溶栓或急诊介入
治疗的 AMI 患者，延期介入治疗是否有利以及何时介入治疗目前尚有争议，目前普遍认为

应在 AMI 发病一周后进行为妥。

（二）非 ST 段抬高的急性冠状动动脉综合征（NSTE – ACS）的介入治疗

NSTE – ACS 包括 UAP 及非 ST 段抬高心肌梗死（NSTEMI），此类患者是否均行急诊介入治疗目前尚有争议，多数观点认为大部分患者可先行药物保守治疗，同时采取积极态度，进行危险分层，ACC/AHA 2005 年 PCI 指南中建议早期介入治疗 I 类适应证包括以下高危因素的任何一条：①强化抗缺血治疗基础上仍有反复缺血发作；②肌钙蛋白水平升高；③新出现 ST 段压低；④充血性心衰症状或新出现/加重的二尖瓣反流；⑤左室收缩功能下降；⑥血流动力学不稳定；⑦持续性室速；⑧6 个月内曾行 PCI；⑨既往冠状动脉旁路移植术（CABG）。无上述高危因素的低危险组的患者可先内科保守治疗，择期行介入治疗。

三、冠状动脉内血栓性病变的支架置入

目前认为，冠状动脉内血栓不是冠状动脉内支架置入术的反指征，甚至有许多的多中心随机试验肯定了冠状动脉内支架置入术对 AMI 和 UAP 患者的有效性。但冠状动脉内支架置入术治疗冠状动脉内血栓性病变仍意味着较高的急性闭塞、远端栓塞和严重不良心脏事件的发生率，因此，在实际操作中须谨慎行事，严格选择病例。

（一）术前病变的判断及危险度评估

冠状动脉造影术前，根据体表心电图来判断 IRA 的部位，并进行相应的准备工作。例如，左主干或前降支近段病变者，术前要准备好主动脉气囊反搏装置，以防术中发生急性泵功能衰竭；粗大的右冠状动脉近段病变，术中常有无复流现象、严重房室传导阻滞，应准备远端保护装置或血栓抽吸导管以及临时起搏器，并根据患者年龄、发病时间、心功能状态、有无合并性疾病进行综合危险度评估。

（二）围手术期用药

拟行紧急介入治疗的患者，术前即刻嚼服阿司匹林 300mg 和氯吡格雷 300mg，术中静脉注射肝素 8 000 ~ 10 000IU，术后口服阿司匹林 300mg/d（4 周后改为 100mg/d）和氯吡格雷 75mg/d（裸支架 >3 个月，药物洗脱支架 9 ~ 12 个月），必要时静脉应用血小板膜糖蛋白（GP）Ⅱb/Ⅲa 受体拮抗剂，术后皮下注射低分子肝素 1 周，同时根据患者情况，给予肾素血管紧张素转换酶抑制剂、β 受体阻滞剂、硝酸酯类和他汀类降脂药等治疗。

（三）冠状动脉造影

采用股动脉或桡动脉入路，按常规技术完成冠状动脉造影，先行非 IRA 造影，用尽量少的体位，造影剂尽量少用，应采用“bolus”注射造影剂，而不是持续、均匀、缓慢注射。

造影后应认真阅读冠状动脉造影片，首先应判定罪犯血管或罪犯病变，充分了解病变的部位、病变特征、狭窄程度、血管直径、TIMI 血流、侧支循环、循环优势、血栓负荷的轻重等，对多支病变者要正确判定罪犯血管，选择能充分显示完全闭塞病变特征以及能指导操作的投照体位，制定手术方案。

血流动力学障碍或心源性休克时冠状动脉造影和介入治疗应在 IABP 保护下进行。

（四）冠状动脉内血栓性病变的处理策略

当冠状动脉造影血流已达 TIMI 3 级，但有大量血栓负荷时，首选保守治疗，无论 IRA

残余狭窄程度如何，原则上不主张即刻 PCI，除非患者仍有胸痛、血流动力学不稳定或处于心源性休克前状态。应加强抗凝、抗血小板治疗（阿司匹林、氯吡格雷、肝素、GPⅡb/Ⅲa受体拮抗剂）后行择期 PCI。

也有学者认为，如果显示 IRA 累及重要供血部位（如左主干、前降支口部、巨大右冠状动脉近端），尤其是这些部位的血管残余狭窄大于 85%，病变局部发生再梗死的风险高时，即使血流达到 3 级也可考虑行 PCI，以避免发生再梗死导致急性左心衰、心源性休克、严重心律失常、猝死等恶性心脏事件，但目前缺乏有力的循证医学证据。

TIMI 2 级以下血流再次血栓形成阻塞血管的概率大，而且发生梗死后心绞痛的发生率极高，因此需即刻行 PCI。

必须强调只对 IRA 进行 PCI，禁忌同时对非 IRA 进行干预。

（五）冠状动脉内血栓性病变的器械选择

1. 指引导管　同常规 PCI 术，无特殊，可根据冠状动脉开口的解剖特点，选择同轴性、支持力较好的指引导管。

2. 导引钢丝　对于血栓病变，多数学者建议选用如 BMW、Stablizer Supersoft 等通用型导引导丝，导丝通过病变时动作宜轻柔。这类导丝的尖端比较柔软，选用原因：一是引起急性闭塞的血栓较软，容易通过；二是避免导丝误入不稳定的粥样斑块内造成斑块破裂，血管闭塞导致导丝无法通过，或进入内膜下形成假腔。应避免使用 PT 系列导丝、Whisper、Cross – NT 等超滑导丝，因使用超滑导丝容易误入不稳定的粥样斑块内造成夹层的形成，导致手术失败。

完全闭塞病变可先尝试软导丝，如软导丝不能通过，再换用中等硬度或更硬的导丝。导丝通过闭塞处时，需从不同角度观察以确保导丝位于血管真腔内。

对于完全闭塞性病变，有学者认为体会软导丝通过病变较费时，也常直接选用中等硬度导丝，常用 PT Graphix Intermediate 导丝，感觉比较容易通过闭塞段，可减少手术时间及 X线曝光时间，亦未明显增加夹层发生。

3. 球囊导管　血栓性病变通常较软，常规球囊均较易通过。

非闭塞病变如果血栓负荷不重，狭窄较轻者，尽量不用球囊预扩张，可直接支架置入（图 18 – 40A、B），有资料显示，对于冠状动脉简单病变，直接支架置入能明显减少手术时间、X 线曝光时间和造影剂用量，而成功率并不减低。直接支架术以支架直接覆盖病变，减少球囊扩张次数，减少扩张局部血管内膜的损伤，减少病变处急性血栓形成的机会，防止不稳定斑块处的血栓和脂质斑块对心肌微血管的栓塞，可以减少无再流（no – reflow）和慢血流（slow – flow）的发生。

当狭窄较重必须球囊扩张时，球囊宜低压力扩张，球囊的长度也十分重要，由于病变的两端往往有血栓存在，足够长度的球囊不仅可以充分地扩张病变，而且可以对病变两端的血栓予以充分的压挤，预防末端闭塞。

对于分叉病变，特别是左前降支或左回旋支开口部的血栓性病变，须特别谨慎，球囊扩张后应先将球囊送至病变以远，造影观察效果，以免回撤球囊时将血栓带入另一支血管，引起严重心肌缺血和泵功能异常。

4. 远端保护/血栓抽吸装置　对于 ACS 常常伴发的急性血栓，急诊介入（包括 PTCA 和支架置入）可以迅速开通 IRA，但不能阻止新鲜血栓随血流行走，造成远端血管或微血管栓塞，这是形成 no – reflow 现象的重要机制。为了有效地解决这一难题，远端保护/血栓抽吸装置逐步应用于临床，其目的是在介入治疗过程中捕捉动脉粥样硬化斑块和血栓碎屑，防止血管远端栓塞，减少慢血流或无再流现象的发生，增加血栓性病变 PCI 的安全性，改善即刻和远期疗效。

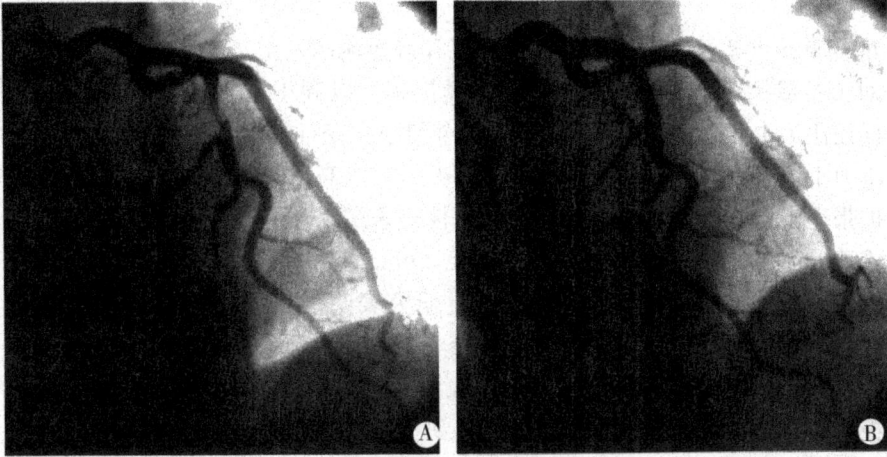

图 18 – 40　前降支病变支架置入前后
A. 前降支血栓病变；B. 直接支架后 TIMI 3 级

远端保护装置是在目标血管远端放置一个球囊或伞状物，以防止介入操作过程中小的血栓或斑块脱落至血管远端导致栓塞，血栓抽吸术是在 PTCA 的基础上，利用负压抽吸原理使血栓通过抽吸导管抽吸到血管外。

目前远端保护/血栓抽吸装置可以分为四大类：①Guardwire Plus 为代表的远端球囊阻塞/血栓抽吸装置；②Diver CE 为代表的单纯血栓抽吸导管；③X – Sizer 为代表的机械血栓抽吸装置；④Filterwire EX 为代表的远端滤过血栓抽吸装置。各种装置原理不同，主要应用于 PCI 术中发现冠状动脉中大量血栓病变的情况，以减少术中血栓负荷，减少 no – reflow 现象的发生，目前临床上常用前两种。

由于左前降支的解剖特点，Guardwire Plus 装置并不适合应用于左前降支病变，该装置的阻塞球囊需要阻塞远端血管，可能延长心肌缺血的时间，并且该装置操作相对复杂；单纯血栓抽吸导管（Diver CE）装置简单，可以不阻断远端血管血流，可有效改善心肌血流，操作方便，容易掌握，推广较易。

对富含血栓的冠状动脉行介入操作必然会增加远端栓塞的可能性，因此，从广义上讲，所有冠状动脉血栓性病变均应使用远端保护/血栓抽吸装置。有经验表明，在部分冠状动脉血栓患者 PCI 时，可用单纯抽吸代替球囊预扩张，血栓移除后直接支架置入，减轻冠状动脉血栓负荷，预防慢血流或无再流，临床即刻效果好，可能是一种较好的选择。

但应当指出，现有国外大部分临床研究均提示上述装置对患者的长期随访结果是中性的，目前尚缺乏大规模的临床循证医学证据。

5. 支架的选择　支架曾经被认为是治疗 AMI 的禁忌证，随着支架术抗凝方案的改进，支架引起的急性或亚急性血栓已经明显减少，与单纯球囊扩张相比，更容易出现 TIMI 3 级血流，死亡率、再梗死及再次血运重建率低。但冠状动脉内支架置入术治疗冠状动脉内血栓性病变仍意味着较高的急性闭塞、远端栓塞和严重不良心脏事件的发生率。支架置入应注意以下几点：

（1）IRA 存在大量血栓，经血栓抽吸或溶栓、抗栓、抗凝后血流改善，若没有明显狭窄则不置入支架。

（2）尽量直接支架置入，可以减少无再流和慢血流的发生。

（3）对狭窄或钙化严重的病变建议先球囊扩张，以利于支架通过，支架置入的直径与参考血管直径比为 1：1，支架选择应尽量完全覆盖病变（normal to normal 原则）及残存血栓，释放压力不要过大，有研究报道，置入支架时球囊高压扩张，与无再流、慢血流明显相关，高压扩张患者发生无复流、慢血流的危险性显著增高。

（4）在富含血栓的病变置入药物洗脱支架（drug eluting stent，DES）是否会增加支架血栓事件，这一问题目前仍有争议，早期国内外研究表明，与应用金属裸支架相比，DES 近期疗效、安全性等同于裸支架，但远期再狭窄率低，对 ACS 患者预后有益，可进一步减少再狭窄及再次血运重建率，而不增加急性和晚期血栓形成并发症。但最近关于 DES 导致晚期血栓的报道逐渐增多，因此，建议在具有再狭窄高危因素的患者中使用 DES。

四、支架内血栓

（一）支架内血栓的定义

支架内血栓指成功置入支架（靶血管支架术后 TIMI 3 级且残余狭窄小于 25%）后支架内急性、亚急性、慢性血栓形成，造影显示支架内有造影剂包绕的椭圆形、长条形或不规则的低密度影像，造影剂消散后，血栓处及其近端仍有少量造影剂滞留。根据支架内血栓形成时间的不同，支架内血栓可以分为急性、亚急性、晚期和迟发晚期血栓。

1. 急性支架血栓　成功置入支架后 24h 内发生的血栓称为急性支架血栓。

2. 亚急性支架血栓　成功置入支架后 24h 到 30 天内发生的血栓称作亚急性支架血栓。急性和亚急性支架血栓也统称为早期血栓。

3. 晚期支架血栓　成功置入支架后 30 天至 1 年发生的血栓称为晚期支架血栓。

4. 迟发晚期血栓　指支架术后 1 年以后发生的支架内血栓。

除冠状动脉造影指标以外，一些临床相关事件如心肌梗死和死亡也用于判定是否发生支架内血栓。

（二）支架内血栓的发生原因

支架内血栓形成机制目前尚未完全明了，可能与以下方面有关：

1. 支架的致血栓源性　包括支架的材料、结构设计以及表面覆盖物均可导致血栓形成；随着药物洗脱支架的大量应用，DES 引起的血栓事件，尤其是晚期支架血栓已引起广泛关注。

2. 患者和病变因素　ACS、合并糖尿病、射血分数低以及靶血管管径细小、多支病变、长病变、分叉病变、血栓性病变、不稳定斑块易致血栓形成。

3. 支架置入的技术因素　支架近远端的夹层、支架扩张不良、残存狭窄、多个支架置入、病变覆盖不完全等。

4. 药物因素　过早停用抗血小板药物、阿司匹林和（或）氯吡格雷抵抗。

（三）支架内血栓的临床表现

支架内血栓临床可表现为心肌梗死或死亡，也可表现为心律失常或心绞痛发作，与血栓形成的急缓、栓塞血管所支配的心肌范围以及患者的基础状态有关。

（四）支架内血栓的处理

（1）尽快行冠状动脉造影，明确诊断后进行 PCI，选择软导丝（导丝头端塑形为大 J 形，以避免导丝从支架与血管壁之间穿行）通过血栓病变，再次 PTCA，扩张至残余狭窄 <20%，且无充盈缺损，争取恢复血流。如有较大血栓，可应用血管远端保护/血栓抽吸装置，避免无复流现象的发生。

（2）如果造影确定血栓可能与支架近端或远端内膜夹层、支架未完全覆盖病变有关，可再次置入支架。

（3）静脉应用 GPⅡb/Ⅲa 受体拮抗剂。

（4）如果不具备急诊 PCI 条件，可溶栓治疗，争取开通靶血管的时间，挽救心肌。

五、血栓性病变处理的辅助技术

（一）主动脉球囊反搏的使用

主动脉球囊反搏（intra - aorctic balloon counter pulsation，IABP）是一种通过机械辅助对心脏进行救治的方法，其工作原理是通过主动脉内球囊与心动周期同步地充放气，提高心肌氧供，减少心肌氧耗。舒张期球囊充气，增加冠状动脉灌注，进而增加氧的释放；收缩期球囊放气，减少心脏的后负荷，心脏做功减少，从而减少心肌对氧的需求。

在 ACS 合并心功能不全、心源性休克或机械性并发症（如乳头肌断裂、室间隔穿孔）的患者，IABP 作为辅助和过渡治疗与冠状动脉血运重建相结合，可明显增加血运重建的成功率，改善预后。

应当在高危患者 PCI 前，有预见性地做好插入 IABP 的准备，一旦发生并发症导致血流动力学障碍可以马上进行，可能性不大的患者可在床边准备好，贴好反搏心电图电极。

（二）临时心脏起搏

临时心脏起搏可采用不同的电刺激途径，包括经静脉起搏、经皮起搏、经食管起搏、心外膜起搏等。经静脉临时心脏起搏是导管室常用方法，操作方便，效果可靠。

右冠状动脉或左优势的回旋支冠状动脉血栓性病变，特别是闭塞性血栓病变介入治疗过程中，常常发生严重的缓慢性心律失常，所以在右冠状动脉或左优势的回旋支血栓性病变应常规放置临时起搏电极于右房或三尖瓣口（IRA 开通之前临时起搏电极导管送入右室，有刺激右室诱发室性颤动的可能），以备需要时紧急插入。

六、冠状动脉内血栓的药物治疗

冠状动脉内血栓病变介入处理前后应给予充分的抗栓治疗，抗栓治疗包括抗凝血酶治疗和抗血小板治疗，抗凝治疗包括肝素、低分子肝素和直接凝血酶抑制剂，抗血小板药物包括阿司匹林、噻吩吡啶类和 GPⅡb/Ⅲa 受体拮抗剂。

（一）抗血栓形成治疗

血小板是动脉血栓形成的主要环节，阿司匹林和 ADP 受体抑制剂（噻氯匹定、氯吡格雷等）目前已被广泛用于 ACS 的治疗，已有报道对冠状动脉造影发现有血栓性病变的患者，在氯吡格雷、阿司匹林和低分子肝素的治疗后行择期介入治疗，结果发现有部分患者血栓消失，且冠状动脉病变轻微，避免了不必要的支架置入。近来，GPⅡb/Ⅲa 受体拮抗剂的临床应用，更降低了血栓性病变介入治疗的急性闭塞、心肌梗死和紧急血运重建术的发生率，故当冠状动脉造影发现梗死相关血管内血栓较大时，在 PCI 前应常规静脉使用 GPⅡb/Ⅲa 受体拮抗剂，并建议 PCI 术后继续使用 12 ~ 24 小时。另外，冠状动脉内 GPⅡb/Ⅲa 受体拮抗剂的应用也备受关注，其效果有待于进一步的临床观察。

（二）冠状动脉内溶栓

过去有研究表明，冠状动脉内溶栓对血栓有一定的疗效，国内多数报道用尿激酶，但剂量和方法报道不一，用量多为静脉溶栓剂量的一半以下，我们也曾对两例冠状动脉内高度血栓负荷的患者（当时无血栓抽吸导管），冠状动脉内缓慢推注尿激酶 50 万 U，静脉滴注 50 万 U 后，血栓消失，血流达 TIMI 3 级。

随着介入器械及药物的发展，远端保护/血栓抽吸装置及 GPⅡb/Ⅲa 受体拮抗剂已经成为冠状动脉内血栓处理的主要手段。

七、并发症及其处理

（一）无再流现象

冠状动脉介入治疗后，靶病变部位无急性闭塞、血栓、夹层、痉挛以及重度残余狭窄，X 线表现为冠状动脉前向血流急剧减少（TIMI 0 ~ 1 级）则为无再流现象（no - reflow，图 18 - 41A ~ C）；若血流 TIMI 2 级则为慢血流现象（slow - flow）。发生无再流现象的患者远期预后差，死亡率、心功能不全发生率、心梗并发症发生率和再住院率均明显增加。

有经验表明大量冠状动脉血栓的再灌注成功率低，极易引起 no - reflow 现象，其原因可能与 PTCA 引起的末梢栓塞和侧支闭塞引起的血流停滞有关。

无复流现象的临床表现多种多样，常取决于再灌注的时间、受累心肌范围、基础心脏功能以及是否伴有其他冠状动脉病变，极少数可以无临床症状或心电图改变，大多患者出现胸痛、ST 段抬高、心脏传导阻滞、低血压、心源性休克、室颤甚至导致"心血管崩溃（cardiovas - cular collapse）"死亡。

无再流现象的发生机制不完全清楚，目前认为是多因素综合作用的结果，推测与心肌微血管痉挛、微血栓或碎片栓塞、氧自由基介导的血管内皮损伤、毛细血管被红细胞和中性粒细胞堵塞，导致微循环功能障碍，以及心肌细胞及间质水肿有关，尚无单一有效的治疗方法。目前临床应用较多的是一些作为血管再通治疗的辅助药物，包括腺苷、维拉帕米、硝酸酯类、硝普钠，GPⅡb/Ⅲa 拮抗剂等药物，以及血管远端保护/血栓抽吸装置，它们具有较好的预防、减轻无复流现象的作用，但是还没有随机、双盲的临床实验来评价。

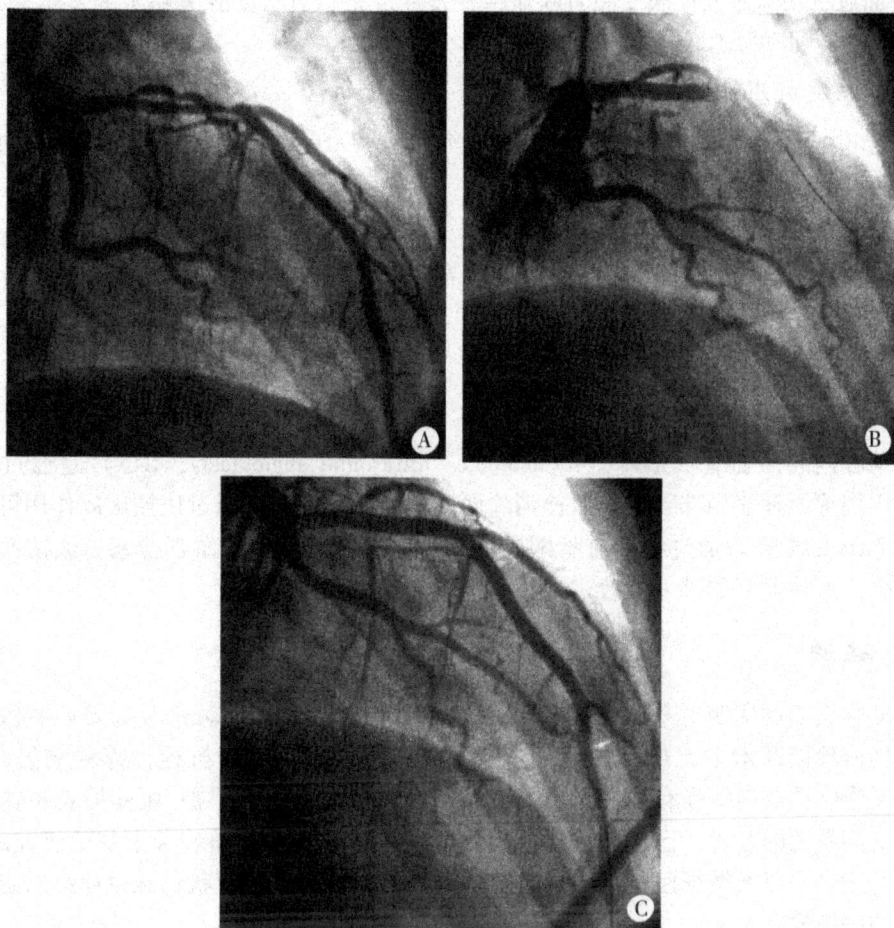

图 18 - 41　无再流现象

A. AMI 一周后 CAG 影像；B. 支架置入后 no - reflow 现象；C. 冠状动脉内反复给予硝酸
甘油后血流达 TIMI 2 级

（二）再灌注性心律失常

心肌缺血再灌注后的一个严重后果是再灌注性心律失常（reperfusion arrhythmia，RA），
包括室性早搏、室性心动过速、室颤、室性自主心律、阵发性心房颤动、窦性心动过缓或传
导阻滞等，有时伴有血压下降，多见于右冠状动脉和回旋支闭塞者，在 IRA 血流通畅的前
提下，经药物、临时起搏或电复律多能治愈。

八、冠状动脉内血栓性病变的其他介入治疗

（一）冠状动脉内定向斑块旋切术

冠状动脉内定向斑块旋切术（directional　coronary atherectomy，DCA）是利用圆形旋切
刀定向直接切除病变血管的内壁组织，并通过 Simpson 导管的侧孔将切下的硬化斑块碎片带
出体外的一种方法。含有大量血栓组织的病变（如血栓长度超过或相当于血管直径）时，
因有急性闭塞的危险，不适合做 DCA，存在少量血栓时，成功率较高。但最新研究表明，

DCA 可增加冠状动脉血栓性病变患者缺血性并发症及紧急冠状动脉旁路术的发生率，因而，目前不主张对冠状动脉血栓性病变行 DCA。

（二）斑块旋磨术

旋磨术（rotational atherectomy）可增加远端栓塞及无再流的危险性，所以冠状动脉内血栓性病变是旋磨术的反指征。

（三）激光血管成形术

激光通过热降解或光化学效应气化斑块，使狭窄管腔扩大，对冠状动脉血栓性病变的成功率较低，价格昂贵，且大多数患者（70%）需辅以球囊扩张方能获得满意效果，近年来应用日趋减少。

（四）冠状动脉内超声血管成形术

冠状动脉内超声血管成形术（intracoronary ultrasound angioplasty，IUA）是通过机械破碎、空穴作用等原理使局部新、旧血栓消除而达到治疗的目的。通过机械破碎作用可使血栓变为小于 $7\mu m$ 的微粒，通过毛细血管网进行代谢，而不发生远端血管栓塞。该技术目前临床应用较少，有待器械的进一步改进，技术水平的进一步提高。

九、展望

冠状动脉血栓性病变对介入医生始终是个棘手问题，是冠状动脉内支架术中和术后急性、亚急性血栓以及术中无再流现象甚至猝死的主要威胁，随着抗栓治疗药物氯吡格雷、GPⅡb/Ⅲa 受体拮抗剂等强有力的抗血小板制剂等的问世、远端保护/血栓抽吸装置的临床使用以及支架系统的改进，已经使之得以部分解决，我们相信，随着未来基础研究的深化，介入器械的改进，以及循证医学的发展，将使我们临床工作者对冠状动脉血栓性病变建立起更为完善的决策模式。

（南景龙）

第十二节　再狭窄病变的支架置入术

冠状动脉支架的广泛使用是冠心病介入治疗的革命性进展之一，它有效克服了球囊扩张的急性严重并发症，降低了远期再狭窄率。支架高压扩张技术和双联抗血小板治疗明显降低了急性和亚急性支架内血栓形成，使得介入治疗的适应证顺利扩展到治疗多支复杂病变，目前介入操作中冠状动脉支架的使用率超过了 70%。但是，冠状动脉支架在取得了上述效果的同时，也带来了新的复杂问题，支架内再狭窄。随着复杂冠状动脉病例介入治疗数量的不断增加，支架内在狭窄率也明显增加，仅 1999 年，全美国的支架内再狭窄病例就达 15 万人。

目前关于裸金属支架的临床随机试验结果有时很难用于临床实践中，因为临床实际诊疗活动中包括了大量不能进行这些试验的复杂、疑难和高危病例。这也是目前临床报道的再狭窄率差异在 10%~58% 的原因之一。

一、支架内再狭窄的病理机制

血管壁对支架引起的病理反应很复杂，最早的反应是血小板激活和血栓形成。随后出现炎性细胞向支架网眼内黏附和迁移，从管腔表面进入内膜。第三阶段是中膜和内膜平滑肌细胞的增生，大约从支架置入后第 5 天开始，持续 20 天左右。外伤性动脉损伤和随后的炎症都可引起内膜细胞增生，支架的几何形状和设计以及支架网眼表面的光滑程度都对支架引起的血管损伤产生重要影响。

人体冠状动脉对置入支架的组织病理反应如下：①支架置入后头几天，在支架网眼周围出现纤维蛋白、血小板和急性炎性细胞浸润。②大量新生内膜形成，产生的量与支架面积与参考血管横截面的比例有关。因此，支架选择过大以及由此带来的中膜损伤将增加再狭窄率。

有人认为炎症反应与支架内再狭窄的病理过程有关。例如，Kornowski 等曾经设计了一种炎症积分系统，他们发现炎症积分直接与动脉壁损伤和随后的内膜增厚有关。炎症反应的类型与动脉损伤的形式有关，球囊扩张和支架置入所引起的炎症反应类型不相同。

二、支架内再狭窄的分型

临床上提出了多种支架内再狭窄分型方法，最常见的是 Mehran 分型法，该法将支架内再狭窄分为：①局限型（长度 ≤ mm，狭窄局限于支架内或支架两端）；②支架内弥漫型（长度 > 10mm，不超出支架两端）；③弥漫增生型（长度 > 10mm，超出支架两端进入邻近血管段）。

三、支架内再狭窄的预测因素

临床研究冠心病介入治疗的远期结果时，常选用多种复发指标，例如，6 个月造影病变再狭窄率、临床心血管事件率、靶病变再次血运重建率等。有时，很多研究结果之间的再狭窄率并无可比性，例如，采用了不同的再狭窄标准、选择了不同的治疗人群、再狭窄的病变不同（如动静脉血管和原位冠状动脉动脉）。尽管如此，但至少有一点共同的即以前的再狭窄病史是再次发生狭窄的重要独立预测因素。

四、支架内再狭窄的处理

目前，处理支架内再狭窄的主要方法有：①单纯球囊扩张，包括切割球囊扩张；②病变消融治疗包括支架内旋磨和旋切治疗；③再次置入支架包括药物涂层支架；④血管内放射治疗。

1. 单纯普通球囊扩张　单纯普通球囊扩张处理支架内再狭窄的近远期效果均不理想，再狭窄率为 20% ~ 50%，糖尿病患者的发生率更高。

2. 切割球囊扩张　临床观察研究结果表明，采用切割球囊扩张处理支架内再狭窄的效果明显优于单纯普通球囊扩张，无论是术中并发症和即刻造影效果，还是远期再狭窄和心血管事件率都有明显的优点。但有关随机对照试验正在进行之中。

3. 旋磨和旋切治疗　斑块消融治疗虽然能取得较满意的即刻造影效果，但其远期再狭窄率和心血管事件率并不明显低于单纯球囊扩张。因此，目前临床上已较少采用。

4. 再次置入支架　在支架内再次置入支架的效果主要取决于支架血管的参考直径、支架内再狭窄的长度和其他因素如糖尿病等，再狭窄发生率 30% ~ 40%。

5. 血管内放射治疗　血管内放射治疗又称为"Brachytherhapy"这里的"Brachy-"字

根引自希腊语，即"短距离"的意思，也就是在距病变血管很近的距离实施放射照射治疗。目前主要采用二种放射源来处理支架内再狭窄：①β射线，从电子束释放出来，在目标组织数毫米处可被吸收；②γ射线，从光子束释放出来，穿透力更强，需要对患者和工作人员加以防护。

从放射性同位素发射出来的β和γ射线能量都能抑制细胞分裂周期，机制是破坏DNA双螺旋结构，防止平滑肌细胞的分裂和复制，后者是血管内皮增生的关键步骤。

血管内放射治疗的主要临床问题是照射病变处血栓形成。形成血栓的病变具有如下特点：①在放射治疗的同时新置入支架；②在发生血栓事件前停用噻氯匹定或氯吡格雷。因此，目前的处理原则是在放射治疗后，对没有新置入支架者抗血小板治疗6个月，对新置入支架者抗血小板治疗12个月。另外一个问题是放射治疗两端再狭窄，发生的原因是：①治疗部位近远端放射剂量逐渐降低；②放射源覆盖病变不当（即形态诱导）。

尽管冠心病介入治疗中采用了药物涂层支架，但支架内再狭窄仍将是今后相当长一段时间内该领域最重要的问题之一。迄今为止血管内放射治疗仍然是治疗支架内再狭窄除药物涂层支架以外最好的方法。这种治疗手段于1990年试用于临床，当时主要是采用γ射线处理股髂动脉的支架内再狭窄，该方法用于冠状动脉病变始于1997年，第一个评价γ射线效果的随机临床试验在美国完成，此后，在应用β射线方面欧洲人积累了很多经验，7射线在欧洲使用少的原因是对这种放射性核素屏蔽、储存和运输方面的严格限制所致。

在过去的数年内，学术界在血管内放射治疗很多方面达成了共识，其中最明显的是：①放射活性支架的整体效果并不理想；②β射线的疗效与γ射线基本相同；③血管内放射治疗是处理支架内再狭窄的有效方法，但对再次置入新支架的病变效果不肯定；④今后急需解决的问题包括放射照射后抗血栓治疗的时间、对具有再狭窄高危险性病变预防性置入支架者放射治疗的远期效果等。

放射治疗在如下领域应用很成功：肥厚性瘢痕、瘢痕瘤、异位骨生成、翼状息肉和实质性肿瘤。在非恶性疾病，放射治疗能有效抑制成纤维活性，但不影响正常修复过程，观察长达20年不影响远期并发症。

基本放射物理：

（1）放射活性：放射活性是具有太多或太少中子的不稳定性元素被为稳定状态（基态）的自发过程，同时释放大量能量。能量的释放过程称为放射，可表现为电磁波形成（如γ射线）和粒子射线形成（如γ、β和中子射线）。这一过程通常称为原子的解离（disintegration）。

放射活性（A）可表达为在一定时间间隔内（dt）所发生解离数（dN）的函数，即$A = dN/dt$，单位是居里（Ci，$1Ci = 3.7 \times 10^{10} Bq$）。

（2）衰减：对大多数原子来说，放射活性正比于原子核的数率（$A = \lambda N$）这一比例常数称之为衰竭常数，衰竭公式为$At = A_0 \exp(\sim \lambda t)$和$\lambda = Ln2/t_{1/2}$，这里$t_{1/2}$为物理半衰期，是放射性核素的特性之一。

（3）生物半衰期：指机体按固定规律排除体内某种物质的一半所需要的时间。这一时间对稳态和非稳态核素大致相同。

（4）有效半衰期：一旦人体进食放射活性物质，其物理和生物半衰期都应加以考虑，这可用有效半衰期来表示，即$1/t_{1/2eff} = 1/t_{1/2phy} + 1/t_{1/2biol}$，其中半衰期可以有物理和生物衰减常数替代, 即, $\lambda_{eff} = \lambda phy + \lambda_{biol}$。

(5) 吸收 – 放射剂量: 当原子由非稳态向稳态转化时, 释放的能量都被组织吸收, 所吸收的能量可用国际标准单位瑞 (Gy = J/kg) 来表示。能量的大小与放射源种类、半衰期和停留时间等有关。

(6) 放射剂量率: 计量率是指单位时间的放射剂量 (释放或接受)。放射源释放的剂量率取决于放射源的活性和反射性核素的含量。目前采用的血管照射源都能以很高的计量率释放能量。

(7) 剂量: 吸收放射能量的生物学作用取决于反射线的种类和组织类型及其放射线特性。剂量的单位是 J/kg, 称为希瑞 (Sv)。

(8) 放射比重因子 (W_R): 中射线所包含的损害类型的校正因子。

(9) 等同剂量 (H_T): 等同剂量是用于放射防护目的的一种计量单位, 它反映了射线作用的概率, 可表示为特定器官或组织所吸收的平均剂量 (Dr) 和射线比重因子 (W_R) 的乘积, 即 $H_T = W_R D_T$。

(10) 有效剂量 (H_E): 即器官、组织等同剂量与放射比重因子的总乘积, 即 $H_E = \sum W_R D_T W_T$。

(11) 目前使用的核素: 目前所使用的放射性核素最主要的物理特性见表 18 – 6。

表 18 – 6　临床常用的放射性核素最主要的物理特性

核素	射线	最大能量 (keV)	平均能量 (keV)	半衰期
^{192}Ir	γ	612	375	24 天
$^{90}Sv/^{90}Y$	β	2 270	970	28 天
^{32}P	β	1 710	690	14 天
^{90}Y	β	2 270	970	64 小时
$^{188}R_e$	β	2 130	780	69 天

上述同位素之间的重要区别是 γ 射线由光子组成, 而 β 射线由电子组成。

(12) γ 射线: γ 射线是反射性同位素原子核释放的光子, 表现为电磁波的形成。一个不稳的重原子核首先放射一个 α 或 β 粒子, 然后再发射 γ 射线。γ 射线可以是 1~2 个固定能量值, 也可以是很多能量值的宽谱。γ 射线对组织的穿透力强。

(13) X 线: 与 γ 射线类似, 物理特性也相当, 但来源不同。γ 射线的光子来源于原子核, 而 X 线的光子来源于电子轨道。导管室使用的 X 线最大能量水平为 125kVp。

(14) β 射线: β 粒子是较轻的高能粒子, 带有正电荷或负电荷。β 射线在组织中穿透力很弱, 当与组织细胞核物质相互作用时, 可释放具有强穿透力的 X 线, 称之为韧致辐射。

(15) γ 射线和 β 射线的主要区别: 光子与其他物质的相互作用明显低于电子, 因此, γ 射线对其他物质的能量转换强度也不如 β 射线。在作放射治疗时, 可出现两种结果:

1) 停留时间: 从放射源以一定的距离使某个组织得到一定能量, γ 射线比 β 射线需要更高的活性和更长的停留时间。

2) 放射暴露: γ 射线对导管室内外人员的放射强度明显大于 β 射线。因此, 在使用 γ 射线进行照射时, 所有工作人员都应离开导管室, 并佩戴防护装备。

就 γ 射线和 β 射线进行临床和实用性方面的比较结果显示, γ 射线优点: ①随机、双盲、安慰剂对照试验证明有效，②深部组织穿透力强（适用于大血管），③支架网架结构不减弱^{192}Ir γ 射线的穿透能力；缺点：①需要加强屏蔽（25mm 铅），②对工作人员和患者反射线暴露量大，③在放射治疗期间工作人员需暂时离开导管室，④长停留时间（20 ~ 80min）。β 射线优点：①只需厚塑料简单屏蔽，②停留时间短（3 ~ 10min），③放射性仅暴露在患者局部，④对工作人员无放射危险，⑤照射期间工作人员不必离开导管室；缺点：①关于临床应用效果资料偏少，②以现有设备可能不能用于直径大于 4mm 的血管，③剂量不均一性（需中央聚焦）。

6. 药物涂层支架　采用药物涂层支架是否能有效防止支架内再狭窄，目前正进行随机对照试验。初步临床观察结果令人鼓舞。目前采用的药物有多种，每一种药物都针对再狭窄病理过程的不同环节（表 18 - 7）。关于这些药物涂层支架的随机临床试验大部分在进行之中。现有的临床试验结果 RAVEL、ELUTES 和 TAXUS 都表明药物涂层支架能降低远期再狭窄率。但对裸金属支架再狭窄后重新置入药物涂层支架的临床效果研究正在进行之中。

表 18 - 7　药物涂层支架所使用的药物

	血管损伤	增生	迁移	修复
药物种类	抗炎	抗增生	抑制迁移	促使修复和内皮化
药物	甲泼尼龙，地塞米松	雷帕霉素	Batimastat	Estradiol VEGF
		Actiomycin D		
		Paclitaxel		
		Angio Peptim		
		Gmcye		

五、展望

在今后相当长的一段时间内，支架内再狭窄仍将是困扰介入心脏病学者的重要临床问题之一。血管内放射治疗是临床上第一个得到公认的较好的抗支架内再狭窄治疗措施。尽管药物涂层支架抗再狭窄的初期临床试验结果令人鼓舞，但其应用于复杂、高危病变的效果尚不明了。关于药物涂层支架抗支架内再狭窄的实际效果，人们正拭目以待。针对药物涂层支架再狭窄的机制，研发新的功能优化支架势在必行。

（李　伟）

第十九章

老年心血管疾病

第一节　老年高血压

欧美国家一般以>65岁为老年的界限。中华医学会老年医学会于1982年根据世界卫生组织西太平洋地区会议所定而提出的老年界限为>60岁。由于老年人的绝对人数和占人口的构成比正在不断增长；在影响老年人健康长寿和生命质量的主要疾病（如脑血管病、心力衰竭、心肌梗死等）中，高血压是一个重要的危险因素；老年高血压在发病机制、临床表现、治疗与预后等方面具有某些特殊性。因此，老年高血压的问题日益成为医学界乃至全社会关注的焦点。老年高血压是指年龄60岁以上，血压值持续或非同日3次以上升高，即收缩压（SBP）达到或超过140mmHg和（或）舒张压（DBP）达到或超过90mmHg。若收缩压达到或超过140mmHg而舒张压低于90mmHg，称为老年单纯收缩期高血压。

一、流行病学

1991年全国高血压抽样调查结果，年龄55~64岁、65~74岁与≥75岁的高血压患病率分别为29.4%、41.9%和51.2%；60岁以后各年龄组女性的高血压患病率均高于男性；60岁以上单纯收缩期高血压的患病率为7.13%，女性高于男性，南方高于北方。在大多数人群中，SBP和DBP随年龄而上升。在50~60岁以后，SBP继续上升直至70~80岁，但DBP稍有下降。老年高血压患者中，一部分患者是由老年期前的各种高血压延续而来；而另一些患者随着年龄的增加伴有血脂异常、糖尿病，在此基础上大动脉发生粥样硬化，其大动脉的顺应性减低及弹性变弱，使血管壁的纤维增生，从而使血压增高。

二、发病机制

老年高血压的发病机制和病理生理特点除了与中青年人有相同之处外，其心血管等系统的老龄化与高血压发病也有密切关系。老年高血压发病率高的原因可能为：

（一）大动脉顺应性减退

老年人动脉壁发生许多变化，包括粥样硬化与纤维性硬化。前者分布呈局灶性，例如冠状动脉、腹主动脉、股动脉、颈动脉，病变主要在内膜层，引起管腔狭窄，影响血流传输导致组织缺血或梗死；后者分布呈弥漫性，病变累及动脉壁全层，以中层为主，引起管腔扩张，影响缓冲功能。大动脉纤维性硬化导致大动脉弹性减退，管壁扩张性降低，管腔舒张顺应性下降，使压力波传导速度加快，压力反射波的叠加从舒张期提前至收缩期，最终导致心脏射血阻力增加、收缩压增高；舒张期顺应性降低、舒张压下降；脉压增大。在老年高血压患者可见收缩期压力波经常有一个突然跃升的增强阶段，而舒张期压力波形的切迹则消失，这个增强阶段就是提前到达的压力反射波叠加所致。因此，无论心排出量正常或降低，随着年龄增长，收缩压逐步升高，脉压增大。动脉内皮功能异常以及局部组织肾素，血管紧张素系统激活也是大动脉顺应性减退的原因。血压升高本身可降低大动脉顺应性，随着血压升高，动脉壁上压力负荷的主要承担部分由弹性纤维向非弹性胶原转移。影响大动脉顺应性减退的其他因素有身材较矮、糖尿病、血脂异常、高盐摄入等。近年还发现血管紧张素 II 受体 AT_1 的基因多态性与大动脉顺应性有关。

（二）周围血管阻力升高

老年人随着年龄增长，由于小动脉壁的透明样变性和结构重塑，小动脉管壁增厚，壁/腔比值增加，管腔变小，血流阻力增大，小动脉对血管活性物质的收缩反应性也增强，收缩压也随之增高。因此，老年高血压以收缩压升高为主要特征，血流动力学特点是低心排血量和系统血管阻力明显增高，而心排血量比血压水平相同的年轻高血压患者约低25%。

（三）肾脏排钠能力减退

随着年龄增长，肾脏皮质变薄，有效的肾单位减少，肾小球滤过率降低，肾曲小管的浓缩能力减弱。尽管尿量未减少甚至夜尿反而增多，但肾脏的排钠能力却下降。钠盐摄入量增加即可导致钠水潴留，致使血压增高。因此，老年人盐敏感性高血压的发病率也有随增龄而增高的趋势。此外，肾脏血液灌注减少这种增龄性改变在老年高血压患者中更为显著。

（四）交感神经系统仅受体功能亢进

老年人灭活和清除去甲肾上腺素的能力减弱，血浆去甲肾上腺素浓度上升。同时，血管平滑肌细胞上的 β 受体数目随年龄增长而减少，而 α 受体数目不变或相对增多。这样导致 α 受体功能亢进，血管收缩力加强，尤其在体力活动和外界环境条件（如气温等）改变时。

（五）血小板功能增强

血小板释放功能也随年龄增长而增强，储存于血小板内的血管活性物质，如血栓素 B_2（TXB_2）、血栓球蛋白（β-TG）、血小板第4因子（PF4）、5-羟色胺（5-HT）等较多的释放入血浆。已经证实，在老年高血压患者血浆中 TXB_2、3-TG、PF4、5-HT 等物质的浓度升高。5-HT 是一个较弱的缩血管活性物质，但对有粥样硬化的血管则有较强的缩血管作用。另外，伴随血流动力学改变，血流速度缓慢以及纤维蛋白原含量增加或立体构型改变，可使血液黏滞度增大，进一步增加血管阻力。

近年来发现，老年高血压患者有动脉内皮功能改变，抗黏附性减退促使血小板聚集释放；内皮细胞合成释放一氧化氮（NO）与前列环素减少又进一步加强血小板聚集释放。

（六）压力感受器缓冲血压能力减退与失衡

随着年龄增长，位于主动脉弓和颈动脉窦的压力感受器敏感性降低，影响对体循环血压波动的缓冲能力。然而，位于心肺循环的低压压力感受器功能则仍然正常。因此，老年人对体循环血压的调节能力明显减退。

三、临床特点

（一）单纯收缩期高血压多见

老年高血压的临床特点是单纯收缩期高血压多见，即收缩压和舒张压有分离现象。根据 2003 年 WHO/ISH 的定义，单纯收缩期高血压的概念为：SBP≥140mmHg 和 DBP <90mmHg。由于收缩压增高、舒张压下降，因此脉压常增大（>50mmHg）。

据统计，老年单纯收缩期高血压占半数以上，而且随着年龄的增加逐渐增多。Framingham 研究对年龄在 65～89 岁的老年人进行了统计，男性单纯收缩压增高占 57.4%，单纯舒张压增高仅占 12.4%；女性单纯收缩压增高占 65.1%，单纯舒张压增高仅占 7.1%；老年人群中单纯收缩期高血压约占 60%。

我国统计资料显示，60 岁及 60 岁以上的人群中，单纯收缩期高血压患病率为 21.5%，占老年高血压总人数的 53.2%，因此，单纯收缩期高血压是老年高血压最常见的类型，也是老年高血压最重要的特征。收缩期高血压的患病率随着年龄的增长而升高，老年女性比老年男性更为常见，农村老年人单纯收缩期高血压的患病率高于城市。

老年人主动脉弹性下降是导致单纯收缩压增高的主要原因。有实验证实，年轻人要大容量心室输出才能使主动脉的压力达到 200mmHg，而老年人相当小的心排出量即可使主动脉压力超过 200mmHg。主动脉收缩压升高的主要机制是每次心脏收缩产生压力波，由主动脉将压力波传向远端动脉分支，当压力波遇到阻力后即产生反射波折回主动脉，此时主动脉的压力为压力波和反射波的叠加。正常情况下，大动脉压力波的传导速度比较慢，反射点主要在小的阻力血管，因此反射波返回主动脉的时间是在心脏的舒张期，这种状态可以保持较好的平均血压水平，以及心脏和血管之间的良好耦联。老年人增龄和高血压导致大动脉粥样硬化时，大动脉僵硬度增高，顺应性下降，使大动脉压力波的传导速度明显加速，反射点在靠近心脏的大动脉，反射波的折回时间提前至收缩期，因此主动脉血压出现收缩晚期高峰，同时导致了舒张压降低，脉压增大。因此，老年人单纯收缩期高血压发病率增加，主动脉粥样硬化、主动脉弹性下降是主要原因。

收缩期高血压及脉压的增大，增加了左心室后负荷，导致左心室肥厚，增加了心肌的氧耗量，改变冠状动脉的灌注及血流分布，降低了冠状动脉血流储备，加重了血管内皮功能紊乱及动脉壁的损害。因此单纯收缩期高血压对心血管损害很大。

（二）血压波动大

老年高血压患者对情绪、体力活动或晨间清醒时的血压生理反应较中青年患者表现出较大的波动性。老年高血压无论 SBP 或者 DBP 均比中青年患者有较大的波动，尤其 SBP，这主要是因为老年患者主动脉弓压力感受器敏感性降低，血压调节功能减退，加上大动脉弹性减退，在心排血量变化时可出现较大的血压改变。因此，老年人血压波动范围明显大于中青年人。老年人一天内血压波动常在 40/20mmHg 以上，个别可达 90/40mmHg。尤其是老年女性，24 小时收缩压的变化很大。此外，很多老年高血压患者（尤其是 80 岁以上的高龄患者）的血压特点是昼夜节律变化消失，夜间血压常升高。老年人收缩压在一年之中的变化范围也很大，大多表现为夏季较低、冬季较高。

（三）假性高血压较多见

老年人中假性高血压表现也较多。由于临床上多以水银柱式血压计或电子血压计袖带法测定血压，这种无创性方法测定的血压并不能完全代表中心动脉血压。假性高血压产生的原因在于有严重动脉硬化的患者在使用仪器间接测量血压时，气袖压力常难于压迫住僵硬的肱动脉，以致出现测量值过高，产生"假性高血压"。间接法测量血压常获得较高的读数，甚至比直接法高30mmHg以上。老年人动脉硬化发病率明显高于中青年人，也是老年患者中假性高血压较多，或实际中心动脉血压明显低于无创性血压测量值的原因。所以，如果发现患者有持续较高的血压，但无靶器官受累，而周围脉搏触诊缺乏弹性或上臂X线检查有血管钙化影，这时应高度怀疑假性高血压。由于假性高血压的血压测量值并非代表真正的中心动脉压，这些老年患者常不易耐受降压药物治疗，在服用降压药后可出现严重症状或并发症。因此，对于高龄或有明显主动脉硬化表现的老年患者，在首次应用降压药时应特别注意观察服药后的症状及表现。在评估老年人主动脉粥样硬化程度时，既往心血管等病史、X线胸片、胸部CT及脉搏波速（PWV）测量等有一定的参考价值。

（四）高血压并发症的发病率高

老年高血压的发病基础之一是动脉硬化，而收缩压的增加又会加重和加速动脉硬化。老年高血压患者靶器官损害和心脑血管并发症较中青年高血压患者多而重。有时可发生高血压性肥厚型心肌病，表现为左心室严重肥厚、左心室腔径狭小、舒张功能减退、收缩功能增强。由于老年人高血压多以收缩压增高为主，大动脉顺应性明显减退，加重了左心室后负荷与心脏做功，导致左心室肥厚，加以胶原纤维增多和淀粉样变，导致心脏舒张与收缩功能受损明显，容易发生心力衰竭。有资料统计，老年高血压患者心力衰竭发生率是非老年患者的2倍，冠心病发病率可以高3倍，冠心病患者中，有高血压病史者其病死率比无高血压病史者高2.3~5.0倍，特别是单纯收缩期高血压发生心脑血管疾病的风险更大。多危险因子干扰试验研究（MRFIT）显示，单纯收缩期高血压患者冠心病病死率较一般高血压患者更高，发生脑卒中和冠心病的危险分别增加4倍和5倍。

（五）代谢综合征患病率高

1988年，Reaven首先提出胰岛素抵抗和胰岛素抵抗综合征。胰岛素抵抗是指胰岛素生理功能反应受损现象。代谢综合征是由于胰岛素抵抗所致糖脂代谢失调和高血压，并伴有纤溶酶原激活抑制物（PAI-1）升高、内皮细胞功能紊乱、动脉粥样硬化的炎性反应及微量蛋白尿等。以高血压为主要临床表现的代谢综合征，老年人发病率较高，它与心血管疾病密切相关，是老年患者的常见病和致残、致死的重要原因。

代谢综合征的老年患者多与体重超重和腹型肥胖有关。有资料显示，50岁以上人群代谢综合征的患病率是年轻人的2~3倍，60岁以上老年人中，患代谢综合征者可达20%以上，且患病率随年龄的增长而上升。因此，老年人是代谢综合征的高危人群。老年人糖尿病或糖耐量下降并发的代谢性高胰岛素血症是导致血压水平升高的常见原因。

（六）直立性低血压发生率高

直立性低血压在老年高血压中较多见，尤其常见于降压治疗过程中。测定患者平卧10分钟时和被动站立1分钟及5分钟时的血压值，发现约1/3患者发生直立性低血压，并伴随头晕等症状。这些患者恢复到基础立位血压所需的时间也延长，而心率则无相应的改变，仅个别人表现为立位比卧位时的血压升高。老年人直立性低血压的发生可能与老年人血压调节机制障碍有关。老年人肾素活性偏低，肾素-血管紧张素-醛固酮系统水平随年龄增高而下调；老年人由于缺血或老年退行性改变，导致自主神经反应性血管收缩调节作用消退；老年人主动脉压力感受器敏感性减弱；以及老年人窦房结功能下降，在血压降低时心率反应性增速功能消退，使体位变化时心排血量代偿作用丧失等，均可能是老年人直立性低血压发生率较高的原因。它对于选择适宜的降压药和确定降压治疗时的血压目标值具有指导意义。α受体阻滞剂、交感神经抑制剂等降压药加重直立性低血压，尤其在合并使用利尿剂时。由于压力感受器难以迅速调整或建立新的工作阈值，老年人不能承受急剧迅速的降压，故应避免短时间内大幅度降压。临床上必须强调经常测量立位血压。

（七）盐敏感性高血压的发病率高

血压的盐敏感性系指在某些人群中，钠盐摄入量增加可明显导致血压增高。有资料提示，血压的盐敏感性与种族有明显相关性，同时盐敏感性高血压的发病率随年龄的增长而增加，在老年高血压患者特别是老年女性中更为明显，且有遗传倾向。

（八）诊所高血压发现率高

诊所高血压又称"白大衣性高血压"，即有些患者在医院诊室检查时显示高血压，而在诊室外测血压正常，24小时血压动态监测（ABPM）的平均血压也为正常（白昼血压<135/85mmHg）。据有关资料统计，老年人诊所高血压表现者可高达40%。诊所高血压虽多不引起心脏结构和功能的改变，但对靶器官的损害仍高于正常人，特别是男性病死率增高较明显。目前认为，诊所高血压可能与动脉硬化、胰岛素抵抗、左心室舒张功能不全及血管阻力变化等因素有关，治疗需要从改变生活方式、危险因子控制等方面进行干预。对于可能考虑为诊所高血压患者，ABPM显然较诊所检测血压更为准确，因此应当推荐使用。此外，ABPM还能观察24小时血压动态变化，为临床提供正确治疗的依据。最近，国外有临床资料显示，在家自测血压的患者比诊所测血压者具有更高的准确性和治疗依从性，高血压治疗效果也更明显。因此，提倡老年患者在医师指导下在家庭自测血压，可以避免诊所高血压，识别隐蔽性高血压，从而客观反映患者长期、真实的血压水平，有较积极的临床意义。

隐蔽性高血压是指在医院诊室内测血压正常，而在诊室外测血压高于正常的现象，ABPM也高于正常（24小时平均血压≥130/80mmHg）。此情况多见于吸烟、饮酒的老年男性，以及患有糖尿病、血清肌酐值偏高、体重指数（BMI）过高的老年人。这些患者易发展为单纯收缩期高血压，以后心血管事件及脑卒中的发生率也较高，因此，必须进行积极的抗高血压治疗。对血压的观察也应采用ABPM结合定期自测血压的方法。

（九）体液成分改变常见

周围血浆肾素活性（PRA）随增龄而降低，约半数老年高血压是低肾素型。老年人血浆醛固酮水平常比中年人有显著降低，细胞外容量和血容量也显著减少。血浆儿茶酚胺常随增龄稍有增加，但β受体反应性随增龄与血压的升高反而减弱，因此老年高血压在运动时心率增快以及β受体阻滞剂治疗中心率减慢等效应均减弱。然而，在有些应激情况下，如握力、冷加压时，老年高血压患者出现异常高的升压反应。

四、诊断与鉴别诊断

对老年高血压的诊断评价主要包括以下三方面：确定是否有高血压存在，血压水平或严重程度；检查靶器官受损程度以及与心脑血管病有关的危险因素；测定某些有助于制订治疗方案的指标。

对于首次就诊的老年患者应确定其基础血压状况。在老年人中测量血压的方法与在年轻人中相同，但由于血压变异随年龄的增长而增加，因此对于血压测量应注意：①应至少测非同日血压（每次测量 3 遍）3 次才能确诊（血压很高、靶器官损伤很重而需紧急治疗者例外）。②怀疑有体位血压改变者，除测坐位血压外，还应测卧位、立位血压，当第一次就诊发现立位低血压时应在以后降压治疗过程中加测立位血压，用以确定治疗前血压和治疗终点血压，避免产生药物性立位低血压，准确合理选用降压药物、剂量和服药方式。③对已进行降压药物治疗，或需了解昼夜血压变化的老年患者可做 24 小时动态血压监测。④高血压患者在柯氏音第 I 时相与第 III 时相起始间可产生静止间歇，称"听诊间歇"。在听诊间歇前先扪及桡动脉大致确定 SBP 水平，然后充气皮囊至此水平以上约 20mmHg，以避免误以第 III 时相起始点为 SBP。听诊间歇在老年高血压患者中发生率较高。⑤如发现患者有较高血压读数，无靶器官受累，或诉低血压症状，但测左右臂血压仍很高的，应高度怀疑假性高血压。可采用简易的 Osler 试验辅助诊断，即袖带充气加压较患者收缩压高 20～30mmHg，如果这时仍可明显触摸到僵硬的桡动脉，表示 Osler 试验阳性。不过，现在发现 Osler 试验的个体内和个体间变异性很大，难以准确鉴别是否存在假性高血压。肯定的诊断需要做直接动脉内测压。这类患者不易耐受降压治疗，服用降压药可出现严重症状或并发症。⑥左右上臂 DBP 相差 10mmHg 以上，需考虑存在动脉粥样硬化或血栓形成、外周动脉（锁骨下动脉、上肢动脉等）闭塞或狭窄改变。

为评估患者靶器官损害及心血管疾病情况，应做常规 12 导联心电图、Holter、心脏超声以及相关实验室检查。对于老年高血压患者，还需要根据其血压值，靶器官损害程度，存在的心血管疾病危险因素（如吸烟、肥胖、血脂异常和心血管病家族史等），并存的心、脑、肾、血管疾病及糖尿病等情况进行危险性评估，以制订治疗计划和判断患者的预后。

老年高血压的诊断需要排除继发性高血压，老年人继发性高血压发病率较年轻人低，主要为肾血管性高血压，而老年人肾动脉狭窄多为动脉粥样硬化所致。有些内分泌疾病如原发性醛固酮增多症、嗜铬细胞瘤、甲状腺功能亢进等也是老年人继发性高血压的病因。不少老年患者夜尿增加，容易失水、失钾，低血钾和夜尿并非一定是原发性醛固酮增多症的表现。如为经典性高血压，但近期有明显 DBP 上升，就要考虑是否因动脉粥样硬化病变引起肾动脉狭窄，但多数不宜手术治疗。老年人中如出现严重或顽固性高血压、原来控制良好的高血压突然恶化、高血压为突然发病表现以及合并有周围血管病者，应高度怀疑继发性高血压的可能。

五、治疗

（一）治疗的益处

现有的大规模临床试验资料均已证明，在老年人中，无论是收缩压和舒张压均增高，或单纯收缩期高血压者，通过降压治疗对减少心血管疾病的发病和死亡均有益。例如 EW-PHE、SHEP、MRC、STOP 证实老年人高血压采用利尿剂和 β 受体阻滞剂降压治疗有益，可以显著减少心、脑血管病的发生率与死亡率。而且，在老年高血压患者中降压治疗获得的绝对益处甚至超过中青年患者。1995 年以后，STONE、Syst－Eur、Syst－China 临床实验相继发表，报道了二氢吡啶类钙拮抗剂长期治疗老年高血压和老年单纯收缩期高血压的结果，证实该疗法也能显著降低心、脑血管病的发生率，尤其是脑卒中。

（二）适应证

根据我国和欧美各国目前的高血压治疗指南，对于符合高血压诊断的老年人，均应进行降压治疗。

80岁以上的高龄老年人降压治疗的益处在HYVET研究中有望得到证实。

（三）治疗原则

与中青年人高血压治疗原则基本相同，但应根据老年人病理生理特点和个体差异制订治疗方案。

1. 遵循高血压总的治疗原则　即应充分注意效益－危险比，将不良反应降至最小而获得最佳降压疗效，以达到防止靶器官损害的目的。

2. 积极控制血压力　求达到血压的目标值。

3. 个体化原则　老年高血压初始治疗宜从小剂量开始，逐渐加量。2、3级高血压也可以使用标准剂量的多药联合，直至血压得到控制。

高血压治疗的主要目的是最大限度降低心血管病死亡和病残的总危险，在治疗高血压的同时，还应干预所有可逆性危险因素和处理同时存在的各种临床情况。

（四）治疗目标和方法

1. 治疗目标　根据2003年ESC/ESH高血压指南、2004年BHSⅣ指南以及2005年中国高血压防治指南中提出的降压治疗目标，提出老年人与中青年人相同，应将血压降至<140/90mmHg。对糖尿病和肾病患者，收缩压应降至130mmHg以下，舒张压应降至80mmHg以下。对老年人收缩压降至140mmHg以下有困难者，可先控制在150mmHg以下，但仍然应强调严格控制血压，如能耐受，还可进一步降低。

合并有冠心病的老年人，舒张压不宜过低，以免加重心肌缺血。有脑血管疾病的老年人，在脑血管疾病稳定或好转以前，可将血压控制在160/100mmHg左右。在脑卒中急性期，为了维持脑梗死区域血流灌注压，对原有高血压的老年人，收缩压可维持在220mmHg以下，舒张压可维持在120mmHg以下。在收缩压<180mmHg，舒张压<105mmHg时可不急于降压。

在英国有学者提出，治疗后舒张压在95~100mmHg或较低（<85mmHg）时，患者心肌梗死的发病率和病死率较高。而舒张压为85~90mmHg，则冠心病死亡率较低，其解释为机体通过自动调节，在一定范围的灌注压下，维持重要器官供血。

2. 非药物治疗　非药物治疗是安全、有效的降压治疗，也是药物治疗的基础。

生活方式的优化与调整应首先考虑，包括降低超重（>标准重10%）、适当限制盐过多摄入、减少饱和脂肪酸和胆固醇摄入、戒烟酒、足够的钾钙镁摄入。坚持适量体力活动，可进行步行等轻中强度体育活动。经上海市高血压研究所30多年的观察，证明长期气功锻炼不但能稳定降压疗效，且可使脑卒中发生率降低50%左右，特别在老年患者依从性尤好，值得推广。

TONE试验对60~80岁1级高血压患者给予减轻体重和限钠摄入干预，随访15~36个月，结果发现干预组血压下降与对照组相比有显著性差异。

心理因素是影响老年高血压的重要因素，精神抑郁状态可增高血浆儿茶酚胺水平及交感神经活性，影响降压药物的疗效，因此，应对可能影响降压疗效的心理因素进行干预。

3. 药物治疗 国内外大量随机临床研究的资料已经显示，利尿剂、钙拮抗剂、血管紧张素转换酶抑制剂、血管紧张素 II 受体阻滞剂、β 受体阻滞剂等 WHO 推荐的一线药物对老年高血压患者均有效。由于老年高血压的病理基础是低肾素、低交感神经张力和高容量负荷，根据此特点，长效钙拮抗剂等扩血管药及利尿剂应为较好的选择。以往有些老的降压药，如萝芙木制剂（利血平等），可诱发老年患者忧郁症和消化性溃疡，并可能加重帕金森症症状；神经节阻断剂如胍乙啶等可导致或加重老年人直立性低血压，故均不宜用于老年高血压患者；仅受体阻滞剂也有引起直立性低血压的副作用，对已有或可能发生该并发症的老年人也应慎用或禁用。

老年人降压治疗时，应注意降压不宜过快、过猛，治疗应选择有更高安全性和耐受性地药物，逐步降压，尤其是在体质较弱和高龄老年患者中。许多老年高血压患者存在其他危险因素及靶器官损害等情况，这类患者治疗药物的选择要十分慎重。老年高血压患者在药物治疗期间，应注意体位血压变化情况，需同时测量立位血压，以排除直立性低血压，并评估降压治疗的体位效应。

（1）钙拮抗剂（CCB）：CCB 可作为治疗老年高血压的一线药物。CCB 治疗高血压的主要特点是对老年患者有较好降压疗效，高钠摄入时不影响降压疗效，与非甾体抗炎药物合用时不干扰降压作用，对嗜酒患者仍有显著降压作用。它能降低外周血管阻力，有抗血小板凝集、防止动脉粥样硬化的形成、保护血管内膜、改善心肌供氧的作用。

Syst – China 和 Syst – Eur 研究的观察对象均为老年单纯性收缩期高血压患者，同样使用二氢吡啶类钙拮抗剂硝苯地平为初始治疗，并与安慰剂做对照。结果显示，两个治疗组脑卒中危险性和所有心血管危险同对照组相比均有明显降低，试验提前结束。根据以上临床试验结果，2004 年，ESH/ESC 指南提出，老年收缩期高血压治疗的一线用药应选择二氢吡啶类 CCB 的长效制剂。CCB 可以延缓或减轻动脉粥样硬化，使大动脉的顺应性改善，适合老年高血压和合并多种心血管危险因素的患者。

NORDIL 研究是试用非二氢吡啶类 CCB 地尔硫草，观察治疗药物对减少致死性和非致死性脑卒中、致死性和非致死性心肌梗死以及对其他心血管病死亡事件的作用。研究结果显示，地尔硫草能显著减少脑卒中的发生。由于非二氢吡啶类 CCB 除了有降低血压的作用外，还有降低心肌收缩力、降低心率及抗心肌缺血的作用，并能减少心房颤动的发生，对肾脏则有增加肾血流的作用。长期应用在逆转左心室肥厚方面可能优于二氢吡啶类 CCB。

应该注意的是，非二氢吡啶类 CCB 与 β 受体阻滞剂合用时，仍要小心。因为到目前为止，依然有学者坚持 CCB 的负性肌力作用将诱发或加重心力衰竭。

（2）利尿剂：迄今为止，利尿剂始终被列为一线抗高血压药物，多年来一直用于轻型高血压的治疗。由于随年龄增加钠水的处理能力降低，用噻嗪类药物可有助于缓解钠水潴留，但长期服用此类药物可造成多种代谢障碍，如低血钾、高血糖、高尿酸、脂代谢紊乱。故在应用时需密切注意代谢变化。

老年单纯收缩期高血压试用利尿剂的第一大型临床试验是 1991 年的 SHEP 研究，结果显示，收缩压下降了 12mmHg，脑卒中和脑卒中死亡率减少了 36%。ALLHAT 研究是观察比较利尿剂与氨氯地平和赖诺普利降压疗效的大型临床试验，结果显示，氯噻酮降低收缩压作用较其他两种降压药物更好。氯噻酮与氨氯地平或赖诺普利比较，在减少致命性冠心病或非致命性心肌梗死危险性方面效果相同。氯噻酮与赖诺普利相比，更有效减少脑卒中。与氨氯地平相比，能更有效减少充血性心力衰竭。

噻嗪类利尿剂长期使用可通过降压作用和减慢脉搏波的作用改善动脉的扩张性。吲达帕胺则兼有利尿及血管扩张作用，也可作为老年人常用的利尿剂类型。

（3）血管紧张素转换酶抑制剂（ACEI）：近年来，ACEI 类药物发展迅速。发现 ACEI 除了抑制 Ang II 生成外，还能增加组织内缓激肽（BK）和血管紧张素（1~7）的水平。血管紧张素 II（Ang II）有引起血管收缩、平滑肌增殖、纤溶减弱及氧化应激作用，由此导致高血压及靶器官的损害。缓激肽和血管紧张素（1~7）的作用与 Ang II 的作用完全相反，它们分别作用于特异性的 BK 受体与 AT（1~7）受体，引起血管扩张、血压下降及抗增殖等作用，协同拮抗 Ang II 的不良作用，从而对心脏起到保护作用。

ANBP2 是比较 ACEI 与利尿剂对老年高血压效果的前瞻、开放性研究，对象为 65~84 岁高血压患者，随访 4.1 年。与利尿剂组相比，依那普利组首发心肌梗死的发生率降低了32%，致死性心肌梗死与非致死性心肌梗死分别降低了 9% 和 32%。

ACEI 作为高血压治疗的一线用药，有较强的血管扩张作用，可有效降低血压，无直立性低血压及反射性心率加快的不良反应，很适用于老年患者。尤其是对于高肾素活性和糖尿病患者，以及联合治疗时血压控制效果不理想的患者，该类药物有抗重塑效应，可逆转心室肥厚，改变心室结构，在逆转左心室肥厚方面作用明显优于其他降压药物。大量临床和实验证明，ACEI 不仅能降低血压，还能降低血糖和改善糖耐量，有明确的改善胰岛素抵抗的作用，因此有明显的心、脑、肾保护作用。ACEI 增加胰岛素敏感性的主要机制是通过扩张外周血管，增加骨骼肌的血流量，提高骨骼肌对葡萄糖的摄取和利用，降低血糖和改善了糖耐量，从而改善胰岛素抵抗。因此，对高血压合并胰岛素抵抗的老年糖尿病患者是较好的降压药物。

（4）血管紧张素受体阻滞剂（ARB）：血管紧张素 II 受体亚型有两种：AT_1 和 AT_2。血管紧张素 II 与 AT_1 受体结合产生的作用为血管收缩、醛固酮释放、交感张力增高和氧化应激反应。血管紧张素 II 与 AT_2 受体结合则产生血管舒张、抗增殖等作用。ARB 可在血管紧张素受体水平阻断 Ang II 与 AT_1 受体结合的不良作用，如血管收缩、醛固酮分泌、交感张力增高等，从而起到降低血压和靶器官保护作用。同时 ARB 还能发挥 AT_2 受体的有益作用，即扩张血管、抗增殖、调控凋亡等。ARB 通过激活 AT_2 受体，增加缓激肽、一氧化氮和环磷酸鸟苷这三种有益扩血管物质的释放，同时抗细胞增生，有利于保护心血管系统。

已有很多临床和实验研究显示，ARB 可以减少血管紧张素 II 刺激产生的许多类型胶原纤维及生长因子，有调节动脉粥样硬化作用，因此也可以作为老年单纯收缩期高血压的较好治疗药物，适于较长期应用。此外，ARB 对改善心功能、降低蛋白尿有较明显的效果，临床应用不良反应少见，绝少发生咳嗽。

（5）β 受体阻滞剂：高血压是慢性心力衰竭最常见的危险因子，高血压患者存在慢性 β 肾上腺素能刺激，神经内分泌因子促进了心脏的重塑，最终导致心功能减退。而左心室重构则是心力衰竭进展和恶化的主要机制。β 受体阻滞剂可以通过抑制交感神经活性，防止心力衰竭进展或恶化。

然而，β 受体阻滞剂可能出现不良反应，如收缩血管、增加心脏后负荷、减少肾脏血流灌注、中枢神经不良反应，如嗜睡、乏力等，而且 β 受体阻滞剂撤药时可能出现反跳，停药还必须逐步进行。β 受体阻滞剂禁用于一度以上的房室传导阻滞、病态窦房结综合征和血流动力学不稳定的心力衰竭患者。伴有肥胖、血脂异常、糖耐量异常、代谢综合征的老年高

血压患者长期应用 β 受体阻滞剂会导致胰岛素抵抗及糖耐量下降、血清总胆固醇和甘油三酯升高，并可能增加新发糖尿病。

因此 β 受体阻滞剂用于治疗高血压一直存在争议。2006 年，英国成人高血压管理指南建议，除了合并心绞痛或心肌梗死外，不推荐 β 受体阻滞剂作为初始治疗高血压的一线药物，特别是 55 岁以上的高血压患者。

此外，很多基础及临床研究显示，β 受体阻滞剂对中心动脉压和血管弹性的改善效果逊于钙拮抗剂和 ACEI，因此对于没有特殊强适应指征的老年高血压患者，对于预防高血压的主要并发症——脑卒中，选用其他降压药物如长效钙拮抗剂或 ACEI 似更为合理。

然而，有资料认为，新型抗高血压药物卡维地洛具有 α 受体和 β 受体双重阻断作用，并有抗氧化、减少细胞因子不利作用，降低凋亡。其降压效果主要基于其 α 受体阻断介导的血管扩张、降低外周血管阻力，但又不影响心排血量和肾功能，因此有别于单纯 β 受体阻滞药物，不会导致传统 β 受体阻滞剂出现的代谢紊乱。因此，卡维地洛适用于老年高血压患者，以及伴有肾功能不全、外周动脉疾病、血脂异常、脑卒中后和合并糖尿病的患者，并有防治心力衰竭进展或恶化的作用。

（6）其他：有研究发现，口服硝酸酯类药物可选择性地降低收缩压，对舒张压则降低不明显。可能是硝酸酯在体内形成 NO，能直接舒张大动脉平滑肌，使大动脉的扩张性和顺应性增加，改善了大动脉弹性的结果。

近年来有临床实验显示，他汀类药物（阿托伐他汀）强化降低胆固醇治疗，能够缓解大动脉僵硬度及降低收缩压，可能与其影响内皮功能、调节肾素－血管紧张素系统、改善大动脉血管弹性有关。最近的 ASCOT－LLA 研究也表明，他汀类药物既可以减少高血压患者又可以减少非高血压患者的心血管病发病率及死亡率。

胰岛素增敏剂治疗高血压的临床研究也取得一定效果，可能为今后高血压的治疗开辟新途径。

4. 降压药的联合应用　老年高血压降压药联合应用，可选择固定复合制剂或单药的联合使用。目前固定复合制剂多为 ARB 与利尿剂的复方剂型。两种单药联合近年来有大型临床试验研究结果的报道，ASCOT－BPLA 研究显示，ACEI 与 CCB 的联合明显优于 β 受体阻滞剂和利尿剂的联合。因此，临床对老年高血压联合用药多推荐 CCB 加 ACEI 或 ARB。此外，利尿剂加 ARB 或 ACEI 也是较好选择。需要三种药物联合应用时，可在 CCB、利尿剂基础上加用 ACEI 或 ARB。当选择四种药物联合应用时，可考虑在以上三种药物联合应用中增加 β 受体阻滞剂或选择性 α 受体阻滞剂。

5. 注意事项

（1）平稳降压：老年人全身动脉硬化，急剧降压可能影响重要脏器的血流灌注，因此需要缓慢降压，在几周甚至更长时间逐渐将血压降至目标水平，为此应选用起效平稳的长效或缓释型降压药。为防止血压骤降，服药应从小剂量（成人常用剂量的半量）开始，根据血压的变化情况逐步增加剂量或联合用药。有条件应做动态血压监测，根据血压昼夜变化规律决定患者何时服药与调整剂量，使血压保持平稳下降。

（2）重视药物不良反应：在老年人，药物的代谢动力学参数发生了许多变化，例如生物利用度、分布、代谢与排泄。一般而言，老年人体内水分减少而脂肪含量相对增加，药物在体内的分布就有改变；老年人血浆白蛋白有所降低，药物与白蛋白结合减少，具有活性的游离药物浓度增加；老年人肝脏血流量减少，肝细胞药物代谢酶的合成能力降低，影响药物灭活；随着年龄增长，肾血流量相应降低，肾小球滤过功能也减弱，使老年人肾脏排泄药物的能力降低。上述改变导致同剂量的药物在老年人中往往血药浓度偏高，不良反应发生率可高于年轻人2~3倍。

（3）注意降压药物不良作用及有选择地使用降压药：对合并慢性阻塞性肺疾病及二度以上心脏传导阻滞的老年患者，应避免使用非选择性β受体阻滞剂。对合并痛风、明显低钠或低钾血症者需慎用利尿剂。老年糖尿病患者不要首选利尿剂。ACEI或ARB不宜应用于有血管神经性水肿病史者。此外，对合并前列腺肥大致排尿困难而无直立性低血压的老年高血压患者，可选择利尿剂或与其他药物联合应用。

（4）降压药物的停药问题：当血压达到了目标值并控制稳定后，应当坚持按时服药，不能随意停药，也不宜任意改变服药时间和剂量，以免血压发生大的波动。因为血压波动过大可导致靶器官的损害，对于已有动脉硬化的老年患者危害更大。如服药后血压下降幅度过大，或产生低血压的相关症状，则应逐渐减少药物的种类和剂量，直至完全停药。

老年患者在应用国内外高血压指南推荐的降压药物时，只要血压控制理想，没有明显不良反应，则不论已用药物时间多长，可不必更换其他降压药物，因为这些药物长期应用均有保护靶器官的作用。但如使用降压药物后出现了不应产生的有关症状，并且与血压下降程度无关时，应考虑药物副作用、患者可能为假性高血压或已有某些靶器官严重损害的可能，应及时停药并寻找原因，作出适当的处理。

六、预后

老年高血压的主要并发症是脑卒中与心力衰竭，合并冠心病心肌梗死、猝死事件也较多。年龄本身就是病残和死亡的主要原因，血压升高更使患者处于相对较高的危险状态。美国Framingham地区对5 000多人长期随访了26年，发现在65~74岁年龄组，高血压患者比同年龄的正常血压者发生心脑血管病危险性增加8倍，单纯SBP升高的患者发生心脑血管病危险性也比正常血压者增加2~5倍。Logistic多因素分析揭示，收缩压与年龄都是危险性的独立变量。因此，现在认为收缩压升高不是伴随大动脉硬化的一种无害因素，在老年人中收缩压甚至比舒张压更密切地与预后有关。

影响预后的因素，除了血压外，还包括左心室肥厚程度、心脏功能、血小板功能、血流流变状况等。

（杨　虹）

第二节　老年心律失常概述

心律失常是临床常见疾患，老年人尤其多见。随着人口的日益老龄化，老年人各种疾病的发病率明显增高，发病率较高的疾病依次为高血压、冠心病、脑血管意外及糖尿病等。其中脑卒中、急性心肌梗死（急梗）的致残率及致死率相当高。上述疾病均因患者年龄大，极易合并心律失常甚至造成猝死。心律失常是老年心脏病中最常见的并发症，发病率高，其发生随年龄增长而增高，老年人心律失常的特点国内外报道较多，观点不尽一致。因此对老年心律失常开展积极的防治是减少老年人心血管疾病死亡的一个有效措施。

一、老年心律失常的病理生理基础

随着增龄，老年人各系统的生理功能都会发生不同程度的变化，特别是心血管系统会出现一些生理及病理改变。老年人的心率及活动后的最大心率均较年轻人慢，这可能与窦房结内的起搏细胞（P细胞）数减少有关。心排血量也有所降低，如80岁健康老人安静时的心排血量较30岁同样状态下的健康成人减少30%。老年人心脏的舒张过程多延缓，与心肌纤维内大量脂褐素沉着有关。根据近年来电镜观察，表明脂褐素的沉着与心肌细胞内线粒体DNA损伤有关。随着年龄增长，老年心肌淀粉样改变也逐渐明显，常发生在左心房内膜下易引起心房颤动（房颤）、传导阻滞、窦房结供血不全及退行性改变进一步促使发生心律失常。

二、老年心律失常的病因及临床特点

1. 病因　病因复杂，致病因素也很多，主要为：

（1）各种器质性心脏病均可合并不同类型心律失常，以冠心病最常见，如心绞痛发作时，急性心肌梗死早期均易出现室性早搏、室性心动过速。还有高血压、心瓣膜病、心肌炎及心肌病等。

（2）肺部病患也是老年人常见病之一，如阻塞性肺气肿合并肺心病可造成右心扩大和心肌缺血缺氧是老年心律失常的又一病因。

（3）电解质紊乱如低血钾、低血镁症等及各种原因所致的酸中毒。

（4）老年退行病变可出现房颤、病窦综合征及各种类型传导障碍。

（5）药物影响，老年人肾脏生理功能减退可影响对药物的排泄，各种降压药、兴奋剂、麻醉药、抗抑郁剂特别是抗心律失常药物等均可造成心律失常。

（6）中枢神经系统疾患如脑血管意外、脑肿瘤可引起颅内压增高，其他如情绪紧张，自主神经功能紊乱而导致心律失常。

（7）手术麻醉过程，胃肠道、胆道疾患也可出现心律失常。

（8）功能性心律失常多见于年轻女性也偶见于老年人。

2. 临床特点　老年心律失常患者的临床表现轻重不一，由于老人多不能细诉病史、病程长，记忆力减退且多合并其他疾病，因此临床症状复杂不易辨认，即使24小时动态心电图检查往往也不易发现。老年心律失常常见的临床症状有心慌、气短、胸闷、憋气、眩晕、视物模糊、晕厥、无力、心绞痛、焦虑等。如仔细询问病史特别着重过去有无心律失常发作史，结合细致体格检查及常规24小时动态心电图有助于心律失常的诊断。

三、老年心律失常的发生机制

心律失常就是心脏的电生理过程发生紊乱，而心肌的电生理过程在冲动形成和传导这两个环节中任何一个发生异常或者二者同时异常就有可能导致心脏节律紊乱。心律失常的发生机制大致可以分为以下几类：心肌细胞冲动形成异常和（或）冲动传导异常。某些心律失常能够由一个机制引起，而由另一个机制维持。为了更全面地理解目前关于心律失常的发生机制，本部分将系统回顾心律失常发生基本机制及其离子流基础。

1. 与心电活动有关的离子流　众所周知，心肌细胞膜内外离子的流动构成了心肌细胞的电活动，心肌细胞膜内外离子的流动表现为动作电位，为了更全面地理解心律失常发生机制，首先回顾与心肌细胞除极和复极有关的离子流。心肌细胞动作电位包括5个时相，0相为心肌细胞除极电位，1~3相为复极电位，4相为心肌细胞静息电位。①舒张期离子流：无自律性细胞的舒张期电位是由内向和外向离子流动态平衡构成。外向离子流为内向整流性钾流（I_{K1}）；内向离子流较小，由Na^+和Ca^{2+}携带。在舒张期Na^+/K^+泵流，产生外向电流（$I_{Na/K}$），也有Na^+/Ca^{2+}交换产生内向电流（$I_{Na/Ca}$），但静息电位与K^+平衡电位接近，因此舒张期电位主要有I_{K1}提供，I_{K1}具有内向整流性质，以电流－电压曲线（I－V）表示，I_{K1}在0相除极降到最低点（内向整流）；而在3相末期骤然加大，保持膜电位水平。②0相除极电流：钠通道为电压依赖，当膜电位降到阈电位值（－75mV），钠通道瞬间开放（1ms），大量Na^+内流，构成0相除极。钠通道的失活和再激活时间也较快（2~10ms），只有在I_C类药物作用下它的再激活时间才延长。表现在动作电位持续时间不延长的情况下有效不应期延长。③1相由瞬时外向钾电流（I_{to}）形成，它有两部分构成，I_{to1}为电压依赖钙不敏感的外向钾流，在0相除极到正电位时激活，从失活态到再激活需100ms以上。瞬时外向钾电流2（I_{to2}）为电压依赖钙敏感外向钾流，属钙激活钾流（$I_{K/Ca}$）。瞬时外向钾电流（I_{to}）在心外膜下心肌和中层心肌细胞最大，因此外膜下心肌和M层心肌细胞1相最明显，形成典型的"峰和圆顶"（spike and dome）。该电流能被4－aminopyridine阻滞。④2相平台期电流由几种内向和外向电流动态平衡组成。内向电流由L型钙通道形成I_{Ca-L}，也有慢钠内流（I_{Na-S}）参与。外向电流由延迟性整流性钾流（I_K）构成，内向与外向电流平衡维持膜电位在0~－20mV左右，形成约100ms的平台期，此为心肌细胞所特有的，使心肌细胞维持一定的不应期。⑤3相复极电流：除早期复极的I_{to}外，3相复极过程依靠外向钾流（I_K），I_K最复杂，根据不同的动力学特征，不同的阻滞剂反应，可分为超快速延迟整流性钾流（I_{Kur}）、快速延迟整流性钾流（I_{kr}）、缓慢延迟整流性钾流（I_{Ks}），I_{Kur}只限于心房肌，I_{Kr}、I_{Ks}分布于心房肌、心室肌。在缓慢心率时I_K主要来自I_{Kr}，在快速心率时I_K来自I_{Ks}的成分加大，而且I_{Ks}在舒张期不完全灭活，保持激活状态，保留舒张期附加钾外流。⑥起搏电流（I_f）：I_f由Na^+携带，在生后心脏只有起搏细胞才有I_f，它由细胞过极化激活。但细胞的自律性还与4相除极有关，在舒张期有一个时间依赖的钾流，特征上相似于I_K，但不同于I_K，被称为I_{KDD}，在浦肯野细胞和窦房结细胞I_{KDD}随着舒张期缓慢灭活，使外向电流逐渐减弱，最后使膜电位达到阈电位值。在结细胞上还存在一个低阈成分的T型钙流（I_{CaT}），在－60mV左右即被激活，此为钙携带的I_f。

2. 冲动形成异常

（1）异常自律性：正常自律性指的是心肌细胞在动作电位4相舒张期自动除极达阈电位水平，从而诱发一可扩布动作电位的能力。在正常心脏中，窦房结是主导起搏点，控制心脏节律，而在病理条件下，如心肌缺血时，儿茶酚胺释放增加，可使其他异位起搏点如浦肯野纤维自律性大大提高，可导致室性心律失常。异常自律性指的是心肌细胞膜在复极不完全的情况下自动除极化而产生的可扩布性动作电位的能力。异常自律性能够起自最大舒张电位降低的细胞。正常自律性受超速抑制，而异常自律性则对超速抑制不敏感。细胞膜异常除极的影响因素较多，主要是由于心肌缺血、高血钾及儿茶酚胺增加等。舒张期内向电流加大，即产生自律性，该内向电流可由I_K或I_{KDD}的减弱，I_f的加强，I_{CaT}的再现，内向背景电流（I_b）的加大等均可使心肌细胞产生自律性。

（2）触发活动：自律性是心肌细胞能够自发开始发放冲动的特性；触发活动是由后除极产生，后除极是指在前一动作电位基础上跨膜电位的震荡；后除极可以引发新的动作电位，达到阈电位后即可产生一除极电流，引起异常激动，这种异常节律称为触发活动（triggered activity）。后除极分为早期后除极（early afterdepolarization，EAD）和晚期后除极（delayed afterdepolarization，DAD）。EAD发生在动作电位复极的2期（1型）或3期（2型）。EAD有两种形式，一种是发生于复极早期，在膜电位 $-30 \sim 0mV$ 时发生，称为2相EAD，另一种发生于复极晚期，在膜电位 $-60 \sim -70mV$ 之间发生，称为3相EAD。这两种形式的EAD均对细胞外 K^+ 和 Mg^{2+} 浓度改变敏感，低钾、低镁有利于其产生，反之高钾、高镁则抑制它的发生。凡是引起动作电位2、3相正离子内流增加和（或）外流减少的因素，均可延长动作电位时程，使复极延迟，从而引发EAD。EAD可以触发一个新的动作电位并表现为早搏；EAD可以增加相邻心肌细胞的电异质性，并通过电紧张作用使相邻已脱离不应期的心肌细胞产生新的APS；EAD的临床意义在于其产生触发活动，增加复极异质性，是构成Tdp发生和维持的电生理基础。产生EAD的离子电流主要有以下几种：①钾离子外流减少：有人认为，背景钾电导（ G_{K1} ）减弱是EAD发生的基础，这个观点已被大多数学者接受。G_{K1} 减弱使 K^+ 外流减少，使APD延长，复极过程变慢。在动作电位复极过程中，G_{K1} 减弱，容易在 $-30 \sim -60mV$ 间形成第二平台，这时细胞兴奋性提高，受到外加刺激，就会出现第二平台反应。即使没有外加刺激，只要内向电流（主要是 I_{Na} 和 I_{Ca} ）或外向电流（主要是 I_{K1} 和 I_K ）减弱，就可能引发EAD。Ia类抗心律失常药物（如奎尼丁、普鲁卡因胺）和Ⅲ类抗心律失常药物（如索他洛尔以及CsCl等）主要通过该机制来产生EAD。②钙离子内流增加，用L型钙通道激动剂Bay K8644处理羊心肌浦肯野纤维，采用电位钳制技术观察到，随着每个动作电位的发生，都触发一阵EAD。而使用钙通道阻断剂则能消除奎尼丁诱发的EAD，说明 I_{Ca} 在EAD的发生中起重要作用。③钠通道失活减弱或延迟失活：EAD发生时的电位相当于 I_{Na} 的"窗流"，因此认为 I_{Na} 的"窗流"成分是诱发EAD的关键因素。许多促进钠通道激活或阻碍道失活的药物如乌头碱、aconitine、batracotoxin等都能诱发EAD，而钠通道阻断剂河豚毒素和利多卡因则能消除奎尼丁、低钾、乌头碱等所引起的EAD，并使延长的APD恢复常态。Ca^{2+} 作为心肌兴奋收缩偶联的关键因素，其在心律失常中的作用越来越受到重视，有研究者提出反向兴奋收缩偶联的概念，认为 Ca^{2+} 是心律失常发生的始动因子。目前普遍认为DAD是由短暂内向电流（tansient inward current，I_{TI} ）引起的肌质网自发 Ca^{2+} 释放和胞质 Ca^{2+} 聚集及细胞内 Ca^{2+} 超载造成，参与 I_{TI} 的电流包括 $Na^+ - Ca^{2+}$ 交换电流（ $I_{Na/Ca}$ ）、非选择性阳离子流（ I_{NS} ）及 Ca^{2+} 激活的 Cl^- 电流（ $I_{Ca/Cl}$ ）；对EAD及Tdp的动物实验及计算机模拟研究发现EAD - Tdp发生机制是一种依赖于胞质 Ca^{2+} 机制，参与的离子流主要是 $I_{Na/Ca}$ ；而且临床上 Ca^{2+} 通道阻滞剂及 β 受体阻滞剂对多种Tdp和PMVT均有效亦说明其在Tdp的发生中具重要作用。但 Ca^{2+} 在Tdp及PMVT中的变化规律及其调控机制有待进一步研究。自20世纪70年代起，即有学者根据所获得的动物实验资料，建立心肌细胞AP数学模型进行AP的计算机模拟理论研究。随后建立了多种离子通道及二维、三维心脏组织数学模型，包括各种心律失常模型，运用这些数学模型，可以从理论上研究心律失常发生机制及对药物评价，并可观察心律失常的动态过程。关于EADTdp的计算机模拟研究显示，LQTS发生Tdp的基础是APD延长，复极离散度增加，M细胞在EAD的发生中具有重要作用，而 EAD 发生的离子流基础可能是 I_{Ca-L}。

3. 冲动传导异常　由冲动传导异常所造成的心律失常主要有两大类，一类是传导缓慢和阻滞引起扩布性冲动阻滞，继以心动过缓或缓慢逸搏节律；另一类是由于单向阻滞所造成的兴奋折返。目前认为折返是大多数类型心律失常发生的共同机制。单向阻滞和传导缓慢是形成兴奋折返的两个基本条件，影响单相阻滞和传导缓慢的因素较多，而不应期离散性及异向性传导是其中两个最常见最重要的指标。形成的基础主要是心室复极异质性增加和传导减慢，其中，跨壁复极异质性增加和跨壁传导减慢占有重要地位。

（1）不应期离散性：不应期离散性是衡量一给定心肌组织中各点兴奋性恢复不均一性的指标，通常用该区域中最大不应期与最小不应期之差来表示。不应期离散度与膜复极离散度呈正相关。①当心脏激动时间（AT）保持不变时，增加心率有利于降低不应期离散度。②当兴奋源于心房时，心室不应期离散度主要是由于复极差异造成的，而兴奋源于心室本身时，则主要是由于 AT 差异造成的。③不应期离散度大小亦与兴奋起源部位有关。事实上不应期离散度增加可降低室颤阈，不应期离散性对急性心肌缺血和心肌梗死第 3、4 天所产生的心律失常起着非常重要的作用。

（2）异向性传导：异向性传导指的是传导速度随传导方向与肌束走向之间关系而变化的现象。亦即心肌细胞排列方向、连接方式及分支形状等细微解剖结构对兴奋传导速度的影响。异向性传导在心律失常发生中的作用尚不十分明确，但许多证据提示了其潜在的重要性。刺激点位置的变化可以改变冲动传导方向与细胞异向性的关系，从而改变传导速度来影响兴奋折返发生的可能性。房室折返型室上性心动过速及室性心动过速等的形成都与异向性传导有关，另外，异向性传导亦是室颤发生的重要因素。

（3）参与折返的离子流：①内向钠流（I_{Na}）依赖折返，此类折返最多见，如旁道参与的折返、束支折返、心肌病、心肌缺血的折返等都与钠通道有关。只要膜电位下降，最快上升速率（V_{max}）降低，就可使传导减慢，形成折返激动。此种折返的特征在折返环径除极波前沿保留一应激间歇，因此超速起搏可夺获折返环，使折返中止。②I_{Ca-L}依赖折返，此类折返见于房室结双径折返，窦房结折返和维拉帕米敏感的室性心动过速等。其折返环径内也有应激间歇，也能被超速起搏中止。③引导环（leading circle）折返，此类折返可发生在一极小范围的心肌内，无恒定的解剖界定结构，其折返环的大小与不应期相一致，多数由短不应期引发折返，无应激间歇，因此不被超速起搏所中止，它的除极由 I_{Na} 或 I_{Ca-L} 介导。

4. 心室肌细胞电生理学导质性与心律失常　近十年来，随着心脏细胞水平及离子水平基础研究的进展，不仅更新了一些有关心电活动的传统观念，还大大地提高了对临床上各种心律失常发生机制的认识。主要的进展之一是提出了关于跨室壁心肌复极不均一性的概念。传统的概念认为整个心脏的心肌组织类似一个"合体细胞"，其电活动好比在均匀一致的介质中传导。心室肌作为机能合胞体，一部分心室肌兴奋便可扩布至全心室，使心室作为一个整体活动。因而历年来对心室肌细胞电生理的研究，往往用心内膜下心室肌（小梁肌、乳头肌），对游离单个心室肌的研究则任取一个细胞，把它们作为全心室的代表。长期以来，心室肌的研究主要集中在心室肌工作细胞和浦肯野纤维上，而有关心室肌工作细胞的电、机械及药理知识也几乎均来源于心内膜下心室肌细胞。但自 20 世纪 80 年代末开始，人们已注意到狗、兔心外膜下心室肌细胞的动作电位的形态和离子流与心内膜下心室肌细胞有区别，进一步研究发现，它们不仅电生理活动不同，且对药物的反应也不同。1991 年 Antzelevitch

和 Sicouri 等研究发现犬的心内膜下心肌（Endo）、中层心肌（M）及心外膜下心肌（Epi）的电生理活动并不相同，特别是 M 细胞具有独特的电生理特点，并正式提出了心室肌细胞电生理学异质性（electrophysiological heterogeneity）的概念。对传统的"合体细胞"学说提出了挑战。历经十年的研究，不仅对 M 细胞本身的特性及其在整个心电活动中的影响有了深入的了解，并进而对 M 细胞在心律失常发生中的地位，以及抗心律失常药物对其选择性的作用也有了全新的认识。为临床心律失常的研究掀开了新的一页。随着心室肌电生理学异质性的提出和对之重视，发现了以往被忽视的许多重要事实。这对于深入了解心脏电生理的特点，解释临床的心电图的表现和进一步理解心律失常发生机制及抗心律失常药物作用机制，无疑具有重要的指导意义。

（1）心外膜及心内膜下心室肌细胞的电生理异质性

1）心外膜及心内膜下心室肌细胞动作电位的比较：很早就发现心内膜层肌细胞与心外膜层肌细胞的动作电位有所不同，但直到 1985 年才对其进行系统的研究。研究证明，无论从心室肌组织还是分离的心室肌细胞所记录到的心内外膜下心室肌细胞动作电位（action potential，AP）形态和动作电位时程（action potential duration，APD）均有差异。结果表明，与成年犬心内膜层动作电位相比，外膜层则表现为较小的 0 相超射、显著 1 相、2 相幅度大于 0 相及较短的 APD，从而形成显著的"峰和圆顶"形态。这种形态因在幼犬心外膜缺乏而呈年龄相关性，在成年大鼠和兔心外膜存在，牛和羊心外膜缺乏而呈种属差异性，在早搏和刺激频率快时消失或不明显而呈频率依赖性。虽然，外膜层肌细胞动作电位超射较小，而内膜层较大，但这两层细胞的静息电位及最大动作电位上升速度（V_{max}）没有显著差异。

心室肌细胞的 APD 是由以下几点决定的：①基础稳态的 APD。②舒张间期。③APD 恢复（APD restitution）的动力学。突然改变起搏的频率，可影响 APD，在固定舒张间期后，APD 主要由 APD 恢复曲线动力学来决定。APD 的不同步可增加心脏复极空间的不同步（spatial dispersion），构成了心肌折返激动形成的基础。许多研究表明心内、外膜层肌细胞的动作电位存在着不同的 APD 恢复和频率依赖性。其形成有两种原因：①两次动作电位之间生电泵的作用与离子通道恢复是否完成。②在不同细胞内、外液中，离子通道活性的变化。在基础刺激周长大于 800～1 000ms，心外膜 APD 对频率的依赖性较心内膜强，即频率快时心外膜层肌细胞 APD 较心内膜层肌细胞的 APD 短，频率慢时心外膜 APD 较心内膜的 APD 长。此外，应用标准玻璃微电极、跨壁心电标测、吸附电极记录单相动作电位（monophasic action potential，MAP）和测定有效不应期的研究，均表明心内膜 APD 比心外膜 APD 长 10～20ms。其机制是不同离子流基础和机械张力差异。

2）缺血及药物的反应：离体和在体研究表明，心外膜层对缺血较心内膜层敏感，在缺血或代谢抑制时，心外膜下心室肌细胞产生的电生理反应更大，其峰和圆顶消失，APD 缩短程度更大。而这种动作电位的差异是由于其离子流的不同所造成。此外，Liu 详尽对比了这两类细胞的直径、表面积、膜电容，发现两者无明显差异；说明心室肌细胞电生理异质性并非源于形态结构的差异。有学者认为这种差异的基础是细胞电生理的差异。用缺血液（6mmol/L K^+、95% N_2、5% CO_2、PH6.8）灌注犬心内、外膜标本发现心外膜层心肌细胞的动作电位幅度明显减小，APD 明显缩短，应用 I_{to} 阻断剂 4-AP 后，这种变化迅速逆转。内膜层动作电位变化则较小，4-AP 对其影响也不大。正常情况下，心外膜 I_{to} 流与 I_{Ca} 流相互对抗，缺血时，I_{Ca} 与 I_{Na} 减少，破坏了离子流间的平衡。此外，心外膜层心肌细胞中 ATP 调

节的 K^+ 通道（I_{K-ATP}）对 ATP 的变化较心内膜层心肌细胞敏感，这也可能是心外膜对缺血反应敏感的原因之一。

心内、外膜层对药物的反应也不同。乙酰胆碱（$10^{-7} \sim 10^{-5}$ mmol/L）可使心外膜层的"峰和圆顶"形态变得显著，用阿托品可逆转这一作用，4-AP 可阻断这一现象，而肾上腺素和异丙肾上腺素对心外膜动作电位则有相反作用。乙酰胆碱可能是通过减弱 I_{Ca} 而发挥作用。钙拮抗剂可使外膜层动作电位的"圆顶"成分消失，APD 明显缩短，而内膜层 APD 变化很小。低浓度（$5 \sim 10\mu g/L$）奎尼丁作用于 I_K，使外膜层 APD 较内膜层明显延长，高浓度（$50\mu g/L$）奎尼丁抑制 I_{to}，使外膜层动作电位的"峰和圆顶"形态减弱或消失，使其 APD 缩短，而对心内膜复极早期仅有较小的影响。

心外膜及心内膜下心室肌细胞电生理异质性的离子基础如下：

静息电位：内向整流钾流（I_{K1}）是决定静息电位的主要离子流。Liu 用膜片钳技术所获资料显示犬科动物心外膜下心室肌细胞与心内膜下心室肌细胞 I_{K1} 的稳态的 I~V 曲线无明显差异。用铯阻断 I_{K1} 以及把细胞外的钾浓度降低到 0 阻断 I_{K1} 的两种方法证明：I_{K1} 离子通道在这两类细胞中无差异。

快钠流（I_{Na}）：0 期去极是由快钠通道开放钠离子快速内流所形成。心外膜下心室肌细胞与心内膜下心室肌细胞对钠通道阻断剂 TTX，DL-propranolol，fleeainicleacetate 产生不同的效应。TTX 和 DL-propranolol 作用于心外膜下心室肌细胞时，2 期复极明显、APD 延长，可能是钠内流被抑制，导致其他一些离子流激活状态和动力学发生了变化。而这些药物作用于心内膜下心室肌细胞时，APD 缩短，可能是复极 1 期终止于更低的膜电位，导致外向流增加，产生一个"全或无"的复极。当标本先浸浴于 4-AP 或 ryanodine 减小瞬时性外向流后，再用这些药物，发现这两类细胞之间的差异消失。说明钠通道阻断剂在上述两类细胞中所产生的差异与其他一些离子流相关。室性心律失常产生的关键部位是心外膜下的心肌，钠通道阻断剂可延长其 APD 及不应期，则能减轻或逆转室性心律失常。

瞬时性外向钾流（I_{to}）：应用常规微电极技术及膜片钳技术发现 I_{to} 主要存在于狗、猫、兔等动物的心外膜下心室肌细胞，而在心内膜下心室肌细胞离子流密度很小或无。由于离子通道密度的不同，使动作电位形态产生了差异。在病理状态下，这两类心室肌细胞发生不同的变化，心力衰竭的心室肌，其心外膜下心室肌细胞 I_{to1} 通道密度比正常小 26.4%，而心内膜下心室肌细胞乙通道密度与正常相比无明显差异。其次，这两类心室肌细胞 I_{to1} 的区别还在于它们通道动力学的不同，而这种差异的存在，在病理条件下更易造成室性心律失常。Diego 实验证明左右心室心外膜下心室肌细胞 I_{to1} 通道密度同样存在差异，其右心室密度明显大于左心室。

L 型钙流（L_{Ca-L}）和延迟整流钾流（I_K）：I_{Ca-L} 在维持动作电位平台期中起重要作用。Kimura 等报道在生理条件下，两类心室肌细胞 L_{Ca} 在相同的钳制电压下，其峰电流值相同；稳态的电流，电压曲线无明显差异；失活的时间常数无差异，但在代谢抑制的条件下，心外膜下心室肌细胞的峰值降低了 37%，而心内膜下心室肌细胞仅降低了 21%。有两个可能的机制解释这种现象：①在代谢抑制时心外膜下心室肌细胞对 ATP 的消耗更大。②心外膜下心室肌细胞的钙通道对 ATP 的消耗比心内膜下心室肌细胞更敏感。I_K 是构成 3 期复极的主要离子流，它在不同部位心室肌细胞之间也有差异。慢成分 I_{Ks} 通道激活与失活的时间常数有差异，心外膜下心室肌细胞激活快、失活慢、通道密度大，心内膜下心室肌细胞激活慢、失活快、通道密度小。这也是心外膜下心室肌细胞 APD 较短的原因之一。

ATP 敏感钾流（I_{K-ATP}）：1983 年 Norm 报道豚鼠心室肌细胞有一种钾选择性的离子通道，可被细胞内的 ATP 和其他腺苷阻断，称之为 K_{ATP} 通道。K_{ATP} 通道为内向整流钾通道，可被细胞内的 ATP 所抑制，也可被细胞内的 ADP 所激活。生理状态下 K_{ATP} 通道关闭，对正常的复极无影响。但在低氧缺血条件，代谢受阻心肌细胞内的 ATP 下降到一定程度，导致 K_{ATP} 通道开放，钾外流增多，复极速度加快，APD 缩短。研究证明 K_{ATP} 通道的激活作为一种内在性的保护机制，在缺血再灌注损伤、缺血预处理中对心脏起重要的保护作用。在代谢抑制时心外膜下心室肌细胞 K_{ATP} 通道激活阈值低于心内膜下心室肌细胞，说明心外膜下心室肌细胞对 ATP 的减少更敏感，也提示心外膜下心室肌细胞对缺血会产生更大的电生理反应。作者实验室应用膜片钳技术观察游离家兔心外膜下心室肌细胞与心内膜下心室肌细胞动作电位形态、APD 及对模拟缺血反应。有研究发现生理条件下家兔心外膜下心室肌细胞 1、2 期之间形成较明显的峰和圆顶形态，而心内膜下心室肌细胞则无。模拟缺血后心内膜下心室肌细胞峰和圆顶消失，且 APD 缩短程度明显大于心内膜下心室肌细胞，其离子流基础正在研究中。

（2）心室肌 M 细胞

1）M 细胞的分布：1991 年，Sicouri 和 Antzelevitch 应用玻璃微电极定量测定犬的心室肌从心外膜到心内膜的动作电位梯度时，发现心外膜下 1～2mm 至 7mm（犬左心室壁平均厚为 14mm）即室壁中间层心肌细胞（mid - myocardial cells）具有独特的电生理学特性，提出了 M 细胞（M cell）的概念。进一步研究发现 M 细胞还分布在与心室游离壁有共同胚胎学来源的心内结构中，包括室间隔、乳头肌和肌小梁的深层，占犬心室肌构成的 40% 以上。随后在豚鼠等动物的离体心肌和犬在体心肌中发现了 M 细胞存在的证据。人的心室壁中存在 M 细胞是由 Drouin 于 1995 年证实并在 JACC 上撰文发表。各种动物 M 细胞在心室肌中所占的比例各不相同，人的 M 细胞占心室肌细胞的 30%～40%。此外，研究还表明在 M 细胞向心内、外膜层肌细胞移行的区域存在着移行细胞，尤其是向内膜层移行的区域。其动作电位形态介于 M 细胞与心内、外膜层肌细胞之间，M 细胞的精确定位尚待研究。

2）M 细胞的电生理特性：M 细胞主要有 4 种电生理特性，表现为：①动作电位形态类似心外膜下肌细胞，即复极早期，M 细胞动作电位呈典型的"峰和圆顶"形态，与心外膜层肌细胞相似，而不同于心内膜层肌细胞。②与犬心内、外膜层肌细胞相比，M 细胞 AP0 相上升的最大速率（V_{max}）明显加快，尤其是与心内、外膜表面肌细胞相比更明显。当刺激周期为 2 000ms 时，犬内、外膜层肌细胞及 M 细胞的 V_{max} 分别为（207.0 ± 31.9）、（174.1 ± 24.6）和（328.0 ± 91.3）V/s。人心肌 M 细胞也具有同样性质。③心内、外膜层肌细胞相比，M 细胞有较低的静息电位，与浦肯野纤维相似，尤其是在细胞外 K^+ 浓度 $[K^+]^o$ < 3mmol/L 明显，随着 $[K^+]^o$ 升高，M 细胞静息电位绝对值变小，$[K^+]^o$ 为 2、4 和 8mmol/L 时，其静息电位分别为（-99.0 ± 1.8）mV、（-88.2 ± 2.6）mV 和（-73.0 ± 1.4）mV。但人心肌 M 细胞与心内、外膜层肌细胞静息电位无显著差异。④M 细胞最显著的特征是其动作电位时程（APD）具有比内、外膜下心肌细胞更明显的慢频率依赖性，当刺激周期由 300～5 000ms 时，M 细胞、心内、外膜层肌细胞的 APD_{90} 分别增加 125、47 和 57ms。当刺激周期大于 1 000ms 时，M 细胞 APD 显著延长，外膜层肌细胞 APD 仅轻微延长，而内膜层肌细胞 APD 则基本上不再延长。在病理因素或某些药物影响下优先、明显延长其 APD，而且

相比内、外膜下细胞更容易诱发出后除极和触发活动。由此可见，M 细胞的电生理特性类似于浦肯野纤维，但二者有本质区别：①M 细胞即使在低钾和去甲肾上腺素存在时也无 4 相自动除极现象。②M 细胞均匀分布于心室肌深层，而浦肯野纤维束状分布于心内膜下，两者无直接的解剖联系。③M 细胞与浦肯野纤维对病理生理因素和一些药物的反应性存在差别。形态学研究也表明 M 细胞既具有心室肌工作细胞的 T 管结构，又具有壁内传导细胞的某些超微结构的特点，外形瘦长。从电生理角度和形态学特点均表明 M 细胞是介于心外膜下、心内膜下心肌细胞和浦肯野纤维之间的一类独特的细胞亚群。

3) M 细胞的电生理特性与以下离子流有关：短暂外向钾电流（I_{to}）：即动作电位早期复极电流，I_{to} 由 I_{to1} 及 I_{to2} 两个亚组构成，而 I_{to} 在三层心肌中的差别十分显著，Endo 中 I_{to1} 仅为 Epi 及 M 细胞中的 $1/6 \sim 1/5$。当 I_{to1} 被选择性阻滞后，Epi 和 M 细胞的动作电位的 1 相"峰和圆顶"形态消失，表明了 I_{to} 与复极早期"峰和圆顶"现象之间的密切相关性。

延迟整流钾电流（I_K）：是心室肌细胞动作电位 3 相的主要离子流。I_K 也是由两部分组成，I_{Kr} 为快激活成分，I_{Ks} 为慢激活成分。三层心肌细胞的差别主要是 M 细胞的 I_{Ks} 小于 Epi 和 Endo，而 I_{Kr} 在三层之间无差别。为此，从总体来看，M 细胞的 I_K 小于其他两层心肌。

缓慢钠内流（I_{Na}）：心肌除极后钠通道大部分迅速失活，仅有一小部分缓慢失活而形成缓慢钠内流，有利于动作电位 2 相延长，在三层心肌中，M 细胞晚期钠内流量大于 Epi 及 Endo，且失活更慢，导致 M 细胞 2 相平台及相应的 APD 长于 Epi 及 Endo。此为三层细胞复极不均的基础之一。

4) M 细胞与心律失常：M 细胞的分布、数量及其独特的电生理学特性决定 M 细胞在触发性心律失常和折返性心律失常发生中可能起着重要的作用。

M 细胞与触发性心律失常：触发性心律失常是由 EAD 和 DAD 所致的心律失常。EAD 是发生在动作电位尚未结束前，即 2 ~ 3 时相的膜电位振荡所致的除极活动。任何能引起动作电位 2、3 相的内向离子流（除极电流）增加和（或）外向离子流（复极电流）减少均可致动作电位时程延长和延迟复极，从而引起 EAD 及其介导的触发性心律失常。已知 M 细胞较弱的 I_{Ks} 使 M 细胞 APD 延长，故其在 EAD 及其介导的触发活动发生中可能起着重要作用。研究发现许多药物在 M 细胞上易诱发 EAD 及其介导的触发活动，而在心内、外膜层肌细胞上较难或不能诱发。此外，M 细胞长 APD 具有明显的慢频依赖性，这也正是 EAD 发生的特征之一。DAD 是发生复极结束后的膜电位振荡所致的除极活动。细胞外钙离子内流增加和肌质网释放钙离子增加是产生 DAD 的离子流基础。尽管 M 细胞钙离子流特性尚待深入研究，但已有实验表明 DAD 及其介导的触发活动在 M 细胞较在心内、外膜层肌细胞上易诱发。

M 细胞与折返性心律失常：M 细胞与心内、外膜层肌细胞及浦肯野纤维之间，由于在复极过程与不应期等方面存在显著差异，尤其是在心率缓慢时更为明显，这些差异将为激动的折返提供基础。Ⅲ类抗心律失常药物的可能机制是其阻滞 I_K，明显延长 2 相平台期，使 APD 延长，由于 M 细胞的 I_K 较弱（主要是 I_{Ks}），所以 M 细胞的 APD 延长，从而使这些细胞间的 APD 接近，复极均一化，减少这些细胞间折返的发生，发挥抗心律失常作用。

（3）在体不同区域心肌电生理异质性

1）心尖部与基底部：应用记录 MAP 的方法研究心脏内、外膜 APD 的关系，发现在犬的心脏基底部 APD 较心尖部长。应用 Franz MAP 接触电极检测人心内膜观察到心基底部

APD 较心尖部 APD 长 20～30ms。在羊和豚鼠等动物心肌细胞上，应用玻璃微电极记录心肌细胞 APD，也得到相似的结论。但也有结果相反的报道。

2）左心室与右心室：用玻璃微电极记录心肌跨膜动作电位研究发现，在豚鼠左心室内膜和室间隔基底部，APD 较右心室长 10ms 左右，而左心室乳头肌的 APD 较右心室的 APD 短 10ms。在大鼠乳头肌左心室内膜 APD 较右心室的 APD 长 2 倍以上，说明种属间可能存在差异。也有不同报道，1972 年 Burgess 应用测有效不应期的方法，发现犬左、右心室 APD 有较小差异，但无显著性。

综上所述，在不同层次和不同区域心肌细胞均存在电生理异质性，其中心室壁至少存在四种类型的电生理特性显著差异的细胞，即心室内膜层肌细胞、心室外膜层肌细胞、浦肯野纤维及 M 细胞。M 细胞与 Endo 及 Epi 细胞不同的电生理特性是构成跨室壁心肌电生理不均一性的基础。这种跨室壁心肌电生理的不均一性主要表现为来自各层心肌的复极差异，亦称之为跨室壁复极离散（transmural disperation of repolarization，TDR），是某些室性心律失常的重要机制，M 细胞具有较长的 APD 和独特的离子流基础决定其在触发性心律失常发生中可能起着重要作用，M 细胞与其他类型的心肌细胞之间的电生理异质性可能是折返性心律失常发生的重要基础。同时也与某些抗心律失常药物的作用及不良反应直接相关。深入探讨这些规律将对认识心肌电生理特性和心律失常的发生及治疗具有十分重要的意义。建立在 M 细胞电生理特性上的 TDR，是产生某些室性心律失常的重要机制，因此受到广大心电生理学者们的高度重视。已有充分的实验证明在特定条件下，如应用钾通道阻滞剂、奎尼丁等，在 M 细胞上很容易产生 EAD，或由此诱发室性心动过速，尤以尖端扭转性室速（Tdp）最为典型。而同等条件下 Epi 及 Endo 不常出现 EAD。M 细胞的 APD 正常情况下即较 Epi 和 Endo 为长，当心率缓慢时，M 细胞的 APD 延长更为突出，使 TDR 明显增加。TDR 增加达到一定程度即为激动在室壁内折返并发展为折返性心律失常提供了条件。近年来有少量的研究报告表明 M 细胞与 Epi 一样对心室肌的超常传导起作用，同时也认为 M 细胞往往是缺血性和再灌注性心律失常的异位起搏点和（或）折返激动的始动部位。

5. 缺血性及缺血再灌注性心律失常发生的机制　心肌缺血和缺血后再灌注均可导致严重的致命性心律失常，故对其发生机理的研究受到人们的重视，目前大家普遍接受的观点认为缺血及缺血后再灌注心律失常的发生机理包括：①触发活动。②折返活动。③自律性升高。但这三个方面各自在缺血性心律失常和缺血再灌注性心律失常的发生中的侧重点不同，在缺血的急性阶段（冠脉结扎数分钟后）主要是折返活动起作用。急性期的后段至亚急性期前期，由于缺血引起的心肌生化改变，如细胞内钾离子丧失、交感神经活性增加，细胞内钙超载以及溶血磷酸甘油酯的产生，使触发活动和自律性增加成为主要因素。由于缺血心肌传导减慢，使在缺血亚急性期后段和慢性期心肌各异向性结构和异向性传导在折返因素中起重要的作用，故折返又成为其心律失常发生的主要机制。而再灌注心律失常的发生机制 75% 为非折返性，主要是触发活动，仅有少数为自律性升高所致，25% 为折返性因素。缺血再灌注时细胞内 Ca^{2+} 升高，诱发肌质网震荡性释放 Ca^{2+}，后者形成暂时性内向电流，从而诱发后除极，另外，再灌注时心肌内氧自由基大量积聚，氧活性中间体亦增加，这些物质可破坏细胞膜的整体结构，使细胞内 K^+ 外流，而细胞内 Na^+、Ca^{2+} 增加，从而产生触发活动诱发心律失常。在短暂的缺血后，突然再灌注可在数秒内导致缺血心肌细胞动作电位的较快恢复，但在不同的心肌细胞恢复的程度和快慢可明显不同，缺血区和边缘区的动作电位存在明显的不均一性；而且在缺血区和边缘区跨室壁内、中、外三层心肌细胞动作电位亦存在明显的不均一性变化，从而有利于形成折返，产生心律失常。

四、老年心律失常的治疗

老年人的心律失常往往是多种疾病所致，治疗上必须兼顾多种病因基础，首先有效控制病因及诱因，如控制感染、纠正电解质紊乱、心肌缺血、低氧血症、心力衰竭等，在许多患者中针对病因和诱因治疗后，心律失常可得到控制。

1. 老年心律失常的药物治疗　药物治疗是老年心律失常治疗的重要手段，目前常用的抗心律失常药物包括：

Ⅰ类（膜稳定剂）：抑制心肌和传导系统的钠内流。Ⅰa类：中度抑制 0 相除极，延长复极。QRS 增宽，QT 延长。奎尼丁、普鲁卡因胺、丙吡胺等。用于：心房颤动、心房扑动等的治疗。Ⅰb类：轻度抑制 0 相除极，缩短复极，缩短 QT。利多卡因、美西律、苯妥英钠、妥卡尼、莫雷西嗪等。用于：室性早搏、室性心动过速、心室颤动等。Ⅰc类：显著抑制 0 相除极，不影响复极。QRS 增宽。常用的药物如普罗帕酮、氟卡尼、恩卡尼等，用于：房性和室性心律失常。

Ⅱ类（β受体阻滞剂）：阻滞儿茶酚胺的作用，抑制 4 相除极，缩短 QT 间期。如美托洛尔、阿替洛尔、普萘洛尔、比索洛尔、卡维地洛等，用于：窦性心动过速、阵发性室上性心动过速、室性早搏等。

Ⅲ类（延长复极药物）：延长动作电位时间和不应期，QT 延长。如胺碘酮、溴苄胺、索他洛尔，Azimilide 等，为广谱抗心律失常药。

Ⅳ类（钙拮抗剂）：抑制慢反应细胞的除极，常用药物：维拉帕米、地尔硫草等。用于：阵发性室上性心动过速、心房颤动等治疗。

其他药物：阿托品、毛花苷 C、地高辛、腺苷等。老年人常同时存在多种疾病，在同时使用多种药物时，对抗心律失常药物也会有影响，故在行药物治疗时要顾及到此点。老年人对药物清除率和耐受量下降，用药应从小剂量开始，因老年人心脏病并发心力衰竭者较多，故在选择药物方面尽可能选用无负性肌力作用或负性肌力作用较小的药物，以防诱发和加重心力衰竭。对一些有高度房室传导阻滞、病窦伴有心脑综合征者给予安装永久心脏起搏器认为是安全有效的治疗手段，对于有恶性室性心律失常或有恶性室性心律失常倾向者，药物治疗往往效果不好，目前主张选用埋藏式心脏复律除颤器（ICD）。

2. 老年心律失常的非药物治疗　直流电转复术：电转复术中止心动过速疗效明显优于药物治疗，其次电转复术中鉴别快速心律失常是室上性还是室性也不如药物治疗时迫切，不需费时调节药物剂量、避免了药物不良反应。

（1）机制：电转复术对折返性心动过速特别有效，如心房扑动、心房颤动、房室结折返、预激综合征（WPW 综合征）伴折返性心动过速、多数的室性心动过速、心室扑动、心室颤动等。电击阻断折返途径终止折返现象是由其能将有应激性的心肌全部除极，还可能延长心肌不应期，从而恢复电均匀性。其中止心室颤动的机制尚未完全阐明。如果心动过速促发因素不复存在，则即使其解剖上和电生理上的发病基础还存在，电击所中止的心动过速仍可被长期预防，不至复发。

冲动形成（自律性）异常所致心动过速有平行性早搏、某些房性心动过速、非阵发性房室结性心动过速、加速性室性自主节律等，这类心动过速不适宜电转复术治疗。电击是否能中止由异位节律性增高或促发机制所致的心动过速尚不清楚。

（2）技术：选择性电转复术前先应作仔细体检，包括各部位脉搏的扪诊。术前术后应记录12导联心电图，电击过程亦应有心电图记录。术前应给患者详细解释治疗过程，患者需空腹，处于所谓"代谢平衡"状态，即血气、pH、电解质等测定均正常，无药物中毒。无临床洋地黄中毒者不必于电转复前数天停药。心房颤动患者先应维持抗心律失常药物，有时直至电转复术前的1~2天，仍有可能使部分患者转为窦性心律，同时，这对电转复后预防心房颤动复发及估计患者对药物的耐受性亦有帮助。

首先在标准的心尖前后放置电极板的部位粘贴导电性垫衬，二者间跨胸电阻与放置电极板后所测得者近似。导电垫衬对于选择电转复术或有时间准备的电生理检查等很有用。电极板直径为12~13cm，可传给心脏最大的电流，但是否比8~10cm直径电极板疗效更好则尚不能确定。电极板大者，可能因心内电流分布面积较大而导致较少心肌坏死。

心室扑动或心室颤动除外，电击治疗一般均采用同步法，即与QRS波群同步放电。新近资料显示室性心动过速由腔内转复，电击于QRS波晚期疗效优于施入于其初始期，有较少有室性心动过速被加快的危险。电击时所用能量越大，心肌损伤越重，因此，宜采用最小有效能量。临床许可时，电击能量应由小开始，除了心房颤动，大多数室上性的心动过速均可被25~50J范围的电击成功中止，应先予试用，失败时再试用较大电能。治疗心房颤动，初始电能可取50~100J，体表不成功者可试作心腔内除颤，室性心动过速如临床上尚稳定，电击可从25~50J开始，心动过速如需立即中止者，开始即可用较高电能，心室颤动患者一般用200~400J。但在电生理实验室，患者身上如贴有导垫衬，心室颤动一发生就立即电击。有时100J以下的电能亦能成功。另外，目前在研究中的新的电击波形可能也可提高除颤效率。

电转复术如为择期性措施，术前准备可用短效巴比妥类药物如 methohexital 或安眠药如地西泮及 midazolam 等，现场应有熟知气道插管等技术的医生，应建立静脉输液通道，所有紧急复苏器械应能立即启用。术前5~10分钟起及术中给患者100%浓度氧气，当患者进入深度入睡状态，必要时可以双手辅助其呼吸，以避免发生低氧症。

（3）适应证：原则上，任何形式心动过速，只要导致低血压、充血性心力衰竭或心绞痛，内科治疗又不能迅速奏效时，均应以电击中止。WPW综合征患者合并心房颤动、心室率过快最好以电转复中止。转复成功后，患者血流动力学状态几乎均能改善。偶有患者电击时发生低血压、低心排量或充血性心力衰竭，其原因或与电击治疗的并发症有关，如栓塞症、麻醉剂或电击本身对心肌的抑制、低氧、右心房正常电活动虽已恢复但收缩功能尚未复原，或因发生电击后心律失常等。洋地黄所致快速性心律失常不得以直流电除颤治疗。

心房颤动适合电转复术治疗者如下：①伴有症状，心房颤动病程少于12个月，窦性节律恢复后血流动力学可望明显改善。②有过栓塞并发症。③促发因素（如甲状腺功能亢进）去除后，心房颤动仍持续存在。④室率快，难以控制。

不宜行电转复术者如下：①洋地黄中毒。②不伴有症状，即使不治疗，心室率亦控制良好。③伴窦房结功能障碍及各种不稳定的室上性心动过速或过缓（常被称为快慢综合征），后一种情况常最后发展为持续性的心房颤动（即所谓SSS综合征的"自愈"）。④窦性节律恢复后，患者病情几天无改善，药物治疗虽未停止，但电击后迅速即又转回心房颤动。⑤左房增大，心房颤动长期存在。⑥心房颤动为阵发性，且发作较少，可自动转回窦性心律。⑦心房电收缩活动恢复，但机械收缩功能已丧失。⑧心房颤动伴高度心内传导阻滞。⑨近期将接受心脏手术者。⑩不耐受抗心律失常药物治疗。以下患者的心房颤动容易复发：慢性阻塞性肺病、充血性心力衰竭、二尖瓣疾病（尤其二尖瓣关闭不全）、心房颤动时间超过 1 年及左心房增大等。

对于心房扑动，用洋地黄减慢室率或抗心律失常药停止其扑动可能均较困难。因此，电转复术就常成为首选治疗。至于其他类型室上性心动过速，有以下情形可考虑用电转复术：①兴奋迷走措施或简单药物治疗（如静脉注射利多卡因或维拉帕米）无效。②心动过速导致血流动力学及电生理紊乱，需立即电击中止，迅速恢复窦性节律。心室扑动、心室颤动则应立即电击治疗，初次电击未恢复窦性心律者，则应试用更大的电能，如一次电击无效反而发生一过性的室性心律失常，则可静脉注射适量利多卡因后再换一电能治疗。如果窦性心律恢复后很快转回心动过速，则根据其类型及所致后果等还可反复电击治疗。再次电击前，可静脉注射抗心律失常药，也许会有帮助。电击后，患者至少应监护至意识恢复，随后最好再观察数小时。

（4）结果：随心动过速类型不同，70% ~90% 的患者能恢复窦性心律，但慢性心房颤动患者窦性心律能维持至 12 个月者不足 1/3 ~1/2。因此，立即中止心动过速常不太困难，困难的是窦性心律恢复后如何巩固维持，这取决于心律失常的类型、内在的心脏病病因及患者对抗心律失常药物的反应等。心房颤动停止，窦性心律恢复后，扩大的心房会逐渐缩小，心功能得到改善。

（5）并发症：电转复术可引起心律失常，其原因常为同步时刻不恰当，电击被发放到了 ST 段或 T 波上，偶尔，同步合适的电击也会引起心室颤动。

电击引起的心律失常多为一过性，不需治疗。心房颤动转复为窦性心律时约 1% ~3% 的患者发生栓塞症，因此，对心房颤动已持续 2 ~3 天的患者，如无禁忌证，电击前 2 ~3 周应当给予抗凝治疗，这点尤其适用于栓塞高危者，如新发心房颤动的二尖瓣狭窄患者、有新发或复发栓塞症病史、人工二尖瓣、心脏扩大（包括左心房扩大）或充血性心力衰竭等。电击成功后最好用华法林维持数周。应注意，即使经食管超声心动图未查出左房内有血栓亦不能保证心房颤动电转复术的不会发生栓塞症，先天性心脏病伴有非心房颤动性房性心动过速患者心房内也可有血栓形成。

动物实验中直流电电击可产生心脏损伤，而在人类的临床应用中，电转复术后少有心肌酶增高现象。心脏酶及心肌核素扫描改变虽不明显，但选择性直流电转复活术后可出现 ST 段的升高，室速电转复后还可发生血清 K^+、Mg^{2+} 浓度的降低。

胸部拳击对室性心动过速可起到电转复术样的作用。其机制可能因机械性击打诱发出房性早搏或室性早搏而中断了心动过速，但拳击不如电击可精确控制时间，拳击只有“击”在心动周期的非反拗期才能奏效，因此拳击后有时室性心动过速会发生改变，如当拳击发生在 T 波的易损期上，就可能会诱发心室扑动或心室颤动。

（杨　虹）

第三节　老年心房颤动

心房颤动（房颤）是发生率仅次于早搏的心律失常。随着年龄的增长，房颤的发生率显著增加。超过2/3的房颤患者为65岁到85岁的老年人。房颤发生时引发的一系列临床表现，严重影响着老年人的健康，降低了老年人的生活质量，因而有必要把它作为当今老年心血管疾病的一个重点来加以研究。

探讨房颤的病因，可归纳为3个方面：①心脏疾病。②全身疾病。③不伴有其他疾病的孤立性房颤。老年人房颤的病因包括许多情况，但常见者则为冠心病、肺心病、风湿性心脏病、病窦综合征、甲状腺功能亢进。孤立性房颤亦非少见。

房颤造成临床不良后果主要有两个：①心功能减退、心衰。②栓塞，特别是脑栓塞。造成心功能减退机制是房颤时心房贮血和泵血辅助作用减退和丧失，心室率不规则及快速的心室率。这在心功能已减退的老年人尤为严重。心衰又是引起房颤一个重要因素，两者密切相关。房颤的治疗势在必行，而对其形成的机制却不甚明了。多种有关假说都有待通过实验与临床研究去确定。成功的治愈房颤取决于我们对房颤的机制明确的认识。尽管我们对房颤的发生机制尚在探索中，但对房颤的药物和非药物治疗上，已有一些切实可行的方法并取得了一些进展。Ⅰa、Ⅰc和Ⅲ类抗心律失常药物及直流电转复，是临床医生常用的手段。在转复后的窦性心律维持上，临床试验的资料表明，胺碘酮较奎尼丁维持有效率高，且不增加病死率。控制心室率方面，更多的情况下是把钙拮抗剂的地尔硫草和维拉帕米及β受体阻滞剂作为一线药物，而非地高辛。为预防栓塞并发症，在转复房颤前3周及转复后4周给予抗凝剂，高危人群的预防性抗凝应使用华法林，而阿司匹林则效果不佳。非药物治疗中，起搏、射频消融是正在探索中的新方法，相信会取得长足地进展。

一、老年房颤的病因

对房颤的发病机制在近一个世纪以来有不少研究。先后提出多种假说如下：①心房内有一个异位起搏点以高频率反复发出激动。②同时存在多个激动产生点。③激动形成环行运动。④激动被分离成多处微形折返。近来电生理学研究又进一步说明了房颤的持续需有一定数目的冲动波，并与冲动波的波长，心房肌不应期的长短以及作为折返基质的心房肌量即心房大小有关。冲动波的数目多则房颤为细颤，不易转复为窦性心律。反之数目少为粗颤，易于转复。冲动波的波长较长，则能在心房内环行的波较少，房颤不易持久，反之则较持久。心房肌不应期短则房颤能持久，不应期长则房颤易转复。乙酰胆碱可缩短不应期，使犬实验性房颤持续。阿托品则增长不应期，因而能缩短房颤的持续时间。冲动波的持续折返需要有一定量的心房肌作为折返基质，所以心房大则房颤能持续，心房小则房颤不易持久。在动物实验中也观察到较小的动物如兔，其心房也较小，即使能够诱发房颤，也不会持久。临床上房颤可为阵发性或持续性，而且往往起初是阵发性，之后成为持续性。这可能是由于引起房颤的疾病加重，也可能是由于房颤本身引起心肌电生理变化而使房颤持久。关于后一种说法近年来有人提出"房颤引起房颤"（atrialfibrillation – begins – atrialfibrillation）的假设。这些作者在山羊诱发房颤。随着房颤持续时间延长，心房肌的不应期缩短。不应期愈短，则房颤更易持续。不应期的缩短与引起心房细胞复极的离子通道组成变化有关。这种变化也有称之为由于房颤引起的电重构（electrical - remodeling），系房颤成为持久的电生理基础。房颤是一种常见的心律失常。它可以作为许多疾病（包括心脏疾病及全身疾病）的临床表现。心脏疾病有冠心病、心肌病、瓣膜病、心包炎、房间隔缺损、心脏肿瘤、心脏手术后、慢 - 快综合征及预激综合征等。全身疾病有甲状腺功能亢进、药物影响、肺栓塞、肺炎、脑血管病、发热、电解质紊乱、情绪变动、外伤、低温及电击等。这些全身情况有的可能仅是诱因。在临床上也会遇到不伴有心脏疾病或其他疾病的房颤。这种房颤称为孤立性房颤（loneatrialfibrillation）。除了上述的各种病因以外，还有两个因素要考虑。第一个因素是年龄。一般认为年龄增大是房颤的重要易发因素。Furberg 等对 5 201 名 ≥65 岁的居民进行纵向追随并观察冠心病及卒中的危险因素。同时注意房颤的发病情况。在 2 941 名女性中，房颤的发病率为 4.8%。而在 2 210 名男性中，则为 4.2%。若将这些居民分成 65~69 岁、70~79 岁及 80 岁以上 3 个年龄组统计。房颤发生率在女性的 3 个年龄组分别为 2.8%、5.9% 及 6.7%，而在男性则分别为 5.9%、5.8% 及 8.0%。说明房颤的发生率随增龄而升高，在女性有更明显的统计学差异。临床医生注意到在引起房颤的多种疾病中，如冠心病、瓣膜病、肺心病、房间隔缺损、甲状腺功能亢进，甚至冠脉搭桥手术后发生的房颤，都随年龄增长而增多。有人认为老年人易患房颤是因衰老导致窦房结退行性改变，使窦性心律不易保持，从而产生房颤。此外，与年龄增长有关的心房肌萎缩性改变，使心房内的激动被分离成多处微形折返，对房颤的发生与持续也起到一定的作用。第二个因素是心力衰竭。各种心脏病，由于心肌收缩力受损、心室压力负荷（后负荷）过重、心室容量负荷（前负荷）过重等因素，均可引起充血性心力衰竭。房颤在心力衰竭患者较易发生，且不易转复。Furberg 等在对老年居民进行心血管情况纵向调查时，注意到在患心血管病且有临床表现的老人中，以心力衰竭与房颤发病的相关最明显。临床医师观察到有左心房慢性增大的患者，其房颤经转复后，窦性心律往往也不能维持多久。在房颤动物模型的实验中，有的学者设法使心房增大，则房颤容易诱发。以上情况说明心房增大是房颤易发及难以转复的原因，而在充血性心力衰竭时，心房增大且要承受增加了的压力或容量。如果从另一个角度来看，则房颤可以使原有的心功能不全加重，从而显现心力衰竭的症状。因为房颤时心房作为辅助泵的作用不复存在。尽管房颤可以在很多情况发生，但常见的病因并不很多。现将老年人常见的病因及一些在老年人发病有所增多的病因略述如下：①冠心病：冠心病作为房颤的病因，在近几十年来有增多的趋势。这与冠心病的发病增加及老龄人口比例增加有关。然而房颤并不是冠心病的常见临床表现。国内外冠脉造影资料表明在冠脉明显狭窄的患者，房颤的发生率并不高。Cameron 等报道在冠脉外科研究（简称 CASS）登记的 18 343 例经冠脉造影证实的冠心病患者中，116 例（0.6%）有房颤。国内瑞金医院报道房颤与冠心病的关系，136 例有冠脉病变，但无心肌梗死的患者中，有 2 例房颤（1.5%）。在 157 例有冠脉病变且有心肌梗死的患者中，有 6 例房颤（3.8%）。即使在急性心梗患者，各家报道房颤的发生率也仅为 7%~16%。说明虽然冠心病是房颤最常见的病因，但在冠心病患者房颤的发病率甚低。这里需要指出的是病因与发病率是不同概念。临床医师常根据老年人房颤诊断为冠心病，这并不一定正确。黄永麟等报道 218 例老年人房颤，其中以冠心病为病因者 123 例，占 56.4%。但仔细查阅病历后，只有 45 例（36.6%）能符合冠心病的临床诊断标准。沈瑾等报道 26 例老年人房颤的临床病理对照，19 例生前诊断为冠心病，其中 11 例经尸检证实有 ≥Ⅲ级的冠脉狭窄，另 8 例病理上未能诊断为冠心病。8 例中的 6 例从病理上不能明确房颤的原因。由此可见对老年人患房颤一时未能查清其病因，就诊断为冠心病是不妥的，这样可能遗漏其他病因诊断。冠脉搭桥手术后发生的房颤是近二十年来注意到的问题。由于该手术在国外已很普遍，所以有关报道逐渐增多。一般认为其发生率为 5% ~40%，是该手术的常见并发症之一。冠脉搭桥手术后房颤的发生率与年龄有明显的关系。有人报道 65 岁以下患者的发生率为 17.6%，65 ~74 岁者为 33.5%，75 岁以上者为 46.3%。另一与发病相关的因素为 β 受体阻滞剂的停服。由于不少服用 β 受体阻滞剂的冠心病患者在手术期停服，以致肾上腺能张力及敏感度增加，从而诱发房颤。除了年龄及停服 β 受体阻滞剂外，未观察到其他明确的相关因素。这种房颤持续不久，多数能转复为窦性心律，但有时会并发卒中。可用地高辛、β 受体阻滞剂、维拉帕米等药治疗。术后服用 β 受体阻滞剂对预防发生有用。由于冠脉搭桥手术已在国内各地开展，临床医师对此应有了解。②孤立性房颤：根据国外文献报道，大约有 6% ~15% 的房颤患者进行心脏检查，未有异常，也没有可以引起房颤的全身疾病，这种房颤患者，以老年男性居多。其安静时的心室率并不快，可以 100 次/分以下，而且其房颤往往是阵发性的。经过多年追随，未见心房增大或心力衰竭。国内黄永麟等报道特发性（即孤立性）房颤在 ≥60 岁为 2.8%，<60 岁者为 2.4%。孤立性房颤不仅在临床上未能找出原因，即使病理检查也未必能找出原因。沈瑾等对照的 26 例老年人房颤中，有 6 例从病理上也未能找到房颤的原因。美国 Framingham 研究对 5 209 名 30 ~62 岁的居民追随观察。其中男性 2 336 人，女性 2 873 人。在 30 年内男性居民有 193 人发生房颤，其中孤立性者 32 人（16.6%）。女性有 183 人发生房颤，孤立性者 11 人（5.6%）。长期随访还发现孤立性房颤患者并发卒中者 28.2%（无房颤者为 6.8%）。说明其远期预后不佳，应尽早查出这些病例。然而 Furberg 等根据美国 "心血管健康研究"（cardiovascular health study）的资料从另一方面提出问题。他们报道老年人群房颤的发生率男性为 6.2%，女性 4.8%。如将这些老年人区分为 3 组：a. 有临床心血管病者。b. 有亚临床心血管异常者。c. 无以上两种情况者。房颤在这 3 组中的发生率分别为 9.1%、4.6% 及 1.6%。鉴于在无临床及亚临床心血管病的老年人群中，房颤的发生率甚低，他们指出孤立性房颤这一概念是否有必要存在，其临床意义如何。③慢 -快综合征：房颤可发生于病窦综合征（病窦）的患者。这样就使缓慢与快速心律失常相互交替，称为慢 - 快综合征（慢快）。根据 Sutton 及 Kenny 综合 21 个报告，在总共 958 例病窦明确诊断之时，79 例有房颤，说明房颤在病窦中的发生率为 8.2%。至于病窦本身的发生率，Kulbertus 等报道一组 50 岁以上进行心血管检查者为 0.17%，但电生理学者认为目前安装起搏器的患者中有 50% ~55% 为病窦，而以往则为 6.3% ~24.0%。说明近来有增多的趋势，也有认为是大家对之认识提高的结果。临床医师在实践中遇到老年人有病窦也是不少的。病窦的病因可能是外在性的，如洋地黄或其他药物的影响、高血钾、缺氧等。当这些原因一旦消除，缓慢心率便恢复正常。这种情况称为可逆性病窦。此外还有一些由内在性病因所致的不可逆性病窦。其中主要的病因是冠心病。当窦房结唯一的供血动脉窦房结中心动脉有供血不足时可发生缺血性改变。其他病因有心肌炎、心肌病、外伤、手术创伤、窦房结退行性病变等。Kaplan 提出病窦与慢快之间的关系。在病窦过缓的心率可使心房的异位激动增强，并易发生房性早搏。如心房及房室连接区有生理上或解剖上的病态，则房室传导时间延长。于是房性早搏可引起激动反复造成房颤或其他快速性心律失常。还有一点需要指出的是当房颤转复后出现长时间的窦性停搏时，要考虑有病窦的可能。④肺心病：肺心病患者常可有短暂的室性或室上性心律失常。较常见的室上性心律失常为房性早搏、房性紊乱性心律

及房颤。房颤在肺心病的发生率为4%~5%。肺心病是老年人常见病，因此肺心病引起的房颤在临床上并不少见。肺心病患者发生心律失常的原因如下：呼吸衰竭时的缺氧及二氧化碳潴留以及由此而引起的呼吸性酸中毒；由于各种原因引起的换氧过度，使体内失去二氧化碳过多，从而血碳酸浓度降低，pH升高，形成呼吸性碱中毒；并发于低氯及低钾的代谢性碱中毒。此外，因焦虑以及过多应用支气管解痉剂，可引起肾上腺素分泌增多，从而增加心律失常发生的可能。肺心病患者的房颤一般是短暂的，在呼吸功能改善后，可以消失。沈瑾等进行临床病理对照的26例房颤患者中，有2例为肺心病。生前的房颤均为阵发性，而非持续性。因此治疗应针对呼吸功能的改善，只是在呼吸功能改善以后仍未恢复者，考虑以药物或其他措施治疗。在应用洋地黄制剂时，应予谨慎。⑤风湿性心脏病（风心病）：以往风心病是房颤最常见的病因，现仍是年轻患者最常见的病因。二尖瓣病变容易引起房颤。根据瓣膜病手术治疗材料的统计，房颤发生率在二尖瓣关闭不全为75%，在二尖瓣狭窄为41%。而主动脉瓣病变引起房颤者甚少，如果发现房颤，则应检查是否还有二尖瓣病变。确实只有主动脉病变而出现房颤，则注意是否有心力衰竭及其他全身或心脏疾病。随着患者年龄的增加及风心病的进展，房颤的发生率增多。⑥甲状腺功能亢进（甲亢）：房颤是甲亢的症状之一。在甲亢患者中，发生率为12%~18%。年龄较大者发生率较高。有时房颤是甲亢的首发症状，并从而明确了诊断。

二、老年房颤对心功能的影响

房颤和心衰的发生率随年龄的增长而增加，两者严重地影响着老年人的生活质量。Framingham研究表明，心力衰竭（心衰）在人群中的平均发生率为1%，80岁以上老年人中的发生率超过10%。近期资料显示，美国40岁以上人群中房颤的发生率为2.3%，65岁以上老年人中的发生率为5.9%。70%的房颤患者为65~85岁的老人。流行病学研究表明，房颤和心衰常并存，并且两者之间具有相关性。深入了解房颤对老年人心功能的影响，有助于我们提高对老年人房颤的认识。房颤使心功能恶化已是众所周知。房颤和心衰之间互为因果。急性房颤可使无症状的左心功能不全变为显性心衰，而心衰又可以引发房颤。慢性房颤老人较之无房颤者，其左心功能持续减退，并且运动耐力减低。Aronow等运用多普勒超声心动图对1 699名老年人进行调查，其中254名为慢性房颤患者。将左心室射血分数低于50%作为异常的标准。房颤者中48%射血分数异常，而窦性心律者为19%，差异明显。另外，房颤者中左心房扩大和左心室肥厚的发生率也较高。Ueshima等应用超声心动图、症状限制性活动平板试验和呼吸气体交换分析的方法研究慢性房颤老年人的运动能力。发现房颤组的平均最大心率高于同龄对照组的预期值，而最大氧摄取则低于同龄组的预期值。他们推测房颤者最大心率大于预期值可能起代偿作用，在心房功能丧失之后维持运动能力，但都不足以完全代偿运动能力的减退。他们还发现，孤立性房颤者最大氧摄取比同龄者的预期值低20%，说明房颤者运动能力减低与房颤引起的血流动力学异常有关。但这缺乏直接的研究资料加以证明。在一般情况下，正常的房室顺序收缩，左心房收缩可提供左心室充盈量的10%~20%。房颤使无基础心脏病者的每搏输出量和心排血量下降20%~30%，有基础心脏病者则下降更明显。关于老年人的情况未见报道。但随着年龄的增长，左心室功能逐渐减低时，这种心房对心室的泵血辅助作用的丧失就显得更为重要。有关房颤时心功能受损的机制，目前认为主要有两个方面，包括左房功能改变和左心室功能改变。左房的机械功能有3

个：贮存功能，心房舒张可容纳较多的肺静脉回流血；辅助泵作用，心房收缩把血液主动输入左心室；导管作用，在心室舒张晚期，心房就是肺静脉和心室间的导流管。房颤使左心房的前两个机械功能严重受损。左心室功能受损体现在舒张期充盈受损上有3个机制，而且与左房的收缩功能受损有关。一是房颤时失去了左房的收缩助搏功能；二是快速的心室率；三是不规则心室率。都使得左心室充盈受损。在平均心率相同的情况下，不规则心室率者的心排血量低于心律规则者。为了解心律的不规则对心功能的影响，Daoud等对房颤伴完全性房室传导阻滞者进行心室起搏时的心功能状况观察，在房颤行射频消融形成完全性房室传导阻滞的情况下，以平均120次/分和80次/分的速率进行同一速率下的规则和不规则节律的右心室心尖起搏，结果表明，不规则起搏与规则起搏相比，心排血量下降12%，而且在起搏后仅2分钟就表现了出来，证明了心律的不规则对心功能的损害。舒张功能受损在房颤引发心衰中起重要作用。如果心室率得不到适当控制，房颤也会损害左心室收缩功能，导致严重的心衰，甚至可发生在无器质性心脏病的情况下。

三、老年房颤的治疗

慢性持续的房颤病程超过一年，如心率稳定不快（70次/分左右），患者又无症状，心功能保持在NYHA I级水平，可不必用抗心律失常药转复窦性心律，但应严密观察病情，对近期新发生的房颤，如持续时间达几个月，心率超过110次/分伴有心慌、气短、烦躁不适等症状或心功能不全明显时可给予毛花苷C静脉缓慢注射，老人剂量宜小，首次剂量不超过0.4mg，多数病例在静脉注射后心率可减慢转复为窦性心律，如首次静脉注射效果不佳心率仍快，可在注射后30分钟再次给予0.2mg。有效后可继续口服地高辛0.125～0.250mg/d维持。北京医院经验对387例房颤发作中给静脉注射毛花苷C治疗后约75%在24h内转复为窦性心律。心率减慢后可给胺碘酮、奎尼丁等药物转复，但对老年人应谨慎用药，注意不良反应。近年为对快速房颤患者心率大于120次/分可静脉给予地尔硫䓬治疗，心率下降有利于转复窦性心律，剂量按0.25mg/kg计算，一般成人剂量首次10～20mg，老人应酌情减量5～10mg溶于氯化钠溶液20min内缓慢静脉注射，注射后15min心率仍未下降或下降不到20%时可再次静脉注射1次，以后可5～10mg/h静脉滴注维持8～12h，待心率降到稳定水平后，仍应继续口服地尔硫䓬30mg，一日2或3次维持。

美国400多个临床研究单位对1 300例患者的试验结果表明地尔硫䓬控制房颤快速室率与维拉帕米相比效果明显，负性肌力作用小较安全，但对老年房颤患者仍需注意。对心肌损害所引起的心源性休克、低血压、严重心功能不全及房室传导阻滞患者应禁用。老年非瓣膜病房颤（NVAF）患者病史中如有未控制的高血压、冠心病、糖尿病，一过性脑缺血发作（TIA）、慢性心功能不全史者则并发脑卒中的危险性明显增多，应积极给予抗凝药物（华法林）或阿司匹林治疗预防血栓形成，避免发生脑梗死，抗凝药或阿司匹林甚至应是终身服药。1989年，哥本哈根房颤阿司匹林和抗凝剂研究（AFASAK）对1 007名NVAF患者随机分为3组，观察结晶化华法林钠和阿司匹林对脑卒中发生率的影响。分别为结晶化华法林钠组335例；阿司匹林组336例；安慰剂组336例，每组连续服药至少半年，结果发现结晶化华法林钠组脑卒中发生率比安慰组下降71%（P<0.05）。阿司匹林组比安慰剂组下降18%（P<0.05）。

之后波士顿地区房颤试验研究（BAATAF）及欧洲房颤试验研究（EAFTA）等五个欧

美组织随机对照临床试验结果的综合分析证明结晶化华法林钠组比安慰剂组的栓塞率平均下降64%。口服抗凝效果虽较阿司匹林优越，但有并发出血的危险，临床应掌握抗凝有效剂量又避免出血。在口服华法林治疗期间现在应用国际标准化比值（INR）测定仪监测INR，INR在2～3（平均2.5）时既可避免严重出血事件的发生，又能保证抗凝血效果。该仪器测定方法简便，患者及家属易于掌握，结果准确可靠。服药前测INR应在2～3左右，此时可给予起始剂量（老人剂量应偏小，一般不超过3mg/d顿服），服药后72h药效最高，故可在服药后第3天复查INR。根据测得INR值高低随时调整剂量大小。如果病情稳定，无不良反应，尤其无出血倾向，INR稳定在2～3之间，可继续服维持量，每2周至1个月监测1次INR。服用华法林必需严格掌握适应证，选择合适的老年NVAF病例，对难以控制的高血压、糖尿病、Ⅱ级以上（NYHA）心功能、近期（半年）内有TIA、急性心肌梗死、活动性溃疡病有胃肠道出血史或近期内考虑手术者均不宜服用。

我国脑卒中发病率明显高于冠心病，1992年脑卒中占农村人口死亡原因第一位。现存活的600万人中78%有不同程度致残，每年仍以5%速度增长。故对老年NVAF并发脑卒中的防治是一个迫切需要解决的问题。目前国内对老年人预防脑卒中治疗多采用口服50～150mg/d阿司匹林，有一定效果。对口服华法林的预防尚不普及，主要担心严重出血不良后果。但从以上国外资料来看，如严格掌握适应证，严密观察病情，在INR指导下合理用药，INR>3.5以上易有出血倾向；INR<2应考虑高凝状态易形成血栓，华法林预防老年NVAF并发脑卒中的效果是满意的。美国胸科医师协会第五届会议（Laupacis，1998）推荐房颤患者应用结晶化华法林钠防治脑卒中的剂量是根据患者年龄及是否存在危险因素——如难以控制高血压、左心功能不全、冠心病，6个月内无TIA发作等来决定。如<65岁者无任何危险因素存在则推荐服用阿司匹林200mg/d，>65岁的房颤及NVAF患者无论有无危险因素存在均推荐结晶化华法林钠防治脑卒中（治疗目标INR控制在2～3范围），其剂量应根据个体差异及INR值而定，我国老年NVAF患者可试用结晶化华法林钠2～3mg/d并伴INR监测的大规模多中心随机试验正在研究中。

房颤的治疗尤其是老年房颤的治疗目前在全世界仍是一个挑战，其发病机制尚不完全清楚，房颤的导管消融治疗是近年心律失常治疗领域的研究焦点，目前应用较多的术式有：

（1）肺静脉电隔离术，主要包括标测指导下的肺静脉节段性消融电隔离术和通过特殊导管（如超声球囊导管和环形冷冻导管）进行肺静脉开口环状消融电隔离术等两种方法，多用于发作频繁且左心房内径正常的阵发性房颤。研究表明单次肺静脉电隔离术治疗阵发性房颤的随访（大于半年）成功率多在50%～70%，手术最主要的并发症风险是肺静脉狭窄，发生率约为1%。

（2）肺静脉电隔离＋左心房峡部线性消融术，左心房峡部指位于左下肺静脉底部和二尖瓣环之间的心房组织，主要用于左心房增大的阵发性房颤患者，有报道手术成功率为91%，但其操作风险性相对较高，对于房颤合并典型右心房大折返性AFL的患者可选择肺静脉电隔离＋右心房峡部线性消融术。

（3）三维标测系统指导下的左心房基质改良术，手术基本包括消融线径有：左右肺静脉外的环形消融线；左心房后壁顶部经线，用于连接两个肺静脉的环形消融线；左下肺静脉至二尖瓣环连线常用的三维标测系统为Carto和Navx等，该术式主要用于持续性和永久性房颤的消融，也可用于阵发性房颤的消融，成功率相对较高，其肺静脉狭窄的相对风险较低，但心脏压塞和血栓栓塞的危险可能增加。近年来，为追求更高的房颤导管消融成功率，部分电生理中心在行左心房基质改良术时同时进行肺静脉环状标测，其目的是通过进行肺静脉开口以外的环形消融而实现肺静脉及其周围组织与心房的电学隔离，该术式提高了消融成功率，但其消融的损伤程度也增加。目前还有局灶性消融及去迷走神经治疗等，但在方法学上还未成熟，完成的例数尚少，暂时还不宜作为房颤导管消融治疗的常规治疗方法。老年房颤常伴有各种器质性心脏病，导管消融治疗的风险明显加大。

（杜言辉）

第四节　老年阵发性室上性心动过速

室上性心动过速（室上速）的经典定义是起源于希氏束分叉以上的心动过速。近年来电生理研究证明许多 QRS 波群不宽的心动过速是以心房、房室结－希氏束径路、心室和房室副束的环行运动为基础，因此新的定义是指起源部位和传导径路不局限于心室的心动过速，室上速是最常见的心律失常类型之一，在老年人群中发生较青、中年人普遍，并且老年人机体衰老和常伴有器质性心脏病。因此，老年人室上速的诊断和治疗具有其特殊性。

一、老年人室上速的临床流行病学

室上速在老年人群中较为常见，在老年心律失常中男性室上速发生率约为 50%，与女性无差别。文献报道，在房室结折返性心动过速（AVNRT）的男女比例上，老年组的男性居多，而非老年组则以女性居多，导致这一电生理基础尚未完全清楚。老年人室上速的发病率与年龄有关，一般随年龄增加而增高，女性尤为显著。流行病学调查显示，83% 老年患者伴有器质性心脏病变，常见有冠心病、高心血压心脏病、心肌病等。老年女性室上速常与消瘦、使用洋地黄、心电图 ST－T 异常、左心房增大、颈总动脉壁增厚及肺活量降低明显相关。老年男性室上速常与使用 β 受体阻滞剂，心电图 ST 段压低持续时间超过 60 秒以及超声心动图显示左心室重量增加明显相关。众多流行病学资料显示，与老年女性室上速发生相关的因素常与老年男性室上速发生不相关，反之亦然。老年人室上速与老年痴呆不相关，并与老年人远期心脑血管意外无明显的相关性。

二、老年人室上速的病因与发病机制

1. 病因　老年人常于 24h 动态心电图检查时显示有室上速短暂发作，但可不伴有器质性心脏病。在中、青年人可以引起室上速的病因都可发生于老年人。各种病因的心脏病均能伴发室上速，如风湿性心脏病、冠心病、高血压心脏病、心肌病、慢性肺病、二尖瓣脱垂、各种先天性心脏病和甲状腺功能亢进性心脏病等。低血钾、低血镁等电解质异常是室上速的重要促发因素。老龄过程中易发生心脏解剖病理性变化，如窦房结、结间束和房室结及其周围区域的胶原纤维和弹性纤维局灶性增厚和脂肪浸润。此种变化从 60 岁开始，进展缓慢而持久，与冠状动脉疾病无关。老年人心房病理学改变，如炎症、退行性病变、纤维化或缺血等，也是室上速发生的病理基础。心房缺血的主要原因是窦房结动脉或其发源动脉的动脉粥样硬化。并且，老年人随年龄的增加，迷走张力增高、压力反射和化学反射的反应性下降，对心率的反射性控制减弱。另外，老年人对药物的耐受性较低，在药物治疗中比年轻人容易发生毒性反应，洋地黄中毒所致的室上速多伴有房室传导阻滞，利尿药可因电解质平衡失调而导致室上速，咖啡或乙醇对某些敏感的老年人也可刺激室上速发生。

2. 发生机制　主要是房室折返性心动过速（AVRT）、AVNRT。

三、老年人室上速经导管射频消融治疗

老年阵发性室上速持续时间较长，频率快时可诱发心绞痛、心力衰竭、低血压、休克，部分患者可危及生命，如行经导管射频消融治疗（RFCA）使其根治，可挽救患者的生命。而且 RFCA 治疗老年室上速安全有效。由于老年人常存在动脉硬化，血管常有扭曲样改变，故在操作时应防止导管损伤血管而形成夹层、血管破裂或粥样斑块脱落。老年患者可能存在心脏传导系统的退行性变，在行房室结改良术时，关键是预防房室传导阻滞的发生，故宜以较低的能量开始消融，观察消融的反应后再逐步增加能量。对左侧旁道的消融，大头导管应操作轻柔，注意其走向，防止进入左右冠状动脉口及造成主动脉瓣损伤。对左后间隔定位，最好采用 RAO30 与 LAO45 相结合，以防止大头导管指向希氏束，消融时造成希氏束的损伤，消融时最好于 3s 内出现旁道功能阻断征象后再继续消融。老年患者常存在高凝状态，应注意抗血小板和抗凝治疗。

（杜言辉）

第五节　老年人心源性休克

心源性休克（cardiogenic shock）是由于心排血功能衰竭，不能维持有效循环血量，导致血压下降，全身微循环功能障碍，引起缺血、缺氧、代谢障碍及重要脏器功能及结构损害的全身性病理生理综合征，是心脏泵功能衰竭的极期表现。一般心衰不伴有低血压和重要脏器严重损害，心脏指数多在 $2.0L/(min \cdot m^2)$ 以上，心源性休克除有心衰症状外还伴有低血压和休克的症状，如心动过速、脉搏细弱、皮肤湿冷、尿量减少、表情淡漠或烦躁等，不及时诊治可导致死亡。心源性休克多见于急性心肌梗死、严重的心律失常及各种心脏病终末期。

一、病因

1. 心肌收缩力降低　如大面积心肌梗死、暴发性心肌炎、心肌病、应用心肌毒性药物、严重心律失常导致心泵功能丧失等。

2. 心室射血障碍　大面积肺梗死、乳头肌或腱索断裂、严重的瓣膜关闭不全及主动脉瓣或肺动脉瓣狭窄。

3. 心室充盈障碍　急性心脏压塞，严重的二尖瓣、三尖瓣狭窄、心房黏液瘤或血栓嵌顿房室口、限制型心肌病等。

4. 其他　心脏手术后心脏低排综合征，术后心脏功能差，心肌损伤等原因造成心脏不能适应前负荷增加，心排血量减少而休克。

二、病理生理

1. 心肌收缩力和顺应性下降　有效血循环的维持依靠心脏排血功能、血容量和血管床

容积，其中任何一种因素的障碍均可导致休克的发生，心脏泵功能衰竭是心源性休克的关键原因。心肌梗死时心排血量的降低程度与梗死范围呈正相关，梗死面积超过左心室肌40%时极易发生休克，梗死心肌通过代偿功能提高左心室舒张末压维持心排血量，当左心室舒张末压的增加不足以维持心排血量时，出现器官和组织灌注不足的临床表现，在梗死心肌、心肌顺应性下降、局部运动不协调和节段性运动障碍时，可产生矛盾运动，可进一步影响血流动力学。同时如果伴有乳头肌或腱索断裂、室间隔穿孔等并发症将加速休克的发生和发展。

2. 微循环障碍 微循环包括微动脉、后微动脉、前毛细血管、真毛细血管、微静脉和动静脉直接通路等微细血管，分布于全身器官组织中，生理情况下，微循环绝大部分处于关闭状态，一旦全部开放将造成大量血液淤积，导致有效血容量减少。休克早期由于心排血量减少反射性引起交感神经兴奋使微动脉、后微动脉、前毛细血管收缩，代偿性提高动脉压保障重要脏器的灌注。毛细血管前微动脉持续剧烈的收缩使大部分血液通过动静脉短路进入小静脉，脏器和组织得不到血液供应出现缺血缺氧，随着病情进展，无氧代谢条件下乳酸产生增加，另外组胺、缓激肽等扩血管物质释放增加，使毛细血管前括约肌松弛导致毛细血管网大量开放，微静脉平滑肌对缺氧和扩血管物质敏感性较差，此时仍处于收缩状态，因此血液大量淤积在毛细血管网内，有效血容量减少，同时淤积的血液使毛细血管静力压增高，血浆外渗，血液浓缩，进一步降低了有效血容量。此外，血液浓缩、毛细血管内皮损伤、红细胞、血小板凝集激活凝血系统可产生弥散性血管内凝血。休克晚期，血管张力显著降低，毛细血管内广泛形成微血栓，血液灌注停止，最终导致细胞死亡。

3. 细胞功能障碍、代谢改变 休克时细胞线粒体功能障碍，线粒体肿胀，钙浓度增高，细胞供能障碍，最终导致细胞死亡。细胞缺血缺氧使 ATP 合成减少，乳酸、丙酮酸增加，机体排酸功能受损，体内酸性代谢产物堆积产生代谢性酸中毒。

三、诊断

心源性休克的病理生理特征主要为心排血量严重低下，左心室充盈压升高，低血压，外周脏器组织灌注低下。因此诊断标准为：①低血压（收缩压 < 90mmHg），至少持续 30 分钟，需要应用升压药物或主动脉内球囊反搏支持才能将血压维持于 90mmHg 以上。②有组织低灌注，表现为四肢湿冷、尿少（≤30ml/h）。③明确的血流动力学异常或影像改变：肺毛细血管楔压≥15mmHg，心脏指数≤2.0L/（min·m²），X 线胸片有肺淤血的影像学改变。

1. 临床分期及临床表现 根据心源性休克的发生发展过程，可分为三期：

（1）休克早期：机体处于应激状态，交感神经兴奋性增高，临床表现为烦躁不安、紧张，肢端湿冷，大汗，心率增快，血压可正常甚至可轻度增高或降低，但脉压变小。

（2）休克中期：休克症状进一步加重，表情淡漠，反应迟钝，意识模糊，脉搏细速，心率增加，血压下降，脉压 < 20mmHg，皮肤发绀，尿量减少或无尿。

（3）休克晚期：可出现弥散性血管内凝血和多脏器功能衰竭症状。如皮肤黏膜和内脏广泛出血，急性肾、肝、脑衰竭表现，少尿或无尿，肌酐进行性增高，蛋白尿和管型尿；进行性呼吸困难，吸氧不能缓解，呼吸浅速及急性呼吸窘迫综合征表现；脑功能障碍可引起昏迷、抽搐、呼吸抑制等；肝功能衰竭可有黄疸、肝功能损害和出血倾向。

（4）其他临床表现：与病因相应的一些症状，如心肌梗死患者常有心前区持续剧痛，可伴恶心、呕吐，严重心律失常等。

2. 实验室检查　实验室检查根据不同的病因结果有所不同。心电图检查，心肌梗死时有特异性改变及演变规律，需要注意的是老年人无痛性心肌梗死者不在少数，不明原因的休克，应常规行心电图检查，另外部分急性心肌梗死患者心电图可没有病理性 Q 波，应结合病史和心肌坏死标志物如心肌酶学及心肌肌钙蛋白结果做出诊断，恶性心律失常引起的休克，心电图检查可见相应表现；血常规检查可见，血红细胞比容和血红蛋白增高提示血液浓缩，并发弥散性血管内凝血时血小板计数降低，出凝血时间延长；尿常规可见蛋白尿，红细胞和管型，尿比重固定，血尿素氮和肌酐升高；血清电解质、酸碱平衡紊乱：休克早期可有代谢性酸中毒，休克中晚期常合并呼吸性酸中毒，血氧饱和度降低，血乳酸增加等。其他检查包括弥散性血管内凝血的检查、X 线胸片、CT、超声心动图、放射性核素心肌显像等。

3. 治疗　心源性休克的治疗原则是升压、改善心功能和增加组织灌注。

（1）卧床休息：急性心肌梗死患者需绝对卧床，吸氧，镇静止痛，建立静脉通道，心电监护以及行血流动力学监测，观察尿量，支持治疗。

（2）纠正水电平衡紊乱：根据心功能和血流动力学监测情况，决定是否补充血容量及补液量和速度，休克患者均有血容量不足，急性心肌梗死患者由于呕吐、发热、进食减少等原因，血容量绝对或相对不足，迅速补充血容量是纠正休克的关键治疗之一。选用低分子右旋糖酐静脉给药可较快地扩容并可有改善微循环的作用，也可使用葡萄糖氯化钠溶液或平衡盐水补液，并且根据中心静脉压和肺毛细血管楔压值决定是否继续补液，一般来说急性心肌梗死并心源性休克补液每日一般控制在 1 500ml 左右。合并代谢性酸中毒时可给予碳酸氢钠，需注意防止过量补碱。

（3）血管活性药物的应用：主要包括升压药和血管扩张药两大类，前者包括：多巴胺、多巴酚丁胺、肾上腺素和去甲肾上腺素等，具有强心、缩血管和升压作用，主要不良反应是由于缩血管过度所产生的左心室后负荷和心肌耗氧量增加，以及组织灌注减少，从而加重心脏泵衰竭和重要器官灌注不足；后者则包括：硝普钠、硝酸甘油、酚妥拉明等药物，主要通过扩张动、静脉血管作用，减少回心血量，降低外周阻力，减轻心脏前、后负荷，改善心功能，并减少心肌耗氧量，同时还能扩张微循环阻力血管，增加组织灌注，保护或维持心、脑、肾等重要脏器的功能，不良反应有因扩血管过度所产生低血压，一般都与正性肌力或升压药物联合使用。心源性休克时，只有这两类药物联合应用，才能相得益彰，既升压，又强心和扩血管，改善患者血流动力学状态，还增加组织灌注。但药物治疗本身并不能显著降低心源性休克的病死率。血管活性药物必须在补充有效血容量的基础上使用，除非患者血压极低难以迅速补充血容量，为保证重要脏器的供血可先使用血管收缩剂提升血压。在酸性环境中，血管活性药物不能发挥其有效作用，因此使用血管活性药物必须及时纠正酸中毒，同时因为应用血管活性药物后，淤积在微循环中的大量酸性代谢物进入体循环，也需及时补碱并根据血气分析决定补碱量。根据血流动力学心源性休克分为前负荷增高、后负荷增高及前后负荷均增高三个亚型：①肺淤血不伴有低心排血量者选用静脉扩张剂，如硝酸甘油 15～30μg/min 静脉滴注，视病情增减剂量。②低心排血量不伴肺淤血者，表现低排高阻型休克，选用动脉扩张剂如酚妥拉明 0.1～0.3mg/min 静脉滴注，注意监测血压。③既有肺淤血又伴有低心排者，可选用动静脉扩张剂硝普钠，开始剂量 10μg/min，根据血流动力学变化以 5～10μg/min 增量，一般用量 40～60μg/min，如果没有硝普钠，可合用硝酸甘油和酚妥拉明。

（4）正性肌力药物：心源性休克经利尿剂、血管活性药物治疗仍难以改善可考虑应用正性肌力药物，急性心肌梗死 24 小时内出现的心衰主要是心肌缺血、水肿所致心肌收缩力及顺应性下降，左心室舒张末容量并没有明显增加，洋地黄难以发挥正性肌力作用并且早期心肌梗死洋地黄耐受力差可能诱发室性心律失常，因此应避免使用洋地黄，可考虑使用非洋地黄类正性肌力药物。若有明显心脏扩大且其他药物治疗无效时可酌情使用毛花苷 C 等快作用洋地黄药。非洋地黄类正性肌力药物包括肾上腺素能受体兴奋剂（如多巴胺、多巴酚丁胺）和磷酸二酯酶抑制剂（如氨力农、米力农），这两类药物均可升高细胞内 cAMP 水平，使钙通道的 Ca^{2+} 内流增加，血管平滑肌的肌质网对 Ca^{2+} 摄取增加，增加心肌收缩力和血管扩张作用。肾上腺素能受体兴奋剂适用于低心排体循环阻力正常者，多巴胺和多巴酚丁胺合用不仅能增加心排血量，降低动脉阻力，还能降低肺毛细血管楔压，增加肾血流量，两者用量一般为 $5 \sim 10\mu g/min$。米力农增加心肌收缩力的作用比氨力农强 $10 \sim 20$ 倍，作用时间短，不良反应也较少，两者均能改善心衰症状及血流动力学各项参数。米力农用量为 $50\mu g/kg$ 稀释后静脉注射，继以 $0.375 \sim 0.750\mu g/$（$kg \cdot min$）静脉滴注维持。

（5）病因治疗：是治疗心源性休克的关键措施，急性心肌梗死施行紧急经皮冠状动脉腔内成形术（PTCA）和冠状动脉旁路移植术（CABG）可降低急性心梗并心源性休克的病死率，超过 24 小时即使血运重建病死率仍很高。急性心脏压塞致心源性休克应立即心包穿刺放液，严重心律失常致心源性休克应积极纠正心律失常，室性心律失常可予利多卡因 50mg 静脉注射，无效可每 5min 静注 1 次，1 小时总量不超过 300mg，转复后继续以 $1 \sim 3mg/min$ 静脉滴注维持 $24 \sim 72$ 小时。利多卡因无效可应用胺碘酮 150mg 静脉注射或普罗帕酮 $35 \sim 70mg$ 静脉注射。药物无效应立即同步直流电复律，常用电能 $100 \sim 150J$。心动过缓致心源性休克者，可应用阿托品、异丙肾上腺素等药物，药物治疗无效者应安装心脏起搏器。

（6）经皮主动脉内球囊反搏（intra - aortic balloon pump，IABP）的应用：IABP 的原理是以心动图 QRS 波触发经股动脉插至胸主动脉的气囊导管，使气囊在收缩期排气降低心脏后负荷，舒张期气囊充气增加主动脉舒张压从而增加冠脉灌注提高心肌供氧；于收缩期放气，减轻左心室后负荷，增加心搏量，降低左心室压力峰值，减少心肌耗氧量，外周灌注也轻度增加。主动脉内球囊反搏还能使室间隔穿孔者减少左向右的分流；使乳头肌断裂者减轻心脏后负荷、提高冠状动脉灌注压的作用。尽早应用 IABP 可改善患者的血流动力学，挽救濒死的缺血心肌，缩小梗死面积，但球囊反搏本身并不能改善急性心肌梗死心源性休克的生存率。GUSTO - I 研究 310 例急性心肌梗死心源性休克的患者中，62 例（20%）在入选后 1 天内接受了 IABP，其余 248 例（80%）在入选 2 天后接受或未接受 IABP 治疗，结果前者 30 天和 1 年的病死率有下降趋势。SHOCK 研究中，856 例急性心肌梗死合并心源性休克患者分为溶栓和球囊反搏不用、单用和联合应用 4 组。结果发现溶栓联合球囊反搏治疗比其他 3 组的住院病死率显著降低（47% 对 $52\% \sim 77\%$，P < 0.000 1）。急性心肌梗死国际注册资料 - 2 的 23 180 例急性心肌梗死合并心源性休克患者中，7 268 例（31%）行 IABP，结果溶栓联合球囊反搏治疗与单独球囊反搏相比，病死率从 67% 下降至 49%。目前，急性心肌梗死合并心源性休克者应常规给予主动脉内球囊反搏以稳定血流动力学，为接下来行再灌注或血管重建治疗提供支持，从而降低病死率。IABP 已成为心源性休克的重要治疗手段，及时进行 IABP 治疗可挽救心源性休克患者的生命，选择 IABP 的时机至关重要。

（7）积极治疗并发症：防治重要脏器功能衰竭，防治继发感染。心源性休克可引起多器官功能障碍及各种并发症，这又可加重心源性休克的病情，两者产生恶性循环最终导致不可逆性休克，因此防治并发症和重要脏器功能衰竭也是心源性休克治疗的重要措施。

（8）外科手术治疗：对急性心肌梗死合并心源性休克的患者行外科手术治疗包括 CABG 和纠正机械性并发症。前者往往适用于多支病变无法行介入治疗的患者，后者则为合并有机械性并发症的患者的首选措施。若有条件，也可在循环支持系统包括完全人工心脏，双室辅助装置和左心室辅助装置等支持下，先维持泵功能和器官的灌注，等待心脏移植。

（杨　虹）

第二十章

心内科常见病护理

第一节　病毒性心肌炎患者的护理

一、疾病

（一）定义

病毒性心肌炎是指由病毒感染引起的、以心肌出现局灶性或弥漫性的变性坏死的一种心肌疾病。近年来，病毒性心肌炎的发病率有所增加，主要发患者群集中在儿童和 40 岁以下的成年人。

（二）病因和病机

病因以柯萨奇病毒、孤儿（Echo）病毒和脊髓灰质炎病毒等肠道病毒感染较为常见，其中柯萨奇 B 组病毒感染最多见，占 30% ~ 50%，为最常见的致病原因。此外，其他多种病毒（肝炎病毒、流感病毒、腺病毒、单纯性疱疹病毒、HIV 等）都可能引起心肌炎。

病毒性心肌炎的发病机制包括：①病毒直接作用造成心肌的损害；②病毒介导的免疫损伤，主要由 T 淋巴细胞、多种细胞因子和 NO 等介导的心肌损害和微血管损伤。

（三）病理生理

病毒性心肌炎典型病理改变为心肌间质增生、充血及水肿，内有多种炎性细胞浸润等。Fenoglio 等根据心内膜活检和病理解剖资料并结合临床将病毒性心肌炎分为 3 种类型：急性心肌炎、急进性心肌炎和慢性心肌炎。急性心肌炎是心肌炎的急性期，心肌坏死多以单个心肌细胞为单位或呈孤立小灶，可见大量的急性损害灶；急进性心肌炎主要出现许多细胞损害灶和广泛纤维化，也有细胞急性损害区域；慢性心肌炎中正在愈合的细胞损害和急性细胞损害几乎呈均衡关系在炎症病灶内可以看到巨噬细胞、成纤维细胞和胶原纤维。

（四）诊断和治疗要点

1. 诊断要点　根据病毒感染史、典型的症状和体征、明确的心肌损害症状和心内膜活检等辅助检查的结果，同时排除引起心肌炎的其他病因即可确诊。

2. 治疗要点　病毒性心肌炎目前尚无特异性治疗，主要包括抗病毒治疗和对症、支持治疗。必要时对高度或完全性房室传导阻滞者可安置临时性心脏起搏器。

二、疾病护理

（一）护理评估

1. 健康史　询问患者发病前有无病毒感染史，有无细菌感染或过度劳累等诱因，同时了解患者的诊治情况。

2. 身体状况

（1）症状：主要表现为病毒感染症状及心脏受累症状。许多患者发病前 1～3 周出现病毒感染前驱症状，如发热、疲乏无力、肌肉酸痛或恶心、呕吐、腹泻等消化道症状。随后可出现心悸、胸闷、呼吸困难、头晕、乏力等，重者可出现严重心律失常、心力衰竭、心源性休克，甚至发生猝死。

（2）体征：出现各种心律失常，如房性和室性期前收缩及房室传导阻滞，与发热程度不平行的心动过速。听诊可闻及第三、第四心音或杂音，第一心音减弱。合并心衰可有肺部啰音、奔马律、颈静脉怒张、肝大、水肿等体征。

3. 心理 - 社会状况　由于患病的中青年的比例比较大，疾病常影响患者的日常生活、工作和学习，容易让患者产生焦虑、急躁等情绪。有时因病情严重患者也易出现悲观等情绪。

4. 辅助检查

（1）血液检查：血清心肌酶可增高、C 反应蛋白增加、红细胞沉降率增快、外周血白细胞计数增高。

（2）病原学检查：从咽拭子、粪便、心肌或心内膜中可分离出病毒，血清中抗病毒抗体滴度可明显增高，血清中肝炎病毒可呈阳性或外周血中肠道病毒核酸阳性。

（3）心电图：病毒性心肌炎患者心电图变化敏感性虽然高，但缺乏特异性。主要出现 ST - T 改变和各种心律失常，最常见的为期前收缩，尤其是室性期前收缩。

（4）X 线检查：轻症患者或仅以心律失常为主的心肌炎患者心影正常，重症或有充血性心力衰竭等并发症患者可出现心影扩大。

（二）护理诊断及合作性问题

1. 活动无耐力　与心肌受损、心力衰竭或心律失常有关。
2. 焦虑　与担心疾病预后有关。
3. 潜在并发症　心律失常、心力衰竭。

（三）护理措施

1. 一般护理　急性期患者应卧床休息，休息能减轻心脏的负荷，减少心肌耗氧量，有利于损伤心肌的修复；一般患者卧床休息 1 个月，出现重症或并发症者应卧床休息 3 个月以上，直至症状消失，实验室检查恢复正常之后才能逐渐增加活动量。鼓励患者进食高热量、高蛋白、高维生素、清淡易消化食物，提倡少食多餐，多吃新鲜蔬菜和水果，戒烟酒，如伴有心力衰竭的患者应限制钠盐的摄入。

2. 病情观察　密切观察患者意识、生命体征、尿量、皮肤颜色等变化，观察患者是否出现胸闷、咳嗽、颈静脉怒张、水肿、尿少等心力衰竭表现，是否出现心悸、胸闷、奔马律等心律失常表现，是否出现面色苍白、大汗淋漓、皮肤湿冷、发绀等心源性休克的表现，是否出现神志不清、抽搐、心搏骤停等猝死表现。同时准备好各种抢救仪器、设备及药物，积极配合医生进行抢救。

3. 用药护理 遵医嘱给予抗心律失常、抗心力衰竭、营养心肌细胞等药物。在心肌炎急性期，应尽早使用抗病毒药物如利巴韦林和干扰素；出现心功能不全者可给予利尿药和血管紧张素转化酶抑制剂进行治疗；出现频发室性期前收缩或有快速性心律失常的患者可选用抗心律失常药。有时可使用改善心肌代谢的药物如三磷腺苷、维生素 C、辅酶等。一般情况下不主张早期使用糖皮质激素，但对有房室传导阻滞、难治性心力衰竭、重症患者或对其他治疗效果不佳者可考虑使用。由于心肌受损后容易引起药物中毒及不良反应，使用抗心律失常药可能会诱发新的更严重的心律失常，故应用抗心律失常药物期间应严密观察及监护心律、心率；使用洋地黄类药物亦容易出现中毒反应，使用时需十分慎重，同时密切观察其毒性反应；应用利尿剂时需监测血钾及血镁浓度，适当补钾。

4. 心理护理 向患者解释本病的病因、发生发展过程、治疗方案及预后，让其了解卧床休息、配合治疗对疾病康复的重要性，使患者安心养病。同时让患者了解体力的恢复需要一段时间，应按活动计划循序渐进安排活动，不要急于求成，以免加重心脏的负担。

（四）护理目标及评价

患者能按活动计划进行活动，活动能力有所提高；病情明显好转，情绪稳定；能自觉避免诱发并发症因素，不发生心律失常和心力衰竭。评价是否达到以上护理目标。

三、健康指导

指导患者出院后需继续休息 3~6 个月，6 个月至 1 年内避免剧烈运动、重体力劳动及妊娠，注意防寒保暖，预防病毒性感冒，适当锻炼，增强机体抵抗力。教会患者自我监测脉率及其节律，指导患者正确服药及自我观察药物不良反应，如有不适及时到医院就诊。

（王 俊）

第二节 原发性高血压患者的护理

一、疾病概述

在我国，高血压的患病率逐年增长，目前我国高血压患者已超过 2 亿，平均每 5 个成年人中有 1 人患高血压。经多年的流行病学研究发现，我国高血压患病率和流行存在地区、城乡和民族差异，北方高于南方，东部高于西部，城市高于农村，高原少数民族地区患病率较高。高血压患病率与年龄呈正比，女性更年期前患病率低于男性，更年期后高于男性。高血压是脑卒中的主要危险因素，积极控制高血压是预防脑卒中的重要措施。

（一）定义

原发性高血压是指以体循环动脉血压升高为主要临床表现的综合征，通常简称为高血压。一般在安静状态下，未使用任何降压药物，三次不同时间测得的收缩压≥140mmHg 和（或）舒张压≥90mmHg，并排除继发性高血压的可能即可诊为原发性高血压。高血压是最常见的心血管疾病，常与其他心血管危险因素共存，引起重要脏器如心、脑、肾的损伤，最终导致这些脏器功能的衰竭。继发性高血压是指继发于某些明确疾病的血压升高。原发性高血压占95%，继发性高血压占5%。

（二）分级

根据血压升高的水平，又进一步将高血压分为1级、2级、3级（表20-1）。

表20-1 血压水平的定义及分类（中国高血压防治指南，2010）

分类	收缩压（mmHg）		舒张压（mmHg）
正常血压	<120	和	<80
正常高值	120~139	和（或）	80~89
高血压	≥140	和（或）	≥90
1级高血压（轻度）	140~159	和（或）	99~99
2级高血压（中度）	160~179	和（或）	100~109
3级高血压（重度）	≥180	和（或）	≥110
单纯收缩期高血压	≥140	和	<90

注：当收缩压和舒张压分属于不同分级时，以较高的级别作为标准。以上标准适用于成人。

（三）病因和病机

原发性高血压的病因是多因素的，目前一般认为在遗传因素和环境因素共同作用下使正常血压调节机制失代偿所致。其中遗传因素约占40%，环境因素约占60%。高血压的家族聚集性很明显，约60%。的高血压患者有高血压家族史，若父母均为高血压，其子女的高血压发病率高达46%；不仅高血压的发病率体现出遗传性，而且在血压升高程度、并发症发生及其他有关因素方面（如肥胖等）也体现出遗传性。环境因素方面主要包括饮食（如高盐、低钾、低钙、高蛋白饮食，饮酒）、精神刺激（如长期精神紧张、环境噪声、焦虑等）、吸烟和其他因素（如肥胖、阻塞性睡眠呼吸暂停综合征、服用避孕药等）。

原发性高血压的发病机制复杂，目前没有完整统一的认识。如果从高血压引起的外周血管阻力增加来分析，高血压的发病机制可以体现为以下几个环节：交感神经系统活动亢进、肾性水钠潴留、肾素-血管紧张素-醛固酮系统激活、细胞膜离子转运异常、胰岛素抵抗和内皮功能受损。长期高血压可促进动脉粥样硬化的形成和发展，最终导致重要脏器如心、脑、肾组织出现缺血和功能异常。

（四）病理生理

心脏和血管是高血压病理生理作用的靶器官。血压长期升高使左心室后负荷过重，左心室肥厚扩大，最终导致充血性心力衰竭。血压长期升高引起全身小动脉病变，导致重要靶器官如心、脑、肾组织缺血。血压长期升高及伴随的危险因素可促进大、中动脉粥样硬化的形成和发展。现在认为血管内皮功能障碍是高血压最早期和最重要的血管损害。

（五）诊断及治疗要点

1. 诊断要点 定期而正确的血压测量是诊断高血压的关键，以非药物状态下、休息15分钟、非同日3次血压测定所得平均值为达到或超过成人高血压诊断标准，并排出由其他疾病导致的继发性高血压可诊断。

2. 治疗要点 高血压患者治疗的主要目的是最大限度地降低心、脑、血管等并发症的发生率和死亡率。治疗时应严密结合高血压分级及危险分层，全面考虑患者的血压水平、存在的心血管危险因素、靶器官的损害及并存的临床表现来确定合理的治疗方案。可采用非药物治疗法和药物治疗法。非药物治疗适用于各级高血压患者。主要措施包括合理膳食，如低盐低脂饮食和增加钾盐摄入、控制体重、适当运动、戒烟限酒、减轻精神压力。药物治疗时常用的降压药物可以归纳为6类：利尿剂、β受体阻滞剂、钙通道阻滞剂、血管紧张素转化酶抑制剂、血管紧张素Ⅱ受体拮抗剂和β受体阻滞剂。

二、疾病护理

(一) 护理评估

1. 健康史　询问患者有无高血压家族史；饮食习惯；有无烟酒嗜好；了解患者的个性特征、职业、人际关系；有无肥胖、心脏疾病、肾脏疾病、糖尿病、高脂血症及痛风等病史和用药情况。

2. 身体状况

(1) 一般表现：本病起病缓慢，缺乏特异性的临床表现，约1/5患者无症状，仅在体检时测量血压或出现心、脑、肾等并发症时才被发现。常见症状为头痛、头晕、心悸、乏力、耳鸣等，但不一定与血压水平有关，常在情绪激动、精神紧张、过度劳累或失眠时加剧，休息后多数症状能自行缓解。有些患者可出现视力模糊、鼻出血等症状。体检时体征一般较少，主要出现动脉血压升高，心脏听诊时可闻及主动脉瓣区第二心音亢进和收缩期杂音。

(2) 高血压急症和亚急症：高血压急症是指原发性或继发性高血压患者，在某些诱因作用下，血压短时间内（数小时或数天）显著升高（一般超过180/120mmHg），伴有重要脏器如心、脑、肾等靶器官功能不全的表现。高血压急症包括高血压脑病、颅内出血、脑梗死、急性心力衰竭、急性冠脉综合征、主动脉夹层、子痫、急性肾小球肾炎等，而且血压水平的高低与靶器官的损害程度并非呈正比，应在短时间内及时控制血压，使病情缓解，降低靶器官的损害及降低死亡率。高血压亚急症是指血压显著升高但不伴严重临床症状及进行性靶器官损害。患者主要表现为血压明显升高引起的症状，如头痛、胸闷、烦躁不安和鼻出血等。区别高血压急症和亚急症的唯一标准是有无新近发生的、急性、进行性的靶器官损害。

(3) 并发症

1) 高血压危象：在高血压病程中，全身小动脉收缩使血压显著升高，以收缩压升高为主，收缩压达260mmHg、舒张压达120mmHg以上。影响重要脏器血供而产生危急症状，出现头痛、烦躁、眩晕、心悸、气急、恶心、呕吐、视物模糊等症状，以及伴有小动脉痉挛所致的靶器官缺血症状。

2) 高血压脑病：表现为脑小动脉剧烈收缩使血压极度升高，同时伴有严重头痛、呕吐、神志改变，轻者可仅有烦躁、意识模糊，重者可发生抽搐、昏迷。其发生机制可能为过高的血压突破了脑血管的自身调节机制导致脑组织血流灌注过多，引起脑水肿。

3) 其他并发症：长期高血压可引起心、脑、肾、血管等靶器官的损害，导致心力衰竭、脑血管病、慢性肾衰竭、主动脉夹层等并发症。

(4) 高血压的危险度分层：根据血压水平、心血管危险因素、靶器官损害、伴临床疾患，将患者分为低危、中危、高危和极高危四个层次（表20-2）。分别表示10年内发生心血管病事件的概率为 <15%、15%~20%、20%~30%和>30%。

表 20 - 2　高血压的危险度分层

其他危险因素及病史	血压（mmHg		
	1 级高血压	2 级高血压	3 级高血压
无	低危	中危	高危
1 ~ 2 个其他危险因素	中危	中危	极高危
≥3 个其他危险因素，或靶器官损害	高危	高危	极高危
伴临床疾患	极高危	极高危	极高危

其中，心血管危险因素：①高血压水平（1 ~ 3 级）；②男性 > 55 岁，女性 > 65 岁；③吸烟；④糖耐量受损（餐后 2 小时血糖 7.8 ~ 11.0mmol/L）和或空腹血糖异常（6.1 ~ 6.9mmol/L）；⑤血脂异常；⑥早发心血管病家族史（一级亲属发病年龄 < 50 岁）；⑦腹型肥胖或肥胖；⑧同型半胱氨酸 > 10μmol/L。

靶器官损害：①左心室肥厚、颈动脉超声示动脉粥样硬化；②肾小球滤过率降低、血肌酐轻度升高；③微量白蛋白尿；④白蛋白/肌酐 ≥30mg/g。

伴随的临床疾患：①心脏疾病：心肌梗死史、心绞痛、充血性心力衰竭、冠状动脉血运重建；②脑血管病：缺血性脑卒中、脑出血、短暂性脑缺血发作；③肾脏疾病：肾功能受损、糖尿病肾病；④外周血管疾病；⑤视网膜病变。

3. 心理社会状况　高血压是一种慢性病，病程迁延不愈，需终身用药，且并发症多而严重，给患者带来生活和精神压力，产生紧张、烦躁、焦虑及抑郁等心理。

4. 辅助检查

（1）实验室检查：常规检查可有蛋白尿、血尿、管型尿，血尿素氮、肌酐增高，血清胆固醇、甘油三酯升高，血糖及血尿酸升高。

（2）影像学检查：X 线检查显示主动脉弓迂曲、左心室增大；超声心动图检查可进一步了解心室壁厚度、心腔大小、心脏收缩和舒张功能等。

（3）眼底检查：有助于对高血压严重程度的了解。可见视网膜动脉痉挛、狭窄、眼底出血、渗出、视乳头水肿。

（二）护理诊断与合作性问题

1. 疼痛　头痛与血压升高有关。

2. 有受伤的危险　与头晕、急性低血压反应、视物模糊或意识改变有关。

3. 焦虑　与血压控制不满意，已发生并发症有关。

4. 知识缺乏　与缺乏原发性高血压饮食、药物治疗、保健及预防的知识有关。

5. 潜在并发症　高血压急症。

（三）护理措施

1. 一般护理

（1）休息与活动：根据病情适当安排休息和活动，病情初期症状比较轻时可适当休息，有头晕、眼花等症状时应卧床休息为主，改变体位动作宜慢。保持病室安静，光线柔和，尽量减少探视，护理工作集中进行，动作轻巧，防止过多干扰患者。

（2）饮食护理：给予低盐低脂饮食，每人每天食盐量不超讨 6g，减少火腿、咸菜等含钠较高的加工食品或含钠盐调味料的使用，少吃或不吃肥肉和动物内脏，多吃新鲜蔬菜及水果，戒烟，限制饮酒。

2. 病情观察定期监测血压，并严密观察有无高血压脑病、高血压危象等并发症的发生，及时预防抢救。一旦发现血压急剧升高、剧烈头痛、呕吐、大汗、视物模糊、面色及神志改变、肢体运动障碍等症状，立即报告医师并协助处理。

3. 配合治疗护理

（1）高血压急症的护理：①嘱患者绝对卧床休息，抬高床头，做好生活护理；②迅速建立静脉通道，遵医嘱尽快使用适宜的降压药物降压，首选硝普钠，还可以选用硝酸甘油、尼卡地平等，严格控制滴数，以防血压骤降，同时观察药物的不良反应；③保持呼吸道通畅，吸氧；④持续血压监测，密切观察血压变化，应用降压药时以缓慢降压为宜，即开始的24小时内使血压降低20%~25%，48小时内不低于160/100mmHg，防止短时间内血压骤降导致重要脏器的血流灌注不足；⑤安抚患者的情绪，有烦躁、抽搐者可给予地西泮等镇静剂；⑥高血压脑病时可给予脱水剂如甘露醇等。

（2）高血压亚急症的护理：主要观察降压药的疗效及不良反应，应避免过度降压，过度降压会导致患者出现不良反应或低血压，并可能出现靶器官损害。

（3）用药护理：降压药的适用范围：①高危、很高危或3级高血压患者应立即使用降压药物进行治疗；②确诊为2级高血压患者，应考虑开始药物治疗；③1级高血压患者，在采用生活方式干预数周后，血压仍高于140/90mmHg. 应开始进行药物治疗。应用降压药物治疗应遵循4个原则：从小剂量开始、优先选择长效制剂、联合用药及个体化。而且应指导患者按医嘱服用降压药物，不可擅自更改剂量，更不能突然停药或漏服、补服上次剂量，以防出现血压骤升或血压过低；用药期间需密切观察药物的疗效及不良反应（表20-3）。

表20-3 常用降压药物

类别	药物	不良反应及禁忌证
利尿剂	氢氯噻嗪	电解质紊乱、血尿酸增高，痛风患者禁用
	螺内酯	高钾血症、头痛、倦怠；加重氮质血症，不宜与血管紧张素转换酶抑制剂合用，肾功能不全者、高血钾者禁用
β-受体阻滞剂	普萘洛尔	心动过缓、支气管收缩，支气管疾病患者禁用
	美托洛尔	病态窦房结综合征、二度到三度房室传导阻滞禁用，周围血管病患者慎用
血管紧张素转换酶抑制剂	卡托普利 依钠普利	刺激性干咳、味觉异常、皮疹和高钾血症等；妊娠、高钾血和双肾肾动脉狭窄患者禁用
血管紧张素Ⅱ受体阻滞剂	氯沙坦 缬沙坦	头晕、皮疹及腹泻等，禁忌证与血管紧张素转换酶抑制剂相同
α-受体阻滞剂	哌唑嗪	眩晕、头痛、嗜睡及体位性低血压等；精神病患者慎用

4. 心理护理 了解患者性格特征和有无引起精神紧张的心理社会因素，培养积极开朗的性格，解除思想顾虑，做好长期治疗的思想准备。避免情绪激动，紧张，合理安排工作和休息，指导患者使用放松技术如心理训练、音乐治疗、缓慢呼吸等减轻精神压力，保持健康的心理状态。

（四）护理目标及评价

患者血压控制在适合的范围，头痛减轻；无意外发生；能自我调节，保持健康的心理状态，减轻精神压力：掌握高血压饮食、保健预防方面的知识，坚持合理用药。评价是否达到以上护理目标。

三、健康指导

（1）向患者及家属解释引起原发性高血压的生物、心理、社会因素及高血压对健康的危害，以引起患者足够的重视。坚持长期的饮食、运动、药物治疗，将血压控制在接近正常的水平，以减少对靶器官的进一步损害。

（2）指导患者坚持低盐、低脂、低胆固醇饮食，限制动物脂肪、内脏、鱼籽、软体动物、甲壳类食物，补充适量蛋白质，多吃新鲜蔬菜、水果，防止便秘。每日摄入钠盐<6g。肥胖者控制体重，尽量将体重指数（BMI）控制在<25kg/m^2，减少每日总热量摄入，养成良好的饮食习惯，细嚼慢咽，避免过饱，少吃零食等。

（3）改变不良的生活方式，戒烟，限饮酒，劳逸结合，保证充分的睡眠。学会自我心理调节，保持乐观情绪。家属也应给患者以理解、宽容与支持。

（4）根据年龄及病情选择慢跑、快步走、太极拳、气功等运动。当运动中出现头晕、心慌、气急等症状时应就地休息，避免竞技性运动和力量型运动如球类比赛、举重、俯卧撑等。适当运动有利于大脑皮质功能恢复，还能增加患者对生活的信心。

（5）告诉患者及家属有关降压药的名称、剂量、用法、作用与副作用，并提供书面资料。教育患者服药剂量必须遵医嘱执行，不可随意增减药量或突然撤换药物。教会患者或家属定时测量血压并记录，定期门诊复查，一般患者随诊的时间根据心血管的风险分层来定，低危或中危者，每1~3个月随诊1次，高危者，至少每1个月随诊1次。

（王　俊）

第三节　感染性心内膜炎患者的护理

一、疾病概述

（一）定义

感染性心内膜炎（IE）是指由各种病原微生物感染所致的心内膜（心瓣膜、邻近大血管内膜）的炎症，伴有赘生物的形成。赘生物由血小板、纤维素团块、微生物和炎性细胞构成。瓣膜为最常受累部位。根据病程，可将其分为急性和亚急性；根据受累瓣膜类型，又可分为自体瓣膜心内膜炎和人工瓣膜心内膜炎和静脉药瘾者心内膜炎；根据感染途径，分为卫生保健相关性、社区获得性和静脉毒品滥用性。本病以男性多见，男女发病率比例约为2：1。

（二）病因和病机

IE感染的病原体主要为细菌、真菌、病毒和立克次体等，其中以链球菌和金黄色葡萄球菌多见。急性感染性心内膜炎主要由金黄色葡萄球菌引起，常发生在正常心瓣膜；亚急性者主要是草绿色链球菌引起，多发生于器质性心脏病和先天性心血管病。

IE发病与以下因素有关：①内膜损伤，各种原因导致血流动力学发生改变，血液湍流，冲击心脏或大血管内膜处导致内膜损伤；近年来，随着冠脉造影等侵入性诊疗手段的增加也

·643·

增加内膜损伤的机会。②无菌性赘生物形成，内膜损伤，暴露内皮下的基质蛋白，促使组织因子释放，导致纤维蛋白和血小板沉淀形成无菌性赘生物。③细菌入侵，各种细菌经咽峡炎、扁桃体炎等感染或拔牙、各种器械检查等途径侵入血流，附着在无菌性赘生物上即发生感染性心内膜炎。

（三）病理生理

感染性心内膜炎的基本病理改变是心瓣膜、心内膜及大血管内膜面附着疣状感染性赘生物。赘生物由血小板、白细胞、红细胞、纤维蛋白、胶原纤维和致病微生物等组成。心脏瓣膜的赘生物可导致瓣膜溃疡、穿孔，若累及腱索和乳头肌，可使腱索缩短断裂，若累及瓣环和心肌，可致心肌脓肿、室间隔穿孔和动脉瘤，大的或多量的赘生物可堵塞瓣膜口或肺动脉，致急性循环障碍。

（四）诊断及治疗要点

1. 诊断要点　根据其症状和特异性体征如心脏杂音、周围体征等，并结合辅助检查的结果基本可以确诊。

2. 治疗要点

（1）抗生素治疗：为最重要的治疗措施，用药原则为早期、大剂量、长疗程地应用杀菌性抗生素，联合用药，根据血培养和药物敏感试验结果选择用药，同时监测血药浓度，调整药物剂量。本病大多数致病菌对青霉素敏感，可作为首选药物，联合应用氨苄西林、万古霉素或庆大霉素等增强杀菌能力，真菌感染者可选用两性霉素 B，疗程 6~8 周。

（2）手术治疗：当存在严重的心脏并发症或使用抗生素治疗无效者，可选用手术治疗。

二、疾病护理

（一）护理评估

1. 健康史　询问起病的急缓，近期有无出现咽峡炎等感染征兆或有无拔牙以及其他侵入性器械检查病史，近期用药史。

2. 身体状况

（1）症状：最常见的症状为发热，主要与菌血症或败血症有关，急性者呈明显的寒战高热，常突发心力衰竭；亚急性患者持续性低至中度发热，一般 <39℃，常伴有食欲缺乏、乏力、头痛、体重减轻等非特异性症状。部分患者可出现脾大、贫血和杵状指。有些出现动脉栓塞，与赘生物脱落有关，可发生于机体的任何部位而出现相应的症状和体征，其中以脑栓塞的发生率最高。

（2）体征：80%~85% 的患者出现心脏杂音；部分患者出现周围体征，多为非特异性，可能是微血管炎或微栓塞所致，包括：①瘀点，主要出现在锁骨以上皮肤、口腔黏膜和睑结膜；②指、趾甲下线状出血；③Roth 斑，视网膜的卵圆形出血斑，中心呈白色，多见于亚急性 IE；④Osler 结节，指和趾垫出现的豌豆大的红或紫色痛性结节；⑤Janeway 损害，手掌和足底处直径为 1~4mm 的无痛性出血红斑，主要出现在急性 IE。

（3）并发症

1）心脏并发症：心力衰竭为最常见的并发症，主要由瓣膜关闭不全引起；其次是急性心肌梗死、心肌脓肿、化脓性心包炎和心肌炎等；

2）细菌性动脉瘤：多见于亚急性者。受累动脉依次为近端主动脉、脑、内脏和四肢；

3）迁移性脓肿：多见于急性患者，常发生于肝、脾、骨髓和神经系统；

4）神经系统并发症：患者可出现脑栓塞、脑细菌性动脉瘤、脑出血和中毒性脑病等；

5）肾脏并发症：大多数患者有肾损害，包括肾动脉栓塞和肾梗死、肾小球肾炎和肾脓肿等。

3. 心理－社会状况　评估患者是否存在焦虑、恐惧、悲观等情绪反应及严重程度。

4. 辅助检查

（1）血常规：急性者白细胞计数常升高，伴明显核左移。亚急性者白细胞计数正常或轻度升高，正常色素型正常细胞性贫血常见。红细胞沉降率几乎均升高。

（2）尿常规：可见镜下血尿和轻度蛋白尿。

（3）血培养：是诊断本病最重要的方法。近期未接受过抗生素治疗的患者阳性率可达95%以上，药敏试验可为治疗提供依据。

（4）免疫学检查：可有高丙种球蛋白血症，循环中免疫复合物、C反应蛋白和类风湿因子呈阳性。

（5）影像学检查：超声心动图可明确心脏基础病变及心内并发症，判断预后及指导治疗。心电图可见各种心律失常和急性心肌梗死等。X线检查可了解肺部表现和心脏外形。

（二）护理诊断与合作性问题

1. 体温过高　与感染有关。

2. 营养失调：低于机体需要量　与食欲下降，长期发热导致机体消耗过多有关。

3. 潜在并发症　心力衰竭、栓塞。

（三）护理措施

1. 一般护理

（1）休息：急性者应卧床休息，亚急性者可适当活动。有心力衰竭者协助半坐卧位。病室温度和湿度适宜，保持安静，以免影响患者休息。

（2）饮食护理：指导进食高热量、高蛋白、高维生素、清淡易消化的半流质或软食，鼓励患者多饮水，有心力衰竭者应适当限制钠盐的摄入。

2. 病情观察　监测体温变化，每4~6小时测量体温1次，并准确绘制体温曲线来判断病情进展及治疗效果。观察皮肤黏膜有无瘀点、Osler结节、Janeway损害等。同时观察患者的神志、肢体活动、皮肤温度和瞳孔等变化，一旦出现栓塞可疑征象，及时报告医生并协助处理。

3. 配合治疗护理

（1）用药护理：遵医嘱给予抗生素治疗，观察药物的疗效及不良反应。严格按时间按剂量给药，现配现用，以确保维持有效的血药浓度。注意保护静脉，可选用静脉留置针。

（2）正确采集血培养标本：未经治疗的亚急性患者，应在第1天间隔1小时采血1次，共3次，如次日未见细菌生长者重复采血3次后开始应用抗生素治疗；已用过抗生素的患者，应停药2~7天后采血；急性患者在入院后立即安排采血，每隔1小时采血1次，共采3次后，按医嘱开始治疗。每次采血10~20ml，同时做需氧和厌氧培养。本病为持续性菌血症，无需在体温升高时才采血。

4. 心理护理　向患者解释本病的病因、发生发展过程、治疗方案及预后，使其了解本病的疗程较长，需要坚持治疗才能完全治愈和减少并发症，并避免情绪激动，防止赘生物脱落。

（四）护理目标及评价

患者体温下降或恢复正常；经过治疗后患者食欲恢复，饮食正常，体重慢慢恢复。评价是否达到以上护理目标。

三、健康指导

嘱患者注意保暖，合理安排休息，避免感冒；不要挤压痤疮、疖或痈等感染病灶，减少病原微生物入侵的机会；进行侵入性诊治手术或其他外科手术前应预防性使用抗生素；自我监测体温变化及栓塞征象，定期门诊随诊。

（王　俊）

第四节　心肌疾病患者的护理

一、疾病概述

（一）定义

心肌病是指各种原因导致的心肌病变并伴有心功能异常的一组疾病。2008 年欧洲心脏病学学会根据心脏结构和功能表现把心肌病分为扩张型心肌病、肥厚型心肌病、限制型心肌病、致心律失常型右室心肌病及未定型心肌病。本节重点阐述扩张型心肌病和肥厚型心肌病。扩张型心肌病是一类以左心室或双侧心腔扩大，伴有心肌收缩功能减退为特点的心肌病，常并发心律失常、心力衰竭，病死率高，多发生在 20～40 岁之间，男性患者多见。肥厚型心肌病是一类以心室非对称性肥厚为特点的原发性心肌病。根据左心室流出道有无梗阻肥厚型心肌病可分为梗阻型和非梗阻型两种类型。

（二）病因和病机

扩张型心肌病的病因与发病机制不明确，可能与病毒感染、自身免疫和遗传等多种因素有关。另外，中毒（我国常见乙醇中毒）、内分泌和代谢异常等因素也可以引起该病。

肥厚型心肌病有明显的家族性发病倾向，多为家族性常染色体显性遗传。另外，多数研究认为儿茶酚胺代谢异常、细胞内钙调节机制异常、高血压、高强度运动等可作为本病的促发因素。

（三）病理生理

扩张型心肌病以心腔扩大为主。肉眼可见心室扩张，心室壁变薄，形成纤维瘢痕，并伴有附壁血栓。电镜下可见非特异性心肌细胞肥大、变性、不同程度纤维化等。

肥厚性心肌病以心室肥厚为主，尤其是室间隔肥厚。由于心室壁肥厚，导致心室流出道狭窄，心室收缩时承受的负荷加重，心室收缩和舒张功能下降，小血管发生病变，导致心肌缺血，从而出现胸闷、气短等症状。

（四）诊断及治疗要点

通过询问病史及家族史（猝死和心肌肥厚等）、患者的临床表现及超声心动图等辅助检查的结果可诊断心肌病。

扩张型心肌病目前的治疗原则为纠正心力衰竭、控制各种心律失常，预防栓塞和猝死。同时应用营养心肌等药物。对长期严重心力衰竭、内科治疗无效患者可考虑行心脏移植术。肥厚型心肌病治疗原则为减慢心率、降低心肌收缩力及减轻流出道梗阻，常用的药物为 β 受体阻滞剂及钙通道阻滞剂。对重症梗阻性肥厚型心肌病患者可作无水乙醇化学消融术或植物 DDD 型起搏器；目前治疗的有效方案为外科手术切除最肥厚部分心肌。

二、疾病护理

（一）护理评估

1. 健康史　询问是否有家族病史，有无病毒或其他病原微生物感染病史，是否存在嗜酒行为，有无系统性红斑狼疮、嗜铬细胞瘤或围生期等病史，了解患者诊疗的经过。

2. 身体状况　本病起病缓慢，早期多数症状轻或无症状。

（1）症状：扩张型心肌病患者早期可出现活动后感疲乏无力，随着病情的发展，可出现夜间阵发性呼吸困难、端坐呼吸、咳嗽、咯血，部分患者出现急性肺水肿，并发心力衰竭和各种心律失常，可发生栓塞和猝死。部分患者以心律失常为首发症状。

肥厚型心肌病患者最常见的症状为劳力性呼吸困难和乏力，部分患者出现劳力性胸痛、心悸，活动后乏力、头晕、甚至发生晕厥和猝死。

（2）体征：扩张型心肌病患者早期最重要的体征为出现明显的第三、第四心音，可有心脏扩大、奔马律、肺部湿啰音及颈静脉怒张等肺循环和体循环淤血的表现。

肥厚型心肌病患者查体时可见心脏轻度扩大，可闻及收缩期杂音。梗阻型患者可在胸骨左缘第 3、4 肋间闻及喷射样收缩期杂音。对称性心肌肥厚型心肌病患者可无杂音。

（3）心理–社会状况：评估是否存在因病情反复发作影响日常生活而出现焦虑、抑郁情绪，因病情迁延而出现悲观、恐惧和绝望心理。

（4）辅助检查

1）X 线检查：扩张型心肌病患者心影明显增大，呈肺淤血征；肥厚型心肌病患者心影可以正常，伴心力衰竭时心影明显增大。

2）心电图：扩张型心肌病可见多种心律失常、ST–T 改变、R 波减低，部分出现病理性 Q 波；肥厚型心肌病常见左心室肥大，伴 ST–T 改变、病理性 Q 波、室内差异性阻滞和其他各种心律失常。

3）超声心动图：扩张型心肌病可见各心腔扩大，以左心室扩大最显著，心室壁变薄、室壁运动减弱，二尖瓣或三尖瓣关闭不全；肥厚型心肌病可见心室壁及室间隔非对称性肥厚，左心室腔缩小，流出道狭窄，左心室舒张功能障碍。

（二）护理诊断与合作性问题

1. 气体交换受损　与心力衰竭有关。

2. 活动无耐力　与心肌病变导致心脏收缩能力减弱、心排出量减少有关。

3. 潜在并发症　心律失常、栓塞、猝死。

4. 疼痛：胸痛　与肥厚心肌耗氧量增加、冠状动脉供血相对不足有关。

（三）护理措施

1. 一般护理

（1）休息与活动：心肌病患者应嘱多休息，限制体力活动，减轻心脏负荷、减慢心率，增强心肌收缩力，改善心功能。若伴心力衰竭者应嘱绝对卧床休息，取半坐卧位。肥厚型心肌病患者应避免剧烈运动、屏气及持重，以免发生晕厥及猝死。

（2）饮食护理：指导患者进食高蛋白、高维生素、清淡、易消化饮食，多吃新鲜水果及蔬菜，少食多餐。

2. 病情观察　密切观察患者病情变化，必要时进行持续心电监护，监测心律、心率、呼吸及血压，观察有无心力衰竭、心律失常及栓塞征象。肥厚型心肌病患者应注意有无晕厥发生。

3. 用药护理　遵医嘱应用抗心力衰竭、抗心律失常和营养心肌等药物，观察药物疗效及不良反应。用药时需注意：扩张型心肌病患者对洋地黄毒苷耐受性差，用药期间要观察有无洋地黄中毒反应；应用 β－受体阻滞剂或钙通道阻滞剂时应注意观察有无心动过缓等不良反应；应用抗心律失常药物时应密切观察心率、心律变化，注意有无不良反应发生；梗阻性肥厚型心肌病患者心绞痛发作时不宜用硝酸酯类药物，因其可减少静脉回心血量，加重流出道梗阻，导致胸痛症状加重。

4. 心理护理　向患者介绍本病药物治疗和手术治疗的重要性，鼓励患者表达自己的感受，树立战胜疾病的信心。

（四）护理目标及评价

患者胸闷、气短等症状减轻或消失；活动耐力有所增强；住院期间无并发症发生；疼痛减轻或消失。评价是否达到以上护理目标。

三、健康指导

扩张型心肌病患者应避免劳累、病毒感染及酗酒；肥厚型心肌病患者应避免突然屏气、提起重物、情绪激动、站立等，预防晕厥或猝死。有晕厥史者，避免单独外出，以免发生意外。遵医嘱服药，教会患者及家属观察药物疗效及不良反应，嘱患者定期门诊随访。

（王　俊）

第五节　急性心包炎患者的护理

一、疾病概述

（一）定义

心包炎是指心包脏层和壁层的炎性病变，可由多种因素如感染、肿瘤、自身免疫性疾病、尿毒症等所致。临床上按病程进展可分为急性心包炎、慢性心包积液、粘连性心包炎、亚急性渗出性缩窄性心包炎及慢性缩窄性心包炎等，以急性心包炎和慢性缩窄性心包炎最为常见。本节课重点介绍急性心包炎。

（二）病因和病机

急性心包炎为心包膜脏层和壁层的急性炎症，可单独存在，也可以是某种全身性疾病累及心包的表现。最常见的病因为病毒感染，也可由细菌、真菌、寄生虫等感染或由自身免疫疾病、代谢性疾病或心肌梗死等所致。各种病因导致心包出现急性炎症反应时，心包脏层和壁层出现炎性渗出液，并随病程进展逐渐增多，大量渗出液使心包腔内压力迅速上升，导致心室舒张期充盈受限，外周静脉压升高，导致心排血量下降，血压下降，从而出现一系列急性心脏压塞的临床表现。

（三）病理生理

在急性心包炎的早期，心包的脏层和壁层表现有纤维蛋白和白细胞渗出，无明显的液体积聚，故称纤维蛋白性心包炎；病程继续发展，心包腔中液体增多，转变为渗出性心包炎。液体在短期内大量积聚可引起心包压塞。若心包积液吸收良好，则无任何后遗症，若吸收不好，发生心包的脏层和壁层粘连、增厚，则形成缩窄性心包炎。

（四）诊断及治疗要点

根据典型的症状和体征，如呼吸困难、颈静脉怒张、奇脉、心音遥远等应考虑为急性心包炎，结合超声心动图见心包积液即可确诊。

治疗时急性心包炎主要根据病因选用抗生素、抗结核药物或化疗药物治疗，并给予对症治疗，如呼吸困难患者取半卧位，给予吸氧，疼痛患者应用非甾体类消炎药物进行止痛，出现心脏压塞或大量心包积液压迫邻近组织器官者可行心包穿刺术，必要时行心包切开引流或心包切除术等。

二、疾病护理

（一）护理评估

1. 健康史　询问有无病毒或细菌等微生物感染的病史，有无风湿热、系统性红斑狼疮、尿毒症或急性心肌梗死等病史，了解患者诊疗的经过。

2. 身体状况

（1）症状：急性心包炎最常见的症状为心前区疼痛，常在深呼吸、咳嗽时加重，并可放射至颈部、左肩、左臂、上腹部。当出现心包积液时最突出的症状为呼吸困难，常伴随面色苍白、呼吸急促、大汗淋漓等表现。

（2）体征：急性心包炎早期特异性体征为心前区闻及心包摩擦音，当心包积液增多时，摩擦音消失，体检时心尖搏动弱，心脏浊音界扩大，当出现大量心包积液时可出现心脏压塞征象，表现为明显心动过速、低血压或休克、颈静脉怒张、奇脉等，大量心包积液可使心脏向后移位，可有邻近组织受压征象。

3. 心理－社会状况　评估是否存在因疼痛、呼吸困难影响日常生活而出现焦虑情绪，因病情迁延而出现悲观、绝望心理。

4. 辅助检查

（1）实验室检查：取决于原发病，感染者常伴白细胞计数增加，血沉增快。

（2）X线检查：急性心包炎早期可无异常发现，当成人心包渗液超过 250ml 时，心影增大而肺部无明显充血现象，当出现大量积液时心影可呈"烧瓶形"或"球形"，心脏搏动减弱或消失。

（3）心电图：急性心包炎早期除 aVR 导联外，皆呈 S－T 段抬高呈弓背向下型，之后 ST 段回到基线，出现 T 波低平、倒置，持续数周或数月后 T 波逐渐恢复正常。

（4）超声心动图：是诊断心包积液简单易行的方法。急性心包炎出现心包积液时常见液体暗区。

（5）心包穿刺：抽取积液进行常规涂片、细菌培养或查找肿瘤细胞等，可明确致病原因，协助诊断，同时可缓解压迫症状。

（二）护理诊断与合作性问题

1. 气体交换受损　与肺淤血、肺或支气管受压有关。

2. 疼痛：胸痛　与心包炎症有关。

3. 体液过多　与渗出性、缩窄性心包炎有关。

4. 活动无耐力　与心排血量减少有关。

（三）护理措施

1. 一般护理

（1）休息和活动：帮助患者采取舒适卧位，呼吸困难患者取半卧位或坐位，出现心脏压塞征患者取前倾坐位。疼痛患者卧床休息，嘱勿用力咳嗽、深呼吸或突然改变体位。根据病情合理给氧。

（2）饮食护理：指导进食高热量、高蛋白、高维生素、清淡、易消化饮食，少食多餐，避免饱餐和保持大便通畅。

2. 病情观察　监测生命特征，密切观察病情变化、胸痛的部位、性质及呼吸困难的程度，观察是否出现心脏压塞的表现。

3. 配合治疗护理

（1）用药护理：遵医嘱给予抗生素、抗结核药物、化疗药物治疗，疼痛者遵医嘱应用镇痛药，首选非甾体类抗炎药，如布洛芬，观察药物的疗效及不良反应。如疼痛剧烈者可应用吗啡类药物。

（2）心包穿刺术的配合及护理

1）术前护理：向患者解释操作的目的及注意事项，让患者了解手术的意义及必要性；备齐物品和抢救药品，协助患者行心脏超声检查，明确积液量及穿刺部位，并做好标记（图 20－1）；建立静脉通道，进行心电、血压监测；术前可遵医嘱用少量镇静剂。

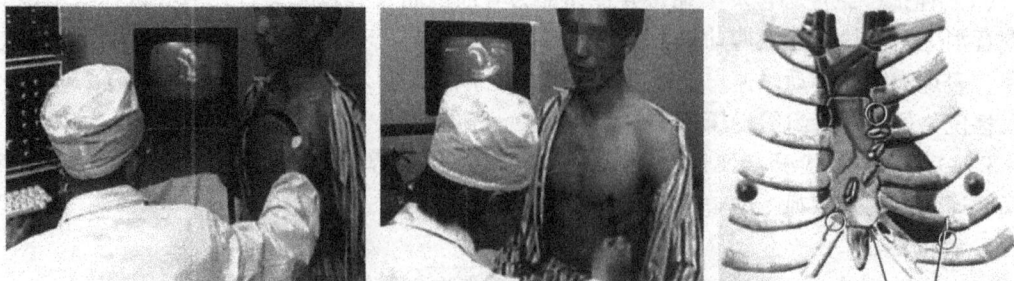

图 20－1　心包穿刺点的超声检查定位

2）术中护理：嘱患者勿剧烈咳嗽或深呼吸，严格无菌操作，抽液过程中要注意随时夹闭胶管，防止空气进入心包腔；抽液速度宜慢，每次抽液量不超过 300ml，一般首次抽液 < 100ml，若抽出新鲜血，应立即停止抽液，观察有无心脏压塞症状；记录抽液量和性质，并按要求送检；密切观察患者的反应，如出现面色苍白、头晕、生命体征及心电图出现变化，及时报告医生并协助抢救。

3）术后护理：术后拔除穿刺针后，穿刺部位覆盖无菌纱布，用胶布固定，给予心电监护 2 小时，严密监测生命体征、心电图变化；遵医嘱应用抗生素；心包引流者做好引流管护理，注意穿刺部位有无渗血渗液。

4. 心理护理　向患者介绍本病药物治疗和手术治疗的重要性，鼓励患者表达自己的感受，树立战胜疾病的信心。

（四）护理目标及评价

患者呼吸困难、胸闷、气短等症状减轻或缓解；疼痛减轻或缓解；心包积液减少或消失；活动耐力有所增加。评价是否达到以上护理目标。

三、健康指导

告知患者坚持足够疗程的药物治疗的重要性，不要擅自停药，注意观察药物的不良反应，定期检查肝肾功能。对缩窄性心包炎患者心包切除术后应继续休息半年左右。

（王　俊）

第六节　心绞痛患者的护理

心绞痛（angina pectoris）是冠状动脉供血不足，心肌急剧的、暂时的缺血与缺氧引起的综合征。其特点为阵发性的前胸压榨性疼痛感觉，主要位于胸骨后部，可放射至左上肢，常发生于劳累或情绪激动时，持续数分钟，休息或服用硝酸酯制剂后消失。本病多见于男性，多数患者在 40 岁以上，劳累、情绪激动、饱食、受寒、阴雨天气、急性循环衰竭等为常见的诱因。

一、病因

1. 基本病因　对心脏予以机械性刺激并不引起疼痛，但心肌缺血、缺氧则引起疼痛。当冠状动脉的"供血"与心肌的"需氧"出现矛盾，冠状动脉血流量不能满足心肌代谢需要时，引起心肌急剧的、暂时的缺血、缺氧时，即产生心绞痛。

2. 其他病因　除冠状动脉粥样硬化外，主动脉瓣狭窄或关闭不全、梅毒性主动脉炎、肥厚性心肌病、先天性冠状动脉畸形、风湿性冠状动脉炎，都可引起冠状动脉在心室舒张期充盈障碍，引发心绞痛。

二、临床表现与诊断

（一）临床表现

1. 症状和体征

（1）部位：典型心绞痛主要在胸骨体上段或中段之后，可波及心前区，有手掌大小范围，可放射至左肩、左上肢前内侧，达无名指和小指；不典型心绞痛疼痛可位于胸骨下段、左心前区或上腹部，放射至颈、下颌、左肩胛部或右前胸。

（2）性质：胸痛为压迫、发闷，或紧缩性，也可有烧灼感。发作时，患者往往不自觉地停止原来的活动，直至症状缓解。

（3）诱因：典型的心绞痛常在相似的条件下发生。以体力劳累为主，其次为情绪激动。登楼、平地快步走、饱餐后步行、逆风行走，甚至用力大便或将臂举过头部的轻微动作，暴露于寒冷环境、进冷饮、身体其他部位的疼痛，以及恐怖、紧张、发怒、烦恼等情绪变化，都可诱发。晨间痛阈低，轻微劳力如刷牙、剃须、步行即可引起发作；上午及下午痛阈提高，则较重的劳力亦可不诱发。

（4）时间：疼痛出现后常逐步加重，然后在 3～5min 内逐渐消失，一般在停止原活动后缓解。一般为 1～15min，多数 3～5min，偶可达 30min 的，可数天或数星期发作 1 次，亦可 1d 内发作多次。

（5）硝酸甘油的效应：舌下含有硝酸甘油片如有效，心绞痛应于 1～2min 内缓解，对卧位型心绞痛，硝酸甘油可能无效。在评定硝酸甘油的效应时，还要注意患者所用的药物是否已经失效或接近失效。

2. 体征平时无异常体征 心绞痛发作时常见心律增快、血压升高、表情焦虑、皮肤冷或出汗，有时出现第四或第三奔马律。可有暂时性心尖部收缩期杂音，是乳头肌缺血以致功能失调引起二尖瓣关闭不全所致。

（二）诊断

1. 冠心病诊断

（1）据典型的发作特点和体征，含用硝酸甘油后缓解，结合年龄和存在冠心病易患因素，除外其他原因所致的心绞痛，一般即可建立诊断。

（2）心绞痛发作时心电图：绝大多数患者 ST 段压低 0.1mV（1mm）以上，T 波平坦或倒置（变异型心绞痛者则有关导联 ST 段抬高），发作过后数分钟内逐渐恢复。

（3）心电图无改变的患者可考虑做负荷试验。发作不典型者，诊断要依靠观察硝酸甘油的疗效和发作时心电图的改变；如仍不能确诊，可多次复查心电图、心电图负荷试验或 24h 动态心电图连续监测，如心电图出现阳性变化或负荷试验诱发心绞痛发作亦可确诊。

（4）诊断有困难者可考虑行选择性冠状动脉造影或做冠状动脉 CT。考虑施行外科手术治疗者则必须行选择性冠状动脉造影。冠状动脉内超声检查可显示管壁的病变，对诊断可能更有帮助。

2. 近年对确诊心绞痛的患者主张进行仔细的分型诊断 根据世界卫生组织"缺血性心脏病的命名及诊断标准"，现将心绞痛作如下归类。

（1）劳累性心绞痛：是由运动或其他增加心肌需氧量的情况所诱发的心绞痛。包括 3 种类型。①稳定型劳累性心绞痛，简称稳定型心绞痛，亦称普通型心绞痛。是最常见的心绞痛。指由心肌缺血缺氧引起的典型心绞痛发作，其性质在 1～3 个月内并无改变。即每日和每周疼痛发作次数大致相同，诱发疼痛的劳累和情绪激动程度相同，每次发作疼痛的性质和疼痛部位无改变，用硝酸甘油后也在相同时间内发生疗效。②初发型劳累性心绞痛，简称初发型心绞痛。指患者过去未发生过心绞痛或心肌梗死，而现在发生由心肌缺血缺氧引起的心绞痛，时间尚在 1～2 个月内。有过稳定型心绞痛但已数月不发生心绞痛，再发生心绞痛未到1个月者也归入本型。③恶化型劳累性心绞痛，进行型心绞痛指原有稳定型心绞痛的患者，在3个月内疼痛的频率、程度、诱发因素经常变动，进行性恶化。可发展为心肌梗死与猝死。

（2）自发性心绞痛：心绞痛发作与心肌需氧量无明显关系，与劳累性心绞痛相比，疼痛持续时间一般较长，程度较重，且不易为硝酸甘油所缓解。包括四种类型。①卧位型心绞痛，在休息时或熟睡时发生的心绞痛，其发作时间较长，症状也较重，发作与体力活动或情绪激动无明显关系，常发生在半夜，偶尔在午睡或休息时发作。疼痛常剧烈难忍，患者烦躁不安、起床走动。硝酸甘油的疗效不明显或仅能暂时缓解。可能与夜梦、夜间血压降低或发生未被察觉的左心室衰竭，以致狭窄的冠状动脉远端心肌灌注不足；或平卧时静脉回流增加，心脏工作量增加，需氧增加等有关。②变异型心绞痛，本型患者心绞痛的性质、与卧位型心绞痛相似，也常在夜间发作，但发作时心电图表现不同，显示有关导联的ST段抬高而与之相对应的导联中则ST段压低。本型心绞痛是由于在冠状动脉狭窄的基础上，该支血管发生痉挛，引起一片心肌缺血所致。③中间综合征，亦称冠状动脉功能不全。指心肌缺血引起的心绞痛发作历时较长，达30min或1h以上，发作常在休息时或睡眠中发生，但心电图、放射性核素和血清学检查无心肌坏死的表现。本型疼痛其性质是介于心绞痛与心肌梗死之间，常是心肌梗死的前奏。④梗死后心绞痛。在急性心肌梗死后不久或数周后发生的心绞痛。由于供血的冠状动脉阻塞，发生心肌梗死，但心肌尚未完全坏死，一部分未坏死的心肌处于严重缺血状态下又发生疼痛，随时有再发生梗死的可能。

（3）混合性心绞痛：劳累性和自发性心绞痛混合出现，因冠状动脉的病变使冠状动脉血流储备固定地减少，同时又发生短暂的再减损所致，兼有劳累性和自发性心绞痛的临床表现。有人认为这种心绞痛在临床上实甚常见。

（4）不稳定型心绞痛：在临床上被广泛应用并被认为是稳定型劳累性心绞痛和心肌梗死和猝死之间的中间状态。它包括了除稳定型劳累性心绞痛外的上述所有了类型。其病理基础是在原有病变上发生冠状动脉内膜下出血、粥样硬化斑块破裂、血小板或纤维蛋白凝集、冠状动脉痉挛等除了没有诊断心肌梗死的明确的心电图和心肌酶谱变化外，目前应用的不稳定心绞痛的定义根据以下3个病史特征做出。①在相对稳定的劳累相关性心绞痛基础上出现逐渐增强的疼痛。②新出现的心绞痛（通常1个月内），由很轻度的劳力活动即可引起心绞痛。③在静息和很轻劳力时出现心绞痛。

三、治疗原则

预防：主要预防动脉粥样硬化的发生和发展。

治疗原则：改善冠状动脉的血供；减低心肌的耗氧；同时治疗动脉粥样硬化。

（一）发作时的治疗

（1）休息：发作时立刻休息，经休息后症状可缓解。

（2）药物治疗：应用作用较快硝酸酯制剂。

（3）在应用上述药物的同时，可考虑用镇静药。

（二）缓解期的治疗

系统治疗，清除诱因、注意休息、使用作用持久的抗动脉粥样硬化药物，以防心绞痛发作，可单独、交替或联合应用。宜尽量避免各种确知足以诱致发作的因素。调节饮食，特别是一次进食不应过饱；禁绝烟酒。调整日常生活与工作量；减轻精神负担；保持适当的体力活动，但以不致发生疼痛症状为度；一般不需卧床休息。

（三）其他治疗

低分子右旋糖酐或羟乙基淀粉注射液，作用为改善微循环的灌流，可用于心绞痛的频繁发作。抗凝药，如肝素；溶血栓药和抗血小板药可用于治疗不稳定型心绞痛。高压氧治疗增加全身的氧供应，可使顽固的心绞痛得到改善，但疗效不易巩固。体外反搏治疗可能增加冠状动脉的血供，也可考虑应用。兼有早期心力衰竭者，治疗心绞痛的同时宜用快速作用的洋地黄类制剂。

（四）外科手术治疗

主动脉 - 冠状动脉旁路移植手术（coronary artery bypass grafting，CABG）方法：取患者自身的大隐静脉或内乳动脉作为旁路移植材料。一端吻合在主动脉，另一端吻合在有病变的冠状动脉段的远端，引主动脉的血液以改善该冠状动脉所供血的心肌的血流量。

（五）经皮腔内冠状动脉成形术

经皮腔内冠状动脉成形术（percutaneous transluminal coronary angioplasty，PTCA）方法：冠状动脉造影后，针对相应病变，应用带球囊的心导管经周围动脉送到冠状动脉，在导引钢丝的指引下进入狭窄部位；向球囊内加压注入稀释的造影剂使之扩张，解除狭窄。

（六）其他冠状动脉介入性治疗

由于 PTCA 有较高的术后再狭窄发生率，近来采用一些其他成形方法如激光冠状动脉成形术（PTCLA）、冠状动脉斑块旋切术、冠状动脉斑块旋磨术、冠状动脉内支架安置等，期望降低再狭窄发生率。

（七）运动锻炼疗法

谨慎安排进度适宜的运动锻炼有助于促进侧支循环的发展，提高体力活动的耐受量，改善症状。

四、常见护理问题

（一）舒适的改变：心绞痛

1. 相关因素　与心肌急剧、短暂地缺血、缺氧，冠状动脉痉挛有关。
2. 临床表现　阵发性胸骨后疼痛。
3. 护理措施

（1）心绞痛发作时立即停止步行或工作，休息片刻即可缓解。根据疼痛发生的特点，评估心绞痛严重程度（表 20 - 4），制定相应活动计划。频发者或严重心绞痛者，严格限制体力活动，并绝对卧床休息。

表 20-4 劳累性心绞痛分级

心绞痛分级	表现
Ⅰ级：日常活动时无症状	较日常活动重的体力活动，如平地小跑步、快速或持重物上三楼、上陡坡等时引起心绞痛
Ⅱ级：日常活动稍受限制	一般体力活动，如常速步行 1.5~2km、上三楼、上坡等即引起心绞痛
Ⅲ级：日常活动明显受损	较日常活动轻的体力活动，如常速步行 0.5~1km、上二楼、上小坡等即引起心绞痛
Ⅳ级：任何体力活动均引起心绞痛	轻微体力活动（如在室内缓行）即引起心绞痛，严重者休息时亦发生心绞痛

（2）遵医嘱给予患者舌下含服硝酸甘油、吸氧，记录心电图，并通知医生。心绞痛频发或严重者遵医嘱使用硝酸甘油静脉微泵推注。由于此类药物能扩张头面部血管，有些患者使用后会出现颜面潮红、头痛等症状，应向患者说明。

（3）用药后动态观察患者胸痛变化情况，同时监测 ECG，必要时进行心电监测。

（4）告知患者在心绞痛发作时的应对技巧：一是立即停止活动；另一是立即含服硝酸甘油。向患者讲解含服硝酸甘油是因为舌下有丰富的静脉丛，吸收见效比口服硝酸甘油快。若疼痛持续 15min 以上不缓解，则有可能发生心肌梗死，需立即急诊就医。

（二）焦虑

1. 相关因素　与心绞痛反复频繁发作、疗效不理想有关。

2. 临床表现　睡眠不佳，缺乏自信心、思维混乱。

3. 护理措施

（1）向患者讲解心绞痛的治疗是一个长期过程，需要有毅力，鼓励其说出内心想法，针对其具体心理情况给予指导与帮助。

（2）心绞痛发作时，尽量陪伴患者，多与患者沟通，指导患者掌握心绞痛发作的有效应对措施。

（3）及时向患者分析讲解疾病好转信息，增强患者治疗信心。

（4）告知患者不良心理状况对疾病的负面影响，鼓励患者进行舒展身心的活动（如听音乐、看报纸）等活动，转移患者注意力。

（三）知识缺乏

1. 相关因素　与缺乏知识来源，认识能力有限有关。

2. 临床表现　患者不能说出心绞痛相关知识，不知如何避免相关因素。

3. 护理措施

（1）避免诱发心绞痛的相关因素：如情绪激动、饱食、焦虑不安等不良心理状态。

（2）告知患者心绞痛的症状为胸骨后疼痛，可放射至左臂、颈、胸，常为压迫或紧缩感。

（3）指导患者硝酸甘油使用注意事项。

（4）提供简单易懂的书面或影像资料，使患者了解自身疾病的相关知识。

五、健康教育

（一）心理指导

告知患者需保持良好心态，因精神紧张、情绪激动、饱食、焦虑不安等不良心理状态，可诱发和加重病情。患者常因不适而烦躁不安，且伴恐惧，此时鼓励患者表达感觉，告知尽量做深呼吸，放松情绪才能使疾病尽快消除。

（二）饮食指导

1. 减少饮食热能　控制体重少量多餐（每天 4～5 餐），晚餐尤应控制进食量，提倡饭后散步，切忌暴饮暴食，避免过饱；减少脂肪总量，限制饱和脂肪酸和胆固醇的摄入量，增加不饱和脂肪酸；限制单糖和双糖摄入量，供给适量的矿物质及维生素，戒烟戒酒。

2. 在食物选择方面，应适当控制主食和含糖零食　多吃粗粮、杂粮，如玉米、小米、荞麦等；禽肉、鱼类，以及核桃仁、花生、葵花子等硬果类含不饱和脂肪酸较多，可多食用；多食蔬菜和水果，不限量，尤其是超体重者，更应多选用带色蔬菜，如菠菜、油菜、番茄、茄子和带酸味的新鲜水果，如苹果、橘子、山楂，提倡吃新鲜泡菜；多用豆油、花生油、菜油及香油等植物油；蛋白质按劳动强度供给，冠心病患者蛋白质按 2g/kg 供给。尽量多食用黄豆及其制品，如豆腐、豆干、百叶等，其他如绿豆、赤豆也很好。

3. 禁忌食物　忌烟、酒、咖啡以及辛辣的刺激性食品；少用猪油、黄油等动物油烹调；禁用动物脂肪高的食物，如猪肉、牛肉、羊肉及含胆固醇高的动物内脏、动物脂肪、脑髓、贝类、乌贼鱼、蛋黄等；食盐不宜多用，每天 2～4g；含钠味精也应适量限用。

（三）作息指导

制定固定的日常活动计划，避免劳累。避免突发性的劳力动作，尤其在较长时间休息以后。如凌晨起来后活动动作宜慢。心绞痛发作时，应停止所有活动，卧床休息。频发或严重心绞痛患者，严格限制体力活动，应绝对卧床休息。

（四）用药指导

1. 硝酸酯类　硝酸甘油是缓解心绞痛的首选药。

（1）心绞痛发作时可用短效制剂 1 片舌下含化，1～2min 即开始起作用，持续半小时；勿吞服。如药物不易溶解，可轻轻嚼碎继续含化。

（2）应用硝酸酯类药物时可能出现头晕、头胀痛、头部跳动感、面红、心悸，继续用药数日后可自行消失。

（3）硝酸甘油应储存在棕褐色的密闭小玻璃瓶中，防止受热、受潮，使用时应注意有效期，每用 6 个月须更换药物。如果含服药物时无舌尖麻刺、烧灼感，说明药物已失效，不宜再使用。

（4）为避免直立性低血压所引起的晕厥，用药后患者应平卧片刻，必要时吸氧。长期反复应用会产生耐药性而效力降低，但停用 10d 以上，复用可恢复效力。

2. 长期服用 β 受体阻滞药者　如使用阿替洛尔（氨酰心安）、美托洛尔（倍他乐克）时，应指导患者用药。

（1）不能随意突然停药或漏服，否则会引起心绞痛加重或心肌梗死。

（2）应在饭前服用，因食物能延缓此类药物吸收。

（3）用药过程中注意监测心率、血压、心电图等。

3. 钙通道阻滞药　目前不主张使用短效制剂（如硝苯地平），以减少心肌耗氧量。

（五）特殊及行为指导

（1）寒冷刺激可诱发心绞痛发作，不宜用冷水洗脸，洗澡时注意水温及时间。外出应戴口罩或围巾。

（2）患者应随身携带心绞痛急救盒（内装硝酸甘油片）。心绞痛发作时，立即停止活动并休息，保持安静。及时使用硝酸甘油制剂，如片剂舌下含服，喷雾剂喷舌底1~2下，贴剂粘贴在心前区。如果自行用药后，心绞痛未缓解。应请求协助救护。

（3）有条件者可以氧气吸入，使用氧气时，避免明火。

（4）患者洗澡时应告诉家属，不宜在饱餐或饥饿时进行，水温勿过冷过热，时间不宜过长，门不要上锁，以防发生意外。

（5）与患者讨论引起心绞痛的发作诱因，确定需要的帮助，总结预防发作的方法。

（六）病情观察指导

注意观察胸痛的发作时间、部位、性质、有无放射性及伴随症状，定时监测心率、心律。若心绞痛发作次数增加，持续时间延长，疼痛程度加重，含服硝酸甘油无效者，有可能是心肌梗死先兆，应立即就诊。

（七）出院指导

（1）减轻体重，肥胖者需限制饮食热量及适当增加体力活动，避免采用剧烈运动防治各种可加重病情的疾病，如高血压、糖尿病、贫血、甲亢等。特别要控制血压，使血压维持在正常水平。

（2）慢性稳定型心绞痛患者大多数可继续正常性生活，为预防心绞痛发作，可在1h前含服硝酸甘油1片。

（3）患者应随身携带硝酸甘油片以备急用，患者及家属应熟知药物的放置地点，以备急需。

（王　俊）

参考文献

[1] 何胜虎. 心血管内科简明治疗手册 [M]. 武汉：华中科技大学出版社，2015.

[2] 李艳芳，聂绍平，王春梅. ACC/ESC 心血管疾病研究进展 [M]. 北京：人民军医出版社，2015.

[3] 庄建等. 心血管领域新进展 [M]. 长沙：中南大学出版社，2015.

[4] 任卫东等. 心血管畸形胚胎学基础与超声诊断 [M]. 北京：人民卫生出版社，2015.

[5] 葛均波. 心血管系统疾病 [M]. 北京：人民卫生出版社，2015.

[6] 顾复生. 临床实用心血管病学 [M]. 北京：大学医学出版社，2015.

[7] 葛均波，方唯一，沈卫峰. 现代心脏病学进展 [M]. 上海：复旦大学出版社，2013.

[8] 王士雯，钱方毅，周玉杰. 老年心脏病学 [M]. 北京：人民卫生出版社，2012.

[9] 王志敬. 心内科诊疗精萃 [M]. 上海：复旦大学出版社，2015.

[10] 中国心律学会，中国心电学会. 心律学国际指南2015 [M]. 北京：中国环境出版社，2015.

[11] 游桂英，方进博. 心血管内科护理手册 [M]. 北京：科学出版社，2015.

[12] 丁淑贞，姜秋红. 心内科护理学 [M]. 北京：中国协和医科大学出版社，2015.

[13] 杨德利，刘惠亮. 心导管及冠心病介入诊疗手册 [M]. 北京：人民军医出版社，2013.

[14] 郑长青，孙志军. 心内科用药常规与禁忌 [M]. 北京：人民军医出版社，2012.

[15] 李树仁. 心内科急危重症 [M]. 北京：军事医学科学出版社，2011.

[16] 石翔，王福军. 老年心血管病用药手册 [M]. 北京：人民军医出版社，2016.

[17] 曾和松，汪道文. 心血管内科疾病诊疗指南 [M]. 北京：科学出版社，2016.

[18] 郝云霞，李苑. 心血管病临床护理思维与实践 [M]. 北京：人民卫生出版社，2014.

[19] 黄连军. 先天性心脏病介入治疗 [M]. 北京：北京大学医学出版社，2015.

[20] 马爱群，王建安. 心血管系统疾病 [M]. 北京：人民卫生出版社，2015.

[21] 郭继鸿，王志鹏，张海澄，李学斌. 临床实用心血管病学 [M]. 北京：北京大学医学出版社，2015.

[22] 臧伟进，吴立玲. 心血管系统 [M]. 北京：人民卫生出版社，2015.

[23] 黄振文，邱春光，张菲斐. 心血管病诊疗手册 [M]. 郑州：郑州大学出版社，2015.

[24] 唐发宽，李俊峡，曹雪滨. 心血管疾病介入技术 [M]. 北京：人民军医出版

社，2015.

[25] 沈卫峰，张瑞岩. 心血管疾病新理论新技术 [M]. 北京：人民军医出版社，2015.

[26] 马长生，霍勇. 介入心脏病学 [M]. 北京：人民卫生出版社，2016.

[27] 黄连军. 先天性心脏病介入治疗 [M]. 北京：北京大学医学出版社，2015.